Einführung in die
Chemische Physiologie

Von

Professor Dr. Emil Lehnartz

Direktor des Physiologisch-Chemischen Instituts
der Universität Münster i. W.

Neunte Auflage

Mit 95 Abbildungen

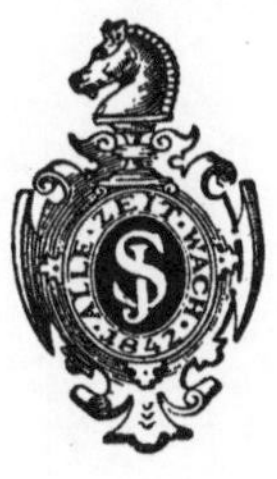

Berlin · Göttingen · Heidelberg
Springer-Verlag
1949

E m i l L e h n a r t z
Remscheid, 29. 6. 1898

———

ISBN 978-3-642-49511-3   ISBN 978-3-642-49799-5 (eBook)
DOI 10.1007/978-3-642-49799-5

Der Verfasser
widmet dieses Buch dem
Andenken seines Lehrers

Gustav Embden
1874—1933

weiland Professor der Physiologie
und Direktor des Instituts für vegetative Physiologie
an der Universität Frankfurt a. M.

Vorwort.

Der Anregung der Verlagsbuchhandlung, ein Lehrbuch der chemischen Physiologie zu verfassen, bin ich gerne nachgekommen, weil es mir reizvoll erschien, Tatsachenmaterial und theoretische Vorstellungen dieser Wissenschaft vor allem im Sinne einer allgemeinen biologischen Chemie zu ordnen und zusammenzufassen. Selbstverständlich war Voraussetzung dafür eine eingehende Abhandlung der deskriptiven Biochemie, also eine Beschreibung der chemischen Stoffe, die von biologischer Bedeutung sind. Aber eine solche „chemische Anatomie" ist Beginn, nicht Ziel der chemischen Physiologie. Dieses liegt vielmehr in der Erforschung der physiologischen Vorgänge, soweit sie chemischer Natur oder mit chemischen Methoden faßbar sind. Da die Zellen und Organe, der Schauplatz dieser Vorgänge, physikochemischen Gesetzmäßigkeiten unterworfen sind, mußten auch diese wenigstens in ihren Grundzügen behandelt werden. Zellen und Organe verfügen über besondere chemische Werkzeuge, die sie zu ihren biologischen Leistungen befähigen und die wir als die Wirkstoffe bezeichnen. Auf eine eingehende Darstellung gerade dieser Stoffe und ihrer Wirkungen wurde besonderer Wert gelegt, da uns ihre Funktion am ehesten einen Einblick in die Werkstatt des Lebens gestattet. Schließlich war zu zeigen, in welcher Weise der Organismus und seine Organe die Körperbausteine umformen, um die in ihnen gebundene Energie in Freiheit zu setzen und nutzbar zu machen; es ist daher in einem besonderen Abschnitt der intermediäre Stoffwechsel und der Stoffwechsel einiger Organe abgehandelt.

Der Betonung der allgemeinen Gesichtspunkte der chemischen Physiologie und dem Charakter dieses Buches als einer Einführung entsprechend ist im allgemeinen auf eine lückenlose Wiedergabe des Tatsachenmaterials nicht der Hauptwert gelegt worden, sondern auf die Herausarbeitung allgemeiner Zusammenhänge und Verknüpfungen. Daraus ergibt sich, daß einige Fragen und Vorgänge ausführlicher dargestellt werden mußten als andere. Es ergibt sich daraus auch, daß vielfach eine eingehendere Darstellung von theoretischen Vorstellungen nicht zu umgehen war, weil die chemische Physiologie ihre Erkenntnisse sehr häufig nicht aus der direkten Beobachtung eines Lebensvorganges gewinnen kann, sondern sie durch Auswertung chemischer Analysen erschließen muß.

Die Grundlage dieses Buches ist derjenige Teil der Physiologie, den ich in Göttingen in den chemisch-physiologischen Vorlesungen gelehrt habe. Wenn diese Darstellung vielfach als eine Ergänzung zu HERMANN REINs „Einführung in die Physiologie des Menschen" aufgefaßt worden ist, so ist das eine notwendige Folge der einstigen gemeinsamen Lehrtätigkeit. Trotzdem sind viele Fragen hier wie dort erörtert. Das ist ebenso notwendig und unvermeidlich wie es erwünscht ist. Denn wenn auch die physiologische Forschung verschiedene Wege gehen muß, so hat sie doch immer nur ein und das gleiche Ziel: die Erkenntnis der Lebensvorgänge.

Die Auffassung von der chemischen Physiologie als eines Teiles der Physiologie und nicht der Chemie bringt es mit sich, daß an vielen Stellen dieses Buches Überschneidungen mit entsprechenden Abschnitten physiologischer Lehrbücher bestehen. Darin ist kein Nachteil zu erblicken, da meist, entsprechend dem verschiedenen Ausgangspunkt der gleiche

Vorgang oder das gleiche Geschehen in verschiedener Beleuchtung erscheinen wird. Immerhin zeigt gerade diese Tatsache, daß Physiologie und chemische Physiologie eng miteinander verbunden sind und daß die von Lehre und Forschung gesetzte Trennung im wesentlichen eine Frage der Methodik ist.

Es mag als fraglich erscheinen, ob in einem vornehmlich für den Studenten bestimmten Buche eine so eingehende Behandlung schwebender Fragen notwendig oder auch nur wünschenswert ist, wie sie gerade in den Kapiteln erfolgt, die sich mit dem intermediären Stoffwechsel befassen. Gewiß begnügt sich mancher Student damit, von seinen Büchern und Vorlesungen lediglich die Wiedergabe und Darbietung eines examensfertigen Wissens zu verlangen. Leider führt diese Einstellung, wie jeder Prüfer immer wieder erfahren kann, dazu, daß allzu häufig Einzeltatsachen ohne innere Verknüpfung aufgenommen werden und daß so ein Verständnis für die wesentlicheren inneren Zusammenhänge nicht erreicht wird. Durchaus strittige Dinge erscheinen als allzu gesichert, weil Unfertiges und Schwierigkeiten verschwiegen wurden oder als unerheblich angesehen werden. Und doch läßt sich allein an dem Werdenden erkennen, daß jedes Wissen nur im Rahmen eines großen Zusammenhanges Bestand hat, daß es immer nur ein Werdendes und nichts Fertiges gibt. Zu diesem Werdenden muß und soll auch der Student Zugang haben, weil ihm nur so das Gewordene klar und der weitere Gang der Entwicklung verständlich werden kann und weil er nur so — vielleicht erst später als Arzt — einsieht und erkennt, daß auch die praktische Medizin nur auf dem Boden der Grundlagenforschung gedeihen kann.

Die überaus freundliche Aufnahme, die diese „Einführung" im Kreise ihrer Benutzer, bei Studenten, Ärzten und Klinikern, aber auch bei Naturwissenschaftlern, gefunden hat, macht dem Verfasser, der sich eine solche Anerkennung stets neu zu erwerben hat, eine immer erneute Überarbeitung und Überprüfung zur Verpflichtung. So wurde das Buch bei jeder neuen Auflage, trotz deren rascher Aufeinanderfolge in allen seinen Teilen einer eingehenden Durchsicht unterzogen und an zahlreichen Stellen größere oder kleinere sachliche oder formale Änderungen und Ergänzungen vorgenommen, um damit, soweit es bei den mannigfachen durch den Krieg und die Nachkriegszeit bedingten Hemmnissen möglich war, den neu gewonnenen Erkenntnissen Rechnung zu tragen.

Es ist dem Verfasser ein Bedürfnis, der Verlagsbuchhandlung seinen Dank dafür auszusprechen, daß sie es trotz aller Ungunst der Verhältnisse ermöglicht hat, auch bei den Nachkriegsauflagen alle seine Wünsche zu erfüllen. Fräulein Dr. Effsing schulde ich Dank für die Neubearbeitung des Registers der 7. Auflage.

Die 7. und 8. Auflage waren so rasch vergriffen, daß mir eine Überarbeitung des Buches nicht möglich gewesen ist. In der 8. und 9. Auflage wurden lediglich einige kleinere Korrekturen angebracht und eine Reihe von Druckfehlern berichtigt. Da mir im Augenblick auch der größte Teil der ausländischen Literatur aus den vergangenen Jahren noch nicht zugänglich ist, muß eine eingehende Durchsicht der Zukunft vorbehalten bleiben.

Münster, Juli 1948.

EMIL LEHNARTZ.

1. Aufl. März 1937; 2. Aufl. Mai 1938; 3. Aufl. November 1939; 4. Aufl. September 1940; 5. Aufl. Januar 1942; 6. Aufl. Oktober 1943; 7. Aufl. März 1947; 8. Aufl. Mai 1948.

Inhaltsverzeichnis.

I. Die chemischen Bausteine des Körpers.

A. Kohlenhydrate.

Die Gruppe der Kohlenhydrate umfaßt eine große Zahl von Stoffen, die sowohl im tierischen wie im pflanzlichen Organismus in erheblicher Menge vorkommen und sehr verschiedene Funktionen zu erfüllen haben. Wie alle organischen Bausteine der lebendigen Substanz werden die Kohlenhydrate im pflanzlichen Organismus unter Ausnutzung der Energie des Sonnenlichtes aufgebaut. Die Synthese der Kohlenhydrate in der Pflanze ist die Voraussetzung für den Aufbau aller anderen Naturstoffe. Der nicht zu derartigen Synthesen verbrauchte Teil der Kohlenhydrate dient zu einem Teil in Form der Cellulose dem pflanzlichen Organismus als Gerüstsubstanz. Der Rest wird als Energiespeicher in besonderen Teilen der Pflanze, meist den Wurzeln oder Knollen, aber auch in den Samen abgelagert. Derartige Energiespeicher sind z. B. die Stärke und einige analog gebaute Stoffe. In wieder anderer Form finden wir Kohlenhydrate als einfache Zucker in den Blüten, Früchten und auch in anderen Pflanzenteilen. Ein Teil der pflanzlichen Kohlenhydrate ist für die Ernährung der Menschen und der Tiere als Energiequelle von wesentlichster Bedeutung.

Dem tierischen Körper steht Kohlenhydrat als besonders leicht angreifbare und verfügungsbereite Energiequelle in Form des Glykogens zur Verfügung. Ein einfacher Zucker, der Traubenzucker, der in geringer aber ziemlich konstanter Konzentration im Blute, jedoch auch in allen Organen angetroffen wird, darf als Transportform der Kohlenhydrate im tierischen Organismus angesehen werden.

a) Chemische Natur und Einteilung der Kohlenhydrate.

Die Kohlenhydrate sind aufgebaut aus Kohlenstoff, Wasserstoff und Sauerstoff; dabei kommen die beiden letzten Elemente im gleichen Verhältnis wie im Wasser, also 2 H auf ein O, in ihnen vor, und zwar wie die allgemeine Formulierung $C_n(H_2O)_n$ zum Ausdruck bringt, auf jedes Kohlenstoffatom einmal. Wegen dieser elementaren Zusammensetzung ist früher die Bezeichnung Kohlenhydrate geprägt worden. Aber diese Formel sagt erstens nichts darüber aus, welche chemischen Eigenschaften die Kohlenhydrate haben und zweitens läßt sie nicht erkennen, daß es sehr viele Stoffe mit der gleichen Zusammensetzung gibt, die gänzlich andere Eigenschaften aufweisen als die Kohlenhydrate, wie etwa die Essigsäure $CH_3 \cdot COOH = C_2H_4O_2$ oder die Milchsäure $CH_3 \cdot CHOH \cdot COOH = C_3H_6O_3$. Ferner sind eine Reihe von Stoffen bekannt, die nach ihrem chemischen Verhalten unzweifelhaft als Kohlenhydrate anzusprechen sind, aber der obigen Formulierung nicht entsprechen.

Eine einfache und erschöpfende Definition der Kohlenhydrate ist nur schwer zu geben. Am besten bezeichnet man sie als *primäre Oxydationsprodukte*, also als *Aldehyde oder Ketone mehrwertiger Alkohole*.

Diese Definition läßt die Zahl der Möglichkeiten als fast unbegrenzt erscheinen, und tatsächlich sind in der Natur zahlreiche Vertreter dieser Stoffgruppe aufgefunden und mehr noch im Laboratorium synthetisch hergestellt worden.

Schon vom zweiwertigen Alkohol Glykol läßt sich ein Kohlenhydrat ableiten, der *Glykolaldehyd* oder die *Glykolose:*

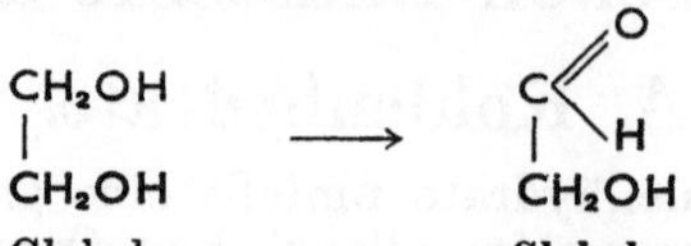

$$
\begin{array}{ccc}
CH_2OH & & C\!\!\stackrel{\displaystyle O}{\diagdown H} \\
| & \longrightarrow & | \\
CH_2OH & & CH_2OH \\
\text{Glykol} & & \text{Glykolose}
\end{array}
$$

Vom dreiwertigen Alkohol Glycerin leiten sich zwei verschiedene Kohlenhydrate her. Je nachdem, ob man die primäre oder die sekundäre Alkoholgruppe oxydiert, erhält man einen Aldehyd oder ein Keton:

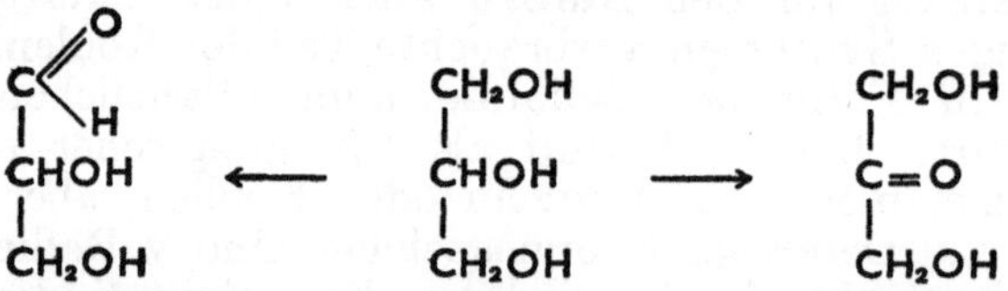

$$
\begin{array}{ccccc}
C\!\!\stackrel{\displaystyle O}{\diagdown H} & & CH_2OH & & CH_2OH \\
| & & | & & | \\
CHOH & \longleftarrow & CHOH & \longrightarrow & C=O \\
| & & | & & | \\
CH_2OH & & CH_2OH & & CH_2OH \\
\textbf{Glycerinaldehyd} & & \text{Glycerin} & & \textbf{Dioxyaceton}
\end{array}
$$

Kohlenhydrate mit einer *Aldehydgruppe* werden als **Aldosen,** solche mit einer *Ketogruppe* als **Ketosen** bezeichnet. Die allgemeine Formulierung der Aldosen und Ketosen läßt sich in folgender Weise vornehmen:

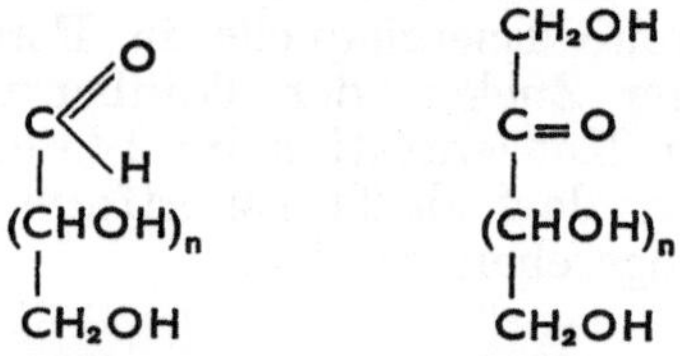

$$
\begin{array}{cc}
 & CH_2OH \\
C\!\!\stackrel{\displaystyle O}{\diagdown H} & | \\
| & C=O \\
(CHOH)_n & | \\
| & (CHOH)_n \\
CH_2OH & | \\
 & CH_2OH \\
\text{Aldose} & \text{Ketose}
\end{array}
$$

Glykolose hat zwei O-Atome, sie ist eine *Biose,* Glycerinaldehyd und Dioxyaceton haben drei O-Atome, sie sind *Triosen.* Entsprechend entstehen aus den vierwertigen Alkoholen, den Erythriten, die *Tetrosen* Erythrose und Threose, aus den fünfwertigen Pentiten die *Pentosen,* z. B. Arabinose, Xylose und Ribose. Von den sechswertigen Alkoholen, den Hexiten, werden die *Hexosen* hergeleitet. Unter ihnen sind besonders wichtig die Aldosen Glucose, Mannose und Galaktose und die Ketose Fructose. Außer den genannten Gruppen sind aber auch noch Kohlenhydrate mit einer größeren Anzahl von O-Atomen bekannt, doch kommt ihnen gar keine oder keine wesentliche biologische Bedeutung zu.

Es sei betont, daß für die Einordnung der Kohlenhydrate nicht die Zahl der C-Atome maßgebend ist, sondern die der O-Atome. So leiten sich von Pentosen Kohlenhydrate ab, die ein C-Atom mehr besitzen, weil ein Wasserstoff der primären Alkoholgruppe durch eine Methylgruppe ersetzt ist. Man bezeichnet sie nicht als Hexosen, sondern nach ihrer Ableitung als *Methylpentosen.* Entsprechend gibt es auch Methylderivate anderer Zucker.

$$
CH_3\cdot CHOH\cdot CHOH\cdot CHOH\cdot CHOH\cdot C\!\!\stackrel{\displaystyle O}{\diagdown H}\cdot
$$

Alle bisher erwähnten Kohlenhydrate sind durch Behandlung mit Säuren
nicht in einfachere, gleichartig gebaute Körper überzuführen, sie heißen
deshalb **Monosaccharide** oder einfache Zucker. Daneben gibt es aber weitere
Kohlenhydrate, die bei dieser Behandlung in mehrere Moleküle eines oder
verschiedener Monosaccharide zerfallen. Entstehen dabei aus einem Molekül nur wenige, etwa zwei, drei oder vier Monosaccharide, so hat man es
mit Di-, Tri- oder Tetrasacchariden zu tun, die man auch zu der gemeinsamen Gruppe der **Oligosaccharide** zusammenfaßt. Entsteht beim Zerfall
eines größeren Moleküls eine wesentlich größere Zahl von Monosaccharidmolekülen, ohne daß man über diese Zahl genaue Angaben machen könnte,
so spricht man von **Polysacchariden**.

Schon aus den bisher mitgeteilten Tatsachen läßt sich schließen, daß
die Zahl der möglichen Kohlenhydrate eine große sein muß. Aber die
Fülle der Möglichkeiten ist mit ihnen noch längst nicht erschöpft. Eine

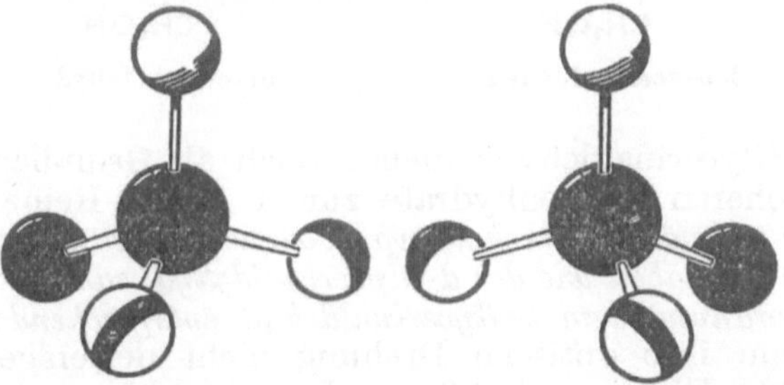

Abb. 1. Modell des asymmetrischen Kohlenstoffatoms und Spiegelbildisomerie.

weitere Steigerung ergibt sich durch die in den Zuckermolekülen enthaltenen asymmetrischen Kohlenstoffatome. Als asymmetrisch bezeichnet
man ein C-Atom, wenn es an seinen vier Valenzen mit vier verschiedenen Substituenten abgesättigt ist. Nach VAN'T HOFF und LE BEL kann
man sich die Verhältnisse am besten verdeutlichen, wenn man annimmt,
daß von der Mitte eines Tetraeders, dem Sitz des C-Atoms, die vier
Valenzen in Richtung auf die vier Ecken des Tetraeders ziehen (s. Abb. 1).
Die meisten Substanzen mit asymmetrischen C-Atomen sind optisch aktiv,
d. h. sie drehen die Ebene des polarisierten Lichtes. Bei ein oder mehreren
asymmetrischen C-Atomen lassen sich stets aus einer gemeinsamen Grund-
formel mehrere Substanzen herleiten, die die gleiche Bruttozusammen-
setzung haben, die auch nach dem gleichen Bauprinzip aufgebaut sind, sich
aber durch die Gruppierung an den asymmetrischen C-Atomen, also durch
die sterische Anordnung voneinander unterscheiden: alle solche Stoffe sind
stereoisomer. Eine besondere Art der Stereoisomerie ist diejenige, bei der
zwei Stoffe so aufgebaut sind, daß der eine das Spiegelbild des anderen
ist. Auch die Modelle solcher Stoffe und die Formeln, die Projektions-
bilder dieser Modelle auf die Schreibebene, verhalten sich natürlich wie
Bild und Spiegelbild. Diesen besonderen Fall von Stereoisomerie bezeichnet
man als *Spiegelbildisomerie*.

Die Drehungsänderung der Ebene des polarisierten Lichtes durch
äquimolekulare Mengen von spiegelbildisomeren Stoffen ist gleich groß,
aber von entgegengesetzter Richtung; wenn der eine Stoff nach rechts
dreht, hat der andere Linksdrehung. Die Rechtsdrehung hat man früher
durch d- (dextrogyr), die Linksdrehung durch l- (laevogyr) bezeichnet.
Heute dient die Bezeichnung d- oder l- aber nicht mehr zur Angabe der

Drehungsrichtung, sondern zur Kennzeichnung struktureller Verwandt-
schaften, während man die Drehung durch (+) für Rechtsdrehung und
(—) für Linksdrehung angibt.

Wenn d- und l-Form eines Stoffes in gleicher Menge nebeneinander
vorhanden sind, so heben sich die gleichen, aber entgegengesetzten
Drehungen auf: die dl- oder r-Form eines optisch aktiven Stoffes, der
Racemkörper, ist optisch inaktiv.

Die niedrigsten Kohlenhydrate mit asymmetrischem C-Atom finden wir
bei den Triosen in den beiden optischen Antipoden des Glycerinaldehyds:

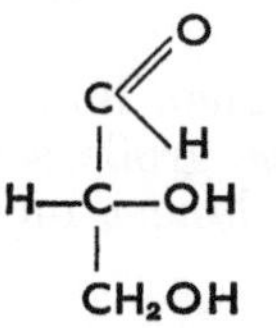

$$
\begin{array}{ccc}
\text{C}^{\diagdown\text{O}}_{\diagup\text{H}} & \qquad & \text{C}^{\diagdown\text{O}}_{\diagup\text{H}} \\
| & & | \\
\text{H—C—OH} & & \text{HO—C—H} \\
| & & | \\
\text{CH}_2\text{OH} & & \text{CH}_2\text{OH} \\
\textbf{d-Glycerinaldehyd} & & \textbf{l-Glycerinaldehyd}
\end{array}
$$

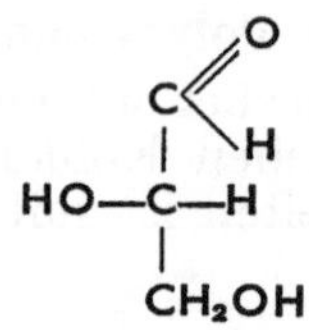

Die beiden Glycerinaldehyde dienen auch als Grundlage für die Zuordnung der höheren Kohlenhydrate zur d- oder l-Reihe. *Alle Zucker,
die an dem der primären Alkoholgruppe benachbarten C-Atom die gleiche
sterische Anordnung haben wie der d-Glycerinaldehyd, zählt man zur d-Reihe,
die in ihrer Anordnung dem l-Glycerinaldehyd entsprechenden zur l-Reihe,*
auch dann, wenn ihre optische Drehung nicht derjenigen der Grundkörper entspricht. Die formelmäßigen Zusammenhänge mit den beiden
Glycerinaldehyden sind auch maßgebend für die Zuordnung anderer Stoffe
zur d- oder l-Reihe. Als Beispiel seien wegen ihrer besonderen biologischen
Bedeutung lediglich die beiden Milchsäuren angeführt (s. auch die Konstitution der Aminosäuren S. 58)[1].

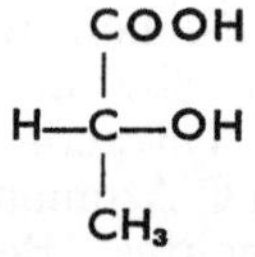

$$
\begin{array}{ccc}
\text{COOH} & \qquad & \text{COOH} \\
| & & | \\
\text{H—C—OH} & & \text{HO—C—H} \\
| & & | \\
\text{CH}_3 & & \text{CH}_3 \\
\text{d-(—)-Milchsäure} & & \text{l-(+)-Milchsäure}
\end{array}
$$

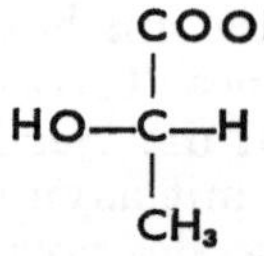

Wenn man die beiden optischen Antipoden eines racemischen Gemisches wieder voneinander trennt, was z. B. durch verschieden leichte
Krystallisation mancher Salze gelingt, so hat jede der beiden Komponenten
für sich die ihr auch ursprünglich zukommende charakteristische Drehung.
Dies ist gänzlich anders bei Stoffen, die ebenfalls trotz des Vorhandenseins
von asymmetrischen Kohlenstoffatomen optisch inaktiv sind. Neben
den beiden spiegelbildisomeren d- und l-Weinsäuren und dem inaktiven
Gemisch beider, der r-Weinsäure, gibt es eine Mesoweinsäure, die auch
zwei asymmetrische C-Atome hat, trotzdem aber die Ebene des polarisierten Lichtes nicht dreht, weil bei ihr der Ausgleich gleich großer,
aber verschieden gerichteter Drehungen im Inneren des Moleküls selber
durch seinen besonderen Aufbau zustande kommt: die untere Hälfte des
Moleküls ist das Spiegelbild der oberen. Es liegt eine *innere Kompen-*

---

[1] Für die sterische Zuordnung ist die Formulierung maßgebend, bei der das am
weitesten oxydierte C-Atom oben steht.

sation vor. Solche Stoffe lassen sich natürlich nicht in optisch aktive Komponenten zerlegen.

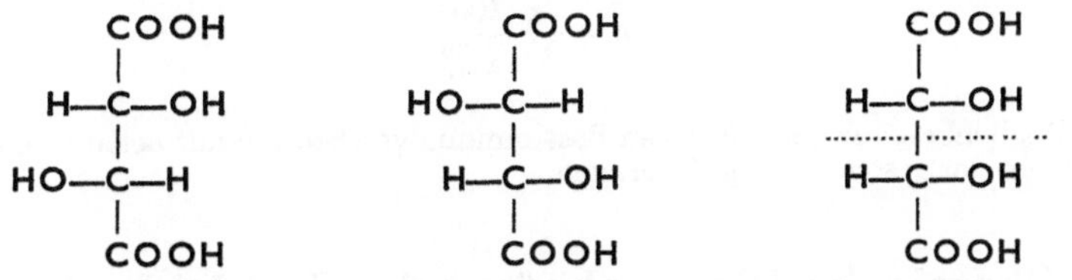

$$
\begin{array}{ccc}
\text{COOH} & \text{COOH} & \text{COOH} \\
| & | & | \\
\text{H—C—OH} & \text{HO—C—H} & \text{H—C—OH} \\
| & | & | \\
\text{HO—C—H} & \text{H—C—OH} & \text{H—C—OH} \\
| & | & | \\
\text{COOH} & \text{COOH} & \text{COOH} \\
\text{d-Weinsäure} & \text{l-Weinsäure} & \text{Mesoweinsäure}
\end{array}
$$

Wie die untenstehenden Formeln der Aldosen erkennen lassen, enthält die Triose ein, die Tetrose zwei, die Pentose drei und die Hexose vier asymmetrische C-Atome, die entsprechenden Ketosen jeweils eins weniger.

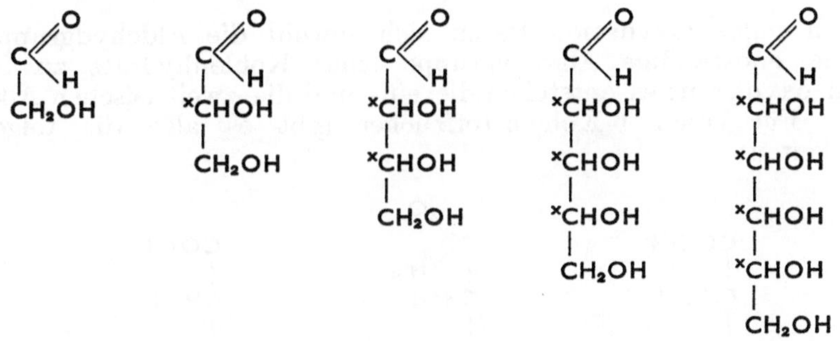

Ist n die Zahl der asymmetrischen C-Atome, so beträgt die Zahl der möglichen verschiedenen stereoisomeren Verbindungen 2^n; es muß also unter den Aldosen 16 verschiedene Hexosen geben, dazu kommt noch die Hälfte, also 8 verschiedene racemische Gemische der optischen Antipoden.

Für die Natur eines optisch aktiven Körpers ist nicht nur die Richtung der Drehung des polarisierten Lichtes, sondern mehr noch das Ausmaß der Drehungsänderung kennzeichnend. Um die optische Aktivität verschiedener Stoffe miteinander vergleichen zu können, hat man den Begriff der „*Spezifischen Drehung*" geprägt. Man definiert sie als die Drehungsänderung in Graden, die beim Durchgang des polarisierten Lichtes durch eine 1 Dezimeter dicke Schicht einer Lösung herbeigeführt würde, wenn diese in 1 ccm 1 g der optisch aktiven Substanz enthielte.

Die spezifische Drehung ist in den seltensten Fällen der direkten Bestimmung zugänglich, man muß sie vielmehr aus Beobachtungen errechnen, die an verdünnteren Lösungen und oft auch bei abweichender Schichtdicke gemacht worden sind. Die Drehungsänderung hängt fernerhin von der Temperatur und der Wellenlänge des Lichtes ab. Meist wählt man eine Temperatur von 20° und gelbes Natriumlicht (FRAUNHOFERsche Linie D des Spektrums). Dann wird die spezifische Drehung als $[\alpha]_D^{20}$ bezeichnet. Aus der beobachteten Ablenkung und der bekannten Konzentration ergibt sich

$$[\alpha]_D^{20} = \frac{\alpha \cdot 100}{l \cdot c},$$

wobei α = beobachteter Drehung,

l = Dicke der Schicht in dcm,

c = Konzentration der Lösung (g Substanz in 100 ccm Lösung).

Ist die spezifische Drehung einer Substanz bekannt, so läßt sich aus der Drehung der Lösung dieser Substanz ihre Konzentration berechnen:

$$c = \frac{\alpha \cdot 100}{l \cdot [\alpha]_D^{20}} \, .$$

Von dieser Möglichkeit zur quantitativen Bestimmung von Stoffen mit bekannter spezifischer Drehung macht man sehr häufig Gebrauch.

b) Chemische Eigenschaften der Kohlenhydrate.

Die wichtigsten chemischen Eigenschaften der einfachen Kohlenhydrate ergeben sich aus dem Besitz der Carbonylgruppe (Aldehyd- bzw. Keto-gruppe) bzw. aus der Alkoholnatur der Zucker.

1. Oxydierbarkeit.

Durch milde Oxydation lassen sich sowohl die Aldehydgruppe als auch die endständige Alkoholgruppe eines Kohlenhydrats zu Säure-gruppen oxydieren: es entstehen die ein- und die zweibasischen Alkohol-säuren. Für einen 6-Kohlenstoffzucker gibt es also die folgenden Möglichkeiten:

Hexonsäure	Hexuronsäure	Dicarbonsäure
COOH	CHO	COOH
CHOH	CHOH	CHOH
CHOH	CHOH	CHOH
CHOH	CHOH	CHOH
CHOH	CHOH	CHOH
CH₂OH	COOH	COOH

Bei Anwendung stärkerer Oxydationsmittel kommt es unter Zerfall der Kohlenstoffkette zur Bildung zahlreicher verschiedener Oxydations-produkte von zum Teil noch unbekannter chemischer Natur.

Auf einer Oxydation der Kohlenhydrate beruhen auch die meisten einfachen Reaktionen zu ihrem Nachweis und zu ihrer Bestimmung. Die zu ihrer Oxydation verwandten Oxydationsmittel werden dabei reduziert, so daß man von den *Reduktionsproben* der Zucker spricht. Ihr positiver Ausfall gibt sich an einer Farbänderung des Oxydations-mittels zu erkennen. Als Oxydationsmittel dienen meist alkalische Metallsalzlösungen, gewöhnlich des Kupfers (FEHLINGsche und TROMMERsche Probe) oder des Wismuts (NYLANDERsche Probe). Keine der zahlreichen Reduktionsproben ist natürlich eine spezifische Zuckerreaktion, da ihr positiver Ausfall ja nur auf die Oxydation einer oxy-dationsfähigen Substanz hindeutet; und ein solches Verhalten zeigt nicht nur die Carbonyl-gruppe eines Zuckers, sondern auch die gleiche Gruppe in anderen Stoffen und zeigen weiter-hin Stoffe von gänzlich abweichender Konstitution. Unter den Bedingungen, unter denen man diese Methoden zum Nachweis der Kohlenhydrate anwendet, sind Störungen im allgemeinen ausgeschlossen oder unerheblich (vgl. aber die Restreduktion des Blutes S. 406).

2. Reduzierbarkeit.

Die Carbonylgruppe, die eine Zwischenstellung zwischen Alkohol- und Säuregruppe einnimmt, ist nicht nur oxydierbar, sondern auch reduzierbar. Dabei gehen die Kohlenhydrate in die entsprechenden Alkohole über:

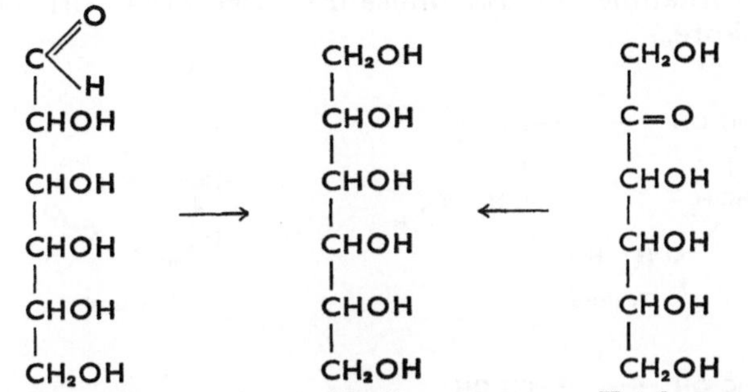

$$
\begin{array}{ccccc}
\mathrm{CHO} & & \mathrm{CH_2OH} & & \mathrm{CH_2OH} \\
| & & | & & | \\
\mathrm{CHOH} & & \mathrm{CHOH} & & \mathrm{C{=}O} \\
| & & | & & | \\
\mathrm{CHOH} & & \mathrm{CHOH} & & \mathrm{CHOH} \\
| & \longrightarrow & | & \longleftarrow & | \\
\mathrm{CHOH} & & \mathrm{CHOH} & & \mathrm{CHOH} \\
| & & | & & | \\
\mathrm{CHOH} & & \mathrm{CHOH} & & \mathrm{CHOH} \\
| & & | & & | \\
\mathrm{CH_2OH} & & \mathrm{CH_2OH} & & \mathrm{CH_2OH} \\
\text{Aldohexose} & & \text{Hexit} & & \text{Ketohexose}
\end{array}
$$

3. Cyanhydrinsynthese.

Eine weitere allgemeine Aldehydreaktion, die für die Chemie der Zucker von großer Bedeutung, ist, ist die Cyanhydrinsynthese. Ihre Bedeutung liegt darin, daß durch sie die Kohlenstoffkette eines Zuckers verlängert werden kann; man kann mit ihr also Kohlenhydrate mit einer geringen Kohlenstoffatomzahl in solche mit einer höheren umwandeln. Es ist gelungen, auf diesem Wege Monosaccharide mit bis zu 9 C-Atomen aufzubauen. Der Mechanismus der Reaktion ist der folgende:

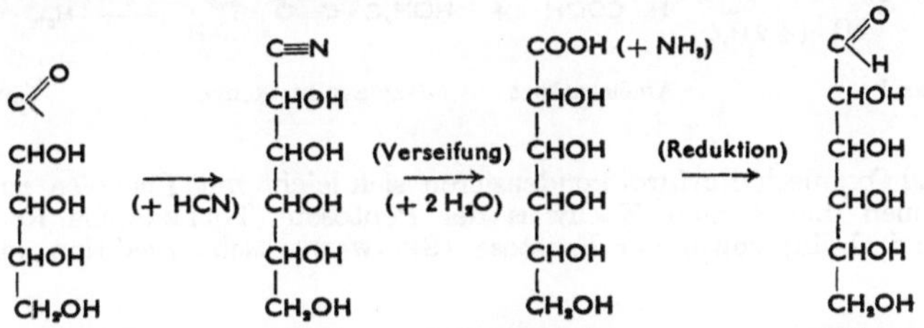

$$
\begin{array}{cccccccc}
& & \mathrm{C{\equiv}N} & & \mathrm{COOH\ (+\,NH_3)} & & \mathrm{CHO} \\
\mathrm{CHO} & & | & & | & & | \\
& & \mathrm{CHOH} & & \mathrm{CHOH} & & \mathrm{CHOH} \\
| & & | & \text{(Verseifung)} & | & \text{(Reduktion)} & | \\
\mathrm{CHOH} & \xrightarrow{\ } & \mathrm{CHOH} & \xrightarrow{\ } & \mathrm{CHOH} & \xrightarrow{\ } & \mathrm{CHOH} \\
| & (+\,\mathrm{HCN}) & | & (+\,2\,\mathrm{H_2O}) & | & & | \\
\mathrm{CHOH} & & \mathrm{CHOH} & & \mathrm{CHOH} & & \mathrm{CHOH} \\
| & & | & & | & & | \\
\mathrm{CHOH} & & \mathrm{CHOH} & & \mathrm{CHOH} & & \mathrm{CHOH} \\
| & & | & & | & & | \\
\mathrm{CH_2OH} & & \mathrm{CH_2OH} & & \mathrm{CH_2OH} & & \mathrm{CH_2OH} \\
\text{Pentose} & & \text{Nitril} & & \text{Hexonsäure} & & \text{Hexose}
\end{array}
$$

Bei der Verseifung des Nitrils (Cyanhydrin) zur Säure wird der Stickstoff als Ammoniak abgespalten. Die Reduktion der Säure erfolgt über die Zwischenstufe des Lactons.

4. Oximbildung.

Eine Aldehydreaktion ist auch die Bildung der Oxime bei Einwirkung von Hydroxylamin auf die Zucker:

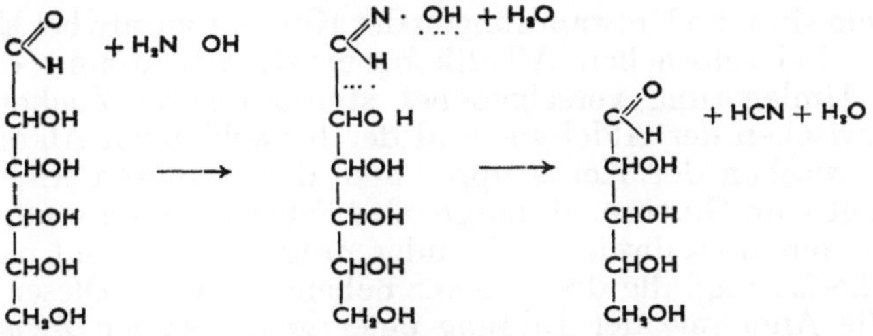

$$
\begin{array}{ccccc}
\mathrm{CHO} + \mathrm{H_2N\ OH} & & \mathrm{CH{=}N\cdot OH + H_2O} & & \\
| & & | & & \mathrm{CHO} \quad +\,\mathrm{HCN}+\mathrm{H_2O}\\
\mathrm{CHOH} & & \mathrm{CHOH} & & | \\
| & \longrightarrow & | & \longrightarrow & \mathrm{CHOH} \\
\mathrm{CHOH} & & \mathrm{CHOH} & & | \\
| & & | & & \mathrm{CHOH} \\
\mathrm{CHOH} & & \mathrm{CHOH} & & | \\
| & & | & & \mathrm{CHOH} \\
\mathrm{CH_2OH} & & \mathrm{CH_2OH} & & | \\
\text{Hexose} & & \text{Hexosealdoxim} & & \mathrm{CH_2OH} \\
& & & & \text{Pentose}
\end{array}
$$

Das entstandene Aldoxim spaltet unter geeigneten Bedingungen Blausäure und Wasser ab und geht dabei in die entsprechende Pentose über. Die Oximbildung, die zum Abbau der Kohlenstoffkette führt, ist also gewissermaßen die Umkehr der Cyanhydrinsynthese.

5. Einwirkung von Säuren.

Beim Erhitzen mit stärkeren Säuren spalten sich aus Pentosen und Hexosen drei Moleküle Wasser ab: es bildet sich dabei aus Pentosen *Furfurol,* aus Hexosen *Oxymethylfurfurol.* Oxymethylfurfurol zerfällt weiterhin unter Wasseraufnahme in Lävulinsäure ($CH_3 \cdot CO \cdot CH_2 \cdot CH_2 \cdot COOH$) und Ameisensäure.

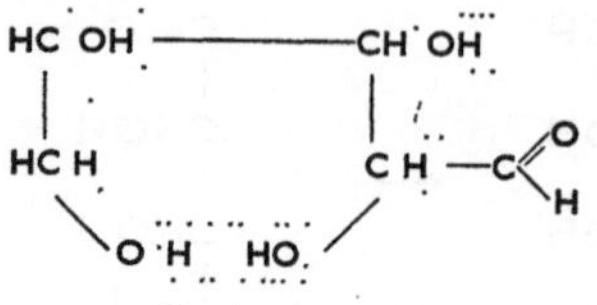

Pentose

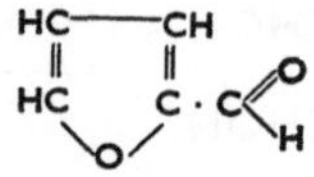

Furfurol

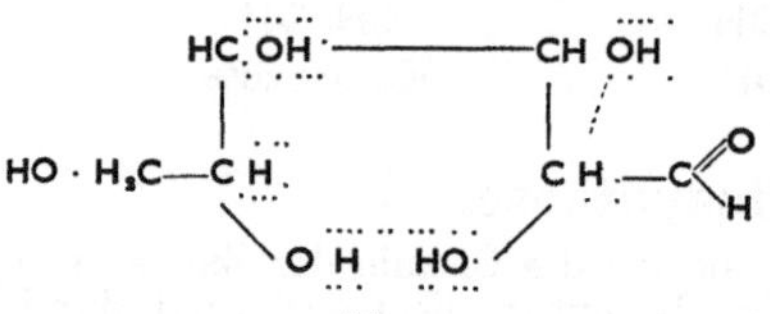

Hexose

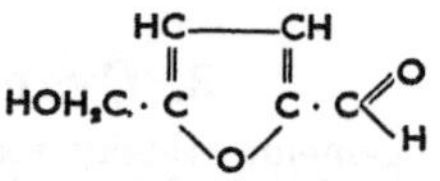

Oxymethylfurfurol

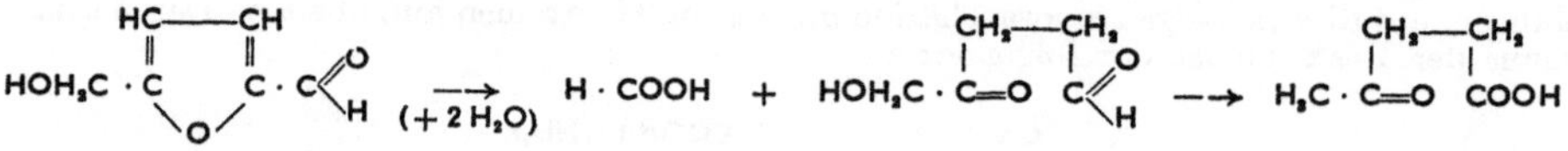

Oxymethylfurfurol — Ameisensäure — δ-Oxylävulinaldehyd — Lävulinsäure

Furfurol und Oxymethylfurfurol kondensieren sich leicht mit Phenolen zu Farbstoffen. Solche Reaktionen dienen zum Nachweis der Pentosen (Tollensche Reaktionen mit Phloroglucin und Orcin) sowie der Fructose (Seliwanoffsche Reaktion mit Resorcin).

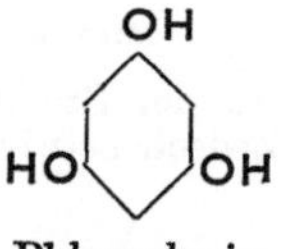

Phloroglucin

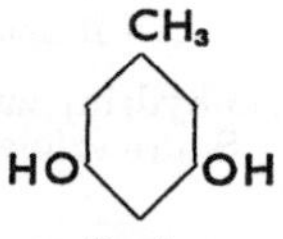

Orcin

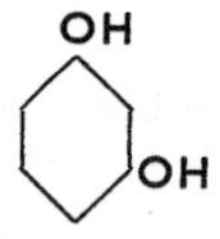

Resorcin

6. Einwirkung von Alkalien.

Ganz anders sind die Umwandlungen der Kohlenhydrate bei Einwirkung von Alkalien. Bei schwachen Alkalikonzentrationen kommt es zu einer interessanten Umlagerung verschiedener stereoisomerer Zucker, die sich bei Aldosen zwischen der Aldehyd- und der benachbarten Alkoholgruppe, bei Ketosen zwischen der Ketogruppe und der primären Alkoholgruppe abspielt. Bringt man Glucose, Mannose oder Fructose in schwach alkalische Lösung, so werden sie teilweise ineinander umgewandelt und nach einiger Zeit enthält die Lösung alle drei Zucker nebeneinander. Dieser Übergang wird durch die Annahme der Bildung einer gemeinsamen Zwischenform, der *Enolform,* erklärt, er ist nur dann möglich, wenn sich die betreffenden Zucker konfigurativ nur an den beiden ersten Kohlenstoffatomen unterscheiden. Man nennt solche Zucker *epimer.*

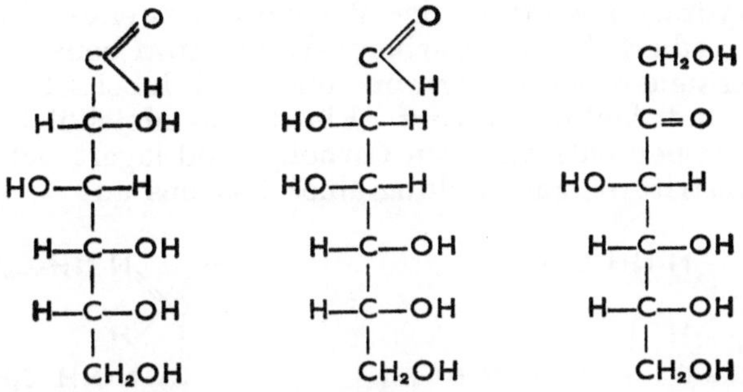

d-Glucose d-Mannose d-Fructose

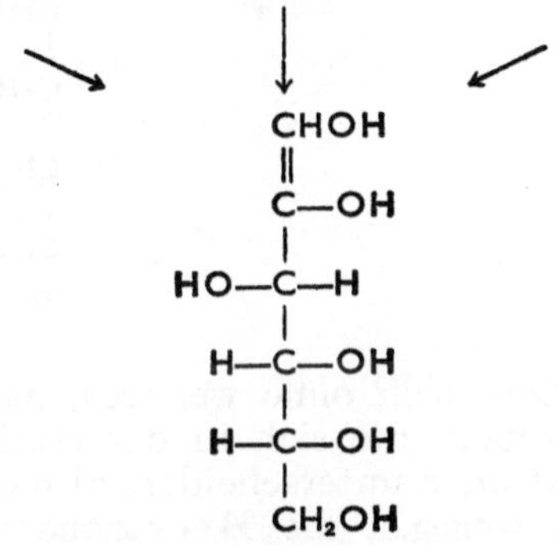

Enolform

Durch stärkere Alkalien werden sehr viel tiefergehende Umwandlungen der Zucker bewirkt, so daß es zum Zerfall der Zuckermoleküle kommt. Unter den entstandenen Spaltstücken findet man besonders reichliche Mengen von Milchsäure.

7. Osazonbildung.

Von größter Wichtigkeit für die Isolierung und für die Aufklärung der Struktur verschiedener Zucker ist seit den Forschungen von EMIL FISCHER die Bildung der Osazone geworden. Bringt man ein Kohlenhydrat mit Phenylhydrazin oder einem seiner Substitutionsprodukte zusammen, so vereinigen sich bereits in der Kälte die beiden Körper unter Wasseraustritt zu einem *Hydrazon:*

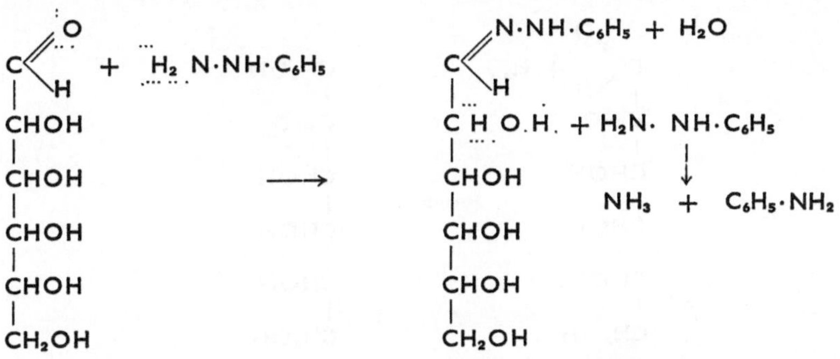

Hexose Hydrazon

Auf das Hydrazon wirkt in der Wärme ein zweites Molekül Phenylhydrazin ein, oxydiert die dem Carbonyl-Kohlenstoff benachbarte Alkoholgruppe zu einer neuen Carbonylgruppe und wird dabei selbst unter Zerfall
zu Ammoniak und Anilin reduziert. Ein drittes Molekül Phenylhydrazin
reagiert mit dem neu entstandenen Carbonyl und lagert sich — wiederum
unter Wasseraustritt — zur Bildung eines Osazons an:

$$
\begin{array}{l}
C\big\langle{}^{N\cdot NH\cdot C_6H_5}_{H} \\
| \\
C=O\;+\;H_2\,N\cdot NH\cdot C_6H_5 \\
| \\
CHOH \\
| \\
CHOH \\
| \\
CHOH \\
| \\
CH_2OH
\end{array}
\longrightarrow
\begin{array}{l}
C\big\langle{}^{N\cdot NH\cdot C_6H_5}_{H} \\
| \\
C=N\cdot NH\cdot C_6H_5 \\
| \\
CHOH \\
| \\
CHOH \\
| \\
CHOH \\
| \\
CH_2OH \\
\textbf{Phenyl-hexosazon}
\end{array}
$$

Aus den Formeln ergibt sich ohne weiteres, daß alle Zucker mit der
gleichen Zahl von C-Atomen, die sich in der sterischen Anordnung nur
an den beiden ersten C-Atomen unterscheiden, also epimer sind, das gleiche
Osazon liefern müssen, wogegen die Hydrazone verschieden sind. Da
Ketosen in ganz ähnlicher Weise mit Phenylhydrazin reagieren, müssen
also z. B. Glucose, Mannose und Fructose das gleiche Osazon bilden.

$$
\begin{array}{l}
CH_2OH \\
| \\
C=O \\
| \\
\textbf{Ketose}
\end{array}
\rightarrow
\begin{array}{l}
CH_2OH\;+\;H_2N\cdot NH\cdot C_6H_5 \\
| \\
C=N\cdot NH\cdot C_6H_5 \\
| \\
\textbf{Hydrazon}
\end{array}
\rightarrow
\begin{array}{l}
C\big\langle{}^{O\,+\,H_2N\cdot NH\cdot C_6H_5}_{H\,(+NH_3+NH_2\cdot C_6H_5)} \\
| \\
C=N\cdot NH\cdot C_6H_5 \\
|
\end{array}
\rightarrow
\begin{array}{l}
C\big\langle{}^{N\cdot NH\cdot C_6H_5}_{H} \\
| \\
C=N\cdot NH\cdot C_6H_5 \\
| \\
\textbf{Osazon}
\end{array}
$$

Aus den Hydrazonen lassen sich durch Abspaltung des Phenylhydrazin-
restes unter Wassereintritt die entsprechenden Zucker, aus denen sie
entstanden sind, regenerieren, nicht dagegen aus den Osazonen. Aus
ihnen entstehen vielmehr die *Osone*, die sich durch Wasserstoffanlagerung
in Ketosen umwandeln lassen:

$$
\begin{array}{l}
C\big\langle{}^{O}_{H}\;+\;H_2 \\
| \\
C=O \\
| \\
CHOH \\
| \\
CHOH \\
| \\
CHOH \\
| \\
CH_2OH \\
\textbf{Oson}
\end{array}
\longrightarrow
\begin{array}{l}
CH_2OH \\
| \\
C=O \\
| \\
CHOH \\
| \\
CHOH \\
| \\
CHOH \\
| \\
CH_2OH \\
\textbf{Ketose}
\end{array}
$$

8. Glykosidformeln der Zucker.

Die Fähigkeit der Zucker, sich mit anderen Alkoholen unter Bildung von Äthern zu vereinigen, ist eine aus den verschiedensten Gründen außerordentlich wichtige Reaktion. Man erhält dabei Produkte, die für die Strukturaufklärung der Zucker von der allergrößten Bedeutung sind. Prinzipiell ist die Verätherung jeder der alkoholischen Gruppen des Zuckermoleküls möglich. Mit besonderer Leichtigkeit gelingt sie aber an einer Stelle des Moleküls, die nach den bisher mitgeteilten Zuckerformeln für eine derartige Reaktion überhaupt nicht geeignet erscheint, nämlich am endständigen Aldehyd-C-Atom. Die entstandenen Produkte bezeichnet man als *Glykoside*. Glykoside aus Zuckern und zum Teil sehr kompliziert zusammengesetzten Alkoholen sind im Pflanzenreich weit verbreitet und haben oft eine hohe physiologische und pharmakologische Wirksamkeit.

Es gibt außer der Glykosidbildung noch weitere Anhaltspunkte dafür, daß die oben wiedergegebenen Konstitutionsformeln nicht allen Anforderungen genügen und manche experimentellen Befunde nicht zu erklären vermögen. So die Erscheinung der *Mutarotation* oder *Multirotation*. Löst man d-Glucose, die aus Wasser krystallisiert wurde, wieder in Wasser auf, so beobachtet man unmittelbar nach der Lösung eine hohe spezifische Drehung (etwa + 111°). Eine aus Pyridin krystallisierte d-Glucose hat dagegen unmittelbar nach Herstellung einer wässerigen Lösung eine niedrige spezifische Drehung (etwa + 19,5°). Läßt man beide Lösungen einige Zeit stehen oder setzt ihnen etwas Soda zu, so ändert sich in beiden Fällen die Drehung, im ersten nimmt sie ab, im zweiten zu, aber in jedem Fall erreicht sie den gleichen und konstanten Endwert von etwa + 52,5°. Eine weitere mit der Aldehydformel der Zucker nicht vereinbare Beobachtung macht man bei der Einwirkung eines typischen Aldehydreagenses, der Fuchsin-Schwefligen Säure. Dies Reagens, das farblos ist, färbt sich bei Gegenwart geringster Mengen eines beliebigen Aldehyds rot, auf Zusatz von Zuckerlösungen bleibt es dagegen farblos. Diese Tatsachen zusammengenommen zeigen, daß ein Zucker offenbar nicht oder nur zu einem sehr geringen Teil in der Aldehydform vorliegt und die Mutarotation läßt darauf schließen, daß der gleiche Zucker anscheinend in verschiedenen Formen vorkommt, die ineinander übergehen können. Daß diese Folgerung berechtigt ist, ergibt sich daraus, daß bei Verätherung von Glucose mit Methylalkohol nicht ein, sondern zwei Methylglucoside entstehen.

Alle mit der Aldehydformel der Zucker nicht in Einklang zu bringenden Befunde werden ohne weiteres verständlich, wenn man annimmt, daß das endständige C-Atom nicht als Aldehyd-C-Atom vorhanden ist, sondern in einer Form, in der es keine Carbonyleigenschaften mehr besitzt und in der es außerdem asymmetrisch geworden ist. Eine solche Möglichkeit bietet sich, wenn im Inneren des Zuckermoleküls in der Weise ein Ringschluß erfolgt, daß von einer der alkoholischen Gruppen der Kohlenstoffkette ein Wasserstoffatom an das Aldehyd-C-Atom herantritt und sich zwischen ihm und dem C-Atom der Kette eine Sauerstoffbrücke spannt. Für die d-Glucose und ebenso auch für die anderen einfachen Zucker ergeben sich damit zwei Formen, die als α-d-Glucose und β-d-Glucose bezeichnet werden und die in ihren Formelbildern, die man als

Glykosid- oder cyclische Halbacetalformeln[1] bezeichnet, das folgende Aussehen haben:

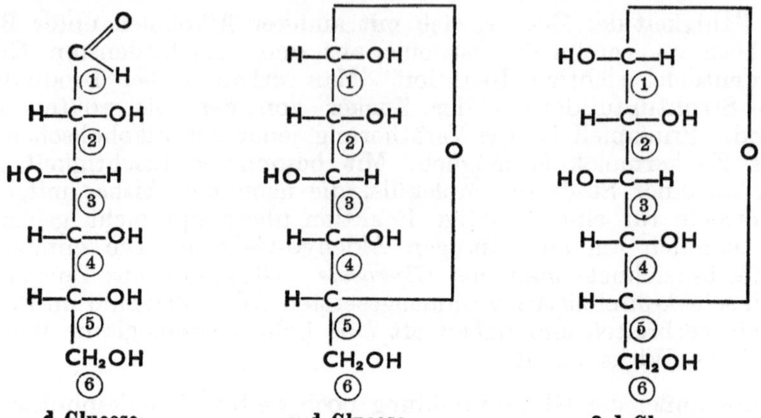

d-Glucose   α-d-Glucose   β-d-Glucose

Die α-Glucose ist die Abart mit der hohen, die β-Glucose, die mit der niedrigen spezifischen Drehung. In gewöhnlicher Lösung besteht ein Gleichgewicht zwischen den beiden Formen *(Gleichgewichtsglucose)*, dessen Einstellung an Hand der Mutarotation verfolgt werden kann.

Den beiden Methylglucosiden kommen dann die folgenden Formeln zu:

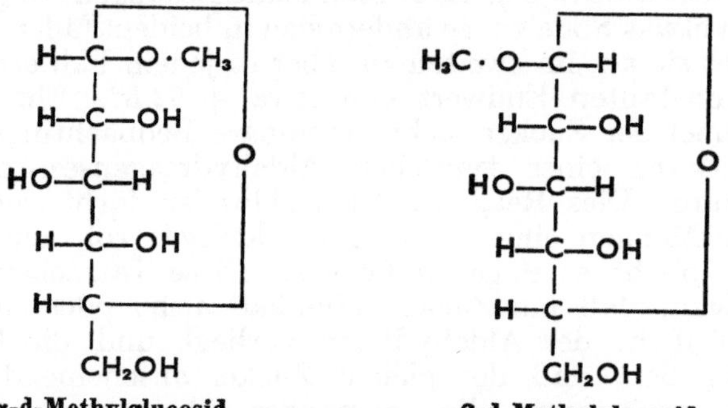

α-d-Methylglucosid   β-d-Methylglucosid

Zum besseren Verständnis der Verhältnisse und um die Beschreibung der jeweiligen Struktur zu erleichtern, werden die C-Atome in der aus der Formel der d-Glucose ersichtlichen Weise beziffert, wobei der Kohlen-

---

[1] Acetale sind Verbindungen der Hydratform eines Aldehyds mit zwei Molekülen eines Alkohols,

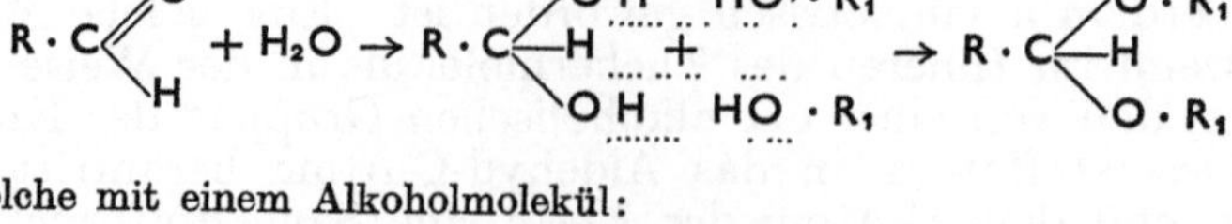

Halbacetale solche mit einem Alkoholmolekül:

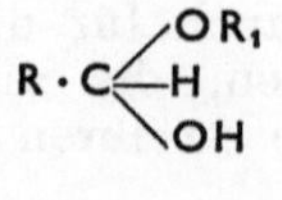

stoff, der das Acetalhydroxyl trägt, die Nummer (1) bekommt. Die Sauerstoffbrücke spannt sich bei den stabilen Formen der Zucker zwischen den C-Atomen 1 und 5. Daneben gibt es aber anscheinend auch noch andere Zuckermodifikationen, die wesentlich labiler sind und in denen die Sauerstoffbrücke eine andere Spannweite hat. Man bezeichnet diese Zucker zusammenfassend als *γ-Zucker oder als h- (hetero-) oder am- (alloiomorphe) Zucker.* Von besonderer Bedeutung unter den h-Zuckern sind die mit der Brücke zwischen C_1 und C_4. In ihnen ist also der Furanring enthalten, man nennt sie *Furanosen.* In den stabilen Zuckern kommt der Pyranring vor, weswegen sie als *Pyranosen* bezeichnet werden.

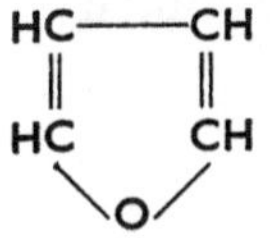

Furan 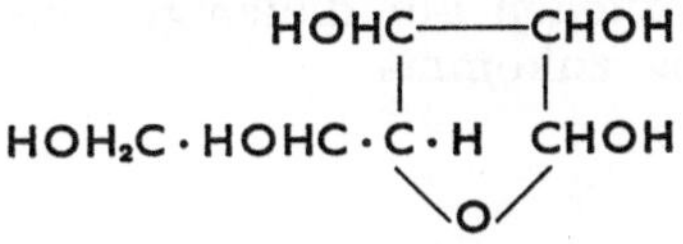 **Furanose** 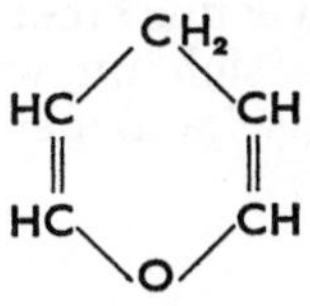 **Pyran** 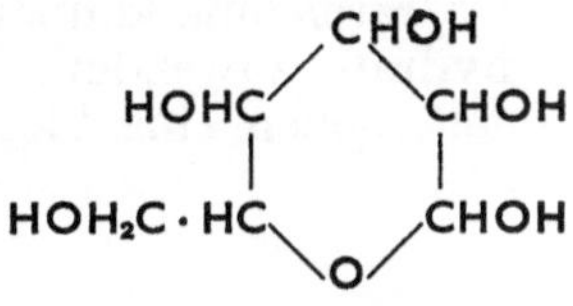 **Pyranose**

Eine besonders klare Vorstellung von den vorliegenden Strukturverhältnissen liefern die von HAWORTH aufgestellten perspektivischen Formelbilder, in denen die Ringe als in der Papierebene liegende Fünfecke (Furanosen) bzw. Sechsecke (Pyranosen) dargestellt werden und die nach vorne bzw. nach oben gelegenen Valenzen durch dicke Striche angegeben sind. Für die beiden Pyran- und Furanformen der Glucose ergeben sich dann die folgenden Strukturbilder; der Übersichtlichkeit wegen sind in die Ringe nicht die C-Atome, sondern nur ihre Numerierung eingetragen:

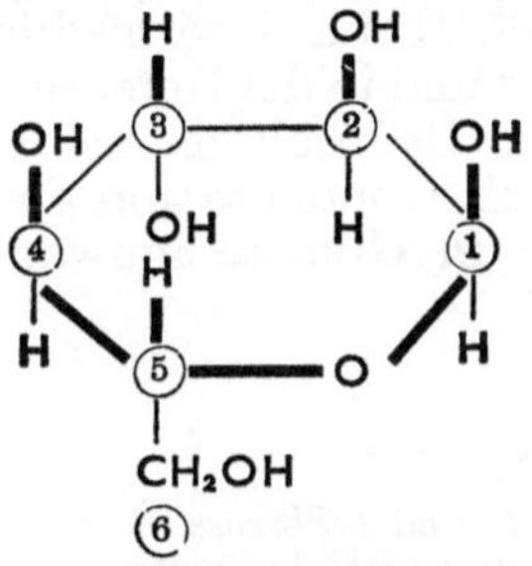

α-Glucopyranose 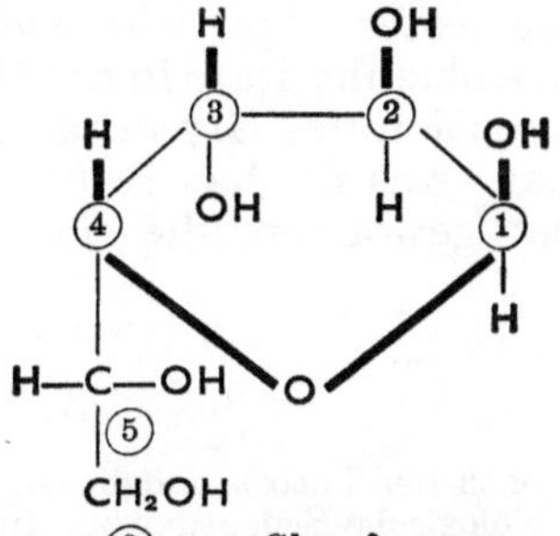 **α-Glucofuranose**

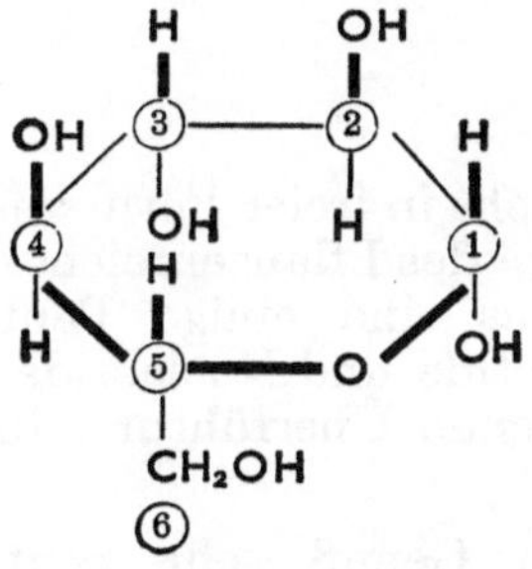

β-Glucopyranose 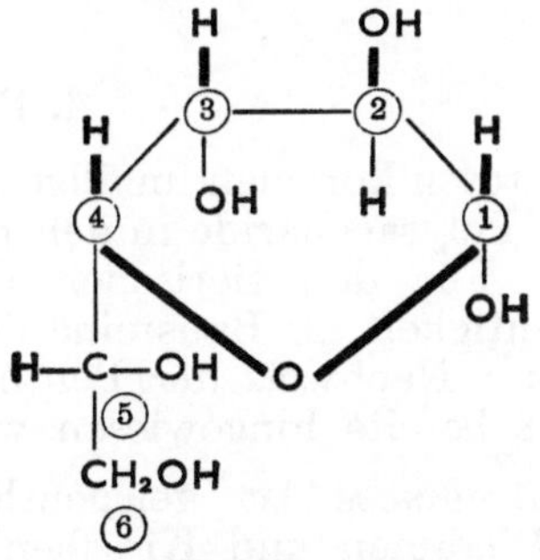 **β-Glucofuranose**

Man sieht, daß α- und β-Formen sich nur durch die Konfiguration am C-Atom (1) voneinander unterscheiden.

Die Glykosidformeln der Zucker sind unentbehrlich für das Verständnis der Bildung der einfachen Glykoside, der Zuckerester sowie der Oligo- und Polysaccharide. Trotzdem kann man sich zur Formulierung von Vorgängen, die ohne Inanspruchnahme der Acetalfunktion der Aldehydgruppe vonstatten gehen, der Einfachheit halber der Aldehydformeln bedienen. Ferner hat sich gezeigt, daß in einigen ihrer Derivate die Zucker nicht in der Acetalform, sondern in der Aldehydform vorliegen.

Nach diesen Darlegungen der allgemeinen Gesichtspunkte der Kohlenhydratchemie können wir uns einer näheren Besprechung einzelner Kohlenhydrate zuwenden, die sich im wesentlichen auf diejenigen beschränken soll, denen eine biologische Bedeutung zukommt.

c) Monosaccharide.

1. Biose.

Glykolaldehyd oder *Glykolose* (Formel s. S. 2) ist bisher in der Natur nicht aufgefunden worden, jedoch wird dieser Zucker von manchen Forschern als Durchgangsstufe beim Auf- und Abbau der höheren Polysaccharide im Pflanzenreich gefordert.

2. Triosen.

d- und *l-Glycerinaldehyd* sowie *Dioxyaceton* (Formeln s. S. 2) kommen ebenfalls im Organismus nicht in freier Form vor, dagegen spielen ihre Phosphorsäureester eine sehr wichtige Rolle beim intermediären Stoffwechsel der Kohlenhydrate in der Muskulatur und in der Hefezelle (s. S. 345). Bei der Oxydation des Glycerins entsteht ein Gemisch der beiden Triosen, die *Glycerose*. Aus ihr hat E. FISCHER durch Kondensation eine Hexose, die „*Acrose*" gewonnen, die sich weiterhin in Glucose umwandeln läßt.

3. Tetrosen.

Den vier nach der Theorie möglichen Tetrosen *(d-* und *l-Threose, d-* und *l-Erythrose)* kommt keine biologische Bedeutung zu. In der Natur sind sie bisher nicht gefunden worden, während man im Laboratorium alle bis auf eine darstellen konnte.

4. Pentosen.

Die Pentosen kommen im allgemeinen nicht in freier Form vor, dagegen sind sie als Polysaccharide in den *Pentosanen* des Pflanzenreiches sehr weit verbreitet. Für den tierischen Organismus sind einige Pentosen von großer Wichtigkeit als Bausteine der Nucleotide und Nucleoside (s. S. 89). Auf die zum Nachweis der Pentosen dienende Überführung in Furfurol ist auf S. 8 bereits hingewiesen worden.

l-(+)-Arabinose ist gelegentlich nach Genuß sehr pentosereicher Früchte (Pflaumen und Kirschen) im Harn beobachtet worden. Auch die d, l-Arabinose, der Racemkörper, wird gar nicht selten im Harn ausgeschieden. Es scheint sich dabei um eine Stoffwechselstörung zu handeln, da die Mengen ziemlich gering sind und ihre Ausscheidung in keinem erkennbaren Zusammenhang mit der Nahrungsaufnahme steht.

$$\begin{array}{cc} & CH_2OH \\ C{=}\!\!\!\diagup^{O}_{H} & | \\ | & C=O \\ H-C-OH & | \\ | & H-C-OH \\ HO-C-H & | \\ | & HO-C-H \\ HO-C-H & | \\ | & CH_2OH \\ CH_2OH & \end{array}$$

l-(+)-Arabinose   **l-(+)-Ketoxylose**

l-(+)-Ketoxylose findet sich ebenfalls im Harn in Fällen von Pentosurie.

d-(—)-Ribose kommt ebenso wie ihr Reduktionsprodukt die **d-(—)-2-Ribodesose** oder *Thyminose* (LEVENE) als Bestandteil der Nucleotide vor (s. S. 89), beide sind also unentbehrliche Bausteine des Körpers. Beide liegen in der Pyranringform vor.

$$\begin{array}{cc} H-C-OH & H-C-OH \\ | & | \\ H-C-OH & CH_2 \\ | & | \\ H-C-OH \quad O & H-C-OH \quad O \\ | & | \\ H-C-OH & H-C-OH \\ | & | \\ CH_2 & CH_2 \end{array}$$

d-(—)-Ribose   **d-(—)-2-Ribodesose**
(Thyminose)

5. Hexosen.

Von den 16 verschiedenen stereoisomeren Aldohexosen sind 14 im Laboratorium synthetisch hergestellt worden, aber von ihnen kommen nur drei: d-Glucose, d-Mannose und d-Galaktose in der Natur vor. Wegen ihrer Bedeutung für den Stoffwechsel steht unter ihnen an erster Stelle die **d-(+)-Glucose,** auch *Traubenzucker* oder *Dextrose* genannt (Formeln der verschiedenen Glucoseformen s. S. 12 und 13). In der Pflanzenwelt findet sie sich nicht nur, worauf der Name Traubenzucker hinweist, in den Trauben, sondern auch in anderen Früchten. In den Organen des Tierkörpers und im Blut ist die Konzentration der Glucose zwar nur ziemlich niedrig, trotzdem ist sie aber als obligate Durchgangsstufe des Kohlenhydratstoffwechsels ein lebensnotwendiger Bestandteil des Körpers. Sinkt der Blutzucker unter einen bestimmten Mindestwert ab, so treten bedrohliche

Symptome auf, unter Umständen kann es sogar zum Tode kommen (s. hypoglykämischer Schock S. 211).

Die Pflanzenzelle synthetisiert den Zucker aus Kohlendioxyd. Die hierzu erforderliche Reduktion, die einen sehr erheblichen Energieaufwand nötig macht, erfolgt in den grünen Teilen der Pflanze mit Hilfe des Chlorophylls, durch welches die Ausnutzung der strahlenden Energie des Sonnenlichtes erst möglich wird. Der Mechanismus dieser Reaktion ist noch Gegenstand wissenschaftlicher Diskussion (s. auch S. 109).

Wegen der hohen biologischen Bedeutung dieses Zuckers ist die Chemie der Glucose besonders eingehend untersucht. Diese Untersuchungen zeigen sehr deutlich, welch wandlungsfähige Substanzen die Zucker sind. Eine wässerige Traubenzuckerlösung enthält wahrscheinlich nicht weniger als fünf verschiedene Formen des Traubenzuckers. Der größte Teil der Moleküle findet sich als Gleichgewichtsglucose, also als α- und β-Glucopyranose. Daneben sind aber in geringer Menge wahrscheinlich auch die beiden Formen der Glucofuranose vorhanden und ferner eine sehr geringe Menge in der einfachen Aldehydform. Von den fünf erwähnten Formen der Glucose gehören diejenigen mit dem Furanring zu den sehr reaktionsfähigen und unbeständigen h-Zuckern. Es ist nicht ausgeschlossen, daß es außerdem noch h-Glucosen mit einer anderen Lage der Sauerstoffbrücke gibt.

Es ist von großem theoretischen Interesse und von weitreichender wirtschaftlicher Bedeutung, daß Glucose und einige andere natürlich vorkommende Kohlenhydrate, allerdings in verschiedenem Umfange, durch Heferassen unter Bildung von Alkohol oder organischen Säuren (Essigsäure, Milchsäure, Buttersäure) gespalten werden. Diese Spaltungsvorgänge, die ohne Beteiligung von Sauerstoff, also anaerob ablaufen, bezeichnet man als *Gärungen* (s. S. 343).

Die Glucose wird durch Reduktion in den sechswertigen Alkohol *Sorbit*, durch Oxydation an der primären Alkoholgruppe in *Glucuronsäure*, durch Oxydation an der Aldehydgruppe in *Gluconsäure* und durch Oxydation an beiden Gruppen in die zweibasische *Zuckersäure* umgewandelt.

CH$_2$OH	CHO	COOH	COOH
H—C—OH	H—C—OH	H—C—OH	H—C—OH
HO—C—H	HO—C—H	HO—C—H	HO—C—H
H—C—OH	H—C—OH	H—C—OH	H—C—OH
H—C—OH	H—C—OH	H—C—OH	H—C—OH
CH$_2$OH	COOH	CH$_2$OH	COOH
d-Sorbit	d-Glucuronsäure	d-Gluconsäure	d-Zuckersäure

Glucuronsäure wird durch Einwirkung bestimmter Bakterien unter Decarboxylierung in Xylose, Gluconsäure unter Decarboxylierung und Oxydation in Arabinose umgewandelt.

Die Glucuronsäure wird auch im Organismus durch Oxydation aus Traubenzucker gebildet und ist sowohl im Blute als auch im Harn nachgewiesen worden. Die Ausscheidung in den Harn erfolgt nicht in freier, sondern in gebundener Form als *gepaarte Glucuronsäure*. Die Paarung

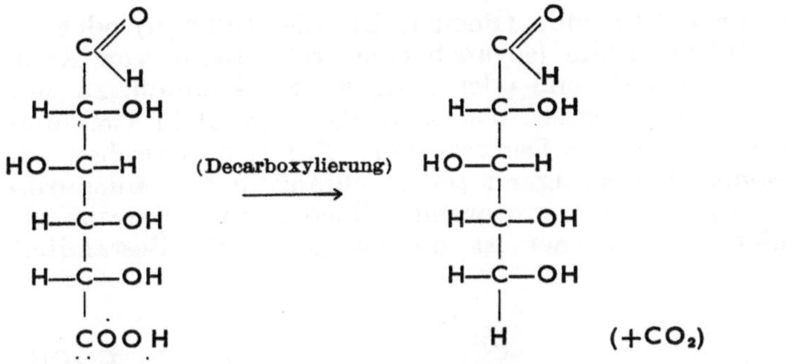

Glucuronsäure $\xrightarrow{\text{(Decarboxylierung)}}$ d-Xylose $(+CO_2)$

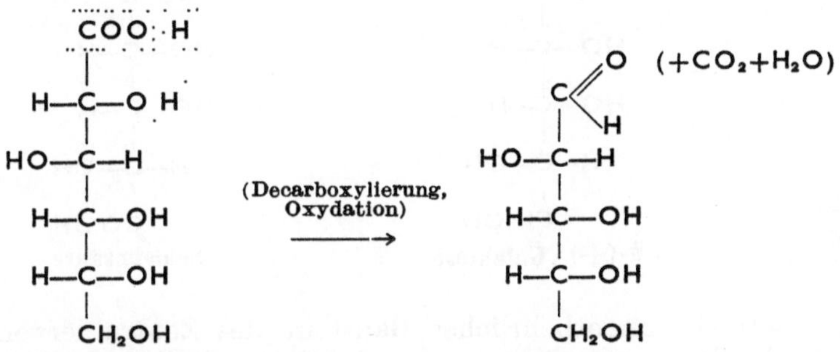

d-Gluconsäure $\xrightarrow{\substack{\text{(Decarboxylierung,}\\ \text{Oxydation)}}}$ d-Arabinose $(+CO_2+H_2O)$

erfolgt am C-Atom 1, sie geht wahrscheinlich der Oxydation voraus, so daß diese nicht mehr an dem Aldehyd-C-Atom angreifen kann. Es wäre sonst nur schwer verständlich, warum das endständige alkoholische Hydroxyl vor dem besonders reaktionsfähigen Acetalhydroxyl oxydiert werden sollte. Für die Paarung bestehen zwei Möglichkeiten, indem entweder ein Alkohol oder eine Säure angelagert wird, so daß also *Ätherglucuronsäuren* und *Esterglucuronsäuren* unterschieden werden müssen. Die Glucuronsäure kommt wahrscheinlich in der β-Form vor.

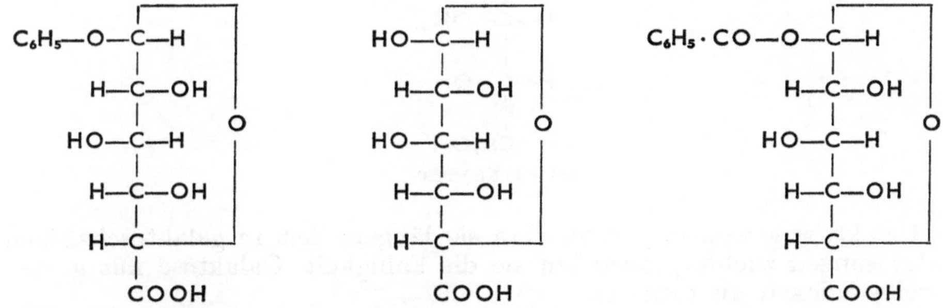

Phenylglucuronsäure
(Glucosid- oder Äthertyp)

β-d-Glucuronsäure

Benzoesäureglucuronsäure
(Estertyp)

Der Glykosidtyp der Glucuronsäure ist viel häufiger als der Estertyp. Die Bildung der gepaarten Glucuronsäuren ist eine wichtige Reaktion, durch die es dem Organismus möglich gemacht wird, zahlreiche in ihm entstehende (Phenol, Kresole, Indoxyl) oder durch die Nahrung zugeführte Stoffe (so auch eine große Reihe von Arzneimitteln), die in freier Form störend oder giftig wirken könnten, zu entgiften (s. S. 451).

d-(+)-Galaktose. Dieser Zucker kommt in Tier- und Pflanzenreich in Form zahlreicher Derivate vor. Für den tierischen Organismus ist von besonderer Wichtigkeit seine Bildung in der Milchdrüse (wahrscheinlich aus der Glucose), wo er mit Glucose zum Disaccharid Milchzucker vereinigt wird. Ferner ist die Galaktose als Bestandteil der Cerebroside

$$
\begin{array}{cc}
\begin{array}{c}
\text{CHO} \\
\text{H—C—OH} \\
\text{HO—C—H} \\
\text{HO—C—H} \\
\text{H—C—OH} \\
\text{CH}_2\text{OH}
\end{array}
&
\begin{array}{c}
\text{COOH} \\
\text{H—C—OH} \\
\text{HO—C—H} \\
\text{HO—C—H} \\
\text{H—C—OH} \\
\text{COOH}
\end{array}
\\
\text{d-(+)-Galaktose} & \text{Schleimsäure}
\end{array}
$$

(s. S. 43) ein unentbehrlicher Baustein des Zentralnervensystems sowie in Verbindung mit Glucosamin ein Bestandteil fast sämtlicher Eiweißkörper (s. S. 77). Die Galaktose wird von manchen Heferassen langsam, von anderen gar nicht vergoren, doch lassen sich einige Hefen offenbar

$$
\begin{array}{c}
\text{CHO} \\
\text{HO—C—H} \\
\text{HO—C—H} \\
\text{H—C—OH} \\
\text{H—C—OH} \\
\text{CH}_2\text{OH}
\end{array}
$$

$$\text{d-(+)-Mannose}$$

an Galaktose gewöhnen; wenn man sie längere Zeit in galaktosehaltigen Nährlösungen züchtet, gewinnen sie die Fähigkeit, Galaktose mit großer Geschwindigkeit zu vergären.

Ein zur Identifizierung der Galaktose sehr geeignetes Derivat ist die aus ihr entstehende Dicarbonsäure, die *Schleimsäure*. Es ist zu beachten, daß die Schleimsäure, die durch ihre Unlöslichkeit in Wasser gekennzeichnet ist, durch innere Kompensation nicht mehr optisch aktiv ist.

d-(+)-Mannose. Dieser Zucker soll nur kurz erwähnt werden, weil er ebenso wie die anderen besprochenen Aldohexosen vergärbar ist. Er ist im wesentlichen in Form verschiedener Verbindungen ein pflanzliches Produkt, hat aber auch für den Tierkörper eine Bedeutung, weil er ebenso wie die Galaktose als Baustein der meisten Eiweißkörper nachgewiesen wurde.

d-(—)-Fructose, *Lävulose oder Fruchtzucker.* Fructose gehört entsprechend der sterischen Anordnung am C-Atom 5 zur d-Reihe, dreht jedoch links und führt deshalb auch den Namen Lävulose. Sie ist ebenso wie die Glucose in der Pyran- und in der Furanform bekannt, und zwar kommt die freie Fructose als Pyranose, die gebundene Fructose als Furanose vor:

CH₂OH	CH₂OH
HO—C	HO—C
HO—C—H	HO—C—H
H—C—OH O	H—C—OH
H—C—OH	H—C
H₂—C	CH₂OH
Fructopyranose	**Fructofuranose**

Der Fruchtzucker wird im Pflanzenreich in verschiedenen Bindungsformen angetroffen; am wichtigsten von diesen ist der Rohrzucker, ein Disaccharid aus Fructose und Glucose. Gelegentlich wurde Fructose auch im Tierkörper in freier Form gefunden. Sie stammt entweder aus der Nahrung oder ist im Organismus auf einem noch nicht bekannten Wege entstanden. Bei höherer Konzentration kommt es zur Ausscheidung in den Harn. Insbesondere findet man eine größere Ausscheidung von Fructose neben Glucose bei schwereren Fällen von Zuckerkrankheit. Dem Körper zugeführter Fruchtzucker wird leicht in Glucose umgewandelt, wozu ja auch chemisch durch die Enolisierung (s. S. 8) ohne weiteres die Möglichkeit gegeben ist.

Zur Unterscheidung des Fruchtzuckers von den Aldosen dient die SELIWANOFFsche Probe (s. S. 8), da er mit besonderer Leichtigkeit in Oxymethylfurfurol übergeht. Im übrigen bestehen weder hinsichtlich der Vergärung, der Reduktion oder der Osazonbildung Unterschiede gegenüber der Glucose.

Die übrigen Sechskohlenstoffzucker sind physiologisch ohne wesentliche Bedeutung.

6. Aminozucker.

Die Aminozucker entstehen dadurch aus den Kohlenhydraten daß die der Aldehydgruppe benachbarte Hydroxylgruppe durch eine Aminogruppe ersetzt ist. Von ihnen beanspruchen nur zwei ein physiologisches Interesse, das *Chitosamin (Glucosamin)* und das *Chondrosamin (Aminogalaktose)*. Das Chitosamin läßt sich bei der Aufspaltung des Chitins gewinnen. Dies ist ein Polysaccharid, das überwiegend aus Chitosamin aufgebaut ist (s. S. 32). Chitosamin und Chondrosamin haben besonders deshalb ein großes physiologisches Interesse, weil sie in komplizierter Bindung als Bausteine bestimmter Eiweißkörper, der Glykoproteide, auftreten. Außerdem ist Glucosamin anscheinend ein Bestandteil der meisten Eiweißkörper (s. S. 77).

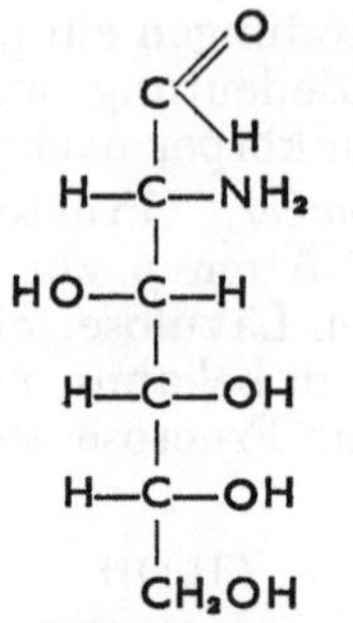

Chitosamin
(Aminoglucose, Glucosamin)

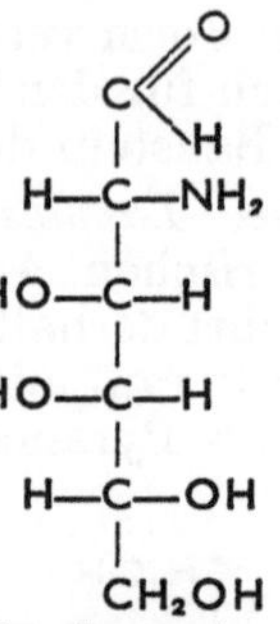

Chondrosamin
(Aminogalaktose)

7. Phosphorsäureester der Zucker.

Durch Veresterung von Zuckern mit o-Phosphorsäure entsteht eine Gruppe von Verbindungen, die entweder in freier Form oder im Verband größerer Moleküle als chemische Bausteine des Körpers fungieren oder als Durchgangsstufen beim Abbau der Kohlenhydrate durchlaufen werden müssen. Ein solcher Mechanismus ist wenigstens für den Muskel, den Hauptort des Zuckerverbrauches im tierischen wie im menschlichen Organismus sowie für den Kohlenhydratstoffwechsel der Hefe erwiesen (s. S. 344f.), für andere Organe ist ihre Teilnahme am Abbau der Zucker wahrscheinlich, während in wieder anderen der Zuckerabbau anscheinend auf abweichenden, aber noch nicht geklärten Wegen verläuft.

Bisher sind Phosphorsäureester von Triosen, Pentosen und Hexosen sowie von einigen Disacchariden bekannt geworden.

Die Phosphorsäureester der Triosen sind die *Glycerinaldehydphosphorsäure* und die *Dioxyacetonphosphorsäure*. Die Glycerinaldehydphosphorsäure kann die Phosphorsäure an der primären oder der sekundären Alkoholgruppe tragen, so daß *3-* und *2-Glycerinaldehydphosphorsäure* unterschieden werden müssen. Die Triosephosphorsäuren können durch Gleichgewichtsreaktionen leicht ineinander übergehen. Sie entstehen in Muskel und Hefe aus Hexosephosphorsäuren beim Abbau der Glucose und des Glykogens und unterliegen, da sie sehr unbeständig sind, rasch weiteren Umwandlungen.

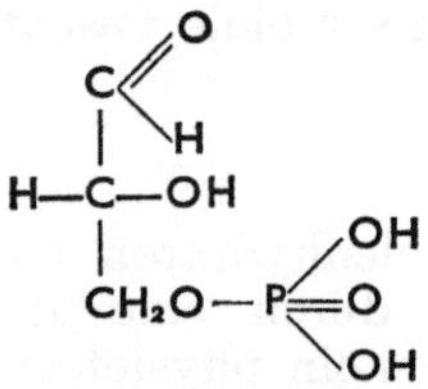

**3-d-Glycerinaldehyd-
phosphorsäure**

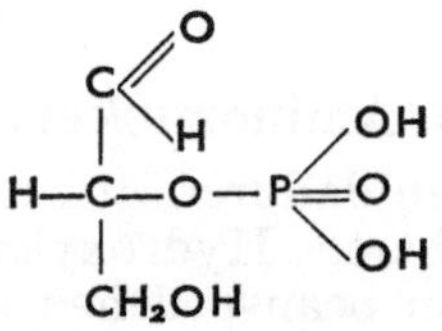

**2-d-Glycerinaldehyd-
phosphorsäure**

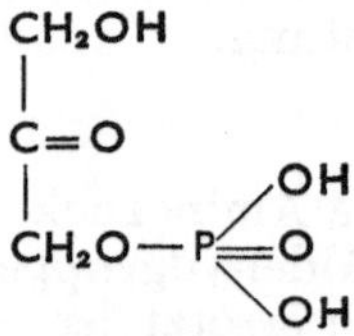

**Dioxyaceton-
phosphorsäure**

Von den Pentosen treten die d-Ribose und die d-Ribodesose als Phosphorsäureester auf. Diese Pentosephosphorsäuren sind Bestandteile der Nucleotide; ihre Struktur wird deshalb erst später besprochen (s. S. 92). Ob sie auch in freier Form im Organismus vorkommen oder im intermediären Stoffwechsel entstehen, ist nicht mit Sicherheit entschieden.

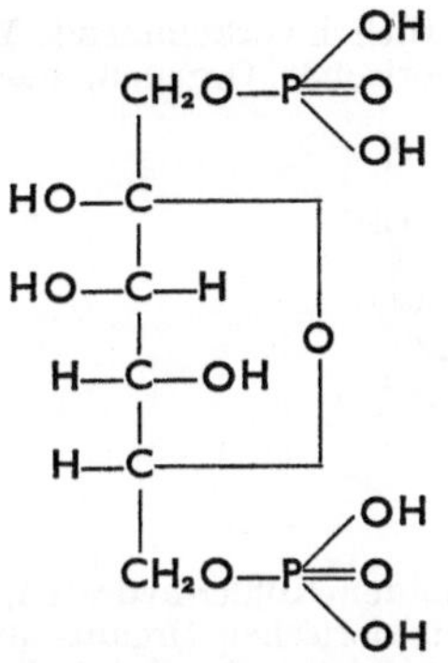

CH₂O—P(=O)(OH)(OH)
HO—C
HO—C—H
H—C—OH
H—C—O
CH₂O—P(=O)(OH)(OH)

Fructose-1.6-Phosphorsäure
(Harden-Young-Ester)

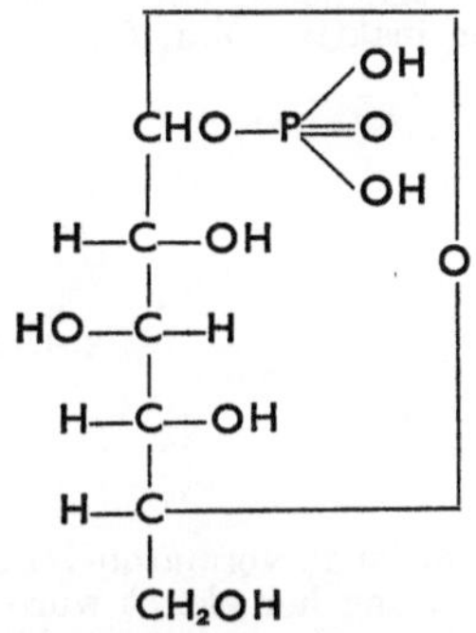

CHO—P(=O)(OH)(OH)
H—C—OH
HO—C—H
H—C—OH
H—C—O
CH₂OH

Glucose-1-Phosphorsäure
(Cori-Ester)

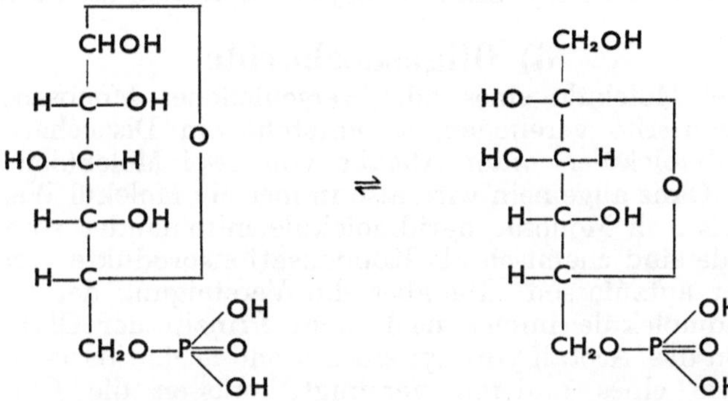

CHOH
H—C—OH
HO—C—H
H—C—OH
H—C—O
CH₂O—P(=O)(OH)(OH)

Aldehydform
Glucose-6-Phosphorsäure

⇌

CH₂OH
HO—C
HO—C—H
H—C—OH
H—C—O
CH₂O—P(=O)(OH)(OH)

Ketoform
Fructose-6-Phosphorsäure

(Embden-Robison-Ester)

Von den Hexosephosphorsäuren ist am längsten bekannt die von HARDEN und YOUNG bei der Hefegärung entdeckte *Fructose-1.6-diphosphorsäure*, die auch in der Muskulatur bei Vergiftung mit Na-Fluorid sowie im Muskelpreßsaft gefunden wurde; in frischer Muskulatur konnte sie bisher nicht nachgewiesen werden. Hier wird statt dessen eine an C₆ phosphorylierte Monophosphorsäure gefunden, die von EMBDEN als *Lactacidogen* bezeichnet wurde, weil in ihr die Vorstufe der Milchsäurebildung im Muskel vermutet wurde. Sie ist identisch mit der von ROBISON bei der Hefegärung aufgefundenen Hexosemonophosphorsäure. Beim Kohlenhydratstoffwechsel in der Muskulatur entsteht primär eine Glucose-1-Phosphorsäure (CORI-Ester), s. S. 346f. „EMBDEN-ROBISON"-Ester ist ebenso wie die Triosephosphorsäuren ein Gemisch der Aldose- und der Ketoseform. Das Gleichgewicht liegt dabei auf der Seite der Aldose, bei den Triosephosphorsäuren dagegen auf der Seite der Ketose. Auch eine *Fructose-1-Phosphorsäure* wurde kürzlich in biologischem Material aufgefunden und ebenso auch eine *Galaktose-Phosphorsäure*.

8. Cyclite.

Eine Gruppe von Substanzen, die mit den Zuckeralkoholen große Ähnlichkeit haben, sind die Polyoxy-cyclo-hexane, die man als *Cyclite* bezeichnet. Der wichtigste von ihnen ist der *Inosit*, den man als ein Hexaoxy-hexahydrobenzol auffassen kann. Von seinen verschiedenen möglichen sterischen Isomeren ist der natürlich vorkommende Mesoinosit oder *i-Inosit* optisch inaktiv. Man findet ihn in vielen tierischen Organen, besonders in der

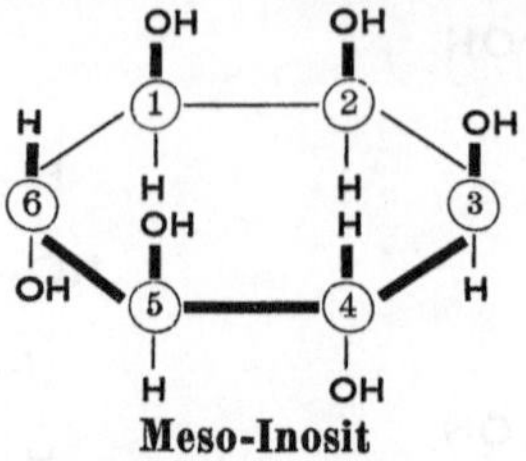

Meso-Inosit

Muskulatur. Der lange vermutete Zusammenhang mit den Kohlenhydraten, der vor allem aus der Beobachtung hergeleitet wurde, daß Inosit im tierischen Organismus anscheinend zu einer Vermehrung der Milchsäurebildung führen kann, ist weiter durch die Beobachtung gesichert worden, daß man durch Injektion von Glucose in ein bebrütetes Hühnerei eine erhebliche Steigerung seines Inositgehaltes herbeiführen kann.

Im Pflanzenreich findet sich Inosit vorwiegend als Hexaphosphorsäureester *Phytin*.

d) Oligosaccharide.

Wenn zwei Moleküle eines oder verschiedener Monosaccharide sich unter Wasseraustritt vereinigen, so entsteht ein Disaccharid; aus drei Monosaccharidmolekülen unter Abgabe von zwei Molekülen Wasser ein Trisaccharid. Ganz allgemein wird also immer ein Molekül Wasser weniger abgespalten als sich Monosaccharidmoleküle miteinander vereinigen. Die Oligosaccharide sind chemisch als Kondensationsprodukte von Alkoholen, also als Äther aufzufassen. Da aber die Vereinigung der verschiedenen Monosaccharidmoleküle immer nach dem Prinzip der Glykosidbindung erfolgt, indem das Acetalhydroxyl eines Monosaccharids sich mit einem der Hydroxyle eines anderen vereinigt, müssen die Oligosaccharide zu den Glykosiden gerechnet werden. Für die Formulierung der Oligosaccharide selber sowie für die formelmäßige Beschreibung ihrer Vereinigung miteinander muß man sich deshalb der Glykosidformeln der Zucker bedienen.

Es ist leicht einzusehen, daß es prinzipiell zwei verschiedene Wege bei der Vereinigung zweier einfacher Zucker zu einem Disaccharid geben muß. Die eine Möglichkeit besteht in der Vereinigung des Acetalhydroxyls des einen Zuckers mit einem der alkoholischen

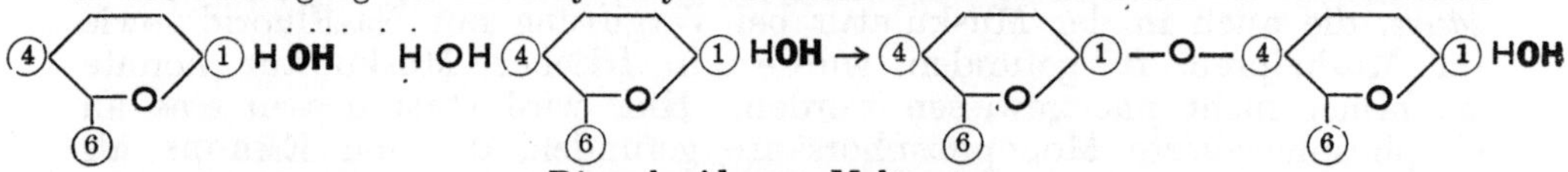

Disaccharid vom Maltosetyp

Hydroxyle des zweiten Zuckers, dabei bleibt also das Acetalhydroxyl des zweiten Zuckers frei. Bei dem zweiten Modus vereinigen sich die Acetalhydroxyle der beiden einfachen Zucker miteinander. Die chemischen Eigenschaften der in beiden Fällen entstehenden Produkte sind verschieden.

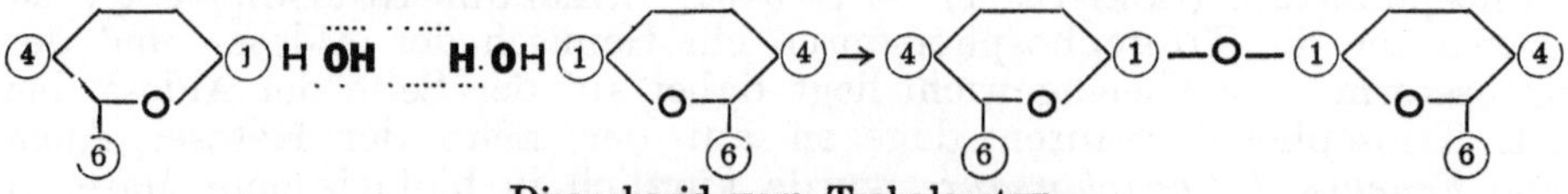

Disaccharid vom Trehalosetyp

Die nach dem ersten Typ gebauten Disaccharide bezeichnet man als *Disaccharide vom Maltosetyp*, weil nach ihm die Maltose aufgebaut ist. Wegen des freien Acetalhydroxyls an dem einen Baustein müssen diese Disaccharide positive Reduktionsproben aufweisen und Osazone bilden. Die Sauerstoffbrücke zieht bei ihnen von dem C-Atom 1 des einen Zuckers zu einem beliebigen C-Atom (außer dem C-Atom 1) des zweiten Zuckers, ihre Anheftung erfolgt allerdings bevorzugt an den C-Atomen 4 oder 6.

Da sich bei dem zweiten Bildungstyp die Acetalhydroxyle der beiden Zucker miteinander vereinigen, werden diese Oligosaccharide nicht von FEHLINGscher Lösung oxydiert und bilden auch keine Osazone. Man bezeichnet diesen Typ als den *Trehalosetyp* nach der in dieser Weise aus zwei Glucosemolekülen aufgebauten Trehalose.

Weil sich Oligosaccharide auf zwei verschiedenen Wegen bilden können, weil die Fixierung der Sauerstoffbrücke an jedem Hydroxyl des nicht glykosidischen Monosaccharidmoleküls erfolgen kann und mehr noch, weil jedes der verschiedenen am Aufbau eines Oligosaccharids beteiligten Monosaccharide prinzipiell in jeder seiner verschiedenen Modifikationen in die Reaktion eintreten könnte, ist die Möglichkeit zur Bildung zahlreicher Oligosaccharide gegeben. Genauer bekannt sind bisher jedoch nur eine Reihe von Disacchariden, einige Trisaccharide und ganz wenige Tetrasaccharide. Von ihnen kennt man einige schon lange Zeit und bezeichnet sie mit Namen, die auf ihr Vorkommen hinweisen (Malzzucker, Milchzucker, Rohrzucker usw.).

Um sich über die Konstitution dieser Zucker, also über die Ringform der sie aufbauenden Monosaccharide und über die Anheftungsstellen der sie verknüpfenden Sauerstoffbrücke leicht verständigen zu können, hat man eine rationelle Bezeichnungsweise ausgearbeitet, die es gestattet, die chemischen Eigenschaften eines jeden möglichen Oligosaccharids eindeutig zu beschreiben.

Das Monosaccharidmolekül, dessen Acetalhydroxyl die Bindung vermittelt, wird als „Glycosid" bezeichnet, das andere durch den Namen des unveränderten Zuckers. Maltose ist danach eine Glucosido-Glucose oder, was das gleiche bedeutet, ein Glucose-Glucosid. — Die Haftstelle der verbindenden Sauerstoffbrücke am glykosidischen Zuckerrest ist wegen der Konstitution dieses Restes bei den Aldosen stets das C-Atom 1; die Verankerungsstelle am zweiten unveränderten Zuckerrest drückt man aus, indem man die Nummer des C-Atoms, zu dem sie zieht, vor den Namen des Zuckers setzt. Danach ist also *Maltose eine Glucosido-4-Glucose, Trehalose ein Glucosido-Glucosid.* Die Ringspannung der sich vereinigenden Zucker bezeichnet man dadurch, daß man die Nummern der durch den Sauerstoff ringförmig vereinigten Kohlenstoffatome, durch Winkelzeichen zusammengefaßt, dem Namen des Zuckerrestes folgen läßt. Glucopyranose ist bei dieser Bezeichnung Glucose ⟨ 1.5 ⟩, Glucofuranose Glucose ⟨ 1.4 ⟩. Schließlich setzt man vor jeden Zucker noch die ihn definierenden sterischen Besonderheiten, also d oder l sowie α oder β. Unter Berücksichtigung aller dieser Gesichtspunkte ist Maltose: α-d-Glucosido-⟨ 1.5 ⟩-4-d-Glucose ⟨ 1.5 ⟩ (Formel siehe weiter unten). Auf gleiche Weise lassen sich alle vorkommenden Zucker in einwandfreier Weise bezeichnen. Die Formelbilder selber gewinnen durch Anwendung der Projektionsformeln von HAWORTH außerordentlich an Deutlichkeit.

1. Disaccharide.

Von den zahlreichen bekannten Disacchariden kommt nur wenigen aus physiologischen oder prinzipiellen Gründen eine Bedeutung zu. Es sind dies Maltose, Cellobiose, Lactose und Saccharose.

Maltose oder *Malzzucker* ist, wie bereits oben näher beschrieben, ein Glucose-α-Glucosid. Nach den dort gemachten Angaben kommt ihr die folgende Strukturformel zu

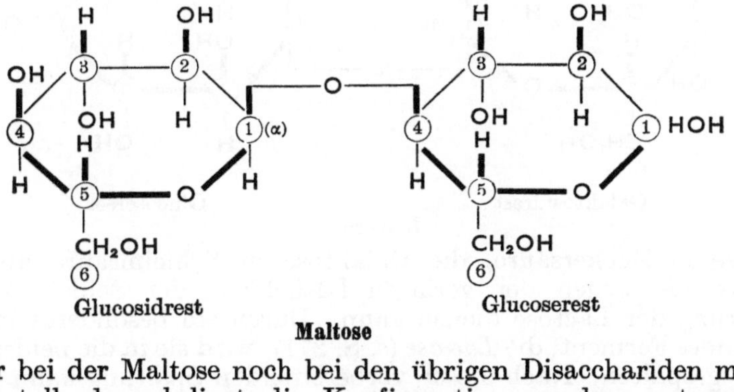

Maltose

Weder bei der Maltose noch bei den übrigen Disacchariden mit einem freien Acetalhydroxyl liegt die Konfiguration an dem entsprechenden C-Atom 1 fest, vielmehr müssen sie ebenso wie die Monosaccharide in α- und β-Formen auftreten können.

Maltose reduziert FEHLINGsche Lösung, bildet ein Osazon und wird durch Hefe vergoren. Durch Kochen mit Säure oder unter Wirkung eines weit verbreiteten Fermentes, der *Maltase* (s. S. 270), wird sie in Glucose zerlegt. Sie entsteht als Zwischenprodukt beim fermentativen Abbau des Glykogens und der Stärke, so z. B. bei der Mälzung der Gerste und bei der Verdauung der Polysaccharide im Magen-Darm-Kanal.

Cellobiose ist ebenso wie die Maltose aus zwei Molekülen Glucose zusammengefügt, ist aber ein Glucose-β-Glucosid. Ihre Strukturformel entspricht demnach derjenigen der Maltose mit dem Unterschied der β-glucosidischen Bindung. Sie wird beim unvollständigen chemischen Abbau

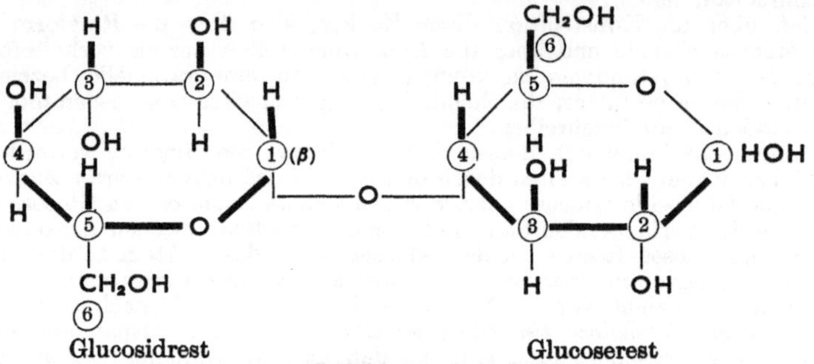

Glucosidrest   Glucoserest

Cellobiose

der Cellulose gebildet und verhält sich hinsichtlich Reduktion und Osazonbildung wie Maltose, wird nicht durch Hefe, aber durch eine Reihe von Bakterien vergoren und durch ein in bitteren Mandeln vorkommendes Ferment, das *Emulsin*, in Glucose gespalten. Für den tierischen Stoffwechsel hat sie keine direkte Bedeutung.

Lactose oder *Milchzucker* ist der Zucker der Milch. Er ist ein Glucose-β-Galaktosid, der glykosidische Zuckerrest ist also die Galaktose. Da die Lactose ein freies Acetalhydroxyl enthält, reduziert sie und bildet ein Osazon. Ihre Bildung in der lactierenden Milchdrüse ist bereits erwähnt. Sie wird öfters im Harn von Wöchnerinnen aufgefunden. Durch Oxydation geht

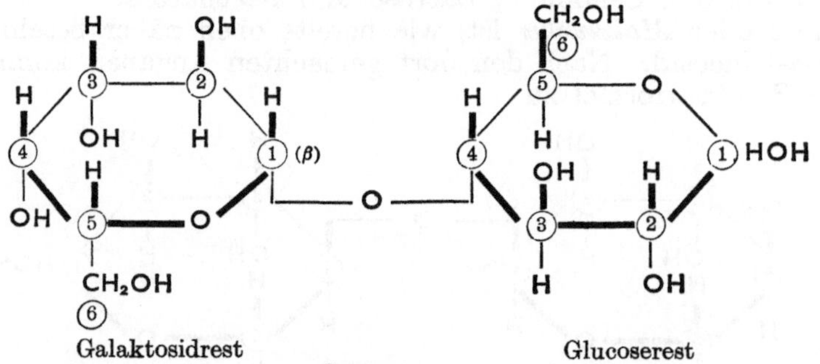

Galaktosidrest   Glucoserest

Lactose

die Glucose in Zuckersäure, die Galaktose in Schleimsäure über, eine Eigenschaft, die wegen der geringen Löslichkeit der Schleimsäure zur Identifizierung der Lactose dienen kann. Durch ein besonderes im Darm vorkommendes Ferment, die *Lactase* (s. S. 271), wird sie in die beiden Monosaccharide gespalten. Nach dieser vorbereitenden Spaltung kann sie auch vergoren werden. In der Frauenmilch sind jüngst zwei Isomere der Lactose die *Gynolactose* und die *Allolactose* aufgefunden worden. Die Allolactose ist β-Galactosido-6-Glucose.

Saccharose oder *Rohrzucker* ist ein im Pflanzenreich sehr häufig vorkommender Zucker, der aus α-Glucose und β-Fructose aufgebaut ist, und zwar nach dem Trehalosetyp der Disaccharidbildung: er ist also ein α-Glucosido-β-Fructosid. Die Glucose liegt in der Pyranose-, die Fructose in der Furanoseform vor. Der Rohrzucker reduziert nicht und kann auch kein Osazon bilden; er wird aber von Hefe vergoren, weil er vorher fermentativ in Glucose und Fructose gespalten wird. Dieses Ferment, *Invertin* (Invertase, Saccharase) genannt (s. aber S. 271), kommt auch im Darm vor und spaltet den in der Nahrung enthaltenen, im wesentlichen zur Süßung zugesetzten Rohrzucker. Trotzdem findet sich gelegentlich eine alimentär bedingte Ausscheidung von Rohrzucker im Harn.

Rohrzucker dreht die Ebene des polarisierten Lichtes nach rechts, das bei seiner Aufspaltung entstehende Gemisch aus Glucose und Fructose

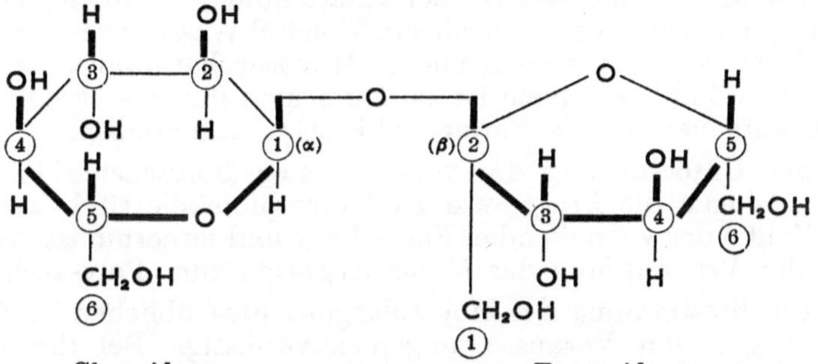

Glucosidrest   Fructosidrest

Saccharose

wegen der höheren entgegengerichteten spezifischen Drehung der Fructose nach links. Man nennt diese Umkehr der Drehungsrichtung *Inversion* und die Mischung von Glucose und Fructose, die sie verursacht, *Invertzucker*. Bienenhonig und Kunsthonig sind Invertzucker. Der außerordentlich süße Geschmack des Honigs beruht auf Fructose, die von allen bekannten Zuckern die stärkste Süßkraft hat.

2. Trisaccharide und Tetrasaccharide.

Auch die höheren Oligosaccharide finden sich in erster Linie im Pflanzenreich. Bei tierischen Lebewesen ist ihr Vorkommen noch nicht mit Sicherheit erwiesen, jedoch ist anzunehmen, daß höhere Oligosaccharide der Glucose beim Abbau des Glykogens entstehen können. Das wichtigste pflanzliche Trisaccharid ist die *Raffinose*, ein Galactosido-glucosido-fructosid. Die Struktur einiger bekannt gewordener Tetrasaccharide ist noch nicht geklärt.

e) Polysaccharide.

1. Struktur der Polysaccharide.

Durch sehr häufige Wiederholung der glykosidischen Verknüpfung zweier Monosaccharidmoleküle gelangt man zu immer höher molekularen Oligosacchariden und schließlich zu Stoffen von sehr erheblicher Molekülgröße. Wegen dieses Aufbaus aus vielen Monosacchariden werden sie als Polysaccharide bezeichnet.

Dem tierischen und pflanzlichen Organismus dienen sie entweder als Gerüst- oder als Reservesubstanzen. Daneben gibt es Polysaccharide.

die vielleicht beide Aufgaben erfüllen, also eine doppelte funktionelle Bedeutung haben. Zu den Gerüststoffen gehört die Cellulose, zu den Reservestoffen die Stärke, das Glykogen und das Inulin. Manche Polysaccharide liefern bei der Spaltung nicht dieselbe, sondern zwei oder mehr verschiedene Arten von Monosacchariden; so finden sich häufig nebeneinander Hexose und Pentose. Wahrscheinlich sind aber solche Polysaccharide Gemische aus mehreren in sich einheitlich gebauten Stoffen.

Die Polysaccharide unterscheiden sich von den Ausgangsstoffen, aus denen sie aufgebaut sind, sehr wesentlich. So haben sie keinen süßen Geschmack, sind in Wasser nur schwer oder gar nicht löslich und zeigen weder makroskopisch noch mikroskopisch eine krystallinische Struktur. Chemisch sind sie durch das Fehlen der Reduktion und der Osazonbildung von den niederen Zuckern verschieden.

An sich wird ebenso wie bei der Entstehung der Oligosaccharide auch bei der Bildung der Polysaccharide ein Molekül Wasser weniger abgespalten als der Zahl der sich vereinigenden Monosaccharidmoleküle entspricht. Da aber diese Zahl sehr hoch ist, so kann man ihnen — wenn sie sich aus Hexosen aufbauen — die Formel $(C_6H_{10}O_5)_n$ zuschreiben.

Bei der Untersuchung der verschiedenen Polysaccharide interessiert vor allen Dingen die Frage, wie groß ihre Moleküle sind, welchen Wert also die Zahl n der vorstehenden Formel hat und fernerhin ist von Interesse die Art der Verknüpfung der Monosaccharide zum Polysaccharid.

Die zur Bestimmung des Molekulargewichtes üblichen Verfahren sind nur unter gewissen Voraussetzungen zuverlässig. Bei der chemischen und der biologischen Aufspaltung der Polysaccharide sind zwar gut definierte Abbauprodukte oder deren Derivate erhalten worden, aber die Molekülgröße ist damit ebensowenig bestimmt wie die Art der Vereinigung der Monosaccharidmoleküle zum Polysaccharidmolekül. Ebenso gibt es auch andere Stoffe, natürlich vorkommende und künstlich hergestellte, die ebenfalls aus einer Vielzahl kleinerer Bausteine gleicher Art bestehen. Man bezeichnet alle solche Stoffe als *hochpolymere Stoffe*. Die Forschungen über Bau und Größe dieser Stoffe haben in den letzten Jahren, was die Feststellung der Molekulargewichte angeht, wenigstens größenordnungsmäßig zum Ziel geführt, über den feineren Aufbau der Moleküle gehen die Ansichten noch auseinander.

Nach der einen Ansicht, die von K. H. MEYER und MARK vertreten wird, sind die Polysaccharide in ihren Lösungen gar nicht bis zu Teilchen von Molekülgröße aufgeteilt, sondern eine ganze Reihe eigentlicher Moleküle werden durch besondere Kräfte zu einem größeren Komplex zusammengefaßt, den man als *Micelle* bezeichnet. Die in der Micelle zusammengefaßten Moleküle sind, wie für Einzelmoleküle üblich, durch Absättigung freier Valenzen zwischen den Atomen, also durch *Hauptvalenzbindung*, aufgebaut. Die Kräfte hingegen, die die Moleküle zur Micelle zusammenfassen, sind eher als Restvalenzen zu bezeichnen. Man kann sie den Kräften vergleichen, die in einem Gase die Gasmoleküle zur gegenseitigen Anziehung bringen (VAN DER WAALSsche Kräfte, s. S. 123). Man nennt diese Erscheinung auch *Molkohäsion*, womit ausgedrückt werden soll, daß die Vereinigung nur zu einer gegenseitigen Anheftung führt, die unter geeigneten Bedingungen wieder getrennt werden kann.

Genau so wie die Molkohäsion zwischen verschiedenen Gasmolekülen aufgehoben werden kann, so läßt sich auch unter geeigneten Bedingungen der Verband der Micelle in die ihn aufbauenden Moleküle auflösen, ohne daß die Moleküle selber irgendwelche Veränderungen erfahren. Man erkennt dabei, daß diese Moleküle zwar prinzipiell den gleichen Aufbau, aber verschiedene Größe haben. *Die Micelle faßt also durch Molkohäsion eine ganz verschiedene Zahl von Molekülen vom gleichen Bautyp aber von verschiedener Größe zusammen.* Alle diese Einzelmoleküle sind aufgebaut aus den einfachen Bausteinen, die uns die Aufspaltung der Polysaccharide in die Hand gibt, aus einfachen Monosacchariden, aber die Zahl der zum Polysaccharidmolekül vereinigten niederen Zucker ist nicht konstant. Es verliert also der klassische Molekülbegriff bei diesen Stoffen seinen Sinn.

Durch diese Vorstellung können wir uns erklären, daß die Bestimmung des Molekulargewichtes bei den Hochpolymeren zu unbefriedigenden Ergebnissen führt und daß man für Gewicht und Größe der einzelnen durch Molkohäsion zur Micelle zusammengefaßten Moleküle höchstens Durchschnittswerte ermitteln kann. Aber die zweite Frage, in welcher Weise die kleinsten Bausteine zu dem Molekül des Polysaccharids aufgebaut sind, ist damit noch nicht beantwortet. Die mit chemischen oder fermentativen Methoden erhaltenen Ergebnisse weisen zwar auf die Disaccharide als kleinere Struktureinheiten der Polysaccharide hin, aber bei der weiteren chemischen Bearbeitung des Problems der Zusammenfügung der Disaccharide ergaben sich zunächst große Schwierigkeiten.

Die Erweiterung unserer Kenntnisse auf diesem Gebiet ist der Anwendung der *Röntgenspektrographie* zu danken. Durchleuchtet man einen Stoff von krystallinem Gefüge mit Röntgenstrahlen, so erfahren diese wegen der gitterförmigen Anordnung der Bausteine im Krystall eine Beugung, die der Beugung des sichtbaren Lichtes an einem Beugungsgitter entspricht, und es kommt zu Interferenzerscheinungen. Aus der Lage der Interferenzen lassen sich Rückschlüsse ziehen auf die Entfernung der Punkte im Krystallgitter und damit auf den Abstand und die Lage der Atome in einem krystallisierten Stoff (s. Abb. 9, S. 125). Aus Untersuchungen an Stoffen bekannter Natur hat sich die räumliche Ausdehnung der verschiedenen Atome ermitteln lassen. Man schreibt ihnen eine kugelförmige Wirkungssphäre zu, die für das C-Atom z. B. etwa 1,5 ÅE = (1 ÅE 1 Ångströmeinheit = 0,1 mµ) beträgt. Bei Anwendung der Röntgenspektroskopie auf Cellulosefasern erhielt man solche Interferenzerscheinungen, die Cellulose hat danach also eine krystalline Struktur. Die Ausmessung der „Faserdiagramme" führte zu dem Schluß, daß in der Cellulosefaser ein Elementarkörper vorgebildet sein muß, der eine Längenausdehnung von etwa 10 ÅE hat. Versucht man Modelle zu konstruieren, auf die sich die Versuchsdaten anwenden lassen, so sind sie nur mit der Annahme zu vereinigen, daß in der Cellulose Cellobiosereste vorgebildet sind. Das Projektionsbild eines solchen Cellobioserestes zeigt die Abb. 2, in der die C-Atome durch dick umrandete, die O-Atome durch doppelt umrandete Kreise wiedergegeben sind. Der Deutlichkeit der Darstellung wegen sind die H-Atome (vgl. die Strukturformel der Cellobiose S. 24) fortgelassen.

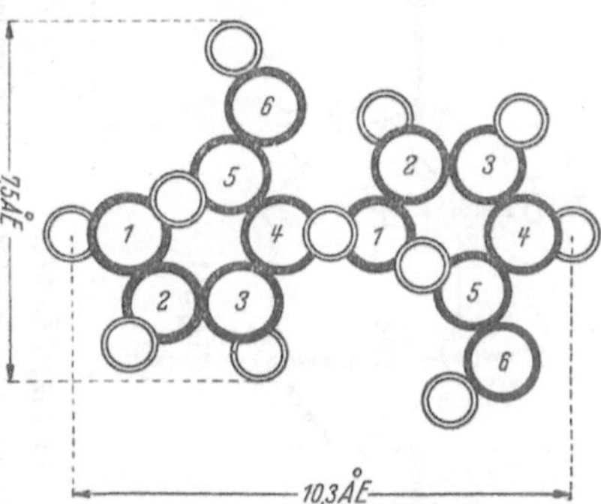

Abb. 2. Modell des Cellobioserestes. Die Nummern bezeichnen die C-Atome der beiden Glucoseringe. Die doppelt umrandeten Ringe sind die Sauerstoffatome. (Nach MEYER und MARK.)

Diese Deutung der Röntgenbefunde führt zu dem Schluß, daß das kleinste Strukturelement der Cellulose nicht die Glucose, sondern die Cellobiose ist. Das Cellulosemolekü muß sich danach, wie die nachstehende Formel zeigt, durch immer wiederholte kettenförmige Aneinanderfügung von Cellobioseresten aufbauen. Die Zahl der Cellobiosereste einer Hauptvalenzkette der Cellulose kann durch die Röntgenanalyse nicht angegeben werden, sie beträgt aber mindestens 300. Das eine Endglied der Hauptvalenzkette muß eine freie Aldehydgruppe tragen. Wenn die Cellulose und die anderen Polysaccharide nicht, wie eigentlich zu erwarten wäre, reduzierend wirken, so könnte das dadurch zu erklären sein, daß die eine reduzierende Gruppe im Verband des größeren Moleküls nicht nachzuweisen ist. Aber auch eine andere Deutung erscheint möglich. Nach K. H. MEYER liegen die Ketten in einer Micelle nicht gleich-, sondern gegensinnig. Es könnten sich also zwei Ketten durch Ringschluß miteinander vereinigen.

Die Hauptvalenzketten sind für sich allein nicht existenzfähig, sondern lagern sich in wechselnder Zahl, anscheinend zu 40 bis 60, durch zwischenmolekulare Kräfte zur Micelle

Celluloseformel

zusammen. Das scheinbare Molekulargewicht einer Micelle, auch als „Molatgewicht“ bezeichnet, muß also mehrere Millionen betragen.

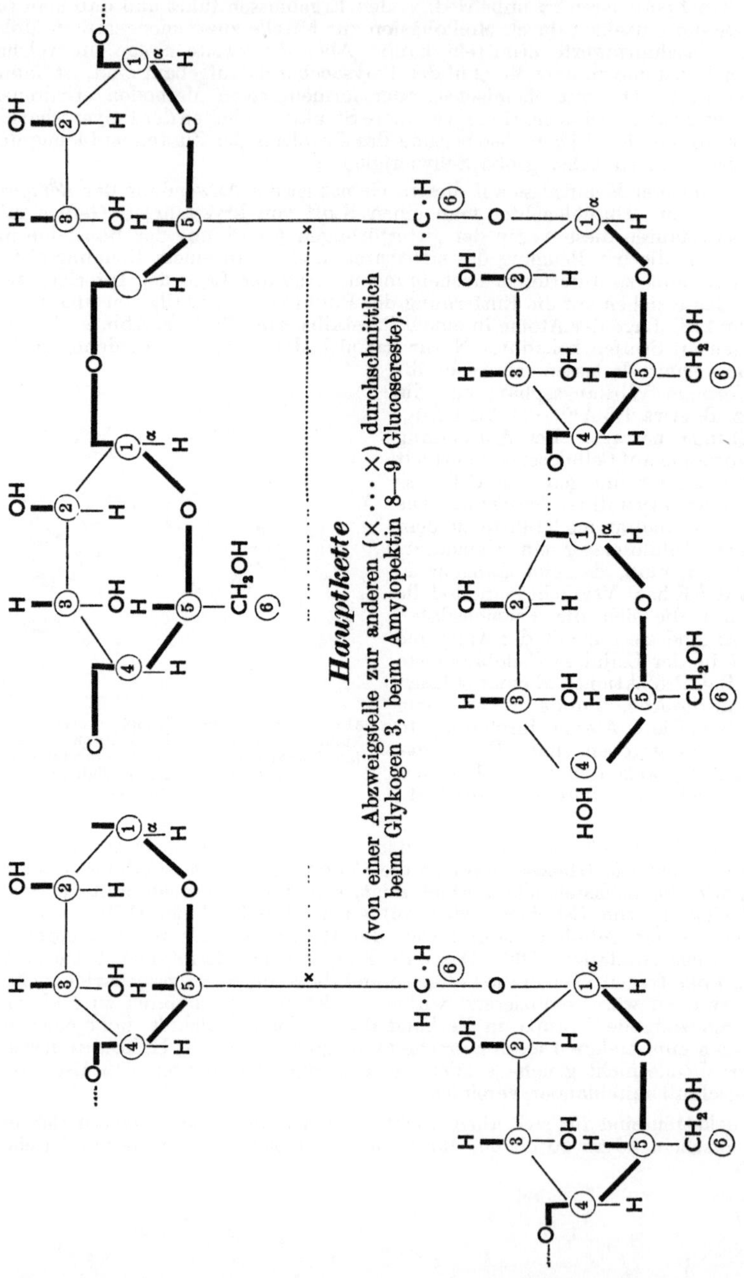

Hauptkette
(von einer Abzweigstelle zur anderen (× ··· ×) durchschnittlich beim Glykogen 3, beim Amylopektin 8—9 Glucosereste).

Seitenkette
(beim Glykogen 6—7, beim Amylopektin 15—18 Glucosereste).

Schematischer Aufbau des Amylopektins und des Glykogens.

Gegenüber diesen Ergebnissen der Röntgenanalyse haben chemische und physikalisch-chemische Untersuchungen Staudingers zu grundsätzlich abweichenden Vorstellungen geführt. Ausgehend von künstlich hergestellten Hochpolymeren wurden Methoden entwickelt, die es gestatten, auch aus osmotischen und aus Viscositätsmessungen Rückschlüsse auf das Molekulargewicht der untersuchten Stoffe zu ziehen. Dabei ergab sich, daß von einem bestimmten Polymerisationsgrade an die Einzelmoleküle der Hochpolymeren kolloidale Eigenschaften annehmen und daß die Änderung der Viscosität ihrer Lösungen zur Molekülgröße in gesetzmäßigen Beziehungen steht (s. a. S. 152, 154). Die künstlich hergestellten Hochpolymeren müssen, wie sich aus der Viscosität ihrer Lösungen ergibt, in Form von langgestreckten, fadenförmigen *Makromolekülen* gelöst sein. Die Anwendung der gleichen Methoden auf die hochpolymeren Naturstoffe ergibt für die Cellulose genau das gleiche Bild. *Auch bei der Cellulose ist die kleinste Struktureinheit das Makromolekül und nicht die Micelle.* Diese Behauptung stützt sich sowohl auf Messungen an Lösungen der Cellulose als auch ihrer Derivate. Der Polymerisationsgrad der Cellulose wird durch chemische Umsetzungen, z.·B. durch Überführung in die Acetate oder Nitrate nicht verändert, vielmehr läßt sich aus diesen Derivaten die Cellulose unverändert regenerieren. Die Existenz von Micellen wird auf Grund dieser Versuche für ausgeschlossen gehalten, weil die Micellarkräfte der freien Cellulose von denen ihrer Derivate verschieden sein müßten. Auch nach STAUDINGER ist bei den Hochpolymeren der klassische Molekülbegriff nicht haltbar, weil der Polymerisationsgrad nicht für alle Makromoleküle der gleiche ist. Alle Bestimmungen ergeben vielmehr nur Mittelwerte. Nach den neuesten Bestimmungen ist die Cellulose ein Fadenmolekül mit einem Polymerisationsgrad bis zu mehreren Tausend.

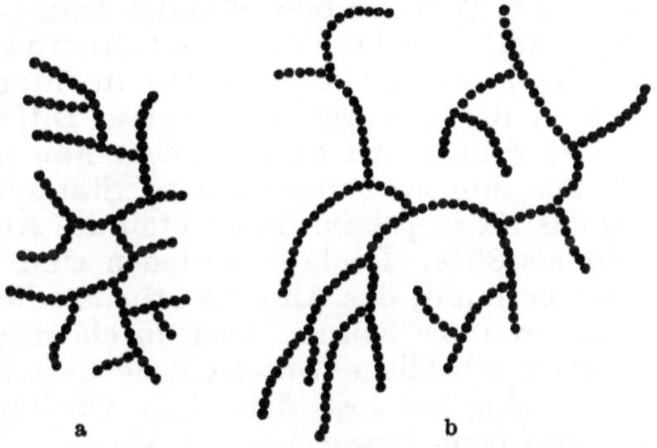

Der *Feinbau der Stärke und des Glykogens* ist anscheinend in jüngster Zeit wenigstens in den Grundzügen aufgeklärt worden. Zieht man in Betracht, daß Stärke sowohl wie Glykogen bei der enzymatischen Aufspaltung ebenfalls zu einem Disaccharid, der Maltose, zerfallen, so erscheint der Schluß berechtigt, daß auch in diesen für die Physiologie der Tierwelt und des Menschen so wichtigen Stoffen ein Disaccharid vorgebildet ist. Chemische und physikalisch-chemische Untersuchungen haben zu der Vorstellung geführt, daß in ihnen nicht fadenförmige, sondern kugelförmige Kolloidmoleküle vorliegen, die, das gilt besonders für das Glykogen, noch einen wesentlich höheren Polymerisationsgrad haben als die Cellulose (STAUDINGER). Dabei ist allerdings zu beachten, daß, wie weiter unten näher geschildert wird, die Stärke aus zwei verschiedenen Fraktionen zusammengesetzt ist, der Amylose und dem Amylopektin. Die Amylose besteht wie die Cellulose aus unverzweigten Ketten. Das Amylopektin ist dagegen ebenso wie das Glykogen aus verzweigten Ketten aufgebaut, so daß die Moleküle dieser beiden Polysaccharide einen dreidimensionalen Bau haben. Der Unterschied zwischen Glykogen und Amylopektin besteht anscheinend im wesentlichen in der Zahl der Glucosemoleküle in den Seitenketten und zwischen den Verzweigungsstellen in der Hauptkette.

Die Molekülverzweigung geschieht durch α-glykosidische 1-6-Bindungen zwischen dem C-Atom 6 eines der Glucosemoleküle der Hauptkette und dem C-Atom 1 eines Glucoserestes der Seitenkette. Es kommt also eine Struktur zustande, wie sie etwa im nebenstehenden Formelbild angedeutet ist und wie sie die Abb. 3 schematisch wiedergibt.

Es ist nicht unwahrscheinlich, daß am strukturellen Aufbau von Amylopektin und Glykogen die Phosphorsäure maßgeblich beteiligt ist. Dafür könnte die Beobachtung sprechen, daß sich aus der Stärke die Phosphorsäure enzymatisch viel leichter abspalten läßt, wenn sie durch vorhergehende Einwirkung von Amylase weitgehend abgebaut ist (s. auch S. 269).

Abb. 3. Schematischer Bau von a) Glykogen und von b) Amylopektin. (Nach K. H. MEYER.)

2. Stärke *(Amylum)*.

Die Stärke ist das wichtigste pflanzliche Reservekohlenhydrat und spielt als solches für die Ernährung des Menschen und der Tiere die größte Rolle, da der Kohlenhydratbedarf der höheren Lebewesen überwiegend durch Stärke gedeckt wird. Die Vorstufe der Stärke in der Pflanze ist die Glucose. Sie wird in den grünen Blättern unter Mitwirkung des Chlorophylls aus Kohlensäure und Wasser aufgebaut, wobei die Art und Weise, in der das Chlorophyll diese Aufgabe durchführt, noch nicht ganz bekannt ist. Mit Sicherheit steht fest, daß dem Magnesium, das den inneren Kern des Chlorophylls bildet (s. S. 109), bei dieser Reaktion eine entscheidende Bedeutung beigemessen werden muß.

Die Hexose wird schon am Orte ihrer Entstehung in Stärke verwandelt. Diese wird späterhin wieder aufgelöst und die Hexose dann zu Depots in Samen, Wurzeln oder Knollen transportiert, um dort erneut in Stärke umgewandelt und in Form von Körnern abgelagert zu werden. Die Stärken verschiedener Herkunft zeigen in ihrer mikroskopischen Struktur und auch in ihrem Verhalten gewisse Differenzen.

Das Stärkekorn ist in seinem Bau nicht homogen, sondern es lassen sich aus ihm zwei verschiedene Stärkefraktionen gewinnen, die *Amylose* und das *Amylopektin*. Der Anteil des Amylopektins an der Stärke beträgt mehr als 80 %. Beide Fraktionen sind im Stärkekorn räumlich voneinander getrennt, das Amylopektin ist die Hüllsubstanz, die Amylose liegt im Inneren des Korns. Auch in chemischer und physikalischer Hinsicht bestehen erhebliche Unterschiede zwischen den beiden Stoffen.

Die *Amylose* löst sich ohne Quellungserscheinungen in Wasser auf, gibt also beim Erwärmen mit Wasser nicht den typischen Stärkekleister, dagegen ist sie für die Blaufärbung von Stärke beim Zusatz von Jodlösungen verantwortlich. Amyloselösungen lassen sich durch einfache Dialyse von allen Elektrolytbeimengungen befreien.

Das *Amylopektin* quillt im Gegensatz zur Amylose in Wasser auf und bildet deshalb beim Erwärmen mit Wasser den Stärkekleister, der beim Stehen gelatiniert, also fest wird. Mit Jod reagiert Amylopektin unter Violett- oder Braunfärbung. Bei der Jodreaktion auf Stärke tritt diese Färbung aber zurück, weil die Blaufärbung der Amylosereaktion überwiegt. Amylopektin hat eine negative elektrische Ladung und wandert daher im elektrischen Feld zum positiven Pol. Die Ionisierung beruht auf dem Gehalt an Calcium- und Kaliumionen sowie an Phosphorsäureresten. Die anorganischen Stoffe werden durch einfache Dialyse nicht entfernt, hierzu bedarf es vielmehr der Elektrodialyse.

Neuerlich haben sich, wie schon S. 29 angeführt, Anhaltspunkte dafür ergeben, daß Amylose und Amylopektin in ihrem strukturellen Aufbau verschieden sind. Die Amylose ist ein polymerhomologes Gemenge unverzweigter Ketten mit Molekulargewichten zwischen 10000 und 100000, das Amylopektin besteht dagegen aus verzweigten Ketten, deren Molekulargewicht zwischen 50000 und 1000000 liegen.

Die Phosphorsäure ist im Amylopektin in esterartiger Bindung enthalten; wird sie durch Säure oder Lauge abgespalten, so verliert das Amylopektin seine Kleisterfähigkeit. Durch einfachen Zusatz von Phosphat kann diese nicht wieder hergestellt werden, wohl aber durch Wiederanlagerung unter Esterbildung. Auf diesem Wege läßt sich auch Amylose in eine kleisterbildende Substanz umwandeln. Beim enzymatischen Abbau der Kartoffelstärke entsteht eine Tetrasaccharidphosphorsäure, aus der durch Säurehydrolyse Glucose-6-monophosphorsäure gewonnen werden konnte. Damit dürfte einwandfrei erwiesen sein, daß die Phosphorsäure in esterartiger Bindung im Stärkemolekül vorkommt und nicht als Beimengung. Der P-Gehalt des Amylopektins beträgt im übrigen nur 0,075 %.

Bei Hydrolyse durch Säure oder aufeinanderfolgende Wirkung der Fermente *Amylase* und *Maltase* wird Stärke quantitativ in Glucose aufgespalten. Bei dieser Spaltung wird eine Reihe von höher- und niedermolekularen Zwischenstufen durchlaufen. Von diesen ist aber nur eine einzige chemisch genau definiert: die alleinige Einwirkung von Amylase bringt die Spaltung der Stärke auf der Stufe des Disaccharids Maltose zum Stillstand. Dieser Befund ist für unsere Vorstellungen vom Aufbau des Stärkemoleküls von größter Wichtigkeit.

Als Zwischenstufen zwischen der Stärke und der Maltose treten eine ganze Reihe von Stoffen nicht genau zu ermittelnder Zusammensetzung auf, die **Dextrine,** die auch bei Einwirkung von Säure auf Stärke gebildet werden. Auch die Dextrine sind natürlich aus Glucose aufgebaut, die Zahl der sie aufbauenden Glucosemoleküle ist ebensowenig bekannt wie bei der Stärke; jedoch sind sie von sehr verschiedener Molekülgröße und daher lediglich als intermediäre Abbauprodukte der Stärke von teilweise noch recht erheblichem Molekulargewicht zu definieren. Ein wichtiger Unterschied gegenüber der Stärke besteht darin, daß auch die höchstmolekularen Dextrine bereits positive Reduktionsproben geben. Die höchsten Dextrine, die *Amylodextrine,* zeigen noch die für Stärke typische Blaufärbung mit Jod; die nächste Stufe des Abbaus, die *Erythrodextrine,* färbt sich mit Jod rot bzw. braun, während die niedermolekularen *Achroodextrine* keine Farbreaktion mit Jod mehr aufweisen. Der Abbau- und Spaltungsweg der Stärke läßt sich demnach schematisch folgendermaßen wiedergeben:

Stärke → Amylodextrine → Erythrodextrine →
Achroodextrine → Maltose → Glucose.

Im Bacillus macerans findet sich ein Ferment, das Stärke unter gleichzeitiger Bildung von Aceton vergärt. Bei der Aufarbeitung des Gärgutes ließ sich eine Reihe von niederen, krystallisierenden Dextrinen gewinnen, die als *Polyamylosen* bezeichnet werden. Sie sind im Stärkemolekül nicht vorgebildet. Beim tierischen Stärkeabbau treten sie nicht auf, durch Maltase werden sie nicht zu Traubenzucker hydrolysiert. Beim Abbau der Amylose durch tierische Amylase entstehen anscheinend überwiegend aus zwei Einheiten aufgebaute Spaltstücke (Maltose), beim Abbau des Amylopektins größtenteils dreigliedrige Stoffe (Amylotriosen).

3. Glykogen.

Im tierischen Organismus und ebenso auch in der Hefe findet sich ein mit der Stärke sehr nahe verwandtes Polysaccharid, das Glykogen, das funktionell ebenso wie die Stärke als Reservekohlenhydrat zu betrachten ist. Der Tierkörper enthält es in nahezu allen Zellen, besonders reichlich in der Leber und in der Muskulatur. Durch Mästung mit Kohlenhydraten gelingt es bei Versuchstieren vorübergehend den Glykogengehalt der Leber auf sehr hohe Werte zu bringen, in der Hundeleber wurden bis zu 20 % der feuchten Substanz an Glykogen gefunden.

Bei der Hydrolyse verhält sich Glykogen genau so wie Stärke: durch Säure wird es zu d-Glucose, durch Amylase zu Maltose abgebaut. Glykogenlösungen färben sich mit Jod braun. Mit Wasser quillt Glykogen zunächst auf, dann bildet es eine opalescierende kolloidale Lösung. Ebenso wie Stärke enthält Glykogen, und zwar in wesentlich höherer Konzentration, Phosphorsäure; es läßt sich gleichfalls in zwei Fraktionen aufteilen, die aber im Gegensatz zu den Stärkefraktionen beide P-haltig sind. Von den beiden Glykogenfraktionen ist die eine auch leicht löslich und nicht kleisternd, die andere schwerlöslich und kleisternd. Abweichend von den Verhältnissen bei der Fraktionierung der Stärke hat die nichtkleisternde Fraktion den höheren P-Gehalt. Sie macht etwa 80 % des Glykogens aus.

4. Cellulose.

Die Cellulose ist die wesentlichste Stützsubstanz pflanzlicher Gewebe. Im Tierreich wurde sie lediglich als Baustoff der Tunicaten gefunden (Tunicin). Nahezu rein kommt Cellulose in der Baumwolle vor. Aus besonders gut gereinigter Cellulose besteht das Filtrierpapier. Über ihren feineren Bau s. S. 27. Gewöhnlich ist die Cellulose, vor allem im Holz, von mancherlei anderen ähnlich gebauten Stoffen, in erster Linie pentosehaltigen Polysacchariden, begleitet. Sie wird durch Säuren in d-Glucose zerlegt und durch aufeinanderfolgende Wirkung der Fermente *Cellulase* und *Cellobiase* über das Disaccharid *Cellobiose* ebenfalls zu d-Glucose aufgespalten. Die beiden Fermente kommen in den Geweben des Menschen oder der höheren Tiere nicht vor, sind dagegen bei Bakterien weit verbreitet und finden sich auch in den Sekreten des Darmkanals niederer Tiere. Da cellulosespaltende Bakterien auch im menschlichen und tierischen Darmkanal symbiotisch leben, besteht die Möglichkeit, daß durch ihre Tätigkeit der Wirtsorganismus einen gewissen Teil der in der Cellulose gespeicherten Energie verwerten kann, ja der Wiederkäuer ist bekanntlich auf einen derartigen Weg der Energiezufuhr angewiesen.

5. Sonstige Polysaccharide.

Ein eigenartiger polysaccharidartiger Körper, der schon oben erwähnt wurde, ist das *Chitin*, bei dessen Spaltung neben dem Aminozucker *Chitosamin* eine äquimolekulare Menge *Essigsäure* erhalten wird. Das Chitosamin liegt also im Chitin als Acetat vor; die Essigsäure ist an die Aminogruppe gebunden: Acetylchitosamin ist die kleinste Baueinheit des Chitins. Durch chemische Aufspaltung ist aus Chitin *Chitobiose* erhalten worden, die aus zwei Molekülen Chitosaminacetat besteht, also analog der Maltose oder Cellobiose gebaut ist. Das Chitin dient in der Tierwelt den Insekten und Crustaceen als Stützsubstanz; auch in manchen Pflanzen wird es gefunden und ebenfalls als Stützsubstanz verwertet.

Die übrigen Polysaccharide sind für eine physiologische Betrachtung ohne größere Bedeutung. Von ihnen seien nur kurz erwähnt das *Inulin*, ein Polysaccharid aus Fructose, das in Dahlienknollen vorkommt, fernerhin der *Agar-Agar*, ein schwefelsäurehaltiges Polysaccharid aus Galaktose, das für die Herstellung von Bakteriennährböden häufig angewandt wird. Ein gewisses allgemeines Interesse haben schließlich auch die *Hemicellulosen*, weil sie funktionell wahrscheinlich eine Übergangsstufe zwischen den Reservestoffen und den Stützsubstanzen unter den Polysacchariden sind. Da sie gewöhnlich mit den Cellulosen vergesellschaftet sind, in ihnen Gemische verschiedener Polysaccharide vorliegen und sie außerdem auch meist noch Uronsäuren enthalten, ist ihre Erforschung methodisch sehr schwierig. Man hat bisher u. a. aus Mannose aufgebaute *Hexosane* und aus Xylose bestehende *Pentosane* isolieren können. Auch zahlreiche pflanzliche Gummiarten sind Pentosane.

Zu den Polysacchariden kann man wegen ihres prinzipiell ähnlichen Baues und ihrer Beziehungen zu den Kohlenhydraten auch die *Pektine* rechnen. Dies sind Stoffe, die im Pflanzenreich weit verbreitet sind und dort besonders in Früchten und Wurzeln, aber auch in grünen Blättern vorkommen. Sie enthalten Galacturonsäure (EHRLICH), die nach SCHNEIDER mehr oder weniger weitgehend methyliert ist. Nach SCHNEIDER sind die reinen Pektine Polymerisationsprodukte eines derartigen Grundkörpers und lassen sich etwa folgendermaßen formulieren:

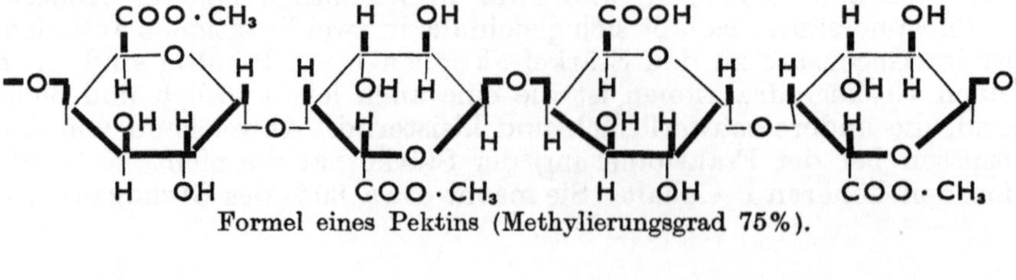

Formel eines Pektins (Methylierungsgrad 75%).

Nach neueren Untersuchungen sollen diese Galacturonsäureketten noch mit Arabanen und Galaktanen (Polysacchariden aus Arabinose und Galaktose) assoziiert sein.

Schrifttum.

ELSNER, H.: Grundriß der Kohlenhydratchemie. Berlin 1941. — HAWORTH, W. N.: Die Konstitution der Kohlenhydrate. Deutsche Übersetzung. Dresden 1932. — KRATKY, O. u. H. MARK: Anwendung physikalischer Methoden zur Erforschung von Naturstoffen. Fortschritte der Chemie organischer Naturstoffe, Bd. 1. Berlin 1938. — MEYER, K. H. u. H. MARK: Der Aufbau der hochmolekularen organischen Naturstoffe. Leipzig 1930. — MICHEEL, F.: Chemie der Zucker und Polysaccharide. Leipzig 1939. — STAUDINGER, H.: Die hochmolekularen organischen Verbindungen. Berlin 1932. — Zur Entwicklung der Chemie der Hochpolymeren. Berlin 1937.

B. Fette, Wachse, Phosphatide und Cerebroside.

Wegen einer Reihe gemeinsamer Eigenschaften, so insbesondere wegen der Löslichkeit in organischen Lösungsmitteln wie Benzin, Benzol, Äther, Aceton und Tetrachlorkohlenstoff, die deshalb auch als „Fettlösungsmittel" bezeichnet werden, faßt man eine Anzahl in ihrer chemischen Struktur nur sehr entfernt miteinander verwandter Stoffe zusammen, die eigentlichen **Fette** (auch *Neutralfette* genannt) und die **Lipoide**. Manche Lipoide haben mit den Fetten nur noch das Löslichkeitsverhalten gemeinsam, während ihr chemischer Aufbau gänzlich von ihnen abweicht. Auf Grund der Unterschiede in der Konstitution der Fett- und Lipoidstoffe kommt man zu folgender Einteilung:

1. Fette,	4. Cerebroside,
2. Wachse,	5. Sterine,
3. Phosphatide,	6. Carotinoide.

Die Sterine und Carotinoide, deren strukturelle Verwandtschaft mit den übrigen Lipoiden nur eine sehr lockere ist, sollen in besonderen Kapiteln behandelt werden, dies auch deshalb, weil beide Gruppen Stoffe enthalten, die selber eine hohe biologische Wirksamkeit haben oder in Stoffe von hoher spezifischer Wirkung übergeführt werden können.

Fette und Lipoide sind im Pflanzenreich sehr weit verbreitet. Auch im tierischen Organismus spielen sie eine sehr wichtige Rolle. Sie finden sich in allen Körperzellen, allerdings in sehr verschiedenen Konzentrationen. Die höchsten Werte, bis zu 65% des frischen Organs, findet man im Knochenmark. Fette und Lipoide haben eine doppelte funktionelle Bedeutung. Die Neutralfette dienen in ähnlicher Weise wie die Polysaccharide, wenn auch nicht so unmittelbar wie sie, als leicht verfügbare Energiereserven. In ausgedehnten Depots, vor allem im Unterhautzellgewebe und in der Bauchhöhle, wird bei einem Überangebot an Nahrungsstoffen der Energieüberschuß in Form von Neutralfett abgelagert. Bei eintretendem Bedarf, also dann, wenn die Nahrungszufuhr nicht zur Deckung des Energieverbrauches ausreicht, werden diese Reserven mobilisiert und dem Stoffwechsel zur Verfügung gestellt.

Diesem Teil des Körperfettes, dem *Depotfett*, steht das *Organfett* gegenüber, das zum überwiegenden Teil nicht aus Neutralfetten, sondern aus Lipoiden besteht. Seine funktionelle Bedeutung ist von der des Depotfettes völlig verschieden; es ist als integrierender Bestandteil der Zellstruktur ein unentbehrliches Bauelement des Körpers. Wenn der Bestand an Depotfett starken, von äußeren und inneren Faktoren abhängigen Schwankungen unterworfen ist, so halten die Organe das zu ihrer Struktur gehörige Organfett zäh fest. Es erfährt also bei veränderter Funktion oder Ernährung keine oder nur geringfügige Mengenänderungen.

Auch in chemischer Hinsicht sind die beiden Arten des Fettvorkommens, die verschiedene funktionelle Aufgaben haben, nicht identisch. Dieser Unterschied beruht nicht nur, wie schon angedeutet, darauf, daß das eine überwiegend aus Neutralfetten, das andere aus Lipoiden besteht. Das Depotfett hat eine relativ unspezifische Zusammensetzung, die sogar in weitem Umfange von der Art des mit der Nahrung zugeführten Fettes abhängig ist. Das Organfett ändert demgegenüber seine Zusammensetzung bei Änderung des Nahrungsfettes sehr viel weniger (s. S. 358), und es ist überdies von Tierart zu Tierart und wahrscheinlich von Organ zu Organ verschieden, ein Befund, der deutlich auf seine ganz anders geartete biologische Funktion hinweist.

a) Fette.

Ebenso wie die Kohlenhydrate sind auch die Fette ausschließlich aus C, H und O aufgebaut, aber nach einem ganz anderen Prinzip. Fette sind nicht einfache, sondern zusammengesetzte Verbindungen, sie lassen sich also leicht in kleinere Moleküle aufspalten, die andere Eigenschaften haben als die ungespaltenen Fettmoleküle. Nimmt man diese Aufspaltung durch Einwirkung von Alkalien vor, so erhält man die betreffenden *Alkalisalze höherer Fettsäuren*, die Seifen, und den dreiwertigen Alkohol *Glycerin*. Nach dem Ergebnis der Verseifung sind also *die Neutralfette Glycerinester höherer Fettsäuren*.

Bei der Entstehung der Fette ist die Möglichkeit der vollständigen oder partiellen Veresterung der alkoholischen Gruppen des Glycerins gegeben. Die natürlich vorkommenden Fette bestehen nahezu ausschließlich aus Glyceriden, die drei Fettsäurereste enthalten, sie sind *Triglyceride*.

$$\begin{array}{lll} CH_2O\,H & HO\,OC \cdot R_1 \\ |\quad\quad\quad\quad\quad & \\ CHO \cdot H & HO\,OC \cdot R_2 \\ |\quad\quad\quad\quad\quad & \\ CH_2O\,H & HO\,OC \cdot R_3 \end{array} \longrightarrow \begin{array}{l} CH_2O \cdot OC \cdot R_1 \\ | \\ CHO \cdot OC \cdot R_2 \\ | \\ CH_2O \cdot OC \cdot R_3 \end{array}$$

Glycerin   3 Mol Fettsäure   Triglycerid

Die alkoholischen Gruppen können mit der gleichen, können aber auch mit verschiedenen Fettsäuren verestert sein, allerdings überwiegen im allgemeinen die Glyceride mit verschiedenen Fettsäuren. Triglyceride haben ein asymmetrisches C-Atom, wenn sie drei verschiedene Fettsäuren enthalten oder wenn die beiden primären Alkoholgruppen des Glycerins mit verschiedenen Fettsäuren verestert sind.

Der Nachweis des *Glycerins* als Bestandteil der Fette gelingt in einfacher Weise durch Einwirkung wasserentziehender Mittel in der Wärme (z. B. durch Kaliumbisulfat), wobei Glycerin in das stechend riechende *Acrolein* umgewandelt wird:

$$\begin{array}{l} CH_2OH \\ | \\ CHOH \\ | \\ CH_2OH \end{array} \longrightarrow \begin{array}{l} CH_2 \\ \| \\ CH \\ | \quad\diagup^{O} \\ C \\ \quad\diagdown_{H} \end{array}$$

Glycerin   **Acrolein**

Die Fette enthalten sowohl *gesättigte* als auch *in verschieden hohem Grade ungesättigte Fettsäuren*. Von großem biologischen Interesse ist der

Befund, daß die natürlich vorkommenden Fette anscheinend ausnahmslos Fettsäuren mit einer geraden Zahl von C-Atomen enthalten. *In den tierischen Depotfetten finden sich überwiegend Fettsäuren mit 16 und 18 C-Atomen, und zwar die gesättigten Säuren* **Palmitinsäure und Stearinsäure** *und die ungesättigte* **Ölsäure.** Da beim biologischen Abbau der Fettsäuren die Kohlenstoffkette jeweils um zwei Glieder verkürzt wird (s. S. 361f.), sieht man in den niedermolekularen, paarig gebauten Säuren intermediäre Substanzen, die bei der schrittweisen Oxydation der Fettsäuren entstehen. Im Milchfett hat man alle paarig gebauten gesättigten Fettsäuren der allgemeinen Formel $C_nH_{2n+1} \cdot COOH$ von C_4 bis C_{26} aufgefunden, und auch alle anderen Fette enthalten wechselnde Mengen der verschiedensten Fettsäuren.

Tabelle 1. Gesättigte Fettsäuren mit gerader C-Atomzahl.

C_4:	$C_3H_7 \cdot COOH$	$CH_3 \cdot (CH_2)_2 \cdot COOH$	Buttersäure
C_6:	$C_5H_{11} \cdot COOH$	$CH_3 \cdot (CH_2)_4 \cdot COOH$	Capronsäure
C_8:	$C_7H_{15} \cdot COOH$	$CH_3 \cdot (CH_2)_6 \cdot COOH$	Caprylsäure
C_{10}:	$C_9H_{19} \cdot COOH$	$CH_3 \cdot (CH_2)_8 \cdot COOH$	Caprinsäure
C_{12}:	$C_{11}H_{23} \cdot COOH$	$CH_3 \cdot (CH_2)_{10} \cdot COOH$	Laurinsäure
C_{14}:	$C_{13}H_{27} \cdot COOH$	$CH_3 \cdot (CH_2)_{12} \cdot COOH$	Myristinsäure
C_{16}:	$C_{15}H_{31} \cdot COOH$	$CH_3 \cdot (CH_2)_{14} \cdot COOH$	Palmitinsäure
C_{18}:	$C_{17}H_{35} \cdot COOH$	$CH_3 \cdot (CH_2)_{16} \cdot COOH$	Stearinsäure
C_{20}:	$C_{19}H_{39} \cdot COOH$	$CH_3 \cdot (CH_2)_{18} \cdot COOH$	Arachinsäure
C_{22}:	$C_{21}H_{43} \cdot COOH$	$CH_3 \cdot (CH_2)_{20} \cdot COOH$	Behensäure
C_{24}:	$C_{23}H_{47} \cdot COOH$	$CH_3 \cdot (CH_2)_{22} \cdot COOH$	Lignocerinsäure
C_{26}:	$C_{25}H_{51} \cdot COOH$	$CH_3 \cdot (CH_2)_{24} \cdot COOH$	Cerotinsäure

Neben den gesättigten Fettsäuren enthalten die Fette auch *ungesättigte Fettsäuren*, von denen die bereits oben erwähnte, einfach ungesättigte

Ölsäure: $C_{17}H_{33} \cdot COOH$

die wichtigste ist. Ihre Doppelbindung liegt in der Mitte des Moleküls zwischen den C-Atomen 9 und 10.

Mit der Ölsäure isomer ist die *Elaidinsäure.* Die Ölsäure ist das Cis-, die Elaidinsäure das Transisomere der einfach ungesättigten C_{18}-Säure:

$$CH_3 \cdot (CH_2)_7 \cdot CH \qquad\qquad CH \cdot (CH_2)_7 \cdot CH_3$$
$$\| \qquad\qquad\qquad\qquad \|$$
$$CH \cdot (CH_2)_7 \cdot COOH \qquad\qquad CH \cdot (CH_2)_7 \cdot COOH$$
$$\text{Elaidinsäure} \qquad\qquad\qquad\qquad \text{Ölsäure}$$

Zur Reihe der Ölsäure ($C_nH_{2n-1} \cdot COOH$) gehört auch

Erucasäure: $C_{21}H_{41} \cdot COOH$: $CH_3 \cdot (CH_2)_7 \cdot CH = CH \cdot (CH_2)_{11} \cdot COOH$

Aus der Reihe der doppelt ungesättigten Säuren ($C_nH_{2n-3} \cdot COOH$) sei genannt

Linolsäure: $C_{17}H_{31} \cdot COOH$: $CH_3 \cdot (CH_2)_4 \cdot CH = CH \cdot CH_2 \cdot CH = CH \cdot (CH_2)_7 \cdot COOH$

Dreifach ungesättigt ist

Linolensäure:
$C_{17}H_{29} \cdot COOH$: $CH_3 \cdot CH_2 \cdot CH = CH \cdot CH_2 \cdot CH = CH \cdot CH_2 \cdot CH = CH \cdot (CH_2)_7 \cdot COOH$

Vierfach ungesättigt:

Arachidonsäure: $C_{19}H_{31} \cdot COOH$:
$CH_3 \cdot (CH_2)_4 \cdot CH = CH \cdot CH_2 \cdot CH = CH \cdot CH_2 \cdot CH = CH \cdot CH_2 \cdot CH = CH \cdot (CH_2)_3 \cdot COOH$

Schließlich sind vor allem als Bestandteile der Trane und der Leberöle auch noch höher ungesättigte Fettsäuren bekannt, darunter auch solche mit einer dreifachen Bindung, also Acetylenderivate. Die ungesättigten Fettsäuren, vor allem die mehrfach ungesättigten, sind für den Aufbau der Organfette, also besonders der Lipoide, von sehr viel größerer Bedeutung als für den der eigentlichen Fette, so finden sich die ungesättigten C_{20}—C_{22}-Säuren besonders reichlich in den Gewebsphosphatiden. Die ungesättigten Fettsäuren sind flüssig, sättigt man die Doppelbindungen durch Einführung von Wasserstoff ab, so gehen sie in die festen gesättigten Säuren über. Auf dem Vorhandensein der Doppelbindungen beruht auch die Fähigkeit der ungesättigten Fettsäuren, die Halogene Chlor, Brom oder Jod anzulagern.

Die große Zahl der Fettsäuren, die zur Bildung der Fette herangezogen werden, sowie die Möglichkeit der Bildung einfacher und gemischter Triglyceride machen es verständlich, daß die Zahl der verschiedenen Fette eine sehr große sein muß. Hierzu trägt weiterhin noch der Umstand bei, daß die Fette keineswegs nur ein einziges Glycerid enthalten, sondern meist Gemische mehrerer Glyceride sind. So zeigt die Tabelle 2 den molaren Anteil der verschiedenen Fettsäuren an der Zusammensetzung

Tabelle 2. Molare Verteilung der Fettsäuren im Depotfett des Ochsen.
(Nach HILDITCH und PAUL.)

Gesättigte Säuren	%	Ungesättigte Sauren	%
Laurinsäure	0,25	Tetradecensäure	0,6
Myristinsäure	2,4	Hexadecensäure	1,9
Palmitinsäure	33,4	Ölsäure	35,2
Stearinsäure	21,4	Andere ungesättigte Säuren . . .	3,6
Arachinsäure (?)	1,3		

des Depotfettes vom Ochsen. Wenn man der Einfachheit halber Laurin-, Myristin-, Tetradecen- und Hexadecensäure zur Palmitinsäure, die anderen ungesättigten Säuren zur Ölsäure rechnet, so ergibt sich die folgende Verteilung auf die verschiedenen Glyceride (Tabelle 3).

Tabelle 3. Molare Verteilung der Glyceride des Depotfettes vom Ochsen.
(Nach HILDITCH und PAUL.)

Gesättigte Glyceride . . .		17,4%
Tripalmitin	3%	
Dipalmitostearin . .	8%	
Palmitodistearin . . .	6%	
Tristearin	< 1%	
Mono-oleo-glyceride . . .		49%
Oleodipalmitin . . .	15%	
Oleopalmitostearin . .	32%	
Oleodistearin	2%	
Dioleo-glyceride		33,6%
Palmitodiolein	23%	
Stearodiolein	11%	
Triolein		< 1%

Die chemische Untersuchung der Fette und die Isolierung ihrer verschiedenen Bausteine ist mit großen experimentellen Schwierigkeiten verbunden, die vor allem auf die sehr ähnlichen physikalischen und chemischen Eigenschaften der Fettsäuren zurückgehen. Zur Charakterisierung der Fette wird in erster Linie ihr *Schmelzpunkt* herangezogen. Es gibt Fette mit so niedrigem Schmelzpunkt, daß sie schon bei Zimmertemperatur flüssig sind, die *Öle*, und demgegenüber Fette mit hohem Schmelzpunkt, die also unter diesen Bedingungen, zum Teil sogar bei Körpertemperatur fest sind. *Die Lage des Schmelzpunktes ist abhängig vom Gehalt an ungesättigten Fettsäuren und von der Länge der Kohlen-*

stoffkette der gesättigten Fettsäuren. Fette mit viel ungesättigten Fettsäuren oder mit viel niedermolekularen gesättigten Fettsäuren haben
niedere Schmelzpunkte.

Der Schmelzpunkt der Fette aus verschiedenen Teilen des Körpers ist sehr
verschieden, am höchsten schmelzen die Fette aus dem Innern des Körpers,
dagegen haben die Fette nahe der Körperoberfläche, also aus dem Unter-
hautfettgewebe, einen niedrigen Schmelzpunkt. Dadurch ist dafür gesorgt,
daß die Konsistenz des Fettes in Teilen des Körpers, die eine verschiedene
Temperatur haben, nicht allzu verschieden ist. Die Schmelzpunkte des Fettes
vom Menschen und von verschiedenen Tierarten sowie die vom Orte des Vorkommens abhängigen Schwankungen zeigt die folgende Zusammenstellung:

Tabelle 4. Schmelzpunkte einiger natürlicher Fette.

Hammeltalg	44—51°	Hühnerfett	33—40°
Rindertalg	42—49°	Gänsefett	26—34°
Schweinefett	36—46°	Menschenfett	17—18°

Der Schmelzpunkt der Depotfette ist im übrigen natürlich entsprechend
dem vorher Gesagten auch abhängig von der Art der mit der Nahrung
zugeführten Fette.

Aufschluß über die Zusammensetzung eines Fettes gibt auch die *Verseifungszahl,* die aus-
drückt, wieviel Milligramm Kalilauge zur Verseifung von 1 g Fett verbraucht wird; diese Zahl
ist um so niedriger, je höher molekular die das Fett aufbauenden Fettsäuren sind. Von den
übrigen für ein Fett charakteristischen Größen sei nur noch die *Jodzahl* erwähnt, die angibt,
wieviel Gramm Jod von 100 g Fett zur Absättigung der Doppelbindungen aufgenommen wird;
sie gibt damit über die durchschnittliche Sättigung der Fettsäuren eines Fettes Aufschluß.
Natürlich erhält man durch diese und andere Methoden nur einen allgemeinen Eindruck
von der Zusammensetzung eines Fettes, aber keinen Einblick in seine chemische Struktur.
Fette werden bei längerem Aufbewahren *ranzig.* Das kann zwei Ursachen haben, eine
chemische oder eine biochemische. Im ersten Falle werden durch die Einwirkung von Licht
und Luft die Fette zu einem geringen Teil in Fettsäuren und in Glycerin gespalten. Aus
den Fettsäuren entstehen dann durch Oxydation niedere Aldehyde, deren chemische Natur
aber noch nicht aufgeklärt ist. Beim Ranzigwerden aus biochemischen Ursachen werden
die Fettsäuren durch Einwirkung von Fermenten oder Bakterien, die als Verunreinigung
in den Fetten vorkommen können, in Ketone umgewandelt. Die Umwandlung vollzieht
sich nach einem Mechanismus, der hier für die Caprylsäure wiedergegeben ist:

$$CH_3 \cdot CH_2 \cdot CH_2 \cdot CH_2 \cdot CH_2 \cdot CH_2 \cdot CH_2 \cdot COOH$$

Caprylsäure

$$CH_3 \cdot CH_2 \cdot CH_2 \cdot CH_2 \cdot CH_2 \cdot C = O \cdot CH_2 \cdot COOH$$

β-Keto-caprylsäure

$$CH_3 \cdot CH_2 \cdot CH_2 \cdot CH_2 \cdot CH_2 \cdot CO \cdot CH_3$$

Methylamylketon

Entsprechende Ketone mit endständiger Methylgruppe sind auch als Umwandlungsprodukte
anderer Fettsäuren bekannt geworden. Auf ihnen und auf den niederen Aldehyden beruht der
eigentümliche Geruch ranziger Fette und auch der charakteristische Geruch vieler Käsesorten.

Fette und Lipoide sind in Wasser unlöslich, können aber teils direkt,
teils durch Vermittlung anderer Stoffe mit Wasser *Emulsionen* bilden.
Zur Emulsionsbildung sind z. B. geeignet Gallensäuren und Eiweißkörper,
bei alkalischer Reaktion auch Alkaliionen (s. S. 320). Die Emulsionsbildung ist von großer Bedeutung bei der Verdauung der Fette im Magen
und im Darm. Eine Fettemulsion, die durch Eiweiß stabilisiert ist, ist die
Milch. Jedes Fetttröpfchen ist von einer Eiweißhülle *(Haptogenmembran)*
umgeben, die das Zusammenfließen der Butterkügelchen und damit die
Entmischung der Milch verhindert.

b) Wachse.

Von den verschiedenen Gruppen der Lipoide sind die Wachse in
ihrem Aufbau den Fetten am ähnlichsten. Sie sind *Ester höherer Fettsäuren mit einwertigen hochmolekularen Alkoholen.*

Die Wachse sind Produkte der Oberflächenbedeckung der Organismen. Sie sind im Pflanzenreich sehr weit verbreitet, wo sie die Blätter und Früchte mit einer Schicht überziehen, die einen Schutz gegen Austrocknung, aber auch gegen Benetzung und Aufquellung sowie gegen andere atmosphärische Einflüsse gewährt. Auch im Tierreich finden sich die Wachse als Produkte der Körperoberfläche. Ihre funktionelle Aufgabe ist die gleiche wie bei den Pflanzen. Sie entstehen in den Talgdrüsen der Haut, bei manchen Wasservögeln in besonderen großen Drüsen (Bürzeldrüse). Diese Tiere verwenden das Wachs und die anderen lipoiden Bestandteile des Talgs zur Einfettung des Gefieders, um seine Benetzung zu verhindern.

Von den verschiedenen Wachsen sind am besten untersucht das *Bienenwachs* und der *Walrat*, der in der Schädelhöhle des Potwals vorkommt. Der Gehalt der Wachse an ungesättigten Fettsäuren ist im allgemeinen viel geringer als der der Neutralfette und der anderen fettsäurehaltigen Lipoide. Jedoch haben auch die Wachse eine vom Verhältnis der gesättigten zu den ungesättigten Fettsäuren abhängige verschieden feste Konsistenz. Eigenartigerweise haben häufig der Alkohol und die Fettsäure, aus denen ein Wachs besteht, die gleiche Anzahl von C-Atomen. Im Walrat findet sich z. B. in großer Menge ein Cetylpalmitat ($C_{15}H_{31}CO \cdot OC_{16}H_{33}$). Man nimmt an, daß die Bildung derartiger Körper durch Dismutation eines höheren Aldehyds nach Art der Cannizzaroschen Umlagerung (s. S. 303) zu erklären ist:

$$\left.\begin{array}{l} R \cdot C \diagup^{O}_{\diagdown H} \\[2mm] R \cdot C \diagup^{O}_{\diagdown H} \end{array}\right\} + \left\{\begin{array}{l} H_2 \\[4mm] O \end{array}\right. \longrightarrow \left.\begin{array}{l} R \cdot CH_2OH \\[4mm] R \cdot COOH \end{array}\right\} \longrightarrow R \cdot CH_2O \cdot OC \cdot R + H_2O$$

Eine solche Annahme ist nicht von der Hand zu weisen, da Feulgen in den verschiedensten tierischen Organen ein als *Plasmalogen* (s. S. 41) bezeichnetes Lipoid nachgewiesen hat, aus dem nach Einwirkung von Säuren oder Sublimat ein *Plasmal* genanntes Gemisch von Aldehyden höherer Fettsäuren erhalten wurde, unter denen Palmitin- und Stearinaldehyd identifiziert werden konnten.

Bienenwachs ist ein Gemenge einer in Alkohol leicht löslichen und einer schwer löslichen Fraktion. Die erste besteht im wesentlichen aus freier *Cerotinsäure* (s. Tabelle 1, S. 35) die zweite, das *Myricin*, ist zum größten Teil ein Ester aus Palmitinsäure und Myricylalkohol ($C_{31}H_{63}OH$); daneben finden sich aber auch freie höhere Alkohole und höhere Kohlenwasserstoffe.

Wachsartige Stoffe finden sich ferner im *Lanolin*, dem Wollfett der Schafe, das ein sehr kompliziertes Gemenge aus höheren Säuren, Alkoholen und Estern ist.

c) Phosphatide.

Zum Unterschiede von den übrigen Lipoiden sind die Phosphatide in Aceton unlöslich und auch in ihrem Bau unterscheiden sie sich sehr wesentlich von den Fetten und den Wachsen. Bei der Aufspaltung erhält man aus allen Phosphatiden *o-Phosphorsäure, Glycerin und eine oder zwei N-haltige Basen. Daneben liefern sie entweder hochmolekulare Fettsäuren oder Aldehyde höherer Fettsäuren (Plasmale).* Man kann nach dem molekularen Verhältnis des Stickstoffes zum Phosphor und nach dem Vorkommen der Fettsäuren oder der Aldehyde 4 verschiedene Phosphatid-fraktionen unterscheiden, die auch in ihrem feineren Bau wesentlich voneinander abweichen.

1. Monoaminophosphatide :
Sie haben ein N : P-Verhältnis von 1 : 1. Diese Klasse ist aber in sich nicht einheitlich. Ein Teil der Monoaminophosphatide ist nach dem Bauplan von Estern gebaut, ein anderer Teil hat die Struktur von Acetalen, enthält also Aldehyde. Es ergeben sich damit die beiden Unterabteilungen

α) *Esterphosphatide:* Lecithin und Kephalin,

β) *Acetalphosphatide:* Plasmalogene.

2. Diaminophosphatide: Sphingomyeline (Verhältnis N : P = 2 : 1).

3. Phosphatidsäuren sind N-frei.

Auch Phosphatide mit anderen N : P-Werten sind früher beschrieben worden, haben sich aber als Gemische der eigentlichen Phosphatide mit verschiedenen Abbauprodukten erwiesen.

1. Monoaminophosphatide.

α) Esterphosphatide.

Neben .freien Fettsäuren und Glycerinphosphorsäure erhält man bei der Aufspaltung des *Kephalins* die Base *Colamin* (Aminoäthylalkohol) (s. S. 63) und bei der des *Lecithins* die Base *Cholin* (Trimethyl-oxyäthyl-ammoniumhydroxyd). Wie die Formeln zeigen, läßt sich das Cholin aus dem Colamin herleiten, wenn man den Stickstoff auf die Wertigkeitsstufe 5 bringt und dann vollständig methyliert. Es findet sich auch in freiem Zustand in vielen Organen und ist physiologisch sehr wirksam. Viel wirksamer aber noch ist sein Acetylderivat, das *Acetylcholin* (s. S. 244).

$$\begin{array}{ll} CH_2OH & CH_2OH \\ | & | \quad\quad OH \\ CH_2NH_2 & CH_2 \cdot N{\overset{\diagup}{\diagdown}}(CH_3)_3 \\ \textbf{Colamin} & \textbf{Cholin} \end{array}$$

Die *Glycerinphosphorsäure* kommt in zwei verschiedenen Formen vor, die sich dadurch unterscheiden, daß in der α-Glycerinphosphorsäure eine der primären Alkoholgruppen des Glycerins mit Phosphorsäure verestert ist, in der β-Glycerinphosphorsäure die sekundäre Alkoholgruppe:

$$\begin{array}{ll} CH_2OH & CH_2OH \\ | & | \quad\quad\quad OH \\ {}^{\times}CHOH & CH \cdot O-P{\overset{\diagup}{\diagdown}}\!\!=\!\!O \\ | \quad\quad OH & | \quad\quad\quad OH \\ CH_2 \cdot O-P{\overset{\diagup}{\diagdown}}\!\!=\!\!O & CH_2OH \\ \quad\quad\quad OH & \\ \textbf{α-Glycerinphosphorsäure} & \textbf{β-Glycerinphosphorsäure} \end{array}$$

Die α-Glycerinphosphorsäure hat ein asymmetrisches C-Atom, ist also optisch aktiv. Da auch die meisten Phosphatide optisch aktiv sind, hat man früher angenommen, daß die Phosphatide überwiegend die α-Form der Glycerinphosphorsäure enthalten. Das Gegenteil ist aber richtig, man findet weitaus mehr β-Glycerinphosphorsäure. Die optische Aktivität der unreinen Phosphatide beruht wohl großenteils auf Verunreinigung durch andere optisch aktive Stoffe. Aber auch ohne das ist es einleuchtend, daß die Phosphatide eine gewisse optische Aktivität besitzen müssen, da die beiden noch freien alkoholischen Gruppen des Glycerins in den Phosphatiden meist mit verschiedenen Fettsäuren verestert sind.

Mit der Glycerinphosphorsäure ist der eigentliche Kern der beiden Phosphatide Kephalin und Lecithin gegeben. Die beiden noch freien Alkoholgruppen des Glycerins tragen verschiedene Fettsäuremoleküle, und die eine der beiden noch freien Säuregruppen der Phosphorsäure ist mit Cholin verbunden. Es ergibt sich also der folgende Aufbau der Phosphatide, wobei das Kephalin als α-Phosphatid, das Lecithin als β-Phosphatid formuliert ist:

$$
\begin{array}{ccc}
\text{CH}_2\text{O·OC·R}_1 & \text{CH}_2\text{O·OC·R}_1 & \\
| & | & \\
\text{CHO·OC·R}_2 & \text{CHO——P} & \\
| & | & \\
\text{CH}_2\text{O—P} & \text{CH}_2\text{O·OC·R}_2 & \\
& | & \\
\text{CH}_2 & \text{CH}_2 & \text{CH}_2 \\
| & | & | \\
\text{CH}_2\text{·NH}_2 & \text{CH}_2\text{·N(CH}_3)_3 & \text{CH}_2\text{·N≡(CH}_3)_3 \\
\alpha\text{-Kephalin} & \beta\text{-Lecithin} & \text{Inneres Anhydrid} \\
& & \text{des Lecithins}
\end{array}
$$

Entsprechend gibt es auch β-Kephaline und α-Lecithine. Möglicherweise tritt zwischen der Hydroxylgruppe des Cholins und der dritten, noch freien Säuregruppe der Phosphorsäure ein Molekül Wasser aus, so daß sich ein Betain bildet (s. S. 60).

Aus Lecithin und Kephalin sind bisher an Fettsäuren *Palmitinsäure, Stearinsäure, Ölsäure, Linolsäure, Linolensäure* und *Arachidonsäure* erhalten worden. Anscheinend enthält jedes Phosphatidmolekül je eine gesättigte und ungesättigte Fettsäure. Die Kephaline sind besonders reich an mehrfach ungesättigten Säuren. Wegen des Gehaltes an diesen sehr reaktionsfähigen ungesättigten Säuren ist die chemische Aufarbeitung dieser Stoffe sehr schwierig. Wahrscheinlich sind alle bisher isolierten Lecithine, sicherlich aber die Kephaline, nur Gemenge, aber keine chemisch reinen Körper.

Beide Phosphatidarten sind in allen Zellen des Körpers enthalten, die Kephaline vorwiegend in der Gehirnsubstanz, die Lecithine in den übrigen Geweben, besonders reichlich im Herzmuskel. Im Plasma des menschlichen Blutes wurden vorwiegend Kephaline gefunden.

Nach neueren Untersuchungen (SCHUWIRTH) enthalten die Glycerinphosphatide des menschlichen Gehirns als Baustein auch die Aminosäure Serin (s. S. 63), möglicherweise als Vorstufe des Colamins.

Bei der Einwirkung von Schlangengiften und von Bienengift werden Lecithin und Kephalin unter Abspaltung der einen, und zwar der ungesättigten Fettsäure in *Lysolecithin* und *Lysokephalin* umgewandelt. Läßt man diese Stoffe auf rote Blutkörperchen einwirken, so zerstören sie deren Membran, und es kommt zum Austritt des roten Farbstoffes aus den Zellen, zur *Hämolyse* (s. S. 398).

Der Reichtum an ungesättigten Fettsäuren macht die Phosphatide nicht nur chemisch, sondern auch biologisch zu höchst reaktionsfähigen Körpern. Durch das Vorkommen von α- und β-Glycerinphosphorsäure und durch die relativ große Zahl verschiedener Fettsäuren wird es verständlich, daß die Organfette eine so hohe Spezifität aufweisen können. immerhin ist diese nicht absolut. Es ließ sich vielmehr zeigen, daß bei Verfütterung von Elaidinsäure, die in den Fetten der Nahrung gewöhnlich nicht enthalten ist, aus verschiedenen Organen nach einiger Zeit — allerdings in wechselnder Menge — Elaidinsäure isoliert werden konnte. Der Einbau der Elaidinsäure in die einzelnen Organe geht auch mit verschiedener Geschwindigkeit vor sich; so ändert sich die Zusammensetzung des Leberfettes viel rascher als diejenige der Phosphatide im Muskel.

Durch ihr Verhalten gegenüber den üblichen Fettlösungsmitteln, vor allem gegenüber Äther lassen sich zwei Phosphatidfraktionen unterscheiden, von denen die eine sich ohne weiteres dem Gewebe entziehen läßt, die andere erst nach vorhergehender Alkoholbehandlung extrahierbar wird. Diese Fraktion ist — anscheinend durch Bindung an Eiweiß — als Baustein der Zelle fester verankert, wodurch ihre Bedeutung als Protoplasmabaustein nachdrücklichst unterstrichen wird. Am Aufbau der sichtbaren Zellstrukturen sind, das ist besonders für die roten Blutkörperchen erwiesen, die Lipoide, in erster Linie Cholesterin und Lecithin, weitgehend beteiligt. Sie finden sich dabei nicht nur in den Zellmembranen, sondern durchziehen netzartig auch das Innere der Zellen. Die Phosphatide (und auch die Cerebroside) besitzen die Eigenschaften lyophiler Kolloide (s. S. 152), sie quellen mit Wasser zunächst auf und bilden dann durchsichtige kolloide Lösungen. Auf Grund dieses Verhaltens gegenüber dem Wasser erscheinen sie als besonders geeignet, integrierende Bestandteile der Zelle zu sein.

Bringt man Lecithin auf Wasser, so breitet es sich ebenso wie Fettsäuren und Neutralfette auf dem Wasser zu einem monomolekularen Film, d. h. zu einer ein Molekül dicken Schicht aus (s. S. 145). Dies ist möglich, weil es zwei polare Gruppen hat, den „hydrophilen" Glycerinphosphorsäure-Cholinrest, der sich auf der Wasseroberfläche verankert und die „hydrophobe" Paraffinkette, die vom Wasser wegstrebt. Durch Molkohäsion (s. S. 26) werden die auseinanderstrebenden Moleküle zusammengehalten. Durch Verschiebung von Molekülen gegeneinander, besonders bei größeren Lecithinmengen, können anscheinend auch dimolekulare Schichten gebildet werden, die vielleicht einen ähnlichen Aufbau haben wie die den Zellinhalt durchsetzenden netzartigen Strukturen. Für die Durchlässigkeit der Zellmembranen ist wahrscheinlich wichtig, daß die Moleküle eines Lecithinfilms viel weniger dicht gepackt sind, als die eines Films aus reinen Fettsäuren oder aus Cholesterin. Die Lecithinbezirke einer biologischen Membran müssen also eine größere Durchlässigkeit haben als die übrigen Bezirke.

β) Acetalphosphatide.

Bei der Untersuchung des von FEULGEN entdeckten Plasmalogens fanden FEULGEN und BERSIN, daß sich die Plasmalogenfraktion zusammen mit der Phosphatidfraktion gewinnen läßt. Bei der alkalischen Spaltung des Plasmalogens wurden als *Plasmalogensäuren* bezeichnete Körper erhalten, die als Glycerinphosphorsäuren erkannt wurden, an die jeweils ein höherer Aldehyd als cyclisches Acetal gebunden ist. Es handelt sich um Derivate der α- und der β-Glycerinphosphorsäure. Ihnen kommen die folgenden allgemeinen Formeln zu:

$$
\begin{array}{ll}
H_2C\!-\!O\!\diagdown & \\
\quad | \qquad\;\; \diagup\!CH\cdot(CH_2)_n\cdot CH_3 & \\
HC\!-\!O\diagup & \\
\quad | & \\
H_2C\!-\!O\!-\!PO_3H_2 &
\end{array}
\qquad\qquad
\begin{array}{ll}
H_2C\!-\!O\!\diagdown & \\
\quad | & \\
H_2O_3P\!-\!O\!-\!CH \quad\diagdown\!CH\cdot(CH_2)_n\cdot CH_3 \\
\quad | & \\
H_2C\!-\!O\diagup &
\end{array}
$$

α-Plasmalogensäure $\qquad\qquad\qquad\qquad$ **β-Plasmalogensäure**

Weiterhin wurde unter Ausnutzung der Tatsache, daß der Aldehydanteil des Plasmalogens, das Plasmal, leicht durch Sublimat abspaltbar ist, gefunden, daß das Plasmalogen noch Colamin enthält, und zwar ebenso wie im Kephalin verestert mit der Phosphorsäure. In reiner Form konnte ein einheitliches Plasmalogen bisher nicht erhalten werden. Krystallisierte Präparate enthielten nebeneinander die Aldehyde der Stearinsäure und der Palmitinsäure, das Stearal und das Palmital, und zwar als α- und als β-Plasmalogensäuren. Es ist damit sichergestellt, daß es eine Reihe verschiedener Plasmalogene geben muß; wahrscheinlich kommen auch solche mit ungesättigten Aldehyden vor. Diese konnten aber noch nicht isoliert werden. Auf Grund der vorstehenden Ergebnisse sind die beiden Palmital-Plasmalogene folgendermaßen zu formulieren (durch die Punktierungen sind die verschiedenen Baustücke der Moleküle voneinander abgesetzt):

$$
\begin{array}{ll}
\text{H}_2\text{C}-\text{O} \\
\quad\quad\quad\quad \text{CH}\cdot(\text{CH}_2)_{14}\cdot\text{CH}_3 \\
\text{HC}-\text{O}\quad\text{O} \\
\text{H}_2\text{C}-\text{O}--\text{P}-\text{O}\ \text{CH}_2\cdot\text{CH}_2(\text{NH}_2) \\
\quad\quad\quad\quad\ \text{OH}
\end{array}
$$

α-Palmital-Plasmalogen   **β-Palmital-Plasmalogen**

$$
\begin{array}{l}
\quad\quad\quad\quad\quad\quad \text{O}\quad\quad \text{H}_2\text{C}-\text{O} \\
\text{CH}_2(\text{NH}_2)\cdot\text{CH}_2\ \text{O}-\text{P}-\ \text{O}-\text{CH}\quad\quad \text{CH}\cdot(\text{CH}_2)_{14}\cdot\text{CH}_3 \\
\quad\quad\quad\quad\quad\quad \text{OH}\quad\quad \text{H}_2\text{C}-\text{O}
\end{array}
$$

2. Phosphatidsäuren.

Durch die Abspaltung der N-haltigen Basen gehen die Phosphatide in N-freie Stoffe über, die als Phosphatidsäuren bezeichnet werden. Sie sind bisher nur aus Kohlblättern und aus Spinat sowie aus Tuberkelbacillen gewonnen worden. Ob sie Vorstufen der Phosphatidsynthese sind, ist ebenso ungeklärt wie die Frage, ob sie im tierischen Organismus vorkommen oder von Bedeutung für seinen Stoffwechsel sind.

3. Diaminophosphatide (Sphingomyeline).

Die *Sphingomyeline* sind in ihrem Bau von den anderen Phosphatiden in sehr charakteristischer Weise unterschieden; allerdings ist die genaue Konstitution dieser Stoffe in einigen Punkten noch nicht aufgeklärt. Unter ihren Bausteinen fehlt das Glycerin. An seiner Stelle findet sich ein ungesättigter zweiwertiger höherer Aminoalkohol, das *Sphingosin*, außerdem enthalten sie wie die anderen Phosphatide *je ein Molekül Phosphorsäure und Cholin,* aber nur *ein Molekül Fettsäure.* Dem Sphingosin wird die folgende Struktur zugeschrieben:

$$
\begin{array}{c}
\text{NH}_2 \\
| \\
\text{CH}_3\cdot(\text{CH}_2)_{12}-\text{CH}=\text{CH}-\text{CH}-\text{CHOH}-\text{CH}_2\text{OH}
\end{array}
$$

Sphingosin

Die Sphingomyeline sind aus ihren verschiedenen Bausteinen wahrscheinlich in der folgenden Weise zusammengefügt:

$$
\begin{array}{ll}
\text{R}\cdot\text{C}=\text{O} & \text{Fettsäurerest} \\
| \\
\text{NH} \\
| \\
\text{CH}_3\ (\text{CH}_2)_{12}-\text{CH}=\text{CH}-\text{CH}-\text{CH}-\text{CH}_2\text{OH} & \text{Sphingosinrest} \\
\quad\quad\quad\quad\quad\quad\quad\quad\quad\quad\quad | \\
\quad\quad\quad\quad\quad\quad\quad\quad\quad\quad\quad \text{O} \\
\quad\quad\quad\quad\quad\quad\quad\quad\quad\quad\quad | \quad \text{OH} \\
\quad\quad\quad\quad\quad\quad\quad\quad\quad\quad\quad \text{P}=\text{O} & \text{Phosphorsäurerest} \\
\quad\quad\quad\quad\quad\quad\quad\quad\quad\quad\quad\ \ \text{O} \\
\quad\quad\quad\quad\quad\quad\quad\quad\quad\quad\quad | \\
\quad\quad\quad\quad\quad\quad\quad\quad\quad\quad\quad \text{CH}_2 \\
\quad\quad\quad\quad\quad\quad\quad\quad\quad\quad\quad | \quad\ \text{OH} \\
\quad\quad\quad\quad\quad\quad\quad\quad\quad\quad\quad \text{CH}_2\cdot\text{N} \\
\quad\quad\quad\quad\quad\quad\quad\quad\quad\quad\quad\quad\quad\ (\text{CH}_3)_3 & \text{Cholinrest}
\end{array}
$$

Sphingomyelin

Anscheinend kann die freie Alkoholgruppe des Sphingosinrestes mit einem weiteren Fettsäuremolekül verestert sein.

Sphingomyeline kommen vor allem im Gehirn vor, jedoch auch in den verschiedensten phosphatidreichen Organen; selbst die Phosphatide der Blutflüssigkeit enthalten erhebliche Mengen Sphingomyelin. Die bisher dargestellten Präparate sind als Gemische aus drei verschiedenen Stoffen aufzufassen, welche als Fettsäure jeweils die Stearinsäure, die Nervonsäure (s. unten) und die Lignocerinsäure enthalten (KLENK). In Sphingomyelinen anderer Herkunft fand sich auch Palmitinsäure.

Bei einer Störung des Lipoidstoffwechsels, der NIEMANN-PICKschen Krankheit, findet man in Leber, Milz und Gehirn eine überaus große Anhäufung von Sphingomyelinen. Man hat daraus geschlossen, daß sie Zwischenprodukte des intermediären Fettstoffwechsels seien.

d) Cerebroside.

Die vierte Gruppe der Lipoide, die Cerebroside, stehen in bezug auf Löslichkeit und sonstige physikalische Eigenschaften den Phosphatiden sehr nahe. Sie zeigen mit ihnen auch im chemischen Aufbau eine gewisse Verwandtschaft, enthalten jedoch weder Phosphorsäure noch Cholin, sondern ergeben bei der Aufspaltung neben *Sphingosin* ein Molekül einer *höheren Fettsäure* und als dritten Baustein ein Kohlenhydrat, die *Galaktose*. Anscheinend gibt es ferner Cerebroside mit mehreren Hexosemolekülen, unter denen sich auch Glucose findet. Die Untersuchung und exakte Identifizierung der Cerebroside stößt auf die gleichen Schwierigkeiten wie die der Phosphatide. Mit Sicherheit sind bisher vier verschiedene Cerebroside bekannt, die sich lediglich durch das in ihnen enthaltene Fettsäuremolekül voneinander unterscheiden. Unter diesen Fettsäuren, die alle 24 C-Atome haben, finden sich zwei normale, und zwar je eine gesättigte und ungesättigte Säure, und zwei Oxyfettsäuren, die sich von den beiden ersten ableiten (KLENK).

$C_{24}H_{48}O_2$: CH_3—$(CH_2)_{22}$—$COOH$ Lignocerinsäure

$C_{24}H_{46}O_2$: CH_3—$(CH_2)_7$—$CH=CH$—$(CH_2)_{13}$—$COOH$ Nervonsäure

$C_{24}H_{48}O_3$: CH_3—$(CH_2)_{21}$—$CHOH$—$COOH$ Cerebronsäure

$C_{24}H_{46}O_3$: CH_3—$(CH_2)_7$—$CH=CH$—$(CH_2)_{12}$—$CHOH$—$COOH$ Oxynervonsäure

Neuerdings wurde auch das Vorkommen eines Cerebrosids wahrscheinlich gemacht, das eine ungesättigte C_{26}-Säure (Hexacosensäure) enthält.

Die nahe Verwandtschaft dieser Säuren, die in den Formeln zum Ausdruck kommt, findet ihre Bestätigung darin, daß die Nervonsäure durch Hydrierung in Lignocerinsäure übergeführt werden kann und daß die Oxynervonsäure durch Hydrierung in Cerebronsäure übergeht. Diese läßt sich zur Lignocerinsäure reduzieren.

Aus den drei Bausteinen Galaktose, Sphingosin und Fettsäure bauen sich die vier Cerebroside nach dem folgenden Schema auf:

$$R \cdot C = O \qquad \text{Fettsäurerest}$$
$$|$$
$$NH$$
$$|$$
$$CH_3\text{—}(CH_2)_{12}\text{—}CH = CH\text{—}CH\text{—}CH\text{—}CH_2OH \qquad \text{Sphingosinrest}$$
$$|$$
$$O$$
$$|$$
$$CH_2OH\text{—}CH\text{—}(CHOH)_3\text{—}C\text{—}H \qquad \text{Galaktoserest}$$
$$|\underline{\qquad\qquad O \qquad\qquad}|$$

Schematischer Aufbau eines Cerebrosids.

Die Galaktose ist, wie die Formel zeigt, glucosidisch mit dem Sphingosin verbunden. Aus den vier genannten Fettsäuren entstehen die folgenden Cerebroside:

> Lignocerinsäure . — → *Kerasin*
> Nervonsäure — → *Nervon*
> Cerebronsäure — → *Cerebron (Phrenosin)*
> Oxynervonsäure — → *Oxynervon*

Das Oxynervon ist bisher noch nicht in reiner Form erhalten worden, jedoch bestehen an seiner Existenz keine Zweifel. Das Cerebron überwiegt an Menge weitaus über die drei anderen Cerebroside.

Die Cerebroside finden sich ebenso wie die Sphingomyeline vor allem im Gehirn und im Nervengewebe, und zwar fast ausschließlich in der weißen Substanz. In geringen Mengen sind sie aber auch in anderen Organen aufgefunden worden.

Bei der GAUCHERschen Krankheit wurde in einigen Fällen ein glucosehaltiges Cerebrosid aus der Milz isoliert.

Es mehren sich die Anzeichen dafür, daß neben den in ihrer Struktur bekannten Lipoiden noch andere derartige Stoffe vorkommen, die zu den Cerebrosiden oder Sphingomyelinen Beziehungen aufweisen. So beschreibt KLENK neuartige Lipoide, die *Ganglioside*, die zuerst in den Ganglienzellen des Gehirns, später auch in der Milz gefunden wurden. Sie finden sich in kleiner Menge im normalen Gehirn, in größerer bei der schon erwähnten NIEMANN-PICKschen Krankheit und in noch größerer bei der kindlichen amaurotischen Idiotie (Typ Tay-Sachs). Ihre Struktur im einzelnen ist noch nicht bekannt. Der Abbau liefert als Spaltprodukte Fettsäuren, und zwar hauptsächlich Stearinsäure, Sphingosin oder eine ihm ähnliche Base, größere Mengen Galaktose neben wenig Glucose und schließlich eine bisher unbekannte *Neuraminsäure*, die eine Aminosäure mit ausgesprochen sauren Eigenschaften ist.

Neuerdings sind SO_4-Ester von Cerebrosiden isoliert, diejenigen des Cerebrons und Kerasins auch synthetisiert worden (CHARGAFF), die die Eigenschaft haben, die Blutgerinnung zu hemmen.

Weitere früher zu den Lipoiden, insbesondere zu den Phosphatiden und Cerebrosiden gezählte Stoffe wie das *Cuorin* (aus Herzmuskel), das *Protagon* (aus Gehirn) und das *Jecorin* (aus Leber) sind chemisch nicht einheitlich, sondern Gemische aus Lipoiden und verschiedenen Abbauprodukten.

Schrifttum.

BULL, H. B.: The biochemistry of the lipids. London 1937. — SCHMITZ, E.: Chemie der Fette. Handbuch der normalen und pathologischen Physiologie, Bd. 3. 1927. — THIERFELDER, H. u. E. KLENK: Die Chemie der Cerebroside und Phosphatide. Berlin 1930.

C. Sterine und Gallensäuren.

Die Sterine werden gewöhnlich zu den Lipoiden gerechnet, jedoch erscheint es berechtigt, sie in einem besonderen Kapitel zu behandeln, weil sie die Grundstoffe für viele Körperbausteine von wichtigster funktioneller Bedeutung sind. Diese Stoffe, die in engster struktureller Verwandtschaft zu den Sterinen stehen, werden als *Steroide* bezeichnet, es sind die Gallensäuren, die verschiedenen D-Vitamine, die Gruppe der Sexualhormone und die spezifischen Wirkstoffe der Nebennierenrinde. Wegen ihrer besonderen Wirkung sollen aber diese Stoffe auch hinsichtlich ihres chemischen Aufbaus an anderer Stelle behandelt werden (s. S. 194, 202 u. 221ff.).

a) Sterine.

Die Sterine finden sich sowohl im Pflanzenreich als auch im Tierreich in weiter Verbreitung. Entsprechend dem Vorkommen unterscheidet man

die tierischen, die pflanzlichen und die Pilzsterine *(Zoosterine, Phyto-
sterine* und *Mycosterine)*. Phytosterine sind das Sitosterin und das
Stigmasterin; Zoosterine das Cholesterin und das Koprosterin; zu den
Mycosterinen gehört das Ergosterin.

Phenanthren

Alle Sterine sind chemisch als *hochmolekulare, sekundäre, einwertige
Alkohole* charakterisiert, deren Struktur dank den Forschungen von
WINDAUS und seiner Schule in den letzten Jahren endgültig aufgeklärt
werden konnte. Das Strukturbild dieser Körper läßt sich am einfachsten
auf das Ringsystem des Phenanthrens zurückführen, und zwar auf ein
völlig hydriertes Phenanthren, an das ein Pentan als 4. Ring angelagert
ist. Der Grundkohlenwasserstoff, von dem sich die Sterine, die Gallensäuren, D-Vitamine, Sexualhormone, Nebennierenrindenhormone und alle
ihre natürlich vorkommenden oder im Laboratorium hergestellten Derivate
herleiten, ist also das Cyclo-pentano-perhydro-phenanthren. Es wird als

Steran

Steran bezeichnet. Um die Art der Substitutionen und die sonstigen
Umwandlungen im Ringsystem beschreiben zu können, bezeichnet man
die 4 Ringe und die sie aufbauenden Atome in der in der Formel
gekennzeichneten Weise mit Buchstaben oder Zahlen.

In allen bisher genauer untersuchten Sterinen findet sich in der Stellung 3 eine alkoholische Hydroxylgruppe und in den Stellungen 10 und 13
je eine Methylgruppe. Die Unterschiede zwischen den einzelnen Sterinen
bestehen im Grade der Sättigung und in der Struktur der Seitenkette,
die am C-Atom 17 verankert ist. Der eigentliche Grundkohlenwasserstoff
des Cholesterins, des wichtigsten tierischen Sterins, ist das *Cholestan.* Die
Betrachtung seiner Formel zeigt, daß im kondensierten Ringsystem des
Cholestans selber 7 und in der Seitenkette ein weiteres, im ganzen also
8 asymmetrische C-Atome vorkommen, zu denen noch ein 9. hinzutritt,
wenn bei der Entstehung der Sterine in Stellung 3 die alkoholische Gruppe
eingeführt wird. Für Körper vom Bau des Cholestans bestehen also 2^8, für
die entsprechenden Alkohole, die Sterine 2^9, d. h. also 256 oder 512 Isomeriemöglichkeiten. Jedoch wird durch das Auftreten von Doppelbindungen bei den meisten Sterinen die Zahl dieser Möglichkeiten wieder
verkleinert. Die Isomerien sind cis-trans-Isomerien in bezug auf die

Stellung der Substituenten zur Ringebene. Man bezeichnet in den Formeln
durch einen (————) ausgezogenen Valenzstrich die über der Ringebene,
durch einen (   ) punktierten die unter der Ringebene liegenden Bindungen. Man hat sich also vorzustellen, daß in den cis-Formen die ent-

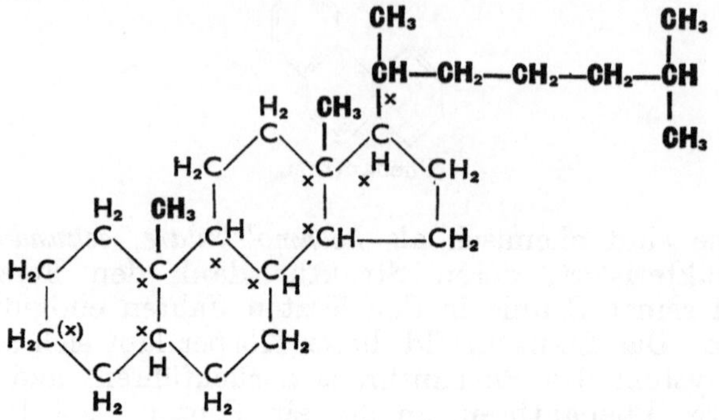

Cholestan

sprechenden Atome oder Radikale über der Ringebene, bei der trans-
Form das eine über, das andere unter der Ringebene liegen. *Dabei gilt
als Fixpunkt für die Bezeichnung aller Substitutionen die Stellung der
Methylgruppe am C-Atom 10.* Zieht man die cis- und trans-Isomerie für das
C-Atom 5 in Betracht, so ergeben sich bei im übrigen völlig gleicher
Konstitution die beiden isomeren Kohlenwasserstoffe *Cholestan* (trans-)
und *Koprostan* (cis-).

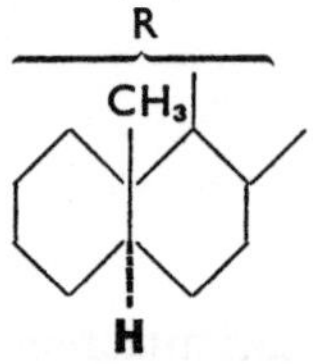

Cholestan 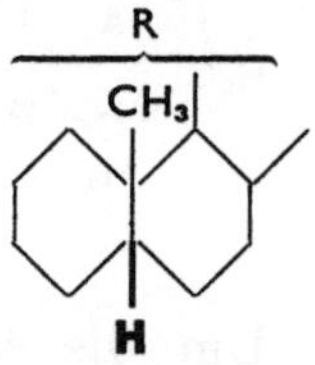   Koprostan

Die dem Cholestan und dem Koprostan entsprechenden Alkohole sind
das *Cholestanol* und das *Koprosterin*.

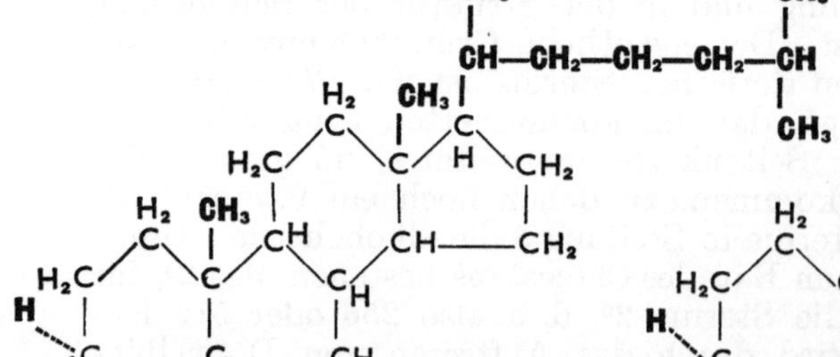

Cholestanol 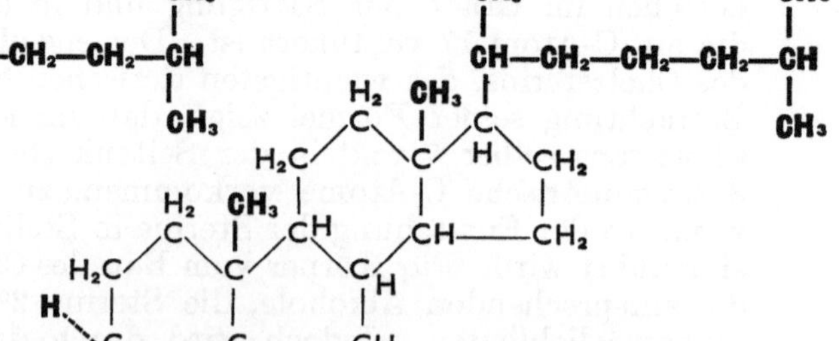   Koprosterin

In diesen beiden Verbindungen ist auch das C-Atom 3 asymmetrisch, es kann also die OH-Gruppe in cis- oder trans-Stellung (in bezug auf C_{10}) stehen. Die cis-Stellung bezeichnet man durch das Präfix „*normal-*“,

epi-Cholestanol   epi-Koprosterin

die trans-Formen durch „*epi-*“ (s. die Formelbilder). Diese verschiedenen Isomeriemöglichkeiten sind nicht nur von theoretischem Interesse, sondern haben weittragende praktische Bedeutung, da Steroide, die sich von den verschiedenen Isomeren ableiten lassen, sich durch ihre physiologische Wirksamkeit sehr voneinander unterscheiden (s. S. 221 f.). Es sind darum diese Beziehungen nochmals tabellarisch zusammengestellt.

Bei der Bezeichnung der „normalen“ Verbindungen läßt man das Präfix im allgemeinen fort, spricht also nur von Cholestanol, Koprosterin, Cholesterin usw.

Durch Dehydrierung und dadurch bedingte Einführung einer Doppelbindung zwischen den C-Atomen 5 und 6 entsteht aus dem Cholestanol das **Cholesterin**, das weitaus wichtigste Zoosterin.

	Stellung des	
	OH an C_3	H an C_5
	(in bezug auf CH_3 an C_{10})	
(normal)-Cholestanol . . .	cis	trans
(normal)-Koprosterin . .	cis	cis
epi-Cholestanol	trans	trans
epi-Koprosterin	trans	cis

Cholesterin

Von den pflanzlichen Sterinen sei wiedergegeben die Formel des *Stigmasterins*, des neben den verschiedenen Sitosterinen wichtigsten Pflanzensterins, und von den Pilzsterinen die des *Ergosterins*, das z. B. aus Hefe gewonnen werden kann.

Die beiden erwähnten Sterine sind vom Cholesterin durch den Aufbau der Seitenkette unterschieden, das Ergosterin außerdem noch durch den Besitz einer weiteren Doppelbindung im Ring B zwischen den C-Atomen 7 und 8.

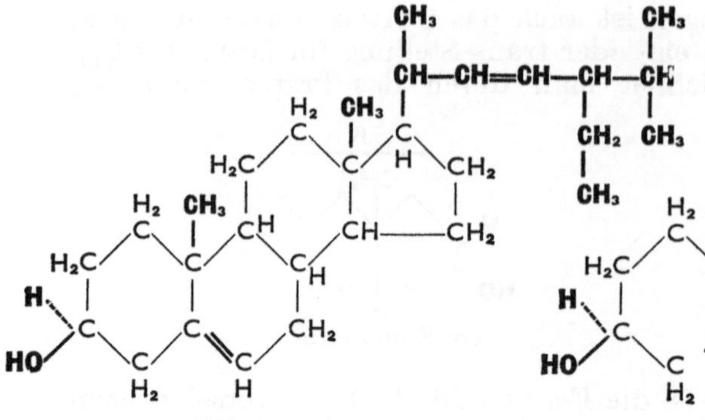

Stigmasterin 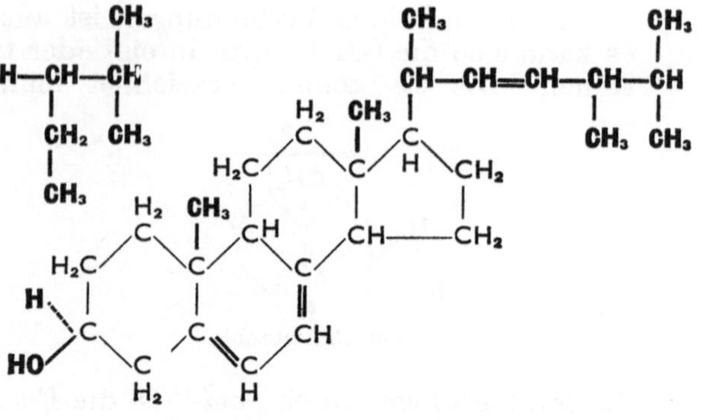   **Ergosterin**

Von den verschiedenen Sterinen kommt bei den Wirbeltieren als Bestandteil der Körperzellen nur das *Cholesterin* vor. Bei niederen Tieren wurden auch noch einige weitere, in ihrer Struktur allerdings noch nicht völlig aufgeklärte Sterine gefunden. Das Cholesterin ist im Körper außerordentlich verbreitet und findet sich in allen Zellen und Körperflüssigkeiten, und zwar teils in freier Form, teils gebunden als Ester höherer Fettsäuren. Die Möglichkeit der Esterbildung beruht natürlich auf dem Besitz der sekundären Alkoholgruppe. Das Verhältnis von freiem zu gebundenem Cholesterin ist von Organ zu Organ recht verschieden und hängt außerdem anscheinend weitgehend von den funktionellen Verhältnissen im Organismus ab. Den höchsten Cholesteringehalt haben die Nebennieren, weiterhin das Nervengewebe und auch die Haut. Es ist bemerkenswert, daß das Cholesterin in seinem Vorkommen weitgehend vergesellschaftet ist mit den anderen Lipoiden, insbesondere den Phosphatiden.

Cholesterin kann in großer Menge in Gallensteinen vorhanden sein; manche Gallensteine bestehen fast völlig aus reinem Cholesterin. Sie sind damit das bequemste Ausgangsmaterial für seine Gewinnung.

Gleichzeitig mit dem Cholesterin findet man in den meisten Geweben auch geringe Mengen von Cholestanol. Die frühere Annahme, daß die Gewebe auch kleine Mengen von Ergosterin enthalten, bedarf sicherlich der Korrektur (s. S. 193). Das *Koprosterin* ist kein Bestandteil der Zellen, sondern findet sich nur in den Faeces. Es entsteht im Darm aus Cholesterin durch die reduzierende Wirkung der Darmbakterien. Das Cholesterin gelangt mit der Galle in den Darm und wird dort zum Teil in Koprosterin umgewandelt.

Das Cholesterin ist ebenso wie das Lecithin am Aufbau der Zellmembranen beteiligt. Es ist an anderer Stelle ausgeführt (s. S. 41), daß die Durchlässigkeit von Zellmembranen wahrscheinlich mitbedingt ist durch die besondere Art der Anordnung der Lecithinmoleküle. Das Cholesterin verhält sich dagegen ausschließlich als hydrophober Stoff, so daß ihm eher eine membrandichtende Wirkung zukommt. Es ist anscheinend weiterhin von Bedeutung für die Entgiftung von körperfremden Stoffen und scheint an manchen Immunisierungsvorgängen beteiligt zu sein. Ob es auch noch weitere physiologische Funktionen zu erfüllen hat, steht noch nicht mit Sicherheit fest. Insbesondere ist noch nicht geklärt, ob es auch die *biologische* Muttersubstanz der verschiedenen Stoffe ist, die bei rein *struktur-chemischer* Betrachtung die allernächste Verwandtschaft mit ihm oder mit anderen Sterinen haben.

Mit Sicherheit steht dagegen fest, daß der Orgnismus nicht auf die Zufuhr von Cholesterin mit der Nahrung angewiesen ist, sondern daß er diesen Stoff selber synthetisieren kann. Das in der Nahrung enthaltene Cholesterin wird zwar im Darm resorbiert, aber aus zahlreichen ganz verschieden angelegten Versuchsanordnungen geht hervor, daß der Tierkörper auf diese Zufuhr zur Bestreitung seines Cholesterinbedarfs nicht angewiesen ist. So wurde in Tierversuchen, sehr häufig auch über längere Zeiten hin, eine negative Cholesterinbilanz beobachtet, d. h. die Ausscheidung an Cholesterin war höher als die Aufnahme. Ferner wurde beobachtet, daß das Hühnerei während der Bebrütung eine deutliche Zunahme seines Gehaltes an Cholesterin erfährt und schließlich wurde auch gezeigt, daß junge Hunde, die eine Reihe von Wochen völlig cholesterinfrei ernährt worden waren, einen viel höheren Cholesteringehalt hatten als Tiere vom gleichen Wurf, die sofort getötet und untersucht wurden (BEUMER).

Diese Verhältnisse können nicht dadurch ge- und erklärt werden, daß etwa eine Resorption und Umwandlung von pflanzlichen Sterinen stattgefunden hätte, vielmehr ist für alle daraufhin untersuchten Phytosterine eindeutig klargestellt, daß sie die Darmwand nicht passieren können, sondern unverändert mit dem Kot wieder ausgeschieden werden (SCHÖNHEIMER). Die Muttersubstanz für die Cholesterinsynthese im Körper ist aber noch nicht bekannt.

Man hat angenommen, daß sie vielleicht in der Ölsäure zu suchen wäre. Auch andere vielgliedrige C-Ketten können anscheinend in Cholesterin umgewandelt werden. So zeigen Leber, Niere und Milz, wenn man sie unter Zusatz von Squalen (s. S. 53) aufbewahrt, eine Cholesterinvermehrung. Neuerdings ist jedoch wahrscheinlich gemacht worden, daß Cholesterin und verwandte Ringsysteme aus C_3-Ketten, etwa aus Kohlenhydratresten, aufgebaut werden können.

b) Gallensäuren.

In der Galle, dem Sekret und Exkret der Leber finden sich in Form ihrer Alkalisalze eine Reihe von Säuren, die man nach dem Orte ihres Vorkommens als Gallensäuren bezeichnet, und zwar, da sie sich aus zwei Bestandteilen zusammensetzen, als *gepaarte Gallensäuren*. Von ihren Bausteinen hat der eine einen hochmolekularen Bau und ist für die Galle spezifisch, es sind die *spezifischen Gallensäuren*, der andere Baustein ist eine niedermolekulare Substanz, und zwar entweder die einfachste Aminosäure, das *Glykokoll* (s. S. 63), oder ein Derivat der Aminosäure Cystein, das *Taurin* (s. S. 64). Nach dem in ihnen enthaltenen niederen Paarling bezeichnet man die gepaarten Gallensäuren als *Glykocholsäuren* und *Taurocholsäuren*.

Der hochmolekulare Bestandteil der gepaarten Gallensäuren ist nicht einheitlicher Natur, sondern besteht aus einer Reihe von verschiedenen Oxy-monocarbonsäuren. Jedoch entsteht bei völliger Reduktion dieser Säuren eine einheitliche Substanz, die *Cholansäure*, deren nahe Verwandtschaft mit den Sterinen sich daraus ergibt, daß die Kohlenwasserstoffe Cholestan und Koprostan bei Oxydation der Seitenkette unter Abspaltung eines Moleküls Aceton in zwei stereoisomere Säuren umgewandelt werden können, die *Cholansäure* und die *Allocholansäure*, die sich ebenso wie das Cholestan und das Koprostan durch die cis-trans-Isomerie am C-Atom 5 voneinander unterscheiden.

Die in der Galle vorkommenden spezifischen Gallensäuren unterscheiden sich von der Cholansäure durch den Besitz von ein bis drei sekundären

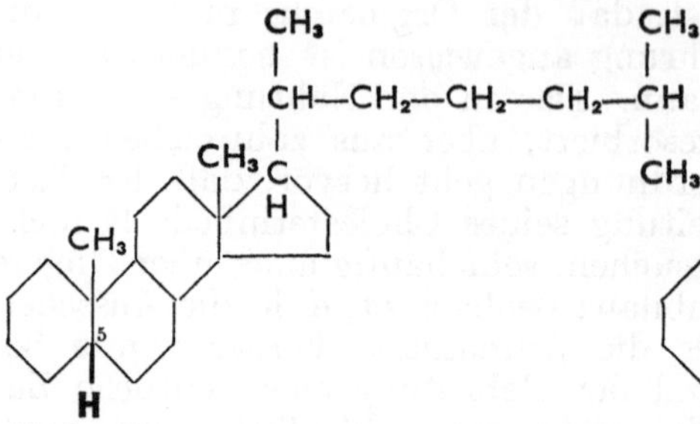

Koprostan

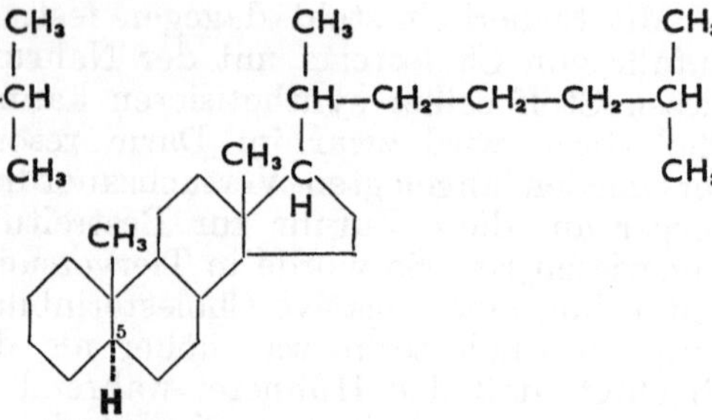

Cholestan

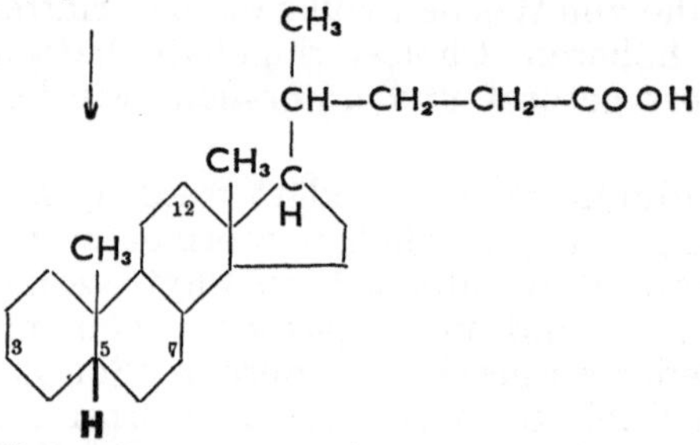

Cholansäure

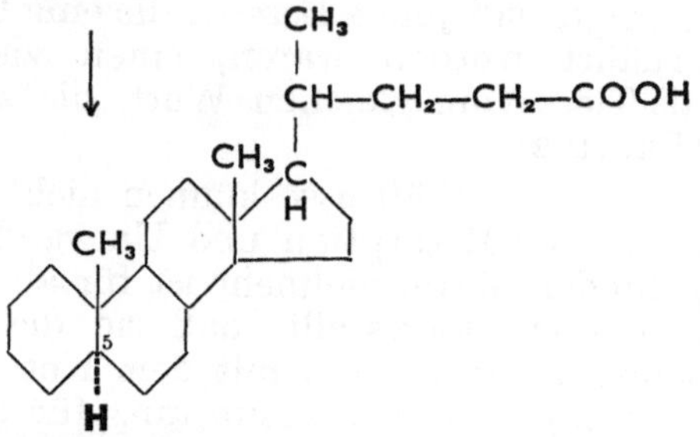

Allocholansäure

Alkoholgruppen, die eine entsprechende Zahl von CH_2-Gruppen im Ringsystem substituieren. In der Menschen- und in der Rindergalle entfällt
die Hauptmenge der Gallensäuren auf die

Cholsäure (3.7.12-Trioxycholansäure)

und die

Desoxycholsäure (3.12-Dioxycholansäure).

Als weitere Dioxycholansäure kommt in der menschlichen Galle die

Anthropodesoxycholsäure (3.7-Dioxycholansäure)

vor, die wegen ihrer Anwesenheit in der Gänsegalle auch als *Chenodesoxy-
cholsäure* bezeichnet wird.

Daneben enthalten menschliche Galle in geringer, Gallensteine in größerer
Menge die

Lithocholsäure (3-Monooxycholansäure).

Aus den Gallen anderer Tiere sind noch zahlreiche andere Gallensäuren isoliert worden.

In seltenen Fällen ist das Auftreten von freien spezifischen Gallensäuren
in der Galle beobachtet worden, als Regel gilt jedoch die Vereinigung der
oben angeführten Säuren mit Glykokoll und Taurin zu Glykocholsäure,
Glykodesoxycholsäure, Taurocholsäure, Taurodesoxycholsäure usw. Diese
Vereinigung kommt unter Wasseraustritt zwischen der Carboxylgruppe
der spezifischen Gallensäure und der Aminogruppe des Glykokolls oder
des Taurins, also durch Säureamidbindung, zustande; z. B.:

$$C_{20}H_{33} \cdot (CHOH)_3 \cdot COOH + NH_2 \cdot CH_2 \cdot COOH \rightarrow C_{20}H_{33} \cdot (CHOH)_3 \cdot CO \cdot NH \cdot CH_2 \cdot COOH$$

Cholsäure   Glykokoll   Glykocholsäure

$$C_{21}H_{35} \cdot (CHOH)_2 \cdot COOH + NH_2 \cdot CH_2 \cdot CH_2 \cdot SO_3H \rightarrow$$

Desoxycholsäure   Taurin

$$C_{21}H_{35} \cdot (CHOH)_2 \cdot CO \cdot NH \cdot CH_2 \cdot CH_2 \cdot SO_3H$$

Taurodesoxycholsäure

In ganz entsprechender Weise erfolgt die Bildung der anderen gepaarten Gallensäuren.

Von besonderer biologischer Bedeutung ist die eigenartige Tatsache,
*daß sich Desoxycholsäure, Glykodesoxycholsäure und Taurodesoxycholsäure
mit Fettsäuren zu Molekülverbindungen, den* **Choleinsäuren,** *vereinigen,*
die man in ihrem Aufbau den Koordinationsverbindungen der anorganischen Chemie vergleichen kann. Aus der Galle wurde eine Choleinsäure
isoliert, welche auf 1 Molekül Fettsäure 8 Moleküle Desoxycholsäure enthielt. Als Fettsäurebestandteile wurden Palmitinsäure und Stearinsäure
gefunden, jedoch sind auf synthetischem Wege auch Choleinsäuren mit
anderen gesättigten und ungesättigten Fettsäuren erhalten worden. Die
biologische Bedeutung der Bildung der Choleinsäure besteht darin, daß
in der Anlagerungsverbindung an die Gallensäuren die Fettsäuren wasserlöslich werden, und man erblickt heute in der Bildung der Choleinsäuren
eine der Voraussetzungen sowohl für die Emulgierung der Fette im Darm
als auch für ihre Resorption durch die Darmwand (s. S. 320, 327).

Außer den Fettsäuren können sich aber auch noch eine große Zahl von ganz verschiedenen organischen Körpern nach dem Choleinsäureprinzip mit Desoxycholsäure vereinigen,
u. a. auch das Cholesterin und das Carotin (s. S. 54). Alle diese Stoffe werden durch die
Anlagerung wasserlöslich und — soweit es sich um biologisch wichtige Stoffe handelt, ist das
besonders bedeutungsvoll — damit auch resorbierbar (*,,hydrotrope Wirkung"*). Das Bildungs-
prinzip und das eigenartige physikalische Verhalten der Choleinsäuren in bezug auf ihre
Löslichkeit haben also über den speziellen Fall der Fettsäuren hinaus eine ganz allgemeine
Bedeutung und Gültigkeit.

Die nahen chemischen Beziehungen zwischen dem Cholesterin und den
Gallensäuren haben natürlich zu der Vorstellung geführt, daß das Cholesterin die Muttersubstanz der Gallensäuren im Organismus ist. Der Versuch jedoch, entweder durch Fütterung oder durch Injektion von Cholesterin
oder Cholesterinestern die Gallensäurebildung zu steigern, verlief völlig
negativ. Der positive Ausfall bei dem Versuche das gleiche durch Koprosterin zu erzielen, kann nicht als beweisend angesehen werden, da die
Mehrausscheidung an Gallensäuren die gleichzeitige Zufuhr an Koprosterin um ein mehrfaches übertraf; es handelt sich also offenbar mehr um
eine Reizwirkung des Koprosterins als um seine Umwandlung. So erscheint
heute als die wahrscheinlichste Annahme die Vorstellung, daß das Cholesterin und die Gallensäuren aus einer gemeinsamen Vorstufe sich
herleiten, daß aber von einem bestimmten Punkte ab eine Verzweigung
des Aufbauweges erfolgt, so daß entweder Gallensäuren oder Cholesterin
entstehen.

Die Bedeutung der Sterine als Grundstoffe für andere biologisch wichtige Körper ist mit den Beziehungen zu den Gallensäuren noch nicht
erschöpft, es kommen hinzu die nahe Verwandtschaft mit den antirachitischen Vitaminen, den Hormonen der Nebennierenrinde und den verschiedenen Sexualhormonen (s. S. 194, 202 u. 221 ff.). Weiterhin stehen
die Sterine auch noch zu anderen Stoffen in nächster struktureller
Beziehung, den Saponinen und den herzwirksamen Stoffen aus Digitalis
und Strophantus. Diese Stoffe haben jedoch eher ein pharmakologisches
als ein physiologisches Interesse.

Schrifttum.

Lettre, H. u. H. H. Inhoffen: Über Sterine, Gallensäuren und verwandte Naturstoffe. Stuttgart 1936.

D. Carotinoide.

Die Carotinoide sind gelbe bis tiefviolette Farbstoffe. Wegen ihrer Löslichkeit in Fetten und Fettlösungsmitteln werden sie auch als *Lipochrome* bezeichnet und den Lipoiden zugerechnet. Im Tier- und besonders im Pflanzenreich sind die Carotinoidfarbstoffe weit verbreitet. Bisher sind etwa 20 verschiedene natürlich vorkommende Carotinoide bekannt geworden, und durch chemische Eingriffe sind aus diesen zahlreiche Abbau- und Umwandlungsprodukte mit Carotinoidcharakter erhalten worden. Bei ihrem natürlichen Vorkommen sind die Carotinoide immer mit den Lipoiden und Fetten vergesellschaftet. In der Pflanze finden sie sich häufig als Farbwachse, also als Ester eines Carotinoids mit Alkoholcharakter und einer höheren Fettsäure, im tierischen Gewebe sind sie gelegentlich, so im *Astacin* aus Hummerschalen, in Verbindung mit Eiweiß, also als Chromoproteide, aufgefunden worden. Die meisten Carotinoide finden sich jedoch, schon durch ihre chemische Konstitution bedingt, in freier Form.

Ihrem chemischen Charakter nach lassen sie sich in zwei Gruppen gliedern, von denen die erste aus hochmolekularen, ungesättigten Kohlenwasserstoffen besteht, die zweite außerdem noch Sauerstoff enthält. Die Doppelbindungen liegen als konjugierte Doppelbindungen ($>C=CH-CH=C<$) vor. Der Farbstoffcharakter der Carotinoide beruht auf ihrer Polyennatur, sättigt man die Doppelbindungen ab, so geht der Farbstoffcharakter verloren. Da außerdem nachgewiesen werden konnte, daß die Carotinoide CH_3-Seitenketten haben, war ein Hinweis auf ihren formalen Zusammenhang mit dem **Isopren** (Methylbutadien) gegeben;

$$CH_2=C-CH=CH_2$$
$$|$$
$$CH_3$$

Isopren

die Carotinoide sind also ebenso wie andere Naturstoffe, so die Terpene, der Kautschuk und das Phytol, als Isoprenderivate gekennzeichnet. Der Zusammenlagerung der in den Carotinoiden vereinigten Isoprenreste geht offenbar eine weitere Dehydrierung etwa nach dem Schema

$$CH_2=C-CH=CH_2 \quad \xrightarrow{-H_2} \quad =CH-C=CH-CH=$$
$$|\qquad\qquad\qquad\qquad\qquad\qquad |$$
$$CH_3\qquad\qquad\qquad\qquad\qquad CH_3$$

voraus, und durch Verknüpfung derartiger Isoprenreste baut sich dann das Gerüst der Carotinoide auf:

$$==CH-C=CH-CH= \;\; =CH-C=CH-CH= \;\; =CH-C=CH-CH= \; =$$
$$|\qquad\qquad\qquad\qquad |\qquad\qquad\qquad\qquad |$$
$$CH_3\qquad\qquad\qquad CH_3\qquad\qquad\qquad CH_3$$

erster   zweiter   dritter

Isoprenrest

Der Abschluß einer solchen Polyenkette, die bei den verschiedenen Carotinoiden aus einer wechselnden Zahl von Gliedern besteht, erfolgt, soweit bisher bekannt, durch Methylgruppen, durch sauerstoffhaltige Gruppen oder durch hydroaromatische Kerne. Bei den sauerstoffhaltigen Gruppen handelt es sich entweder um Carboxylgruppen oder um in die hydroaromatischen Kerne eingefügte Alkohol- oder Ketogruppen.

Ein rein aliphatischer Kohlenwasserstoff ist der Farbstoff der Tomate, das *Lycopin*.

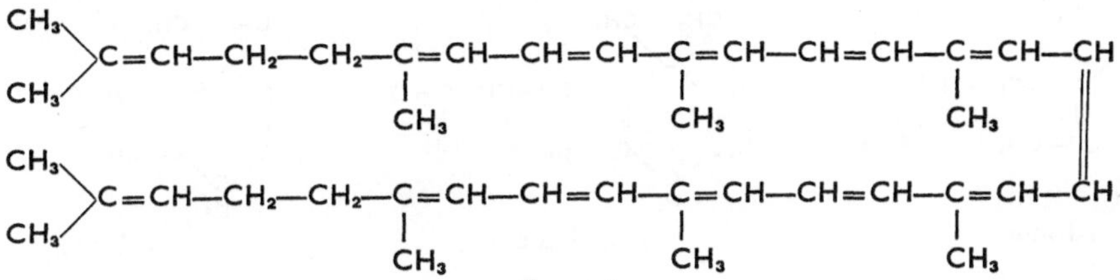

$$CH_3$$
$$>C=CH-CH_2-CH_2-C=CH-CH=CH-C=CH-CH=CH-C=CH-CH$$

Lycopin

Seine strukturelle Verwandtschaft mit dem *Squalen*, einem im Haifischleberöl vorkommenden Kohlenwasserstoff, ist augenscheinlich. Auch das

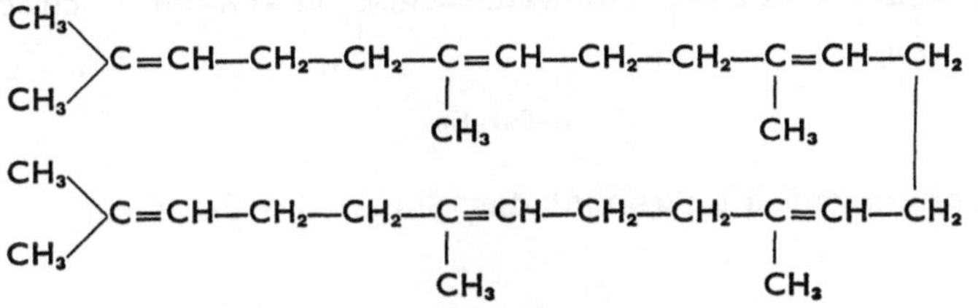

Squalen

Phytol, auf dessen strukturelle Beziehungen zu den Carotinoiden schon zu Beginn dieses Kapitels hingewiesen wurde, hat einen ganz ähnlichen Bau:

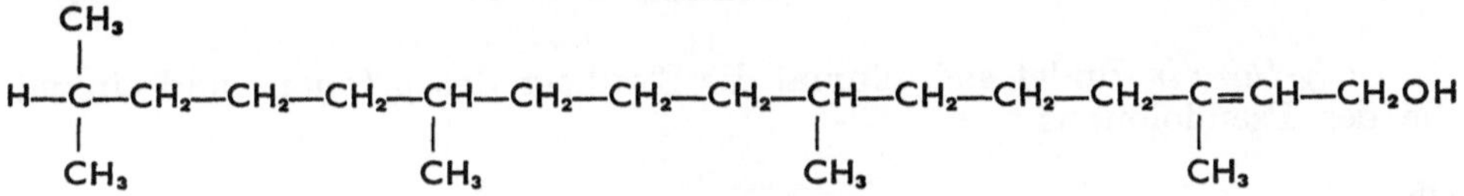

Phytol

Das Phytol hat als Baustein einiger biologisch wichtiger Stoffe eine große Bedeutung (s. Chlorophyll, S. 109, Vitamin E, S. 196, Vitamin K, S. 197). Von den Carotinoiden mit Säurecharakter sei angeführt das *α-Crocetin*, der Safranfarbstoff:

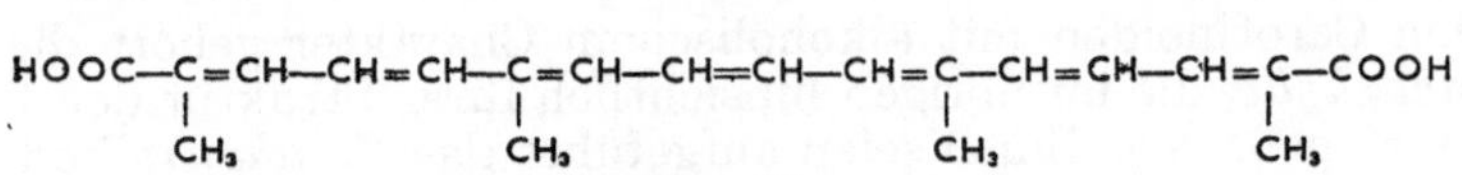

α-Crocetin

Der Safranfarbstoff enthält das α-Crocetin übrigens nicht in freier Form, sondern als Ester. In diesem *Crocin* sind die beiden Säuregruppen mit je einem Molekül des Disaccharids *Gentiobiose* verestert. Gentiobiose ist β-Glucosido-⟨1.5⟩-6-glucose-⟨1.5⟩. (Zur Bezeichnung der Disaccharide s. S. 23.)

Zu den Carotinoiden, bei denen die Kette durch hydroaromatische Kerne abgeschlossen ist, gehören die *Carotine*, die dieser ganzen Farbstoffgruppe den Namen gegeben haben. In der Natur finden sich drei verschiedene Carotine, die als α-, *β- und γ-Carotin* bezeichnet werden. Sie unterscheiden sich lediglich in den endständigen Kernen. Bei diesen Kernen

handelt es sich, und auch das weist auf die Isoprennatur dieser Stoffe hin,
um die verschiedenen *Ionone*.

$$\alpha\text{-Ionon} \qquad\qquad \text{Pseudoionon} \qquad\qquad \beta\text{-Ionon}$$

Das *α-Carotin* enthält das Skelet des α- und β-Ionon:

$$\alpha\text{-Carotin}$$

Das *β-Carotin* enthält zweimal das Skelet des β-Ionon:

$$\beta\text{-Carotin}$$

Im *γ-Carotin* findet sich einmal die Struktur des β-Ionons und einmal
die des Pseudoionons:

$$\gamma\text{-Carotin}$$

Zu den Carotinoiden mit alkoholischem Charakter gehört die Gruppe
der *Xanthophylle*, die im übrigen hinsichtlich ihrer Struktur den Carotinen
sehr nahe stehen. Von ihnen seien aufgeführt das *Xanthophyll* oder *Lutein*

$$\text{Xanthophyll (Lutein)}$$

und das *Kryptoxanthin*. Das Xanthophyll (Dioxy-α-Carotin) kommt in
größerer Menge als das Carotin in allen grünen Blättern vor und wird
auch im Eidotter gefunden.

Das *Kryptoxanthin* hat die folgende Formel, es ist also ein Mono-oxy-
β-Carotin:

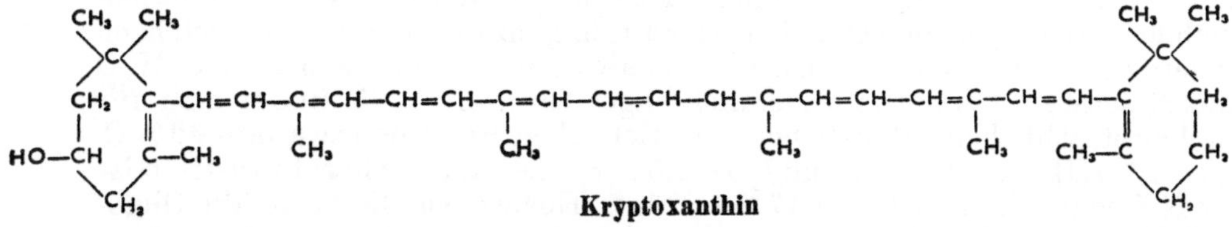

Kryptoxanthin

Es ist bemerkenswert, daß die Carotinoide fast ausnahmslos einen
symmetrischen Bau zeigen, höchstens treten in den endständigen hydroaromatischen Ringen Differenzen auf, aber, wie in den Formeln durch die
senkrechte punktierte Linie angedeutet, sind von diesem geringen Unterschied abgesehen, die beiden Molekülhälften sonst völlig identisch.

Die Carotinoide sind in ihrer Gesamtheit rein pflanzlicher Herkunft.
Wenn sie also im Tierkörper in reichlicher Menge gefunden werden, so ist das
allein durch die Zufuhr mit der Nahrung bedingt. Carotinoide finden
sich z. B. im Körperfett, dessen gelbe Farbe auf sie zurückgeht, in der
Milch, im Corpus luteum, den Nebennieren, den Hoden, der Hypophyse
und der Retina, ferner sind sie ein regelmäßiger Bestandteil des Serums.
Dabei handelt es sich fast ausnahmslos um die verschiedenen Carotine,
jedoch wurden in der Placenta, im Fettgewebe und im Eidotter auch
Xanthophylle gefunden. Am Eidotter läßt sich im übrigen überzeugend
der Zusammenhang des Carotinoidgehaltes mit der Zufuhr in der Nahrung
zeigen, da Hühner, die mit carotinoidfreiem Futter gefüttert worden sind,
Eier mit nahezu farblosem Dotter legen. In der Pflanze finden sich die
Carotinoide meist in Begleitung des Chlorophylls. Ihre Funktion im
Pflanzenstoffwechsel ist jedoch noch unklar. Vielleicht wirken sie bei
der Assimilation mit. Auf eine Bedeutung für das Pflanzenwachstum
könnte aber auch die Beobachtung hindeuten, daß der Bestand der Pflanzen
an Carotin zur Zeit des größten Wachstums am höchsten ist. Die
Carotine selber und außerdem auch noch das Kryptoxanthin haben die
allergrößte Bedeutung als Vorstufen des Vitamins A (s. S. 171). Ob auch
die übrigen Carotinoide für den menschlichen und tierischen Stoffwechsel
von Bedeutung sind, ist nicht erwiesen.

Schrifttum.

ZECHMEISTER, L.: Carotinoide. Berlin 1934. — Die Carotinoide im tierischen Stoffwechsel. Erg. Physiol. 39 (1937).

E. Eiweißkörper.

Unter den verschiedenen Bausteinen der lebendigen Substanz und
gleichzeitig auch unter den Nahrungsstoffen, auf deren Zufuhr der Organismus angewiesen ist, ragen bei rein quantitativer Betrachtung drei
Gruppen heraus, die Kohlenhydrate, die Fette und die Eiweißkörper. Der
Name Eiweiß geht auf das Vorkommen dieser Stoffe im Eierklar zurück.
Gleichbedeutend mit ihm ist die Bezeichnung *Proteine,* die in früheren
Jahrzehnten geprägt wurde, weil man annahm, daß unter den Baustoffen
des Körpers lediglich das Eiweiß eine lebenswichtige Rolle spiele. Wenn
diese Ansicht auch nicht zutrifft, so gehören doch die Eiweißkörper zu den
funktionell und strukturell wichtigsten Körperbestandteilen.

Die Eiweißkörper sind Stoffe von sehr hohem Molekulargewicht. Die Elementaranalyse ergibt, daß sie regelmäßig die folgenden Elemente enthalten: C, H, O und N, dazu kommt meist noch S und P, in manchen Fällen auch Fe und gelegentlich Cu, Cl, J oder Br, in ganz seltenen Fällen auch noch andere Elemente. Der prozentische Gehalt an den Hauptelementen C, H, O und N schwankt innerhalb ziemlich enger Grenzen; z. B. findet man für die hauptsächlichen pflanzlichen und tierischen Proteine etwa 50—52 % C, 6,8—7,7 % H, 15—18 % N und 0,5—2,0 % S. Besonders charakteristisch ist der N-Gehalt, der meist 16—17 % beträgt. Ebenso wie die Fette, die Oligo- und die Polysaccharide haben die Proteine einen zusammengesetzten Bau, sie lassen sich durch chemische oder fermentative Eingriffe in kleinere Spaltstücke zerlegen. Diese Spaltstücke sind die Aminosäuren, in denen die für das Eiweiß besonders charakteristischen chemischen Elemente Stickstoff und Schwefel eingebaut sind. Die Zahl der verschiedenen Aminosäuren, die bei der Spaltung der Eiweißkörper erhalten werden, ist ziemlich groß. Mit Sicherheit sind bis heute einige 20 Aminosäuren identifiziert worden, aber die Existenz einer weiteren Anzahl ist zum mindesten sehr wahrscheinlich. Die Aufarbeitung von Eiweißkörpern hat ergeben, daß in ihnen außer Aminosäuren auch noch andere, chemisch sehr verschiedenartig gebaute Gruppen vorkommen können, die unverändert als solche abspaltbar sind. Man bezeichnet sie als *prosthetische Gruppen* und unterscheidet je nach ihrem Fehlen oder Vorhandensein *die einfachen Eiweißkörper oder **Proteine** von den zusammengesetzten Eiweißkörpern oder **Proteiden***.

Durch die Vielzahl von Aminosäuren und durch die Tatsache, daß in einem Eiweißmolekül die gleiche Aminosäure mehr als einmal vorkommen kann, ergeben sich außerordentlich zahlreiche Kombinationsmöglichkeiten, die dadurch noch weiterhin vermehrt werden, daß die Reihenfolge, in der die Aminosäuren im Eiweißmolekül angeordnet sind, von Protein zu Protein wechseln kann. Daraus folgt mit Notwendigkeit, daß es unendlich viele Eiweißkörper geben könnte, die sowohl durch die Molekülgröße als auch durch die Natur der Aminosäuren, also durch ihre chemischen und biologischen Eigenschaften voneinander verschieden sein müssen. Tatsächlich ist auch eine sehr große Anzahl von verschiedenen Proteinen und Proteiden bekannt, und mit Sicherheit sind die Eiweißkörper von verschiedenen Tierarten verschieden, sie sind *artspezifisch*. Wahrscheinlich unterscheiden sich aber auch Angehörige der gleichen Tierart durch den Aufbau ihres Eiweißes voneinander und die Eiweißkörper aus verschiedenen Organen des gleichen Organismus sind ebenfalls spezifisch gebaut. Schließlich ist damit zu rechnen, daß unter wechselnden funktionellen Bedingungen, etwa bei krankhaften Störungen, die Eiweißkörper Änderungen in ihrer Zusammensetzung erfahren können.

Die funktionellen Aufgaben der Eiweißkörper im Betriebe des Organismus sind sehr mannigfaltig. Sie können genau so wie die Kohlenhydrate und Fette als Energiespender für den *Betriebsstoffwechsel* des Körpers herangezogen werden, aber das ist sicherlich nicht ihre eigentliche Aufgabe. Wir finden die Proteine vielmehr ebenso wie die Lipoide eingebaut in das Strukturgerüst einer jeden Zelle, ja sie sind im wesentlichen die strukturelle Grundlage des Zellbaues und umgrenzen und durchziehen gemeinsam mit den Lipoiden den Raum, in dem die Lebensvorgänge sich abspielen; sie sorgen mit diesen zusammen für die Herstellung der Bedingungen, unter denen die verschiedenen Lebensvorgänge, wie fermentative Prozesse im allgemeinsten Sinne, Stoffaustausch, Änderungen des Quellungszustandes und der Oberflächenspannung sich abspielen können.

Ihre Beteiligung an den Leistungen des Körpers ist also durchaus nicht auf chemische Reaktionen beschränkt, sondern schließt die physiko-chemischen Grundlagen des Zellstoffwechsels ein.

Die Eiweißkörper bilden als hochmolekulare Stoffe in Wasser keine echten, sondern kolloidale Lösungen (s. S. 152), und gerade diese Eigenschaft ist von größter physiologischer Bedeutung. Die Wassermoleküle in einer solchen Lösung sind zwar in dem Sinne „frei" als sie für die Lösung anderer, krystalloider Stoffe fast unbegrenzt zur Verfügung stehen, sie sind aber als „gebunden" anzusehen, weil sie noch eine engere Bindung mit den Eiweißmolekülen eingehen, so daß sie diese gleichsam mit einer Wasserhülle umgeben. Dadurch erhalten aber die Zellen und die Körperflüssigkeiten eine zähviscöse Beschaffenheit. Die *Wasserbindung* durch die Proteine kann überdies starken Schwankungen unterworfen sein. Das gilt besonders für die Eiweißkörper der Blutflüssigkeit, so daß ihnen damit die Hauptrolle für den Wassertransport im Körper zukommt. Daneben haben die Eiweißkörper des Blutplasmas auch große Bedeutung für den Transport anderer Stoffe im Blute. Andere Eiweißkörper haben wieder eine ganz andere funktionelle Bedeutung, weil sie für stärkere mechanische Inanspruchnahme gebaut sind und dem Körper als *Stütz- oder Gerüstsubstanzen* dienen.

Die ganz besondere biologische Bedeutung der Eiweißkörper geht vor allem daraus hervor, daß jeder Organismus auf eine bestimmte, minimale Eiweißzufuhr angewiesen ist *(absolutes Eiweißminimum)*, die zur Bestreitung seines *Baustoffwechsels* dient, d. h. zur Wettmachung des Eiweißabbaues, der offenbar mit der Beanspruchung der Gewebe durch ihre funktionellen Leistungen verbunden ist (s. S. 337). Diese Veränderungen spielen sich wohl in erster Linie am Kerneiweiß ab, wie man aus Änderungen von Form und Färbbarkeit des Kerns unter verschiedenartigen Bedingungen schließen kann.

Schließlich kann das Eiweiß auch als *Reservestoff* in die Zellen eingelagert werden. Das gilt besonders für die Leberzellen. In manchen Zellen werden sogar gelegentlich krystallisierte Eiweißkörper als Einschlüsse beobachtet. Doch tritt die Funktion der Eiweißkörper als Reservestoffe gegenüber ihren sonstigen Aufgaben zurück.

a) Aminosäuren.

Die Aminosäuren sind Fettsäuren, in denen an einer Stelle der Kohlenstoffkette ein H-Atom durch die Aminogruppe ersetzt ist. Zur Kennzeichnung der C-Atome in einer längeren Kette werden sie, ausgehend von dem der Carboxylgruppe benachbarten, mit griechischen Buchstaben bezeichnet:

$$\cdots CH_2 - CH_2 - CH_2 - CH_2 - CH_2 - COOH$$
$$ \varepsilon \qquad \delta \qquad \gamma \qquad \beta \qquad \alpha$$

Aminosäuren kommen außer als Bausteine von Eiweißkörpern auch in freier Form in der Natur vor, aber unabhängig davon sind alle natürlich vorkommenden Aminosäuren (mit einer Ausnahme, s. S. 64) α-Aminosäuren, also nach der allgemeinen Formel

$$R \cdot CH \cdot COOH$$
$$ | $$
$$ NH_2$$

gebaut. Man sieht, daß durch die Einführung der Aminogruppe das
α-C-Atom asymmetrisch wird. Die natürlich vorkommenden Aminosäuren
sind deshalb, mit alleiniger Ausnahme der einfachsten, des Glykokolls,
optisch aktiv, und zwar drehen sie die Ebene des polarisierten Lichtes
teils nach rechts und teils nach links, jedoch gehören sie strukturell alle
zur l-Reihe (s. S. 2, Glycerinaldehyd), so daß man zur Beschreibung ihres
optischen und strukturellen Verhaltens, die auch für die Kohlenhydrate
gebräuchliche Bezeichnungsweise anwendet. Bei der Projektion des Modells
einer l-Aminosäure auf die Ebene des Papiers ergeben sich die folgenden
Strukturformeln (die natürlich alle miteinander identisch sind):

$$
\begin{array}{cccc}
\mathrm{COOH} & \mathrm{NH_2} & \mathrm{R} & \mathrm{H} \\
| & | & | & | \\
\mathrm{H_2N{-}C{-}H} & \mathrm{R{-}C{-}COOH} & \mathrm{H{-}C{-}NH_2} & \mathrm{HOOC{-}C{-}R} \\
| & | & | & | \\
\mathrm{R} & \mathrm{H} & \mathrm{COOH} & \mathrm{NH_2}
\end{array}
$$

Strukturformeln der l-Aminosäuren

In besonderen Fällen können Aminosäuren durch Substitution an einem
zweiten C-Atom auch zwei asymmetrische C-Atome haben.

1. Ampholytnatur und Salzbildung.

Durch den gleichzeitigen Besitz einer Gruppe mit saurer und einer
solchen mit basischer Funktion sind die Aminosäuren *Ampholyte* (s. S. 138).
Sie können also abhängig von den Reaktionsbedingungen sowohl als
Säuren wie als Basen in Reaktion treten. Bei den meisten Aminosäuren sind basische und saure Eigenschaften etwa gleich stark, so daß
sie also in wässeriger Lösung fast neutral reagieren. Sie können als
Ampholyte sowohl mit der basischen —NH_2-Gruppe als auch mit der
sauren —COOH-Gruppe Salze bilden. Bei saurer Reaktion verhalten
sie sich wie Basen, d. h. die Aminogruppe wird zur Salzbildung herangezogen, während umgekehrt bei alkalischer Reaktion die Säuregruppe in
Reaktion tritt (s. auch S. 140). Auf der Ampholytnatur, der Eigenschaft,
die sich in dieser doppelten Möglichkeit Salze zu bilden auswirkt, beruht
eine der wichtigsten Eigenschaften der Aminosäuren und der Eiweißkörper
im Organismus, die *Pufferwirkung* (s. S. 141).

Die basische Funktion der Aminogruppe kann man sich am besten
klar machen, wenn man annimmt, daß nach dem gleichen Prinzip, nach
dem Ammoniak unter Wasseraufnahme in Ammoniumhydroxyd übergeht
und dabei die Fähigkeit zur Salzbildung gewinnt, auch der dreiwertige
N der Aminogruppe unter Wasseraufnahme formal fünfwertig wird und
nunmehr OH-Ionen abdissoziieren kann. Die Möglichkeiten der Salzbildung durch Aminosäuren lassen sich also folgendermaßen formulieren:

1. Alkalische Reaktion:

$$
\begin{array}{ccc}
\mathrm{R{-}CH{-}COOH} + \mathrm{NaOH} & \longrightarrow & \mathrm{R{-}CH{-}COONa} + \mathrm{H_2O} \\
| & & | \\
\mathrm{NH_2} & & \mathrm{NH_2} \\
& & \text{Na-Salz}
\end{array}
$$

2. Saure Reaktion:

$$
\begin{array}{ccc}
\mathrm{R{-}CH{-}COOH} & \longrightarrow & \mathrm{R{-}CH{-}COOH} \\
| & & | \\
\mathrm{H_3{\equiv}N{-}OH} \quad +\mathrm{HCl} & & \mathrm{H_3{\equiv}N{-}Cl} \quad +\mathrm{H_2O} \\
& & \text{Chlorhydrat}
\end{array}
$$

In Wirklichkeit sind die Aminosäuren in ihren Lösungen überwiegend als Zwitterionen

$$R—CH—COO^{\ominus}$$
$$|$$
$$NH_3^{\oplus}$$

enthalten (s. S. 139f.).

Eine Reihe von Salzen der Aminosäuren sind sehr schwer löslich, so solche mit Schwermetallen, die den Säurewasserstoff ersetzen, sowie mit organischen Säuren, die Verbindungen mit der Aminogruppe eingehen. Für präparative Zwecke macht man häufig z. B. von der Fällbarkeit einiger Aminosäuren durch Quecksilbersalze oder Pikrinsäure Gebrauch. Von den Schwermetallsalzen sind die Kupfersalze wegen ihrer typischen Löslichkeit oder Krystallform gut zur Identifizierung einer Reihe von Aminosäuren geeignet.

2. Bestimmung der Säure- oder Aminogruppen.

Ebenso wie bei der Salzbildung kann auch bei anderen chemischen Reaktionen die Säure- oder die Aminogruppe isoliert beansprucht werden. Von besonderer Wichtigkeit ist bei der Untersuchung von Eiweißkörpern oder Eiweißspaltprodukten die exakte Bestimmung des Gehaltes an freien Amino- oder Säuregruppen. Sie läßt sich dann durchführen, wenn es gelingt, die Gruppe, die nicht bestimmt werden soll, so zu verändern, daß sie bei der alkali- oder acidimetrischen Bestimmung nicht mehr reagieren kann. So läßt sich die Säuregruppe titrieren, wenn man der Lösung in bestimmter Konzentration Alkohol oder Aceton zufügt und auch die Aminogruppe läßt sich in acetonhaltiger Lösung unter bestimmten Versuchsbedingungen ermitteln.

Von großer Wichtigkeit ist ferner die Reaktion der Aminogruppe mit Formaldehyd *(Formoltitration)*. Bei ihr werden die beiden H-Atome der Aminogruppe durch die Methylengruppe $=CH_2$ ersetzt; dabei verliert die Aminosäure ihren neutralen Charakter und es entsteht ein saures Produkt, das sich mit Lauge titrieren läßt (SØRENSEN).

$$R—CH—COOH \qquad\qquad R—CH—COOH$$
$$| \qquad\qquad\qquad H \longrightarrow \qquad |$$
$$N.H_2 \quad +O=C\!\!<_H \qquad\qquad N=CH_2 \ +H_2O$$

Formulierung der Formolreaktion

3. Reaktionen der Aminogruppe.

α) Von großer Wichtigkeit sowohl aus chemischen wie aus biologischen Gründen sind die Reaktionen der Aminogruppe mit Säuregruppen. Sehr häufig entstehen dabei besonders charakteristische Verbindungen der betreffenden Aminosäuren, so daß ihr Nachweis und auch ihre Isolierung häufig durch diese Reaktionen gelingt. Das gilt z. B. für die *Kuppelung mit Benzoylchlorid*, die zu den Benzoesäurederivaten führt. Am bekanntesten ist die Bildung des Benzoylglykokolls, der *Hippursäure*, die sich auch im Organismus aus Benzoesäure und Glykokoll vollzieht (s. S. 274):

$$CH_2\cdot COOH \qquad\qquad\qquad CH_2\cdot COOH$$
$$| \qquad\qquad \longrightarrow \qquad\qquad |$$
$$NH_2 \quad + ClOC\cdot C_6H_5 \qquad\qquad NH—OC\cdot C_6H_5 \qquad + HCl$$
$$\text{Glykokoll} \quad \text{Benzoylchlorid} \qquad\qquad \text{Hippursäure}$$

Da die Kuppelung bei alkalischer Reaktion vorgenommen werden muß, entstehen nicht die freien Säuren, sondern ihre Alkalisalze.

Eine ganz entsprechende Reaktion ist die *Kuppelung mit β-Naphthalinsulfochlorid:*

β-Naphthalinsulfosäure   β-Naphthalinsulfochlorid

$SO_2 \cdot Cl + H_2N \cdot CH \cdot COOH \longrightarrow SO_2 \cdot HN \cdot CH \cdot COOH + HCl$

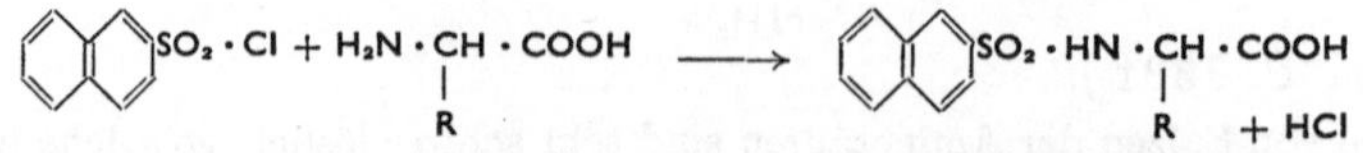

β-Naphthalinsulfon

Nach dem gleichen Prinzip kann sich aber auch die Aminogruppe einer Aminosäure mit der Carboxylgruppe einer zweiten vereinigen. Diese Art der Bindung wird als ***Peptidbindung*** bezeichnet, das entstandene Reaktionsprodukt ist ein *Dipeptid.* Wird mit ihm in der gleichen Weise ein drittes Aminosäuremolekül verknüpft, so erhält man ein *Tripeptid* und durch öftere Wiederholung lassen sich Polypeptide aufbauen.

Dipeptid

Da man bei der Spaltung der Eiweißkörper ebenfalls Peptide erhält, muß man schließen, daß *auch im Eiweißmolekül Aminosäuren durch die Peptidbindung miteinander vereinigt* sind (s. S. 70, 75).

β) In der Aminogruppe, die durch Aufnahme eines Moleküls Wasser fünfwertigen Stickstoff enthält, lassen sich die 3 H-Atome leicht durch Alkyle, besonders durch Methylreste ersetzen; kommt es dann noch zum Austritt von Wasser zwischen der Carboxylgruppe und der am Stickstoff befindlichen OH-Gruppe, so erhält man ein *Betain.* Das einfachste Betain ist das Glykokollbetain

$H_3:N—CH_2—CO\,OH \rightarrow (CH_3)_3:N—CH_2—CO\,OH \rightarrow$

Glykokoll

$(CH_3)_3:N—CH_2—CO\,O$ $(CH_3)_3:N—CH_2—CH_2OH$

Glykokollbetain   **Cholin**

auch einfach Betain genannt. Wie die Formel zeigt, hat das Betain gleichzeitig eine positive und eine negative elektrische Ladung. Es kommt also als „Dipol" oder „Zwitterion" vor (s. S. 139). Die Dipolstruktur, auf die bereits beim Lecithin hingewiesen wurde, hat sicherlich auch eine besondere biologische Bedeutung. Auch die Betaine von anderen Aminosäuren sind bekannt. Sie finden sich vorzugsweise in Pflanzen. Das Betain kann, wie der Vergleich der Formeln zeigt, als Oxydationsprodukt des Cholins aufgefaßt werden. Ob es sich dabei um mehr als einen formalen Zusammenhang handelt, ist nicht mit Sicherheit bekannt.

γ) Durch Anlagerung von Harnstoff an die Aminogruppe entstehen unter Abspaltung von Ammoniak die *Uraminosäuren,* die bei einigen Aminosäuren schwer lösliche, gut krystallisierende Verbindungen sind.

Aminosäure   Harnstoff   **Uraminosäure**

Zwischen der Aminogruppe des Harnstoffrestes und der Carboxylgruppe kann Wasser austreten, wobei die *Hydantoine* entstehen, die ebenso wie die Uraminosäuren zur Identifizierung mancher Aminosäuren brauchbar sind.

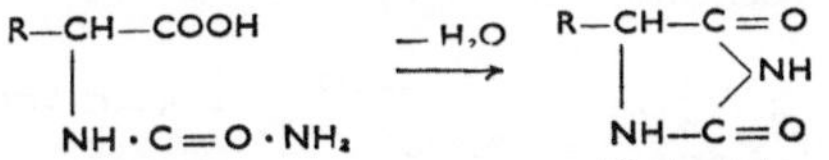

$$\begin{array}{ccc}
\text{R—CH—COOH} & & \text{R—CH—C}=\text{O} \\
| & \xrightarrow{\;-\,H_2O\;} & |\qquad\!\!\!\searrow\!\text{NH} \\
\text{NH}\cdot\text{C}=\text{O}\cdot\text{NH}_2 & & \text{NH—C}=\text{O} \\
\text{Uraminosaure} & & \text{Hydantoin}
\end{array}$$

δ) Eine weitere typische Reaktion der Aminogruppe ist die Anlagerung von Kohlendioxyd unter Bildung der *Carbaminosäuren*, deren Ca- und Ba-Salze meist im Gegensatz zu sonstigen Ca- und Ba-Salzen sich durch gute Löslichkeit auszeichnen.

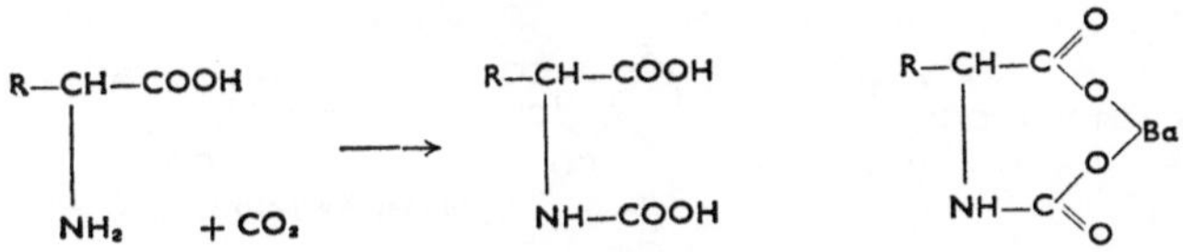

$$\begin{array}{ccc}
\text{R—CH—COOH} & \text{R—CH—COOH} & \text{R—CH—C}{\displaystyle \overset{O}{\underset{O}{\diagup}}} \\
| & | & |\qquad\qquad\searrow\!\text{Ba} \\
\text{NH}_2\;+\text{CO}_2 & \text{NH—COOH} & \text{NH—C}{\displaystyle \overset{O}{\underset{O}{\diagdown}}} \\
\xrightarrow{\quad\quad} & \text{Carbaminosäure} & \text{Ba-Salz der Carbaminosäure}
\end{array}$$

ε) Läßt man auf Aminosäuren *Salpetrige Säure* einwirken, so verhalten sie sich wegen des Besitzes der Aminogruppe genau so wie andere einfache Amine oder Amide, d. h. der Stickstoff der Aminogruppe wird ebenso wie der Stickstoff der Salpetrigen Säure in elementarer Form in Freiheit gesetzt, wobei die Aminogruppe durch die Hydroxylgruppe ersetzt wird. Da für jede Aminogruppe ein Molekül Stickstoff frei wird, eignet sich diese Methode zur quantitativen Bestimmung der freien Aminogruppen (Methode nach VAN SLYKE).

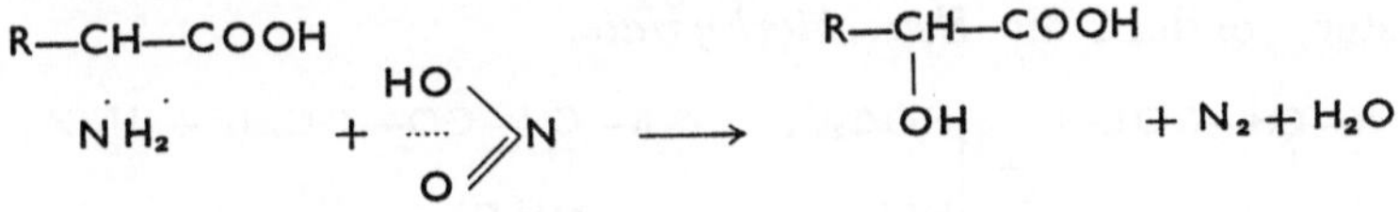

$$\begin{array}{ccccc}
\text{R—CH—COOH} & & \text{HO}\!\diagdown & & \text{R—CH—COOH} \\
| & + & \quad\;\diagup\!\!\text{N} & \longrightarrow & | \qquad\qquad +\,\text{N}_2+\text{H}_2\text{O} \\
\text{NH}_2 & & \text{O}\diagup & & \text{OH}
\end{array}$$

Die auf diesem Wege entstandenen Oxysäuren können durch Oxydation in die entsprechenden Ketosäuren übergehen:

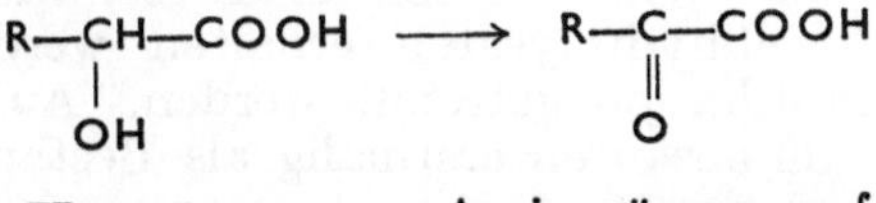

$$\begin{array}{ccc}
\text{R—CH—COOH} & \longrightarrow & \text{R—C—COOH} \\
| & & \| \\
\text{OH} & & \text{O}
\end{array}$$

Die Bildung von Ketosäuren aus Aminosäuren auf oxydativem Wege, wobei die Aminogruppe als Ammoniak abgespalten wird, ist eine wichtige biologische Reaktion, da der Endabbau der d-Aminosäuren sich auf diesem Wege vollzieht (s. S. 371). Aber auch zu der umgekehrten Reaktion des Aufbaus von Aminosäuren aus Oxy- bzw. Ketosäuren und Ammoniak ist der Organismus befähigt und dadurch in der Lage, eine Reihe von Aminosäuren zu synthetisieren (s. S. 368).

ζ) Eine Anzahl der Aminosäuren kann, wie im folgenden gezeigt werden wird, durch spezifische Reaktionen nachgewiesen werden. Es gibt jedoch auch eine Farbreaktion, durch die die Anwesenheit geringer Mengen von Aminosäuren, von Eiweiß und Eiweißspaltprodukten erkannt werden kann. Dies ist die *Ninhydrinreaktion*. Sie besteht im Auftreten einer Blaufärbung beim Erhitzen von Ninhydrin (Triketo-hydrindenhydrat) mit einer Aminosäurelösung.

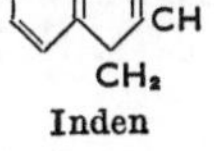

$$\begin{array}{cccc}
\text{Inden} & \text{Hydrinden} & \text{Triketo-hydrinden} & \text{Triketo-hydrinden-hydrat}
\end{array}$$

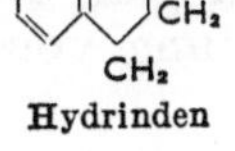

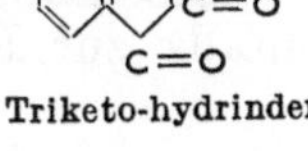

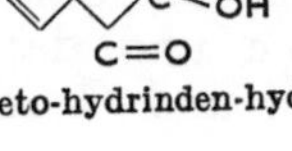

Die Reaktion ist nicht spezifisch für Aminosäuren, sondern fällt auch mit Ammoniumsalzen sowie mit Aminen positiv aus.

Für die einfachen Aminosäuren verläuft die Reaktion in verschiedenen Stufen wahrscheinlich nach dem folgenden Schema:

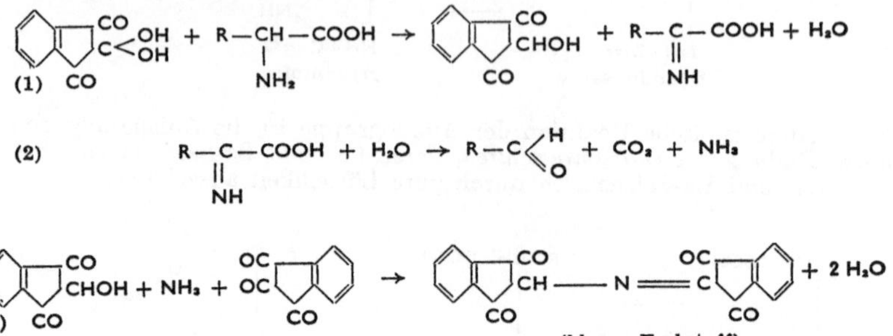

$$(1)\quad \text{Ninhydrin} + R{-}CH{-}COOH \;(NH_2) \rightarrow \text{Hydrindantin} + R{-}C{-}COOH\;(\overset{\|}{N}H) + H_2O$$

$$(2)\quad R{-}\overset{\|}{\underset{NH}{C}}{-}COOH + H_2O \rightarrow R{-}C\overset{H}{\underset{O}{<}} + CO_2 + NH_3$$

$$(3)\quad \text{Hydrindantin} + NH_3 + \text{Ninhydrin} \rightarrow \text{blauer Farbstoff} + 2\,H_2O$$

(blauer Farbstoff)

4. Reaktionen der Säuregruppe.

Angesichts der großen Zahl und Mannigfaltigkeit der Reaktionen der Aminogruppe liegen die Verhältnisse für die Säuregruppe wesentlich einfacher. Hier spielt eigentlich nur eine Reaktion eine allerdings sehr bedeutende Rolle. Das ist die von E. FISCHER in die Eiweißchemie eingeführte Veresterung der Säuregruppen, die man in der Weise durchführt, daß man in die alkoholische Lösung einer Aminosäure Chlorwasserstoff einleitet. Der Alkohol verestert sich mit der Säuregruppe und die Salzsäure lagert sich an die Aminogruppe an. Man erhält also nicht die freien Ester, sondern die *Esterchlorhydrate*.

$$R{-}\underset{NH_2}{CH}{-}COOH \;+\; \begin{cases} HOC_2H_5 \\ HCl \end{cases} \rightarrow R{-}\underset{NH_3Cl}{CH}{-}CO{-}OC_2H_5 + H_2O$$

Durch Alkalien lassen sich die Esterhydrochloride in die stark basischen Ester überführen. Gemische solcher Ester, wie sie z. B. bei der Aufarbeitung von Eiweißhydrolysaten erhalten werden, können dann durch fraktionierte Destillation getrennt werden. Auf diese Weise sind eine große Zahl von Aminosäuren erstmalig als Bestandteile der Eiweißkörper nachgewiesen worden.

Von großer biologischer Bedeutung ist ferner die Abspaltung von CO_2 aus der Carboxylgruppe, die bei manchen Aminosäuren schon durch einfaches Erwärmen erzielt werden kann. Dabei gehen die Aminosäuren über in die *Amine* mit einem C-Atom weniger:

$$R\cdot\underset{NH_2}{CH}{-}COOH \;\xrightarrow{-CO_2}\; R\cdot\underset{NH_2}{CH_2}$$

Eine solche Aminbildung spielt sich auch im Zellstoffwechsel selber in gewissem Umfange ab. Die dabei entstehenden Amine werden *proteinogene Amine* genannt, sie sind häufig Stoffe von großer biologischer Wirksamkeit (s. S. 374, Histamin und Tyramin). Fernerhin kommt es dauernd im Darm zu bakteriellen Zersetzungsvorgängen an den Eiweißspaltprodukten und damit ebenfalls zur Entstehung von Aminen (s. S. 325, Putrescin und Cadaverin).

5. Einteilung der Aminosäuren.

Als kennzeichnendes Merkmal einer Aminosäure wurde im vorhergehenden der gleichzeitige Besitz einer Carboxylgruppe und einer Aminogruppe bezeichnet. Die Mehrzahl der Aminosäuren ist tatsächlich nach diesem einfachen Prinzip gebaut, man nennt sie deswegen *Monoamino-monocarbonsäuren*. Daneben gibt es aber andere Aminosäuren, in denen entweder die Carboxylgruppe oder die Aminogruppe doppelt vertreten ist; es sind das die *Monoamino-dicarbonsäuren* und die *Diamino-monocarbonsäuren*. Wegen des Mehrbesitzes entweder einer basischen oder einer sauren Gruppe sind die Lösungen dieser Aminosäuren nicht mehr praktisch neutral, sondern sie reagieren beim Überwiegen der sauren Valenzen relativ stark sauer, bei Mehrbesitz einer Aminogruppe deutlich alkalisch. Da die basischen Aminosäuren Lysin, Arginin und Histidin 6 C-Atome haben, sind sie von KOSSEL als *Hexonbasen* bezeichnet worden.

Eine zweite Einteilungsmöglichkeit ergibt sich, wenn man sich an andere strukturelle Eigentümlichkeiten hält. Die meisten Aminosäuren leiten sich von Fettsäuren der aliphatischen Reihe ab, daneben gibt es aber auch einige sehr wichtige Aminosäuren, die Derivate verschiedener aromatischer Ringe sind; es ist also auch noch zu unterscheiden zwischen den *aliphatischen* und den *cyclischen Aminosäuren*.

6. Die einzelnen Aminosäuren.

α) Monoaminomonocarbonsäuren.

Die einfachste Aminosäure ist das *Glykokoll*, die Aminoessigsäure. Der Name (= Leimsüß) deutet auf den süßen Geschmack hin, der übrigens den meisten Aminosäuren zukommt, und ferner auf ihre Entdeckung unter den hydrolytischen Spaltprodukten des Leims. Das Glykokoll findet sich nicht in allen Eiweißkörpern, so fehlt es z. B. in denen der Milch und in den meisten Albuminen. Jedoch ist der Organismus in der Lage, Glykokoll aus N-freien Vorstufen zu synthetisieren. Glykokoll kann anscheinend biologisch zu Aminoäthanol (Colamin, s. S. 39) reduziert werden.

$$CH_2 \cdot NH_2 \qquad CH_2 \cdot NH \cdot CH_3 \qquad CH_2 \cdot NH_2$$
$$| \qquad\qquad | \qquad\qquad |$$
$$COOH \qquad COOH \qquad CH_2OH$$

Glykokoll   **Sarkosin**   **Colamin**

Dem Glykokoll steht strukturell sehr nahe das *Sarkosin* (Methylglykokoll), das ein Bestandteil des Muskels ist. Seine funktionelle Bedeutung und seine Herkunft sind nicht bekannt.

Das nächst höhere Homologon des Glykokolls ist das *l-(+)-Alanin* (α-Aminopropionsäure). Es ist ein Bestandteil aller Eiweißkörper, kann aber auch im Organismus aus den Oxy- und Ketosäuren mit 3 C-Atomen (Milchsäure: $CH_3 \cdot CHOH \cdot COOH$ und Brenztraubensäure: $CH_3 \cdot CO \cdot COOH$) und Ammoniak gebildet werden (s. S. 368). Es ist eine der wichtigsten Aminosäuren, da eine große Zahl der übrigen Aminosäuren, sowohl der aliphatischen wie der aromatischen, Substitutionsprodukte des Alanins sind.

$$CH_3 \qquad\qquad CH_2 \cdot NH_2$$
$$| \qquad\qquad\qquad |$$
$$H\!-\!C\!-\!NH_2 \qquad\qquad CH_2$$
$$| \qquad\qquad\qquad |$$
$$COOH \qquad\qquad COOH$$

l-(+)-Alanin   **β-Alanin**

Eigenartigerweise gibt es außer der in α-Stellung substituierten Propionsäure auch ein β-Substitutionsprodukt, das *β-Alanin*, das die einzige bisher in Naturstoffen aufgefundene β-Aminosäure ist. Sie ist aber in freier Form nicht bekannt, sondern nur als Bestandteil einiger Peptide, die im Muskel vorkommen (s. S. 73), sowie des Vitamins Pantothensäure (s. S. 183).

Substitutionsprodukte des Alanins aus der aliphatischen Reihe sind das l-(—)-Serin, das l-(—)-Cystein und das l-(—)-Cystin.

$$
\begin{array}{cccc}
CH_2OH & CH_2 \cdot SH & CH_2 \cdot S \!-\!\!-\!\!-\! S \cdot CH_2 \\
| & | & | \qquad\qquad | \\
H\!-\!C\!-\!NH_2 & H\!-\!C\!-\!NH_2 & H\!-\!C\!-\!NH_2 \quad H\!-\!C\!-\!NH_2 \\
| & | & | \qquad\qquad | \\
COOH & COOH & COOH \qquad COOH \\
\text{l-(—)-Serin} & \text{l-(—)-Cystein} & \text{l-(—)-Cystin}
\end{array}
$$

Serin ist α-Amino-β-oxypropionsäure, es wurde zuerst im Seidenleim entdeckt, ist aber auch im Schweiß aufgefunden worden.

Cystein ist α-Amino-β-thio-propionsäure. Es geht durch Oxydation, besonders in Gegenwart von Schwermetallsalzen, außerordentlich leicht in Cystin über. So erhält man bei der Aufarbeitung von Eiweißhydrolysaten nicht das Cystein, sondern stets das Cystin. Cystin läßt sich aber durch Reduktion auch leicht wieder in Cystein zurückverwandeln. Dieser Übergang von Cystein (der *Sulfhydrylform* R · SH) in Cystin (die *Disulfidform* R · S—S · R) und umgekehrt ist mit großer Wahrscheinlichkeit eine Reaktion, die bei den Atmungsvorgängen im Gewebe eine bedeutungsvolle Rolle spielt (s. auch Glutathion S. 72).

Cystin (und ebenso Cystein nach vorheriger Oxydation zu Cystin) läßt sich durch die *Schwefelbleiprobe* nachweisen: bei Erwärmen in alkalischer, Pb-Ionen-haltiger Lösung wird der Schwefel abgespalten und verbindet sich mit den Pb-Ionen zu schwarzem Bleisulfid.

Das Cystin findet sich besonders reichlich in den Hornsubstanzen der Epidermis und ihrer Anhangsgebilde. Ein Abbauprodukt des Cysteins ist das *Taurin*, das bereits als Bestandteil der Taurocholsäuren genannt worden ist (s. S. 49). Diese Umwandlung erfolgt durch Oxydation der Sulfhydrylgruppe bis zum Rest der Sulfonsäure und durch Decarboxylierung. Sie verläuft chemisch, wahrscheinlich aber nicht biologisch, über die Zwischenstufe der *Cysteinsäure* (s. S. 382).

$$
\begin{array}{ccc}
CH_2 \cdot SH & CH_2 \cdot SO_3H & CH_2 \cdot SO_3H \\
| & | & | \\
H\!-\!C\!-\!NH_2 & H\!-\!C\!-\!NH_2 & CH_2 \cdot NH_2 \\
| & | & \\
COOH & COOH & \\
\text{Cystein} & \text{Cysteinsäure} & \text{Taurin}
\end{array}
$$

Die *l-(+)-α-Aminobuttersäure* ist bisher nur als Baustein einiger weniger Eiweißkörper nachgewiesen worden, dagegen ist das Vorkommen des von ihr sich ableitenden *l-(—)-Methionins*, der (α-Amino-γ-methyl-thiobuttersäure) von größerer Bedeutung. Das Methionin ist neben dem Cystein die Hauptquelle des Schwefelgehaltes der Eiweißkörper. Einige Eiweiße enthalten sogar mehr Methionin als Cystein.

Ferner leitet sich von der Buttersäure ab die *l-(+)-α-Amino-β-oxy-buttersäure*, deren Vorkommen in den Eiweißkörpern ebenso wie das des

Methionins von sehr großer biologischer Bedeutung ist (s. Tabelle 71, S. 367). Da sie die gleiche Konfiguration wie die Tetrose d-(—)-Threose hat, wurde sie als *d-(—)-Threonin* bezeichnet. (Trotz dieser Bezeichnung gehört das Threonin zur l-Reihe!)

$$
\begin{array}{ccc}
CH_3 & CH_2\cdot S\cdot CH_3 & CH_3 \\
| & | & | \\
CH_2 & CH_2 & HO-C-H \\
| & | & | \\
H-C-NH_2 & H-C-NH_2 & H-C-NH_2 \\
| & | & | \\
COOH & COOH & COOH \\
\text{l-(+)-}\alpha\text{-Aminobuttersäure} & \text{l-(—)-Methionin} & \text{d-(—)-Threonin}
\end{array}
$$

Es sind zwei Aminosäuren mit je 5 C-Atomen bekannt, eine mit verzweigter C-Kette, das *l-(+)-Valin* (α-Aminoisovaleriansäure) und eine mit unverzweigter Kette, das *l-(+)-Norvalin* (α-Amino-*n*-valeriansäure). An Menge des Vorkommens und an Verbreitung überwiegt das Valin.

$$
\begin{array}{cc}
 & CH_3 \\
 & | \\
CH_3\ CH_3 & CH_2 \\
\diagdown\diagup & | \\
CH & CH_2 \\
| & | \\
H-C-NH_2 & H-C-NH_2 \\
| & | \\
COOH & COOH \\
\text{l-(+)-Valin} & \text{l-(+)-Norvalin}
\end{array}
$$

Von den Fettsäuren mit 6 C-Atomen, den Capronsäuren, leiten sich sogar 3 verschiedene Aminosäuren her: es sind das *l-(—)-Leucin* (α-Aminoisocapronsäure), das *l-(+)-Isoleucin* (α-Amino-β-methyl-β-äthyl-propionsäure) und das *l-(+)-Norleucin* (α-Amino-*n*-capronsäure). Auch von ihnen kommt die eine, das Leucin, in viel größerer Menge vor als die anderen.

$$
\begin{array}{cccc}
 & CH_3 & & \\
 & | & & \\
CH_3 & CH_2 & CH_3\ CH_3 & CH_3\ CH_3 \\
| & | & \diagdown\diagup & \diagdown\diagup \\
CH_2\ CH_3 & CH_2 & CH & CH \\
\diagdown\diagup & | & | & | \\
CH & CH_2 & CH_2 & CH_2 \\
| & | & | & | \\
H-C-NH_2 & H-C-NH_2 & H-C-NH_2 \longrightarrow & CH_2 \\
| & | & | & | \\
COOH & COOH & COOH & CH_2\cdot NH_2 \\
\text{l-(+)-Isoleucin} & \text{l-(+)-Norleucin} & \text{l-(—)-Leucin} & \text{Isoamylamin}
\end{array}
$$

Leucin kann leicht daran erkannt werden, daß es beim Erwärmen in Isoamylamin übergeht, das sich durch einen charakteristischen Geruch auszeichnet.

β) Diaminomonocarbonsäuren.

Eine der wichtigsten Aminosäuren überhaupt ist das zu den basischen Aminosäuren gehörende *l-(+)-Arginin*, das sich aus dem Norvalin ableiten läßt, wenn man in δ-Stellung eine Guanidinogruppe einführt;

Arginin ist also δ-Guanidino-α-amino-valeriansäure. Guanidin ist Iminoharnstoff, Harnstoff das Diamid der Kohlensäure. Die Zusammenhänge ergeben sich aus den folgenden Formeln:

$$O=C\begin{smallmatrix}OH\\OH\end{smallmatrix} \qquad O=C\begin{smallmatrix}NH_2\\OH\end{smallmatrix} \qquad O=C\begin{smallmatrix}NH_2\\NH_2\end{smallmatrix} \qquad HN=C\begin{smallmatrix}NH_2\\NH_2\end{smallmatrix}$$

Kohlensäure   Carbaminsäure   Harnstoff   Guanidin

$$\begin{array}{ccc}
CH_2-NH-C\!\begin{smallmatrix}NH_2\\NH\end{smallmatrix} & \xrightarrow{+H_2O} & CH_2-NH_2 \;+\; O=C\begin{smallmatrix}NH_2\\NH_2\end{smallmatrix} \qquad CH_2-NH-C\begin{smallmatrix}NH_2\\O\end{smallmatrix}\\
| & & | \qquad\qquad\qquad\qquad\qquad\qquad\qquad\quad |\\
CH_2 & & CH_2 \qquad\qquad\qquad\qquad\qquad\qquad\qquad\; CH_2\\
| & & | \qquad\qquad\qquad\qquad\qquad\qquad\qquad\quad |\\
CH_2 & & CH_2 \qquad\qquad\qquad\qquad\qquad\qquad\qquad\; CH_2\\
| & & | \qquad\qquad\qquad\qquad\qquad\qquad\qquad\quad |\\
H-C-NH_2 & & H-C-NH_2 \qquad\qquad\qquad\qquad\quad H-C-NH_2\\
| & & | \qquad\qquad\qquad\qquad\qquad\qquad\qquad\quad |\\
COOH & & COOH \qquad\qquad\qquad\qquad\qquad\quad COOH
\end{array}$$

l-(+)-Arginin   **l-(+)-Ornithin**   **Citrullin**

Das Arginin kommt in allen Eiweißkörpern vor, manche einfacher gebauten niedermolekularen Proteine bestehen sogar zum größten Teil aus Arginin. Beim Kochen mit Alkalien, aber auch bei Einwirkung eines in der Leber vorkommenden Fermentes Arginase (s. S. 272) wird Arginin in *l-(+)-Ornithin* (α,δ-Diaminovaleriansäure) umgewandelt. Anderseits kann der Organismus aus Ornithin, Kohlensäure und Ammoniak Arginin aufbauen. Dieser Aufbau verläuft wahrscheinlich über die Zwischenstufe des *Citrullins* (δ-Carbaminoornithin). Das Ornithin ist bisher als primärer Eiweißbaustein nicht nachgewiesen worden und auch das Citrullin wurde nur in einigen Eiweißkörpern gefunden. Trotzdem spielen alle drei Verbindungen eine wichtige Rolle im Stoffwechsel; ihr Zusammenhang ist nicht nur ein formaler, sondern Grundlage für die Bildung von Harnstoff als Endprodukt des Eiweißstoffwechsels (s. S. 376).

Arginin kann durch die SAKAGUCHI-*Reaktion* nachgewiesen werden: Rotfärbung bei Zusatz von Natronlauge, α-Naphthol und Na-hypochlorit. Sie beruht offenbar auf der Gruppe $HN=C\begin{smallmatrix}NH_2\\NH-\end{smallmatrix}$, da andere Substanzen, die diese Gruppe enthalten, die gleiche Reaktion geben.

Zu den basischen Aminosäuren gehört auch das *l-(+)-Lysin*, die α,ε-Diamino-*n*-capronsäure. Sie findet sich in allen Eiweißkörpern, die freie Aminogruppen aufweisen.

$$\begin{array}{c}
CH_2\cdot NH_2\\
|\\
CH_2\\
|\\
CH_2\\
|\\
CH_2\\
|\\
H-C-NH_2\\
|\\
COOH
\end{array}$$

l-(+)-Lysin

γ) Monoaminodicarbonsäuren.

In dieser Gruppe finden wir drei Aminosäuren, die *l-(—)-Asparagin-säure* (Aminobernsteinsäure), die *l-(+)-Glutaminsäure* (α-Amino-glutarsäure) und die *Oxyglutaminsäure* (α-Amino-β-oxy-glutarsäure).

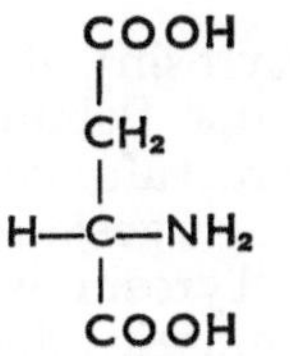

$$
\begin{array}{ccccc}
\text{COOH} & \text{CO·NH}_2 & \text{COOH} & \text{CO·NH}_2 & \text{COOH} \\
| & | & | & | & | \\
\text{CH}_2 & \text{CH}_2 & \text{CH}_2 & \text{CH}_2 & \text{CH}_2 \\
| & | & | & | & | \\
\text{H—C—NH}_2 & \text{H—C—NH}_2 & \text{CH}_2 & \text{CH}_2 & \text{CHOH} \\
| & | & | & | & | \\
\text{COOH} & \text{COOH} & \text{H—C—NH}_2 & \text{H—C—NH}_2 & \text{H—C—NH}_2 \\
 & & | & | & | \\
 & & \text{COOH} & \text{COOH} & \text{COOH}
\end{array}
$$

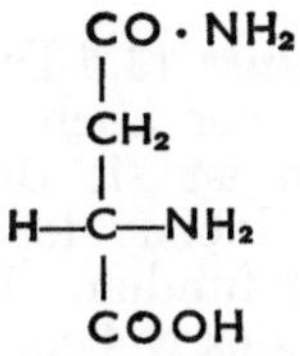

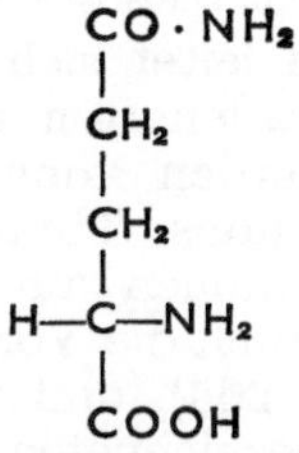

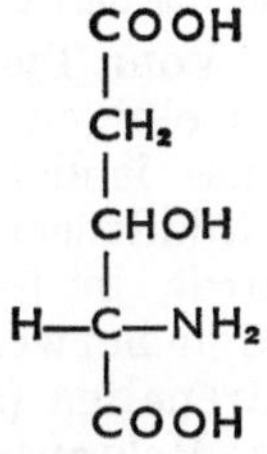

l-(—)-Asparagin- 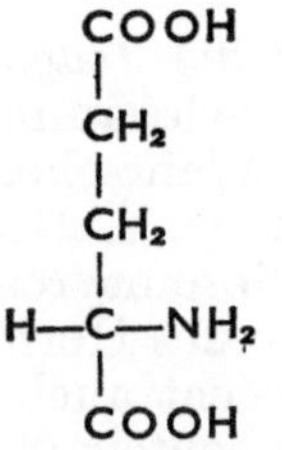   l-(—)-Asparagin   l-(+)-Glutamin-   l-(+)-Glut-   Oxyglutaminsäure
säure   säure   amin

Neben Asparagin- und Glutaminsäure kommen auch ihre ·Amide, das *l-(—)-Asparagin* (im Spargel), und wahrscheinlich auch das *l-(+)-Glutamin* als Bestandteile von Eiweißkörpern vor.

Für die Glutaminsäure ist charakteristisch, daß sie beim Erhitzen leicht in Pyrrolidoncarbonsäure und weiterhin in Pyrrol umgewandelt

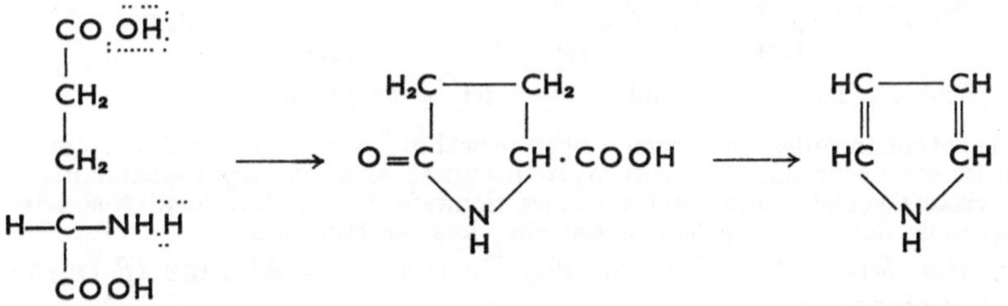

$$
\begin{array}{ccc}
\text{CO·OH} & & \\
| & & \\
\text{CH}_2 & \text{H}_2\text{C——CH}_2 & \text{HC——CH} \\
| & | \qquad | & \| \qquad \| \\
\text{CH}_2 & \text{O=C} \quad \text{CH·COOH} & \text{HC} \qquad \text{CH} \\
| & \diagdown\text{N}\diagup & \diagdown\text{N}\diagup \\
\text{H—C—NH·H} & \text{H} & \text{H} \\
| & & \\
\text{COOH} & &
\end{array}
$$

Glutaminsäure   **Pyrrolidoncarbonsäure**   **Pyrrol**

wird. Man hat sie daher mit der Synthese der Pyrrolfarbstoffe im Organismus in Zusammenhang gebracht. Die Pyrrolidoncarbonsäure wurde bisher nicht als Eiweißbestandteil nachgewiesen, dagegen sind die mit ihr verwandten Pyrrolidincarbonsäuren Prolin und Oxyprolin als Eiweißbausteine weit verbreitet (s. S. 69).

δ) Cyclische Aminosäuren.

Die Mehrzahl der cyclischen Aminosäuren sind Derivate des Alanins. So die einfachsten von ihnen, das *l-(—)-Phenylalanin* und das *l-(—)-Tyrosin* (p-Oxy-phenylalanin), die beide in allen Eiweißkörpern vorkommen.

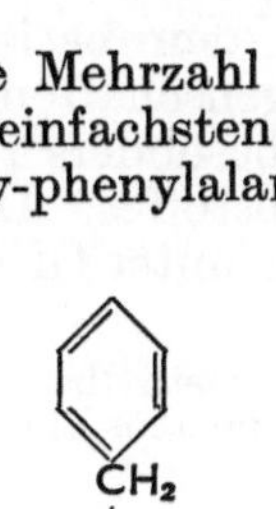

l-(—)-Phenylalanin 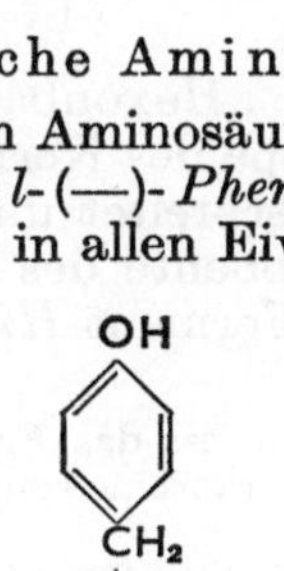   l-(—)-Tyrosin 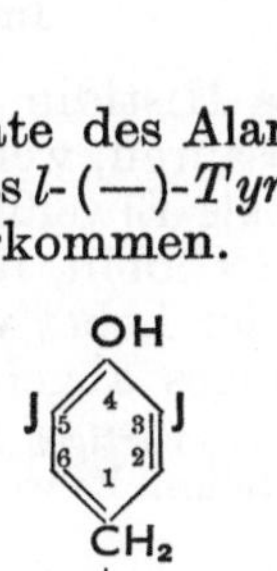   Jodgorgosäure

Die Anwesenheit des Tyrosins kann erkannt werden an der *Xanthoproteinreaktion*, dem Auftreten einer gelben Farbe beim Aufkochen einer tyrosinhaltigen Lösung mit konz. Salpetersäure. Auch das Tryptophan (s. unten) gibt diese Reaktion. Die gelbe Farbe, die bei Benetzung der Haut mit Salpetersäure auftritt, geht ebenfalls auf sie zurück. Sie beruht auf einer Einführung von Nitrogruppen in den Benzolring. Eine andere Reaktion des Tyrosins ist die MILLONsche Probe, die aber viele Phenolderivate geben und die deshalb nicht spezifisch ist.

Vom Tyrosin leitet sich her die *Jodgorgosäure* (3.5-Dijodtyrosin), die aus einigen Korallenarten und Schwämmen, aber auch aus der Schilddrüse isoliert werden konnte. Wahrscheinlich ist sie die Vorstufe des Schilddrüsenhormons Thyroxin (s. S. 215). Neben der Jodgorgosäure wurde in Schwämmen auch Dibromtyrosin gefunden. Das Tyrosin ist möglicherweise auch die Vorstufe des Hormons des Nebennierenmarks, des Adrenalins (s. S. 205), und vielleicht auch diejenige von schwarzbraunen, als *Melaninen* bezeichneten Pigmenten (s. S. 304).

Das *l-(—)-Tryptophan* (β-Indolyl-α-amino-propionsäure) ist ebenfalls ein Substitutionsprodukt des Alanins. Das Tryptophan wird bei der Hydrolyse von Eiweiß mit Säure oder Alkali zerstört, aber bei der Trypsinverdauung in Freiheit gesetzt. Auf dies Verhalten deutet auch der Name dieser Aminosäure hin.

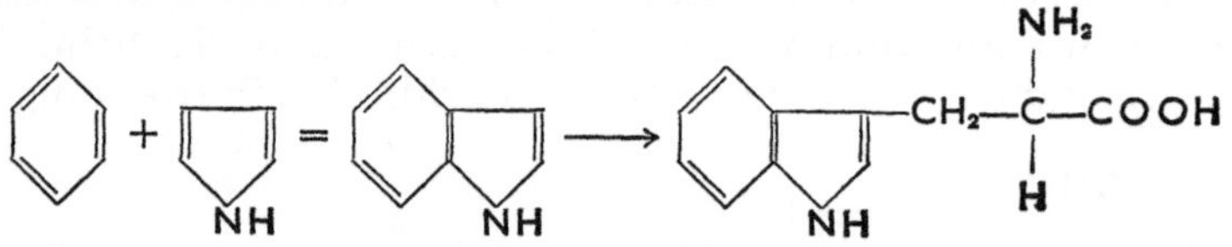

Benzol   Pyrrol   Indol   l-(—)-Tryptophan

Das Tryptophan gibt, wie schon oben erwähnt, auch die Xanthoproteinreaktion. Spezifisch ist die Probe nach ADAMKIEWICZ-HOPKINS: wird eine tryptophanhaltige Lösung mit Glyoxylsäure versetzt und dann mit konz. Schwefelsäure unterschichtet, so tritt an der Berührungsstelle der beiden Flüssigkeiten ein violetter Ring auf.

Auch das *l-(—)-Histidin* ist ein Derivat des Alanins (β-Imidazolyl-α-amino-propionsäure).

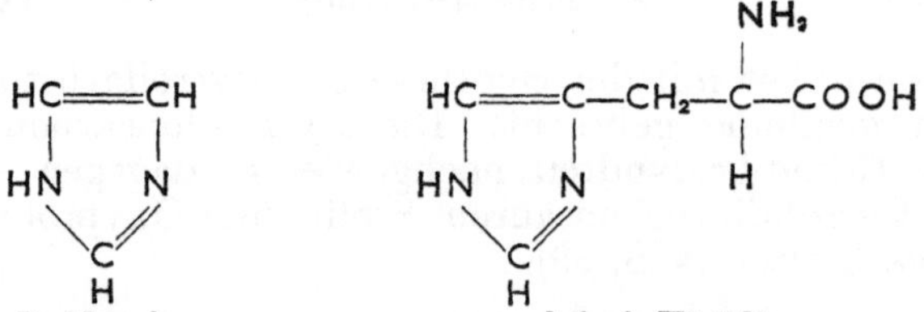

Imidazol   l-(—)-Histidin

Das Histidin gehört zu den „Hexonbasen", also zu den basischen Aminosäuren, weil die Iminogruppe des Kerns basische Eigenschaften hat. Es ist als Eiweißbaustein weit verbreitet und findet sich besonders reichlich im Globin, der Eiweißkomponente des roten Blutfarbstoffes. Durch ein in der Leber vorkommendes Ferment *Histidase* wird es unter Öffnung des Ringes abgebaut (s. S. 273).

Ein eigenartiges Derivat des Histidins ist das *Ergothionein*, das Trimethylbetain des Thiolhistidins. Es wurde zuerst aus Mutterkorn gewonnen, kommt aber auch im Blute vor.

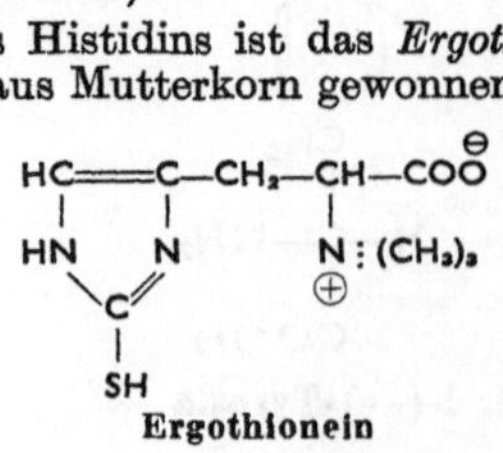

Ergothionein

Schließlich sind noch zwei cyclische Säuren zu erwähnen, die in ihrer Struktur eigentlich nicht der Definition der Aminosäuren entsprechen, aber wie beim Histidin hat auch bei ihnen die in den Kern eingebaute Iminogruppe basischen Charakter. Es sind das *l-(—)-Prolin* (Pyrrolidin-α-carbonsäure) und das *l-(—)-Oxyprolin* (γ-Oxypyrrolidin-α-carbonsäure). Sie sind beide als Eiweißbausteine sehr weit verbreitet.

$$
\begin{array}{cccc}
& H_2C\!\!-\!\!-\!\!CH_2 & H_2C\!\!-\!\!-\!\!CH_2 & HOHC\!\!-\!\!-\!\!CH_2 \\[4pt]
& H_2C\quad CH_2 & H_2C\quad CH\cdot COOH & H_2C\quad CH\cdot COOH \\[4pt]
\underset{H}{N} & \underset{H}{N} & \underset{H}{N} & \underset{H}{N} \\[4pt]
\text{Pyrrol} & \text{Pyrrolidin} & \text{l-(—)-Prolin} & \text{l-(—)-Oxyprolin}
\end{array}
$$

7. Biologische Bedeutung einzelner Aminosäuren.

Mit den hier aufgeführten Aminosäuren ist ihre Zahl wahrscheinlich noch nicht erschöpft, es ist vielmehr noch über eine Reihe von weiteren Aminosäuren, besonders von Oxyaminosäuren und auch von weiteren schwefelhaltigen Aminosäuren als Eiweißspaltprodukten berichtet worden, jedoch ist für die meisten von ihnen zum mindesten die Konstitution noch nicht mit Sicherheit bekannt, für andere wird die Existenz überhaupt bestritten. Rein mengenmäßig spielen sie im Eiweißmolekül wohl keine sehr bedeutungsvolle Rolle, dagegen kommt ihnen aus anderen Gründen wahrscheinlich eine sehr wichtige Aufgabe zu. Denn vom biologischen Standpunkt ist es, worauf im voranstehenden schon gelegentlich hingewiesen wurde, in höchstem Maße beachtenswert und wichtig, daß der Organismus in der Lage ist, eine Reihe von Aminosäuren aus N-freien Vorstufen und Ammoniak aufzubauen; für andere Aminosäuren gilt das dagegen nicht, diese müssen vielmehr in dem mit der Nahrung zugeführten Eiweiß enthalten sein. Diese Tatsache hat eine außerordentliche ernährungsphysiologische Bedeutung, da nicht jedes Eiweiß alle bekannten und für den Organismus notwendigen Aminosäuren enthält. *Solange nur solche Aminosäuren fehlen, zu deren Synthese der Körper befähigt ist, ist das ein belangloser Umstand, da ihre Zufuhr für den Körper gleichgültig ist, sie sind für ihn entbehrlich. Fehlen aber im Nahrungseiweiß Aminosäuren, die der Organismus nicht selber bilden kann, so treten nach kürzerer oder längerer Ernährung mit derartigen Eiweißkörpern schwere Gesundheitsschädigungen ein: die fehlenden Aminosäuren sind unentbehrlich.* Die biologische Wertigkeit der verschiedenen Eiweißkörper ist also ganz verschieden (s. S. 338). Die Unentbehrlichkeit mancher Aminosäuren beruht offenbar darauf, daß sie der Körper als Bausteine für den Aufbau von spezifischen Stoffen, etwa von Hormonen oder Fermenten, gebraucht. Es ist interessant, daß eine ganze Anzahl von wichtigen Aminosäuren erst entdeckt worden ist und identifiziert werden konnte, nachdem durch Fütterungsversuche mit Aminosäuregemischen, die in ihrer Zusammensetzung etwa der bis dahin angenommenen Zusammensetzung bestimmter Eiweißkörper entsprachen, das Fehlen von unentbehrlichen Aminosäuren erwiesen wurde. So wurde erst kürzlich das Threonin von ROSE aus Caseinhydrolysaten isoliert, nachdem sich bei der Verfütterung eines Gemisches aus den bis dahin bekannten Aminosäuren des Caseins gezeigt hatte, daß durch sie allein hydrolysiertes Casein nicht ersetzt werden kann.

b) Peptide.

Wird die chemische Spaltung der Eiweißkörper nicht zu Ende durchgeführt oder werden die Eiweißkörper stufenweise durch Fermente (z. B. Pepsin oder Trypsin) abgebaut, so entstehen als *Peptide* bezeichnete Verbindungen, die bei weiterer chemischer oder fermentativer Spaltung quantitativ in Aminosäuren übergehen. Wie schon früher gesagt, sind in diesen Peptiden die Aminosäuren durch Austritt von Wasser zwischen Amino- und Carboxylgruppen miteinander vereinigt (s. S. 60).

Entsprechend der Molekülgröße eines Peptids, also der Zahl der in ihm vereinigten und bei völliger Aufspaltung freiwerdenden Aminosäuren, hat man zu unterscheiden zwischen den relativ hochmolekularen *Polypeptiden* und den niedermolekularen *Dipeptiden*, *Tripeptiden*, *Tetrapeptiden* usw. Die Zahl der Aminosäuren in den Polypeptiden steht ebensowenig fest wie die in den Eiweißkörpern selber oder wie die Zahl der Monosaccharidmoleküle in einem Polysaccharid, und sie hat wahrscheinlich hier wie dort eine veränderliche Größe. Eine besondere Stellung nehmen die höchstmolekularen Polypeptide ein, die *Peptone*. Sie entstehen z. B. bei der Einwirkung des Pepsins auf Eiweißkörper und weisen in mancher Beziehung noch nahe Beziehungen zu den Eiweißkörpern auf, sind aber gerade durch das Fehlen der typischen Eiweißreaktionen (Koagulation durch verdünnte Säure oder Aufkochen, s. S. 79) von ihnen verschieden. Auch die Peptone sind nicht eindeutig zu definieren, sondern am einfachsten als Zwischenstufen zwischen Eiweiß und Polypeptiden aufzufassen. Früher hat man noch einen Unterschied zwischen Peptonen und *Albumosen* gemacht, jedoch sind die Differenzen zwischen ihnen so geringfügig und wenig charakteristisch, daß es besser ist, den Begriff „Albumose" aufzugeben.

Die Peptide und daher auch die Peptone geben im allgemeinen von den Tripeptiden an aufwärts eine positive *Biuretreaktion*; auch die Eiweißkörper selber geben diese Reaktion. Beim Zusatz geringer Mengen von Kupfersulfat zu einer alkalischen Peptidlösung tritt eine rot- oder blauviolette Farbe auf. Für die Biuretreaktion der Peptone ist der ausgesprochen rote Farbton charakteristisch. Das *Biuret*, das dieser Reaktion den Namen gegeben hat, entsteht aus 2 Molekülen Harnstoff beim trockenen Erhitzen unter Abgabe von 1 Molekül Ammoniak:

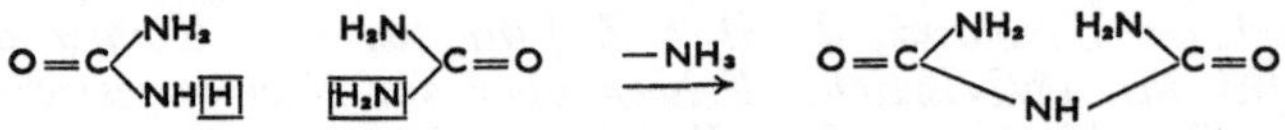

$$O=C\begin{smallmatrix}\nearrow NH_2\\ \searrow NH\boxed{H}\end{smallmatrix} \qquad \begin{smallmatrix}H_2N\searrow\\ \boxed{H_2N}\nearrow\end{smallmatrix}C=O \qquad \xrightarrow{-NH_3} \qquad O=C\begin{smallmatrix}\nearrow NH_2\\ \searrow\end{smallmatrix}\;NH\;\begin{smallmatrix}H_2N\searrow\\ \nearrow\end{smallmatrix}C=O$$

Biuret

Die Isolierung und besonders die Identifizierung der bei der Hydrolyse von Eiweißkörpern entstehenden Gemische von Spaltstücken ist recht schwierig. Immerhin hat man eine beträchtliche Zahl von Dipeptiden und auch eine Reihe von Tri- und Tetrapeptiden isolieren und in ihrem chemischen Aufbau aufklären können. Die Identifizierung der höheren Peptide und ihr Vergleich mit synthetisch hergestellten Peptiden ist vor allem deswegen mit außerordentlichen Schwierigkeiten verbunden, weil mit zunehmender Zahl der Aminosäuren die Zahl der verschiedenen Möglichkeiten für ihre Aufeinanderfolge in einem Peptid rasch ins Ungemessene steigt. Jedoch ist es neuerdings auf eine hier nicht zu schildernde Weise gelungen, aus Peptiden jeweils die endständige Aminosäure abzuspalten und dadurch die Reihenfolge der Aminosäuren in ihnen festzulegen.

Die Methode der Isolierung von niederen Peptiden beruht auf der vorherigen Veresterung der freien Carboxylgruppen (s. S. 62). Die dabei ebenfalls anfallenden Aminosäureester können abgetrennt werden; man

erhält allerdings nicht die Ester der Dipeptide, sondern aus ihnen durch
Ringschluß unter Abspaltung des Alkohols entstandene Anhydride; diese
sind *Diketopiperazinderivate.* Die Diketopiperazine enthalten den Kern des
Pyrazins bzw. seines Hexahydrierungsproduktes, des Piperazins:

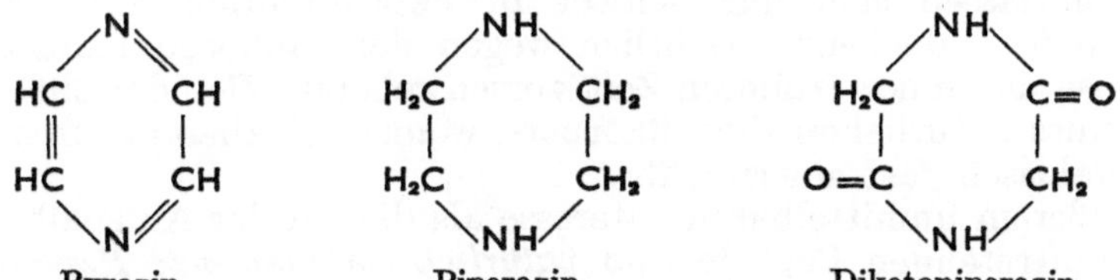

$$
\begin{array}{ccc}
\text{Pyrazin} & \text{Piperazin} & \text{Diketopiperazin}
\end{array}
$$

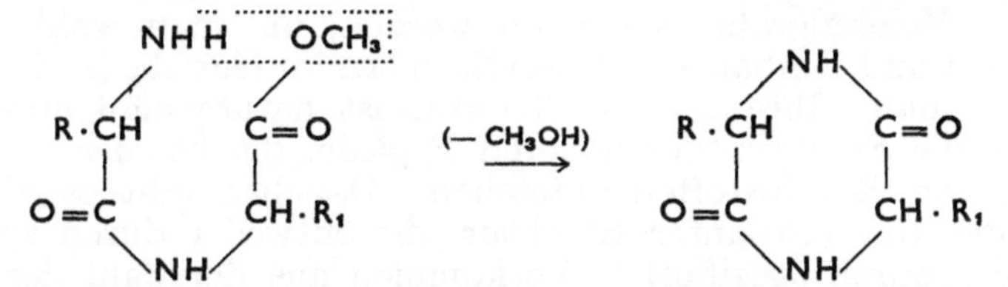

$$
\text{Methylester eines Dipeptids} \quad (-\,CH_3OH) \rightarrow \quad \textbf{Diketopiperazinderivat}
$$

Die Bildung der Diketopiperazine bei der Isolierung der Peptide macht
es unmöglich zu entscheiden, in welcher Weise die beiden Aminosäuren,
die ein Dipeptid zusammensetzen, ursprünglich miteinander vereinigt
waren. Es bestehen für die Vereinigung jeweils zwei Möglichkeiten, für
Alanin und Glykokoll (Glycin) z. B.:

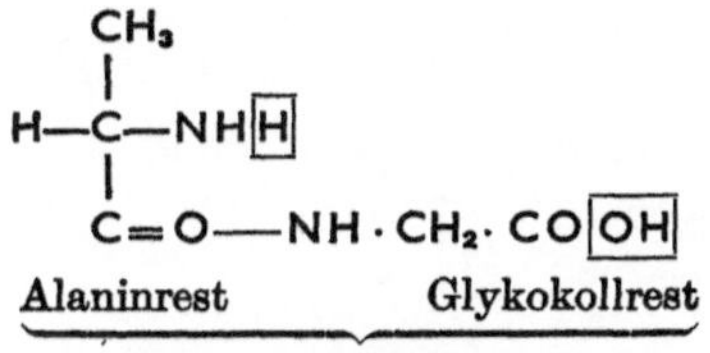

$$
\begin{array}{cc}
\textbf{Alanylglycin} & \textbf{Glycylalanin}
\end{array}
$$

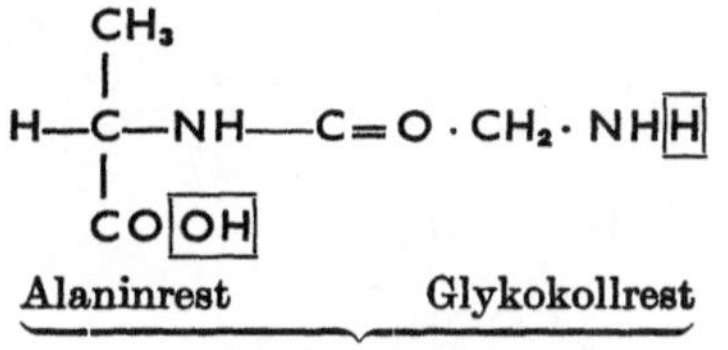

(Die Peptide werden in der Weise bezeichnet, daß an den Namen der
Aminosäure, deren —COOH-Gruppe zur Bindung an die andere Aminogruppe benutzt wird, die Endsilbe -yl angehängt wird; die Aminosäure
mit unveränderter Carboxylgruppe behält ihren Namen.) Es ist ohne
weiteres ersichtlich, daß aus Alanylglycin und aus Glycylalanin bei Wasseraustritt zwischen der noch freien Amino- und Carboxylgruppe das gleiche
Diketopiperazinderivat entstehen muß.

Die Diketopiperazinbildung kann auch zur Synthese von einfachen
Peptiden verwandt werden, da sich bei schwachem Erwärmen die Aminosäureester unter Bildung von Diketopiperazinen vereinigen.

Mit dieser und mit anderen Methoden ist es gelungen, eine große Zahl
von Peptiden aufzubauen. Das höchstmolekulare synthetisch gewonnene
Peptid besteht aus 18 Aminosäuren. Solche hochmolekularen künstlichen
Peptide entsprechen in manchen Eigenschaften, so auch in derjenigen
der Spaltbarkeit durch das Ferment Trypsin den bei der Hydrolyse von
Eiweiß erhaltenen. Jedoch sind die synthetischen Peptide nicht nur wegen
der zahllosen Isomeriemöglichkeiten den natürlichen nicht ohne weiteres
zu vergleichen, sondern auch deshalb nicht, weil in ihnen meist nur eine

sehr geringe Anzahl von verschiedenen Aminosäuren vorkommt. Die
synthetischen Peptide bestanden hauptsächlich aus Glykokoll, daneben
enthielten sie noch eine geringe Zahl von Leucin- oder Tyrosinmolekülen.
Andere für die biologische Bedeutung der Eiweißkörper sehr wesentliche
Aminosäuren lassen sich nur schwer in Peptidbindung bringen. Aus
diesem Grunde und ebenso natürlich wegen der zahllosen Isomeriemöglichkeiten ist das einer früheren Zeit vorschwebende Ziel der chemischen
Synthese eines natürlichen Eiweißkörpers, wenn auch theoretisch möglich,
so doch praktisch fast unerreichbar.

Von größerem unmittelbaren Interesse als die bei der Aufspaltung von
Proteinen auftretenden Peptide sind *natürlich vorkommende Peptide*. Aus
den verschiedensten Organen sind immer wieder eine Anzahl von Peptiden
verschiedener Molekülgröße gewonnen worden, die man wohl mit dem
Abbau, Aufbau und Umbau von Eiweißkörpern im Gewebe in Zusammenhang bringen muß. Ihre genaue Struktur ist naturgemäß ebensowenig
bekannt, wie die Struktur der höheren Peptide, die bei der künstlichen
Aufspaltung von Eiweißstoffen entstehen. Daneben gibt es aber doch
einige Peptide von bekannter Struktur, die entweder durch spezifische
Funktion oder durch spezifisches Vorkommen aus der Zahl der übrigen
herausragen. Unter ihnen steht an erster Stelle das

Glutathion, ein Tripeptid aus Glutaminsäure, Cystein und Glykokoll.

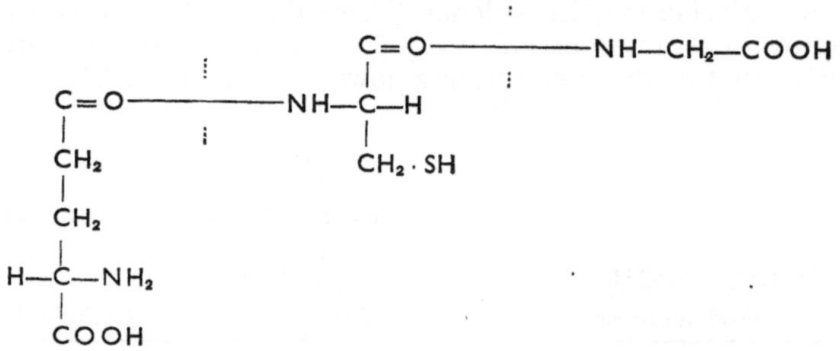

$$
\begin{array}{lll}
 & \text{C} = \text{O} \text{\textemdash NH\textemdash CH}_2\text{\textemdash COOH} \\
 & | \\
\text{C} = \text{O} \text{\textemdash NH\textemdash C\textemdash H} \\
| & | \\
\text{CH}_2 & \text{CH}_2 \cdot \text{SH} \\
| \\
\text{CH}_2 \\
| \\
\text{H\textemdash C\textemdash NH}_2 \\
| \\
\text{COOH}
\end{array}
$$

Glutaminsäurerest Cysteinrest   Glykokollrest

Glutathion

Es wurde zuerst aus Hefe isoliert, ist aber auch in der Mehrzahl der
tierischen Gewebe nachgewiesen worden. Auch im Verbande des Gluta-
thions hat das Cystein die schon früher besprochene Eigenschaft durch
Oxydation leicht in Cystin übergehen zu können und umgekehrt durch
Reduktion aus Cystin wieder Cystein zu werden. Im Gewebe liegt, anscheinend abhängig von der Richtung der Oxydationsvorgänge und von der
aktuellen Reaktion, das Glutathion entweder in der Sulfhydrylform oder
in der Disulfidform vor; beide gehen mit großer Leichtigkeit ineinander
über:

$$\text{2 R} \cdot \text{SH} \quad \underset{\text{Reduktion (saure Reaktion)}}{\overset{\text{Oxydation (alkalische Reaktion)}}{\rightleftharpoons}} \quad \text{R} \cdot \text{S\textemdash S} \cdot \text{R} + \text{H}_2$$

Wie in dieser Formulierung zum Ausdruck gebracht wird, erfolgt die
Reduktion zur Sulfhydrylform besonders leicht bei saurer Reaktion, die
Oxydation zur Disulfidform dagegen bei alkalischer Reaktion, dabei
sind zu einer Änderung der Verlaufsrichtung des Vorganges schon relativ
geringfügige Reaktionsänderungen ausreichend. Wegen des leichten Über-

ganges aus der oxydierten in die reduzierte Form und umgekehrt kommt möglicherweise, wie auch schon beim Cystein hervorgehoben, dem Glutathion eine Bedeutung bei den Atmungsvorgängen im Gewebe zu. Fernerhin hat sich gezeigt, daß das Glutathion auch als Aktivator einer Reihe von fermentativen Reaktionen dient, und da auch hierbei immer nur die eine Form als Aktivator wirksam ist, können offenbar, abhängig davon, ob das Glutathion in der oxydierten oder der reduzierten Form vorliegt, diese Fermentvorgänge in Gang gesetzt oder zum Stillstand gebracht werden. Das Glutathion ist damit ein Regulator von Stoffwechselvorgängen im Gewebe (s. auch S. 276f.).

Zwei eigenartige Dipeptide sind als Bestandteile der Muskulatur aufgefunden worden, und zwar in den Muskeln von Säugetieren das *Karnosin* (GULEWITSCH), in der von Vögeln das *Anserin* (ACKERMANN). Beide enthalten Histidin und β-Alanin.

Um das Vorkommen von β-Alanin zu erklären, nimmt man an, daß es durch Decarboxylierung aus Asparaginsäure entstanden ist, und zwar im Verbande eines Dipeptids aus Asparaginsäure und Histidin. Diese Vorstellung ist aber neuerlich angezweifelt worden.

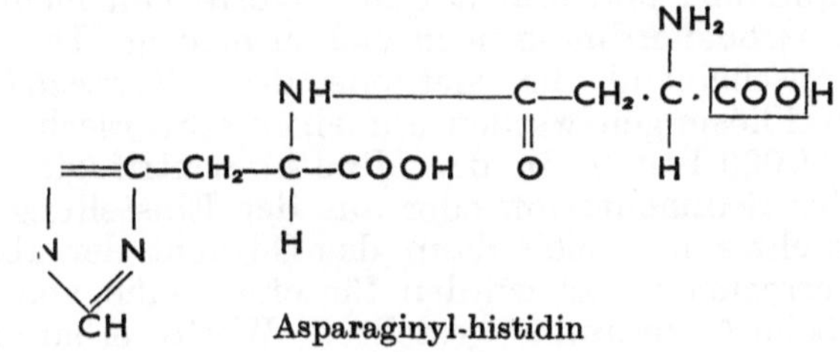

Asparaginyl-histidin

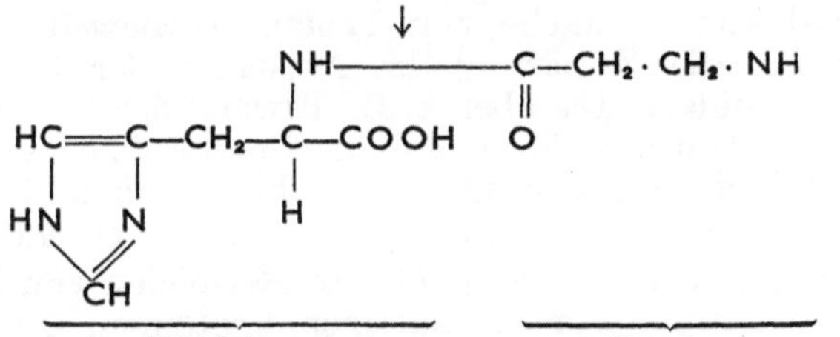

Histidinrest β-Alaninrest

Karnosin

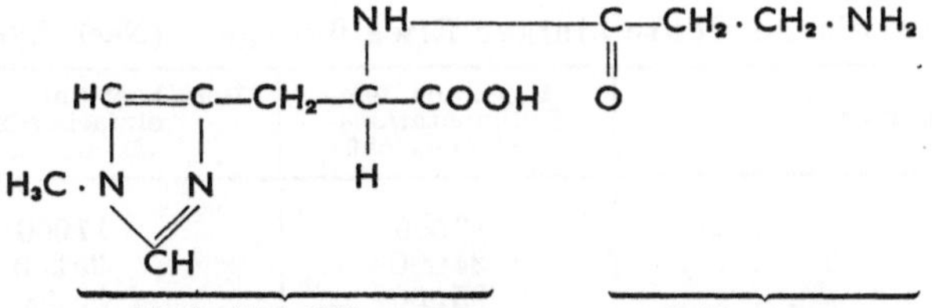

Methyl-histidinrest β-Alaninrest

Anserin

Das *Karnosin* ist β-Alanyl-histidin, das *Anserin* ein im Kern methyliertes Methyl-karnosin. Über die funktionelle Bedeutung der beiden Stoffe lassen sich noch keine Aussagen machen, insbesondere ist nichts über ihre Beteiligung an den Stoffwechselvorgängen bei der Muskeltätigkeit bekannt.

c) Eiweißkörper.

1. Konstitution und Struktur der Eiweißkörper.

Die Eiweißkörper gehören zu den hochmolekularen Stoffen; sie sind zwar in Wasser löslich und lösen sich auch in verdünnten Laugen, Säuren und Salzlösungen, manche Proteine sogar in verdünntem Alkohol, aber es handelt sich dabei nicht um echte, sondern um kolloidale Lösungen. Dies Verhalten geht auf ihr hohes Molekulargewicht zurück. Eine Folge der kolloidalen Natur der Proteine ist, wie schon erwähnt (s. a. S. 156), ihre Tendenz mit den Wassermolekülen in nähere Verbindung zu treten, das Wasser als *Hydratationswasser* zu binden; sie gehören auf Grund dieser Eigenschaft zu den lyophilen Kolloiden (s. S. 152).

Die Bestimmung des Molekulargewichtes der Eiweißkörper mit den im allgemeinen üblichen Methoden stößt auf die gleichen Schwierigkeiten wie die der Polysaccharide. Man hat aber Berechnungen der Mindestmolekulargewichte ausgeführt, indem man annahm, daß besonders charakteristische Gruppen, Aminosäuren oder Elemente in jedem Eiweißmolekül nur einmal vorkommen und erhielt dabei Werte von mehreren Tausend. Jedoch ist diese Größenordnung noch viel zu niedrig. Die zuverlässigsten Werte liefert anscheinend die Methode des *Ultrazentrifugierens* nach SVEDBERG: Eiweißlösungen werden auf einer sehr rasch laufenden Zentrifuge (bis zu 40000 Touren in der Minute) zentrifugiert; aus der Geschwindigkeit der Sedimentation oder aus der Einstellung des Sedimentationsgleichgewichtes läßt sich dann das Gewicht der abgeschleuderten Eiweißteilchen errechnen. Es wurden für eine Reihe von Eiweißkörpern die in der Tabelle 5 zusammengestellten Werte erhalten. Alle diese Werte sind annähernd Vielfache von 17600. Inwieweit diesem Befund eine Bedeutung für die Erklärung des Aufbaues der Eiweißkörper zukommt, ist noch unklar. Da aber z. B. Eiweißkörper mit hohen Molekulargewichten in Harnstofflösungen in Spaltstücke von geringerem Molekulargewicht zerfallen, ist es nicht unwahrscheinlich, daß die größeren Moleküle durch micellare Zusammenlagerung kleinerer entstehen.

Neben den in der Tabelle 5 angeführten Beispielen von Eiweißkörpern gibt es noch eine Gruppe von eigenartigen Proteinen, die *Virusproteine*. Sie haben besonders hohe Molekulargewichte (bis zu 20 Millionen) und stehen größenordnungsmäßig zwischen den kleinsten Mikroben und den

Tabelle 5. Molekulargewichte einiger Eiweißkörper. (Nach SVEDBERG.)

Eiweißkörper	M.-G. aus dem Sedimentationsgleichgewicht	Berechnet unter der Annahme einfacher Multipla ($M.-G. = x \cdot 17600$)
Myoglobin	17500	17600
Trypsin	34000	35200
Pepsin	35500	35200
Insulin	35500	35200 *(2)*
Ovalbumin	40500	35200
Serumalbumin (Pferd)	66900	70400 *(4)*
CO-Hämoglobin (Pferd)	68000	70400
Serumglobulin (Pferd)	150000	140800 *(8)*
Katalase	248000	282000
Edestin	309000	282000 *(16)*
Urease	483000	422000 *(24)*
Thyreoglobulin	700000	704000 *(40)*
Hämocyanin (verschiedene Tierarten)	400000—6700000	422000—6800000 *(24—384)*

größten chemischen Molekülen vom Typ der Proteine. Sie sind aber dadurch ausgezeichnet und bedeutungsvoll, daß sie die auslösende Ursache bestimmter übertragbarer Krankheiten (Viruskrankheiten) sind. Sie können von einem Organismus auf einen anderen Organismus übertragen werden und sich im Zusammenhang mit lebenden Zellen vermehren. Die Aktivität ist an ihren Tyrosingehalt gebunden (s. a. S. 84).

Die Ermittlung der Struktur und der Konstitution der Eiweißkörper stellt den Forscher vor noch nicht überwundene Schwierigkeiten. Diese Schwierigkeiten beginnen schon mit der chemischen Reindarstellung der Eiweißkörper. Eine große Reihe von Eiweißen sind zwar in krystallisierter Form bekannt, aber die Strukturanalyse mit Röntgenstrahlen zeigt, daß es sich meist gar nicht um echte Krystalle handelt, und die chemische Analyse führt zu dem Schluß, daß diese Krystalle oft noch mit anderen organischen Stoffen verunreinigt sind.

Die übliche Methode der Darstellung von Eiweißkörpern ist die *fraktionierte Fällung durch Neutralsalze*. Sie beruht darauf, daß verschiedene Proteine eine verschieden feste Bindung mit ihrem Hydratationswasser eingehen, so daß die Salzkonzentration, die den Eiweißmolekülen das Wasser entzieht, für die einzelnen Eiweißkörper ganz verschieden ist. Man hat in früherer Zeit durch solche fraktionierte Fällungen eine große Zahl von Eiweißkörpern unterscheiden wollen, jedoch ist es ziemlich sicher, daß es sich hierbei nicht um chemisch einheitliche Körper handeln kann, ja daß die Zusammensetzung solcher Fraktionen in hohem Maße auch von den sonstigen Umständen bei der Fällung abhängt.

Wenn es so also in vielen Fällen nicht gelingt, Proteine in absolut reiner Form darzustellen, so wäre doch schon viel gewonnen, wenn man wenigstens den strukturellen Bau der in reiner oder unreiner Form abgeschiedenen Proteine kennte. Aber bereits bei der Besprechung der Peptide haben wir darauf hingewiesen, wie schwierig es ist, schon in relativ niedermolekularen Peptiden die Reihenfolge der Aminosäuren zu bestimmen, und diese Schwierigkeiten werden natürlich bei den Eiweißkörpern selber noch unendlich viel größer, so daß auch diese Frage heute noch nicht gelöst ist. Natürlich ist es möglich, soweit verläßliche Methoden dafür zur Verfügung stehen, den Gehalt der Proteine an einzelnen Aminosäuren festzustellen (s. Tabelle 6, S. 81), aber für die Ermittlung der Konstitution ist damit noch nichts gewonnen.

Immerhin lassen sich eine Reihe von prinzipiellen Fragen entscheiden. So liefert die Aufarbeitung der Eiweißkörper als kleinste Bausteine die Aminosäuren, und wir wissen, daß allein die Verfütterung eines alle notwendigen Aminosäuren enthaltenen Gemisches das Eiweiß als Nahrungsstoff ersetzen kann. Aus diesem Grunde können auch die Aminosäuren keine bei der Eiweißspaltung entstandenen Kunstprodukte sein, sondern müssen im Eiweißmolekül vorgebildet vorliegen. Wir wissen auch, worauf unter anderem die positive Biuretreaktion der Eiweißkörper hinweist, daß die Verknüpfung der Aminosäuren miteinander durch die Peptidbindung erfolgt, und die Verfolgung der fermentativen Eiweißspaltung lehrt, daß bei der Eiweißspaltung immer die Zahl der freiwerdenden Aminogruppen sehr annähernd derjenigen der Carboxylgruppen äquivalent ist (s. S. 275), daß also Peptidbindungen gespalten werden. Es wäre dann bei dem hohen Molekulargewicht der Eiweißkörper das Eiweißmolekül als ein besonders hochmolekulares Polypeptid anzusehen, in dem die Aminosäuren zu einem langen kettenförmigen Gebilde miteinander vereinigt sind, wie es schematisch der folgende Ausschnitt aus einer Polypeptidkette zeigt:

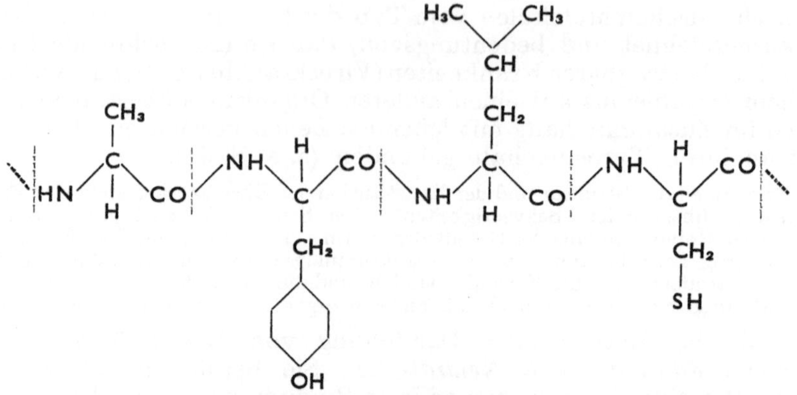

$$H_3C \quad CH_3$$
$$CH$$
$$CH_2$$

Alaninrest   Tyrosinrest   Leucinrest   Cysteinrest
Ausschnitt aus einer Polypeptidkette.

Wenn wir an das hohe Molekulargewicht der Eiweißkörper denken,
so liegt es nahe, sie ebenso wie die Polysaccharide in die Klasse der hochpolymeren Naturstoffe einzuordnen und tatsächlich hat auch die Röntgenanalyse für einige Eiweißkörper eine mikrokrystalline Struktur aufgedeckt.
Diese Eiweißkörper weisen einen faserförmigen Bau auf oder zeigen
nach vorheriger Dehnung eine Faserstruktur. Danach könnte man
auch von ihnen ein Bild entwerfen, das dem der Cellulose entspricht,
indem man annimmt, daß die Grundstruktur des Eiweißmoleküls die
Polypeptidkette und das Makromolekül „Eiweiß" eine besonders lange
Polypeptidkette ist. Es ist jedoch wahrscheinlich, daß mehrere Polypeptidketten durch bestimmte chemische Bindungen miteinander vereinigt sind. Eine solche Rolle ist mit Sicherheit bisher für die —SH-Reste
des Cysteins nachgewiesen, die z. B. im Keratin unter Umwandlung in
die —S—S-Form jeweils zwei Polypeptidketten miteinander verknüpfen.
Möglicherweise gibt es auch durch Wasserstoffatome vermittelte Bindungen
zwischen den >NH-Gruppen und >C=O-Gruppen von Peptidbindungen
zweier Polypeptidketten (sog. Wasserstoffbindung).

Eine andere bedeutungsvolle Frage ist die nach der Form des Eiweißmoleküls. Es gibt fadenförmige Eiweißmoleküle. Es können aber auch
die Polypeptidketten geknäuelt sein, so daß sich Kugelmoleküle ergeben.
Manche Eiweißkörper (Keratin, Myosin) können in beiden Formen vorkommen und durch Dehnung bzw. Entspannung aus der einen in die
andere Form übergehen (ASTBURY).

Die Vorstellung vom Aufbau des Proteinmoleküls durch Zusammenlagerung einer Reihe
von Polypeptidketten würde eine Parallele darin finden, daß schon einige Aminosäuren und
mehr noch eine Reihe von Peptiden, besonders wenn sie nur einen Baustein enthalten, die
Neigung zur Assoziation, also zur Aneinanderlagerung haben. Sie ist auch mit der Annahme
von SØRENSEN zu vereinigen, nach der das Eiweiß keine exakt definierten, unveränderlichen
Moleküle besitzt, sondern ein „reversibel dissoziables Komponentensystem" ist, das in
Abhängigkeit von den jeweiligen Bedingungen in eine Reihe von Teilstücken zerfallen und
sich aus diesen Teilstücken wieder zusammenfügen kann. Tatsächlich zeigt sich auch bei
der zuverlässigsten Bestimmung des Molekulargewichtes, der durch Ultrazentrifugieren, daß
manche Proteine, abhängig von ihrer Gewinnung und Behandlung keine einheitliche Molekülgröße haben, sondern aus mehreren durch ihr Molekulargewicht verschiedenen Fraktionen
bestehen können.

Eine Frage ist, ob die Peptidbindung, die als Bauprinzip der Eiweißkörper durch FRANZ HOFMEISTER gefordert und von EMIL FISCHER bewiesen wurde, die einzige strukturelle Bindung im Eiweißmolekül ist. Dem widersprechen tatsächlich eine Reihe von Befunden.

Eine Zeitlang hat man geglaubt, daß im Eiweißmolekül niedermolekulare Ringsysteme nach Art der Diketopiperazine vorgebildet seien, die in unbekannter Weise assoziativ miteinander vereinigt, das Eiweißmolekül aufbauen sollten. Möglicherweise enthält das Eiweiß eine geringe Zahl solcher Diketopiperazinringe in Peptidketten eingebaut, aber es darf nicht vergessen werden, wie leicht diese Ringsysteme während der Aufarbeitung von Eiweißhydrolysaten erst sekundär gebildet werden können. Da sich ferner gezeigt hat, daß Diketopiperazine fermentativ nicht spaltbar sind, ist diese Assoziationstheorie des Eiweißaufbaus aus kleinsten Strukturelementen heute wieder verlassen.

Wenn im Eiweißmolekül nur Peptidbindungen vorkommen, so muß ein Eiweißkörper, der nur aus Monoaminomonocarbonsäuren besteht, nach dem folgenden Schema aufgebaut sein:

$$\mathbf{NH_2} \cdot R_1 \cdot CO\!-\!NH \cdot R_2 \cdot CO\!-\!NH \cdot R_3 \cdot CO \cdots NH \cdot R_x \cdot \mathbf{COOH},$$

d. h. er muß an dem einen Ende eine freie Aminogruppe, am anderen eine freie Carboxylgruppe haben.

Eiweißkörper enthalten zwar außer den neutralen auch basische und saure Aminosäuren, aber von den basischen Aminosäuren wird nur die zweite Aminogruppe des Lysins, die nicht in Peptidbindungen eingeht, bei der Bestimmung der freien Aminogruppen erfaßt, die ebenfalls nicht gebundene Guanidinogruppe des Arginins wird dagegen nicht bestimmt. Trotzdem überwiegt auch in lysinfreien Peptiden, die außerdem keine Dicarbonsäuren enthalten, die Zahl der freien Carboxylgruppen über die der Aminogruppen.

Weiterhin muß bei der oben angenommenen Struktur des Eiweißmoleküls auf einen N ein O kommen (das überzählige O-Atom der endständigen Carboxylgruppe kann in einer langen Kette vernachlässigt werden); die meisten Proteine enthalten aber mehr Sauerstoff als dem entspricht, es besteht ein „Sauerstoffrest". Er kann wohl teilweise durch das Vorhandensein von Oxyaminosäuren bedingt sein, denen vielleicht am Aufbau der Proteine ein größerer Anteil zukommt, als bisher angenommen wird, aber ganz kann so der Sauerstoffrest bisher nicht erklärt werden. Die Oxygruppen der Oxyaminosäuren kommen im übrigen· für die Bindung von Aminosäuren aneinander nicht in Frage. Es ist noch nicht zu sagen, ob nicht vielleicht die Frage nach dem Sauerstoffrest in ganz anderer Weise ihre Aufklärung finden wird. Versuche von RIMINGTON, SØRENSEN, LEVENE haben gezeigt, daß die meisten Eiweißkörper als integralen Bestandteil ihres Moleküls Kohlenhydratreste, zum Teil in recht erheblicher Konzentration enthalten, und zwar handelt es sich dabei um eine *Glucosamino-dimannose* und um eine *Glucosamino-digalaktose*. Da Kohlenhydrate sauerstoffreiche Verbindungen sind, erhalten die Eiweißkörper auf diese Weise einen erheblichen Sauerstoffzuschuß. Fernerhin zeigt· sich immer deutlicher, daß im Protoplasma der Zelle Eiweiß mit anderen Zellbausteinen vereinigt in Form von *Symplexen* vorkommt. Insbesondere wurden Symplexe aus Eiweiß und Lipoiden sog. *Lipoproteine* isoliert, aber auch Bindungen zwischen Eiweiß und Glykogen kommen vor (s. S. 427).

2. Eigenschaften und Reaktionen der Eiweißkörper.

Eiweißkörper, so wie man sie durch Wasser oder verdünnte Salzlösungen aus dem Gewebe extrahieren kann, bezeichnet man als *native Eiweißkörper*, weil man annimmt, daß sich das Eiweiß in ihnen noch in dem gleichen Zustand befindet, wie im Gewebe selber. Durch verhältnismäßig einfache Eingriffe gelingt es aber schon, diesen Zustand so zu verändern, daß die Löslichkeit vermindert oder aufgehoben wird. Dies geschieht z. B. durch verdünnte Säuren oder Alkalien, durch Hitzeeinwirkung, Schütteln oder durch Bestrahlung. Man bezeichnet die Umwandlung, welche die Proteine erfahren haben, als *Denaturierung*. Ihr Wesen ist offenbar nicht einheitlich. In manchen Fällen handelt es sich um die Aufsprengung von $-S-S-$ Brücken zwischen benachbarten Polypeptidketten. Ferner nimmt die Zahl der reduzierenden Gruppen zu. Für andere Eiweißkörper wird eine Abspaltung von Hydratationswasser angenommen; möglicherweise findet außerdem noch eine geringgradige Hydrolyse statt. Ob die Denaturierung rückgängig zu machen, also reversibel ist, ist ebenfalls eine noch nicht abschließend geklärte Frage. Von großer praktischer Bedeutung ist aber die Tatsache, daß auch Eiweißkörper, die anscheinend durch die Denaturierung ihr Löslichkeitsverhalten noch nicht verändert haben, nunmehr gegenüber manchen Einwirkungen viel empfindlicher geworden sind und viel leichter aus dem gelösten in den ungelösten Zustand übergehen; es folgt also nunmehr der Denaturierung die *Ausfällung oder Koagulation*, weil die Eiweißkörper die Affinität zu ihrem Lösungsmittel verloren haben: *die Fällung ist irreversibel*.

Anders verhält es sich mit den Eiweißniederschlägen, die man bei *Zusatz von konzentrierteren Neutralsalzlösungen* zu Eiweißlösungen erhält. Man spricht hier nicht von einer Ausfällung, sondern von einer Ausflockung; *die Ausflockung ist reversibel:* bei Herabsetzung der Salzkonzentration durch Verdünnung gehen die Eiweißkörper wieder in Lösung, ihre Struktur und ihr Zustand können also durch die Ausflockung nicht wesentlich verändert worden sein.

Eine der wichtigsten Eigenschaften der Eiweißkörper auch im biologischen Geschehen ist ihre Fähigkeit, sich sowohl mit Säuren wie mit Basen zu verbinden. Sie besitzen also in gleicher Weise wie ihre Bausteine, die Aminosäuren, Ampholytnatur und sind dadurch in der Lage Säuren oder Laugen in größerer Menge zu binden, ohne daß es dabei zu deutlichen Änderungen der aktuellen Reaktion kommt. Man nennt diese Eigenschaft *Pufferung*. Auf die Gesetze der Pufferung und auf ihre biologische Bedeutung soll jedoch ebenso wie auf den Ampholytcharakter der Proteine erst an späterer Stelle ausführlicher eingegangen werden (s. S. 134f. u. 140f.). Daß die Fähigkeit zur Bindung von Säuren oder Basen mit ihrem Aufbau aus Gruppen mit saurem und mit basischem Charakter zusammenhängt, geht z. B. daraus hervor, daß die Säurebindung dem Gehalt an Hexonbasen, also an basischen Gruppen parallel geht.

Setzt man zu einem Eiweißkörper größere Mengen von Säuren oder Basen hinzu, so entstehen die *Acidalbumine* bzw. die *Alkalialbuminate*. Da die Eiweißkörper Ampholyte sind, können sie sowohl H- als auch OH-Ionen abdissoziieren, und man kann diese Vorgänge etwa folgendermaßen formulieren: Bei saurer Reaktion erfolgt die Dissoziation nach

$$\text{H} \cdot \text{Alb} \cdot \text{OH} \longrightarrow \text{H} \cdot \text{Alb}^+ + \text{OH}^-$$

und zugesetzte Säure reagiert nach

$$\text{H} \cdot \text{Alb}^+ + \text{OH}^- + \text{H}^+ + \text{Cl}^- \longrightarrow \text{H} \cdot \text{Alb} \cdot \text{Cl} + \text{H}_2\text{O}$$
$$\textbf{Acidalbumin}$$

Bei alkalischer Reaktion spielen sich entsprechend die folgenden Umsetzungen ab:

$$\text{H} \cdot \text{Alb} \cdot \text{OH} \longrightarrow \text{H}^+ + \text{Alb} \cdot \text{OH}^-$$

und

$$\text{Alb} \cdot \text{OH}^- + \text{H}^+ + \text{Na}^+ + \text{OH}^- \longrightarrow \text{Na} \cdot \text{Alb} \cdot \text{OH} + \text{H}_2\text{O}$$
$$\textbf{Alkalialbuminat}$$

Acidalbumine und Alkalialbuminate sind in verdünnten Säuren und Laugen löslich, fallen aber beim Neutralisieren der Lösungen wieder aus, ihre Entstehung führt also neben der Salzbildung auch zu irreversiblen Veränderungen am Molekül im Sinne einer Denaturierung.

Bei den *Reaktionen der Eiweißkörper* sind zu unterscheiden die eigentlichen Eiweißreaktionen und die Reaktionen, welche die Eiweißkörper aufweisen, weil sie aus Aminosäuren aufgebaut sind. Die für die Aminosäuren charakteristischen Gruppen treten natürlich nur soweit in Reaktion als sie nicht am strukturellen Aufbau des Eiweißmoleküls beteiligt sind. Wie schon oben angedeutet, sind z. B. nicht alle Amino- und Carboxylgruppen im Eiweiß durch Peptidbindungen festgelegt, es muß also jeder Eiweißkörper auch die für sie eigentümlichen Reaktionen aufweisen. Ferner gibt die Peptidbindung natürlich in gleicher Weise eine positive Biuretreaktion wie in den Peptiden. Daneben tritt aber auch noch eine Reihe von Reaktionen auf, die für diese oder jene Aminosäure kennzeichnend sind, weil diejenigen Gruppen, auf denen sie beruhen, gleichsam aus dem Proteinmolekül herausragen. Das gilt z. B. für die SH-Gruppe des Cysteins, für die Guanidinogruppe des Arginins, die ε-Aminogruppe des Lysins und ferner für die Ringsysteme der cyclischen Aminosäuren. Damit ist verständlich, daß die Eiweißkörper auch die Reaktionen dieser Aminosäuren aufweisen müssen, soweit sie sie enthalten. Aber alle diese *Farbreaktionen* (*Schwefelbleiprobe*, *Xanthoproteinreaktion*, Millonsche *Probe*, *Probe nach* Adamkiewicz-Hopkins und eine weitere Zahl hier nicht anzuführender Reaktionen) sind keine spezifischen Eiweißreaktionen, sondern Reaktionen auf die einzelnen Aminosäuren im Verbande des Eiweißmoleküls.

Einige der vielen Fällungsreaktionen sind typisch und spezifisch für den Nachweis der Eiweißkörper, weil sie auf Änderungen ihres physikalisch-chemischen Zustandes beruhen. Meist handelt es sich bei ihnen darum, daß nach einer primären Denaturierung das Protein ausgefällt wird. So ist die *Koagulation oder Gerinnung von Eiweiß beim Erwärmen seiner Lösungen eine der charakteristischen Eigenschaften von Proteinen.* Die Temperatur, bei der die Gerinnung erfolgt, ist für die verschiedenen Eiweißkörper nicht die gleiche, die gegen Erwärmung empfindlichsten gerinnen schon bei etwa 56°. Die Koagulationsprobe wird meist so ausgeführt, daß man zu der aufgekochten salzhaltigen Eiweißlösung einige Tropfen Essigsäure hinzufügt, um damit auch den Teil der Proteine, der nur denaturiert ist, zur Ausfällung zu bringen *(Kochprobe)*. Ferner ist typisch die Hellersche *Ringprobe* (Entstehung eines weißen Ringes beim Unterschichten einer Eiweißlösung mit Salpetersäure). Ziemlich charakteristisch sind auch eine Reihe von Fällungen mit Schwermetallsalzen, bei denen die Eiweißkörper als Salze dieser Schwermetalle ausgefällt werden. Dagegen sind die meisten anderen, vielfältig zum Eiweißnachweis angewandten Fällungsmittel (Ferrocyankalium-Essigsäure, Pikrinsäure, Sulfosalicylsäure usw.) insofern nicht streng spezifisch, als sie auch noch mit den höchstmolekularen, ja teilweise sogar mit ziemlich niedermolekularen Eiweißspaltprodukten Niederschläge bilden.

Neben diesen chemischen und physikalisch-chemischen Veränderungen am Eiweißmolekül, die durch äußere Eingriffe zuwege gebracht werden, ist eine Gruppe von biologischen Reaktionen der Eiweißkörper von außerordentlich großer Bedeutung, die man als *Abwehrreaktionen* zusammenfaßt. Bringt man Eiweißstoffe unter Umgehung des Verdauungskanals, also „*parenteral*", in den Blutkreislauf, so wirken sie wegen ihrer Artspezifität oder Organspezifität als körper- oder blutfremde Stoffe, gegen deren Anwesenheit sich der Körper durch eine Reihe von Abwehrmaßnahmen wehrt. Es bilden sich Abwehrstoffe, von denen hier nur die *Präcipitine* und die *Abwehrfermente* genannt werden sollen. Die Präcipitinreaktion zeigt sich darin, daß das Blutserum eines Tieres, dem artfremdes Eiweiß parenteral zugeführt worden war, mit eben diesem selben Eiweiß im Reagensglas Niederschläge bildet. Die artfremden Eiweißstoffe haben also im Tierkörper die Bildung von Abwehrstoffen ausgelöst, die man als Präcipitine bezeichnet und deren Eigenart darin besteht, daß sie streng spezifisch nur gegen das Eiweiß eingestellt sind, das ihre Bildung verursacht hat. Man kann demnach mit Hilfe der Präcipitinreaktion Unterschiede in den Eiweißkörpern verschiedener Herkunft ohne weiteres feststellen, trotzdem dies durch die chemische Analyse nicht möglich ist (s. auch S. 407).

Prinzipiell ähnlich verhält es sich auch mit den *Abwehrfermenten* (ABDERHALDEN). Ihre Tätigkeit richtet sich gegen blutfremdes Eiweiß. Die Gegenwart solcher Eiweißkörper führt zum Auftreten von eiweißspaltenden Fermenten im Blutplasma, die spezifisch auf den Abbau der blutfremden Eiweißstoffe eingestellt sind. Das bekannteste Beispiel dieser Art ist die ABDERHALDENsche Reaktion. Bei der Schwangerschaft gelangen aus der Placenta blutfremde Eiweißstoffe in den Kreislauf und nach einiger Zeit finden sich in ihm auch die Abwehrfermente gegen dieses Eiweiß. Versetzt man also im Reagensglas Blutserum einer Schwangeren mit einer Lösung von menschlichem Placentareiweiß, so kommt es zu einem Abbau dieses Proteins, der am Auftreten von freien Aminosäuren nachgewiesen werden kann. Jedoch hat diese „Schwangerschaftsreaktion" heute, wo einfachere und zuverlässigere Methoden der Schwangerschaftsdiagnose auf hormonalem Wege zur Verfügung stehen (s. S. 235) an praktischer Bedeutung verloren. Dem Nachweis anderer blutfremder Eiweißkörper durch die Abwehrferment-Reaktion (A.-R.) scheint dagegen eine große praktische Bedeutung auf vielen Gebieten zuzukommen.

Die Bildung der Präcipitine und der Abwehrfermente sind im übrigen nur Sonderfälle einer allgemeinen Bereitschaft des Körpers zu Abwehrreaktionen und zur Bildung von Abwehrstoffen.

d) Die einzelnen Eiweißkörper.

Auf die Vielzahl der aus konstitutionellen Gründen möglichen Eiweißkörper ist schon wiederholt hingewiesen worden. Nach der Kombinationslehre muß bei n verschiedenen Aminosäuren, die in einem Eiweißmolekül je einmal vorkommen sollen, diese Zahl gleich $n!$ sein; bei 20 verschiedenen Aminosäuren, einer Zahl, die ja in vielen Eiweißkörpern noch übertroffen wird, bestehen also etwa $2{,}4 \cdot 10^{18}$ verschiedene Kombinationsmöglichkeiten und diese Zahl steigt dann mit zunehmender Anzahl der Aminosäuren rasch ins Unermeßliche.

Trotzdem läßt sich in diese Fülle eine gewisse Ordnung hineinbringen. Es geschieht das schon durch die eingangs dieses Kapitels erwähnte Einteilung der Eiweißkörper in einfache und zusammengesetzte, also in *Proteine* und *Proteide*. Die weitere Unterteilung der zweiten Gruppe ergibt sich ohne weiteres aus der Natur der prosthetischen Gruppe. Natürlich kann sich die gleiche prosthetische Gruppe wieder mit einer Vielzahl ganz verschiedener einfacher Proteine vereinigen, jedoch sind diese dann gewöhnlich in ihrem Grundtypus identisch und unterscheiden sich nur in Feinheiten der Struktur.

Genau so lassen sich auch bei den einfachen Proteinen eine Reihe von Typenunterschieden feststellen, wobei für die Unterscheidung chemische, physikalische und physikalisch-chemische Differenzen maßgebend sind, so Molekülgröße, Zusammensetzung aus bestimmten Aminosäuren, Verhalten bei der Aussalzung, Koagulationstemperatur, biologische Eigentümlichkeiten, Ort des Vorkommens und anderes mehr. Unter Berücksichtigung dieser verschiedenen Gesichtspunkte ergibt sich dann die folgende

Einteilung der Eiweißkörper.

1. Einfache Eiweißkörper oder Proteine:

α) Protamine,
β) Histone,
γ) Gliadine (Prolamine),
δ) Gluteline,
ε) Globuline,
ζ) Albumine,
η) Gerüsteiweiße.

2. Zusammengesetzte Eiweißkörper oder Proteide:

α) Nucleoproteide,
β) Phosphoproteide,
γ) Glykoproteide,
δ) Chromoproteide.

Die Analyse der Eiweißkörper auf ihre Zusammensetzung aus einzelnen Aminosäuren *(Bausteinanalyse)* hat zur Abgrenzung der verschiedenen Eiweißkörper nicht sehr viel beigetragen. Wie die Durchsicht der nachstehenden Tabelle zeigt, in der Angehörige der verschiedenen Eiweißklassen zusammengestellt sind, ergibt sich nur in seltenen Fällen eine so eindeutige Zusammensetzung, daß man allein nach ihr ein Protein der einen oder der anderen Klasse zuordnen könnte. Dies ist nur möglich, wenn man auch noch die anderen Eigenschaften mit heranzieht. (Es ist zu beachten, daß die in Tabelle 6 angegebenen Werte sicherlich nur Minimalwerte sind. Manche Aminosäuren lassen sich weder verlustlos aus den Hydrolysaten isolieren, noch sind ihre Bestimmungsmethoden absolut zuverlässig.)

1. Proteine.

α) Protamine.

Sie sind die einfachsten bekannten Eiweißkörper, ihr Molekulargewicht liegt zwischen 2000 und 3000, außerdem bestehen sie nur aus einer relativ geringen Anzahl verschiedener Aminosäuren, unter denen mengenmäßig die Hexonbasen, und zwar meist das Arginin weitaus überwiegen. Einzelne Protamine bestehen zu fast 90 % aus Arginin (s. „Clupein", Tabelle 6). Sie kommen vor in den Spermatozoen von Fischen, wo sie sich

Tabelle 6. Zusammensetzung einiger Eiweißkörper.

	Serum-albumin	Ovalbumin	Lact-albumin	Serum-globulin	Myosin	Fibrin	Casein	Globin	Thymus-histon	Seiden-fibroin	Elastin	Keratin	Clupein	Gliadin
Glykokoll	—	—	—	3,5	1,9	3,0	+	—	0,5	29,0	25,8	4,3	+	0,7
Alanin	4,2	8,1	2,5	2,2	3,7	3,6	1,5	4,3	3,5	19,2	6,6	3,9		2,7
Valin	—	2,5	3,3	2,0	3,0	1,0	7,2		—	—	1,0	4,0		3,3
Leucin	30,0	10,7	19,4	18,7	11,1	15,0	10,5	29,9	11,8	2,9	21,4	12,1	—	6,6
Glutaminsäure. .	7,7	13,3	12,9	8,5	22,1	14,1	21,8	1,7	3,7	1,8	0,8	8,0		43,7
Asparaginsäure .	4,4	6,2	9,3	2,5	8,9	5,9	4,1	4,4	—	0,6				1,2
Serin	0,6	—	1,8	—		0,8	0,5	0,6	—	1,5			+	0,1
Cystin	7,1	2,0	4,0	2,3	0,77	1,5	0,5	1,0	—	—		15,5		2,2
Methionin . . .		5,0	2,6		3,4	2,6	3,5	0,9	—					2,0
Lysin.	13,2	3,8	10,3	8,9	9,9	10,1	6,2	8,4	7,7	0,9	+	2,5	—	1,2
Arginin	4,9	5,9	3,7	6,0	7,0	7,7	4,8	5,4	15,5	1,5	0,3	9,0	82,6	3,4
Phenylalanin . .	4,2	5,1	2,7	3,8	4,0	2,5	3,5	5,0	2,2	1,5	3,9	2,6		2,6
Tyrosin	5,8	3,8	1,9	6,6	3,4	5,3	6,8	4,0	5,2	8,9	0,3	3,0	—	5,2
Prolin	2,3	13,2	9,5	2,8	0,5	5,1	8,0	4,5	1,5	0,6	1,7	1,4	+	13,2
Oxyprolin . . .	1,0	—	—	—		—	0,3	1,0	—	—				—
Tryptophan . . .	1,4	1,4	3,1	3,1	0,82	5,0	1,7	3,6	1,5	—	—	0,7	—	0,8
Histidin.	3,7	2,3	2,6	1,3	1,7	2,5	2,5	11,0	2,2	0,8	0,3	0,5	—	2,2

in salzartiger, leicht spaltbarer Bindung an Nucleinsäuren (s. S. 88) finden. Wegen ihres hohen Gehaltes an Hexonbasen haben sie stark basischen Charakter. Nach ihrer Herkunft werden sie als *Clupein* (Hering), *Salmin* (Lachs) usw. benannt. Sie sind — wohl wegen ihrer geringen Molekülgröße — durch Pepsin nicht aufspaltbar, werden dagegen durch die anderen eiweißspaltenden Fermente des Verdauungskanals abgebaut. Im allgemeinen besteht zwischen ihrem Gehalt an Hexonbasen und Monoaminosäuren ein einfaches ganzzahliges Verhältnis (2 : 1). Wegen ihres relativ einfachen Baues ist auch bei ihnen die Strukturaufklärung am ehesten möglich. Nach FELIX und MAGER hat das Clupein 22 Mol Arginin und ·11 Mol Monoaminosäuren, die nach dem folgenden Schema vereinigt sind:

$$HN < P—AA—AA—V—S—AA—AA—OP—V—AA—AA—P—AL—$$
$$AA—AA—P—S—AA—AA—V—AL—AA—COOH$$

Darin bedeuten:

AA	Arginyl-arginin	P	Prolin
AL	Alanin	OP	Oxyprolin
S	Serin	V	Valin

Endständig sind also die Iminogruppe des Prolins und die Carboxylgruppe eines Arginyl-argininrestes. Die Reihenfolge der Monoaminosäuren ist noch nicht ganz gesichert.

β) Histone.

Die Histone nehmen eine Übergangsstufe ein zwischen den Protaminen und den hochmolekularen Eiweißkörpern. Auch sie finden sich mit Nucleinsäuren salzartig verbunden in den Zellkernen. Die Zahl der verschiedenen Aminosäuren ist bei ihnen wesentlich höher (s. Tabelle 6, „Thymushiston"). Ihr basischer Charakter ist, da sie auch relativ reich an Hexonbasen sind, sehr ausgesprochen, aber doch schwächer als der der Protamine. Sie werden durch Pepsin verdaut. Dabei entsteht unter anderem als charakteristisches Spaltprodukt das *Histopepton* und auch freies Lysin.

γ) Gliadine.

Diese Eiweißkörper kommen in den Getreidekörnern vor; sie sind in Wasser und reinem Alkohol unlöslich, lassen sich aber durch 50—80 %ige) Alkohol aus dem Mehl extrahieren. Der Name *Prolamine,* mit dem sie auch bezeichnet werden, soll auf den hohen Gehalt an Prolin und auf die bei der Säurehydrolyse auftretende Ammoniakabspaltung hinweisen. Charakteristisch ist ihr hoher Gehalt an Glutaminsäure. Dagegen enthalten sie nur wenig oder gar kein Lysin und auch ihr Arginin- und Histidingehalt ist niedrig. Sie sind deshalb biologisch unterwertige Proteine.

δ) Gluteline.

Sie finden sich mit den Gliadinen zusammen in den Getreidekörnern, aus denen sie mit verdünnten Säuren und Basen extrahiert werden können. Aus alkalischer Lösung werden sie schon durch geringe Mengen von Ammonsulfat ausgesalzen. Gliadine und Gluteline bilden zusammen das *Klebereiweiß* oder den *Gluten.* Dieser geht beim Anrühren mit Wasser in eine klebrige Masse über und gerinnt beim Backen. Im Gegensatz zu den Gliadinen enthalten die Gluteline Lysin, so daß das Klebereiweiß als ganzes biologisch vollwertig ist.

ε) Globuline.

Sie sind eine weit verbreitete Gruppe von Eiweißkörpern. Charakteristisch ist für sie der schwach saure Charakter und die leichte Aussalzbarkeit durch Neutralsalze. Man kann sie durch Halbsättigung mit Ammonsulfat quantitativ aus ihren Lösungen ausflocken. Durch Abstufung der Ammonsulfatkonzentration lassen sich die Globuline in verschiedene Fraktionen aufteilen *(Euglobulin, Pseudoglobulin I und II)*, doch sollen diese Fraktionen nicht vorgebildet sein, sondern als Kunstprodukte bei der Fraktionierung entstehen. Pseudoglobuline sind in destilliertem Wasser löslich, dagegen ist für alle echten Globuline (Euglobuline) ihre Unlöslichkeit in Wasser charakteristisch, so daß sie bei Dialyse ihrer Lösungen gegen destilliertes Wasser ausfallen. Leicht löslich sind sie in verdünnten Neutralsalzlösungen oder in schwachem Alkali, beim Ansäuern fallen sie wieder aus.

Ein besonderes Globulin ist das *Fibrinogen* des Blutplasmas, das bei der Blutgerinnung als *Fibrin* oder Faserstoff des Blutes ausfällt. Zu den Globulinen gehört auch die Hauptmenge der Proteine des Muskels, das *Myosin* und wahrscheinlich das *Myogen* (s. S. 424). Beide verhalten sich insofern sehr ähnlich wie das Fibrinogen, als sie spontan gerinnen. Ein Globulin von besonderer Bedeutung ist das *Thyreoglobulin*, ein Eiweißkörper der Schilddrüse. Dies Protein ist in der Lage Jod zu binden und hat im biologischen Versuch die gleiche typische Wirkung wie die Schilddrüsensubstanz selber (s. S. 215).

Ein eigenartiges Protein, das wahrscheinlich auch zu den Globulinen gehört, ist der BENCE-JONESsche *Eiweißkörper*, der bei Geschwülsten des Knochenmarks im Harne auftritt und bei vorsichtigem Erwärmen zwischen 60 und 70° ausfällt, um bei Temperaturen über 80° wieder in Lösung zu gehen. Beim Abkühlen wiederholt sich dies Verhalten.

Auch in pflanzlichem Material finden sich Globuline. Sie sind die wichtigsten Reserveeiweißstoffe der Pflanzensamen. Gegenüber den tierischen Globulinen besteht eine Reihe von Unterschieden, so koagulieren sie viel schwerer und unvollständiger.

ζ) Albumine.

Sie sind neben den Globulinen die zweite Hauptgruppe der tierischen Proteine und kommen meist mit diesen gemeinsam vor. Im Gegensatz zu ihnen sind sie außer in Neutralsalzlösungen auch in destilliertem Wasser löslich und werden erst durch Sättigung ihrer Lösungen mit Ammonsulfat ausgesalzen. Auch sie koagulieren beim Erhitzen. Die Albuminfraktion des Serums besteht ebenso wie die Globulinfraktion aus mehreren Komponenten (s. S. 404). Zum Unterschied von den Globulinen fehlt in ihnen völlig das Glykokoll. Zu den Albuminen rechnet man auch das *Globin,* den Eiweißanteil des roten Blutfarbstoffes Hämoglobin. Es ist durch einen hohen Gehalt an Histidin ausgezeichnet. Die Globine aus den Hämoglobinen verschiedener Tierarten sind nicht identisch. Zu den Albuminen gehört ferner das Hormon der Bauchspeicheldrüse, das *Insulin* (s. S. 210). Im Pflanzenreich finden sich auch Albumine, sie sind aber weniger verbreitet als die Globuline.

Eigenartig ist die in ihrer Ursache noch völlig ungeklärte Giftigkeit mancher Pflanzenalbumine bei parenteraler Zufuhr. Vom *Ricin* aus Ricinussamen wirken z. B. beim Kaninchen 0,003—0,005 mg pro Kilogramm Gewicht durch Lähmung des Gefäß- und Atemzentrums tödlich. Die Giftwirkung geht bei der Verdauung dieser Eiweißkörper verloren.

η) Gerüsteiweiße.

In dieser Gruppe sind zwei Hauptvertreter zu unterscheiden, die Kollagene und die Keratine. Die *Kollagene* finden sich vor allem im Bindegewebe, den Sehnen, Fascien und Bändern, aber auch das *Ossein* des

Knochens gehört zu ihnen, ferner finden sie sich im Knorpel und in der Epidermis. Sie quellen in Wasser auf und gehen beim Kochen mit Säuren anscheinend unter hydrolytischer Abspaltung von Ammoniak in Leim (Gelatine) über. Sie enthalten kein Tryptophan und nur Spuren von Tyrosin, sind also biologisch nicht vollwertig. Eine besondere Art von Kollagenen sind die *Elastine* des elastischen Bindegewebes, sie bestehen überwiegend aus Monoaminosäuren.

Die *Keratine* sind die Eiweißkörper der Epidermis und der Horngebilde wie Haare, Wolle, Federn, Nägel usw. Ihre Zusammensetzung wechselt mit ihrem Ursprung, immer aber sind sie durch einen sehr hohen Cystingehalt ausgezeichnet. Sie sind sehr schwer in Wasser, Säuren und Alkalien löslich und gegenüber den eiweißspaltenden Fermenten resistent, für die Ernährung also wertlos.

Zu den Gerüsteiweißen gehört auch die Seide. Aus ihr läßt sich mit heißem Wasser das *Sericin (Seidenleim)* extrahieren, das reich an Serin ist. Es gehört wahrscheinlich zu den Kollagenen. Neben dem wasserlöslichen Sericin enthält die Seide das wasserunlösliche *Seidenfibroin*, dem die Seide ihre Spinnfähigkeit verdankt.

2. Proteide.

Es ist bemerkenswert, daß die prosthetischen Gruppen der verschiedenen Proteide sauren Charakter haben. Durch diese Säuregruppen werden prosthetische Gruppe und Protein miteinander verknüpft. Die Proteide haben in der Natur eine viel größere Verbreitung als die Proteine.

α) Nucleoproteide.

Wegen des besonderen Aufbaus ihrer prosthetischen Gruppe, der Nucleinsäuren, sollen die zusammengesetzten Eiweißkörper aus den Zellkernen in einem eigenen Kapitel behandelt werden (s. S. 87). Zu den Nucleoproteiden gehören auch die Virusproteine (s. S. 75). Ebenso wie der Tyrosingehalt der Eiweißkomponente (s. S. 75) ist für die Aktivität der Virusproteine auch der Nucleinsäureanteil erforderlich.

β) Phosphoproteide.

Die Phosphoproteide enthalten als prosthetische Gruppe die o-Phosphorsäure (H_3PO_4), und zwar in einer Konzentration von etwa 0,7 %. Dementsprechend reagieren diese Eiweißkörper ziemlich stark sauer. Sie sind fast unlöslich in Wasser, leicht löslich dagegen, entsprechend ihrem sauren Charakter, in Alkalien; durch Ansäuern werden sie wieder ausgefällt. Die o-Phosphorsäure ist zum allergrößten Teil mit der alkoholischen Gruppe des Serins zu *Serinphosphorsäure* verestert:

$$CH_2O\text{---}PO_3H_2$$
$$|$$
$$H\text{---}C\text{---}NH_2$$
$$|$$
$$COOH$$

Serinphosphorsäure

Der Hauptvertreter dieser Eiweißklasse ist das *Casein*, der wichtigste Eiweißkörper der Milch. Er findet sich in der Milch als Kalksalz. Die Lösungen des reinen Calciumcaseinats sind opalescierend oder milchig getrübt. Beim Erwärmen überziehen sie sich mit einer ähnlichen Haut wie die Milch. Das Casein gerinnt nicht beim Erwärmen und schützt auch die übrigen Eiweißkörper der Milch (Albumine und Globuline) vor der Gerinnung. Die Caseine aus der Milch verschiedener Tierarten sind nicht identisch (s. Tabelle 90, S. 460).

Es ist überhaupt fraglich, ob das durch Ausfällung mit Säure erhaltene Casein ein einheitlicher Eiweißkörper ist. Die mit der Ultrazentrifuge erhaltenen schwankenden Molekulargewichte sprechen jedenfalls dagegen. Auch durch Elektrophorese läßt sich das Casein in mehrere Fraktionen von verschiedenem P-Gehalt trennen.

Das Casein wird außer durch Säure auch durch das im Magensaft vorkommende Labferment (s. S. 279) ausgefällt. Es entsteht dabei aus dem Casein das *Paracasein*[1]. Der Mechanismus dieser Umwandlung ist noch nicht geklärt. Jedenfalls haben Casein und Paracasein die gleiche elementare Zusammensetzung, sie unterscheiden sich aber dadurch, daß das Paracasein ein unlösliches Kalksalz bildet, an dessen Ausfallen die erfolgte *Labgerinnung* erkannt werden kann.

Ein weiteres Phosphoproteid ist das *Ovovitellin*, das im Eidotter vorkommt und gewöhnlich bei seiner Darstellung vom Lecithin begleitet wird. Die beiden Stoffe lassen sich überhaupt nur unter Denaturierung des Proteids voneinander trennen. Möglicherweise besteht sogar zwischen ihnen eine lockere chemische Bindung *(Lecithalbumin)*. Im Widerspruch zu diesem älteren Namen ist der Eiweißanteil des Ovovitellins aber wahrscheinlich ein Globulin und auch das Casein-Protein hat eine Reihe von globulinartigen Eigenschaften.

γ) Glykoproteide.

Unter Glykoproteiden, auch *Mucoproteide*, *Mucoide* oder *Mucine* genannt, versteht man eine Gruppe von Schleimstoffen, die in den Sekreten der Drüsen der Schleimhäute oder der Hautdrüsen (bei niederen Tieren) enthalten sind. Sie versehen die Schleimhäute oder die Haut mit einem Überzug, der Schutz gegen chemische und mechanische Einwirkungen gewährt und gleichzeitig auch das Eindringen von Mikroorganismen verhindern soll. Außerdem finden sie sich im Glaskörper des Auges und in der Gelenkflüssigkeit; ähnliche Substanzen sind in der Kapselsubstanz einiger

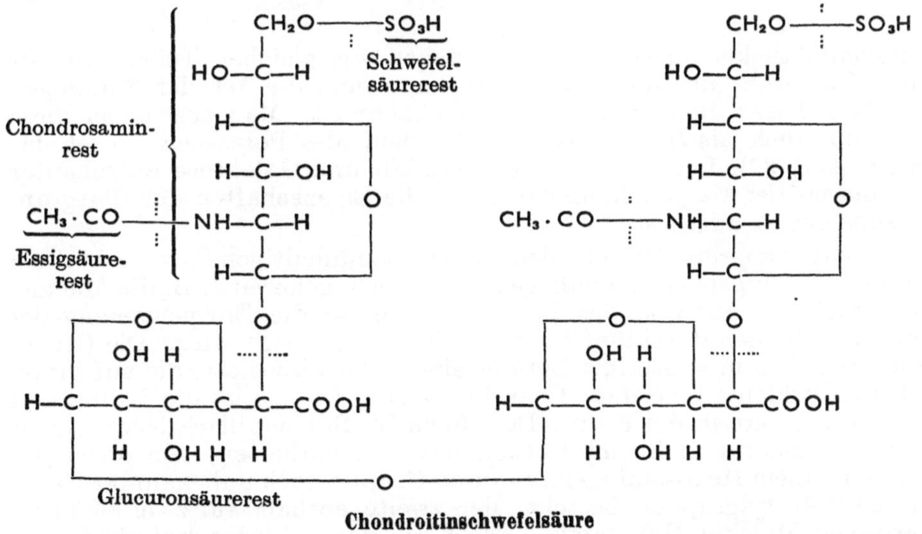

---

[1] Das Casein wird auch häufig als *Caseinogen*, das Paracasein als *Casein* bezeichnet.

Bakterien enthalten und auch die für die Blutgruppe A (s. S. 401) spezifische Substanz sowie eine Reihe anderer Stoffe haben zu ihnen Beziehungen.

Nach neueren Untersuchungen kann man zwei Hauptgruppen unterscheiden, die *Mucopolysaccharide* und die *Glykoproteide*. Eine Anzahl der Mucopolysaccharide enthält Uronsäuren, andere haben einen neutralen Charakter. Die uronsäurehaltigen können sulfathaltig oder sulfatfrei sein. Die Mucopolysaccharide mit Sulfatresten sind die Mucoitinschwefelsäure und die Chondroitinschwefelsäure, von denen die erstere im Mucin der Magenschleimhaut und in der Hornhaut gefunden wurde, die zweite gebunden an Eiweiß in den *Chondroproteiden* des Knorpels vorliegt. Sulfatfreie Mucopolysaccharide wurden aus Nabelschnur, Glaskörper und

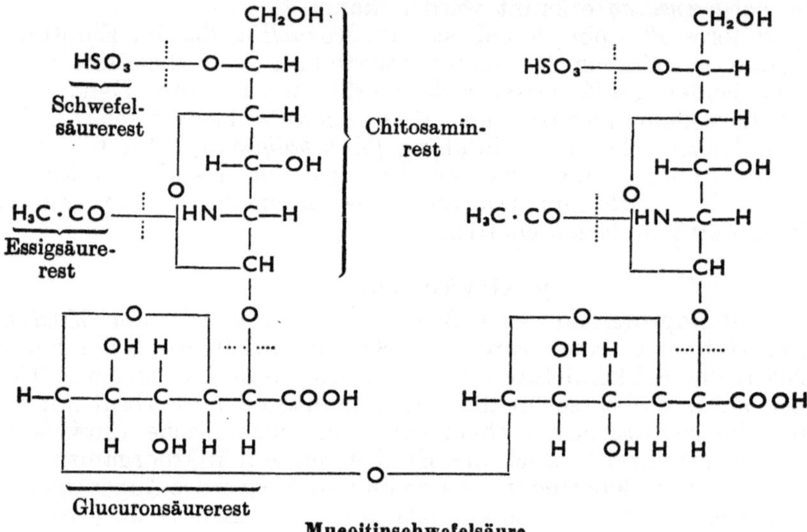

Mucoitinschwefelsäure

Synovialflüssigkeit erhalten. Sie bestehen aus gleichen Teilen Glucosamin, Glucuronsäure und Acetylgruppen, wobei die Art der Bindungen zwischen diesen Bausteinen noch unbekannt ist. Man bezeichnet diese Substanz auch als *Hyaluronsäure*. Ein neutrales Polysaccharid ist das Chitin (s. S. 32), ferner ein aus Glucosamin und Galaktose aufgebauter Bestandteil der Magenschleimhaut, der die Eigenschaften der Blutgruppensubstanz A aufweist.

In den Glykoproteiden scheinen mit hexosaminhaltigen Polysacchariden vereinigte Polypeptide vorzuliegen. Zu ihnen gehören z. B. die Mucine. Eine wichtige Aufgabe des Speichelmucins ist die Einspeichelung der Nahrung, die damit schlüpfrig und gleitfähig gemacht wird. Die Glykoproteide haben in wässeriger Lösung eine hohe Viscosität, die auf ihrem Polysaccharidanteil beruht. Charakteristisch für sie ist die Fällbarkeit durch Essigsäure in der Kälte. Das Mucin der Submaxillarisdrüse scheint zwei verschiedene Kohlenhydratkomplexe zu enthalten, von denen der erste aus einem Hexosamin, einer sauren Gruppe noch unbekannter Natur und zwei Acetylgruppen besteht; der zweite enthält auf zwei Moleküle Hexose ein Molekül Hexosamin. Die Natur der Kohlenhydrate in diesem Komplex, der im Prinzip den auch in anderen Eiweißkörpern gefundenen

Kohlenhydratkomplexen entspricht (s. S. 77), ist noch unbekannt. Der erstgenannte Komplex ist dagegen für Mucin charakteristisch.

Einen den Mucopolysacchariden entsprechenden Bau hat auch das *Heparin*, ein Stoff, der in der Leber gebildet wird und der die Eigenschaft hat, die Blutgerinnung zu hemmen (s. S. 391). Als kleinste Baueinheit enthält er wahrscheinlich eine Mucoitintetraschwefelsäure. Bisher konnte allerdings erst die Existenz einer Mucoitintrischwefelsäure wahrscheinlich gemacht werden. Für die Bindung mit Schwefelsäure stehen dabei die in der nachstehenden Formel mit * bezeichneten Hydroxylgruppen zur Verfügung.

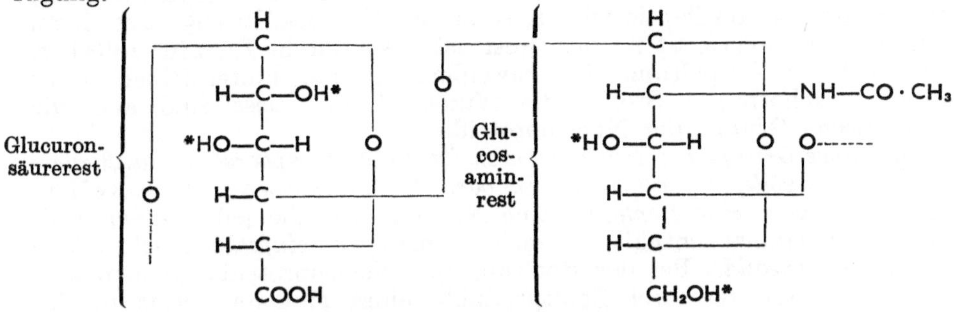

$$
\text{Glucuronsäurerest}\left\{
\begin{array}{c}
\text{H} \\
| \\
\text{C} \\
| \\
\text{H—C—OH*} \\
| \\
\text{*HO—C—H} \quad \text{O} \\
| \\
\text{H—C} \\
| \\
\text{H—C} \\
| \\
\text{COOH}
\end{array}
\right.
\qquad
\text{Glucosaminrest}\left\{
\begin{array}{c}
\text{H} \\
| \\
\text{C} \\
| \\
\text{H—C———NH—CO·CH}_3 \\
| \\
\text{*HO—C—H} \quad \text{O} \quad \text{O------} \\
| \\
\text{H—C} \\
| \\
\text{H—C} \\
| \\
\text{CH}_2\text{OH*}
\end{array}
\right.
$$

Struktureinheit des Heparins.

Andere früher beschriebene sog. Glykoproteide sind neuerlich als Kunstprodukte erkannt worden, die bei der Aufarbeitung entstehen und als salzartige Verbindungen eines basischen Gewebseiweißes mit einer ebenfalls frei im Gewebe vorkommenden sauren Kohlenhydratkomponente anzusehen sind.

δ) Chromoproteide.

Ebenso wie die Nucleoproteide sollen auch die Chromoproteide wegen der Bedeutung, die sie selbst und die ihre prosthetischen Gruppen haben, in einem eigenen Kapitel behandelt werden (s. S. 95).

Schrifttum.

ABDERHALDEN, E.: Abwehrfermente. (Die ABDERHALDENsche Reaktion.) 6. Aufl. Dresden u. Leipzig 1941. — FELIX, K.: Eiweiß. Handbuch der Ernährung und des Stoffwechsels der landwirtschaftlichen Nutztiere, Bd. 1. 1929. — FEULGEN, R.: Chemie der Eiweißkörper. Handbuch der normalen und pathologischen Physiologie, Bd. 3. 1927. — LLOYD, D. J. u. A. SHORE: Chemistry of the proteins, 2. Aufl. London 1938. — STANLEY, W. M.: Isolation and Properties of Virus Proteins. Erg. Physiol. 39, 294 (1937).

F. Nucleinstoffe.

Der Name dieser Stoffgruppe weist darauf hin, daß sie Bestandteile der Zellkerne sind, und zwar finden sich in den Kernen zusammengesetzte Eiweißkörper, die *Nucleoproteide*, mit einer ganz eigenartig und spezifisch gebauten prosthetischen Gruppe. Aber auch außerhalb der Zellkerne finden sich Nucleoproteide, so in kleiner Menge wahrscheinlich überall im Zellplasma und in den meisten Sekreten des tierischen Organismus ebenso wie den Säften der verschiedenen Verdauungsdrüsen, der Galle und der Milch. Ferner gehören auch, wie bereits erwähnt, die Virusproteine zu ihnen. Ihr Hauptvorkommen sind aber die zellreichen Organe, die im wesentlichen aus Kernen bestehen. So wurden sie aus Thymus, Pankreas,

Leber, Milz und Niere, aus Leukocyten, vor allem aber aus Spermien isoliert. Auch aus pflanzlichem Material werden sie gewonnen. Ihre Hauptquelle sind dort die Hefezellen. Außer dem Eiweißanteil und der prosthetischen Gruppe enthalten die Nucleinstoffe gewöhnlich auch noch Eisen in unbekannter Bindungsart. Die Einordnung des Eiweißanteils in eine der verschiedenen Proteinklassen ist noch nicht für alle Nucleoproteide geklärt. Bei einer ganzen Anzahl handelt es sich um Protamine (Fischspermien) oder um Histone, die salzartig mit der prosthetischen Gruppe verbunden sind und deren Abtrennung relativ leicht gelingt. In den übrigen Fällen ist aber die Abtrennung sehr viel schwieriger. Bei der Einwirkung von Pepsin wird z. B. nur ein Teil des Eiweißes aus einem Nucleoproteid abgespalten, der Rest ist erst durch Trypsin ablösbar. Nach völliger Abspaltung der Eiweißkomponente hinterbleiben stark saure, phosphorreiche Stoffe, die *Nucleinsäuren*; diese sind also die prosthetische Gruppe der Nucleoproteide.

Die saure Gruppe der Nucleinsäuren ist die o-Phosphorsäure; außerdem liefern sie bei völliger Spaltung Purin- oder Pyrimidinbasen und ein Kohlenhydrat, und zwar eine Pentose. Eine Nucleinsäure, die jedes dieser Teilstücke nur einmal enthält, bezeichnet man als *einfache Nucleinsäure* oder *Mononucleotid*. Bei der Spaltung der Nucleoproteide ergeben sich aber Stoffe, die die drei Spaltprodukte eines Mononucleotids in der Mehrzahl enthalten, sie werden dementsprechend als *Polynucleotide* oder als *echte Nucleinsäuren* bezeichnet. Ein Polynucleotidmolekül besteht aus etwa 2000 Mononucleotiden. Soweit bisher bekannt ist, gibt es zwei verschiedene Typen von Polynucleotiden, die nach ihrem Hauptvorkommen als *Hefenucleinsäure* und als *Thymonucleinsäure* bezeichnet werden. (Zur Nomenklatur der Nucleinsäuren s. auch weiter unten.) Da sich die Thymonucleinsäure aber auch aus pflanzlichen Zellkernen gewinnen läßt (FEULGEN), ist wahrscheinlich ganz allgemein die *Thymonucleinsäure die Nucleinsäure der Kerne.* Die Hefenucleinsäure kommt dagegen nicht in den Kernen der Hefezellen, sondern in ihrem Plasma vor (BEHRENS).

Die Polynucleotide geben mit Eiweißkörpern schwer lösliche Niederschläge. Ihr saurer Charakter geht daraus hervor, daß sie mit basischen Farbstoffen unlösliche Salze bilden. Diese sind die Grundlage der meisten histologischen Methoden der Kernfärbung.

Die Mononucleotide kommen nicht nur als Bestandteile der prosthetischen Gruppe der Nucleoproteide in den Kernen vor, sondern einige von ihnen auch in freier Form als Bestandteile des Zellplasmas. Das Mononucleotid Adenylsäure selber und eine Reihe seiner Derivate sind für den Stoffwechsel der Kohlenhydrate (s. S. 433) und für andere lebenswichtige Zelleistungen (s. S. 293 und 295) von allerhöchster Bedeutung.

a) Bausteine der prosthetischen Gruppe.

Die drei Bauelemente eines Mononucleotids vereinigen sich nach KOSSEL in der Reihenfolge:

$$\text{Base — Pentose — Phosphorsäure.}$$

Auf fermentativem oder chemischem Wege kann eine solche Verbindung in diese drei Bausteine zerlegt werden; es ist aber auch möglich, daß nur die eine der beiden endständigen Gruppen abgespalten wird, so daß entweder eine *Pentosephosphorsäure* oder eine Verbindung aus Pentose und Base übrigbleibt. Ein solcher Körper wird als *Nucleosid* bezeichnet.

1. Das Kohlenhydrat.

Die Pentose, die aus der Hefenucleinsäure und aus den freien Mononucleotiden der tierischen Gewebe erhalten wird, ist die *d-Ribose*, in der Thymonucleinsäure ist dagegen die *d-2-Ribodesose* oder *Thyminose* enthalten (s. S. 15). Die Ribose liegt in den Nucleotiden und Nucleosiden in der Furanringform vor, und auch für die Thyminose ist dies wahrscheinlich der Fall. Entsprechend dem Gehalt an einem der beiden verschiedenen Kohlenhydrate wird die Hefenucleinsäure als *Ribonucleinsäure*, die Thymonucleinsäure als *Desoxy-ribo-nucleinsäure* bezeichnet.

2. Die Basen.

Die mit einer Pentose zum Nucleosid vereinigten Basen leiten sich von zwei Ringsystemen her, dem *Pyrimidin-* und dem *Purin*ring. Den Purinring kann man als ein Kondensationsprodukt aus Pyrimidin und Imidazol auffassen. Er kann auf zwei verschiedene Arten formuliert werden. Zur Kennzeichnung der Substitutionen werden die Atome der Ringe in der angegebenen Weise beziffert. Danach unterscheiden sich die beiden Formen des Purinringes nur durch die Stellung des H-Atoms am N-Atom 7 oder 9 und die dadurch bedingte Verlagerung der Doppelbindung.

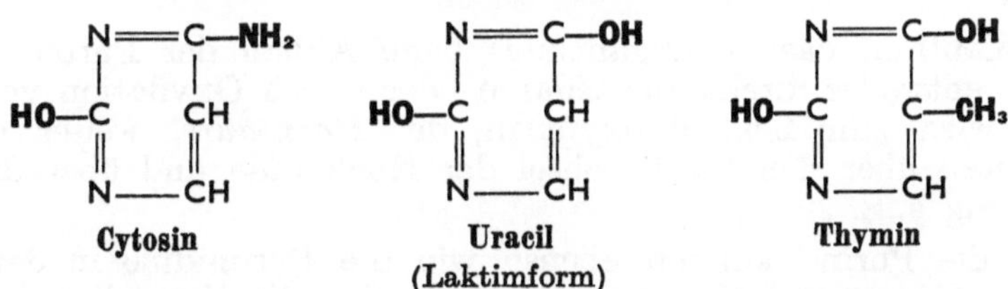

Pyrimidin
Imidazol
Purin

Die als Spaltprodukte von Nucleotiden und Nucleosiden bekannten *Pyrimidinderivate* sind:

Cytosin: 2-Oxy-6-amino-pyrimidin,
Uracil: 2.6-Dioxy-pyrimidin,
Thymin: 2.6-Dioxy-5-methyl-pyrimidin.

Cytosin
Uracil
(Laktimform)
Thymin

Es lassen sich diese Formeln auch noch in anderer Weise schreiben, indem man annimmt, daß das Wasserstoffatom von der Hydroxylgruppe zum benachbarten Stickstoff wandert, wodurch die Hydroxylgruppe zur Ketogruppe wird und eine Verlagerung der Doppelbindungen eintritt.

Cytosin
Uracil
(Laktamform)
Thymin

Man bezeichnet die erste der beiden tautomeren Formen als Laktim-
oder Enolform ($\cdots$ N—C·OH=N $\cdots$), die zweite als Laktam- oder Ketoform ($\cdots$ N—C : O—NH $\cdots$).

Auch die *Purinderivate* entstehen durch die Einführung von Amino-
und Oxygruppen. Als primäre Bausteine der Nucleotide kommen anscheinend nur die Aminoderivate vor, aus denen die Oxyderivate durch
fermentative hydrolytische Desaminierung entstehen (s. S. 274). Auf
einer Fermentwirkung beruht auch der Übergang der Aminopurine in
die Oxypurine bei der Fäulnis; der Ersatz der Aminogruppe durch die
Oxygruppe bei der Einwirkung von Salpetriger Säure entspricht der
allgemeinen Wirkung dieser Säure auf Aminogruppen (s. S. 61). Diesen
genetischen Zusammenhang gibt auch die Nebeneinanderstellung der
Formeln der verschiedenen Purinderivate wieder. Danach entsteht also
aus dem

Adenin (6-Aminopurin) das *Hypoxanthin* (6-Oxypurin)

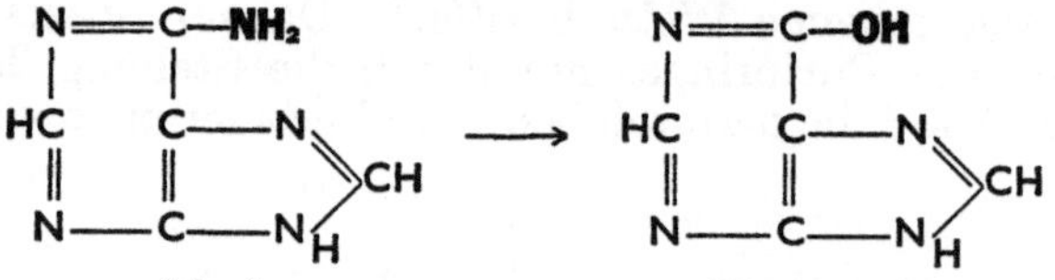

und aus dem

Guanin (2-Amino-6-oxypurin) das *Xanthin* (2.6-Dioxypurin).

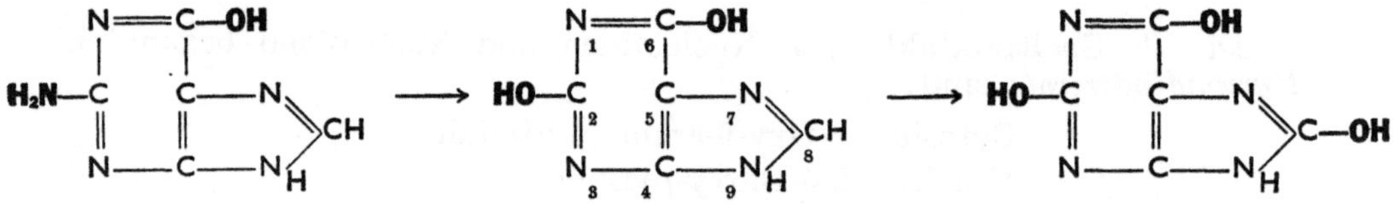

Das Xanthin, das im Organismus beim Abbau der Purine entsteht,
und zwar entweder direkt aus Guanin oder durch Oxydation von Hypoxanthin, wird zum 2.6.8-Trioxypurin, der *Harnsäure*, weiter oxydiert.
(Einzelheiten über den Stoffwechsel der Nucleotide und über die Harnsäurebildung s. S. 386f.)

Auch die Purine können ebenso wie die Pyrimidine in den beiden
erwähnten tautomeren Formen auftreten. Für die Formulierung ist hier
die Laktimform gewählt. Die Laktamform ergibt sich ohne weiteres aus
dem Vergleich dieser Formeln mit denen der Pyrimidine.

Von großem medizinischen Interesse sind wegen ihrer pharmakologischen Wirkung
die in den Genußmitteln Kaffee, Tee und Kakao vorkommenden methylierten Purine:

Theophyllin	1.3-Dimethyl-xanthin
Theobromin	3.7-Dimethyl-xanthin
Coffein	1.3.7-Trimethyl-xanthin.

(Sie leiten sich demnach von der Laktamform des Xanthins ab.)

Als allgemeine chemische Reaktionen der Purine seien erwähnt die Fällung durch
Silbernitrat und Ammoniak sowie die durch Kupfersulfat und Natriumbisulfit. Eine
charakteristische Verbindung des Adenins ist das sehr schwer lösliche Pikrat.

b) Nucleoside.

Nach Aufspaltung der Polynucleotide und Mononucleotide konnten die Nucleoside der Pyrimidine Cytosin, Thymin und Uracil, das *Cytidin*, das *Thymidin* und das *Uridin*, sowie diejenigen der Purine Adenin, Guanin und Hypoxanthin, das *Adenosin*, *Guanosin* und *Hypoxanthosin (Inosin)* aufgefunden werden. Dabei ist daran zu erinnern, daß das Hypoxanthosin ein Umwandlungsprodukt des Adenosins ist. In den aus Hefenucleinsäure gewonnenen Nucleosiden ist die Ribose über das C-Atom 1, also glykosidisch mit dem basischen Anteil verbunden. Da alle natürlich vorkommenden Glykoside sich von der β-Form der entsprechenden Zucker ableiten, nimmt man an, daß auch in den Nucleosiden die β-glykosidische Form des Kohlenhydrats vorliegt; allerdings ist diese Annahme bisher noch nicht bewiesen. Die Haftstelle der glykosidischen Bindung an der Pyrimidinbase ist das N-Atom 3, an der Purinbase wahrscheinlich das N-Atom 9. Es ergeben sich danach für die 4 Nucleoside aus der Hefenucleinsäure, die *Ribonucleoside*, die folgenden Konstitutionsformeln:

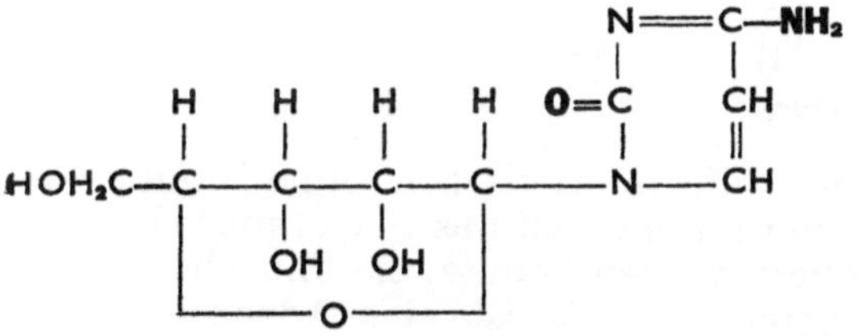

Cytidin

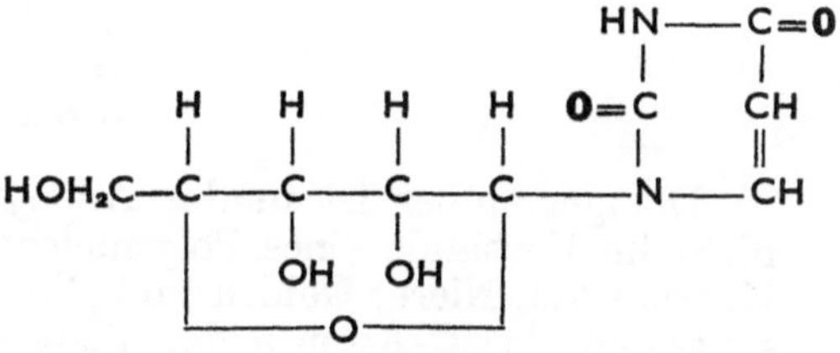

Uridin

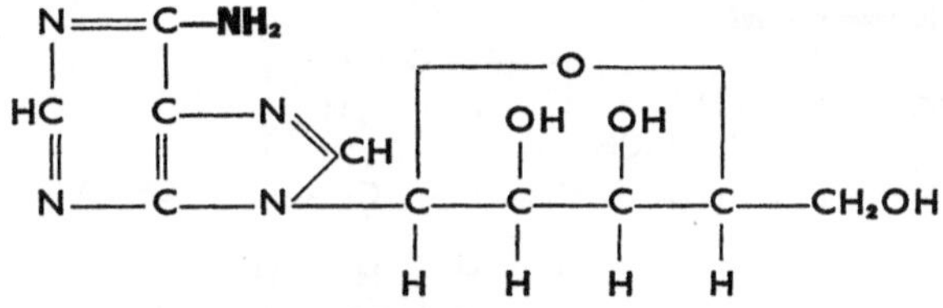

Adenosin

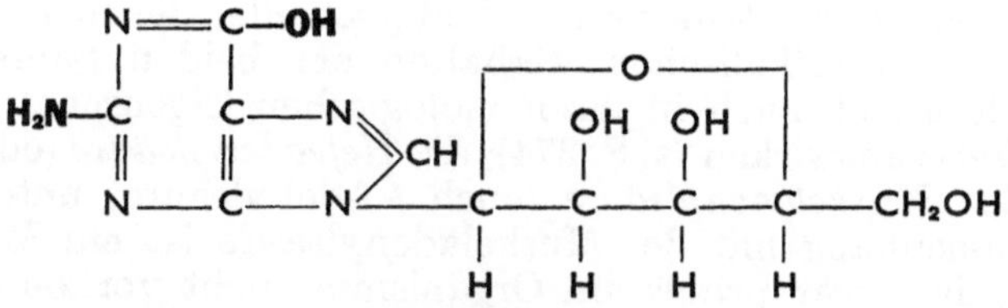

Guanosin

Wenn so die Konstitution der Nucleoside der Hefenucleinsäure völlig geklärt ist, ist das für die bei der Spaltung der Thymonucleinsäure frei werdenden *Desoxyribo-nucleoside* noch nicht der Fall. Es ist aber wahrscheinlich, daß auch in ihnen der Zucker in der Furanringform vorliegt und daß auch die Haftstellen an den Basen die gleichen sind wie bei den Ribonucleosiden.

Von vorläufig noch völlig ungeklärter Bedeutung ist das Vorkommen eines *Harnsäurenucleosids* im Blut und einer *Adeninthiopentose* in der Hefe.

c) Mononucleotide.

Von den verschiedenen Mononucleotiden sind bisher in ihrer Struktur
genau bekannt nur die bei der Hydrolyse der Hefenucleinsäure entstehenden: Adenylsäure, Guanylsäure, Cytidylsäure und Uridylsäure. Sie
entstehen aus den Nucleosiden durch Eintritt von Phosphorsäure, auf
eine ausführliche Wiedergabe aller Formeln kann daher verzichtet werden,
es soll vielmehr nur die der Adenylsäure angeführt werden. Die Veresterung der Phosphorsäure erfolgt bei ihr und genau so auch bei den
übrigen Mononucleotiden aus Hefe am C-Atom 3 der Pentose, die Adenylsäure aus Ribonucleinsäure ist also Adenosin-3-Phosphorsäure:

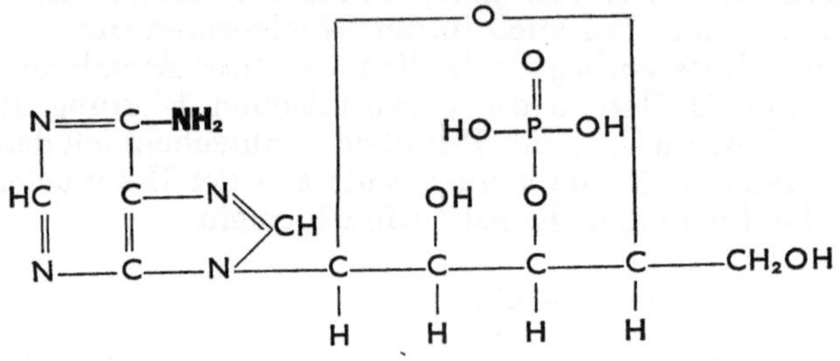

Hefeadenylsäure

Demgegenüber ist in der Adenylsäure, die im tierischen Organismus
nicht im Verbande eines Polynucleotids vorkommt und aus Skeletmuskel,
Herzmuskel, Niere, Gehirn und Blut isoliert werden konnte, die Phosphorsäure an das C-Atom 5 der Pentose gebunden, sie ist eine Adenosin-
5-phosphorsäure:

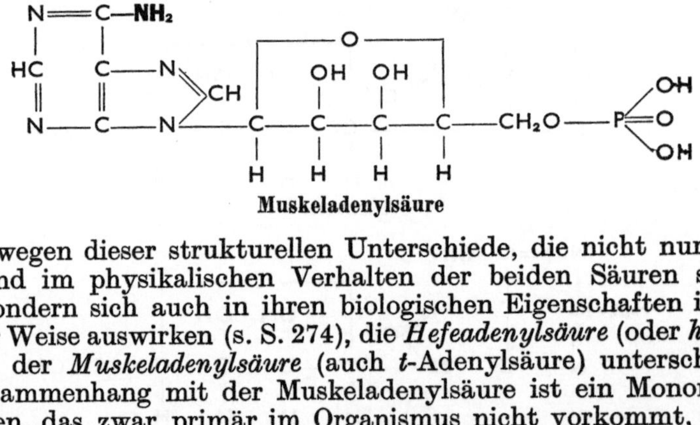

Muskeladenylsäure

Man muß wegen dieser strukturellen Unterschiede, die nicht nur im chemischen und im physikalischen Verhalten der beiden Säuren sich ausdrücken, sondern sich auch in ihren biologischen Eigenschaften in bedeutungsvoller Weise auswirken (s. S. 274), die *Hefeadenylsäure* (oder *h*-Adenyl-
säure) von der *Muskeladenylsäure* (auch *t*-Adenylsäure) unterscheiden.

Im Zusammenhang mit der Muskeladenylsäure ist ein Mononucleotid
zu erwähnen, das zwar primär im Organismus nicht vorkommt, das aber
am längsten von allen bekannt ist, die *Inosinsäure*. Sie enthält als Base
an Stelle des Adenins das Hypoxanthin und entsteht im Stoffwechsel
durch hydrolytische Desaminierung der Muskeladenylsäure (s. S. 388).

Bemerkenswert ist ferner die Tatsache, daß die Muskeladenylsäure
nicht als solche frei in der Muskulatur vorkommt, sondern sich im
lebensfrischen Muskel stets in Verbindung mit *Pyrophosphorsäure*
$\left(H_4P_2O_7: {}^{HO}_{HO}{>}P{-}O{-}P{<}^{OH}_{OH}\right)$ als *Adenylpyrophosphorsäure (Adenosintri-*

phosphorsäure) findet. Die Vereinigung mit Pyrophosphorsäure ist die

Voraussetzung für die biologische Funktion dieses Stoffes (s. S. 430, 433). Wahrscheinlich kommt der Adenylpyrophosphorsäure die folgende Struktur zu (LOHMANN):

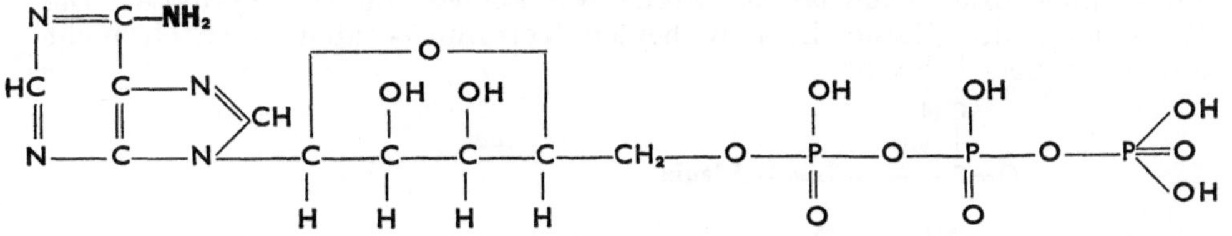

$$N{=}C{-}NH_2 \quad \text{(Strukturformel)}$$

Adenosintriphosphorsäure

Die Adenosintriphosphorsäure geht unter Abspaltung von Pyrophosphorsäure in Adenylsäure über, jedoch kann anscheinend auch ein Molekül Phosphorsäure allein abgespalten werden, so daß *Adenosindiphosphorsäure* entsteht.

Aus Hefe wurde ein Adenosin-dinucleotid, die *Di-adenosin-5-phosphorsäure* gewonnen, die im Muskelextrakt zu einer Di-adenosin-5-phosphorsäure-pyrophosphorsäure *(Diadenosintetraphosphorsäure)* weiter phosphoryliert werden kann. Vielleicht kommt die Muskeladenylsäure in der Hefe in dieser Form vor.

Die Struktur der verschiedenen Mononucleotide aus der Thymonucleinsäure ist bisher noch nicht aufgeklärt.

Außer den Pyrimidin- und Purinnucleotiden sind in neuerer Zeit noch andere Verbindungen von Pentosephosphorsäure mit Ringsystemen basischen Charakters, die also auch als Nucleotide aufgefaßt werden müssen, bekannt geworden: die *Pyridinnucleotide* (s. S. 293) und das *Alloxazinnucleotid* Lactoflavinphosphorsäure (s. S. 179 u. 295). Diese liegen zum Teil in Bindung an Adenosin-5-phosphorsäure, also als Dinucleotide vor.

d) Polynucleotide.

Wie schon erwähnt, sind bei der Aufspaltung der *Hefenucleinsäure (Ribo-nucleinsäure)* die folgenden 4 Nucleotide in äquimolekularen Mengen erhalten worden:

Guanylsäure, Hefeadenylsäure, Cytidylsäure und Uridylsäure.

Der Abbau der *Thymonucleinsäure (Desoxyribo-nucleinsäure)* hat ergeben, daß sie aus

Guanylsäure, Adenylsäure, Cytidylsäure und Thymosinsäure

aufgebaut sein muß.

Die Thymonucleinsäure unterscheidet sich von der Hefenucleinsäure also außer in der Kohlenhydratkomponente dadurch, daß sie als zweite Pyrimidinbase das Thymin und nicht das Uracil enthält.

Wenn man Thymonucleinsäure mit *n* HCl bei 60° kurz erwärmt, so gibt sie mit fuchsinschwefliger Säure eine positive Aldehydreaktion, d. h. es tritt eine Rotfärbung auf. Diese Reaktion erfolgt auch mit Gewebsschnitten und ist ein absolut spezifisches histologisches Reagens für Zellkerne (*Nuclealreaktion* nach FEULGEN).

Aus den Polynucleotiden lassen sich durch geeignete Spaltung Komplexe aus den vier Mononucleotiden gewinnen, die in den betreffenden Polynucleotiden vorkommen. Man bezeichnet sie als Tetranucleotide. Der prinzipielle Aufbau der Tetranucleotide ist geklärt, die Mononucleotide sind in ihnen durch Esterbindungen zwischen der entose und der Phosphorsäure miteinander vereinigt, wie dies das schematische Formelbild des Tetranucleotids aus Hefenucleinsäure zeigt. Das Tetranucleotid aus Thymonucleinsäure enthält an Stelle der Ribose die Desoxyribose. Die Reihenfolge der Basen in den beiden Tetranucleotiden ist noch nicht mit Sicherheit bekannt.

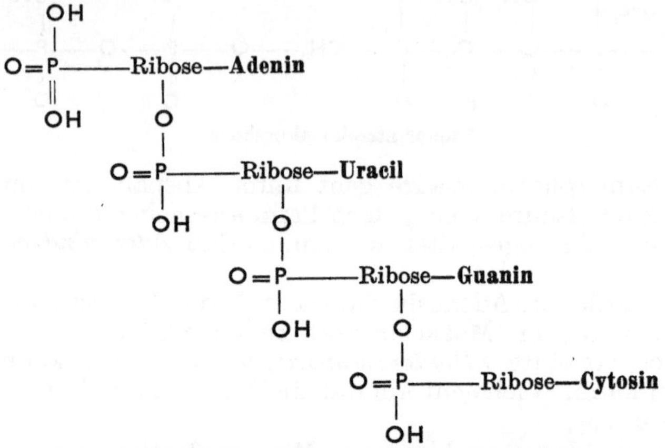

$$
\begin{array}{l}
\text{OH} \\
| \\
\text{O} = \text{P} \text{——Ribose——Adenin} \\
\| \qquad\qquad\quad | \\
\text{OH} \qquad\quad \text{O} \\
\qquad\qquad\quad | \\
\qquad \text{O} = \text{P} \text{——Ribose——Uracil} \\
\qquad\quad | \qquad\qquad\quad | \\
\qquad\quad \text{OH} \qquad\quad \text{O} \\
\qquad\qquad\qquad\quad | \\
\qquad\qquad \text{O} = \text{P} \text{——Ribose——Guanin} \\
\qquad\qquad\quad | \qquad\qquad\quad | \\
\qquad\qquad\quad \text{OH} \qquad\quad \text{O} \\
\qquad\qquad\qquad\qquad\quad | \\
\qquad\qquad\qquad \text{O} = \text{P} \text{——Ribose——Cytosin} \\
\qquad\qquad\qquad\quad | \\
\qquad\qquad\qquad\quad \text{OH}
\end{array}
$$

Schematischer Bau des Tetranucleotids aus Hefenucleinsäure.

Die Polynucleotide gehören zu den hochpolymeren Naturstoffen. Für die Thymonucleinsäure konnten z. B. Teilchengewichte von 600 000 bis 1 000 000 ermittelt werden.

Die lebenswichtige Bedeutung der Polynucleotide ist sichergestellt, da alle morphologisch erkennbaren Veränderungen am Kern, wie Kernteilung, Verhalten der Chromosomen usw. sich vor allem am Chromatin, also im wesentlichen an den Nucleoproteiden abspielen. Sie sind notwendig für die Vermehrung der Eiweißkörper in der Zelle.

Das *physikalisch-chemische Verhalten der Thymonucleinsäure* ist eigenartig, da sie Salze mit ganz verschiedenen Eigenschaften bildet. Die Alkalisalze sind leicht in Wasser löslich, die Salze mit basischen Eiweißkörpern, also die Nucleoproteide dagegen in Wasser unlöslich. Daneben gibt es aber auch noch gemischte Salze, in denen an die Thymonucleinsäure gleichzeitig Alkalisalze und Eiweißkörper gebunden sind. Wenn in den gemischten Salzen mindestens zwei Alkaliatome enthalten sind, so sind sie wie die Alkalisalze selber in Wasser löslich. Ferner ist bemerkenswert, daß der osmotische Druck, der von der Anzahl der in einer Lösung enthaltenen kleinsten Teilchen abhängig ist (s. S. 122), in den Lösungen der Salze der Thymonucleinsäure mit ihrem physikalisch-chemischen Zustand wechselt. Es können sich diese Salze also anscheinend zu Komplexen von verschiedener Größe zusammenlagern. Wahrscheinlich werden durch die Änderung des osmotischen Verhaltens der Salze der Thymonucleinsäure, die durch einen Wechsel im physikalisch-chemischen System des Zellinhaltes bedingt wird, Wasserbewegungen in der Zelle ausgelöst, die sich z. B. mikroskopisch an einer Änderung in der Form des Zellkernes zu erkennen geben.

Schrifttum.

BREDERECK, H.: Nucleinsäuren. Fortschritte der Chemie organischer Naturstoffe, Bd. 1. Wien 1938. — FEULGEN, R.: Chemie und Physiologie der Nucleinstoffe. Berlin 1923.

G. Pyrrolfarbstoffe.

Bei der Besprechung der verschiedenen Proteide wurde auch die Klasse der *Chromoproteide* genannt, eine Gruppe von zusammengesetzten Eiweißkörpern, die wegen der besonderen Eigenschaften ihrer prosthetischen Gruppe Farbstoffcharakter haben. Ein derartiges Chromoproteid wurde auch schon an früherer Stelle erwähnt, das *Astacin* (s. S. 52), das als prosthetische Gruppe ein Carotinoid enthält. Ob ähnlich gebaute Proteide eine weitere Verbreitung in der Natur haben, ist noch unbekannt. Dagegen sind Chromoproteide von anderem Bau im Organismus sehr weit verbreitet und haben in ihm eine besonders wichtige funktionelle Aufgabe zu erfüllen. Zu ihnen gehört der rote Blutfarbstoff, das *Hämoglobin*, es gehören ferner zu ihnen eine Reihe von Zellfermenten, auf deren Anwesenheit die Atmungsfunktion des Gewebes beruht und die in ihrem Bau große Ähnlichkeit mit dem Hämoglobin aufweisen und vorläufig einmal unter dem Sammelnamen *Zellhämine* zusammengefaßt werden sollen; schließlich zählt zu dieser Gruppe auch der Farbstoff der grünen Blätter, das *Chlorophyll*. Ihnen allen ist gemeinsam, daß ihre prosthetische Gruppe metallhaltig ist, beim Hämoglobin und den Zellhäminen enthält sie *Eisen*, beim Chlorophyll *Magnesium*. Alle diese Farbstoffe liefern bei der Aufspaltung der prosthetischen Gruppe als kleinste Einheit einen N-haltigen heterocyclischen Ring, das *Pyrrol*.

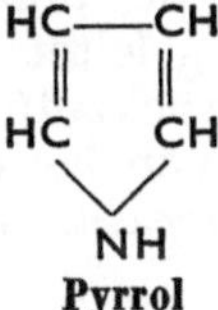

Pyrrol

Die prosthetische Gruppe ist demnach ein Pyrrolderivat, und man faßt diese Farbstoffe selber und eine Reihe anderer, die in engem genetischem Zusammenhang mit ihnen stehen, zur *Gruppe der Pyrrolfarbstoffe* zusammen.

Bei niederen Tieren findet sich an Stelle des Hämoglobins ein anderes Chromoproteid, das *Hämocyanin*. Aus ihm läßt sich *Kupfer* abspalten. Seine Bindungsart ist aber noch unbekannt.

a) Hämoglobin.

Zunächst soll der rote Blutfarbstoff behandelt werden. Über seine biologische Aufgabe wird erst an späterer Stelle berichtet (s. S. 412f.). Seit langem ist bekannt, daß er bei Behandlung mit verdünnter Salzsäure in die Eiweißkomponente, das *Globin*, und in das salzsaure Salz der prosthetischen Gruppe, das man früher als *Hämin* bezeichnete, zerfällt. Das Globin gehört, wie an anderer Stelle ausgeführt (s. S. 83), wahrscheinlich zu den Albuminen.

Das *Hämin*, das ebenso wie Hämoglobin ein Farbstoff ist, kann durch reduktive oder oxydative Spaltung in eine Reihe von verschiedenartigen Produkten zerlegt werden. Bei der reduktiven Spaltung entstehen die *Hämopyrrolbasen* und die *Hämopyrrolsäuren*, bei der oxydativen Spaltung die *Hämatinsäure* und einige ihr verwandte Stoffe.

Das Gemisch der Hämopyrrolbasen konnte in folgende 4 Körper aufgeteilt werden.

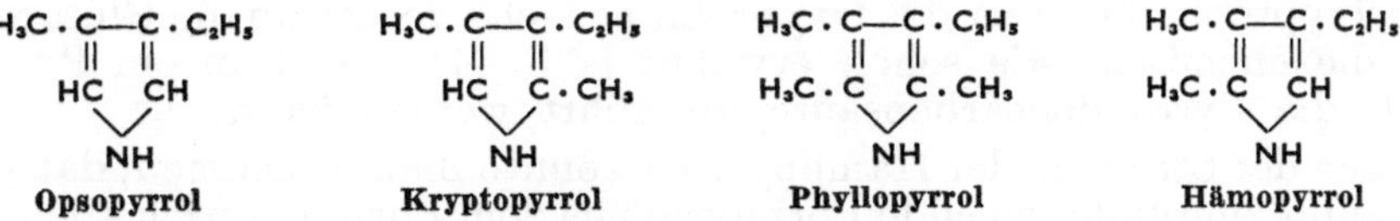

Alle diese Basen sind also Methyl-Äthylsubstitutionsprodukte des Pyrrols.

Die Hämopyrrolsäuren unterscheiden sich von den Basen dadurch, daß sie an Stelle des Äthyls einen Propionsäurerest enthalten. Da sie im übrigen in ihrem Bau völlig mit den Basen übereinstimmen, soll nur die Formel der Hämopyrrolcarbonsäure angeführt werden. Im Gegensatz zu der Vielzahl der Abbauprodukte bei der reduktiven Spaltung des Hämins erhält man beim oxydativen Abbau nur eins, die Hämatinsäure.

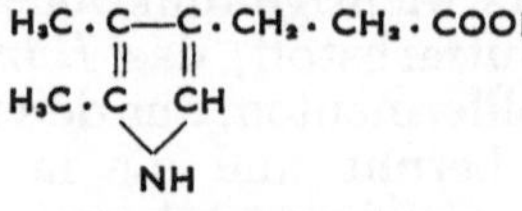

$$H_3C \cdot C\!\!-\!\!C \cdot CH_2 \cdot CH_2 \cdot COOH$$
$$H_3C \cdot C \quad CH$$
$$NH$$
Hämopyrrolcarbonsäure

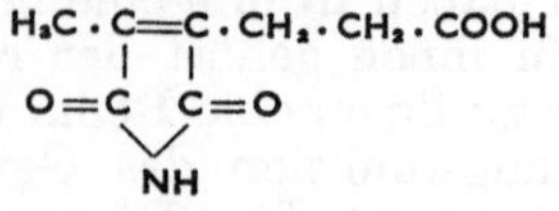

$$H_3C \cdot C\!\!=\!\!C \cdot CH_2 \cdot CH_2 \cdot COOH$$
$$O\!=\!C \quad C\!=\!O$$
$$NH$$
Hämatinsäure

Die Frage, aus welchen ursprünglichen Pyrrolderivaten diese Produkte der oxydativen und der reduktiven Spaltung der Hämine hervorgegangen sind und in welcher Weise sie im Molekül des Hämins vereinigt waren, hat nach grundlegenden Untersuchungen von NENCKI, PILOTY, KÜSTER und WILLSTÄTTER erst durch die Arbeiten von HANS FISCHER, die durch die Totalsynthese des Hämins ihre Krönung erfuhren, volle Aufklärung gefunden. Es ist ein Grundprinzip der organischen Chemie, das uns schon bei der Besprechung der Sterine geleitet hat, alle kompliziert gebauten Stoffe auf einen Grundkörper zurückzuführen, aus dem sich die untersuchten Körper durch Substitutionen herleiten lassen. Der Grundkörper der Pyrrolfarbstoffe ist das *Porphin*, das sich aus 4 Pyrrolringen

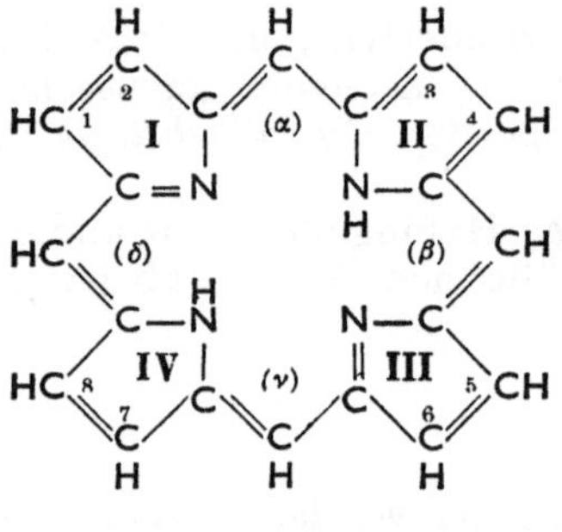

Porphin

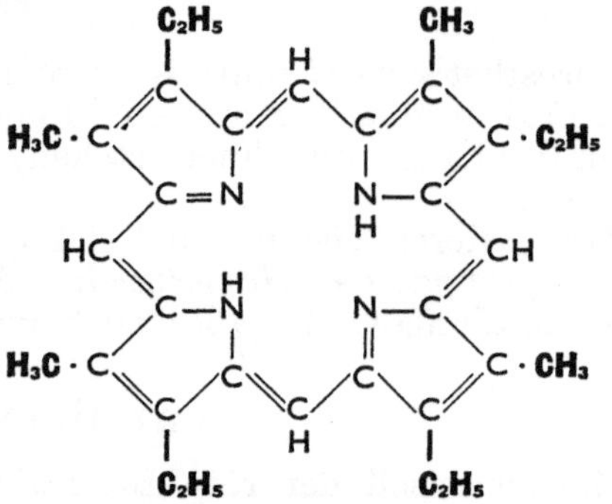

Ätioporphyrin III

entsprechend den je 4 verschiedenen Hämopyrrolbasen und Hämopyrrolcarbonsäuren aufbaut. Diese 4 Pyrrolringe sind durch 4 Methinbrücken (—CH=) unter Ringschluß miteinander vereinigt. Durch Substitution der jeweils charakteristischen Gruppen erhält man aus dem Porphin die Klasse der *Porphyrine*, die schon Farbstoffcharakter haben, aber erst durch Einlagerung von Metallen in diejenigen Stoffe übergehen, die einen der prosthetischen Gruppe des Hämoglobins entsprechenden Aufbau zeigen.

Die Bildung des Porphinringes ist eine synthetische Leistung des Organismus. Aus welchen Vorstufen die Synthese erfolgt, ist aber noch nicht bekannt. Wegen des in ihnen vorgebildeten Pyrrolringes hat man an das Tryptophan und an das Oxyprolin gedacht, ferner an die Glutaminsäure, die chemisch, wie schon erwähnt (s. S. 67), leicht in ein Pyrrolderivat, die Pyrrolidoncarbonsäure überführt werden kann.

Wegen der Struktur der Hämopyrrole könnte man annehmen, daß das dem Hämin zugrunde liegende Porphyrin aus dem Porphin durch alleinige Substitution von Methyl- und Äthylresten herzuleiten ist. Für diese

Substitutionen kommen die durch die Zahlen 1—8 gekennzeichneten Stellen des Porphinringes in Betracht, es sind also eine ganze Reihe von verschiedenen Methyläthylporphinen möglich. Man bezeichnet sie als *Ätioporphyrine*. Das dem Hämin aus Hämoglobin entsprechende Ätioporphyrin wird als Ätioporphyrin III bezeichnet; es ist das 1.3.5.8-Tetramethyl-2.4.6.7-tetraäthyl-porphin. Jedoch ist zu berücksichtigen, daß bei der reduktiven Spaltung des Hämins außer den Pyrrolbasen auch die Carbonsäuren erhalten werden und ferner ist bekannt, daß das Hämin einen ungesättigten Charakter hat. So hat sich denn auch ergeben, daß dasjenige Porphyrin, aus dem das Hämin durch keine andere Umwandlung als die einfache Einführung eines Eisenatoms hervorgeht, das 1.3.5.8-Tetramethyl-2.4-divinyl-6.7-dipropionsäure-porphin ist; es wird als *Protoporphyrin* bezeichnet. Statt der 4 Äthylgruppen des Ätioporphyrins enthält es zwei ungesättigte Seitenketten (die Vinylreste —CH=CH$_2$) und zwei Propionsäurereste. Dies erklärt sowohl den ungesättigten Charakter des Hämins als auch das Auftreten der Hämopyrrolcarbonsäuren bei der reduktiven, der Hämatinsäure bei der oxydativen Spaltung. Mit dem Protoporphyrin ist identisch das *Ooporphyrin*, das in Eierschalen gefunden wurde; es entsteht ferner bei der Autolyse von Fleisch (KÄMMERERs *Porphyrin*) findet sich in der Hefe sowie in vielen Pflanzen.

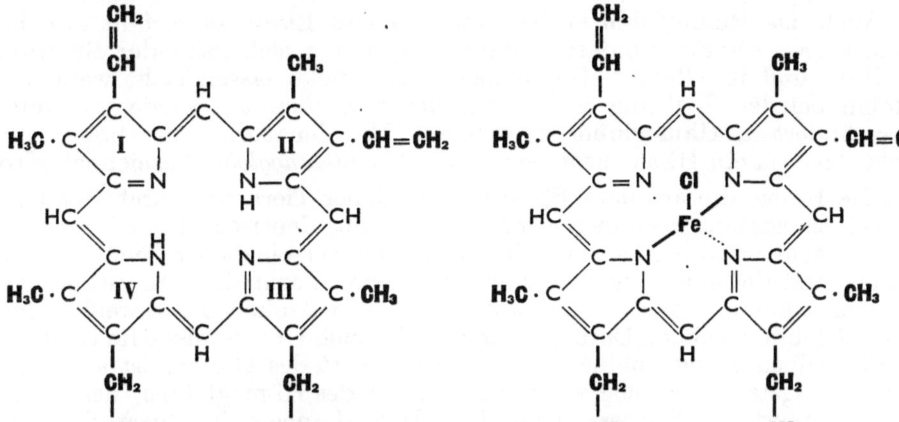

Protoporphyrin   Chlorhämin

In das Protoporphyrin läßt sich sehr leicht Eisen in komplexer Bindung einführen, und zwar kennt man *Porphyrin-Eisen-Salze, in denen das Eisen dreiwertig ist* (Fe^{III}), *die Hämine, und solche mit zweiwertigem Eisen* (Fe^{II}), *die Häme* (H. FISCHER). Bei der chemischen Synthese der Eisenporphyrinkomponente des roten Blutfarbstoffes läßt sich primär nur Fe^{II} mit Protoporphyrin vereinigen, es entsteht das *Protohäm*. Wenn man trotzdem im allgemeinen Hämine und nicht Häme erhält, so liegt das daran, daß schon bei Anwesenheit sehr geringer Sauerstoffmengen das zweiwertige Eisen leicht zum dreiwertigen oxydiert wird.

Das Eisen ist durch die N-Atome von zwei Pyrrolringen gebunden; in den Häminen ist die dritte Valenz des Fe^{III} durch irgendein negatives

Ion oder einen anderen Rest besetzt. Die bekannteste dieser Häminverbindungen ist das *Chlorhämin*, früher einfach „*Hämin*" genannt; das *Oxyhämin (Hämatin)* enthält eine —OH-Gruppe und so sind eine ganze Reihe ähnlich gebauter Hämine bekannt.

Aus reinem Chlorhämin bestehen die Teichmannschen *Häminkrystalle*, die man beim Erhitzen von Hämoglobin mit Kochsalz und Eisessig erhält. Sie haben eine sehr charakteristische Krystallform und sind zum mikroskopischen Nachweis von Blut geeignet (s. Abb. 4).

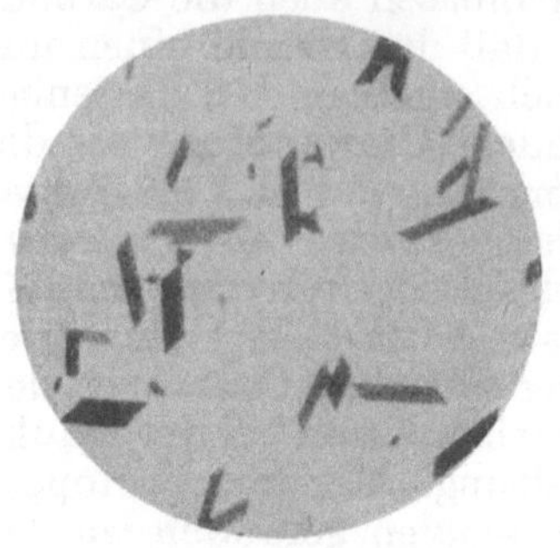

Abb. 4. Häminkrystalle. (Aufnahme Dr. Weigmann.)

Die *Hämine* können sich leicht mit den verschiedensten einfachen und komplizierten Basen zu lockeren Molekülverbindungen vereinigen, die man als *Parahämatine* bezeichnet. Auch mit Eiweißkörpern bilden sich Parahämatine.

Die *Häme* vereinigen sich ebenfalls, aber durch Nebenvalenzbindungen über das Eisen, mit den verschiedensten Basen und Eiweißkörpern zu den *Hämochromogenen*. Es gibt entsprechend der Struktur des basischen Anteils sehr zahlreiche verschiedene Parahämatine und Hämochromogene (z. B. Ammoniak-, Pyridin-, Nicotin-Hämochromogen usw.).

Auch das **Hämoglobin** enthält zweiwertiges Eisen, es zerfällt also bei vorsichtiger, ohne sekundäre Veränderungen vor sich gehender Spaltung in Häm und in Globin. Die beiden Spaltstücke lassen sich, wenn das Globin bei der Spaltung nicht denaturiert worden ist, wieder zu völlig unverändertem Hämoglobin vereinigen. Mit denaturiertem Globin entsteht dagegen ein Hämochromogen, das als *Kathämoglobin* bezeichnet wird.

Die Häme, die aus dem Blute verschiedener Tierarten durch Spaltung ihres Hämoglobins gewonnen werden, sind völlig identisch. Die Differenzen, die tatsächlich zwischen den Hämoglobinen verschiedener Tierarten bestehen und die sinnfällig in der verschiedenen Form ihrer Krystalle zum Ausdruck kommt, müssen also auf der Verschiedenheit der Eiweißkomponente Globin beruhen. Dafür sprechen z. B. auch Unterschiede im S-Gehalt der einzelnen Hämoglobine. An die Gegenwart des Globins ist auch eine der wichtigsten physiologischen Funktionen des Hämoglobins, der Sauerstofftransport im Körper, gebunden. Das Hämoglobin lagert dabei an das zentrale Eisenatom durch Nebenvalenzbindung ein Molekül Sauerstoff an und geht in das *Oxyhämoglobin* über, *dabei bleibt das Eisen zweiwertig!* Der Sauerstoff im Oxyhämoglobin ist leicht dissoziabel gebunden, d. h. er kann unter geeigneten Voraussetzungen ebenso leicht wie er aufgenommen wurde, auch wieder abgegeben werden. Hämochromogene mit den verschiedensten Basen, auch solche mit denaturierten Eiweißkörpern (z.B.Kathämoglobin) können den Sauerstoff nicht mehr in leicht dissoziabeler Form binden. Die zweite Voraussetzung für diese dissoziable Sauerstoffbindung ist die Zweiwertigkeit des zentralen Eisenatoms. Wird im Verbande des Hämoglobins der Hämanteil zum Hämin oxydiert, so kann dieses „Parahämatin" nur noch eine —OH-Gruppe binden (entsprechend der Bildung des Oxyhämins). Diese Verbindung heißt *Methämoglobin*. Zum Unterschied vom Oxyhämoglobin ist der Sauerstoff, der durch das Methämoglobin gebunden wird, nicht mehr dissoziabel. Wegen der Gesetzmäßigkeiten der Sauerstoffbindung durch das Hämoglobin sowie wegen weiterer Eigenschaften des Hämoglobins s. das Kapitel „Blut" S. 412f.

Die wichtigsten Zusammenhänge zwischen den Eisenporphyrinverbindungen zeigt das nachfolgende Schema:

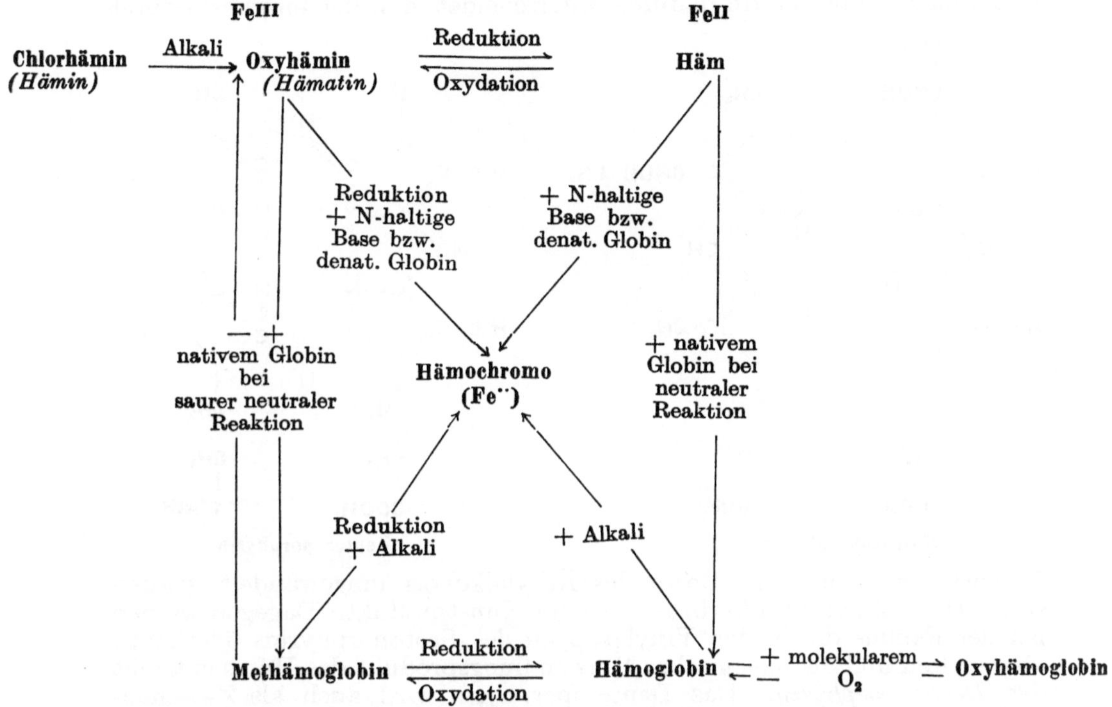

Die Differenz zwischen den Hämoglobinen verschiedener Tierarten zeigt sich auch in ihrer verschiedenen Alkaliresistenz. Menschliches Hämoglobin wird sehr schnell zerstört, tierisches Hämoglobin ist dagegen sehr viel resistenter; allerdings bestehen auch zwischen den Hämoglobinen verschiedener Tierarten erhebliche Unterschiede. Bemerkenswert ist das Verhalten des Säuglingshämoglobin, das eine viel größere Alkaliresistenz hat und eine bessere Sauerstoffbindung aufweist als das vom Erwachsenen, aber ziemlich rasch durch das Hämoglobin des Erwachsenen ersetzt wird, so daß ein Kind von 8 Monaten bereits das Hämoglobin des Erwachsenen besitzt. Auch diese Unterschiede im Hämoglobin des gleichen Individuums auf verschiedenen Stadien seiner Entwicklung werden auf Verschiedenheiten der Globinkomponente bezogen.

Für das Hämoglobin des Menschen und verschiedener Tierarten wurde übereinstimmend ein Eisengehalt von 0,336 % gefunden. Nimmt man an, daß jedes Hämoglobinmolekül nur ein Atom Fe enthält, so würde sich sein Gewicht zu $\dfrac{100 \cdot 55,84 \text{ (Atomgewicht Fe)}}{0,336}$ gleich etwa 16 700 errechnen. Tatsächlich hat aber die Bestimmung mit der Ultrazentrifuge, und haben unter Berücksichtigung aller Fehlermöglichkeiten durchgeführte Messungen des osmotischen Druckes reiner Hämoglobinlösungen Werte von etwa 68 000 ergeben, so daß das Hämoglobin aus 4 einheitlich gebauten Grundkörpern mit je einem Häm und Globin aufgebaut sein muß.

Der Farbstoff des Muskels, das *Myoglobin*, hat wahrscheinlich die gleiche prosthetische Gruppe wie das Hämoglobin, aber eine andere Eiweißkomponente. Sein Molekulargewicht beträgt nur 16 700.

Bei der Zerlegung des Hämoglobins in seine beiden Komponenten und nachfolgender vorsichtiger Abspaltung des Eisens aus dem Häm wird nicht das Protoporphyrin erhalten, sondern das *Hämatoporphyrin*, das sich vom Protoporphyrin dadurch unterscheidet, daß die Vinylreste durch

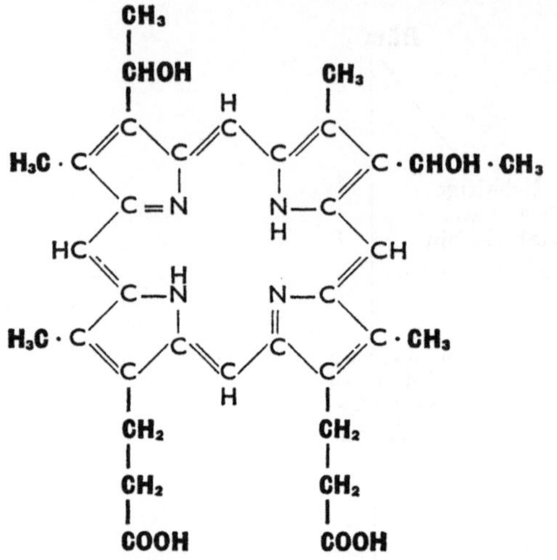

Hämatoporphyrin 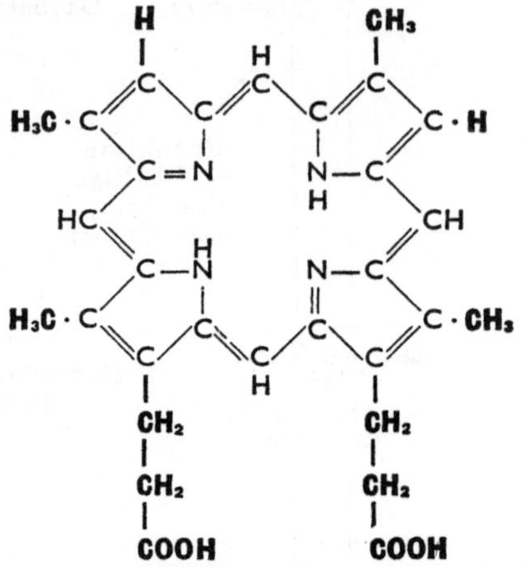   Deuteroporphyrin

Eintritt von Wasser in Reste des Äthylalkohols umgewandelt worden sind. Das Hämatoporphyrin ist also ein Kunstprodukt. Dagegen werden bei der Fäulnis die beiden Vinylgruppen des Protoporphyrins überhaupt abgespalten und als biologisches Umwandlungsprodukt des Häms entsteht das *Deuteroporphyrin*. Das Deuteroporphyrin wird auch als Zwischenstufe bei der chemischen Synthese des Hämins erhalten und kann über Hämatoporphyrin in Protoporphyrin umgewandelt werden.

b) Andere Porphyrine.

Neben den Porphyrinen, die als Abbauprodukte des Häms oben genannt worden sind, sind im Harn und im Kot noch andere Porphyrine auf-

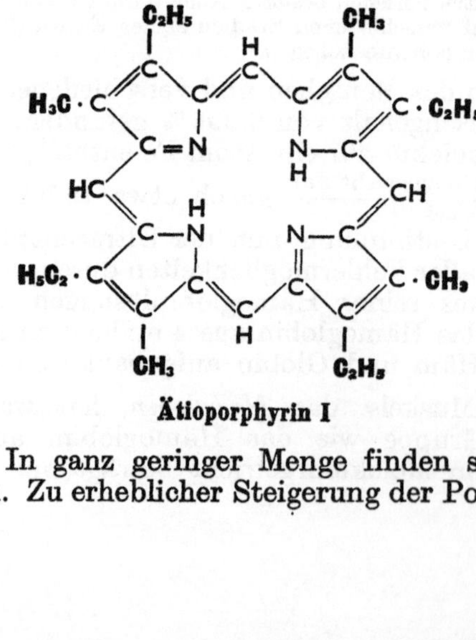

Ätioporphyrin I

gefunden worden. In ganz geringer Menge finden sie sich bereits beim normalen Menschen. Zu erheblicher Steigerung der Porphyrinausscheidung kommt es bei einer sehr seltenen angeborenen Stoffwechselanomalie, der „*kongenitalen Porphyrie*", weiterhin bei einer aus unbekannter Ursache plötzlich auftretenden „*akuten genuinen Porphyrie*" sowie bei einigen Vergiftungen (Blei, Sulfonal, Anilin, Arzneimitteln der Sulfonamidgruppe). Unter diesen Bedingungen können diese Porphyrine auch in erheblicher Menge in den inneren Organen, besonders im Knochen zur Ablagerung gelangen.

Von den bisher besprochenen Porphyrinen sind die Harn- und Kotporphyrine dadurch unterschieden, daß alle ihre Seitenketten Säuregruppen, und zwar als Propionsäure- oder Essigsäurereste enthalten. Man kann sie

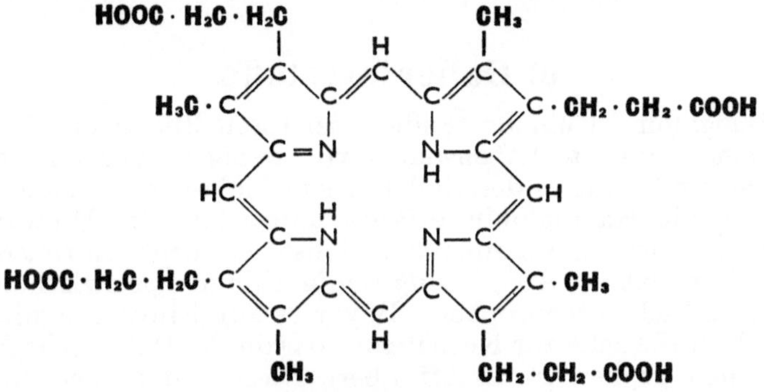

Koproporphyrin I

also als Oxydationsprodukte der ursprünglichen Porphyrine auffassen. Sie werden als *Koproporphyrin* und als *Uroporphyrin* bezeichnet. Koproporphyrin und Koprohämin wurden im übrigen von H. FISCHER auch in der Hefe aufgefunden. Eigenartigerweise kommen Kopro- und Uroporphyrin in zwei isomeren Formen vor. Die eine leitet sich vom Ätioporphyrin III

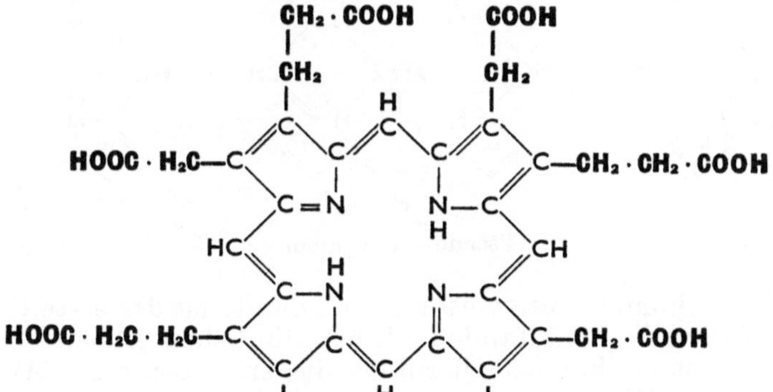

Uroporphyrin I

ab, die zweite von dem durch die Stellung der Methylgruppen unterschiedenen *Ätioporphyrin I* (1.3.5.7.-Tetramethyl-2.4.6.8.-tetraäthylporphin). In den Koproporphyrinen sind die Äthylgruppen der Ätioporphyrine in Propionsäure, in den Uroporphyrinen darüber hinaus die

Methylgruppen in Essigsäure umgewandelt. Die Ursache für das Vorkommen der beiden isomeren Formen, für den *Dualismus der Porphyrine*, ist unbekannt.

Im normalen Harn und Kot werden anscheinend nur die beiden Koproporphyrine, und zwar wahrscheinlich ungefähr in gleicher, sehr geringer Menge ausgeschieden. Bei der kongenitalen Porphyrie fanden sich alle vier Porphyrine.

Porphyrine vom Typus I sensibilisieren die Organismen, in denen sie gebildet werden oder denen man sie zuführt, gegen Lichteinflüsse, so daß sie bei Lichteinwirkung schwere Gesundheitsstörungen erfahren.

c) Gallenfarbstoffe.

Das Hämoglobin ist ein Bestandteil der roten Blutzellen. Diese Zellen haben nur eine begrenzte Lebensdauer von wenigen Wochen, dann gehen sie zugrunde, und zwar in den Zellen des reticulo-endothelialen Systems. Das freiwerdende Hämoglobin erfährt nun sekundäre Umwandlungen. Nach H. FISCHER wird anscheinend zunächst der Porphyrinring des Hämoglobins unter oxydativer Abspaltung der Methingruppe zwischen den Pyrrolringen I und II aufgebrochen. Bevor es zur Ringsprengung kommt, wird die α-Methinbrücke zur Ketogruppe oxydiert. Dabei geht das Hämoglobin in einen grünen Farbstoff über. Dieser oder auch das aus ihm durch Ringsprengung entstandene Zwischenprodukt wird als *Pseudohämoglobin*, *Verdoglobin* oder *Verdohämochromogen* bezeichnet. In ihm kann das Eisen leicht durch Säure abgespalten werden. BARKAN bezeichnet diese Fraktion als „*leicht abspaltbares Bluteisen*". Nach dem Eisen geht

Hämoglobin   Pseudo-Hämoglobin   Biliverdin

auch die Eiweißkomponente verloren und damit ist der erste Gallenfarbstoff, das *Biliverdin*, entstanden. Einen ähnlichen Abbau nimmt auch LEMBERG an, nach ihm ist allerdings die erste Stufe des Abbaus eine Denaturierung der Globinkomponente, also die Bildung eines Hämochromogens. Den durch Ringsprengung entstehenden grünen Farbstoff bezeichnet er als *Verdo-Hämochromogen*. Der Abbau zu den grünen Farbstoffen kann auch künstlich nachgeahmt werden, z. B. durch Wasserstoffsuperoxyd in Gegenwart von Cyanid, durch Ascorbinsäure, Hydrazin, Polyphenole u. dgl. Immer ist dazu die Gegenwart von Sauerstoff notwendig und immer konnte die gleichzeitige Bildung von Wasserstoffsuperoxyd nachgewiesen werden.

---

* Gl. = Globin.

In den obenstehenden Formeln sind die Seitenketten des Protoporphyrins der Einfachheit halber fortgelassen, fügen wir sie ein und schreiben die vier Pyrrolringe als Kette, so ergibt sich als Formel des Biliverdins

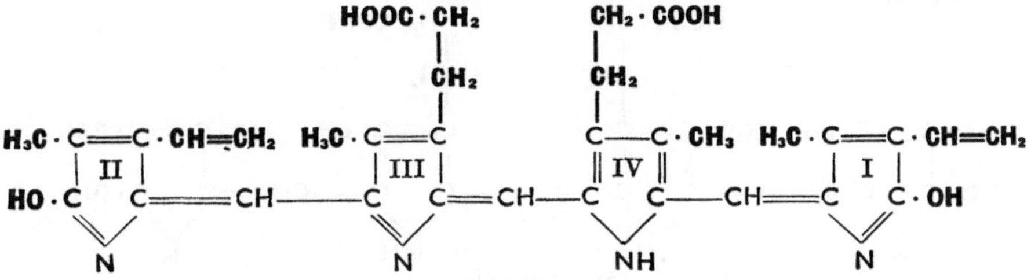

$$
\begin{array}{c}
\text{HOOC} \cdot \text{CH}_2 \qquad\qquad \text{CH}_2 \cdot \text{COOH} \\
| \qquad\qquad\qquad | \\
\text{CH}_2 \qquad\qquad\qquad \text{CH}_2 \\
| \qquad\qquad\qquad | \\
\text{H}_3\text{C} \cdot \text{C}{=}\text{C} \cdot \text{CH}{=}\text{CH}_2 \quad \text{H}_3\text{C} \cdot \text{C}{=}\text{C} \qquad \text{C}{-}\text{C} \cdot \text{CH}_3 \quad \text{H}_3\text{C} \cdot \text{C}{=}\text{C} \cdot \text{CH}{=}\text{CH}_2 \\
|\ \ \text{II}\ \ | \qquad\qquad |\ \ \text{III}\ \ | \qquad \|\ \text{IV}\ \| \qquad\qquad |\ \ \text{I}\ \ | \\
\text{HO} \cdot \text{C} \quad \text{C}{=}\text{CH}{-}\text{C} \quad \text{C}{=}\text{CH}{-}\text{C} \quad \text{C}{-}\text{CH}{=}\text{C} \quad \text{C} \cdot \text{OH} \\
\diagdown\diagup \qquad\qquad \diagdown\diagup \qquad\qquad \diagdown\diagup \qquad\qquad \diagdown\diagup \\
\text{N} \qquad\qquad \text{N} \qquad\qquad \text{NH} \qquad\qquad \text{N}
\end{array}
$$

Biliverdin

Das Biliverdin wird unter Aufnahme von H_2 in Bilirubin umgewandelt.

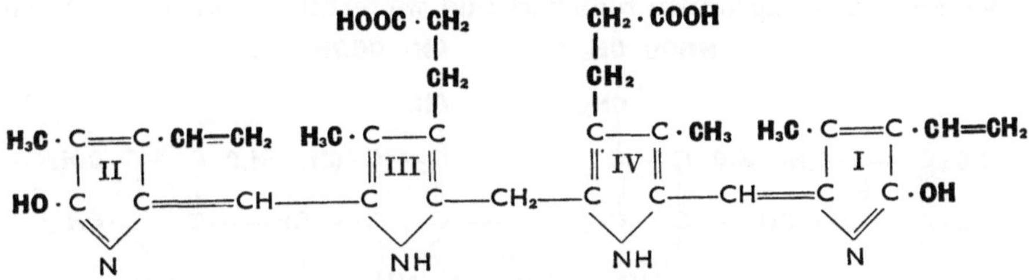

$$
\begin{array}{c}
\text{HOOC} \cdot \text{CH}_2 \qquad\qquad \text{CH}_2 \cdot \text{COOH} \\
| \qquad\qquad\qquad | \\
\text{CH}_2 \qquad\qquad\qquad \text{CH}_2 \\
| \qquad\qquad\qquad | \\
\text{H}_3\text{C} \cdot \text{C}{=}\text{C} \cdot \text{CH}{=}\text{CH}_2 \quad \text{H}_3\text{C} \cdot \text{C}{-}\text{C} \qquad \text{C}{-}\text{C} \cdot \text{CH}_3 \quad \text{H}_3\text{C} \cdot \text{C}{=}\text{C} \cdot \text{CH}{=}\text{CH}_2 \\
|\ \ \text{II}\ \ | \qquad\qquad \|\ \text{III}\ \| \qquad \|\ \text{IV}\ \| \qquad\qquad |\ \ \text{I}\ \ | \\
\text{HO} \cdot \text{C} \quad \text{C}{=}\text{CH}{-}\text{C} \quad \text{C}{-}\text{CH}_2{-}\text{C} \quad \text{C}{-}\text{CH}{=}\text{C} \quad \text{C} \cdot \text{OH} \\
\diagdown\diagup \qquad\qquad \diagdown\diagup \qquad\qquad \diagdown\diagup \qquad\qquad \diagdown\diagup \\
\text{N} \qquad\qquad \text{NH} \qquad\qquad \text{NH} \qquad\qquad \text{N}
\end{array}
$$

Bilirubin

In der Galle wird normalerweise überwiegend Bilirubin ausgeschieden nur wenn die Freisetzung von Wasserstoff bei den Dehydrierungen im Gewebe, vor allem in der Leber, unzureichend ist, tritt Biliverdin in größerer Menge auf. Bilirubin hat eine rote bis braune, Biliverdin eine grüne Farbe.

Die nahe Verwandtschaft zwischen Blut- und Gallenfarbstoff war schon aus den verschiedensten biologischen Beobachtungen bekannt; so kann bei Blutungen ins Gewebe der aus den Gefäßen austretende Blutfarbstoff an Ort und Stelle in einen eisenfreien Farbstoff verwandelt werden, der im Gewebe liegen bleibt und mikroskopisch in Form kleiner gelbbrauner Krystalle sichtbar wird. Dieser unter dem Namen *Hämatoidin* lange bekannte Farbstoff ist mit dem Bilirubin identisch.

Durch Oxydation mit Salpetriger Säure entstehen aus Bilirubin Biliverdin und noch weitere, charakteristisch gefärbte höhere Oxydationsprodukte (GMELINsche Reaktion auf Gallenfarbstoff).

Von klinischer Bedeutung für den Nachweis und die Bestimmung des Bilirubins ist die Fähigkeit des Bilirubins mit Diazobenzolsulfosäure $C_6H_4\diagup\!\!\!\!{}^{SO_3}_{N_2}\!\!\diagdown$ zu kuppeln. Die Ausbildung des entstehenden roten Farbstoffes wird durch Zusatz von Alkohol katalytisch beschleunigt. (Direkte und indirekte Bilirubinreaktion nach HYMANS VAN DEN BERGH.)

Durch Reduktion des Bilirubins entsteht das *Mesobilirubin*, das mit dem Bilirubin in seinen Eigenschaften die größte Ähnlichkeit hat, aber sich dadurch von ihm unterscheidet, daß durch Aufnahme von 4 H-Atomen aus den Vinylgruppen Äthylgruppen entstehen.

Durch Aufnahme von 4 weiteren H-Atomen wird das Mesobilirubin zu einem Stoff reduziert, der keinen Farbstoffcharakter mehr hat; es ist

das *Mesobilirubinogen.* (Man bezeichnet derartige Stoffe, die selbst keine
Farbstoffe sind, aber aus Farbstoffen durch Reduktion entstehen und durch
Oxydation wieder in Farbstoffe zurückverwandelt werden, als *Leuko-
verbindungen.*)

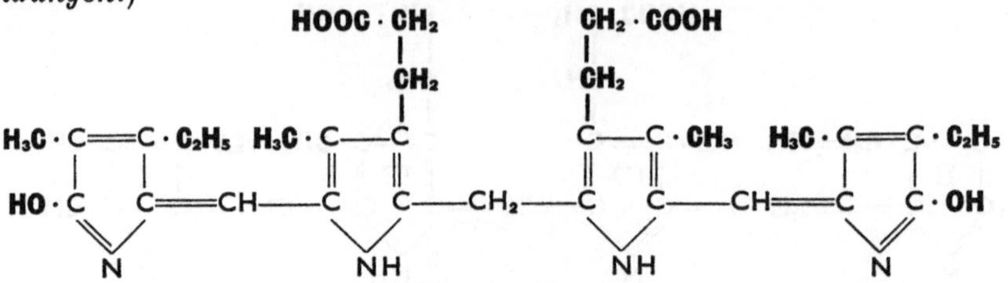

$$\text{HOOC·CH}_2 \qquad\qquad \text{CH}_2\text{·COOH}$$
$$\text{CH}_2 \qquad\qquad\qquad \text{CH}_2$$
$$\text{H}_3\text{C·C}=\!\!=\text{C·C}_2\text{H}_5 \quad \text{H}_3\text{C·C}-\!\!-\text{C} \qquad \text{C}-\!\!-\text{C·CH}_3 \quad \text{H}_3\text{C·C}=\!\!=\text{C·C}_2\text{H}_5$$
$$\text{HO·C}\quad\text{C}=\!\!=\text{CH}-\!\!-\text{C}\quad\text{C}-\!\!-\text{CH}_2-\!\!-\text{C}\quad\text{C}-\!\!-\text{CH}=\!\!=\text{C}\quad\text{C·OH}$$
$$\text{N} \qquad\qquad \text{NH} \qquad\qquad \text{NH} \qquad\qquad \text{N}$$

Mesobilirubin

Das Mesobilirubinogen ist mit dem *Urobilinogen* identisch. Gegenüber dem Mesobilirubin sind in ihm auch noch die beiden letzten Methin-
gruppen zu Methylengruppen reduziert und weiterhin ist an die N-Atome

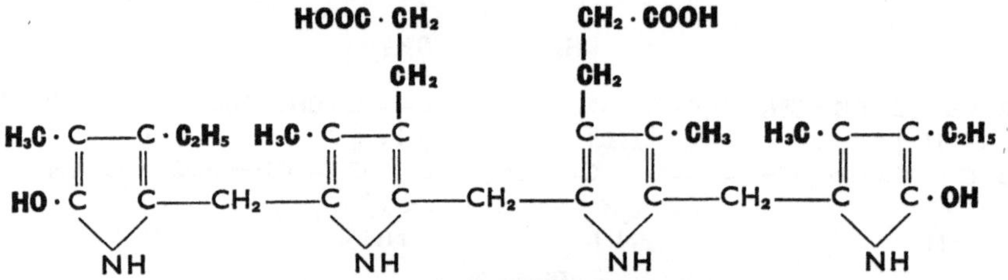

$$\text{HOOC·CH}_2 \qquad\qquad \text{CH}_2\text{·COOH}$$
$$\text{CH}_2 \qquad\qquad\qquad \text{CH}_2$$
$$\text{H}_3\text{C·C}-\!\!-\text{C·C}_2\text{H}_5 \quad \text{H}_3\text{C·C}-\!\!-\text{C} \qquad \text{C}-\!\!-\text{C·CH}_3 \quad \text{H}_3\text{C·C}-\!\!-\text{C·C}_2\text{H}_5$$
$$\text{HO·C}\quad\text{C}-\!\!-\text{CH}_2-\!\!-\text{C}\quad\text{C}-\!\!-\text{CH}_2-\!\!-\text{C}\quad\text{C}-\!\!-\text{CH}_2-\!\!-\text{C}\quad\text{C·OH}$$
$$\text{NH} \qquad\qquad \text{NH} \qquad\qquad \text{NH} \qquad\qquad \text{NH}$$

Mesobilirubinogen (Urobilinogen)

der beiden restlichen Pyrrolringe Wasserstoff angelagert worden. Für
Leukoverbindungen ist im allgemeinen charakteristisch, daß ihre Bildung
reversibel ist, daß sie sich also durch Oxydation in den gleichen Farbstoff
zurückverwandeln, aus dem sie durch Reduktion entstanden sind. Das
Urobilinogen wird zwar beim Stehen an der Luft wieder zu einem Farbstoff oxydiert, aber dieser Farbstoff, das *Urobilin,* ist nicht mit dem
Mesobilirubin identisch. Wie die nachstehende Formel zeigt, hat es nur
2 H-Atome weniger als das Urobilinogen und nicht 4 wie das Mesobilirubin.

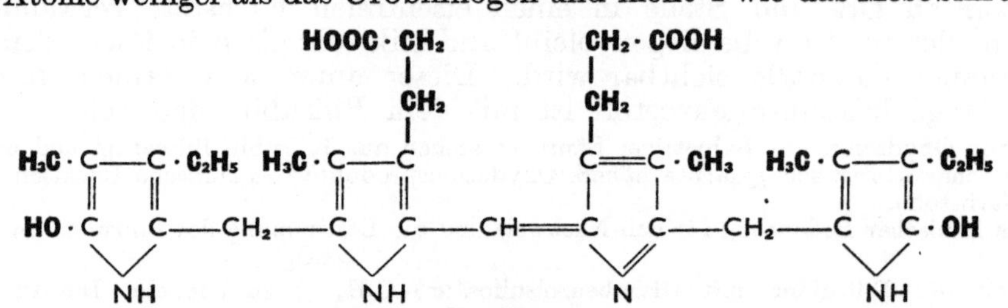

$$\text{HOOC·CH}_2 \qquad\qquad \text{CH}_2\text{·COOH}$$
$$\text{CH}_2 \qquad\qquad\qquad \text{CH}_2$$
$$\text{H}_3\text{C·C}-\!\!-\text{C·C}_2\text{H}_5 \quad \text{H}_3\text{C·C}-\!\!-\text{C} \qquad \text{C}=\!\!=\text{C·CH}_3 \quad \text{H}_3\text{C·C}-\!\!-\text{C·C}_2\text{H}_5$$
$$\text{HO·C}\quad\text{C}-\!\!-\text{CH}_2-\!\!-\text{C}\quad\text{C}-\!\!-\text{CH}=\!\!=\text{C}\quad\text{C}-\!\!-\text{CH}_2-\!\!-\text{C}\quad\text{C·OH}$$
$$\text{NH} \qquad\qquad \text{NH} \qquad\qquad \text{N} \qquad\qquad \text{NH}$$

Urobilin

Das Urobilinogen wird zum Teil mit dem Kot ausgeschieden, zum Teil
aber im Darm zurückresorbiert und wahrscheinlich zur Hauptsache in
der Leber abgebaut (s. S. 322). Bei Störungen in der Leberfunktion tritt
es aber in größeren Mengen in den Harn über und wird hier durch den
Luftsauerstoff zu Urobilin oxydiert.

Das *Urobilinogen* wird nachgewiesen durch die Rotfärbung mit dem Ehrlichschen
Aldehydreagens $\left(p\text{ - Dimethylaminobenzaldehyd: }(\text{CH}_3)_2=\text{N·}\langle\ \rangle\text{·C}\!\!<^{\text{O}}_{\text{H}}\right)$. Für das

Urobilin ist charakteristisch die Fluorescenz, die nach Zusatz von alkoholischen Zinksalzlösungen auftritt (Reaktion nach SCHLESINGER).

Im Kot findet sich noch ein weiterer dem Bilirubin verwandter Farbstoff, auf dessen Anwesenheit die Kotfarbe beruht, das *Stercobilin*. Man hat es lange für identisch mit dem Urobilin gehalten. Heute wird ihm die folgende Formel zugeschrieben:

Stercobilin

Aus dem Bilirubin entsteht das Stercobilinogen, die Vorstufe des Stercobilins durch die reduzierende Wirkung der Darmbakterien, das Urobilinogen dagegen durch die Wirkung der Dehydrasen der Leber (BAUMGÄRTEL, s. S. 322). Es ist bemerkenswert, daß Stercobilin einerseits und Urobilin bzw. Urobilinogen anderseits trotz der großen Ähnlichkeit ihrer Formeln — das Stercobilin unterscheidet sich vom Urobilin nur durch den Mehrgehalt an 4 H-Atomen — nicht ineinander übergehen können.

Für die Frage nach dem Abbaumechanismus des Blutfarbstoffs ergeben sich weitere Anhaltspunkte aus den Untersuchungen von BINGOLD, nach denen Hämoglobin sowie eine Reihe seiner Abbauprodukte, darunter auch das Bilirubin und Urobilin in eine Substanz übergehen, aus der in kalialkalischer Lösung nach Reduktion mit Natriumhydrosulfit ein Körper von intensiv roter Farbe entsteht, der maximal bei 525 mμ absorbiert und deshalb *Pentdyopent* genannt wurde. Die Vorstufe dieses Farbstoffes, Propentdyopent genannt, ist farblos; sie ließ sich aus Gallensteinen isolieren und aus Bilirubin darstellen. Wahrscheinlich kommt ihr eine der folgenden Formulierungen zu (v. DOBENECK):

Es ist also die Kette des Bilirubins in zwei Spaltstücke zerlegt worden. Propentdyopent wird bei manchen Störungen der Leberfunktion aber auch bei einigen fieberhaften Infektionskrankheiten im Harn ausgeschieden, so daß sein Nachweis erhebliche klinische Bedeutung hat. Da es außer diesem natürlichen auch eine Reihe von künstlichen Propentdyopenten gibt, ist die Pentdyopentreaktion als Gruppenreaktion aufzufassen.

Andere zweikernige bilirubinoide Farbstoffe, die als Spaltprodukte des Bilirubins gewonnen werden können, offenbar aber auch im Organismus entstehen können, sind das *Mesobilifuscin I* und *II*. Sie konnten im Kot von Menschen mit bestimmten Muskelerkrankungen (Myopathie) als Chromproteid *Myobilin* isoliert werden. Das Myobilin leitet sich offenbar vom Muskelfarbstoff Myoglobin ab.

Nach diesen Befunden besteht also zweifellos die Möglichkeit einer biologischen Spaltung der viergliedrigen Kette des Bilirubins in zwei zweigliedrige Ketten.

d) Zellhämine.

Unter der Bezeichnung Zellhämine werden diejenigen Hämine zusammengefaßt, die in den Zellen vorkommen, aber nicht in komplexer Bindung mit Globin vorliegen. Sie haben dementsprechend auch nicht die typische Fähigkeit des Hämoglobins, Sauerstoff reversibel in leicht dissoziabler

Form zu binden. Es sind sowohl freie Häme als auch freie Hämine in den
Zellen gefunden worden, daneben aber Eisen-Porphyrinverbindungen in
Kombination mit anderen Inhaltsstoffen der Zelle, auch mit Eiweißkörpern.
    Das physiologisch wichtigste dieser Zellhämine ist das WARBURGsche
Atmungsferment (Cytochromoxydase) (s. S. 291), in dem sich ein besonderes
Hämin mit einem Eiweißkörper vereinigt hat. Die Konstitution der beiden
Teile des Fermentes ist noch nicht bekannt, auch die Isolierung ist wegen
der außerordentlich geringen Konzentration in der Zelle noch nicht gelungen. Seine Gegenwart kann nur an der Wirkung, der Übertragung
des Sauerstoffes bei den Oxydationen im Gewebe (näheres hierüber s. S. 289),
und an dem typischen Absorptionsspektrum der CO-Verbindung erkannt
werden. Bei der Aufnahme und Abgabe des Sauerstoffes ändert sich die
Wertigkeit des Fermenthämineisens, es ist in reduziertem Zustande des

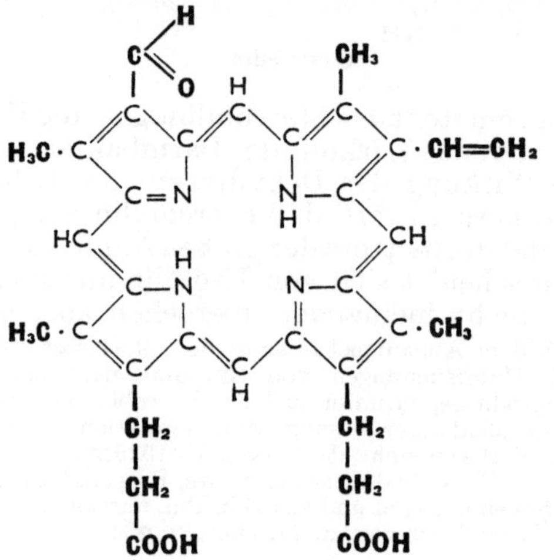

Spyrographisporphyrin

Fermentes zweiwertig, nach der Aufnahme von Sauerstoff dreiwertig. Seine
funktionelle Leistung vollzieht sich also anders als die des Hämoglobins
unter Valenzwechsel des Eisens. Die Häminnatur des Atmungsfermentes
ergibt sich am klarsten aus dem Spektrum der CO-Verbindung. Dies hat
große Ähnlichkeit mit dem Spektrum des CO-Protohämins (= Hämin aus
Protoporphyrin), ist aber nicht mit ihm identisch (s. Abb. 62, S. 290),
deckt sich dagegen nahezu vollständig mit dem des CO-Hämins aus dem
Chlorocruorin, dem Blutfarbstoff des Wurmes Spirographis. Das Spiro-
graphisporphyrin, also die eisenfreie prosthetische Gruppe dieses Farbstoffes, leitet sich ebenso wie das Protoporphyrin vom Ätioporphyrin III
ab. Es unterscheidet sich vom Protoporphyrin dadurch, daß es in
Stellung 2 statt der Vinylgruppe eine Formylgruppe $\left(-C\begin{smallmatrix}H\\O\end{smallmatrix}\right)$ hat.
    Zu den Zellhäminen gehören ferner Farbstoffe, die man wegen ihrer
weiten Verbreitung in fast allen Zellen als *Cytochrome* (a, b und c) bezeichnet. Ihre physiologische Funktion besteht in der Mitwirkung bei
den Oxydationsvorgängen im Gewebe (s. S. 291). Die Verwandtschaft
mit den Häminen ergibt sich aus ihren Absorptionsspektren. Die Struktur des Cytochroms a ist noch nicht bekannt, es steht aber anscheinend
dem Atmungsferment nahe. Das Cytochrom b enthält wahrscheinlich
das Hämin des Blutfarbstoffs.

Auch die prosthetische Gruppe des Cytochroms c läßt sich auf das Protohäm bzw. Protohämin zurückführen. Durch Untersuchungen von ZEILE und von THEORELL konnte gezeigt werden, daß die Verknüpfung der prosthetischen Gruppe mit der Eiweißkomponente durch Cysteinreste erfolgt, die sich mit den beiden Vinylgruppen des Häms vereinigt haben.

Cytochrom c

(Die übrigen Seitenketten sind fortgelassen, sie entsprechen denen des Protoporphyrins s. S. 97.)

Zu den Zellhäminen gehören weiterhin die Fermente *Peroxydase* und *Katalase*. Auch sie sind nur dann voll wirksam, wenn sie in der Zelle in gebundener Form enthalten sind. Die Katalase enthält das gleiche Hämin, das auch dem Blutfarbstoff zugrunde liegt, die Eiweißkomponente ist dagegen von der des Hämoglobins verschieden. Es ist wahrscheinlich, daß die Peroxydase einen analogen Bau hat, doch ist dies experimentell noch nicht gesichert. Außer dem Hämatinanteil kommt in der Katalase auch noch Biliverdin vor. (Die Wirkung der *Peroxydase* besteht darin, daß sie aus Peroxyden Sauerstoff frei macht und ihn auf andere Stoffe überträgt, sie wirkt also oxydierend. Die *Katalase* zerlegt Wasserstoffsuperoxyd in Wasser und in Sauerstoff, s. S. 305.)

Alle Hämine haben ein charakteristisches Absorptionsspektrum (s. z. B. Abb. 62, S. 290). Dabei lassen sich nach der Lage der wichtigsten langwelligen Absorptionsbanden grüne, rote und mischfarbene Hämine unterscheiden. Die roten Hämine entstehen aus dem roten Blutfarbstoff, werden aber auch beim tieferen Abbau des Chlorophylls erhalten, die grünen ergeben sich aus den roten durch oxydative Spaltung. In ihnen ist der Porphinring aufgespalten, so daß sie dem Biliverdin nahestehen (BARKAN, LEMBERG, s. S. 102). Die Absorptionsstreifen der grünen Hämine sind langwelliger als die der roten. Zwischen den roten und den grünen stehen die mischfarbenen Hämine, zu denen das Atmungsferment gehört.

e) Chlorophyll.

Der Farbstoff der grünen Blätter ist ein Gemisch zweier *magnesium-haltiger* Pyrrolfarbstoffe, die als *Chlorophyll A und B* bezeichnet werden. Die Elementaranalyse zeigt, daß das Chlorophyll B ein höheres Oxydationsprodukt von A ist. Die beiden Stoffe unterscheiden sich auch durch ihre Farbe, die bei *A* blaugrün, bei *B* gelbgrün ist. Mengenmäßig findet sich dreimal soviel A wie B. Der Aufbau des Chlorophylls, der durch die auf Untersuchungen von WILLSTÄTTER aufbauenden Arbeiten von H. FISCHER nunmehr wenigstens für das Chlorophyll A auch bis in die letzten Feinheiten aufgeklärt zu sein scheint, ist wesentlich verwickelter als der der Hämine. Beide Chlorophylle sind zusammengesetzt aus einer Farbstoffkomponente, dem *Chlorophyllid*, und einem hochmolekularen

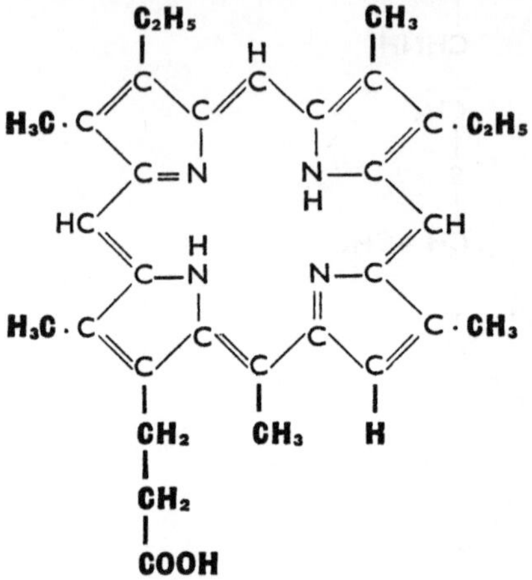

Phylloporphyrin

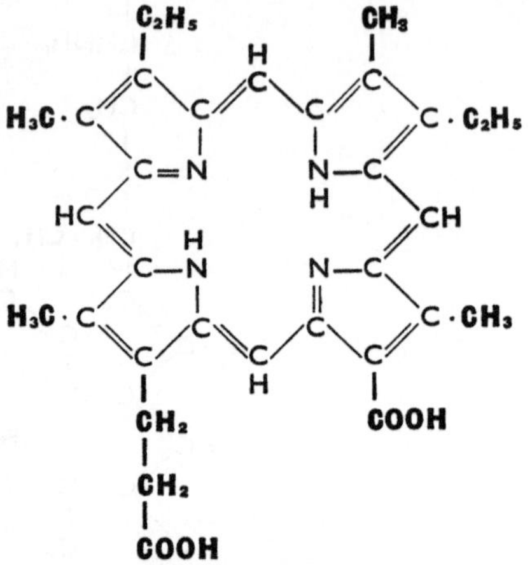

Rhodoporphyrin

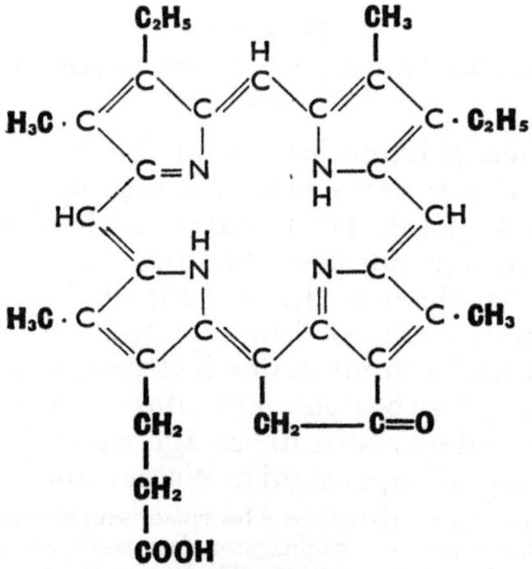

Phylloerythrin

Alkohol, dem *Phytol*, der als Terpenderivat schon an früherer Stelle besprochen wurde (s. S. 53). Das Chlorophyllid enthält Mg, unterscheidet sich von den Häminen außerdem durch den Besitz eines weiteren isocyclischen Ringes und durch die Oxydationsstufe verschiedener Seitenketten. Das eigentliche dem Chlorophyllid zugrunde liegende Ätioporphyrin ist dagegen mit dem Ätioporphyrin III, dem Grundkörper des Bluthämins identisch. Die Struktur des Chlorophylls A wird am besten klar durch eine Betrachtung der umstehenden Formeln. Die angeführten beiden Porphyrine und zahlreiche andere Abbauprodukte, die bei der Spaltung des Chlorophylls entstehen, sind auch durch Synthese aus einfachen Pyrrolen erhalten worden. In diesen Porphyrinen sind also zum Unterschied vom Protoporphyrin alle Seitenketten abgesättigt, von dem Propionsäurerest in Stellung 6 ist beim Rhodoporphyrin nur noch eine Carboxylgruppe übriggeblieben, beim Phylloporphyrin fehlt sie ganz, bei ihm ist der Wasserstoff der γ-ständigen Methingruppe durch ein Methyl ersetzt. Das *Phylloerythrin* ist ein sehr wichtiges Abbauprodukt des Chlorophylls. Es

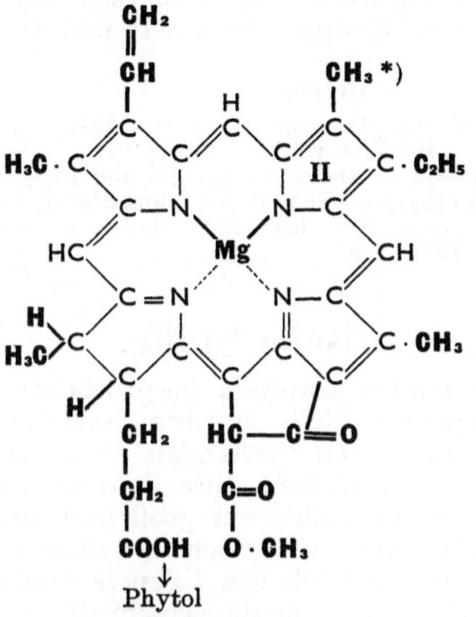

Chlorophyll A 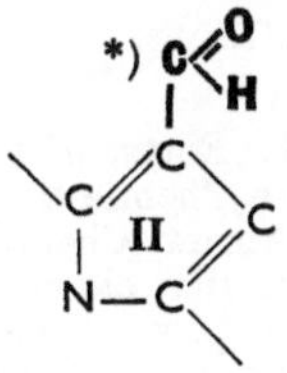　　　　　　**Chlorophyll B**

entsteht z. B. aus dem Chlorophyll im Verdauungskanal (L. MARCHLEWSKI). Es kann leicht in Rhodoporphyrin überführt werden. Bei ihm besteht also unter Zwischenschaltung einer CH_2-Gruppe ein Ringschluß zwischen der Carboxylgruppe des Rhodoporphyrins und der γ-Methingruppe. Im Chlorophyll A selber ist dann ein H dieser CH_2-Gruppe durch $\cdot C:O \cdot O \cdot CH_3$ ersetzt, in Stellung 2 statt der Äthyl- eine Vinylgruppe vorhanden, die Propionsäure in Stellung 7 mit Phytol verestert, die Doppelbindung zwischen C_5 und C_6 hydriert und Magnesium in ähnlicher Weise wie im Hämin das Eisen an 2 Pyrrol-Stickstoffe gebunden. Das Chlorophyll B enthält in Ring II und Stellung 3 statt der Methylgruppe eine Aldehydgruppe. Trotz der prinzipiellen Ähnlichkeit im Aufbau kann aber das Chlorophyll bzw. sein Porphyringrundskelet nicht zum Aufbau von Hämoglobin verwandt werden.

Das Chlorophyll ist die Substanz, die durch ihre Existenz überhaupt erst das Leben höherer Organismen ermöglicht. Wie schon früher ausgeführt wurde (s. S. 30), ist nur durch seine Mitwirkung der pflanzliche Organismus in der Lage, ausgehend von anorganischen Substanzen, die grundlegenden Synthesen von Körperbaustoffen durchzuführen, die ihm selber zum Aufbau dienen und die dann vom tierischen Organismus aufgenommen und umgesetzt das tierische Leben erst möglich machen.

Der Mechanismus dieser Synthese, bei der zunächst Kohlensäure und Wasser zu Kohlenhydraten aufgebaut werden, ist noch nicht völlig geklärt. Man hat bisher angenommen, daß als Zwischenstufe bei der Assimilation der Kohlensäure Formaldehyd entsteht, der dann zu Hexosemolekülen polymerisiert wird. Nach neueren Untersuchungen ist die erste Stufe der Kohlensäureassimilation dagegen die Bindung von Kohlendioxyd an einen bisher unbekannten hochmolekularen Acceptor unter Bildung von Carboxylgruppen. Diese Reaktion bedarf nicht der Belichtung. Die eigentliche photochemische Reaktion unter Mitwirkung des Chlorophylls geschieht an diesem Carboxylgruppen tragenden hochmolekularen Substrat. Durch sie werden in einer in ihrem Wesen noch unbekannten Reaktion 6 Carboxylgruppen reduziert und zu Hexose verknüpft (RUBEN).

Schrifttum.

FISCHER, H.: Fortschritte der Chlorophyllchemie. Naturwiss. 1940, 401. — FISCHER, H. u. H. ORTH: Die Chemie des Pyrrols, Bd. 2, 1. Hälfte. Leipzig 1937. — SIEDEL, W.: Gallenfarbstoffe. Angew. Chemie 53 (1940). — Derselbe: Chemie und Physiologie des Blutfarbstoffabbaus. Ber. chem. Ges. 77 (1944). — TREIBS A.: Blutfarbstoff und Chlorophyll. Fortschritte der physiologischen Chemie 1929 bis 1934. Berlin. — ZEILE, K.: Über eisenhaltige Fermente. Naturwiss. 1941, 172.

H. Anorganische Stoffe.

Neben den in den vorstehenden Kapiteln besprochenen organischen Baustoffen finden sich im Körper eine Reihe von anorganischen Bausteinen, die überwiegend in Form von Salzen vorhanden sind. Ihre Wirkung beruht auf den Ionen, in die sie zerfallen. Ihre Zahl ist verglichen mit der Zahl der organischen Bausteine nicht sehr groß und auch ihre Konzentration meist keine sehr erhebliche. Und doch sind diese anorganischen Bausteine für den Bau und den Betrieb des Körpers von allerhöchster Bedeutung. Es ist hier nicht der Platz, alle die verschiedenen Beziehungen aufzuführen, in denen anorganische Salze und Ionen zu biologischen Vorgängen stehen, da uns in der ganzen weiteren Darstellung die Salze und ihre Wirkungen immer wieder begegnen werden. Es soll darum hier nur kurz angedeutet werden, daß die Gesamtkonzentration an Salzen, die in dem osmotischen Druck (s. S. 120) ihren Ausdruck findet, einen ganz bestimmten und durch besondere Regulationseinrichtungen auf gleicher Höhe gehaltenen Wert hat. Der osmotische Druck der Körperflüssigkeiten und Gewebe ist offenbar eine der wesentlichen Voraussetzungen dafür, daß besonders labile organische Strukturteile wie die Eiweißkörper ihren Zustand unverändert erhalten, insbesondere also nicht Veränderungen nach Art einer Denaturierung ausgesetzt sind.

Neben der Gesamtkonzentration an Salzen ist von größter Wichtigkeit die Art der Salzmischung im Organismus. Ein Salzmilieu von genau bestimmter Zusammensetzung und Konzentration ist notwendige und unerläßliche Voraussetzung für den geordneten Ablauf aller Lebensvorgänge. Verschiebungen in der Menge der einzelnen Salze und damit im Verhältnis ihrer Konzentrationen zueinander führen mittelbar oder unmittelbar zu einem mehr oder weniger von der Norm abweichenden Verlauf der Lebensvorgänge: *Der Organismus gebraucht ein genau äquilibriertes Salzmilieu.*

Manche Salze wirken schon in ganz geringen Konzentrationen in sehr spezifischer Weise auf manche Organ- und Zelleistungen ein. So ist die Funktion einiger Fermente geradezu an die Gegenwart ganz bestimmter Ionen gebunden und von ihrer Konzentration abhängig. Ferner ist bekannt, daß die Tätigkeit mancher Organe durch Änderungen in der absoluten Konzentration einzelner Salze und ihres relativen Verhältnisses entscheidend beeinflußt wird.

So kann ein Froschherz, das mit einer Lösung gespeist wird, die NaCl, KCl und CaCl$_2$ in einem bestimmten Mischungsverhältnis enthält, lange Zeit überlebend gehalten werden. Steigert man entweder den KCl- oder den CaCl$_2$-Gehalt der Lösung, so kommt es zu Veränderungen der Herztätigkeit und schließlich zum Stillstand des Herzens. Die Symptome dabei sind aber verschieden. Überschuß an Kalium-Ionen hemmt die Systole, so daß ein Herz in Diastole stehen bleibt (s. Abb. 5). Umgekehrt vermindert ein Zuviel an Ca-Ionen die Erschlaffung des Herzens und bringt es in Systole zum Stillstand (s. Abb. 6). Wir machen hier eine außerordentlich wichtige Feststellung: *Die antagonistische Wirkung bestimmter Ionen auf bestimmte Funktionen.* Die Wirkung der äquilibrierten Salzlösungen wird durch eine solche Ausbalancierung entgegengesetzter Wirkungen erklärt.

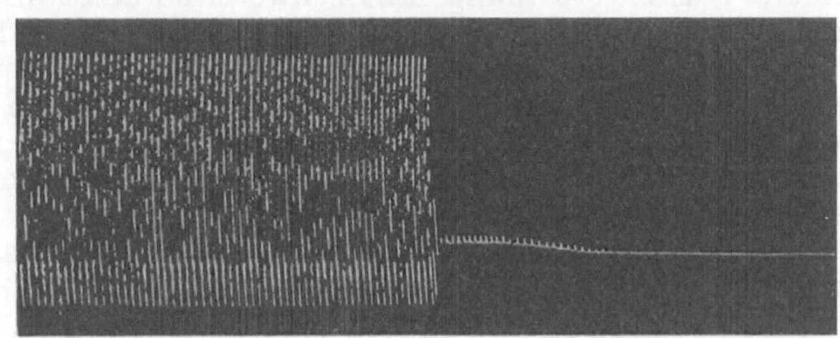

Abb. 5. Kaliumwirkung am Froschherzen. Stillstand des Herzens in Diastole. (Nach GELLHORN.)

Es wird später gezeigt werden, daß ähnliche antagonistische Wirkungen der Ionen sich auch in einfachen physikalisch-chemischen Systemen zeigen (s. S. 158), so daß ein Teil der biologischen Ionenwirkung vielleicht auf einem ähnlichen Wege zustande kommen könnte.

Es darf aber nicht verschwiegen werden, daß uns das Verständnis für den feineren Mechanismus der Salz- und Ionenwirkungen in der Mehrzahl der Fälle noch völlig verschlossen ist. Abgesehen von den spezifischen Wirkungen, die dieses oder jenes Salz oder Ion haben kann, ist auf ein besonderes Zusammenwirken verschiedener Salze hinzuweisen, das von sehr großer biologischer Bedeutung ist, *nämlich auf die Einstellung und Erhaltung einer bestimmten Reaktion*

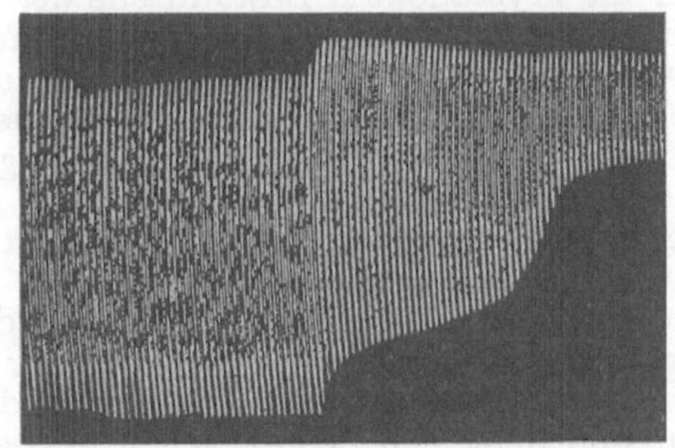

Abb. 6. Calciumwirkung am Froschherzen. Stillstand des Herzens in Systole. (Nach GELLHORN.)

in den Zellen und Säften des Körpers. Wegen der außerordentlichen Bedeutung dieser Frage wird sie an anderer Stelle ausführlicher behandelt (s. S. 134f.).

Neben der Bedeutung für die Einstellung eines bestimmten osmotischen Druckes, neben der spezifischen Ionenwirkung, wie sie z. B. in der Beeinflussung der Herztätigkeit durch Kalium- und Calcium-Ionen offenbar wird und neben der Regulation der Reaktion im Körper, haben anorganische Salze noch ganz andere funktionelle Leistungen im Körper zu erfüllen. Da bestimmte Salze die Hauptbestandteile des Knochens sind, stellen sie sich mit den organischen Bausteinen, die die Zellstrukturen aufbauen, in eine Linie.

Unter den anorganischen Baustoffen des tierischen Organismus steht nach der Menge seines Vorkommens das **Wasser** weitaus an erster Stelle.

Der erwachsene Mensch besteht zu etwa 60 % seines Gewichtes aus Wasser,
15 % entfallen auf Eiweiß, 10 % auf Fette und Lipoide und 5 % auf Mineralien Auch nach seiner biologischen Bedeutung gebührt dem Wasser ein
besonderer Platz. *Das Wasser ist ein unbedingt unentbehrlicher Nahrungsstoff.*
Völliger Wasserentzug führt zu einer allmählichen Wasserverarmung des
Organismus; dies kann bis zu einer gewissen Grenze ohne| weitere Schädi-
gungen ertragen werden, Wasserverluste in Höhe von etwa 15 % des Körpergewichtes führen jedoch im allgemeinen zum Tode und auch schon geringere Wasserverarmung läßt schwerere Funktionsstörungen in kürzerer
Zeit auftreten als alleiniger Entzug irgendeines anderen Nahrungsstoffes.

Die chemischen Umsetzungen an den Körperbausteinen, die die Energie
für die Leistungen des Organismus liefern, können sich wie viele andere
chemische Reaktionen nur vollziehen, wenn sich die reagierenden Moleküle
in Lösung befinden. Das physiologische Lösungsmittel ist das Wasser.
Jedoch ist dies Wasser nicht in völlig freier Form in den Zellen oder in
den Gewebsflüssigkeiten vorhanden, es findet sich vielmehr zum überwiegenden Teil als *Hydratationswasser* oder als *Quellungswasser* in Bindung
an kolloidale Körperbausteine wie Eiweißkörper, Glykogen, Lecithin,
Thymonucleinsäure und vielleicht noch andere Stoffe. Diese Bindung
an die Kolloide macht das Wasser nicht zur Lösung anderer, krystalloider
Moleküle ungeeignet. Für den Skeletmuskel ist gezeigt worden, daß trotz
der nahen Beziehungen zwischen dem Wasser und den kolloidalen Muskelbausteinen sein Wassergehalt bis auf einen praktisch bedeutungslosen
Rest in dem Sinne als „frei" anzusehen ist, daß es als Lösungsmittel
für die krystalloiden Bestandteile des Muskels zur Verfügung steht (HILL).
Die Bindung besteht darin, daß ein Teil der Wassermoleküle in besonders
nahen räumlichen Beziehungen zu den kolloidalen Stoffen stehen kann.
Wir dürfen wohl annehmen, daß diese Feststellung nicht nur für den
Muskel, sondern auch für andere Organe gilt.

In verschiedenen Geweben und Flüssigkeiten kann die Menge des
„gebundenen" Wassers ziemlich starken Schwankungen unterworfen sein;
diese Schwankungen sind nur durch die Wasserbindung an die Kolloide
möglich. Nur durch sie kann auch die strukturelle Differenzierung des
Protoplasmas erzielt werden, die wir als die morphologische Grundlage
für das Nebeneinander der verschiedenartigen funktionellen Leistungen
ein und derselben Zelle ansehen müssen. Der Wassergehalt besonders des
Bindegewebes, kann sich auch für einen Zeitraum von vielen Stunden
ändern, während an anderen Stellen, wo eine Konstanterhaltung des
Wassergehaltes die Voraussetzung funktioneller Leistungen ist, größere
Schwankungen kaum auftreten oder sehr rasch ausgeglichen werden.
Das gilt in besonderem Maße für das Blut, durch das sich als dem alle
Zellen umspülenden Flüssigkeitsstrom die Wasserverschiebungen im Körper
vollziehen. Mit der Nahrung zugeführtes Wasser wird im Darm resorbiert,
gleichzeitig wird aber auch bei der Tätigkeit der Verdauungsdrüsen Wasser
in ziemlich großen Mengen in den Verdauungskanal abgegeben und später
durch die Darmwand wieder ins Blut zurückresorbiert. Das Wasser, das
den Körper durch die verschiedenen Ausscheidungsorgane verläßt, wird
ihnen mit dem Blute zugeführt. Wenn Wasser mit größerer Geschwindigkeit in den Organismus aufgenommen wird, als es durch die Ausscheidungsorgane entfernt werden kann, so wird der Wassergehalt des Blutes nur
für sehr kurze Zeit und ziemlich unwesentlich vermehrt, der überwiegende
Teil des Wasserüberschusses gelangt dagegen vor allem in das Bindegewebe
der Haut und wird hier vorübergehend gespeichert. Sieht man aber von

solchen Besonderheiten ab, so ist es erstaunlich, mit welcher Genauigkeit *ein konstanter mittlerer Wassergehalt im Körper aufrechterhalten wird*.

Der Wasserbedarf des erwachsenen Menschen beläuft sich auf etwa 35 g pro kg Körpergewicht und 24 Stunden. Die Wasserausscheidung erfolgt auf verschiedenen Wegen, zum größeren Teil durch die Nieren, daneben durch die Haut, die Lungen und durch Wasserabgabe mit dem Kot. Wasserausscheidung durch Niere und Haut verhalten sich häufig gegensinnig. Bei starker Schweißbildung sinkt die Harnmenge und umgekehrt. Da die Wasserabgabe durch die Atmung von äußeren Faktoren (Lufttemperatur und -feuchtigkeit) abhängig ist, sind die aktiv im Dienste der Regulation des Wasserhaushaltes tätigen Organe die Niere und die Schweißdrüsen der Haut, und von ihnen sind die Nieren weitaus bedeutungsvoller. Die Wasserabgabe durch den Körper ist stets größer als die Wasseraufnahme, da die Wasserbildung bei der Oxydation des Wasserstoffs im Verlaufe der Verbrennungsvorgänge im Körper berücksichtigt werden muß. Wenn das geschieht, so stimmen Wasserabgabe und Summe von Wasseraufnahme und -bildung genau überein.

Der durchschnittliche Wassergehalt eines erwachsenen Menschen beträgt etwa 60 %, beim Fetus ist er wesentlich (97 %) und beim Neugeborenen (66,5 %) deutlich höher. Wahrscheinlich hängt die Abnahme mit der zunehmenden Entwicklung und Ausbildung des Skeletsystems zusammen. Der Wassergehalt der einzelnen Organe und Körperflüssigkeiten zeigt erhebliche Differenzen, die aus der folgenden Tabelle 7 hervorgehen.

Tabelle 7. Wassergehalt verschiedener Organe, Gewebe und biologischer Flüssigkeiten in Prozenten.

Zahnschmelz	0,2	Herz	79,3
Zahnbein	10,0	Bindegewebe	80,0
Skelet	22,0	Niere	83,0
Elastisches Gewebe	50,0	Blut	80,0
Knorpel	55,0	Milch	89,0
Leber	70,0	Lymphe	96,0
Rückenmark und Gehirn	70,0	Magensaft und Darmsaft	97,0
Haut	72,0	Tränen	98,0
Muskeln	76,0	Liquor	99,0
Darm	77,0	Schweiß	99,5
Pankreas	78,0	Speichel	99,5
Lunge	79,1		

Das Wasser dient nicht nur als Quellungsmittel der verschiedenen oben erwähnten kolloidalen Bausteine des Körpers oder als Lösungsmittel zahlreicher niedermolekularer organischer Stoffe, sondern auch als Lösungsmittel für die anorganischen Salze.

Unter den **anorganischen Salzen** nehmen mengenmäßig die Salze der Alkalimetalle *Natrium* und *Kalium* und des Erdalkalimetalls *Calcium* den ersten Platz ein. Natrium und Kalium finden sich vorzugsweise als *Chloride* und sind in Gestalt dieser Salze die Grundlage für die Einstellung des osmotischen Druckes im Körper. Daneben kommen sie besonders als *Bicarbonate* und als *Phosphate* vor und spielen in dieser Form für die Einstellung der Reaktion im Gewebe und in den Körperflüssigkeiten eine wichtige Rolle. Zwischen dem Vorkommen des Natriums und des Kaliums besteht ein gewisser, funktionell wichtiger Antagonismus: das Kalium ist vorwiegend Baustein der Zellen, das Natrium dagegen gewöhnlich in den Säften und Körperflüssigkeiten in größerer Menge

vorhanden. Die Mengen, in denen die beiden Elemente im gesamten
Organismus vorkommen, sind einander ungefähr gleich, ihre Verteilung
auf die einzelnen Organe ist aber sehr ungleichmäßig.

Natriumsalze werden vorwiegend als *Kochsalz* aufgenommen. Der
tägliche Bedarf an diesem für die osmotische Regulation des Blutes wichtigsten Salz beträgt etwa 5 g, doch kann sich der Körper auch mit wesentlich größeren Kochsalzmengen ins Gleichgewicht setzen, aber auch bei
geringerer Kochsalzzufuhr verarmt der Organismus nicht an Kochsalz,
weil auch dann zwischen Aufnahme und Ausscheidung ein Gleichgewicht sich einspielt. Läßt man Kochsalz völlig aus der Nahrung fort,
so wird zunächst noch eine Menge von etwa 15—25 g ausgeschieden. Dies
entspricht offenbar einem leicht disponiblen Vorrat, da nach seiner Abgabe
die Ausscheidung praktisch aufhört. Dem Körper verbleibt dann noch
ein Kochsalzbestand von etwa 150 g, den er zäh festhält. Außer für die
Osmoregulation spielt das Kochsalz auch noch für andere Funktionen
eine unentbehrliche Rolle. So wird z. B. NaCl als Ausgangsprodukt für
die Salzsäurebildung im Magensaft gebraucht (s. S. 315), und die Aktivität
der tierischen Amylase, des Fermentes der Stärkespaltung (s. S. 269),
ist an die Gegenwart von Kochsalz gebunden.

Die Höhe der Zufuhr an *Kaliumsalzen* ist geringer zu veranschlagen.
Ebenso wie bei den Natriumsalzen besteht auch bei ihnen zwischen Zufuhr
und Ausscheidung ein Gleichgewicht. Eine Tagesmenge von etwa 3 g
dürfte den Erfordernissen des Körpers ungefähr entsprechen. Es ist
zu berücksichtigen, daß der Natrium- und Chlorbedarf nur zu einem
kleinen Teil durch den Salzgehalt der ursprünglichen Nahrungsmittel,
zum überwiegenden durch die Zulage von Kochsalz zur Nahrung bestritten
wird. Kaliumsalze sind dagegen in ausreichender Menge in den Nahrungsmitteln von vornherein enthalten. Es ist das erklärlich aus der Tatsache,
daß Kalium, wie schon oben angedeutet wurde, im wesentlichen ein
Bestandteil der Zellen, Natrium dagegen der Körperflüssigkeiten ist.
Aus diesem Grunde ist auch ein erheblicher Teil der Alkaliionen der
Nahrung nicht an andere anorganische Ionen, sondern an die Eiweißkörper der Zellen gebunden (s. S. 140).

Phosphorsäure kommt, das ging schon aus der Besprechung
der organischen Baustoffe hervor, in mannigfacher Bindungsform im
Körper vor. Die einfachste, aber mengenmäßig unerheblichste ist die
in den anorganischen Phosphaten des Blutes und der Gewebe, deren
funktionelle Bedeutung für die Reaktionsregulierung oben schon angedeutet
wurde und später noch eingehender behandelt wird (s. S. 137). Daneben
ist aber sicherlich das anorganische Phosphat als Reserve für den Aufbau lebenswichtigster organischer P-Verbindungen ebenso bedeutungsvoll. Hier müssen in erster Linie genannt werden die Nucleoproteide
als Bausteine der Zellkerne, die Phosphatide als Bausteine des Plasmas
der Zellen und der Zellgrenzschichten und die verschiedenen einfachen
Nucleotide sowie andere an den intermediären Stoffumsetzungen beteiligten
P-haltigen Verbindungen (s. z. B. S. 344f.). Auch die Phosphoproteide
dürfen nicht vergessen werden. Phosphate in anorganischer Form, als
Calcium- und Magnesiumsalze, sind weiterhin unentbehrlich als Bausteine des Knochensystems (s. u.). Da unter normalen Stoffwechsel-
bedingungen immer eine ziemlich große Menge von Phosphat aus organischer
Bindung frei wird und schon deshalb der Ausscheidung verfällt, weil die
Einstellung einer normalen Harnreaktion in erster Linie von den Phosphaten abhängt, so ist der Körper auf Zufuhr von Phosphorsäure mit

der Nahrung angewiesen. Ihre Höhe wird auf etwa 5—6 g/Tag geschätzt. Sie kann in Form von anorganischem Phosphat zugeführt werden, meist ist das allerdings nur in geringem Umfange der Fall. Jedoch werden die organischen P-Verbindungen der Nahrung vor der Aufnahme in den Körper im Darm aufgespalten, so daß Phosphorsäure wohl überwiegend, wenn nicht ausschließlich in anorganischer Form resorbiert wird.

Die *Calciumsalze* stehen unter den anorganischen Salzen sowohl nach der Menge des Vorkommens als auch nach ihrer universellen Verbreitung in sämtlichen Zellen trotz der großen Verbreitung der Alkalisalze weitaus an der Spitze, sie übertreffen nahezu überall im Körper mengenmäßig alle anderen Salze. Das liegt zum Teil in ihrer besonderen biologischen Aufgabe begründet. Calciumsalze dienen fast überall im tierischen Organismus als Bausteine der Stütz- und Gerüstsubstanzen, aber auch sonst müssen sie eine besondere, lebenswichtige Aufgabe zu erfüllen haben, da in den Zellen selber anscheinend die Kerne stets reicher an Calcium sind als das Plasma. Die Hauptmenge der Kalksalze findet sich naturgemäß im *Knochen*. Es handelt sich überwiegend um *Calciumphosphat*, dem in geringer Menge *Calciumcarbonat* beigemengt ist. Die genaue chemische Formulierung der Calciumsalze des Knochens ist noch nicht ganz sichergestellt, sehr wahrscheinlich handelt es sich aber um ein Gemisch von Hydroxylapatit [$3\ Ca_3(PO_4)_2 \cdot Ca(OH)_2$] mit Calciumcarbonat $CaCO_3$. Neben Kalksalzen enthält der Knochen auch noch geringe Mengen von *Magnesiumphosphat*. Magnesiumsalze finden sich auch in den anderen Organen. Die Zusammensetzung des menschlichen Knochens ist etwa die nebenstehende. Dabei sind die Phosphate

Tabelle 8.
Zusammensetzung des menschlichen Knochens.

$CaCO_3$	$Mg_3(PO_4)_2$	$Ca_3(PO_4)_2$
6,6 %	1,4 %	80,0 %

der Einfachheit halber als tertiäre Salze berechnet. Solange ein Organismus noch wächst, hat er zum Aufbau des Knochensystems immer eine ziemlich erhebliche Zufuhr an Calciumsalzen und an Phosphaten nötig. Aber auch der erwachsene Organismus hat noch einen bestimmten Kalkbedarf. Als Minimum der täglichen Zufuhr werden Mengen von etwa 1 g angesehen. Da die Mehrzahl unserer Nahrungsmittel relativ kalkarm ist (lediglich Milch, Molkereiprodukte und Eier machen eine Ausnahme), ist die Erfüllung dieser ernährungsphysiologisch wichtigen Forderung nicht immer gewährleistet. Entsprechend der Zufuhr hat der Organismus auch eine Kalkausscheidung aufzuweisen, größtenteils in Form von Phosphaten und von Carbonaten. Diese Ausscheidung erfolgt nicht nur durch den Harn, sondern auch durch den Kot. Zwischen dem Umsatz der Calcium- und Phosphationen bestehen schon wegen ihrer Bindung aneinander im Knochen enge Beziehungen und wechselseitige Beeinflussungen. Calcium wird dem Körper u. a. auch entzogen, wenn in ihm vermehrt Säuren gebildet worden sind, die ausgeschieden werden müssen. Zur Neutralisation, die mit ihrer Ausscheidung verbunden ist (s. S. 442f.), wird in hohem Maße das Calciumion herangezogen. Der reichliche Kalkvorrat, den der Organismus in den Knochen hat, dient als Reservoir für solche Zwecke. Es muß überhaupt berücksichtigt werden, daß die Zusammensetzung des Knochens keineswegs konstant ist, sondern daß bei eintretendem Bedarf, aber auch bei Störungen aus den verschiedensten Ursachen *alle* anorganischen Bausteine des Knochens in den Stoffwechsel einbezogen werden können. Es findet also im Knochen ein immerwährender An- und Abbau von Substanzen statt.

Vielfache Bearbeitung hat die Frage gefunden, in welcher Form das *Calcium im Blutplasma* enthalten ist. Es wurde festgestellt, daß nur ein Teil in diffusibler Form, also als anorganisches Salz oder Ion in ihm vorkommt. Es kann heute als gesichert angesehen werden, daß der nicht-diffusible Teil des Blut-Ca an die Eiweißkörper des Plasmas gebunden ist und daß vielleicht daneben eine ganz geringfügige Menge von kolloidalem Calciumphosphat vorkommt. Im Plasma beträgt der nichtdiffusible Teil des Blut-Ca etwa 62 % des gesamten Ca-Gehaltes, das diffusible Calcium liegt überwiegend oder sogar vollständig in ionisierter Form vor. Allerdings ist diese Frage noch nicht mit völliger Sicherheit geklärt.

Als integraler Bestandteil des Knochens ist oben das *Magnesium* bereits genannt worden. Über seinen Stoffwechsel ist wesentlich weniger

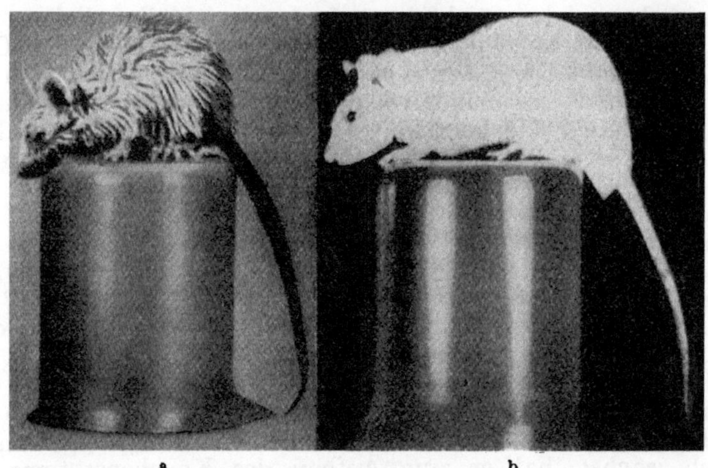

Abb. 7. Magnesiummangel. a) Ratte 54 Tage nach Beginn der Mg-armen Ernährung (1,2 mg pro 100 g Futter); b) das gleiche Tier am 91. Tage. Nach 61 Tagen Rückkehr zu normaler Ernährung. (Nach TUFFTS u. GREENBERG.)

bekannt als über den des Calciums. Immerhin haben Ernährungsversuche an Ratten (s. Abb. 7) gezeigt, daß es zu den lebenswichtigen Elementen gehört. Das war zu erwarten, weil schon vorher die Notwendigkeit von Magnesiumsalzen als Aktivatoren der Fermente des Phosphatumsatzes, der Phosphatasen (s. S. 266), gefunden worden war. In welcher Weise Mg in die Phosphorylierungsvorgänge eingreift, ist noch unbekannt. Es darf noch daran erinnert werden, daß das Mg, wie schon früher ausgeführt, als Bestandteil des Chlorophylls eines der für die Existenz des Lebens auf der Erde unentbehrlichen Elemente ist.

Schwefel kommt im Organismus der höheren Tiere nur in sehr geringer Menge als anorganische Schwefelsäure vor. Dafür ist aber der Schwefelgehalt einer Reihe von organischen Stoffen, besonders einiger Eiweißkörper recht erheblich. Die schwefelreichsten Strukturen sind die Haare und sonstigen Horngebilde der Epidermis wegen ihres hohen Gehaltes an Cystin. Das Vorkommen von gebundenem Schwefel in der Taurocholsäure, der Mucoitin- und der Chondroitinschwefelsäure ist schon erwähnt worden (s. S. 49 bzw. 86).

Gegenüber den bisher genannten Elementen treten die anderen anorganischen Baustoffe an Menge weit zurück, jedoch ist die Zahl der sog.

„*Bioelemente*" ziemlich groß. Da festgestellt werden konnte, daß alle chemischen Elemente, wenn auch zum Teil in geringsten Mengen, in allen Mineralien vorkommen, ist es wahrscheinlich, daß auch in allen übrigen Substanzen alle Elemente vorkommen müssen. Damit ist natürlich nicht gesagt, daß sie alle auch eine biologische Bedeutung haben. Nach unseren gegenwärtigen Kenntnissen sind außer den bereits genannten und den im folgenden noch zu nennenden Elementen für Tier oder Pflanze oder für beide lebensnotwendig: Kupfer, Zink, Bor, Gallium, Silicium, Molybdän, Mangan, Jod, Eisen und Kobalt und wahrscheinlich Vanadium sowie Aluminium. Wegen der geringen Mengen, die der Körper von diesen Elementen gebraucht, bezeichnet man sie als *Spurenelemente.*

Außer dem Chlor kommen auch die übrigen *Halogene* im Organismus vor. *Brom* findet sich in ziemlich geringer Menge, wobei die von den verschiedenen Untersuchern angegebenen Zahlenwerte so große Schwankungen aufweisen, daß ihre Anführung zwecklos wäre. Wenn man in der Nahrung die Chlorsalze, in erster Linie also das Kochsalz, durch Bromsalze ersetzt, so steigt der Bromgehalt der Organe an und gleichzeitig nimmt ihr Chlorgehalt ab; *das Chlorid wird also durch das Bromid ersetzt.* Auch hinsichtlich des *Jod*gehaltes in den einzelnen Organen weichen die mengenmäßigen Angaben sehr stark voneinander ab. Das relativ jodreichste Organ ist die Schilddrüse, aber auch ihr Jodgehalt beträgt anscheinend insgesamt nur 8—10 mg. Es kommt dabei wohl nicht in anorganischer Form, sondern quantitativ in organischer Bindung als Jodgorgosäure (s. S. 68) oder Thyroxin (s. S. 215) bzw. in Bindung an Eiweiß vor. Ob das auch für den Jodgehalt der übrigen Organe gilt, ist nicht bekannt. Der *Fluor*gehalt der verschiedenen Organe ist ebenfalls außerordentlich niedrig und scheint für je 100 g Gewebe nur wenige Zehntel eines mg zu betragen.

Unter den selteneren Baustoffen kommt dagegen das *Silicium* in relativ großer Menge in einigen Organen vor. Den höchsten Gehalt hat anscheinend das Bindegewebe, so daß Fascien, Sehnen und Haut zu den siliciumreichsten Geweben des Körpers gehören.

Schließlich seien noch einige *Schwermetalle* genannt, die regelmäßig in kleinen Mengen in nahezu allen Organen vorkommen. An erster Stelle steht hier das *Eisen*, das als Bestandteil des Hämoglobins und der Zellhämine eines der funktionell bedeutungsvollsten Bioelemente ist. Abgesehen von der Bindung an die verschiedenen Pyrrolfarbstoffe, kommt aber auch noch Eisen in ziemlich geringer Menge (einige Milligramm je 100 g Gewebe) in allen Zellen vor. Mit dem Eisen zusammen finden sich gewöhnlich auch *Kupfer, Mangan* sowie *Zink*, allerdings in noch geringerer Menge (etwa einige Milligramm je Kilogramm Gewebe). Cu und Mn sind wahrscheinlich von Bedeutung für die Oxydationsvorgänge im Gewebe. Das Cu scheint ferner für die Hämoglobinbildung notwendig zu sein. Durch einseitige Ernährung mit Milch wird bei Ratten eine Anämie hervorgerufen, die sich in einer Abnahme des Hämoglobins und der Zahl der roten Blutkörperchen zu erkennen gibt. Beide Störungen lassen sich durch Zulage von Eisen, von dem bekannt ist, daß es in der Milch in zu geringen Mengen enthalten ist, nicht beheben. Dies gelingt sofort, wenn mit dem Eisen zugleich auch Kupfer in geringen Mengen zugeführt wird.

Das *Zink* ist bisher als Bestandteil des Fermentes Carboanhydrase (s. S. 420) erkannt worden. Möglicherweise bestehen auch Beziehungen zu anderen Fermenten. Ferner weisen manche Beobachtungen auf seine

Bedeutung für den Kohlenhydratstoffwechsel hin. Es sei auch auf das Vorkommen von Zink im Insulin hingewiesen (s. S. 210).

Es ist höchst bemerkenswert und spricht sicherlich für die biologische Bedeutung dieser Elemente, daß die Schwermetalle Eisen, Mangan und Kupfer vom Organismus in nicht unerheblichen Mengen gespeichert werden können. Spuren von ihnen enthalten fast alle Organe, in sehr erheblicher Menge werden sie aber in der Leber gefunden. Ob das nur auf einer Speicherung beruht oder auch darauf, daß bestimmte Funktionen der Leber an ihre Gegenwart gebunden sind, läßt sich noch nicht sagen.

Für eine Reihe der besprochenen Bioelemente ist ausdrücklich betont worden, daß sie teilweise oder vorwiegend in organischer Bindung im Organismus vorkommen und auch für diejenigen, für die das nicht besonders erwähnt worden ist, gilt das gleiche. Organische Säuren und Basen und amphoter reagierende Stoffe müssen durch Neutralisation, also durch Salzbildung in ihrer Reaktion der Reaktion des Gewebes angeglichen werden. Dazu dienen vorzugsweise anorganische Ionen, zur Neutralisation der Säuren z. B. besonders das Natrium- und das Kaliumion.

Es ist einleitend hervorgehoben worden, daß die Tätigkeit der Organe an die Gegenwart ganz bestimmter Salze in ganz bestimmten Konzentrationen gebunden ist, erstens zur Aufrechterhaltung des normalen osmotischen Druckes und zweitens zur Herstellung einer Salzmischung, die durch ihre spezifische Zusammensetzung den Ablauf der Lebensvorgänge erst möglich macht. Organe, die aus dem Verbande des Organismus herausgenommen werden, können trotzdem zum Teil ihre spezifischen Leistungen auch isoliert noch kurze Zeit ausüben. Man kann die Dauer ihres Überlebens wesentlich verlängern, wenn man sie in *physiologische Salzlösungen* hineinbringt, die in bezug auf Konzentration und Mischung der Salze der Zusammensetzung derjenigen Flüssigkeit entspricht, die sie im Organismus umgibt, also der Blutflüssigkeit. Die einfachste Blutersatzflüssigkeit ist die physiologische Kochsalzlösung (für den Warmblüter etwa 1%ig, für den Frosch etwa 0,65%ig). Diese ist aber nur physiologisch in bezug auf ihre Konzentration; wegen des Fehlens anderer Salze führt sie zu schweren Zellschädigungen. So dienen dem Zwecke des Blutersatzes besser die *Ringer-Lösung* und die *Tyrode-Lösung*, deren Zusammensetzung, die für den Warmblüter aus der obenstehenden Tabelle 9 hervorgeht, so ausgeglichen ist, daß eine Reihe von Organen, besonders Skeletmuskel und Herz in ihnen viele Stunden überlebend gehalten werden können.

Tabelle 9. Zusammensetzung der Ringer- und der Tyrode-Lösung für den Warmblüter.

	Ringer-Lösung %	Tyrode-Lösung %
NaCl	0,8	0,8
KCl	0,02	0,02
$CaCl_2$	0,02	0,02
$MgCl_2$	—	0,01
NaH_2PO_4 . . .	—	0,005
$NaHCO_3$	0,1	0,1

Schrifttum.

ELVEHJEM, C. A.: The biological significance of copper and its relation to iron metabolism. Physiologic. Rev. **15**, 471 (1935). — HEUBNER, W.: Mineralstoffe des Tierkörpers. Mineralbestand des Tierkörpers. Umsatz der Mineralstoffe. Handbuch der normalen und pathologischen Physiologie, Bd. 16/2. Berlin 1931. — KLINKE, K.: Der Mineralstoffwechsel. Wien 1931. — LEUTHARDT, F.: Mineralstoffwechsel. (Die Spurelemente.) Erg. Physiol. **44** (1941). — MARX, H.: Der Wasserhaushalt des gesunden und kranken Menschen. Berlin 1938. — SCHMIDT, C. L. A. and D. M. GREENBERG: Occurence, Transport and Regulation of Calcium, Magnesium and Phosphorus in the animal organism. Physiologic. Rev. **15**, 297 (1935).

II. Die physiko-chemischen Grundlagen der Organtätigkeit.

A. Diffusion und Osmose.

Der ungestörte Ablauf der Lebensvorgänge ist an die Versorgung aller Zellen mit den Stoffen gebunden, die zu ihrem Aufbau nötig sind oder die in ihnen zum Zwecke der Energiegewinnung umgesetzt werden; er hängt also davon ab, daß alle diese für die Zelle notwendigen Stoffe auch in sie hineingelangen können, und er hat zweitens zur Voraussetzung, daß die End- und Zwischenprodukte des Stoffwechsels, die die Zelle nicht weiter verwerten kann, aus ihr entfernt werden: *durch die Zellwand muß dauernd ein Stoffaustausch stattfinden.* Für den Gesamtorganismus zeigt sich dieser Stoffaustausch sinnfällig in dem Neben- und Nacheinander der Aufnahme der Nahrung und der Ausscheidung nicht weiter verwertbarer Stoffe in Harn und Kot. Ein ähnlicher Stoffaustausch muß natürlich auch in der Zelle selber als der letzten morphologischen Einheit der Organe und der letzten funktionellen Einheit des Stoffwechsels stattfinden.

Der Stoffaustausch der einzelnen Zelle weist einige Besonderheiten auf. Er darf sich nicht wahllos auf alle vorhandenen Stoffe erstrecken, sondern die Zelle muß aus den ihr angebotenen Stoffen die auswählen können, die sie gebraucht, und sie muß bei der Stoffabgabe diejenigen fest-halten können, die für ihren Aufbau und für ihre Leistung notwendig sind.

Für das Verständnis des biologischen Stoffaustausches ist die Kenntnis der Vorgänge der einfachen **Diffusion** und **Osmose** Voraussetzung.

Füllt man in einem geschlossenen Zylinder, der durch eine Scheidewand in zwei Hälften getrennt ist, die beiden Hälften mit zwei Gasen, die chemisch nicht miteinander reagieren, und entfernt dann die Scheidewand, so kommt es allmählich zu einer völligen Durchmischung der beiden Gase, so daß die Zusammensetzung des Gasgemisches überall im Gasraum die gleiche ist. *Die Moleküle haben sich durch Diffusion in dem ihnen zur Verfügung stehenden Raum ganz gleichmäßig verteilt.*

Eine Diffusion läßt sich auch bei gelösten Stoffen beobachten. Wenn man in einem Zylinder Wasser vorsichtig mit einer Kupfersulfatlösung unterschichtet, so verteilen sich auch hier die Kupfersulfatmoleküle langsam gleichmäßig in der gesamten vorhandenen Wassermenge: durch Diffusion vom Orte höherer zu dem niederer Konzentration haben sich die Kupfersulfatmoleküle mit denen des Wassers, die Wassermoleküle mit denen des Kupfersulfats vermischt. Die Ursache der Diffusion ist die mehr oder weniger starke Bewegung der Moleküle, die auf ihrem Wärmeinhalt beruht.

Wenn also durch freie Diffusion auch eine Stoffbewegung und -verteilung stattfinden kann, so kann dies doch höchstens erklären, daß Stoffe sich im Innern der Zelle oder einer Flüssigkeit (Blut, Lymphe, Liquor) verteilen, die Besonderheit des Organismus liegt aber gerade in seinem Aufbau aus Zellen, also aus in sich geschlossenen kleinen Baueinheiten, die man sehr grob vergleichen kann mit Hohlräumen, die von Flüssigkeit ausgefüllt und von einer Membran umgeben sind. Wenn sich eine solche Membran, die *Plasmahaut*, auch histologisch bei tierischen Zellen nicht nachweisen läßt, so muß doch aus dem physiologischen Verhalten auf ihr Vorhandensein geschlossen werden (s. auch S. 162).

Die Abgrenzung der Zellen von ihrer Umgebung durch Membranen ist an sich kein Hindernis für einen Stoffaustausch durch Diffusion. Auch das zeigt ein Modellversuch. Verschließt man einen beiderseits offenen Glaszylinder auf der einen Seite mit einer Membran aus Pergament, Cellophan oder dgl., füllt ihn mit Kupfersulfatlösung und hängt ihn in ein mit Wasser gefülltes Gefäß, so sieht man, wie allmählich Kupfersulfat durch die Scheidewand in das umgebende Wasser hineindiffundiert, und man beobachtet gleichzeitig an der Volumvergrößerung wie Wasser durch die Membran in die Kupfersulfatlösung wandert. *Diese Wanderung von Wasser durch eine Membran bezeichnet man als Osmose.* Durch Osmose des Wassers und durch Diffusion des Kupfersulfats kommt es auch in diesem Versuch bei genügend langer Dauer zu einer völligen Durchmischung von Wasser und Kupfersulfat. Verschließt man den Glaszylinder auf der noch offenen Seite mit einem Kork, durch den ein dünnes Glasrohr in den Zylinder hineinragt, so steigt zunächst die Flüssigkeit in dem Rohr an, und dann geht ihr Spiegel langsam auf den ursprünglichen Stand zurück. Zuerst wird also durch einen Einstrom von Wasser, durch *Endosmose*, das Kupfersulfat verdünnt, dann diffundiert Kupfersulfat aus der Zelle nach außen und eine Wasserbewegung in umgekehrter Richtung, eine *Exosmose*, schließt sich an, bis sich endlich die Zusammensetzung der Außen- derjenigen der Innenflüssigkeit völlig angeglichen hat.

Der Anstieg der Flüssigkeit in dem Rohr bei der Endosmose zeigt an, daß der Inhalt des Gefäßes unter einem bestimmten Druck stehen muß. Da dieser durch die Osmose des Wassers in den Zylinder zustande kommt, wird er als *osmotischer Druck* bezeichnet. Er ist ein Ausdruck für die Kraft, mit der das Wasser in den Zylinder hineinwandert; er kann gemessen werden durch den hydrostatischen Druck der Flüssigkeitssäule in dem Steigrohr, der ihm entgegengerichtet ist. Die endosmotische Wasserbewegung erfolgt also entgegen der Schwerkraft und dauert so lange an, bis der hydrostatische Druck dem osmotischen Druck das Gleichgewicht hält. Füllt man nacheinander Kupfersulfatlösungen steigender Konzentration in den Glaszylinder, so ist die Steighöhe um so größer, je höher die Konzentration des Kupfersulfats. Da aber die gewählte Membran *vollständig permeabel ist*, d. h. sowohl Wasser als auch gelöste Stoffe durchtreten läßt, so ist die Ähnlichkeit mit der lebenden Zelle nur sehr entfernt, und es ist weiterhin nicht möglich, exakte Beziehungen zwischen osmotischem Druck und Salzkonzentration zu ermitteln.

Es gibt aber Membranen, die sich anders verhalten; sie sind zwar für Wasser vollständig durchlässig, nicht aber für gelöste Stoffe oder doch nicht für alle gelösten Stoffe. *Solche Membranen bezeichnet man als semipermeabel.* Die Eigenschaft der Semipermeabilität ist auch der Plasmahaut der Zelle eigen.

Semipermeable Membranen z. B. aus Kollodium setzen uns instand, den osmotischen Druck von Lösungen zu messen. Gewöhnlich benutzt man sog. „Niederschlagsmembranen". Ein Kupfersulfattropfen, den man in eine Ferrocyankaliumlösung hineinfallen läßt, überzieht sich mit einer dünnen Haut von Ferrocyankupfer ($2\,CuSO_4 + K_4[Fe(CN)_6] = Cu_2[Fe(CN)_6] + 2\,K_2SO_4$). Läßt man eine solche Membran, um ihr Halt zu verleihen, in der porösen Wandung einer oben offenen Tonzelle entstehen, indem man sie mit Kupfersulfatlösung gefüllt in eine Ferrocyankaliumlösung hineinstellt, und verschließt dann den Tonzylinder mit einem Manometer, so erhält man ein *Osmometer* (s. Abb. 8).

Die Ferrocyankupfermembran ist nur für Wasser, nicht aber für die beiden Stoffe, aus denen sie entstanden ist und auch nicht für viele andere Stoffe permeabel. Sorgt man dafür, daß das Volumen der Manometercapillare gegenüber dem Gesamtvolumen zu vernachlässigen ist, so ist der gemessene hydrostatische Druck gleich dem osmotischen Druck, und es ergibt sich, *daß der osmotische Druck verschieden konzentrierter Lösungen des gleichen Stoffes der Stoffkonzentration direkt proportional ist.* Für Rohrzuckerlösungen verschiedener Stärke wurden z. B. die in der Tabelle 10 angeführten osmotischen Drucke erhalten; die Quotienten aus Druck und Konzentration sind praktisch konstant.

Tabelle 10. Osmotischer Druck von Rohrzuckerlösungen verschiedener Konzentration.

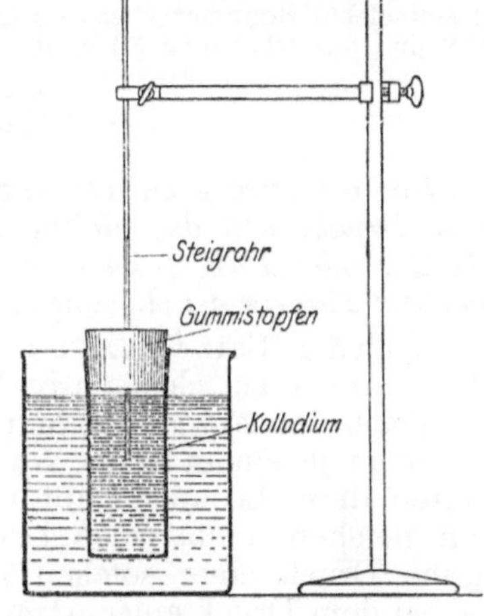

Abb. 8. Einfaches Osmometer.

Konzentration c in %	Osmotischer Druck p in mm Hg	p/c
1	53,6	53,6
2	101,6	50,8
4	208,2	52,1
6	307,5	51,3

Ein zweiter Faktor, der den osmotischen Druck beeinflußt, ist die Temperatur. Der Zusammenhang von osmotischem Druck (p), Konzentration (c) und Temperatur (t) läßt sich für Rohrzuckerlösungen durch die folgende Formel ausdrücken:

$$p = c \cdot 0{,}652 \, (1 + \alpha \cdot t), \tag{1}$$

wobei α ein Temperaturkoeffizient ist. Dieser Ausdruck hat sehr große Ähnlichkeit mit der Formel der *Gasgesetze.*

Nach BOYLE-MARIOTTE ist bei gleichbleibender Temperatur das Produkt aus Druck und Volumen eines jeden Gases konstant:

$$p_1 \cdot v_1 = p_2 \cdot v_2 = \cdots \text{const}. \tag{2}$$

Nach GAY-LUSSAC nimmt, wenn man von den Normalbedingungen ausgeht (Temperatur $t_0 = 0°$, Volumen bei $0° = v_0$, Druck bei $0° = p_0 = 1$ Atm.), durch Temperaturerhöhung um 1° bei konstant gehaltenem Druck das Volumen und bei konstant gehaltenem Volumen der Druck jeweils um den gleichen Betrag α zu:

$$v = v_0 + \alpha \cdot v_0 \cdot t = v_0 \, (1 + \alpha \cdot t), \tag{3}$$

$$p = p_0 + \alpha \cdot p_0 \cdot t = p_0 \, (1 + \alpha \cdot t). \tag{4}$$

Wenn sich bei Erhöhung der Temperatur sowohl das Volumen als auch der Druck ändern, so läßt sich die Zustandsänderung errechnen, wenn man annimmt, daß sich zunächst bei gleichbleibendem Druck nur das Volumen ändert. Nach (3) gilt also $v_t = v_0(1 + \alpha t)$. Nach (2) muß aber dann $p_0 \cdot v_t = p \cdot v$ sein. Setzt man den Wert für v_t in diese Gleichung ein, so ergibt sich

$$p \cdot v = p_0 \cdot v_0 \, (1 + \alpha \cdot t). \tag{5}$$

α hat den Wert von 1/273, so daß wir statt (5) schreiben können:

$$p \cdot v = p_0 \cdot v_0 \cdot \left(\frac{273 + t}{273} \right). \tag{6}$$

Setzt man $t = -273$, so wird $p \cdot v = 0$. Diese Temperatur wird als *absoluter Nullpunkt* bezeichnet. Alle vom absoluten Nullpunkt gemessenen Temperaturen werden durch T ausgedrückt. (6) läßt sich also umformen zu:

$$p \cdot v = \frac{p_0 \cdot v_0}{273} \cdot T = \boldsymbol{R} \cdot \boldsymbol{T}. \tag{7}$$

R wird als *Gaskonstante* bezeichnet. Sie gibt an, um wieviel sich der Energieinhalt eines Gases bei Temperaturerhöhung um 1° ändert. v_0, das Volumen, das ein Mol eines Gases bei einer Temperatur von 0°($T = 273$) und einem Druck von 1 Atm. (p_0) einnimmt, beträgt 22,4 Liter. Setzt man die Werte von v_0 und p_0 in (7) ein, so erhält man für die *Gaskonstante R den Zahlenwert* **0,0821**.

R läßt sich aber auch aus den Osmoseversuchen berechnen. Setzt man in der Gleichung (1) $t = 0$ und $c = 1$, so wird $p = 0,652$. Das Molekulargewicht des Rohrzuckers ist 342. Ein Grammolekül Rohrzucker ist also in 34,2 Liter einer 1%igen Lösung enthalten, v_0 ist also 34,2 und aus Gleichung (7) ergibt sich

$$R = \frac{p_0 \cdot v_0}{273} = \frac{0,652 \cdot 34,2}{273} = 0,0817. \tag{8}$$

Der osmotische Druck einer in Lösung befindlichen Substanz ist gleich dem Druck, den die gleiche Substanz bei gleicher Molekularbeschaffenheit als Gas oder Dampf im gleichen Raum und bei gleicher Temperatur haben würde (Theorie der Lösungen).

Nach dem Satz von AVOGADRO enthalten gleiche Volumina verschiedener Gase unter sonst gleichen Bedingungen, also auch bei dem gleichen Druck, die gleiche Anzahl von Molekülen. Löst man 1 Grammolekül verschiedener Stoffe in je einem Liter Wasser auf, stellt also *molare Lösungen* her, so sollten diese Lösungen auf Grund des AVOGADROschen Satzes auch alle den gleichen osmotischen Druck haben, also *isosmotisch* sein. Der osmotische Druck einer solchen *molaren Lösung* müßte 22,4 Atm. betragen, da bei dem Druck einer Atmosphäre ein Mol einer jeden Substanz in Gas- oder Dampfform einen Raum von 22,4 Liter einnimmt und nach Gl. (2) $p \cdot v = $ const sein muß.

Die Forderung, daß der osmotische Druck äquimolekularer Lösungen verschiedener Stoffe gleich ist, trifft aber nur für Anelektrolyte zu, also für Stoffe, die in ihren Lösungen nicht in Ionen dissoziiert sind. Prüft man sie aber an Lösungen von Elektrolyten, so ergibt sich ausnahmslos ein höherer osmotischer Druck als der molekularen Konzentration der Lösungen entspricht. Die Ursache dafür ist die elektrolytische Dissoziation. Es zeigt sich, daß für die Höhe des osmotischen Druckes nicht die Art, sondern nur die Zahl der in einer Lösung befindlichen Teilchen entscheidend ist. Da in hinreichend verdünnter Lösung Elektrolyte praktisch

Tabelle 11. Osmotischer Druck hochkonzentrierter Rohrzuckerlösungen.

g Rohr-zucker/Liter	Osmotischer Druck in Atm.	
	beobachtet	berechnet
120,7	9,5	8,4
240,0	21,3	16,7
360,0	32,0	25,1
420,0	43,0	29,2

vollständig in ihre Ionen zerfallen sind, muß sich der osmotische Druck solcher Lösungen errechnen lassen, wenn man den nach der molekularen Konzentration zu erwartenden Druck mit der Zahl der bei völliger Dissoziation entstehenden Ionen multipliziert. Eine verdünnte NaCl-Lösung hat also das Doppelte, eine Na_2SO_4-Lösung das Dreifache des osmotischen Druckes, der sich aus der molekularen Konzentration ergibt. Bei konzentrierteren Lösungen liegen die osmotischen Drucke zwischen denen für vollständige und für völlig fehlende Dissoziation.

Jedoch gelten die gesetzmäßigen Beziehungen zwischen Konzentration und osmotischem Druck nicht unbegrenzt. Bei Lösungen von sehr hoher molekularer Konzentration oder bei Lösungen aus Stoffen von sehr hohem Molekulargewicht ist der tatsächliche osmotische Druck meist erheblich höher als der aus ihrer Konzentration errechnete. Die Tabelle 11 zeigt das für Rohrzuckerlösungen höherer Konzentration.

Der Grund für die Abweichungen liegt darin, daß bei höherer Konzentration der Lösungen die gelöste Substanz selber einen erheblichen Teil des Volumens einnimmt, so daß der verfügbare Lösungsraum kleiner wird. Ferner besteht die Möglichkeit der Wasserbindung an die gelösten Stoffe im Sinne einer *Hydratbildung*, so daß das Wasser zum Teil nicht mehr als Lösungsmittel zur Verfügung steht. Schließlich ist daran zu denken, daß auch die Gase bei höheren Drucken nicht mehr den oben angeführten Gleichungen genügen. Die Abweichungen von den einfachen (idealen) Gasgleichungen beruhen außer auf der Raumbeanspruchung durch die Gasmoleküle auch darauf, daß bei der durch den hohen Druck erzwungenen gegenseitigen Annäherung der Moleküle zwischen ihnen Anziehungskräfte auftreten, die man als VAN DER WAALS*sche Kräfte* bezeichnet. Auf die Bedeutung, die sie für den Aufbau hochpolymerer Stoffe haben könnten, ist schon hingewiesen worden (s. S. 26).

Bestimmung des osmotischen Druckes. Die schon beschriebene direkte osmometrische Methode der Druckbestimmung ist für die meisten biologischen und auch für viele andere Zwecke ungeeignet. Man wendet gewöhnlich indirekte Methoden an. Diese beruhen alle darauf, daß man die gelöste Substanz von ihrem Lösungsmittel zu trennen versucht. Ein gelöster Stoff hält das Lösungsmittel um so fester, je konzentrierter seine Lösung ist; es muß daher der Dampfdruck einer Lösung um so niedriger sein, je höher ihre Konzentration und je höher ihr osmotischer Druck ist. Die Entfernung des Lösungsmittels aus einer Lösung kann durch Verdampfen oder durch Ausfrieren geschehen. Dann müssen wegen der Erniedrigung des Dampfdruckes alle Lösungen einen höheren Siedepunkt und einen niederen Gefrierpunkt haben als die reinen Lösungsmittel. Die Differenzen sind um so größer, je höher der osmotische Druck der Lösungen.

Die Gefrierpunktserniedrigung (Δ) einer molaren wässerigen Lösung ($p = 22{,}4$ Atm.) beträgt $1{,}85°$ *(molare Gefrierpunktserniedrigung)*, der Gefrierpunkt einer molaren Lösung liegt also um $1{,}85°$ tiefer als der Gefrierpunkt des reinen Lösungsmittels. Die *molare Siedepunktserhöhung* beträgt $0{,}52°$.

Für biologisches Material ist wegen der irreversiblen Veränderung besonders der Eiweißkörper beim Erwärmen nur die Methode der Bestimmung der Gefrierpunktserniedrigung durchführbar (BECKMANN-Apparat). Jedoch läßt auch sie sich nur auf Flüssigkeiten (Blut, Lymphe, Sekrete und Exkrete) anwenden, da sich der Gefrierpunkt von Zellen und Organen nicht exakt bestimmen läßt. Die beste biologische Methode ist die Beobachtung des Verhaltens lebender Zellen in Salzlösungen verschiedener Konzentration und die Bestimmung des osmotischen Druckes derjenigen Lösung, in der die Zellen sich nicht verändern. Voraussetzung für dieses Verfahren ist allerdings, daß sich die Zellmembranen gegenüber den Salzlösungen als ideale semipermeable Membranen verhalten, also nur Wasser, nicht aber gelöste Stoffe durchtreten lassen. *Lösungen, die den gleichen osmotischen Druck haben wie die Zellen, nennt man isotonisch, Lösungen mit höherem Druck hypertonisch und solche mit niederem Druck hypotonisch.* Bringt man Zellen in Lösungen, die nicht mit ihnen isotonisch sind, so muß es zu einem Ausgleich der Differenz der osmotischen Drucke zwischen Zelle und Außenflüssigkeit kommen. Das läßt sich besonders deutlich an Pflanzenzellen beobachten. Ihre Cellulosemembran umgibt das Protoplasma, das mit der Plasmahaut an sie angrenzt. Nur durch diese Plasmahaut vollzieht sich der Druckausgleich, die Cellulosemembran selber ist osmotisch unwirksam. An eine hypertonische Lösung gibt der Protoplast Wasser ab, aus einer hypotonischen Lösung nimmt er Wasser auf, die Zelle verhält sich also wie ein Osmometer. Durch Abgabe von Wasser an hypertonische Lösungen nimmt das Zellvolumen ab und das Protoplasma zieht sich von der Cellulosemembran zurück. Diese Erscheinung wird als *Plasmolyse* bezeichnet. Prüft man Lösungen von verschiedener Salzkonzentration auf ihre plasmolytischen Eigenschaften, so müßte diejenige Lösung, die gerade keine Plasmolyse mehr bewirkt, mit dem Zellinhalt isotonisch sein; das trifft aber oft nicht zu, weil der Protoplast sich schlecht von der Zellulosemembran ablöst.

Von den tierischen Zellen eignen sich zum Nachweis der osmotischen Erscheinungen am besten die *roten Blutkörperchen*. Sie verhalten sich innerhalb eines bestimmten Konzentrationsbereiches ebenfalls wie Osmometer: aus hypotonischer Lösung nehmen sie unter Volumvermehrung Wasser auf, an hypertonische Lösung geben sie unter Volumverminderung Wasser ab, in isotonischer Lösung bleibt ihr Volumen unverändert. Diese Volumänderungen lassen sich nur bei stärkerer Schrumpfung *(Stechapfelform der Erythrocyten)* direkt beobachten, sie sind aber ohne weiteres nachweisbar, wenn man Blut in einer kleinen Pipette zentrifugiert und die Höhe der Erythrocytensäule abliest *(Hämatokritwert)*. Setzt man die Salzkonzentration immer weiter herab, so ist die Zellvergrößerung so erheblich, daß die Membran dem wachsenden hydrostatischen Druck im Inneren nicht mehr gewachsen ist, sie reißt ein und der Blutfarbstoff tritt aus der Zelle aus: es kommt zur *Hämolyse*. Die Hämolyse ist um so vollständiger je verdünnter die Lösungen, am raschesten gelingt sie deshalb mit destilliertem Wasser. Auch für dieses Verhalten ist wieder Voraussetzung, daß die gelösten Stoffe nicht in die Zelle eindringen. Die Blutkörperchenmembran ist z. B. für Harnstoff vollständig permeabel, der Harnstoff verteilt sich also ganz gleichmäßig zwischen Zelle und Lösung, und die Erythrocyten verhalten sich genau so, als ob sie sich in destilliertem Wasser befänden, d. h. sie hämolysieren. Auch viele andere organische Stoffe wie Alkohole, Ketone, Aldehyde, Ester, schwache Säuren und Basen, Zucker und Aminosäuren permeieren durch pflanzliche und durch tierische Membranen; von anorganischen Stoffen treten besonders leicht die nicht oder nur wenig dissoziierten Substanzen hindurch. Jedoch bestehen im Verhalten der verschiedenen Zellarten gegenüber all diesen Stoffen sehr erhebliche Unterschiede.

Die Blutkörperchen der Säugetiere und des Menschen sind mit einer 0,9- bis 1,0%igen Kochsalzlösung isotonisch („physiologische Kochsalzlösung"). Die hämolytischen Grenzkonzentrationen liegen wesentlich niedriger, für menschliche Blutkörperchen z. B. bei etwa 0,45% NaCl.

Die Gefrierpunktserniedrigung des Gesamtblutes beim Menschen und den Säugetieren entspricht einem osmotischen Druck von etwa 7 bis 8 Atm., und $\varDelta$ beträgt 0,56—0,58°. Für einige andere Gewebe wurden ähnliche Werte beobachtet, so daß man annehmen kann, daß der osmotische Druck überall im Organismus etwa von dieser Größenordnung ist. Für die höher organisierten Lebewesen ist charakteristisch, daß ihr osmotischer Druck nahezu unabhängig ist von den verschiedensten Einflüssen. Es muß also angesichts des dauernden Entstehens und Verschwindens von osmotisch wirksamen Teilchen im Stoffwechsel und bei der gleichzeitig stattfindenden umfangreichen Wasserbewegung zwischen den verschiedensten Organen für eine ausgezeichnete *Osmoregulation* gesorgt sein. Ihr dienen die verschiedensten Ausscheidungsorgane. Eine ihrer wesentlichen Voraussetzungen ist die Tatsache, daß fast alle organischen Stoffe, aus denen der Körper aufgebaut ist oder die als Vorratsstoffe in den Depots abgelagert werden, hochmolekulare, osmotisch wenig wirksame Stoffe sind. Gewiß zeigt z. B. das Blut der Pfortader während der Resorption von Nahrungsstoffen aus dem Darm eine geringe Erniedrigung seines normalen Gefrierpunktes, aber die Leber fängt die niedermolekularen, osmotisch wirksamen Stoffe größtenteils ab und wandelt sie in osmotisch unwirksamere hochmolekulare Körper um (z. B. Traubenzucker in Glykogen, Aminosäuren in Eiweiß). Ferner hat auch im allgemeinen das venöse Blut wegen seines höheren Kohlensäuregehaltes einen — aber auch nur unwesentlich — niedrigeren Gefrierpunkt als das arterielle. Diese Differenz wird durch CO_2-Abgabe in der Lunge rasch ausgeglichen.

Durch den bisher geschilderten normalen Ablauf der Diffusion und Osmose kann der Stoffaustausch der Zelle nur sehr unvollkommen erklärt werden. So ist es z. B. unverständlich, weshalb die ionale Zusammensetzung des Blutplasmas in ganz charakteristischer Weise von derjenigen der Blutzellen (s. S. 399) und der Gewebszellen abweicht. Diese und andere Eigentümlichkeiten sind verständlich und teilweise auch erklärbar durch den eigenartigen Aufbau und die besonderen Eigenschaften der Zellmembranen; es wird daher an späterer Stelle noch verschiedentlich auf Fragen der Zellpermeabilität zurückzukommen sein.

B. Elektrolytische Dissoziation.

Bereits im vorigen Abschnitt ist für die Erklärung des abnorm hohen osmotischen Druckes von Elektrolytlösungen ihre Dissoziation in elektrisch geladene Teilchen, die Ionen, als bekannt vorausgesetzt worden. Hier sollen einige grundsätzliche Punkte kurz gestreift und einige wenige Gesetzmäßigkeiten der elektrolytischen Dissoziation erörtert werden.

Aus dem Zerfall in Ionen ergibt sich, daß die Moleküle eines Stoffes, der aus Atomen verschiedenartiger Elemente entstanden ist, keinen homogenen Bau haben können. Durchleuchtet man einen krystallisierten Stoff mit Röntgenstrahlen, so erfahren die Strahlen entsprechend der Anordnung der kleinsten Strukturelemente des Stoffes bestimmte Ablenkungen, und man erhält ein Röntgenspektogramm (s. S. 27). Röntgenspektrogramme liefern demnach auch die krystallisierenden Elektrolyte. Es ist schon beschrieben worden, daß

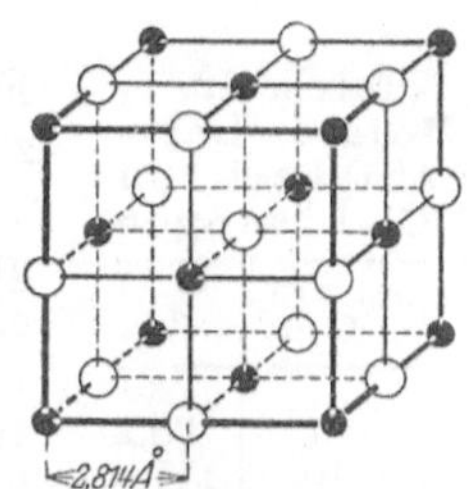

Abb. 9. Ionengitter des Kochsalzkrystalls.
● Na-Ionen, o Cl-Ionen.

sich aus der Lage der Interferenzen Modelle für den strukturellen Aufbau der betreffenden Stoffe herleiten lassen. Die bei den Elektrolyten erhaltenen Interferenzen lassen sich nur dann deuten, wenn die Massenpunkte des „*Krystallgitters*" nicht von den Molekülen, sondern von den Ionen besetzt sind, wie das z. B. für das Gitter des Kochsalzes aus der Abb. 9 hervorgeht. Der Zusammenhalt der Ionen und auch anderer elektrisch indifferenter Bauelemente eines solchen Gitters ist durch besondere Kohäsionskräfte bedingt, die man als *Gitterenergie* bezeichnet.

Wird ein solcher Stoff in eine Flüssigkeit gebracht, in der er sich zu lösen vermag, so wird die Gitterenergie durch die Energie der Wärmebewegung der Moleküle des Lösungsmittels überwunden, die Gitterstruktur wird zerstört und der Stoff geht in Lösung. Die Lösung eines Elektrolyten enthält danach gar keine undissoziierten Moleküle, sondern nur Ionen.

Diese Feststellung, die aus dem Aufbau der Materie folgt, steht im Widerspruch zu den Vorstellungen der klassischen Theorie der elektrolytischen Dissoziation.

Der Begriff „Ion" leitet sich davon her, daß ein solches Teilchen wegen seiner elektrischen Ladung im elektrischen Felde wandert, und zwar wandern die positiv geladenen Ionen (Metallionen, H-Ion) zum negativen Pol, der Kathode und heißen deshalb *Kationen*, die negativ geladenen Ionen (Säureionen, OH-Ion) zum positiven Pol, der Anode; sie werden als *Anionen* bezeichnet. Wenn eine Lösung den elektrischen Strom leitet, so beruht das letzten Endes auf einem Transport der kleinsten Elementarteilchen der Elektrizität, der negativ geladenen *Elektronen*. Da Ionen dadurch entstehen, daß die elektrisch neutralen Atome leicht Elektronen entweder aufnehmen oder abgeben, so kann man in ihnen die Voraussetzung für die *elektrische Leitfähigkeit* sehen. Die Leitfähigkeit muß dann um so größer sein, je größer die Anzahl der Ionen in einer Lösung ist.

Die Leitfähigkeit (λ) ist definiert als der reziproke Wert des Widerstandes (W) einer Flüssigkeit zwischen zwei Elektroden, die 1 cm voneinander entfernt sind und eine Fläche von 1 qcm haben, also Platz für 1 ccm Flüssigkeit zwischen sich lassen:

$$\lambda = \frac{1}{W}. \tag{9}$$

λ wird auch als *spezifische Leitfähigkeit* bezeichnet. Von größerer Bedeutung ist die *molare Leitfähigkeit* Λ_v, eine rein rechnerische Größe, die man erhält, wenn man die spezifische Leitfähigkeit λ durch die molare Konzentration c der zwischen den Elektroden befindlichen Flüssigkeit dividiert:

$$\Lambda_v = \frac{\lambda}{c}. \tag{10}$$

Tabelle 12.
Molare Leitfähigkeit von KCl-Lösungen.

1 Mol KCl in x Liter	Λ_v
1	98,2
10	111,9
100	122,5
1000	127,6
10000	129,5
∞	130,1

Für verschiedene Konzentrationen von KCl ergeben sich z. B. die nebenstehenden Werte für Λ_v.

Λ_v wird also mit zunehmender Verdünnung immer größer und nähert sich einem Endwert, d. h. aber, daß ein und dieselbe Elektrolytmenge den Strom um so besser leitet, je größer das Volumen ist, in dem sie sich verteilen kann. Man hat dies Verhalten durch die Annahme erklärt, daß mit zunehmender Verdünnung die Dissoziation eines Elektrolyten in seine Ionen immer größer und schließlich bei unendlicher Verdünnung praktisch vollständig wird, daß aber bei höher konzentrierten Lösungen ein bestimmter Anteil des Stoffes in Form von undissoziierten Molekülen vorliegt. Der allgemeinen Gültigkeit dieser Annahme widerspricht jedoch die Tatsache, daß bei den krystallisierenden Elektrolyten die Ionen im Krystall schon vorgebildet sind, also bei seiner Auflösung in Wasser auch frei werden müßten.

An sich läßt sich aus dem Ergebnis der Leitfähigkeitsmessung der jeweilige scheinbare Dissoziationsgrad eines Elektrolyten berechnen. Bestimmt man aber für einen starken Elektrolyten den Dissoziationsgrad für die gleiche Verdünnung auch noch auf anderen Wegen (z. B. durch Messung des Gefrierpunktes oder des osmotischen Druckes), so errechnen sich für jedes Meßverfahren andere Dissoziationsgrade. Die aus den — gleichviel nach welchem Verfahren gewonnenen — Dissoziationsgraden berechneten Dissoziationskonstanten sind für die verschiedenen Elektrolytverdünnungen ganz verschieden. Die von der Theorie des Massenwirkungsgesetzes geforderte Unabhängigkeit dieser Konstanten von der Verdünnung (s. weiter unten) trifft also nicht zu.

Diese Abweichung und die Abhängigkeit des Dissoziationsgrades von den zu seiner Ermittlung angewandten Verfahren beruhen darauf, daß die starken Elektrolyte in ihren Lösungen zwar vollständig dissoziiert sind, daß aber zwischen den Ionen einer Lösung, wenn ihre Konzentration eine gewisse Höhe erreicht, bestimmte auf ihrer elektrischen Ladung beruhende Kraftwirkungen auftreten, die die freie Beweglichkeit der Ionen einschränken. Diese Kräfte wirken sich aber in verschiedenem Maße auf den osmotischen Druck, die Gefrierpunktserniedrigung, die Leitfähigkeit usw. aus. Dadurch erklären sich die verschiedenen scheinbaren Dissoziationsgrade, welche die verschiedenen Methoden für gleich konzentrierte Lösungen liefern. Solche Kräfte bestehen zwischen den freien, elektrisch neutralen Molekülen nicht, daher ist es verständlich, daß die Lösungen schwacher, d. h. wirklich nur zu einem geringen Bruchteil elektrisch dissoziierter Elektrolyte, die wegen dieser schwachen Dissoziation nur geringe Ionenkonzentrationen haben, den Forderungen des Massenwirkungsgesetzes genügen, wogegen man bei den starken, d. h. vollständig dissoziierten Elektrolyten die erwähnten Abweichungen von der Theorie findet. Diese Abweichungen beruhen also nicht auf einer unvollständigen Dissoziation starker Elektrolyte, sondern auf der Wechselwirkung zwischen ihren Ionen, die zu einer scheinbaren Verringerung ihrer Konzentration führt. Was bei den üblichen Verfahren der Bestimmung ionaler Konzentrationen ermittelt wird, ist also nicht die wahre, sondern die scheinbare Konzentration. Man spricht daher auch besser von der *Aktivität der Ionen* und hat, um die Messungsergebnisse mit der Theorie in Einklang zu bringen, bestimmte *Aktivitätskoeffizienten* eingeführt. Durch Multiplikation der wirklich vorliegenden Konzentrationen mit diesen Koeffizienten erhält man die allein wichtigen *wirksamen* Konzentrationen. Doch ist der Einfachheit halber in allen folgenden Ableitungen trotz des dadurch bedingten Fehlers immer mit Ionenkonzentrationen und nicht mit -aktivitäten gerechnet worden. Für das prinzipielle Verständnis ist dieser Fehler ohne Belang.

a) Das Massenwirkungsgesetz.

Wenn demnach die Ursache dafür verschieden ist, daß in Lösungen von starken und schwachen Elektrolyten nicht die Gesamtzahl der Moleküle in Form von Ionen vorkommt, so ist doch in beiden Fällen die Anzahl der wirksamen Ionen jeweils vom Grade der Verdünnung abhängig. Für schwache Elektrolyte besteht zwischen der Zahl der Ionen und der Zahl der (wirklich oder scheinbar) nicht dissoziierten Moleküle ein gesetzmäßiger Zusammenhang, der in dem *Massenwirkungsgesetz* seinen Ausdruck findet.

Das Massenwirkungsgesetz besagt, daß das Ausmaß des Umsatzes bei einer Reaktion verschiedener Stoffe miteinander nicht allein von ihren chemischen Eigenschaften, sondern auch von ihrer Konzentration abhängig ist (Guldberg und Waage).

Bei den Elektrolytlösungen deutet die Veränderlichkeit des Dissoziationsgrades auf den Einfluß der Konzentration hin; ganz besonders kommt dieser Einfluß zum Ausdruck bei den *reversiblen Reaktionen* der Anelektrolyte. Aus Alkohol und Säure bildet sich unter Abspaltung von Wasser ein Ester und umgekehrt zerfällt ein Ester in Gegenwart von

Wasser in Alkohol und Säure. Für Äthylalkohol, Essigsäure, Äthylacetat und Wasser gilt also die Beziehung

$$C_2H_5OH + CH_3COOH \rightleftharpoons C_2H_5O \cdot OCCH_3 + H_2O. \tag{11}$$

Die Geschwindigkeit für den Vorgang der Esterbildung, also für den Verlauf der Reaktion von links nach rechts, kann ausgedrückt werden durch die Gleichung:

$$v_1 = k_1 \cdot [\text{Alkohol}] \cdot [\text{Säure}], \tag{12}$$

der umgekehrte Verlauf von rechts nach links, die Esterspaltung, durch:

$$v_2 = k_2 \cdot [\text{Ester}] \cdot [\text{Wasser}]. \tag{13}$$

Die Gleichungen deuten an, daß die Geschwindigkeiten der beiden Reaktionen proportional dem Produkt der molaren Konzentrationen — die eckigen Klammern [ ] in (12) und (13) und in allen folgenden Gleichungen bezeichnen molekulare Konzentrationen — der beiden miteinander reagierenden Stoffe sind. Die Konstanten k_1 und k_2 hängen ab von der Natur der miteinander reagierenden Stoffe und von der Häufigkeit, mit der sie durch die Molekularbewegung zusammentreffen. Wenn im Verlaufe der Reaktion die Konzentration der miteinander reagierenden Stoffe kleiner wird, müssen die Geschwindigkeiten v_1 und v_2 auch kleiner werden, da die Konstanten k_1 und k_2 ihren Wert behalten. Das System strebt nach (11) von beiden Seiten einem Gleichgewichtszustand zu, in dem im gleichen Zeitraum die Anzahl von Estermolekülen, die aus Alkohol und Säure entsteht, gleich der ist, die durch Zerfall in Alkohol und Säure verschwindet. In diesem Zustand muß also v_1 gleich v_2 werden. Ein solches Gleichgewicht, das nur durch fortdauernde aber entgegengerichtete Vorgänge der Spaltung und der Synthese aufrechterhalten wird, ohne daß irgendwelche Einwirkungen von außen stattfinden, wird als *stationärer Zustand* bezeichnet. Auch im Organismus bestehen im Zustand der Ruhe Gleichgewichte zwischen den verschiedenen Teilnehmern an den biologisch wichtigen chemischen Reaktionen, aber dieser Zustand kann nur durch Zufuhr von Energie aufrechterhalten werden, es handelt sich also bei diesen Gleichgewichtslagen im ruhenden Organismus nicht um stationäre Zustände, sondern um *dynamische Gleichgewichte*. Trotz dieser abweichenden Voraussetzungen sind aber auch für sehr viele Teilvorgänge bei chemischen Reaktionen im belebten Organismus die Formulierungen des Massenwirkungsgesetzes gültig.

Wenn das oben besprochene System der Esterbildung und -spaltung den Gleichgewichtszustand erreicht hat, wird also, da v_1 gleich v_2 geworden ist, auch

$$k_1 \cdot [\text{Alkohol}] \cdot [\text{Säure}] = k_2 \cdot [\text{Ester}] \cdot [\text{Wasser}] \tag{14}$$

oder

$$\frac{k_2}{k_1} = K = \frac{[\text{Alkohol}] \cdot [\text{Säure}]}{[\text{Ester}] \cdot [\text{Wasser}]}. \tag{15}$$

Die Konstante K, die in Abhängigkeit von den Reaktionsgeschwindigkeiten steht, wird als die *Gleichgewichtskonstante* des Systems bezeichnet; sie hat für jede dem Massenwirkungsgesetz unterliegende Reaktion eine charakteristische, aber von der Temperatur abhängige Größe *(Reaktionsisotherme)*.

Auch auf Elektrolytlösungen läßt sich das Massenwirkungsgesetz anwenden. Allerdings verlaufen die Reaktionen der Elektrolyte als Ionenreaktionen mit unendlich großer Geschwindigkeit und sind zudem meist nicht reversibel. Wenn wir annehmen, daß eine Molekülart AK in die beiden Ionen A^- und K^+ zerfällt, so gilt

$$k = \frac{[A^-] \cdot [K^+]}{[AK]} \,. \tag{16}$$

k bezeichnet man hier als die *Dissoziationskonstante*. Ihre Größe macht die Einteilung in starke und schwache Elektrolyte möglich. Bei starken Elektrolyten nähert sich k dem Werte ∞. Ihr zahlenmäßiger Wert ist für Lösungen von schwachen Elektrolyten über ein relativ weites Konzentrationsbereich konstant, während für die starken Elektrolyte besondere Verhältnisse gelten, da für sie, wie bereits ausgeführt, die Voraussetzung des Massenwirkungsgesetzes, die Abhängigkeit des Dissoziationsgrades von der Verdünnung, nicht zutrifft.

b) Dissoziation der Säuren und Basen.

Von besonderem Interesse ist die Dissoziation der Säuren und Basen, da ihre Dissoziationskonstante ein Maß für ihre Stärke ist. Eine Säure (HA) und eine Base (KOH) zerfallen nach

$$HA \rightarrow H^+ + A^- \tag{17}$$

$$KOH \rightarrow K^+ + OH^- \tag{18}$$

und es ist

$$k_s = \frac{[H^+] \cdot [A^-]}{[HA]} \tag{19}$$

sowie

$$k_b = \frac{[K^+] \cdot [OH^-]}{[KOH]} \,. \tag{20}$$

Für Säuren ist also die Abdissoziation von H-Ionen, für Basen diejenige von OH-Ionen charakteristisch. Säuren sowohl wie Basen sind um so stärker, je größer die Abspaltung des jeweils charakteristischen Ions ist. Nach (19) und (20) ist dann aber auch die Dissoziationskonstante k ein Maß für die Stärke einer Säure bzw. einer Base.

Von besonderem Interesse, auch für biologische Vorgänge, ist die stufenförmige Dissoziation mehrwertiger Säuren bzw. Basen. Die Kohlensäure H_2CO_3 kann 2 H-Ionen abdissoziieren. Ihre Dissoziation erfolgt aber nicht gleichzeitig, sondern nacheinander in zwei Stufen:

1. Stufe: $\qquad H_2CO_3 \rightarrow H^+ + HCO_3^-$ $\qquad$ (21)

2. Stufe: $\qquad HCO_3^- \rightarrow H^+ + CO_3^{--}$ $\qquad$ (22)

In entsprechender Weise dissoziiert die dreibasische Phosphorsäure in den drei Stufen:

1. Stufe: $\qquad H_3PO_4 \rightarrow H^+ + H_2PO_4^-$ $\qquad$ (23)

2. Stufe: $\qquad H_2PO_4^- \rightarrow H^+ + HPO_4^{--}$ $\qquad$ (24)

3. Stufe: $\qquad HPO_4^{--} \rightarrow H^+ + PO_4^{---} \,.$ $\qquad$ (25)

Für jede dieser verschiedenen Dissoziationsstufen hat die zugehörige Dissoziationskonstante eine ganz charakteristische Größe (s. Tabelle 13, in der die Dissoziationskonstanten einiger für die Biologie wichtiger Säuren und Basen wiedergegeben sind).

Tabelle 13. Dissoziationskonstanten einiger Säuren und Basen.

Säure	k_s	Base	k_b
Kohlensäure:		Ammoniak	$1{,}8 \cdot 10^{-5}$
1. Stufe	$4{,}3 \cdot 10^{-7}$	Kreatinin	$3{,}7 \cdot 10^{-9}$
2. „	$5{,}6 \cdot 10^{-11}$	Anilin	$3{,}8 \cdot 10^{-10}$
Phosphorsäure:		Harnstoff	$1{,}5 \cdot 10^{-14}$
1. Stufe	$7{,}5 \cdot 10^{-3}$		
2. „	$6{,}2 \cdot 10^{-8}$		
3. „	$1{,}8 \cdot 10^{-12}$		
Milchsäure	$8{,}4 \cdot 10^{-4}$		
Harnsäure	$1{,}3 \cdot 10^{-4}$		
Essigsäure	$1{,}8 \cdot 10^{-4}$		
Ascorbinsäure (Vitamin C)	$7{,}9 \cdot 10^{-5}$		
Phenol	$1{,}3 \cdot 10^{-10}$		

c) Dissoziation des Wassers.

Zu den Stoffen, die elektrolytisch dissoziieren, gehört auch das chemisch reine Wasser, das in geringem Maße nach

$$H_2O \to H^+ + OH^- \tag{26}$$

in H- und OH-Ionen zerfallen ist. Die Dissoziationskonstante würde also nach der Definition sein:

$$k = \frac{[H^+] \cdot [OH^-]}{[H_2O]}. \tag{27}$$

Da aber die Dissoziation des Wassers nur sehr geringfügig ist (von 555 Millionen Wassermolekülen ist nur ein einziges dissoziiert!) und sie sich überdies nur wenig ändert, kann man $[H_2O]$ als konstant ansehen und (27) umformen in

$$[H^+] \cdot [OH^-] = k \cdot [H_2O] = k_w. \tag{28}$$

Tabelle 14. Ionenprodukt des Wassers.

Temperatur in °	$k_w \cdot 10^{-14}$
18	0,74
20	0,86
22	1,00
25	1,27
30	1,89
35	2,71
37	3,13
40	3,80

k_w wird als das *Ionenprodukt des Wassers* bezeichnet und ist selbstverständlich mit den Dissoziationskonstanten nicht zu vergleichen. Sein zahlenmäßiger Wert hängt in viel höherem Maße als derjenige von Dissoziationskonstanten von der Temperatur ab. Die Tabelle 14 gibt dafür einige Zahlenwerte.

C. Wasserstoffionenkonzentration.

Wenn Wasser elektrolytisch dissoziiert, so entstehen dabei H- und OH-Ionen in gleicher Menge; in reinem Wasser ist also die Konzentration der H-Ionen gleich derjenigen der OH-Ionen. Nach (28) folgt also

$$[H^+]^2 = [OH^-]^2 = k_w \tag{29}$$

und

$$[H^+] = [OH^-] = \sqrt{k_w}. \tag{30}$$

Da in reinem Wasser die Menge der H- und OH-Ionen einander äquivalent ist, reagiert das Wasser weder sauer noch alkalisch, sondern neutral. Die Konzentration dieser beiden Ionen am Neutralpunkt ergibt sich nach (30) und nach Tabelle 14 für eine Temperatur von 22° zu 10^{-7}, d. h. daß in 1 Liter Wasser von 22° 10^{-7} g-Atome H- bzw. OH-Ionen enthalten sind. Da ein Überschuß an H-Ionen die saure Reaktion charakterisiert, haben saure Flüssigkeiten Wasserstoffionenkonzentrationen oder „Wasserstoffzahlen", die größer als 10^{-7} sind und alkalische Lösungen entsprechend OH-Ionenkonzentrationen von mehr als 10^{-7}. (28) bringt zum Ausdruck, daß in wässerigen Lösungen das Produkt von H- und OH-Ionen bei $22°$ stets gleich 10^{-14} sein muß. Wenn man also die Wasserstoffionenkonzentration einer Lösung kennt, kann man die Hydroxylionenkonzentration leicht berechnen und umgekehrt. Ist z. B. $[OH^-] = 10^{-5}$, so muß in der gleichen Lösung $[H^+] = 10^{-9}$ sein. Der Einheitlichkeit halber drückt man deshalb auch die Reaktion der alkalischen Flüssigkeiten immer durch Angabe der H-Ionenkonzentration aus; alle alkalischen Lösungen haben also H-Ionenkonzentrationen, die kleiner als 10^{-7} sind.

Zu einer weiteren Vereinfachung der Bezeichnung der Reaktion von Flüssigkeiten führt die Einführung des Begriffes des *Wasserstoffexponenten*, der durch das Zeichen **ph** ausgedrückt wird und als der negative dekadische Logarithmus der Wasserstoffionenkonzentration definiert ist.

$$\mathbf{ph = -\log[H^+].}$$

Für $[H^+] = 10^{-7}$ ergibt sich also $\log[H^+] = -7$ und $-\log[H^+] = ph = 7$.

Der Zusammenhang von Wasserstoffionenkonzentration und Wasserstoffexponent für neutrale, saure und alkalische Flüssigkeiten geht klar aus der nebenstehenden Zusammenstellung hervor.

Für saure Lösungen liegen also die ph-Werte unter 7, für alkalische Lösungen über 7. Wasserstoffzahl und Wasserstoffexponent ändern sich gegensinnig. (Selbstverständlich gilt ein ph-Wert für den Neutralpunkt von 7,0 nur für eine

Tabelle 15.

	Reaktion		
	sauer	neutral	alkalisch
$[H^+]$	$> 10^{-7}$	$= 10^{-7}$	$< 10^{-7}$
ph	< 7	$= 7$	> 7

Temperatur von $22°$; für andere Temperaturen ergeben sich die ph-Werte des Neutralpunktes aus $\sqrt{k_w}$ nach Tabelle 14.) Die Vereinfachung, die die Bezeichnung der Reaktion einer Flüssigkeit durch Angabe des ph-Wertes an Stelle der Wasserstoffionenkonzentration mit sich bringt, zeigt sich besonders deutlich, wenn sich die Konzentration nicht durch ganzzahlige Exponenten ausdrücken läßt. So ergibt sich z. B. für

$$[H^+] = 3{,}6 \cdot 10^{-4}; \quad -\log[H^+] = ph = -(\log 3{,}6 - 4) \quad ph = -0{,}56 + 4 = 3{,}44.$$

Dies Beispiel zeigt auch die Art der Umrechnung der H-Ionenkonzentrationen in ph-Werte. Die umgekehrte Verwandlung von ph-Werten in H-Ionenkonzentrationen erfolgt in ganz entsprechender Weise:

$$ph = 9{,}80 = -0{,}20 + 10 \quad [H^+] = 1{,}58 \cdot 10^{-10}.$$

Nach (19) und (20) drückt sich die Stärke von Säuren und Basen in der Größe der Dissoziationskonstanten aus. Sind diese Konstanten bekannt, so läßt sich die H-Ionenkonzentration einer Säure oder Base beliebiger Verdünnung berechnen. Es soll diese Berechnung hier für Essigsäure durchgeführt werden.

$$k_s = \frac{[H^+] \cdot [A^-]}{[HA]}. \tag{19}$$

Da bei der elektrolytischen Dissoziation ein Mol HA in je ein H^+- und ein A^--Ion zerfällt, so ergibt sich:

$$k_s = \frac{[H^+]^2}{[HA]} \tag{31}$$

und

$$[H^+] = \sqrt{k_s \cdot [HA]}. \tag{32}$$

k_s der Essigsäure ist nach Tabelle 13 (S. 130) $= 1,8 \cdot 10^{-5}$, die Dissoziation der Essigsäure ist also ziemlich geringfügig und für praktische Zwecke kann daher in (32) statt [HA], der Konzentration an undissoziierter Essigsäure, unter Vernachlässigung der Dissoziation mit hinreichender Genauigkeit die Gesamtkonzentration an Essigsäure eingesetzt werden. Dann errechnen sich für Essigsäurelösungen verschiedener Konzentration die ph-Werte der Tabelle 16.

Bei einer tausendfachen Verdünnung ändert sich der ph-Wert in Essigsäurelösungen also lediglich um 1,5 ph-Einheiten. Wenn durch Vermehrung der Wassermenge, in der eine bestimmte Anzahl von Essigsäuremolekülen gelöst ist, lediglich eine Verdünnung der von vornherein vorhandenen H-Ionen stattgefunden hätte, so müßte entsprechend dem Verdünnungsgrad von $1:10^3$ die Änderung des ph-Wertes 3 ph-Einheiten betragen. Die Ursache für das viel geringere Absinken der Wasserstoffzahl liegt darin, daß, wenn auch nach (32) mit dem Absinken von [HA] auch [H$^+$] kleiner werden muß, dies nur im Verhältnis der Quadratwurzeln der Essigsäurekonzentrationen und nicht im Verhältnis der Konzentrationen selber geschieht. Das ist aber nur möglich, weil mit zunehmender Verdünnung der Dissoziationsgrad der Essigsäure ansteigt.

Tabelle 16. ph-Werte von Essigsäurelösungen verschiedener Konzentration.

Molarität der Essigsäure	ph
1,0	2,36
0,1	2,86
0,01	3,36
0,001	3,86

Starke Säuren verhalten sich anders. Sie sind auch in höheren Konzentrationen völlig dissoziiert, verschieden ist lediglich der Wert der Aktivitätskoeffizienten für verschiedene Verdünnungen. Deshalb stimmen auch die gemessenen Säurestärken, die sinngemäß als „Wasserstoffaktivitäten" bezeichnet werden, nicht mit den aus dem Verdünnungsgrad unter Annahme völliger Dissoziation berechneten Wasserstoffzahlen überein, aber schon bei mittleren Konzentrationen sind die Abweichungen nicht mehr sehr erheblich.

Aus dem Gesagten ergibt sich ohne weiteres, daß äquivalente Lösungen von Säuren mit verschiedenen Dissoziationskonstanten verschiedene Wasserstoffzahlen haben müssen; bei der Titration mit Lauge zeigen sie aber alle den gleichen Laugenverbrauch, sie können also unter geeigneten Bedingungen die gleiche Zahl von H-Ionen zur Neutralisation der zugesetzten OH-Ionen bilden. Das ist möglich, weil durch die Umsetzung mit den OH-Ionen die H-Ionen aus der Lösung entfernt werden. Dadurch wird das Dissoziationsgleichgewicht gestört, es werden so lange durch Dissoziation neuer Säuremoleküle H-Ionen nachgebildet, bis der Säurevorrat erschöpft ist. Man muß danach unterscheiden zwischen den als solchen tatsächlich in einer Lösung vorhandenen H-Ionen, der *aktuellen Wasserstoffionenkonzentration*, die im ph-Wert ihren Ausdruck findet, und der Menge von H-Ionen, die unter geeigneten Voraussetzungen gebildet werden kann, der *potentiellen Wasserstoffionenkonzentration*; diese entspricht der gesamten Säurekonzentration und ergibt sich durch Titration einer Säure mit einer Lauge bzw. einer Lauge mit einer Säure.

Wenn man bei der Titration nach jedem Laugen- oder Säurezusatz den ph-Wert bestimmt und ihn in einem Koordinatensystem gegen den Zusatz aufzeichnet, so erhält man die sog. *Elektrotitrationskurve* der betreffenden Säure oder Base. Diese Bezeichnung geht darauf zurück, daß die H-Ionenkonzentration auf elektrischem Wege bestimmt wird. Die Elektrotitrationskurven von Säuren mit verschiedenen Dissoziationskonstanten haben einen sehr charakteristischen Verlauf. In Abb. 10 sind als Beispiele die Titrationskurven einer starken (Salzsäure), einer schwachen (Essigsäure) und einer sehr schwachen Säure (Phenol: $k_s = 10^{-10}$) wiedergegeben.

Die Kurven unterscheiden sich durch die verschiedene Höhenlage, in der sie verlaufen und ferner durch den mehr oder weniger hohen Sprung, mit dem sie durch den Äquivalenzpunkt, d. h. den Punkt, in dem die zugesetzte Lauge der vorhandenen Säure entspricht, hindurchgehen. Bei sehr schwachen Säuren fällt dieser Äquivalenzpunkt überhaupt nicht mit dem Neutralpunkt (ph = 7) zusammen, sondern liegt weit im alkalischen Gebiet. Diese Säuren zeigen überhaupt erst bei stärker alkalischer Reaktion eine nennenswerte Dissoziation.

Hydrolytische Dissoziation.

Durch entsprechende Verdünnung geeigneter schwächerer Basen und Säuren lassen sich Lösungen mit jedem gewünschten ph-Wert herstellen, aber derartige Lösungen sind von geringer physiologischer Bedeutung, weil die Einstellung der Wasserstoffzahl im Organismus nicht auf diesem Wege erfolgen kann. Die Elektrolyte des Körpers bestehen überwiegend aus Salzen und nicht aus freien Säuren oder Basen. Für die Einstellung des ph-Wertes müssen

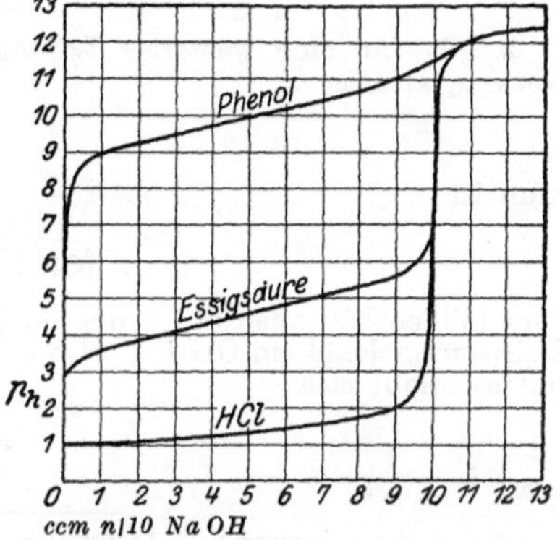

Abb. 10. Elektrotitrationskurven von Salzsäure, Essigsaure und Phenol. Je 10 ccm der betr. Säuren in n/1-Lösung werden mit steigenden Mengen von n NaOH versetzt. Die Kurven ergeben sich aus den den einzelnen Laugenzusätzen entsprechenden ph-Werten.

deshalb in erster Linie die Salze von Bedeutung sein. Neben den Salzen selber sind im Organismus vor allem Gemische aus ihnen und den Säuren oder Basen, deren Ionen sie enthalten, für die Einstellung des ph-Werten verantwortlich. Doch wird diese Frage erst im nächsten Kapitel behandelt.

Die Besonderheit derjenigen Salze, deren Lösungen einen physiologischen Verhältnissen entsprechenden ph-Wert haben könnten, liegt darin, daß die Dissoziationskonstanten der Säure und der Base, aus denen sie entstanden sind (z. B. $NaOH + CH_3COOH = CH_3COONa + H_2O$), in ihrer Größenordnung weitgehend voneinander abweichen. Auch abgesehen von der besonderen biologischen Fragestellung ergibt sich, daß derartige Salze in ihren Lösungen nicht, wie es ihrem chemischen Aufbau entsprechen würde, neutral, sondern sauer oder basisch reagieren, und zwar alkalisch, wenn sie aus einer schwachen Säure und einer starken Base, sauer, wenn sie aus einer starken Säure und einer schwachen Base gebildet sind. Löst man ein solches Salz z. B. Na-Acetat in Wasser auf, so spielt sich die folgende Reaktion ab:

$$Na^+ + CH_3COO^- + H^+ + OH^- \rightarrow Na^+ + OH^- + CH_3COOH \qquad (33)$$

Das Na-Acetat ist in Na- und in Acetationen zerfallen, im Wasser finden sich, wenn auch in sehr geringer Menge, H- und OH-Ionen. Da die Dissoziationskonstante der Essigsäure sehr klein ist, können Acetat- und H-Ionen nur in einem der Dissoziationskonstante der Essigsäure entsprechenden Verhältnis nebeneinander bestehen, es muß also eine bestimmte Menge undissoziierter Essigsäure entstehen und eine äquivalente Menge von OH-Ionen frei in der Lösung zurückbleiben. Die

Lösung reagiert also alkalisch. In ganz entsprechender Weise erklärt es sich, daß die Lösung eines Salzes einer starken Säure mit einer schwachen Base sauer reagiert. Man bezeichnet diese unter dem Einfluß der Ionen des Wassers erfolgende Dissoziation als *hydrolytische Dissoziation*.

Die Reaktion der Lösung eines hydrolytisch dissoziierenden Salzes läßt sich, wenn man die Dissoziationskonstante des schwächer dissoziierten Anteils kennt, ohne weiteres berechnen. Für Na-Acetat ergibt sich z. B.

1. nach (19)

$$\frac{[CH_3COO^-] \cdot [H^+]}{[CH_3COOH]} = k_s, \tag{34}$$

2. gilt für eine wässerige Lösung selbstverständlich die Dissoziationsgleichung des Wassers, also ist

$$[H^+] = \frac{k_w}{[OH^-]} \tag{35}$$

dann ist

$$\frac{[CH_3COO^-] \cdot k_w}{[CH_3COOH] \cdot [OH^-]} = k_s. \tag{36}$$

Nach (33) enthält aber die Lösung für jedes bei der hydrolytischen Dissoziation entstehende Essigsäuremolekül ein OH-Ion, also kann in (36) [CH$_3$COOH] durch [OH$^-$] ersetzt werden, und es ergibt sich

$$\frac{[CH_3COO^-] \cdot k_w}{[OH^-]^2} = k_s \tag{37}$$

und

$$[OH^-] = \sqrt{\frac{k_w}{k_s} \cdot [CH_3COO^-]} = \sqrt{\frac{k_w}{k_s} \cdot [Na\text{-}Acetat]}. \tag{38}$$

Da Na-Acetat als starker Elektrolyt in wässeriger Lösung praktisch vollständig dissoziiert ist, kann die Konzentration an Acetationen ohne größeren Fehler durch die Gesamtkonzentration des Na-Acetats ersetzt werden. Unter Zugrundelegung dieser Formeln errechnet sich z. B. der ph-Wert einer 0,1 molaren Na-Acetat-Lösung zu etwa 8,86. Dieser Wert stimmt mit dem wirklich gefundenen nicht genau überein, weil bei der vorstehenden Ableitung der von der Verdünnung abhängende Aktivitätsgrad des Na-Acetats nicht berücksichtigt wurde, jedoch ist das prinzipiell nicht erheblich; es wäre lediglich in Formel (38) an Stelle der Na-Acetat-Konzentration die von der Konzentration der Lösung abhängige Aktivität des Acetations einzusetzen.

D. Pufferung.

Der ungestörte und zweckvolle Verlauf aller Lebensvorgänge ist an eine ganze Reihe von verschiedenen Faktoren geknüpft. Unter diesen nimmt die Wasserstoffzahl eine besonders bedeutungsvolle Rolle ein. Wie wichtig die Aufrechterhaltung eines konstanten ph-Wertes für den Betrieb des Organismus ist, zeigt sich vor allem darin, daß bei dem gleichen Individuum der *ph-Wert des Blutes,* also derjenigen Flüssigkeit, die mit allen Organen im engsten Stoffaustausch steht, in den verschiedensten Teilen des Körpers nahezu den gleichen Wert aufweist, also durch die mannigfaltigen funktionellen Zustände wie arterielle oder venöse Beschaffenheit, Aufnahme von Stoffen aus dem Darm, Ausscheidung von Stoffen durch die verschiedenen Ausscheidungsorgane, Stoffwechselvorgänge in den tätigen Organen höchstens ganz unwesentlich verändert wird. Man findet mit sehr geringen Abweichungen nach oben oder unten im allgemeinen einen ph-Wert von etwa 7,36 und die Schwankungsbreite für eine größere Anzahl von Menschen liegt nur etwa zwischen 7,3 und 7,5. Bei der Körpertemperatur von 37° ist $k_w = 3{,}13 \cdot 10^{-14}$, der ph-Wert des Neutralpunktes also 6,75. Das Blut und das gleiche gilt, soweit bekannt, auch für die Organe des Körpers hat also normalerweise eine schwach aber doch deutlich alkalische Reaktion.

In wie hohem Maße Änderungen der Wasserstoffzahl in den Stoffwechsel der Zelle eingreifen können, ergibt sich in besonders einleuchtender Weise aus der Abhängigkeit aller Fermentwirkungen von der herrschenden Reaktion (s. S. 256). Da Fermentprozesse die Grundlage des gesamten Stoffwechsels sind, kann die Bedeutung der Wasserstoffionenkonzentration für alle Lebensvorgänge kaum überschätzt werden. Immerhin ist die Wasserstoffionenkonzentration nicht die einzige Voraussetzung für den ungestörten Ablauf der Lebensvorgänge. Zusammen mit ihr sind zu berücksichtigen die Konzentration der übrigen Ionen, die gesamte osmotische Konzentration aller gelösten Stoffe, das Vorhandensein bestimmter spezifischer Stoffe (z. B. Hormone s. S. 198 und Aktivatoren der Fermente s. S. 258) und schließlich auch die Temperatur. Erst durch das Zusammenspiel aller dieser Faktoren wird ein geregelter Ablauf aller biologischen Vorgänge gewährleistet.

Wenn die Erhaltung der Funktionsbereitschaft des Organismus an die Konstanthaltung einer bestimmten Wasserstoffzahl gebunden ist, dann müssen wir fragen, welche Einrichtungen der Körper besitzt, um diesen Zweck zu erreichen. Im ganzen gesehen, erfüllen diese Aufgabe natürlich die verschiedenen Ausscheidungsorgane. Niere, Haut, Lunge und Dickdarm vermögen die meisten Stoffwechselprodukte — meist handelt es sich um solche von saurem Charakter — die die aktuelle Reaktion der Gewebe oder Säfte ändern könnten, aus dem Körper auszuscheiden. Aber bevor sie ausgeschieden werden, müssen diese Stoffwechselprodukte die Reaktion des Gewebes, in dem sie entstehen, die des Blutes, durch das sie den Ausscheidungsorganen zugeführt werden und schließlich auch die aller Organe, die das gleiche Blut umspült, verändern und damit das Gleichgewicht der sauren und basischen Valenzen im Körper, das sog. *Säure-Basen-Gleichgewicht* stören. Daher müssen die Gewebe und das Blut *die sauren und die basischen Stoffwechselprodukte ohne wesentliche Änderung ihrer eigenen Reaktion zu neutralisieren vermögen. Diese Eigenschaft bezeichnet man als **Pufferung** und die Stoffe, auf denen sie beruht, als **Puffersubstanzen***.

Die Pufferung muß so groß sein, daß beträchtliche, zu Störungen führende ph-Änderungen nicht auftreten, sie muß aber auf der anderen Seite doch geringe Reaktionsänderungen zulassen, da viele wichtige Regulationseinrichtungen des Körpers durch an sich geringfügige Reaktionsverschiebungen ausgelöst und beherrscht werden. Die Pufferung tritt schon in Funktion, wenn sich eine stärkere Säure mit dem Salz einer schwächeren Säure umsetzt. Die dabei freiwerdende schwächere Säure erteilt wegen ihrer geringfügigeren Dissoziation der Lösung eine schwächer saure Reaktion als die stärkere Säure. In diesem Sinne wirkt z. B. das Natriumbicarbonat, das überall im Körper vorkommt, als Puffer. Genau so muß natürlich das Salz einer schwächeren Base als Puffer gegen eine stärkere Base wirken. Salze aus schwachen Basen und schwachen Säuren puffern sowohl gegen Säuren als auch gegen Basen.

Aber derartige einfache Neutralisierungsreaktionen stärkerer Säuren mit den Salzen schwächerer Säuren bzw. stärkerer Basen mit den Salzen schwächerer Basen sind an sich noch kein wirkungsvoller Schutz gegen Reaktionsänderungen, sie können diese Reaktionsänderungen nur in gewissem Umfange einschränken. Erst durch das Zusammenwirken eines solchen Salzes mit der schwachen Säure oder Base, die durch stärkere Säuren oder Basen aus ihm frei gemacht wird, entsteht ein *Puffersystem* oder *Puffergemisch*, das größeren Anforderungen genügt.

Dies soll für das Na - Acetat abgeleitet werden. (Sinngemäß gilt diese Ableitung natürlich auch für alle anderen Puffersysteme.) Setzt man zu einer Na-Acetatlösung Salzsäure hinzu, so erfolgt die Reaktion

$$CH_3COONa + HCl = CH_3COOH + NaCl.$$

Der Puffer (Na-Acetat) wirkt also dadurch, daß er die Wasserstoffionen, die in seine Lösung hineinkommen, abfängt. Genau so fängt jedes Puffergemisch, also die Kombination einer schwachen Säure oder Base mit einem ihrer Salze, sowohl H- als auch OH-Ionen ab: *Die Pufferung beruht auf der Eigenschaft eines Puffergemisches, aus einer Lösung überschüssige H- oder OH-Ionen ohne größere Reaktionsänderungen zu entfernen.*

Wenn die in der oben angeführten Reaktion zugesetzte Salzsäuremenge kleiner ist als die Menge des Na-Acetats, sind nach Abschluß der Reaktion nebeneinander Acetationen und undissoziierte Essigsäure vorhanden, wobei die Acetationen wegen der sehr geringfügigen Dissoziation der Essigsäure fast völlig aus dem praktisch vollständig zerfallenen Na-Acetat stammen. Nun ergibt sich aus (19), daß

$$[H^+] = \frac{k_s \cdot [CH_3COOH]}{[CH_3COO^-]} \tag{39}$$

ist, und wir können nach dem eben Gesagten für ein Gemisch aus Na-Acetat und Essigsäure ohne größeren Fehler setzen

$$[H^+] = \frac{k_s \cdot [\text{Essigsäure}]}{[\text{Na-Acetat}]} . \tag{40}$$

Es folgt aus dieser Formel, daß in einem Gemisch aus gleichen molaren Mengen von Essigsäure und Na-Acetat, also auch dann, wenn eine gegebene Menge Essigsäure zur Hälfte neutralisiert ist, $[H^+] = k_s$ wird, d. h. gleich $1{,}86 \cdot 10^{-5}$, der Dissoziationskonstante der Essigsäure; der entsprechende ph-Wert ist 4,73. Dieser Wert sollte nach (40) — unabhängig von der Konzentration des Puffergemisches — für alle Essigsäure-Acetatpuffer, die Essigsäure und Acetat in gleichen molaren Mengen enthalten, der gleiche sein; ganz entsprechend müßte auch bei einem anderen Mischungsverhältnis der beiden Komponenten, der von diesem Mischungsverhältnis abhängige ph-Wert des Puffers unabhängig von der absoluten Pufferkonzentration sein: *die aktuelle Reaktion eines Puffergemisches ändert sich also nicht durch Verdünnung.*

Das gilt aber nur näherungsweise. Bei einer exakten Berechnung ist die von der Verdünnung abhängige Aktivität der Ionen zu berücksichtigen, so daß die ph-Werte in Puffergemischen von gleichem Mischungsverhältnis aber verschiedener Konzentration nicht ganz gleich sind. Für das prinzipielle Verständnis ist diese Tatsache aber unerheblich.

In Tabelle 17 ist angegeben, wie sich der ph-Wert eines 0,1 m Essigsäure-Acetatpuffers ändert, wenn steigende Mengen von Salzsäure hinzugefügt werden. Zum Vergleich sind auch die entsprechenden ph-Änderungen des reinen Wassers mit aufgeführt. Da nach der Reaktionsgleichung pro Mol HCl ein Mol Na-Acetat verschwindet und ein Mol Essigsäure auftritt, nimmt in (40), nach der die Werte der Tabelle 17 berechnet sind, [Essigsäure] jeweils um den Betrag der zugesetzten Salzsäure zu und [Na-Acetat] um den gleichen Betrag ab.

Natürlich wirkt ein solches Puffergemisch aus Essigsäure und Na-Acetat auch puffernd gegenüber Basen, da dann eine entsprechende Menge von Essigsäure in Na-Acetat umgewandelt wird. Zusatz von 0,01 m NaOH verschiebt die Reaktion des besprochenen Puffers nur auf ph 4,82 und nicht auf 12,0, wie das in Wasser der Fall sein würde.

Wenn auch die aktuelle Reaktion eines Puffergemisches durch Änderungen seiner Konzentration nicht wesentlich verändert wird, so ist die Wirksamkeit eines Puffers, d. h. seine Fähigkeit, Reaktionsveränderungen gänzlich oder weitgehend zu unterdrücken, einzig und allein von der Konzentration des Puffergemisches abhängig. Man bezeichnet diese Eigenschaft auch als *Pufferkapazität.* Je größer sie ist, um so stärker ist die Belastung, die dem Puffersystem zugemutet werden kann. Die Zahlen in Tabelle 17 zeigen, daß die Kapazität des Puffers für die Ausgleichung des geringsten Säurezusatzes fast ausreicht; 0,05 m Säure bedeutet dagegen schon eine merkliche Beanspruchung, und mit 0,08 m ist die Kapazität des Systems bereits deutlich überschritten.

Tabelle 17. ph-Änderungen in Essigsäure-Acetat-Puffern und in Wasser bei Zusatz von Salzsäure.

Zusatz von HCl in Mol	0,1 m Essigsäure-Acetatgemisch (ph 4,73)	Wasser (ph 7,0)
0,01	4,65	2,02
0,05	4,24	1,30
0,08	3,78	1,12
0,10	2,71	1,0

Durch geeignete Wahl von Puffersubstanzen lassen sich Lösungen mit jeder gewünschten Wasserstoffzahl herstellen, die bei ausreichender Pufferkapazität in gewissen Grenzen weder durch Säure- noch durch Basenzusatz wesentlich verändert wird. Besonders für die Durchführung von Fermentversuchen unter reproduzierbaren Bedingungen ist dies von großer Wichtigkeit. Das System aus primärem und sekundärem Phosphat ($H_2PO_4^-$ und HPO_4^{--}) umfaßt gerade die physiologisch bedeutungsvolle Zone zwischen ph 5 und 8. In diesem Puffersystem ist das sekundäre Phosphat als Salz der Säure „primäres Phosphat" aufzufassen, eine Beziehung, die aus der stufenförmigen Dissoziation der Phosphorsäure [s. (23) bis (25) S. 129] ohne weiteres klar wird. Bei Zusatz einer Base wird primäres Phosphat in sekundäres, durch eine Säure sekundäres Phosphat in primäres umgewandelt:

1. $NaH_2PO_4 + NaOH = Na_2HPO_4 + H_2O$.
2. $Na_2HPO_4 + HCl = NaH_2PO_4 + NaCl$.

Es ändert sich also bei Beanspruchung des Puffers das Mischungsverhältnis der beiden Komponenten. Die Abb. 11 zeigt, wie sich mit

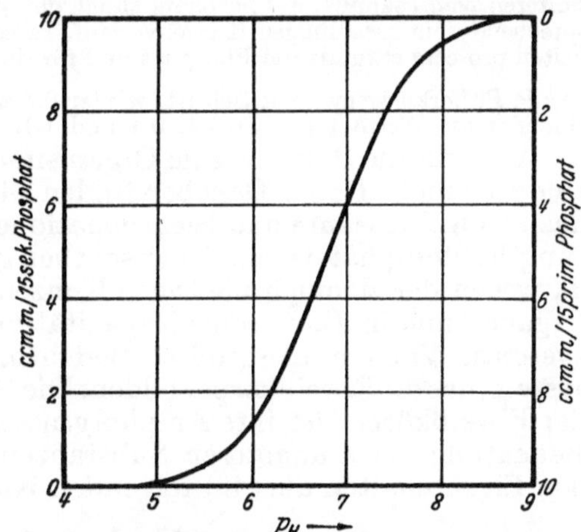

Abb. 11. Änderung des ph-Wertes in einem Puffergemisch aus primärem und sekundärem Phosphat in Abhängigkeit von dem Mischungsverhältnis der beiden Komponenten. Die Volumina der beiden Phosphatlösungen ergänzen sich stets auf 10,0 ccm. (4 ccm prim. Phosphat + 6 ccm sekund. Phosphat haben also einen ph-Wert von 7,0.)

der Änderung dieses Verhältnisses auch der ph-Wert des Puffers stetig ändert. (Diese Kurve entspricht vollständig den Elektrotitrationskurven der Abb. 10.)

Eine solche Kurve zeigt uns auch, ob bei einer bestimmten Reaktion ein Puffergemisch noch ausreichende Pufferungsmöglichkeiten bietet. Die ph-Kurve des Phosphatpuffers verläuft etwa zwischen ph 6,2 und 7,4 nahezu geradlinig und steil, d. h., daß in diesem Bereich auch bei ziemlich großen Änderungen des Mischungsverhältnisses sich der ph-Wert nur relativ geringfügig und gleichmäßig ändert. Da immer, wenn ein Puffer in Anspruch genommen wird, dieses Verhältnis sich ändert, bewirkt also die Beanspruchung des Phosphatpuffers in dem ph-Bereich von 6,2—7,4 nur geringe ph-Änderungen. Bei stärker saurer oder alkalischer Reaktion nimmt die Kurve dagegen einen zunehmend flacheren Verlauf, hier hat schon eine geringe Änderung im Verhältnis von primärem zu sekundärem Phosphat eine größere ph-Änderung zur Folge. Es ergibt sich daher, daß unterhalb von ph 6,2 Zusatz von Säure und oberhalb ph 7,4 Zusatz von Basen zu sehr deutlichen Reaktionsänderungen führen muß; der Puffer wird in diesem Gebiet leicht durchbrochen. Man bezeichnet die Änderung des ph-Wertes eines Puffers durch Säure- oder Alkalizusatz als *Nachgiebigkeit*. Die Nachgiebigkeit ist also im mittleren Bereich der Pufferkurve ziemlich gering, in den Grenzbezirken dagegen groß. Das gilt nicht nur für Phosphatpuffer, sondern alle Puffergemische sind in der gleichen Weise nur innerhalb eines ganz bestimmten ph-Bereiches anwendbar, dessen Lage von der Dissoziationskonstante der in ihnen enthaltenen schwachen Säure oder Base abhängig ist (s. Abb. 12, S. 142).

Man kann sich auch rechnerisch über die Nachgiebigkeit eines Puffers ein Urteil verschaffen, wenn man die ph-Änderung zu dem sie verursachenden Säure- oder Laugenzusatz in Beziehung setzt, also die Quotienten $\frac{\varDelta\,\mathrm{ph}}{\varDelta\,B}$ oder $\frac{\varDelta\,\mathrm{ph}}{\varDelta\,S}$ bildet (VAN SLYKE). Aus der Abb. 11 läßt sich entnehmen, daß der ph von primärem Phosphat durch Zusatz von 1 ccm sekundärem Phosphat von etwa 4,7 auf 5,8 verschoben wird ($\varDelta\,B = 1$; $\varDelta\,\mathrm{ph} = 1,1$). Bei Zusatz eines weiteren ccm sekundären Phosphats steigt der ph-Wert nur noch um 0,4 und dann, entsprechend dem geradlinigen Kurvenverlauf, zwischen 6,2 und 7,4 nur noch um 0,2 ph-Einheiten pro ccm sekundärem Phosphat und für die beiden letzten ccm schließlich beträgt er, da die Pufferkurve symmetrisch ist, wieder 0,4 und 1,1 ph-Einheiten. $\frac{\varDelta\,\mathrm{ph}}{\varDelta\,B}$ hat also nacheinander die Werte 1,1; 0,4; 0,2; 0,4 und 1,1.

Auch für die Pufferung im Organismus spielt das Phosphat-Puffersystem eine erhebliche Rolle. Daneben finden wir ein zweites anorganisches System, das aus Kohlensäure und Bicarbonationen (CO_2/HCO_3^-) besteht. Die Bedeutung des Phosphatsystems ist wesentlich geringer als die des Carbonatsystems, da wegen der ziemlich niedrigen Konzentration an freiem Phosphat in den Organen und im Blute seine Kapazität viel geringer ist als die des Carbonatsystems. Von der allergrößten Bedeutung ist schließlich ein drittes Puffersystem, das die Eiweißkörper bilden. Die Grundlage für die puffernde Wirkung der Eiweißkörper ist ihre Ampholytnatur. Wegen der großen allgemeinen Bedeutung der amphoteren Substanzen sollen sie und auch ihre puffernden Eigenschaften aber im folgenden Kapitel gesondert behandelt werden.

E. Ampholyte.

Die Ampholyte sind dadurch gekennzeichnet, daß ein und dieselbe Substanz gleichzeitig basische und saure Funktionen haben kann. Die anorganische Chemie bietet Beispiele hierfür. Zinkhydroxyd bildet sowohl mit Säuren als auch mit Basen Salze.

$$1.\ \ Zn(OH)_2 + 2\,HCl = ZnCl_2 + 2\,H_2O,$$
$$2.\ \ Zn(OH)_2 + 2\,NaOH = ZnO_2Na_2 + 2\,H_2O.$$

Im ersten Fall werden die OH-Gruppen durch einen Säurerest ersetzt; das Hydroxyd reagiert als Base, im zweiten ihr Wasserstoff durch Metall: der Wasserstoff des Hydroxyds verhält sich wie Säure-Wasserstoff. Ein ganz entsprechendes Verhalten zeigt noch eine ganze Reihe von Metallen.

Wenn wir einen Ampholyten durch die allgemeine Formel $H \cdot R \cdot OH$ bezeichnen, so lassen sich die beiden Dissoziationsmöglichkeiten kennzeichnen durch

$$H \cdot R \cdot OH \rightleftharpoons H \cdot R^+ + OH^- \tag{41}$$

und

$$H \cdot R \cdot OH \rightleftharpoons HO \cdot R^- + H^+. \tag{42}$$

(41) gibt die basische Dissoziation wieder, der Ampholyt liegt als Kation vor; (42) bezeichnet die saure Dissoziation, hier tritt der Ampholyt als Anion auf. Gewöhnlich spielen sich die beiden Dissoziationen gleichzeitig nebeneinander ab. Daneben gibt es noch eine dritte Art der Dissoziation, bei der beide Dissoziationen gleichzeitig am gleichen Molekül erfolgen:

$$H \cdot R \cdot OH \rightleftharpoons H^+ + {}^-R^+ + OH^- = {}^-R^+ + H_2O \tag{43}$$

dabei entstehen also nicht freie H- oder OH-Ionen, sondern ein Ion $^-R^+$, das gleichzeitig positive und negative Ladung besitzt und deshalb als „*Zwitterion*" oder Dipol bezeichnet wird. Es ist aus vielen Gründen wahrscheinlich, daß diese Art der Dissoziation weitaus über die einfache saure oder basische Dissoziation überwiegt (BJERRUM). Doch lassen sich die wichtigsten Eigenschaften der Ampholyte in einfacher Weise auch aus (41) und (42) herleiten.

Wenn die saure und die basische Dissoziation eines Ampholyten von völlig gleicher Größe wären, so müßte seine Lösung neutral reagieren. Das ist aber bei den meisten Ampholyten nicht der Fall. Vielmehr überwiegt gewöhnlich die eine Dissoziation über die andere. Ist die saure Dissoziation stärker, so reagiert die Lösung des reinen Ampholyten sauer, überwiegt die basische Dissoziation, so reagiert sie alkalisch.

Natürlich gelten für die Dissoziationen nach (41) und (42) die Dissoziationsgleichungen (19) und (20) (s. S. 129) nach dem Massenwirkungsgesetz. Es ist also

$$k_s = \frac{[OH \cdot R^-] \cdot [H^+]}{[H \cdot R \cdot OH]} \tag{44}$$

und

$$k_b = \frac{[H \cdot R^+] \cdot [OH^-]}{[H \cdot R \cdot OH]}. \tag{45}$$

Daraus ergibt sich, daß durch Zusatz von Säure wie von Base die Dissoziation eines Ampholyten verändert werden muß. Setzen wir zu einem Ampholyten eine stärkere Säure hinzu, so wird $[H^+]$ vergrößert. k_s muß aber konstant bleiben. Das kann nach (44) nur geschehen, wenn $[OH \cdot R^-]$ kleiner und $[H \cdot R \cdot OH]$ dementsprechend größer wird. Beides wird erreicht durch eine Zurückdrängung der sauren Dissoziation des Ampholyten. Fügt man statt Säure Lauge zu einer Ampholytlösung, so wird nach (45) in ganz entsprechender Weise die basische Dissoziation verringert. Aber der Zusatz von Säure wirkt auf die basische Dissoziation und der von Lauge auf die saure Dissoziation zurück. Bei Säurezusatz reagiert der Überschuß an H-Ionen mit den OH-Ionen unter Wasserbildung, damit ist das Gleichgewicht nach (45) gestört, und es muß so lange $H \cdot R \cdot OH$ nach (41) zerfallen, bis k_b wieder den ursprünglichen Wert erreicht hat. Es folgt also, daß bei Zusatz einer Säure die saure Dissoziation zurückgedrängt und die basische verstärkt wird: es steigen die basischen Eigenschaften des Ampholyten. Umgekehrt steigert Laugenzusatz die saure Dissoziation und vermindert die basische: es nehmen die sauren Eigenschaften zu. *Ein Ampholyt verhält sich also in saurer Lösung vorzugsweise wie eine Base, in alkalischer Lösung wie eine Säure.* Dieses eigenartige Verhalten macht es verständlich, daß alle Ampholyte in hervorragendem Maße als Puffer geeignet sein müssen. Zu dem gleichen Ergebnis kommt man auch bei Berücksichtigung der Zwitterionen. Setzt man zu dem Ion $^-R^+$ entweder eine Säure oder eine Base, so bilden sich z. B.

$$^-R^+ + HCl = HR^+ + Cl^- \qquad \text{und} \qquad ^-R^+ + NaOH = HOR^- + Na^+,$$

d. h. auch nach dieser Formulierung reagiert der Ampholyt bei saurer Reaktion als Base (positiv geladenes Ion) und bei alkalischer Reaktion als Säure (negativ geladenes Ion).

Zu den biologisch wichtigsten Ampholyten gehören die Aminosäuren und damit die Peptide und die Eiweißkörper. Auf die Fähigkeit der Aminosäuren wegen ihrer amphoteren Eigenschaften sowohl mit Säuren als auch mit Basen Salze zu bilden, ist bereits hingewiesen worden (s. S. 58). Die Abhängigkeit der Art ihrer Dissoziation von der herrschenden Reaktion läßt sich z. B. formulieren, wenn man unter Addition von Wasser den Amino-Stickstoff in die fünfwertige Form überführt:

$$R\Big\langle{{NH_3\cdot OH}\atop{COOH}}$$

$$R\Big\langle{{NH_3^+}\atop{COOH}} + OH^- \qquad\qquad R\Big\langle{{NH_3\cdot OH}\atop{COO^- + H^+}}$$

Dissoziation als Base   Dissoziation als Säure
(in saurer Lösung)   (in alkalischer Lösung)

Die Salzbildung als Chlorhydrat oder Na-Salz ergibt sich dann als

$$R\Big\langle{{NH_3\cdot OH}\atop{COOH}}$$

$$+ HCl \qquad\qquad\qquad + NaOH$$

$$R\Big\langle{{NH_3\cdot Cl}\atop{COOH}}\ (+ H_2O) \qquad\qquad R\Big\langle{{NH_3\cdot OH}\atop{COONa}}\ (+ H_2O)$$

Formuliert man die Aminosäure als Zwitterion, so erfolgt die Salzbildung nach

$$R\Big\langle{{NH_3^+}\atop{COO^-}}$$

$$+ HCl \qquad\qquad\qquad + NaOH$$

$$R\Big\langle{{NH_3^+ + Cl^-}\atop{COOH}} \qquad\qquad R\Big\langle{{NH_2 + H_2O}\atop{COO^- + Na^+}}$$

Wie schon erwähnt, sind die beiden entgegengesetzten Dissoziationen eines Ampholyten im allgemeinen nicht von gleicher Größe, die Ampholytlösungen reagieren gewöhnlich nicht neutral, sondern entsprechend dem Überwiegen der sauren bzw. der basischen Dissoziation sauer oder alkalisch. In der Tabelle 18 sind die Werte für die Dissoziationskonstanten einiger Aminosäuren zusammengestellt, die das deutlich zeigen.

Tabelle 18. Dissoziationskonstanten und isoelektrische Punkte für einige Aminosäuren.

Aminosäure	k_s	k_b	ph im I.P.
Glykokoll	$1,7\cdot 10^{-10}$	$2,3\cdot 10^{-12}$	6,1
Alanin	$1,4\cdot 10^{-10}$	$2,2\cdot 10^{-12}$	6,0
Tyrosin	$4,0\cdot 10^{-9}$	$3,7\cdot 10^{-12}$	5,7
Asparaginsäure: 1. Stufe	$1,7\cdot 10^{-4}$	$1,2\cdot 10^{-13}$	2,4
2. „	$4,9\cdot 10^{-11}$	—	
Histidin: 1. Stufe . . .	$6,7\cdot 10^{-10}$	$1,0\cdot 10^{-8}$	7,6
2. „ . . .	—	$6,0\cdot 10^{-13}$	

Bei den angeführten Monoamino-monocarbonsäuren (Glykokoll, Alanin, Tyrosin) überwiegt die saure Dissoziation geringfügig über die alkalische.

ihre Lösungen reagieren also sehr schwach sauer. Die Monoamino-dicarbonsäuren (wie Asparaginsäure) haben wegen ihrer beiden Säuregruppen erheblich stärker saure Eigenschaften und die Diamino-monocarbonsäuren (wie
Lysin) reagieren wegen der beiden Aminogruppen deutlich alkalisch.

Wegen der Abhängigkeit der sauren und der basischen Dissoziation
eines Ampholyten von der Reaktion muß es möglich sein, diese durch
Zusatz einer Säure, einer Lauge oder eines Puffers so zu verändern, daß
sie beide gleich stark werden, daß also der Ampholyt Kationen und Anionen
in gleicher Menge bildet. Die Reaktion, bei der das der Fall ist, wird als
die isoelektrische Reaktion oder der *isoelektrische Punkt (I. P.)* bezeichnet.
Die Wasserstoffzahl, bei der der I. P. eines Ampholyten liegt, läßt sich
aus den Dissoziationsgleichungen herleiten und ergibt sich zu

$$[\mathsf{H^+}] = \sqrt{\frac{k_s}{k_b} \cdot k_w} \tag{46}$$

oder
$$\mathrm{ph} = \frac{\log k_b - \log k_s - \log k_w}{2}. \tag{47}$$

Dieser isoelektrische Punkt ist in mehrfacher Hinsicht ausgezeichnet:
bei seiner Reaktion erreicht die Zahl der Anionen bzw. der Kationen ein
Minimum, die der Zwitterionen ein Maximum. Da für die meisten Stoffe
die Löslichkeit der Kationen bzw. die der Anionen wesentlich höher ist als
die der undissozierten Moleküle (bzw. der Zwitterionen), weist die Löslichkeit eines Ampholyten im I. P. ein Minimum auf und steigt sowohl bei Verschiebung der Reaktion nach der sauren wie nach der alkalischen Seite an.

Man kann die Lage des I. P. auf zwei Wegen bestimmen. Geht man von einer gesättigten
Lösung des Ampholyten aus und versetzt diese mit Puffergemischen von verschiedenem ph,
so muß mit zunehmender Annäherung an den I. P. die Löslichkeit abnehmen, im I. P. ein
Minimum erreichen und nach Durchschreiten des I. P. allmählich wieder ansteigen.

Die andere Möglichkeit beruht auf der Beobachtung der Wanderungsrichtung des
Ampholyten im elektrischen Felde. Überwiegt seine saure Dissoziation, so ist die Menge
der Ampholytanionen (OH · R⁻) größer als die der -kationen (H · R⁺), der Ampholyt
wandert zur Anode. Fügt man zu der Lösung nach und nach geringe Säuremengen, so
wird die saure Dissoziation vermindert und die basische verstärkt. Wenn beide gleich
groß geworden sind, hört die Wanderung auf. Fährt man mit dem Säurezusatz fort, so
wird die basische Dissoziation größer als die saure, der Ampholyt bildet überwiegend
Kationen und seine Wanderungsrichtung kehrt sich um. Die Lage des I. P. entspricht
also dem ph der Lösung, in der der Ampholyt weder zur Anode noch zur Kathode bzw.
gleichmäßig zu beiden Polen wandert.

Wie die Aminosäuren besitzen auch die Eiweißkörper saure und basische
Gruppen, sie haben also ebenfalls alle Eigenschaften eines Ampholyten.
Von diesen sind zwei besonders wichtig, die minimale Löslichkeit im I. P.
und die Puffereigenschaft. Viele Eiweißkörper fallen aus ihren Lösungen
schon durch Einstellung der isoelektrischen Reaktion aus, andere werden
im I. P. durch Zusatz ganz geringfügiger Säure- oder Salzmengen ausgefällt.

Wegen ihrer Pufferwirkung vermögen die Eiweißkörper durch saure
Dissoziation Hydroxylionen, durch basische Dissoziation Wasserstoffionen
zu neutralisieren. Dies geschieht nach dem gleichen Mechanismus wie die
Salzbildung der Aminosäuren (s. S. 58). Das Säurebindungsvermögen
eines Eiweißkörpers ist um so höher, je größer sein Gehalt an basischen
Gruppen, d. h. an Diaminomonocarbonsäuren (Arginin, Lysin, Histidin),
umgekehrt überwiegt bei einem hohen Gehalt an Dicarbonsäuren (Asparaginsäure, Glutaminsäure) das Basenbindungsvermögen. Dies geht
aus der Lage des I. P. von verschiedenen Eiweißkörpern hervor. Bei
Eiweißkörpern mit vorwiegend sauren Gruppen liegt er im sauren, für
solche mit einem Überschuß an basischen Gruppen im alkalischen Gebiet

(s. Tabelle 19). Man vergleiche die Zusammensetzung der verschiedenen Eiweißkörper in Tabelle 6, S. 81, mit der Lage ihres I. P.

Die wichtigsten tierischen Gewebsproteine gehören wie die Haupteiweißkörper des Blutes zu den Albuminen und Globulinen, haben also deutlich sauren Charakter. Da die Reaktion im Organismus jedenfalls wesentlich alkalischer ist, als es der Lage des I. P. der wichtigsten Eiweißkörper entspricht, können diese nur durch Bindung einer entsprechenden Alkalimenge auf einen physiologischen ph-Wert gebracht werden. Nach Abb. 13 erreichen z. B. die Bluteiweißkörper erst durch Zusatz von $40 \cdot 10^{-5}$ Mol $NaOH/g$ Protein die Reaktion des Blutes. Die Eiweißkörper kommen daher im Körper vorwiegend als Na- oder K-Salze vor. Aber bei der im Körper herrschenden Reaktion ist auch die *basische* Dissoziation des Eiweißes noch nicht völlig unterdrückt, und die Proteine reagieren gleichzeitig auch noch mit Säuren, im Organismus z.B. vorwiegend mit Kohlensäure. Dabei entsteht wahrscheinlich ein Proteinbicarbonat, etwa nach:

Tabelle 19. Isoelektrischer Punkt einiger Eiweißkörper.

Eiweißkörper	ph im I.P.
Casein	4,62
Serumalbumin	4,7
Gelatine	4,86
Serumglobuline	5,1 u. 6,2
Fibrin	6,4
Hämoglobin	6,74
Globin	8,1
Histon	8,51
Clupein	12,15

$$R\!\!\left<\begin{matrix}NH_3^+ + (OH^-)\\ COOH\end{matrix}\right. + H_2CO_3 \longrightarrow R\!\!\left<\begin{matrix}NH_3 \cdot HCO_3 + (H_2O)\\ COOH\end{matrix}\right.$$

Protein-kation   Proteinbicarbonat

Diese Reaktion spielt vielleicht auch für den Transport eines kleinen Teiles der Kohlensäure im Körper eine Rolle.

Vor den übrigen bisher genannten und fast allen übrigen Puffersubstanzen ist das Eiweiß durch eine außerordentlich große Pufferbreite aus-

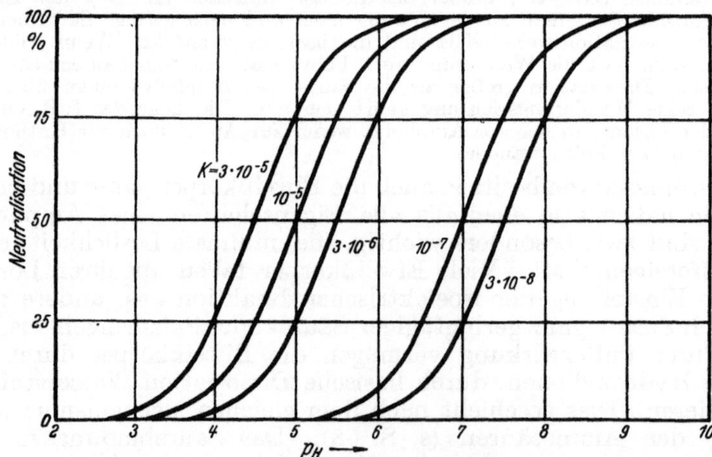

Abb. 12. Pufferkurven von Säuren mit verschiedenen Dissoziationskonstanten. [Alle diese Kurven sind einander parallel. Die Pufferkurven von Säuren mit anderen Dissoziationskonstanten ergeben sich ohne weiteres daraus, daß im Punkte der halben Neutralisation, s. Gl. (40) S. 135, die H-Ionen-Konzentration gleich der Dissoziationskonstante sein muß.]

gezeichnet. Während der Verlauf der ph-Kurve eines gewöhnlichen Puffergemisches aus schwacher Säure und ihrem Salz in der Form immer der Phosphatpufferkurve (s. Abb. 11) gleicht, und sich, wie die Abb. 12 zeigt,

verschiedene Puffer lediglich — in Abhängigkeit von ihrer Dissoziationskonstante — durch die Lage dieser Kurven voneinander unterscheiden,
ist die Pufferkurve eines Eiweißkörpers davon gänzlich verschieden (Abb. 13).

Dieser grundlegende Unterschied rührt davon her, daß
die Dissoziation der einzelnen sauren und basischen
Gruppen eines Eiweißkör-
pers ganz verschieden stark
ist, so daß eine wässerige
Eiweißlösung als Gemisch
zahlreicher stärker oder
schwächer dissozierter Elektrolyte erscheint.

Wie sich die Form einer
Pufferkurve ändert, wenn
man nicht eine einzige
Säure, sondern ein Säure-
gemisch titriert, bei dem
die Dissoziationskonstanten
im Mittel etwa den Wert
der Konstanten dieser einzelnen Säure haben, zeigt
die Abb. 14. Hier wurden

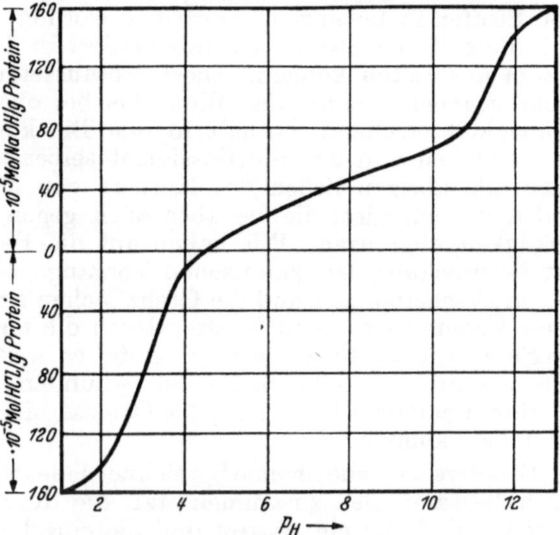

Abb. 13. Pufferkurve der Serumeiweißkörper. (Nach HENDERSON.)

mit Lauge titriert erstens 5 Äquivalente einer Säure mit $k_s = 2 \cdot 10^{-8}$ und
zweitens ein Gemisch von je einem Äquivalent von Säuren mit $k_s = 8 \cdot 10^{-8}$,
$4 \cdot 10^{-8}$, $2 \cdot 10^{-8}$, 10^{-8} und $5 \cdot 10^{-9}$. Es ist
deutlich, daß die zweite Kurve sich der
Geraden viel mehr annähert als die erste.
In einem Gemisch von Säuren mit verschiedenen Dissoziationskonstanten von
ähnlicher Größe, sog. „überlappenden"
Konstanten, ist also die ph-Änderung bei
der Beanspruchung der Pufferung viel
gleichmäßiger als bei einem einheitlichen
Stoff. Wegen einer ganz entsprechenden
Mischung von sauren und basischen
Gruppen mit überlappenden Konstanten
verläuft die Pufferkurve eines Eiweißkörpers über eine größere Anzahl von ph-
Einheiten völlig geradlinig. Dadurch wird
in diesem Bereich eine ganz gleichmäßige
Nachgiebigkeit des puffernden Eiweißes
bewirkt. Diese Tatsache ist von großer
Wichtigkeit, da die Regulationsmechanis-
men im Körper schon auf kleine ph-Änderungen ansprechen und auch sonstige
Leistungen der Zelle, z. B. die Aktivität
ihrer Fermente sich bereits bei sehr kleinen
ph-Verschiebungen ändern. Die Eigenart

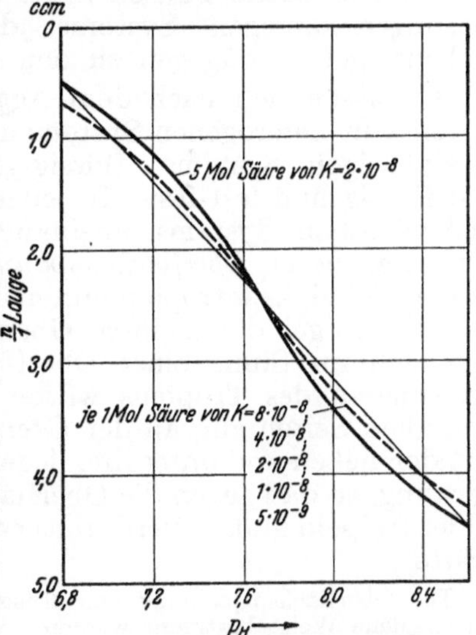

Abb. 14. Pufferkurve eines Gemisches von
Säuren mit überlappenden Dissoziationskonstanten im Vergleich mit einer
einheitlichen Säurelösung.
(Nach HENDERSON.)

der Pufferwirkung der Eiweißkörper sorgt also dafür, daß im physiologischen ph-Bereich keine plötzlichen Reaktionssprünge erfolgen können.

F. Grenzflächenerscheinungen.

In den vorhergehenden Kapiteln dieses Abschnittes ist das Verhalten von Stoffen in Lösungen besprochen worden; es wurde also vorausgesetzt, daß die gelösten Stoffe sich unbehindert in dem zur Verfügung stehenden Raum ausbreiten können. Diese Voraussetzung ist aber im Organismus nicht gegeben. Selbst das Blut, das bei oberflächlicher Betrachtung als Flüssigkeit erscheint, enthält in den Blutkörperchen Gebilde, die durch Grenzflächen von der Blutflüssigkeit selber abgetrennt sind, und so sind auch alle übrigen Zellen des Körpers von Membranen umgeben, die die Zellen voneinander, die sie aber auch gegen die Blut- und die Gewebsflüssigkeit abgrenzen. Wir haben auf die Bedeutung der Zellgrenzen bei der Besprechung der osmotischen Vorgänge schon hingewiesen, aber neben diesen Erscheinungen sind die Grenzflächen auch noch der Sitz ganz besonderer Eigenschaften und Kräfte, durch die manche Einzelheit der Lebensvorgänge verständlicher wird und die es weiterhin erst möglich machen, daß wir an die Zellgrenzflächen gebundene biologische Erscheinungen, die durch einfache Diffusion oder Osmose nicht verständlich wären, besser verstehen können.

Die physikalische Chemie bezeichnet jedes Stoffgemisch, das sich aus mehreren Bestandteilen zusammensetzt, die durch Grenzflächen voneinander getrennt sind, als ein *System* und die einzelnen Bestandteile des Systems als *Phasen*. Ein System aus mehreren Phasen ist also nicht in allen Teilen gleichmäßig und einheitlich zusammengesetzt und heißt deshalb *heterogenes System*, wogegen man von einem *homogenen System* spricht, wenn man verschiedene Phasen nicht unterscheiden kann. So sind die echten Lösungen homogene Systeme; das Protoplasma, das Grundsubstrat des Lebens, gehört dagegen zu den heterogenen Systemen.

Es lassen sich nach dem Aggregatzustand ihrer Phasen verschiedene Arten von heterogenen Systemen unterscheiden; so gibt es die folgenden zweiphasigen Systeme: flüssig-gasförmig, flüssig-flüssig, fest-gasförmig; fest-flüssig und fest-fest. In jeder Grenzfläche, mit der zwei Phasen eines mehrphasigen Systems aneinander grenzen, ist eine besondere Kraft wirksam, die als *Oberflächenspannung* bezeichnet wird. Ein an Luft grenzender Flüssigkeitstropfen nimmt Kugelgestalt an. Bei gegebenem Volumen hat die Kugel die kleinste Oberfläche. Die Oberflächenspannung wirkt demnach im Sinne einer Oberflächenverkleinerung. Auf jedes Molekül im Inneren des Tropfens wirken die umgebenden Moleküle gleichmäßig von allen Seiten ein, an der Grenzfläche gegen Luft steht es dagegen nur mit den neben und unter ihm liegenden gleichartigen Molekülen in Wechselwirkung, so daß gegen die Oberfläche ein gewisser Restbetrag seines Kraftfeldes frei sein muß. Hierdurch erklärt sich die Entstehung der Oberflächenkräfte.

Die Oberflächenspannung von Flüssigkeiten gegen die Grenzfläche Luft kann auf verschiedene Weise bestimmt werden. Am bekanntesten sind die Messung der *Steighöhe in Capillaren* und die Bestimmung der *Tropfenzahl mit dem Stalagmometer*. Bringt man eine Capillare in eine Flüssigkeit, so steigt, wenn sich die Capillare benetzt, die Flüssigkeit in ihr hoch, ist die Capillare nicht benetzbar, so sinkt der Flüssigkeitsspiegel. Die Steighöhe ist nur abhängig von dem Durchmesser der Capillare und der Oberflächenspannung. Ist der Durchmesser gegeben, so steigen Flüssigkeiten mit hoher Oberflächenspannung höher als solche mit niederer, die Steighöhe ist danach direkt proportional der Oberflächenspannung.

Die Bestimmung der Oberflächenspannung aus der Tropfenzahl beruht darauf, daß beim langsamen Ausfließen einer Flüssigkeit aus einem engen Rohr die Zahl der abfallenden

Tropfen bei gleichem Rohrdurchmesser der Oberflächenspannung umgekehrt proportional ist. Bei gleichem Volumen liefert also eine Flüssigkeit mit hoher Oberflächenspannung wenige aber große Tropfen, eine solche mit niedriger Oberflächenspannung viele kleine Tropfen.

Die Oberflächenspannung einer Flüssigkeit gegen Luft ändert sich, sobald man in ihr irgendwelche Substanzen löst. Man bezeichnet derartige Substanzen als *oberflächen-* oder *capillaraktive Stoffe.* Weitaus die meisten capillaraktiven Stoffe bewirken Erniedrigungen, nur wenige Erhöhungen der Oberflächenspannung. Diese Änderungen entstehen dadurch, daß der in Lösung befindliche Stoff sich im Lösungsmittel ungleichmäßig verteilt und deshalb in der Grenzschicht eine andere Konzentration hat als im Innern der Lösung. Die Oberflächenspannung wird erniedrigt, wenn sich der Stoff in der Oberfläche anreichert, sie steigt, wenn er im Innern konzentrierter ist als an der Oberfläche. Diese Erscheinung bezeichnet man als *Adsorption,* und zwar spricht man von einer *positiven Adsorption,* wenn sich ein Stoff an der Oberfläche anreichert, von einer *negativen,* wenn er von der Oberfläche wegwandert.

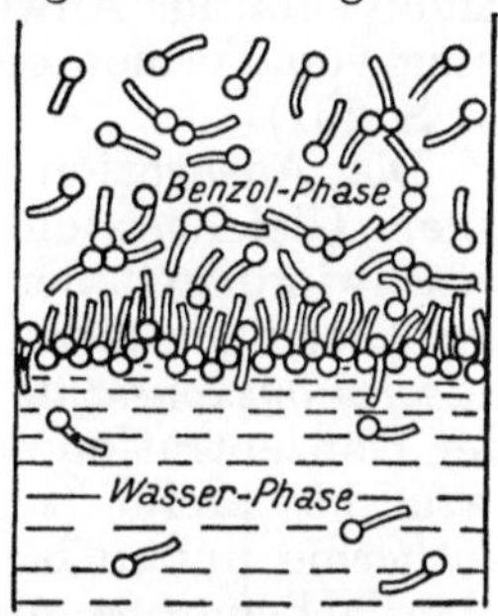

Abb. 15. Gerichtete Adsorption von Fettsäuremolekülen an der Grenzfläche Benzol—Wasser. (Nach PAULI und VALKO.)

Für physiologische Fragen ist die Tatsache der Adsorption an der Grenzfläche flüssig-gasförmig von geringer unmittelbarer Bedeutung, aber der gleiche Vorgang spielt sich auch an anderen Grenzflächen ab. Von ihnen hat die höchste physiologische Bedeutung die Grenzfläche flüssig-flüssig, da das Protoplasma als Flüssigkeit aufzufassen ist. Bei besonderen chemischen Eigenschaften des adsorbierten Stoffes kommt es nicht nur zu seiner Anreicherung in der Grenzfläche, sondern auch zu einer bestimmten Ausrichtung der adsorbierten Moleküle, d. h. zu einer *gerichteten Adsorption.* Die Abb. 15 zeigt, wie sich Fettsäuremoleküle in der Grenzfläche Benzol—Wasser anreichern und wie dabei das Carboxylende des Moleküls (angedeutet durch o) wegen seiner Affinität zum Wasser gegen das Wasser gerichtet ist, während die Kohlenwasserstoffkette (⊐) die größere Affinität zum Benzol hat. Es ist verständlich, daß diese Oberflächenkräfte nur in unmittelbarer Nähe der Grenzfläche wirksam sind, so daß die Schicht der adsorbierten Moleküle häufig nur ein Molekül dick ist. Die Ausbildung solcher „monomolekularer" Schichten kann auch für den Aufbau von biologischen Membranen von großer Bedeutung sein. Es ist schon an verschiedenen Stellen darauf hingewiesen worden, daß die Zellmembranen mosaikartig aus Eiweißstoffen und Lipoiden aufgebaut sind und vom Lecithin ist gesagt worden, daß es sich an der Grenzfläche Wasser—Luft in ganz ähnlicher Weise orientiert in monomolekularer Schicht anordnet wie die Fettsäure im angeführten Beispiel an der Grenzfläche Benzol—Wasser (s. S. 41).

Von außerordentlich großer praktischer Bedeutung sind die *Adsorptionsvorgänge an der Grenzfläche flüssig-fest.* Man kann zwar hier die Oberflächenspannung nicht direkt messen, die auf Oberflächenkräften beruhende Adsorption ist aber ohne weiteres nachweisbar. Schüttelt man z. B. eine Methylenblaulösung mit einem Stoff von sehr feiner Verteilung, also von großer Oberfläche (etwa Tierkohle) und filtriert dann, so läuft das Filtrat farblos ab, weil der Farbstoff sich adsorptiv an der Oberfläche des Adsorptionsmittels angereichert hat. Adsorptionen an der Grenzfläche flüssig-fest sind von besonderer Wichtigkeit für die präparative Biochemie. Viele biologisch wirksame Substanzen kommen in den Geweben nur in sehr kleinen Konzentrationen vor und sind in Gewebsextrakten immer von zahlreichen inaktiven oder störenden Stoffen begleitet. Die Reinigung ist durch Adsorptionen häufig weitgehend und schonend durchzuführen, und zwar werden entweder die Verunreinigungen adsorptiv entfernt oder der zu reinigende Stoff selber adsorptiv an einer oberflächenaktiven Substanz angereichert. Meist gelingt es durch Auswaschen mit geeigneten Lösungen, durch *Elution*, die Substanz dem Adsorptionsmittel wieder zu entziehen. Eine vielfältige Anwendung hat seit den Arbeiten WILLSTÄTTERs die Reinigung von Fermenten durch Adsorption an Aluminiumhydroxyd gefunden (s. S. 261).

Die Adsorption verläuft im allgemeinen ziemlich rasch und strebt einem Gleichgewicht zu, bei dem die Geschwindigkeit der Adsorption der Geschwindigkeit der Rückdiffusion in die Lösung gleich ist. Entsprechend der Gleichgewichtskonstante des Massenwirkungsgesetzes läßt sich eine *Adsorptionskonstante* ableiten, die die Abhängigkeit der Adsorption von der Konzentration der adsorbierten Substanz bei einer bestimmten Temperatur beschreibt (sog. *Adsorptionsisotherme*). Doch gilt die Adsorptionsisotherme nur in bestimmten Grenzen. Insbesondere steigt bei gegebener Oberflächengröße mit wachsender Konzentration an adsorbierbarem Stoff die adsorbierte Menge nur bis zu einem bestimmten Wert, bei dem die Oberfläche offenbar „besetzt" ist.

Die Beobachtungen über die Adsorption an einer bestimmten Grenzfläche, etwa an der von Luft gegen Wasser, sind nicht ohne weiteres auf andere Grenzflächen zu übertragen. Über Adsorptionen an den Grenzflächen flüssig-gasförmig und flüssig-fest liegt ein sehr großes Beobachtungsmaterial vor, aus dem hervorgeht, daß viele in wässeriger Lösung gegen Luft sehr oberflächenaktive Stoffe an festen Grenzflächen völlig inaktiv sind, und auch das umgekehrte Verhalten ist bekannt. Eine wichtige allgemeingültige Gesetzmäßigkeit drückt dagegen die TRAUBE*sche Regel* aus, nach der die Oberflächenaktivität in homologen Reihen organischer Stoffe mit der Länge ihrer Kohlenstoffkette zunimmt. Über Adsorptionen an der Grenzfläche eines aus zwei flüssigen Phasen bestehenden Systems, denen ein besonderes biologisches Interesse begegnet, liegen dagegen nur sehr spärliche Beobachtungen vor.

Für die Adsorption an festen Grenzflächen spielen elektrische Kräfte eine ausschlaggebende Rolle. Das geht vor allem daraus hervor, daß auch die Oberfläche von krystallisierenden Stoffen adsorbierende Eigenschaften hat. Während die zum Krystallgitter zusammengefügten Ionen im Inneren des Krystalls ihre Ladungen gegenseitig völlig neutralisieren, müssen an der Oberfläche gewisse Ladungsreste, etwa Restvalenzen vergleichbar, übrigbleiben, in denen man die Ursache der Adsorption erblicken kann. Dies macht es auch verständlich, daß die Möglichkeit einer Adsorption sowohl vom Charakter der adsorbierenden Oberfläche als auch von dem des zu adsorbierenden Stoffes abhängen muß. So wird z. B. der basische, also positiv geladene Farbstoff Methylenblau von dem negativ geladenen Kaolin adsorbiert, dagegen wird vom gleichen Adsorptionsmittel der saure, negativ geladene Farbstoff Eosin nicht aufgenommen. Hier handelt es sich also gar nicht um besondere Kräfte, sondern um Vorgänge, die einer chemischen Reaktion gleichzusetzen sind. Andere Adsorptionsmittel sind dagegen völlig indifferent, Kohle adsorbiert z. B. Eosin und Methylenblau in gleicher Weise. MICHAELIS hat jedoch auch diese Erscheinung nach Art einer chemischen Bindung zu erklären versucht, indem er annimmt, daß die Kohle als ein absolut unlöslicher Ampholyt aufzufassen ist, der H- und OH-Ionen fast gleich stark bindet. Da auch die Gleichung der Adsorptionsisotherme in die des Massenwirkungsgesetzes überführt werden kann, bestehen möglicherweise zwischen den Vorgängen an Oberflächen und den eigentlichen chemischen Reaktionen gar keine prinzipiellen Unterschiede. Die Besonderheit der Adsorption liegt dann nur darin, daß die chemischen Reaktionen an einer genau festgelegten Stelle, also räumlich lokalisiert, vor sich gehen müssen.

Bei Adsorptionen an biologischen Grenzflächen handelt es sich sehr oft um Adsorption von Elektrolyten. Da aber durch den elektrostatischen Zug, den entgegengesetzt geladene Ionen aufeinander ausüben, niemals ein Ion isoliert adsorbiert werden kann, wird stets das andere mitgezogen und damit die Adsorption des ersten Ions gestört. So gehören die anorganischen Salze zu den schlecht adsorbierbaren Elektrolyten, sie sind sehr wenig oberflächenaktiv. Andere Elektrolyte dagegen, wie die erwähnten Farbstoffe, sind sehr gut adsorbierbar. Die Elektrolytadsorption vollzieht sich auf zwei ganz verschiedenen Wegen. Erstens als *Äquivalentadsorption*: es werden Anion und Kation in äquivalenten Mengen von der Oberfläche aufgenommen; zweitens als *Austauschadsorption*: das gut adsorbierbare Ion verdrängt ein anderes, gleichnamig geladenes von der Oberfläche, es findet also ein Ionenaustausch zwischen Lösung und Oberfläche statt. Die von den Oberflächen verdrängten Ionen sind häufig Verunreinigungen, trotzdem ist aber gerade ihre Anwesenheit in vielen Fällen überhaupt erst die Voraussetzung für die Adsorption.

Die Untersuchung der Adsorption von anorganischen Salzen an Kohleoberflächen hat ergeben, daß sie sich additiv aus der des Kations und der des Anions zusammensetzt. Untersucht man nämlich die Adsorption einer Reihe von Salzen mit gleichem Anion aber verschiedenem Kation, so läßt sich eine ganz bestimmte Reihenfolge für die Adsorbierbarkeit der Kationen feststellen, und das gleiche gilt, wenn man bei gleichbleibendem Kation die Anionen wechselt auch für sie. Die Anionenreihe lautet:

$$SO_4 < HPO_4, \ Cl < Br < NO_3 < J < SCN < OH$$

und die Kationenreihe

$$Na, \ K, \ Rb, \ Cs, \ NH_4 < Ca, \ Mg < Zn < Al < Hg, \ Ag, \ H.$$

Die Adsorbierbarkeit steigt also von links nach rechts; H- und OH-Ionen sind am stärksten adsorbierbar, von ihnen können schon kleine Mengen an Oberflächen eine große Wirksamkeit entfalten, eine Tatsache, die mit zum Verständnis ihrer hohen biologischen Aktivität beitragen kann.

Die Reihenfolge, nach der sich Ionen auf Grund ihrer Adsorbierbarkeit anordnen lassen, findet sich auch bei anderen Vorgängen wieder, deren Richtung oder Ausmaß ional beeinflußbar ist. Zuerst hat sie HOFMEISTER bei der Quellung von Gelatinegallerten in Salzlösungen beobachtet (s. S. 157), daher bezeichnet man sie auch als HOFMEISTER*sche* oder *lyotrope Reihe*. Als weiteres Beispiel sei die Beeinflussung einiger Fermentprozesse durch Ionen genannt; auch hier entspricht die Wirkungsstärke der Ionen ihrer Stellung in der HOFMEISTERschen Reihe.

Wenn auch bei der Adsorption von Elektrolyten theoretisch beide Ionen gleich stark adsorbiert werden müssen, so überwiegt doch gewöhnlich die Adsorption des einen Ions. Das ist zwar chemisch analytisch nicht nachweisbar, da es sich wegen des elektrostatischen Zuges der Ionen

aufeinander immer nur um sehr kleine Konzentrationsdifferenzen handeln
kann. Man muß aber annehmen, daß das besser adsorbierbare Ion von
der Oberfläche vollständiger adsorbiert wird, also zu einem Bestandteil der Oberfläche wird, während das schlechter adsorbierbare zwar durch
das besser adsorbierbare mittelbar an die Grenzfläche herangezogen wird,
aber noch ein Bestandteil der Flüssigkeit bleibt. Damit bildet sich an
der Grenzfläche eine *elektrische Doppelschicht* (HELMHOLTZ) aus, und diese
Doppelschicht muß der Sitz eines elektrischen Potentials, des *Phasen-
grenzpotentials* sein.

Das Bestehen der elektrischen Doppelschicht und das Phasengrenz-
potential erklären die Erscheinungen der *Elektroosmose* und der *Kataphorese*. Suspendiert man einen festen Stoff in feiner Verteilung in Wasser
und schickt dann durch die Suspension einen Gleichstrom hindurch, so
wandern die Stoffteilchen im elektrischen Felde, und zwar zum positiven
Pol, wenn ihre Oberfläche gegenüber der Lösung negativ geladen ist, zum
negativen Pol, wenn sie eine
positive Ladung trägt. Diese
Erscheinung heißt Kataphorese.
Die Abb. 16 stellt sie schematisch dar. (*a*) ist ein festes
Teilchen mit der fest anhaftenden negativen und der ver-
schieblichen positiven Schicht
(Zustand *A*). Die Kraftlinien
bezeichnen die Richtung, in
der der Gleichstrom fließt.

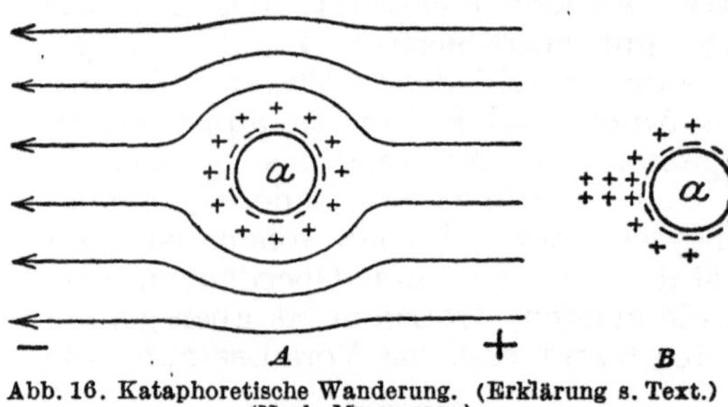

Abb. 16. Kataphoretische Wanderung. (Erklärung s. Text.)
(Nach MICHAELIS.)

Dann muß das Teilchen wegen
der mit ihm fest verbundenen negativen Ladung nach rechts, die locker
anhaftenden positiven Ionen nach links gezogen werden (Zustand *B*).
Das Teilchen wandert also nach rechts zum positiven Pol. Die unvollständig gewordene äußere Ionenhülle wird immer wieder durch mit dem
Strom herangebrachte positive Ionen ergänzt.

Bei der Elektroosmose handelt es sich darum, daß die Grenzfläche,
die die elektrische Doppelschicht trägt, nicht durch bewegliche Teilchen,
sondern durch eine feststehende poröse Wandung gegeben ist. Bringt
man eine solche Membran in einem mit Flüssigkeit gefüllten Rohr an und
schickt einen Strom hindurch, so wandert diesmal das Wasser nach dem
einen oder anderen Pol. Die Verschiebung in der der Membran anhaftenden
Doppelschicht ist die gleiche wie bei der Kataphorese, da aber die Membran
sich nicht bewegen kann, muß das Wasser in der entgegengesetzten
Richtung wandern wie die Teilchen bei der Kataphorese. Man kann
sich vorstellen, daß die Wassermoleküle die entgegengesetzte Ladung
wie die Membran tragen. Durch bestimmte Elektrolytzusätze, so besonders durch Säure oder Lauge, aber auch durch mehrwertige Ionen läßt
sich die Ladung der Membran bzw. der festen Teilchen umkehren und
damit ändert auch die Wanderungsrichtung des Wassers oder der Teilchen ihr Vorzeichen.

Diese elektrokinetischen Erscheinungen haben eine sehr große biologische Bedeutung. Durch Ionenadsorption müssen auch die biologischen
Grenzflächen, die Zellmembranen, eine elektrische Ladung annehmen.
Die Tatsache, daß Blut, eine Suspension von festen Teilchen, den Zellen,
in einer Flüssigkeit, dem Blutplasma, sich auch außerhalb des Körpers
beim Stehen erst sehr langsam entmischt, beruht wahrscheinlich allein auf

der negativen elektrischen Ladung, die die Blutkörperchen gegenüber der Blutflüssigkeit haben. Die Zellen stoßen sich also gegenseitig ab und werden dadurch in der Schwebe gehalten. Wird, wie das bei manchen Krankheiten anscheinend infolge einer veränderten Eiweißmischung im Blut der Fall ist, diese Ladung verringert, so entmischt sich das Blut beim Stehen sehr viel rascher (Senkungsreaktion s. S. 411). Auch für die Stabilität anderer Suspensionen ist die elektrische Aufladung ihrer Grenzflächen die Voraussetzung (s. S. 154).

Wir haben ferner Anhaltspunkte dafür, daß auch der Wassertransport durch Zellwandungen hindurch von der elektrischen Ladung der Membranen abhängt. So erklären sich wohl teilweise Wasserbewegungen im Körper entgegen dem osmotischen Druckgefälle, also vom Orte höherer Konzentration zu dem niederer. Man kann geradezu von einer *negativen Osmose* sprechen. Es wandert z. B. im Modellversuch aus einer Rohrzuckerlösung mit einem osmotischen Druck von 3,2 Atm. Wasser durch eine Membran in eine Sodalösung von nur 1,3 Atm. osmotischem Druck hinein. Es ist aber auch bekannt, daß die normale Osmose viel stärker sein kann als es den osmotischen Druckdifferenzen entspricht. Man kann also allgemein von einer *anomalen Osmose* sprechen. Zur Erklärung der Elektroosmose hatten wir angenommen, daß die Wassermoleküle gegenüber der Membran geladen seien. Diese Voraussetzung macht auch die

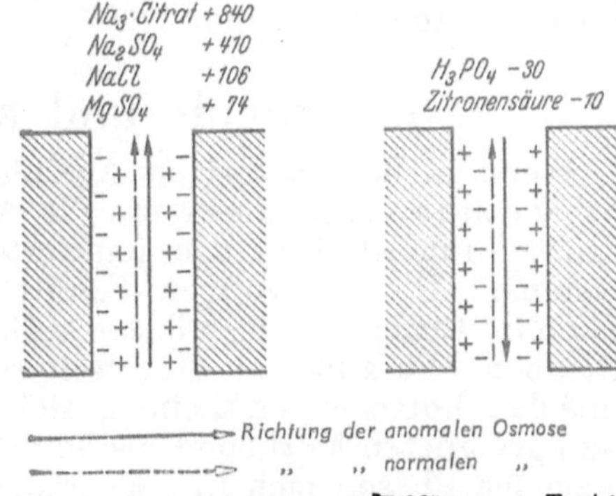

Abb. 17. Anomale Osmose. (Erklärung s. Text.) (Nach LOEB.)

Erklärung der anomalen Osmose möglich. Die Richtung, in der sich die Osmose der „geladenen" Wassermoleküle durch die Poren einer Membran vollzieht, ist dann durch den Ladungssinn der Membran und durch die Natur der auf beiden Seiten der Membran befindlichen Ionen bestimmt. Gewöhnlich ist die Wandung einer Membran negativ, wenn sie mit Lösungen von ein- oder mehrwertigen Anionen oder von Alkalihydroxyd in Berührung steht; sie ist positiv, wenn sich in der Lösung drei- oder vierwertige Kationen oder Säuren befinden. Bringt man eine Membran auf der einen Seite mit Wasser, auf der anderen mit verschiedenen Salzlösungen von gleichem osmotischen Druck in Berührung, so tritt unter bestimmten Bedingungen die anomale Osmose auf. Die Einzelheiten werden durch die schematischen Skizzen der Abb. 17 deutlich. Es ist jedesmal eine Membranpore mit ihrer Ladung bzw. ihrer elektrischen Doppelschicht dargestellt. Das Wasser muß immer die entgegengesetzte Ladung wie die Membran haben. Die Zahlen hinter den Salzen bedeuten die im Osmometer beobachteten Steighöhen in mm, die gestrichelten Pfeile geben die Richtung der zu erwartenden normalen Osmose, die ausgezogenen Pfeile, die der tatsächlich erfolgenden anomalen Osmose an. Bei einer völlig normalen Osmose müßte in allen Fällen eine Steighöhe von etwa 10—15 mm beobachtet werden. Tatsächlich ist unter den Bedingungen des ersten Schemas die Osmose überall gesteigert, weil die negativ geladenen Anionen gleichsam einen Zug auf die positiv geladenen Wassermoleküle ausüben, der am stärksten ist beim dreiwertigen Citrat, am kleinsten beim einwertigen Chlorid. Das zweite Schema zeigt, daß bei positiv geladener

Porenwandung die negativ geladenen Wassermoleküle von gleichfalls negativ geladenen mehrwertigen Anionen abgestoßen werden, es kommt zur Wasserwanderung aus den Säuren ins Wasser, zur negativen Osmose.

Die anomale Osmose ist nur eine vorübergehende Erscheinung, nach einiger Zeit stellt sich der normale osmotische Druck ein, aber es ist bemerkenswert, daß die anomale Osmose nur in verdünnten Lösungen beobachtet wird. Die höchsten Salzkonzentrationen, bei denen sie noch nachweisbar ist, liegen etwa bei $m/16 - m/8$, sind also von der gleichen Größenordnung wie die Gesamtsalzkonzentration im Organismus. Dies läßt die biologische Bedeutung der anomalen Osmose besonders deutlich werden. Ihr vorübergehender Charakter widerspricht dem nicht, da Vorgänge von biologischer Bedeutung sich rasch vollziehen müssen, und es überdies auch durch den dauernden Wechsel des funktionellen Zustandes lebender Zellen schwerlich je zur Einstellung eines bleibenden Gleichgewichtes kommen kann.

G. Kolloide und kolloidaler Zustand.

Wenn in den bisherigen Ausführungen von Lösungen die Rede war, so handelte es sich immer um die Auflösung von niedermolekularen Substanzen in molekularer oder ionisierter Form, also immer nur um homogene Systeme. Die im vorigen Kapitel besprochenen heterogenen Systeme lassen im Gegensatz dazu ihren Aufbau aus mehreren Phasen ohne weiteres erkennen. Es gibt nun eine weitere Art von heterogenen Systemen, die zunächst homogen erscheinen, sich aber bei feinerer Untersuchung mit dazu geeigneten Methoden als heterogen erweisen. Da die sie zusammensetzenden Phasen sich in sehr feiner Verteilung befinden, bezeichnet man sie als *mikroheterogene Systeme*. Daß diese Verteilung aber doch keine besonders feine sein kann, zeigen schon die Beobachtungen von TH. GRAHAM, nach denen eine Reihe von gelösten Stoffen nicht durch Membranen hindurchgehen. So erweisen sich z. B. Leim ($\varkappa\acute{o}\lambda\lambda\alpha$), andere Eiweißkörper und ähnliche Stoffe als nicht permeabel, GRAHAM bezeichnete sie als *Kolloide* und da er noch annehmen mußte, daß diese nicht durch Membranen hindurchdiffundierenden Stoffe auch nicht krystallisieren, stellte er sie den *Krystalloiden*, die leicht diffundieren und krystallisieren als eine besondere Stoffklasse gegenüber. Die Grundlage dieser Einteilung hat sich als nicht richtig erwiesen. Auch kolloide Stoffe, man denke an die Eiweißkörper, lassen sich krystallisieren und anderseits lassen sich Krystalloide so umwandeln, daß sie nicht mehr diffundieren, also kolloide Eigenschaften annehmen. Die weitere Untersuchung hat gezeigt, daß *der kolloide Zustand eine besondere Zerteilungs- oder Zustandsform der Materie ist, die durch geeignete Behandlung prinzipiell jeder Stoff annehmen kann* (WO. OSTWALD).

Wir bezeichnen ein System, in dem sich zwei Stoffe in gleichmäßiger Verteilung nebeneinander befinden, als *disperses System*, die im Überschuß vorhandene Phase als *Dispersionsmittel* und den in ihr verteilten Stoff als *disperse Phase*. Der Unterschied zwischen den verschiedenen dispersen Systemen besteht im Verteilungs- oder *Dispersionsgrad* der dispersen Phase. Schütteln wir Tierkohle mit Wasser, so bildet sich vorübergehend eine Suspension, die suspendierten Tierkohleteilchen sind die disperse Phase, das Wasser das Dispersionsmittel; die Verteilung ist *grobdispers*, da wir die einzelnen Kohlepartikel mit dem Mikroskop oder sogar mit dem bloßen Auge ohne weiteres sehen können. Lösen wir Kochsalz in

Wasser, so erhalten wir eine homogene Lösung, in der zwei Phasen nicht mehr zu unterscheiden sind: das Kochsalz bzw. seine Ionen sind *molekulardispers* verteilt. Stellen wir eine Kongorotlösung her, so zeigt uns das Mikroskop keine dispersen Teilchen, die Untersuchung mit dem Ultramikroskop ergibt aber, daß die Lösung ein heterogenes System ist und die Farbstoffteilchen als disperse Phase enthält. Hier sprechen wir von *kolloiddisperser* Verteilung. *Man bezeichnet jeden Verteilungsgrad, bei dem das Vorhandensein von dispersen Teilchen nur ultramikroskopisch nicht aber makro- oder mikroskopisch erkennbar ist, als kolloid.* Die ultramikroskopische Sichtbarkeit ist auf Teilchen von ganz bestimmter Größenordnung beschränkt, so daß wir den verschiedenen Dispersitätsgraden obenstehende Teilchengrößen zuordnen können.

Tabelle 20. Größenordnung disperser Teilchen.

Dispersitätsgrad	Teilchengröße
Molekulardispers .	< 1 mµ ($= 10^{-7}$ cm)
Kolloiddispers . .	$1 - 100$ mµ
Grobdispers . . .	> 100 mµ

Einige Beispiele für diese Größenordnungen:

Durchmesser des Sauerstoffmoleküls	0,16 mµ
Länge des Hämoglobinmoleküls (Pferd)	2,8 „
Durchmesser des kolloiden Goldteilchens	1—120 „
Durchmesser der roten Blutkörperchen vom Menschen .	8600 „

Die Frage, welche Natur die dispersen Teilchen eines kolloiden Systems haben, ist nicht einheitlich zu beantworten.

Anorganische Kolloidteilchen sind meist Aggregate kleinerer Moleküle und auch organische Stoffe können durch Zusammenlagerung kleinerer Moleküle kolloide Eigenschaften annehmen. So zeigt Abb. 18 schematisch den Aufbau eines Seifenteilchens. Demgegenüber stehen organische Stoffe, besonders die biologisch wichtigen hochpolymeren Naturstoffe (Eiweiß, Polysaccharide), bei denen das Kolloidteilchen wahrscheinlich mit dem Molekül dieser Substanzen identisch ist. Dabei ist aber der bereits mehrfach erwähnten Schwierigkeit in der Definition des Molekülbegriffes bei diesen Stoffen zu gedenken (s. S. 26f.). Schreiben wir ihnen eine micellare Struktur zu, so ist die Micelle als ihre kleinste feststellbare Struktureinheit dem Molekül der niedermolekularen Stoffe zwar gleichzusetzen, wegen ihres Aufbaus aus mehr-

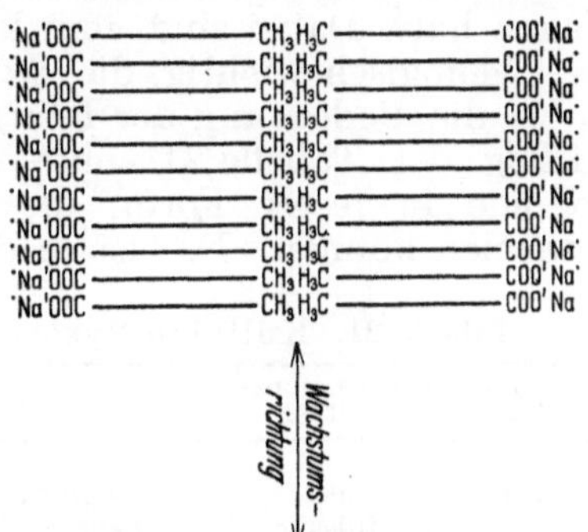

Abb. 18. Aufbau eines kolloiden Seifenteilchens.

ren in sich einheitlichen kleineren Bauelementen hat sie aber prinzipiell den gleichen Bau wie die anorganischen Kolloidteilchen. STAUDINGER sieht dagegen in den hochpolymeren Naturstoffen Gebilde von wohldefinierter molekularer Struktur, die als *Makromoleküle* bezeichnet werden (s. S. 29). Er hat gezeigt, daß man durch Polymerisation niedermolekularer ungesättigter Stoffe lange Fadenmoleküle aufbauen kann, die kolloidale Dimensionen erreichen. Ja solche Fadenmoleküle sind viel länger als den Angaben der Tabelle 20 entspricht. Erst bei einer Länge von etwa 300 mµ zeigen sie charakteristische kolloidale Eigenschaften und die größten hatten eine Länge von 1,5 µ. Es ist schon ausgeführt worden, daß man in den künstlich hergestellten Hochpolymeren Abbilder der hochpolymeren Naturstoffe erblicken kann. Außer Makromolekülen von fadenförmiger Gestalt gibt es offenbar auch solche von kugelförmigem Bau, z. B. Glykogen und manche Eiweißkörper. Sie unterscheiden sich von den Fadenmolekülen vor allem durch das Verhalten der Viscosität (s. S. 154) ihrer Lösungen in Abhängigkeit von ihrer Konzentration. Neben den angeführten Einteilungen der Kolloide ist also auch noch die nach ihrer Gestalt in *fadenförmige und kugelförmige Kolloidteilchen* zu machen.

Die Mittelstellung der kolloiden Dispersion zwischen der grob- und der molekulardispersen Verteilung läßt die zwei Wege erkennen, auf denen kolloidale Systeme hergestellt werden können: einmal durch Erhöhung des Dispersitätsgrades, wie es z. B. bei der Herstellung einer Lösung aus festen Substanzen geschieht und zweitens durch Verkleinerung des Verteilungsgrades. Es gibt eine Reihe von Eingriffen, durch die molekulardisperse Stoffe zur Zusammenlagerung gebracht werden können, so daß schließlich Teilchen von kolloider Größe entstehen.

Je nach dem Aggregatzustand der beiden Phasen können wir acht Möglichkeiten für kolloide Systeme unterscheiden. Für jede von ihnen sind Beispiele bekannt. Die neunte Möglichkeit gasförmig-gasförmig ist nicht zu verwirklichen, da Gase nicht getrennt nebeneinander bestehen können (Tabelle 21).

Der kolloidale Zustand und seine Besonderheiten sind von höchster biologischer Bedeutung, da die wichtigsten organischen Bausteine des Organismus, die Eiweißkörper, wegen der Größe ihres Moleküls überhaupt nur in kolloidaler Verteilung vorkommen können, aber auch andere Stoffe wie die Polysaccharide und eine Reihe von Lipoiden kommen in Kolloidform als Protoplasmabestandteile vor, so daß jede feinere Untersuchung der Lebensvorgänge dem kolloidalen Zustand der Zellstruktur Rechnung zu tragen hat. Dabei sind von den verschiedenen kolloidalen Systemen nur zwei biologisch wichtig, die *Suspensionskolloide* und die *Emulsionskolloide*, wobei die Bedeutung der letztgenannten überwiegt. Auf Grund der Einteilung der Tabelle 21 sollte man die disperse Phase der Suspensionskolloide in fester Form, die der Emulsionskolloide in flüssiger Form gewinnen können. Das ist in der Tat meist der Fall, doch sind besonders bei höheren Dispersitätsgraden, die sich der molekularen Verteilung nähern, Übergänge möglich. Es ist darum manchmal zweckmäßiger, eine andere Einteilung zu wählen. Manche Kolloide, und zwar im allgemeinen die Suspensionskolloide, lassen sich wesentlich leichter von ihrem Dispersionsmittel, gewöhnlich also dem Wasser, abtrennen als andere. Ihre Stabilität ist also nicht sehr groß und da sie keine

Tabelle 21. Kolloide Systeme.

Disperse Phase	Dispersions-mittel	Beispiel
fest	fest	Legierungen
fest	flüssig	Suspensionskolloide
fest	gasförmig	Rauch („Aerosol")
flüssig	fest	Krystallwasser
flüssig	flüssig	Emulsionskolloide
flüssig	gasförmig	Nebel
gasförmig	fest	Lava
gasförmig	flüssig	Schäume

große Verwandtschaft zum Wasser haben, bezeichnet man sie als *lyophobe Kolloide*. Bei den meisten Emulsionskolloiden ist die Wechselwirkung zwischen den Kolloidteilchen und dem Wasser viel inniger, sie werden deshalb als *lyophile Kolloide* bezeichnet; sie haben eine sehr große Stabilität. Dieses Verhalten bedingt auch einen gewissen Übergang zwischen den Suspensions- und den Emulsionskolloiden. Nur bei den letzteren sollten beide Phasen des Systems im flüssigen Aggregatzustand sein. Jedoch bilden viele und gerade die biologisch wichtigsten festen Stoffe (Eiweiße, Polysaccharide und Lipoide) wegen ihrer hohen Wasserbindung Lösungen, die mehr Ähnlichkeit mit Emulsionen als mit Suspensionen haben. Die Einteilung in lyophobe und lyophile Kolloide trägt diesem Verhalten besser Rechnung.

Jedes kolloide System kann in zwei Formen auftreten, als *Sol* und als *Gel*. Die kolloide Lösung wird als Sol bezeichnet, bringt man die disperse Phase zur Ausscheidung, so bildet sich ein Gel. Die Teilchen eines Gels sind viel größer als die des Sols und entstehen durch Vereinigung zahlreicher Solteilchen. Manche Gele lassen sich, wenn man sie wieder mit dem Dispersionsmittel zusammenbringt, ohne weiteres in den Solzustand zurückführen *(reversible oder resoluble Kolloide)*, oder sie gehen wenigstens durch die Einwirkung von Fremdstoffen, durch *Peptisation*, wieder in den Solzustand über. Andere Gele sind dagegen nicht wieder auflösbar *(irreversible oder irresoluble Kolloide)*: die Solteilchen haben sich bei der Gelbildung zu gröberen Flocken vereinigt, es kam zur *Denaturierung* (wie z. B. bei der Hitzekoagulation der Eiweißkörper, s. S. 78).

Eine besondere Kolloidform sind die *Gallerten*. Bei ihnen ist die Beziehung zwischen den beiden Phasen eines lyophilen Kolloids besonders eng, so daß man sie als Übergangsstadien zwischen dem festen und dem flüssigen Zustand ansehen kann.

Kolloide Teilchen zeigen bei ultramikroskopischer Betrachtung die BROWNsche *Molekularbewegung*, und zwar um so intensiver, je kleiner sie sind. Diese Bewegung ist keine Eigenbewegung der Kolloidteilchen, sondern beruht auf den Stößen, die die Flüssigkeits- oder Gasmoleküle durch ihre Wärmebewegung auf die Kolloidteilchen ausüben. BROWNsche Bewegung zeigen außer den Kolloiden auch gröber disperse Teilchen bis zu einer Größe von etwa 5 μ.

Auf der fehlenden *Dialyse durch Membranen* beruht zwar die ursprüngliche Aufstellung des Kolloidbegriffes, aber einige Kolloide haben doch eine nachweisbare, wenn auch geringfügige Diffusion, wenn die Poren der Dialysiermembranen eine gewisse Weite aufweisen.

Von besonderem Interesse sind eine Reihe von *optischen Erscheinungen* an kolloiden Lösungen. Sie zeigen z. B. sehr häufig eine *Trübung* oder eine *Opalescenz*. Die Ursache dafür besteht darin, daß das Licht bei seinem Durchgang durch eine kolloide Lösung eine seitliche Abbeugung erfährt. Die seitliche Beugung des Lichtes ist keine besondere Eigentümlichkeit kolloidaler Lösungen, sie ist bei ihnen nur ohne weiteres erkennbar. Auf photographischem Wege läßt sich in molekulardispersen Lösungen die Beugung von Strahlen noch kürzerer Wellenlänge (ultraviolette und Röntgenstrahlen) nachweisen. Die Strukturanalyse mit Röntgenstrahlen beruht auf dieser Tatsache. Die Opalescenz ist besonders deutlich, wenn ein scharf begrenztes Lichtbündel durch eine Kolloidlösung hindurchgeht. Sein Weg gibt sich dann an einem Aufleuchten der Lösung zu erkennen (TYNDALL-*Phänomen*), während das bei Lösungen von krystalloiden Stoffen oder bei reinem Wasser nicht der Fall ist. Auch die ultramikroskopische Sichtbarkeit der Kolloidteilchen beruht auf dem TYNDALL-Phänomen. Das seitlich auf die Teilchen auftreffende Licht bildet um sie herum hell leuchtende Zerstreuungskreise. Man erkennt also nicht die Kolloidteilchen selber, sondern die von ihnen herrührende Beugung des Lichtes. Das von den Kolloidteilchen seitlich abgebeugte Licht ist im Gegensatz zu dem lediglich seitlich ausgestrahlten Licht polarisiert. Lichtstrahlen kurzer Wellenlänge werden stärker abgebeugt als Licht größerer Wellenlänge, so daß im TYNDALL-Kegel vorwiegend blaue und violette Strahlen enthalten sind, dagegen gehen gelbes und rotes Licht ungehindert durch die Lösung hindurch: opalescierende Lösungen erscheinen im auffallenden Licht bläulich, im durchfallenden gelblich (Glykogenlösungen!). Das TYNDALL-Phänomen ist bei Emulsionskolloiden nicht nachweisbar, weil bei ihnen die disperse Phase so eng mit den Molekülen des Dispersionsmittels verbunden ist (s. weiter unten), daß die Brechungsunterschiede zwischen den beiden Phasen verschwinden.

Eine weitere optische Erscheinung kolloidaler Lösungen ist ihre *Farbkraft* oder *Farbintensität*, die mit steigender Dispersität zunächst zu- und dann wieder abnimmt. Besonders kolloidale Metallösungen (Goldsol) zeigen eine im Verhältnis zu der in ihnen enthaltenen Stoffmenge hohe Farbintensität.

Die Zwischenstellung des kolloiden Zustandes zwischen der groben und der molekularen Verteilung drückt sich in einer ganzen Reihe von *Besonderheiten im physikalisch-chemischen Verhalten der Kolloide* aus. Es zeigen sich aber auch typische Übergangserscheinungen, so daß manche Eigenschaften der Kolloide mit denen gröber disperser, andere mit solchen molekulardisperser Systeme übereinstimmen oder zu ihnen überleiten. Dies kommt im Schema der Abb. 19 gut zum Ausdruck. Sie zeigt, daß Fällbarkeit und Trübung heterogener Systeme mit abnehmendem Dispersitätsgrad zunehmen. BROWNsche Bewegung und Diffusion dagegen mit steigendem

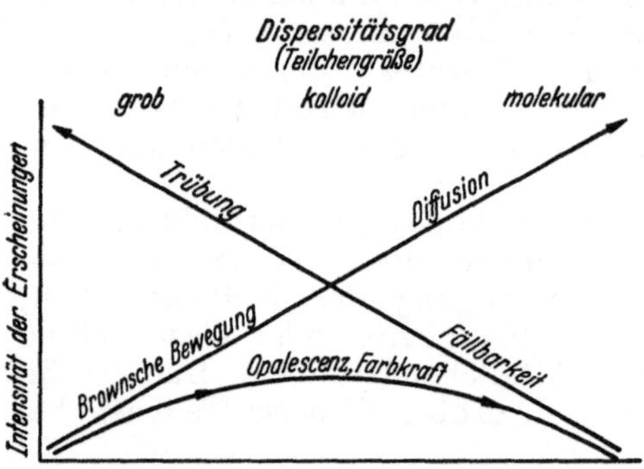

Abb. 19. Eigenschaften kolloider Systeme.
(Nach Wo. OSTWALD.)

Dispersitätsgrad ansteigen, Opalescenz und Farbkraft endlich im Gebiet der kolloiden Dispersion ein Maximum haben.

In allen Lösungen, so auch in den kolloiden, sind die kleinsten Teilchen nicht frei gegeneinander verschieblich, sondern zeigen eine gegenseitige Kohärenz. Dadurch muß eine innere Reibung oder *Viscosität* entstehen. Durch kolloide Stoffe wird im allgemeinen die Viscosität des Dispersionsmittels erhöht, bei den Suspensionskolloiden nur wenig, bei den Emulsionskolloiden dagegen in ausgesprochenem Maße: hinreichend konzentrierte Eiweißlösungen (Blutserum) sind schwer flüssig oder erstarren, wie bereits 2 %ige Gelatinelösungen, vollständig. Besonders bemerkenswert sind die Unterschiede in der Viscosität von Faden- und Kugelkolloiden. Bei diesen ist sie nahezu unabhängig von der Teilchengröße, bei jenen steigt sie proportional mit der Länge der Teilchen an.

Es ist nun zunächst die Frage zu erörtern, wie überhaupt die *Stabilität kolloider Lösungen* zu erklären ist. Wir beschränken uns dabei wieder auf die Emulsions- und Suspensionskolloide, aber für die anderen kolloiden Systeme gelten prinzipiell die gleichen Verhältnisse. An sich müßte es bei der doch nicht unerheblichen Größe der Kolloidteilchen im Laufe der Zeit zu einer Vergröberung der Dispersion und schließlich zu einer grobflockigen Ausfällung der Kolloidteilchen kommen. Bei manchen Systemen ist das in gewissem Umfange nach längerer Zeit auch der Fall (s. unten), daß aber eine Stabilität überhaupt für eine gewisse Zeit bestehen kann, beruht sehr häufig einzig und allein auf der elektrischen Ladung der Kolloidteilchen, hat also den gleichen Grund wie die schon erwähnte Suspensionsstabilität des Blutes. Die elektrische Ladung der Kolloide ist z. B. an ihrer Wanderung im elektrischen Felde, der Kataphorese, ohne weiteres nachweisbar. Allerdings gibt es auch elektrisch neutrale Kolloide, doch sollen sie, da sie biologisch wenig Bedeutung haben, nicht berücksichtigt werden.

Die Entstehung der elektrischen Ladung der Kolloide ist verschieden erklärt worden. Man kann daran denken, daß die Kolloide, die wegen der feinen Verteilung in ihren Systemen eine sehr große Oberfläche haben, als oberflächenaktive Stoffe adsorptiv wirken, also durch Ionenadsorption eine elektrische Ladung annehmen. Diese früher weitgehend vertretene Anschauung, die also mehr oder weniger unspezifische Oberflächenkräfte voraussetzt, ist wohl für die Mehrzahl der Kolloide ebensowenig richtig wie für die Erklärung der Oberflächenaktivität überhaupt. Bei sehr vielen Kolloiden, so besonders bei den Eiweißkörpern, handelt es sich vielmehr um echte Dissoziationen. Es wird ein positiv oder negativ geladenes Ion abdissoziiert, das in die Lösung übertritt, und das Kolloid hinterbleibt als *Kolloidelektrolyt*, bildet also echte Ionen, allerdings von erheblichen Dimensionen.

Eine dritte Möglichkeit für die Entstehung der elektrischen Ladung kolloider Teilchen ist die „Verunreinigung" durch Ionen, die dem Kolloid noch von seiner Entstehung her anhaften. Ein bekanntes Beispiel dafür ist die kolloidale Eisenhydroxydlösung (Liquor ferri oxydati dialysati). Fällt man eine Eisensalzlösung mit einer Base, so ist das entstehende Eisenhydroxyd in Wasser völlig unlöslich, dialysiert man dagegen eine Eisenchloridlösung gegen Wasser, so entsteht nach

$$FeCl_3 + 3\ H_2O = Fe(OH)_3 + 3\ HCl$$

ebenfalls Eisenhydroxyd, das kolloidal gelöst bleibt. Bei längerer Fortsetzung der Dialyse flockt es jedoch auch hier aus. Die Ursache für die primäre Entstehung der kolloidalen Hydroxydlösung besteht darin, daß in einer Zwischenreaktion nach

$$FeCl_3 + H_2O = FeOCl + 2\ HCl$$

Eisenoxychlorid entsteht. Dies dissoziiert nach

$$FeOCl \rightarrow FeO^+ + Cl^-.$$

Solange die Lösung noch Eisenoxychlorid enthält, wird das Eisenhydroxyd durch ihm beigemengte Oxychlorid-Ionen in Lösung gehalten. Das kolloide Teilchen in einer solchen Lösung besteht also aus vielen Eisenhydroxydmolekülen, denen sehr wenig Oxychloridionen beigemengt sind, die aber auf das ganze Teilchen ihre eigene positive Ladung verteilen, während das negative Cl-Ion (das *Gegenion*) in die wässerige Phase der Lösung hineindiffundiert. In dieser Weise kann ein FeO-Ion etwa 900 Hydroxydmoleküle in Lösung halten. Wird aber die Dialyse länger fortgesetzt, so bildet sich nach

$$FeOCl + 2\ H_2O = Fe(OH)_3 + HCl$$

auch aus dem Oxychlorid Hydroxyd und das gesamte Hydroxyd fällt aus. An diesem Beispiel wird klar, daß außerordentlich kleine Bezirke eines Kolloids für die Entstehung seiner Ladung und damit für seine wesentlichsten Eigenschaften verantwortlich sind. Wegen der gleichnamigen Ladung, die alle Kolloidteilchen des gleichen Stoffes tragen, stoßen sie sich ab und bedingen dadurch die Stabilität des kolloiden Zustandes.

Das Gegenion zum Kolloidion kann sich offenbar in mehr oder weniger großer Entfernung vom Kolloidion befinden und ermöglicht damit eine mehr oder weniger große Wasserbindung oder *Hydratation der Kolloide*. Die Wasseranlagerung an die Kolloide ist als eine elektrostatische Wechselwirkung zwischen den Kolloidteilchen und den Wassermolekülen aufzufassen. Das Wassermolekül ist zwar elektrisch neutral, aber da sich Wasserstoff und Sauerstoff polar, d. h. der Wasserstoff positiv und der Sauerstoff negativ verhalten, kommt es ohne Zerfall des Moleküls zu einer ungleichen Verteilung der Ladung, zu einer „Deformierung", weil die positive Ladung auf die eine, die negative Ladung auf die andere Seite des Wassermoleküls gerückt ist, das Wasser ist ein elektrischer *Dipol*. Die Wassermoleküle lagern sich dann etwa so, wie das in Abb. 20 schematisch dargestellt ist, vergleichbar der gerichteten Adsorption an Grenzflächen

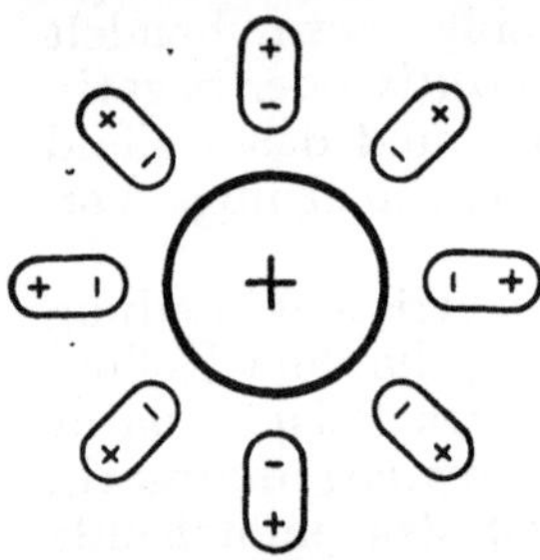

Abb. 20. Richtung der Wasserdipole um ein positiv geladenes Zentrum.

(s. S. 145), um das elektrisch geladene Kolloidteilchen herum, und es entsteht die Hydratation der Kolloide. Man könnte das Hydratationswasser als „gebundenes" Wasser bezeichnen. Doch ist schon darauf hingewiesen worden, daß durch diese „Bindung" das Wasser nicht seiner Funktion als Lösungsmittel für krystalloide Stoffe entzogen wird. Die Wasserhülle um ein Kolloidteilchen hat keine konstante Dicke, sondern kann sich mit dem Ladungszustand des Kolloids bzw. durch Ioneneinwirkungen (s. unten) ändern. Der Wechsel in der Hydratation ist sehr wichtig für den Wassertransport im Körper.

Wird die elektrische Ladung der Kolloidteilchen verringert, so verringert sich auch ihre Stabilität, bis es bei völligem Ladungsverlust zur vollständigen Ausfällung kommt. Die Ausfällung kann z. B. durch Wechselwirkung entgegengesetzt geladener Kolloide aufeinander erfolgen. So fällen sich Eiweißkörper, die wegen der Lage ihres I. P. im sauren Gebiet bei neutraler Reaktion als Anionen dissoziiert sind, also negative Ladung tragen, und positiv geladenes Eisenhydroxyd gegenseitig aus. Man macht von dieser Art der Enteiweißung oft Gebrauch, weil bei ihr keine löslichen Fremdstoffe in die zu enteiweißende Lösung hineingelangen.

Bei einer Wechselwirkung zwischen einem lyophilen und einem Suspensionskolloid tritt die gegenseitige Ausfällung der Kolloide nicht auf, wenn die Konzentration des zugesetzten lyophilen Kolloids ziemlich groß ist. Zwar bilden sich auch hier Anlagerungen der beiden Kolloide aneinander, aber da die Suspensionskolloide meist eine ziemlich geringe Teilchengröße haben, geht die Ausdehnung der entstandenen Komplexe wohl nicht über die Größenordnung kolloider Teilchen hinaus und außerdem behalten sie einen zur Stabilisierung ausreichenden Rest der ursprünglichen Ladung des hydrophoben Kolloids bzw. bei Anlagerung größerer Mengen des hydrophilen Kolloids ändert die Ladung der Teilchen sogar ihr Vorzeichen. Aber es tritt noch eine weitere bemerkenswerte Erscheinung auf. Die Behandlung mit dem hydrophilen Kolloid schützt das hydrophobe Kolloid weitgehend vor der Ausfällung, so daß man geradezu von einer *Schutzkolloidwirkung* spricht. Sie beruht anscheinend entweder darauf, daß die Teilchen des Suspensionskolloids rings von denen des hydrophilen Kolloids umhüllt werden, so daß die Neutralsalze nunmehr gleichsam auf ein hydrophiles Kolloid einwirken, oder aber es wird das hydrophobe Kolloid auf das hydrophile aufgelagert und damit seine freie Beweglichkeit eingeschränkt. Eine Schutzkolloidwirkung üben z. B. die Eiweißkörper des Blutplasmas aus, wobei zwischen den einzelnen Eiweißfraktionen erhebliche Unterschiede bestehen: die Albumine sind viel schwächer wirksam als die Globuline, so daß sich mit den bei krankhaften Zuständen beobachteten Änderungen der Eiweißmischung auch ihre Schutzkolloidwirkung ändern muß. Mit einer Schutzkolloidwirkung dürfte wohl die erhebliche Steigerung der Löslichkeit schwer löslicher Stoffe in biologischen Flüssigkeiten in Zusammenhang stehen, wie etwa der auffallend hohe Gehalt der Milch an Calciumphosphat, vielleicht auch die abnorme Löslichkeit der Harnsäure und der Kalksalze im Blut.

Auch Neutralsalze wirken fällend auf Kolloidlösungen. Dabei zeigen Suspensions- und Emulsionskolloide bzw. hydrophile und hydrophobe Kolloide ein prinzipiell verschiedenes Verhalten. *Hydrophobe Kolloide* wie z. B. Metallsole werden schon durch geringe Mengen von Neutralsalzen entladen und ausgefällt: wenn sie positiv geladen sind durch Hydroxylionen und durch Anionen, bei negativer Ladung durch Wasserstoffionen und durch Kationen. Die H- und OH-Ionen sind besonders wirksam, die Wirksamkeit der übrigen Ionen ist wesentlich kleiner. Sie nimmt aber mit zunehmender Wertigkeit der Ionen erheblich zu.

Bei der Einwirkung von H- und OH-Ionen auf hydrophile Kolloide ist bemerkenswert, daß in Abhängigkeit von der Wasserstoffionenkonzentration sowohl Ausflockungen als auch Quellungen hervorgerufen werden können, es kann also der Hydratationsgrad sowohl ab- als auch zunehmen. Wahrscheinlich hängt das, bei den Eiweißkörpern ist dies sicherlich der Fall, mit einer Änderung des Dissoziationsgrades der Kolloidelektrolyte zusammen.

Zur Neutralsalzfällung der *hydrophilen Kolloide* sind wesentlich größere Neutralsalzmengen erforderlich als für die Ausfällung der lyophoben Kolloide, da ihre Wasserhülle den Kolloidteilchen einen weitgehenden Schutz gegen die Salzwirkung verleiht. Eine Globulinlösung wird z. B. gefällt, wenn man sie mit dem gleichen Volumen gesättigter Ammonsulfatlösung versetzt („durch Halbsättigung mit Ammonsulfat"), Albumine fallen sogar erst aus, wenn ihre Lösungen mit Ammonsulfat gesättigt werden. Offenbar kommt es zwischen den Ionen und den Kolloidteilchen zu einem Wettstreit um den Besitz des Wassers, bis bei höherer Salzkonzentration die Hydratation der Ionen soviel Wasser beansprucht und den Kolloidteilchen entzieht, daß sie durch entgegengesetzt geladene Ionen entladen werden, sich zu größeren Flocken vereinigen und ausfallen. Die Unterschiede in den Salzkonzentrationen, die zur Ausfällung verschiedener lyophiler Kolloide erforderlich sind, weisen auf die verschieden feste Bindung des Hydratationswassers hin.

Von den bisher besprochenen Wirkungen der Neutralsalze sind wesentlich verschieden diejenigen Wirkungen, die sie *in verdünnten neutralen Lösungen auf hydrophile Kolloide* ausüben. Auch dann kann eine an einer Trübung erkennbare Ausflockung eintreten, es kann aber auch das Gegenteil, eine stärkere Wasserbindung an das Kolloid, also eine Quellung, erfolgen. Die Richtung der Kolloidzustandsänderung und ihr Ausmaß hängt, wie zuerst HOFMEISTER in seinen schon früher erwähnten Versuchen gefunden hat (s. S. 147), von der Natur der zugesetzten Salze ab. Gelatinegallerten werden durch Anionen bei gleicher Konzentration in folgender Reihenfolge zur Quellung gebracht:

$$Cl < Br, \; NO_3 < J < CSN,$$

andere Anionen, und zwar Sulfat, Tartrat und Citrat entziehen der Gelatine Wasser, Acetat ist ohne jede Wirkung. Die Wirkung der Kationen ist viel weniger ausgesprochen, immerhin ergibt sich etwa die Reihenfolge

$$Li < Na < K, NH_4.$$

Die Untersuchung anderer Eigenschaften der Eweißkörper in gequollenem Zustand oder in Lösung, wie Gelatineerstarrung, Viscosität, Beeinflussung der Löslichkeit usw. ergab ähnliche Gesetzmäßigkeiten. So nimmt z. B. die fällende Wirkung von Anionen auf Lösungen von Hühnereiweiß in der Richtung Citrat—Rhodanid ab, und zwar in der gleichen Reihenfolge, die sich für die Gelatinequellung bzw. -entquellung ergeben hat. Man sieht, daß die Anordnung der Salze die gleiche ist wie bei der Ionenwirkung auf Adsorptionsvorgänge: auch *die Neutralsalzwirkung auf hydrophile Kolloide entspricht der Stellung der Ionen in der lyotropen Reihe.*

Von großem, auch biologischem Interesse ist die Umkehr der Ionenwirkungen bei nicht neutraler Reaktion. So nimmt die Fällbarkeit von positiv geladenem Eiweiß durch Anionen in der Richtung von Acetat nach Rhodanid zu, dagegen kehrt sich bei negativer Ladung die Wirkungsstärke der Ionen gerade um. Bei stärker oder schwächer saurer Reaktion gibt es sogar alle nur denkbaren Reihenfolgen der Ionen, sog. „Übergangsreihen". Ferner ist bemerkenswert, daß bei geeigneter Mischung verschiedener Neutralsalze sich verschiedenartige Ionenwirkungen auf die Kolloide gänzlich aufheben können oder gleichartige Wirkungen zweier Ionen durch ihre Kombination unterdrückt werden. Lecithin erniedrigt die Oberflächenspannung des Wassers; setzt man zu einer Lecithinlösung ein Salz hinzu, so verringert sich in Abhängigkeit von der Salzkonzentration der Dispersitätsgrad des Lecithins und die Oberflächenspannung des Lecithinsols steigt an. Kombiniert man aber verschiedene Salze in bestimmten Konzentrationen ($NaCl$ und $CaCl_2$ z. B. im Verhältnis 20 : 1), so bleibt in einem Bereich der gesamten Salzkonzentration von $^1/_{32}$—1 Mol die Oberflächenspannung des Lecithins nahezu unverändert, bei anderen Mischungsverhältnissen steigt sie an. Die Annahme ist naheliegend, daß die günstige Wirkung äquilibrierter Salzlösungen auf überlebende Gewebe (Ringerlösung usw. s. S. 118) durch die Ausschaltung von Kolloidwirkungen auf Grund des besonderen Mischungsverhältnisses der Salze mit zustande kommen kann.

Die Beobachtungen über die Ionenwirkungen auf Kolloide, besonders auf Eiweißlösungen sind von allerhöchster biologischer Bedeutung. Es wird später gezeigt werden, daß die Wirksamkeit vieler Fermente an Eiweißkörper gebunden ist (s. S. 250). Da Fermentwirkungen, wie schon angedeutet, ional beeinflußbar sind, liegt die Vermutung nahe, daß die Ionen auf die Eiweißkomponente des Fermentes einwirken; und wenn nicht nur die Natur der Ionen den Kolloidzustand der Eiweißkörper ändern kann, sondern die Ionenwirkung selbst auch durch geringe Reaktionsverschiebungen verändert wird, so ergeben sich damit weitgehende Möglichkeiten für die Steuerung fermentativer Vorgänge und ihre Anpassung an die jeweiligen Bedürfnisse des Stoffwechsels.

Wie soll man die Ionenwirkung auf hydrophile Kolloide, in erster Linie also auf die Eiweißkörper verstehen? Wahrscheinlich handelt es sich um die bereits oben eingehend besprochenen Veränderungen im Hydratationsgrade der Kolloide. Die Ionen sind wegen ihrer elektrischen Ladung und wegen der Dipolnatur des Wassers, also aus den gleichen Gründen wie die Kolloidteilchen, hydratisiert, und zwar um so stärker, je größer ihre Ladung und je kleiner ihr Radius ist. Die elektrische Ladung der Ionen wirkt sich nicht nur in ihrem Hydratationsgrad, sondern auch in der Adsorption oder chemischen Bindung entgegengesetzt geladener Ionen aus. Ob ein Ion auf ein Kolloid quellend oder entquellend, lösend oder fällend wirkt, muß vom Verhältnis der Hydratisierungstendenz des Ions zu der des Kolloids abhängen. Stark hydratisierte Ionen, die auch die geringste Oberflächenaktivität besitzen, wirken daher am stärksten wasserentziehend (Anwendung der Sulfate zum Aussalzen der Eiweißkörper!).

Die *Oberflächenaktivität der Kolloide*, auf deren Mitwirkung bei der Adsorption von Elektrolyten hingewiesen wurde, verursacht aber weiterhin auch eine ungleichmäßige Verteilung von ·Kolloiden in ihren Lösungen. Sie führt zu einer Anreicherung des Kolloids an den Grenzflächen zwischen seiner Lösung und dem umgebenden Medium, und zwar nicht nur gegen Luft, sondern auch gegen andere Flüssigkeiten. Dabei bilden die hydrophilen Kolloide häufig feste Häutchen an den Phasengrenzflächen. Beim Schütteln von Eiweißlösungen bildet sich ein Schaum, der sich nicht wieder auflöst, weil das Eiweiß sich an der Grenzfläche von Luft und Flüssigkeit in Membranen und Fäden ausscheidet (Bierschaum, Eierschaum). Diese Häutchen werden als *Haptogenmembran* bezeichnet. Nur durch ihre Bildung ist z. B. die Emulgierung von Fett in Form feinster Tröpfchen in der Milch möglich: jedes Fetttröpfchen ist von einer Eiweißmembran, also von einem dünnen Häutchen hydrophiler Kolloide, umgeben, die das Zusammenfließen der Fetttröpfchen verhindert und die Emulsion „Milch" stabilisiert. Es erscheint möglich, daß auch die Bildung einer Protoplasmahaut durch Bildung einer Haptogenmembran aus dem Zelleiweiß in der Grenzfläche gegen das umgebende Medium erfolgt.

Eine weitere auch biologisch sehr wichtige Erscheinung an kolloiden Lösungen ist ihre *Alterung*. Diese besteht darin, daß die kolloiden Systeme ihre Eigenschaften nicht für unbegrenzte Zeit unverändert beibehalten, sondern allmählich eine Abnahme ihrer Ladung und damit eine Verringerung der Hydratation erfahren, so daß eine Anzahl der Kolloidteilchen zu einem größeren Komplex zusammentreten kann. Dabei braucht es nicht zu einer Ausflockung der Kolloide zu kommen, aber das ganze System ist viel weniger stabil geworden.

Eine merkwürdige Veränderung, die in kolloiden Systemen bei längerem Stehen auftritt, ist die *Synärese*. Sie besteht darin, daß hydrophile Kolloide nach geraumer Zeit eine eigenartige Entmischung zeigen, indem sich der größte Teil der dispersen Phase mit einem kleinen Teil des Dispersionsmittels als Gallerte absetzt, der größte Teil des Dispersionsmittels aber eine leicht bewegliche Flüssigkeit bildet, die nur noch wenig von der dispersen Phase enthält. Es wandelt sich also ein Teil der kolloiden Lösung in eine *Gallerte* um, d. h. in ein kolloides System, das eine sehr hohe Viscosität hat und deshalb eine gewisse Stabilität der äußeren Form behält. Gallerten können ebenso wie durch synäretische Entmischung kolloider Lösungen auch durch Quellung von Kolloidteilchen erhalten werden. Die Quellung erfolgt dann oft erst bei einer bestimmten Grenztemperatur. Stärketeilchen nehmen z. B. Wasser erst oberhalb von 57 bis 58° auf und verkleistern.

Bei der Diffusion von Stoffen in eine Gallerte können sich eigenartige Reaktionen abspielen. Übergießt man eine Glasplatte mit einer bichromathaltigen Gelatinelösung, läßt diese erstarren und bringt dann einen Tropfen Silbernitratlösung darauf, so entstehen um den zunächst auftretenden Niederschlag von Chromsilber im Laufe von Tagen mit fortschreitender Diffusion der überschüssigen Silberionen in die Gallerte konzentrisch angeordnete Chromsilberniederschläge, die LIESEGANG*schen Ringe,* die durch niederschlagsfreie Zonen voneinander getrennt sind. Ähnliche Ringbildungen ergeben sich auch bei anderen chemischen Reaktionen in Gallerten. Sie haben die größte Ähnlichkeit etwa mit der Struktur der Achate, so daß für die Entstehung derartiger in der Natur vorkommender Strukturen ähnliche Diffusionen in einem halbfesten, halbflüssigen Milieu verantwortlich sein könnten. Ob solche zu einer rhythmischen Reaktionsfolge führende Diffusionen auch von biologischer Bedeutung sind, ist ebenso unklar wie die Deutung ihrer Entstehung.

Kolloidlösungen haben einen bestimmten *osmotischen Druck*. Da die Konzentration der kolloiden Teilchen in ihren Lösungen, von der die Höhe des osmotischen Druckes abhängt, wegen ihrer großen räumlichen Ausdehnung nur klein sein kann, ist auch der osmotische Druck ihrer Lösungen niedrig. Trotzdem spielt dieser *kolloidosmotische Druck* im Organismus sicher eine große Rolle. Im Blutplasma beträgt er bei einem mittleren Eiweißgehalt von etwa 7 % ungefähr 25 mm Hg, also $^1/_{30}$ Atm., bei einem gesamten osmotischen Druck des Blutes von etwa 7 Atm. Und doch ist er trotz seiner Geringfügigkeit wahrscheinlich von hoher Bedeutung für die Flüssigkeitsbewegung im Körper, für die Bildung des Gewebswassers und die Wasserausscheidung in der Niere. Man nimmt an, daß das Gewebswasser gebildet wird, indem Wasser durch die Capillarwände aus der Blutbahn abgepreßt wird. Das kann aber nur der Fall sein, wenn der hydrostatische Druck in den Capillaren, also der Blutdruck, größer ist als der kolloidosmotische Druck. Das scheint in der Tat gerade der Fall zu sein.

Nun ist aber bei der Bestimmung des osmotischen Druckes von Kolloidlösungen noch eines praktisch und theoretisch wichtigen Umstandes zu gedenken. Das Kolloidteilchen ist im allgemeinen nicht in neutraler Form, sondern als Kolloidelektrolyt vorhanden. Wenn wir einen Kolloidelektrolyten, dem wir die Formel NaR geben wollen, der also die Ionen Na^+ und R^- bildet, durch eine Membran, die für das Kolloidion R^- nicht diffusibel ist, von reinem Wasser trennen, so kann wegen des elektrostatischen Zuges auch das Gegenion Na^+ nicht in analytisch nachweisbarer Menge durch die Membran hindurchtreten. Immerhin werden einige Na-Ionen durch die Membran hindurchgehen, etwa analog der Ausbildung einer elektrischen Doppelschicht bei der Ionenadsorption, und damit muß in der Membran ein elektrisches Potential entstehen.

Trennt man durch die Membran einen Kolloidelektrolyten nicht von reinem Wasser, sondern stattdessen etwa von einer Kochsalzlösung, so stellt sich ein besonderes Verteilungsgleichgewicht für das Kochsalz ein, so daß nach der Einstellung des Gleichgewichtes die NaCl-Konzentration zu beiden Seiten der Membran eine verschiedene ist. Dieses Gleichgewicht wird als DONNAN-*Gleichgewicht* bezeichnet. Wenn (I) der Zustand zu Beginn, (II) der zu Ende des Versuches ist und a und b die beiden Seiten der Membran bezeichnen, so ergibt sich das folgende Schema:

(Ia):	(Ib):		(IIa):	(IIb):
Na^+	Na^+		Na^+	, Na^+
R^-	Cl^-		R^-	Cl^-
			Cl^-	

Zu beiden Seiten der Membran muß Elektroneutralität herrschen, es muß also die Zahl der Anionen gleich der der Kationen sein, also in (IIa) $[Na_a^+] = [R_a^-] + [Cl_a^-]$. Dann kann aber $[Na_a^+]$ nicht gleich $[Na_b^+]$ und $[Cl_a^-]$ nicht gleich $[Cl_b^-]$ sein: $[NaCl_a]$ und $[NaCl_b]$ sind verschieden. Es läßt sich theoretisch ableiten und experimentell beweisen, daß

$$\frac{[Na_a]}{[Na_b]} = \frac{[Cl_b]}{[Cl_a]} \tag{48}$$

ist.

Wie groß durch das Donnan-Gleichgewicht bedingte Konzentrations-
unterschiede sein können, zeigt für verschiedene Mischungen von Kongorot und Kochsalz die Tabelle 22.

Bei bestimmtem Mengenverhältnis der beiden Stoffe verhält sich die Membran also so,
als sei sie in einer Richtung für NaCl überhaupt undurchlässig.

Biologisch noch wichtiger sind die Ver-
teilungsgleichgewichte, wenn dem Kolloidelektrolyten ein Salz mit ungleichnamigem
Kation gegenübersteht. Die Tabelle 23 gibt
die Verteilung für Kongorot (NaR) und Kaliumchlorid.

Bei überwiegender Konzentration des Kolloids wird also, wenn es als Anion vorliegt,
das Kation des Außenelektrolyten stark an-
gezogen, das Anion dagegen abgestoßen.

Tabelle 22. Donnan-Gleichgewicht für Kongorot und
Kochsalz.

Kongo-rot (innen)	Koch-salz (außen)	Kochsalz	
		innen	außen
vor		nach	
Einstellung des Gleichgewichtes			
0,01	1	0,497	0,503
0,1	1	0,467	0,524
1	1	0,33	0,66
1	0,1	0.0083·	0,0917
1	0,01	0,0001	0,0099

Die obere Überschrift "Konzentration an" steht über Kochsalz (innen/außen).

Aus dem Bestehen der Membrangleichgewichte folgt, daß die Messung
des osmotischen Druckes von kolloiden Lösungen in Gegenwart anderer
Elektrolyte zu unrichtigen Werten führen muß, da der gemessene Wert
weitgehend von dem jeweiligen Membrangleichgewicht abhängen muß.

Die Donnan-Gleich-
gewichte müssen für die
Erklärung der Ionenver-
teilung zwischen Blut-
plasma und Blutkörper-
chen, zwischen Gewebs-
flüssigkeit und Blutplas-
ma sowie zwischen Zellen
und Blutplasma beson-
ders beachtet werden.
Für ihre Auswirkung nur
ein Beispiel: unter be-
sonderen krankhaften Bedingungen wird vermehrt Wasser aus dem Blut in
die Gewebsspalten abgeschieden, es bildet sich ein *Ödem*. Die Analyse einer
solchen Ödemflüssigkeit und des Blutserums, aus dem sie entstand, ergab
für die Konzentration (in Millimol pro Liter) an Na-, Cl- und HCO_3-
Ionen die in Tabelle 24 angeführten Werte.
Die in der letzten Spalte berechneten
Verteilungsquotienten sind für Cl- und
HCO_3-Ionen nahezu gleich, der für das
Na+ hat den reziproken Wert, ein Verhalten
das für das Donnan-Gleichgewicht nach
(48) gefordert wird. In ähnlicher Weise
ist auch für einige Ionen das Bestehen
eines Donnan-Gleichgewichtes zwischen
Blutserum und Blutkörperchen gezeigt

Tabelle 23. Donnan-Gleichgewicht für Kongorot
und Kaliumchlorid.

vorher		nachher					
NaR (innen)	KCl (außen)	K+		Na+		Cl-	
		innen	außen	innen	außen	innen	außen
0,1	1	0,5	0,5	0,05	0,05	0,5	0,5
1	1	0,66	0,33	0,66	0,33	0,33	0,66
10	1	0,90	0,10	9,2	0,8	0,1	0,90
100	1	0,99	0,01	99	1	0,01	0,99

Tabelle 24. Ionenverteilung
zwischen Blutserum und
Ödemflüssigkeit.

Ion	Serum	Ödem-flussig-keit	Serum/Ödem-flussigkeit
Na.	166,8	156,2	1 : 0,94
Cl	116,8	120,0	0,98 : 1
HCO_3	29,3	30,4	0,96 : 1

worden, das den theoretischen Voraussetzungen etwa entspricht (s. S. 421).

Nicht alle im Körper wirklich bestehenden Ionenverteilungen sind
aber anscheinend so zu erklären. Außer einer auf der Membranladung
beruhenden elektiven Permeabilität für positiv oder negativ geladene
Teilchen, spielen offenbar andere noch unbekannte Faktoren eine Rolle.

H. Die biologische Permeabilität.

Die biologische Permeabilität ist eines der zentralen Probleme der Biologie. Die Frage, in welcher Weise die Bau- und Betriebsstoffe in die Zellen hineingelangen und weshalb gerade diese und nicht auch andere, unbrauchbare Stoffe, ist nur die eine Seite des Problems. Die Ausscheidung von unbrauchbaren Stoffwechselprodukten aus jeder einzelnen Zelle, die Resorption von Stoffen durch die Darmwand ins Blut, die Ausscheidungsfunktion der Niere, die besondere Sekretionstätigkeit der Drüsen mit innerer und äußerer Sekretion, alle diese biologischen Funktionen haben die allernächste Beziehung zum Stoffaustausch durch biologische Membranen.

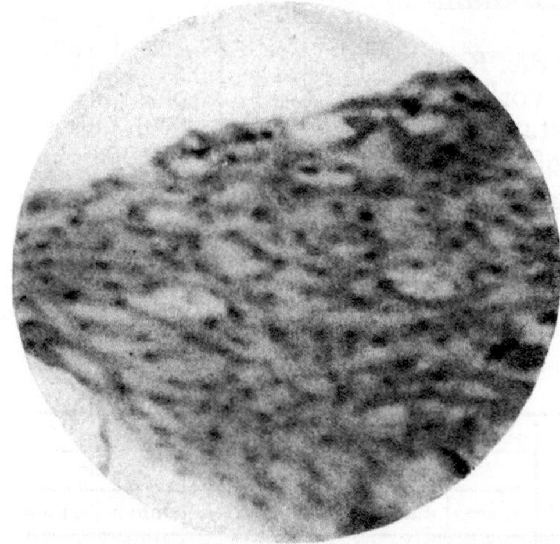

Abb. 21. Erythrocytenmembran. Nach osmotischer Hämolyse werden die Lipoide extrahiert und das Eiweiß mit Osmium fixiert. Man sieht die Gerüststruktur des Eiweißes. Vergr. der Abbildung 51000:1. (Nach WOLPERS.)

Bei der Besprechung der einfachen Diffusions- und Osmosevorgänge ist darauf hingewiesen worden, daß sie allein nicht imstande sind, die eigenartigen Permeabilitätsverhältnisse lebender Zellen zu erklären. So muß es auch bei Annahme semipermeabler Membranen rätselhaft erscheinen, weshalb der Zellinhalt eine andere ionale Zusammensetzung hat als das Blutplasma und weshalb die Zellen verschiedener Organe sich in ihrer Zusammensetzung unterscheiden. Einige in den beiden letzten Kapiteln besprochenen Erscheinungen, so besonders die Adsorptionserscheinungen an Membranen und die DONNAN-Gleichgewichte deuten nun darauf hin, daß Zusammensetzung und Eigenschaften der Zellgrenzflächen bei der Erklärung der biologischen Permeabilität eine ausschlaggebende Rolle spielen müssen. Zwar ist bisher lediglich durch das Elektronenmikroskop für die kernlosen roten Blutkörperchen der Besitz einer besonderen Membran nachgewiesen worden, aber schon die Tatsache, daß das Protoplasma verschiedener Zellen nicht miteinander verschmilzt, kann ohne die Annahme einer Membran, die den Zellinhalt umschließt, nicht erklärt werden. Die Bildung einer solchen Membran aus den gleichen organischen Baustoffen, die auch die übrige Zelle anfüllen, wäre etwa im Sinne einer Haptogenmembran, vielleicht auch als Gelbildung auf Grund einer Synärese aufzufassen.

Es sind unzählige Versuche durchgeführt worden mit zahllosen Stoffen, an pflanzlichen und tierischen Zellen verschiedenster Herkunft über das Eindringen dieser Stoffe in die Zellen, und man hat versucht, die Beobachtungen durch Annahme ganz bestimmter Membraneigenschaften einheitlich zu erklären. Eine solche einheitliche Erklärung ist bis heute nicht gefunden. Wohl kann mit einiger Sicherheit gesagt werden, daß die Zellgrenzschichten aus einer oder zwei Lipoid- und einer Eiweißphase aufgebaut sind. Die Abb. 21 zeigt das elektronenoptische Bild einer Erythrocytenmembran nach Extraktion der Lipoide und Fixierung der Eiweißkörper. Die Eiweiße bilden in der Membran ein Gerüst, in das die Lipoide eingelagert sind. Da jedoch die genaue chemische Struktur der Bausteine nicht bekannt ist, fehlt eine der wichtigsten Voraussetzungen für die Herstellung künstlicher Membranen mit Eigenschaften, die denen der biologischen Membranen soweit wie möglich entsprechen. Ferner sind sehr viele der Permeabilitätsversuche an tierischen oder pflanzlichen Zellen mit Stoffen angestellt worden, die biologisch ohne jedes Interesse sind, oder es erwiesen sich Stoffe als völlig impermeabel, deren physiologische Permeabilität nicht bezweifelt werden kann, so daß offenbar die Untersuchungsergebnisse an künstlichen Membranen oder an überlebenden Zellen und Organen nicht ohne weiteres auf lebende Zellen und Organe übertragen werden können. Es sind eine Reihe von Theorien aufgestellt worden, die auf Grund solcher Versuche die Verhältnisse der lebenden Zelle zu erklären versuchen. Im Anschluß an die Versuche über anorganische Niederschlagsmembranen (s. S. 120) hat man auch in der Plasmahaut ein Molekülsieb gesehen, durch dessen Poren Stoffe um so besser hindurchwandern, je geringer die Größe ihrer Moleküle ist, während Stoffe, deren Moleküle größer sind als der Porendurchmesser, nicht hindurchtreten können. Diese Theorie kann keinesfalls alle Beobachtungen erklären, da die Permeabilität der Zellmembranen sich qualitativ und quantitativ von der eines Molekülsiebes nach Art der Ferrocyankupfermembran unterscheidet.

Overton hat in grundlegenden Versuchen gezeigt, daß zwischen der Durchlässigkeit der Zellgrenzflächen für sehr viele Stoffe und der Löslichkeit dieser Stoffe in Lipoiden eine weitgehende Parallelität besteht. Nach der von ihm herrührenden *Lipoidtheorie* der Permeabilität verhält sich die Zellmembran wie ein lipoider Stoff, daher sind lipoidlösliche Stoffe permeabel, lipoidunlösliche impermeabel; je größer die Lipoidlöslichkeit ist, um so besser ist die Permeabilität. Es kommt damit ein neuer Gesichtspunkt in die Erörterung: die Löslichkeit der permeierenden Stoffe in der Zellwand. Wenn man voraussetzt, daß die Zellwand aus den gleichen Stoffen aufgebaut sein soll wie das Zellinnere, so ist, wenn die permeierenden Stoffe Zellbestandteile werden sollen, die Forderung der Löslichkeit in den Grenzflächen geradezu Voraussetzung für die Permeabilität. Aber auch für die Lipoidtheorie gelten die vorher erhobenen Einwände, nämlich, daß sie zwar das Verhalten gewisser körperfremder Stoffe gut wiedergibt, nicht aber das vieler für die Zelle wichtiger Substanzen. Vor allem kann durch die Lipoidtheorie die Aufnahme eines der wichtigsten Zellbestandteile, des Wassers, nicht erklärt werden. Nun wäre die Möglichkeit der Aufnahme von nicht lipoidlöslichen Stoffen dann erklärbar, wenn die Zellmembran außer Lipoiden auch noch andere Bausteine enthielte, die sowohl Wasser als auch wasserlösliche Stoffe zu lösen vermögen. Und das ist in der Tat, wie schon wiederholt angedeutet, auch der Fall: neben den Lipoiden sind Proteine am Aufbau der Grenzflächen beteiligt.

Wenn ein solcher Aufbau der Membran allein über die Aufnahme von Stoffen in die Zelle zu entscheiden hätte, dann müßte aber eine sehr viel größere Zahl von Stoffen aufgenommen werden können, als es tatsächlich der Fall ist. Es wäre auch trotz des Bestehens von Donnan-Gleichgewichten die von dem Blutplasma so verschiedene ionale Zusammensetzung mancher Zellen unverständlich, und es wäre unverständlich, wieso die so leicht in Wasser löslichen Ionen der anorganischen Salze überhaupt nicht oder nur elektiv, d. h. entweder die Kationen oder die Anionen, in die Zellen aufgenommen werden, wieso aber nicht oder schlecht dissoziierende Stoffe viel leichter permeieren. Diese Tatsachen weisen uns auf die Dinge zurück, die im vorhergehenden Kapitel immer wieder angedeutet wurden, auf die kolloidchemischen Eigenschaften der Zellmembranen, insbesondere auf ihre elektive Ladung und auf ihre Oberflächenaktivität. In der Tat geht auch eine Annahme dahin, daß der Durchtritt von Stoffen durch die Zellwandung sich nach ihrer vorherigen Adsorption an die Zellmembran vollzieht und daß die Geschwindigkeit des Durchtritts in weitem Umfang von dem Grade ihrer Adsorption abhängt. Von heute noch nicht zu übersehender Bedeutung sind wahrscheinlich auch chemische Reaktionen aufzunehmender Stoffe mit Bestandteilen der Membranen, die zur Bildung von Körpern mit ganz anderem Permeabilitätsvermögen führen sollten.

Keine der aufgeführten — und anderer hier nicht erwähnter — Theorien kann *alle* Erscheinungen der biologischen Permeabilität in ganz befriedigender Weise erklären, aber in ihrer Gesamtheit vermögen sie doch zusammen mit den allgemeinen Gesetzmäßigkeiten der Adsorption und des kolloiden Zustandes sowie deren Abhängigkeit von äußeren Faktoren die Richtung anzudeuten, in der die Erklärung gesucht werden muß. Wir müssen noch hinzufügen, daß nicht nur das *Bestehen* einer bestimmten Permeabilität, sondern besonders auch ihr *Wechsel* eine unabweisliche biologische Forderung ist, wenn die Zelle den Erfordernissen der wechselnden biologischen Funktion genügen soll. Ein solcher Wechsel kann in erster Linie durch Änderungen des Kolloidzustandes der Membranbausteine hervorgerufen werden; denn wie der Zustand kolloider Lösungen durch mannigfache äußere Einwirkungen verändert werden kann, so lassen sich auch an den Zellen selber durch ähnliche Einwirkungen Änderungen der Permeabilität, und zwar reversible Änderungen, herbeiführen. Es erscheint deshalb sicher, daß die biologische Permeabilität auf dem Aufbau der Zellmembran aus Eiweißkörpern und Lipoiden beruht und daß ihre Anpassung an den jeweiligen Funktionszustand der Zelle — durch Änderung der kolloiden und elektrischen Eigenschaften der Membran — wahrscheinlich gerade durch diesen Funktionszustand gesteuert wird.

Schrifttum.
(Zum zweiten Hauptteil.)

Bolam, T. R.: The Donnan Equilibria. London 1932. — Buzágh, A. von: Kolloidik. Dresden 1936. — Höber, R.: Physikalische Chemie der Zelle und der Gewebe, 6. Aufl. Leipzig 1926. — Michaelis, L.: Die Wasserstoffionenkonzentration, 2. Aufl. Berlin 1922. — Oxydations-Reduktions-Potentiale. Berlin 1929. — Ostwald, Wo.: Die Welt der vernachlässigten Dimensionen, 5. und 6. Aufl. Dresden 1921. — Pauli, Wo.: Kolloidchemie der Eiweißkörper. Dresden 1920.

III. Die Wirkstoffe des Körpers.

Vorbemerkungen.

Jeder Organismus enthält eine ganze Anzahl von Stoffen, durch deren besondere chemische Struktur im Verein mit dem eigenartigen kolloidchemischen Aufbau des Protoplasmas die Leistungen der Zellen während des Lebens möglich gemacht werden. Einen Teil dieser Stoffe kann der Körper selber bilden, andere müssen ihm mit der Nahrung zugeführt werden. Da ihnen allen eine besondere biologische Wirkung zukommt, werden sie in ihrer Gesamtheit als *Wirkstoffe (Ergone)* bezeichnet.

Eine Zelleistung kann letzten Endes nur stattfinden auf Grund von Stoffwechselvorgängen, durch die die in den chemischen Bausteinen der Zelle gespeicherte Energie freigemacht wird oder durch die Stoffe von hoher biologischer Wirksamkeit gebildet werden. Der Aufbau und Umbau der mit der Nahrung zugeführten Substanzen oder derjenige der zelleigenen Stoffe verläuft nicht von selber, sondern bedarf der Mitwirkung besonderer katalytischer Einrichtungen der Zelle, die als *Fermente* bezeichnet werden.

Die Tätigkeit der Fermente ist, mit Ausnahme der Verdauungsfermente, an die Zellen gebunden, sie soll aber nicht nur für die einzelne Zelle oder für ein einzelnes Organ nutzbringend sein, sondern den Zwecken des Gesamtorganismus soweit wie irgendmöglich sich anpassen und seinen Bedürfnissen entsprechen. Sie ist an sich von dem jeweiligen Zustand der einzelnen Zelle abhängig, ihr Einsatz im Dienste des Gesamtorganismus ist aber nur möglich, wenn der Körper über eine entsprechende Regulation verfügt. Diese steht ihm im Nervensystem zur Verfügung. Außer der nervösen Regulation und im Zusammenwirken mit ihr gibt es aber im Organismus auch eine Regulation durch chemische Stoffe, die im Körper selber in einigen Organen von spezifischem Bau gebildet und mit dem Blutstrom überall im Körper verbreitet werden. Diese Art der Regulation kann man deshalb der nervösen als humorale gegenüberstellen. Auch bei der humoralen Regulation werden in manchen Organen bestimmte Wirkungen hervorgerufen, die man ganz allgemein als eine Änderung ihres Funktionszustandes bezeichnen kann: spezifische Leistungen von Zellen können gefördert oder gedämpft werden, oder sie werden durch die Zufuhr dieser Stoffe überhaupt erst möglich gemacht. Man nennt solche Stoffe, die in bestimmten Organen gebildet werden und, auf dem Blutwege — humoral — weiterbewegt, in anderen Organen spezifische Wirkungen auslösen, *Hormone.*

Neben den Fermenten und den Hormonen gibt es noch eine dritte Stoffgruppe, ohne deren Mitwirkung sich eine geregelte Zellarbeit nicht zu vollziehen vermag, die *Vitamine.* Wenn die Hormone und die Fermente Stoffe sind, die im Tierkörper gebildet werden, deren Entstehung also als besondere funktionelle Leistung des Tierkörpers anzusehen ist, so sind die Vitamine notwendige Bestandteile der Nahrung. Der tierische Organismus ist nicht in der Lage, diese Stoffe zu synthetisieren. Daran ändert auch die Tatsache nichts, daß einige Vitamine nur Vorstufen derjenigen Stoffe sind, die vom tierischen Organismus gebraucht werden, daß der Körper aus diesen Vorstufen also erst die wirksamen Stoffe bildet oder bilden kann. Aber in den Vorstufen sind die entsprechenden Vitamine im wesentlichen bereits vorgebildet und geringfügige Veränderungen genügen, sie in die Vitamine umzuwandeln.

Die Besprechung der Bausteine des Tierkörpers konnte geordnet nach ihrer chemischen Konstitution vorgenommen werden, bei den Fermenten, Hormonen und Vitaminen ist das noch nicht der Fall oder doch nicht zweckmäßig. Zum Teil, und das gilt für die meisten Fermente und für eine große Reihe der Hormone ist ihr chemischer Aufbau noch nicht bekannt. Die in ihrer chemischen Struktur aufgeklärten und der Synthese zugänglichen Fermente, Hormone und Vitamine gehören sehr verschiedenen Stoffgruppen an. Die Aufstellung der drei Gruppen von Wirkstoffen, die historisch durch die Art ihrer Wirkung oder ihres Vorkommens, also durch biologische Gesichtspunkte bedingt war, wird daher zweckmäßig auch vorläufig noch aufrechterhalten. Danach sind die Fermente Stoffe, die im Organismus gebildet werden und die durch ihre Anwesenheit den Aufbau und Abbau der Körperbausteine ermöglichen. Die Hormone sind ebenfalls Produkte der Zelltätigkeit; sie sind Substanzen, denen die Regulation der Funktionen auf humoralem Wege obliegt; die Vitamine schließlich sind Stoffe, die der Körper nicht zu bilden vermag, sondern die ihm mit der Nahrung von außen zugeführt werden müssen. Ihre Wirkung ist derjenigen der Hormone und der Fermente vergleichbar.

Über die Art und Weise, in der Hormone in den Ablauf des Zellgeschehens eingreifen, also über den Mechanismus ihrer Wirkung, ist so gut wie nichts bekannt; dagegen ist der Wirkungsmechanismus einiger Vitamine und Fermente in den letzten Jahren aufgeklärt worden.

Die Einteilung in Hormone, Vitamine und Fermente bringt eine gewisse Ordnung in eine Vielzahl von Stoffen von verschiedener chemischer Konstitution, von verschiedenem Angriffspunkt und von verschiedenartiger Wirkung. Aber es darf nicht übersehen werden, daß diese Grenzen keine starren sind. Es mehren sich Befunde, die uns zeigen, daß zwischen Hormonen, Vitaminen und Fermenten Wechselwirkungen der verschiedensten Art bestehen, von denen einige in den folgenden Kapiteln besprochen werden. Es sei hier nur darauf hingewiesen, daß Hormone und Vitamine in der gleichen Richtung, also synergistisch, wirken können, daß aber ebensogut auch antagonistische Wirkungen zwischen Angehörigen dieser beiden Stoffklassen bestehen, und es sei weiterhin angedeutet, daß bestimmte Vitamine als integrierende Bestandteile von Fermenten in die Struktur des Körpers eingebaut werden, um zu zeigen, daß die einzelnen Wirkstoffe ihre spezifische Wirkung auf ganz verschiedenem Wege entfalten können und daß die Grenzen zwischen den Vitaminen, Hormonen und Fermenten fließende sind. Denken wir ferner daran, daß eines der Vitamine (C) bei manchen Tieren entbehrlich ist, weil sie es selber zu synthetisieren vermögen, daß es für sie also gleichsam ein Hormon ist, so leuchtet die Unsicherheit in der Grenzziehung zwischen den Wirkstoffen ein.

Allen Wirkstoffen aber ist eines gemeinsam: *Ihre Konzentration in den Geweben oder die Menge, die von ihnen dem Organismus zugeführt werden muß, ist außerordentlich geringfügig, sie haben also alle eine hohe Wirksamkeit im Vergleich zu ihrer Masse.* Allerdings sind die notwendigen Mengen von Wirkstoff zu Wirkstoff sehr verschieden groß.

Schrifttum.

AMMON, R. u. W. DIRSCHERL: Fermente, Hormone, Vitamine und die Beziehungen dieser Wirkstoffe zueinander. Leipzig 1938. — EULER, H. VON: Bedeutung der Wirkstoffe (Ergone), Enzyme und Hilfsstoffe im Zellenleben. Erg. Vitamin- u. Hormonforsch. 1 (1938).

A. Vitamine.

a) Allgemeines.

Die Entdeckung der Vitamine und die Untersuchung ihrer Wirkung gründet sich auf ernährungsphysiologische Versuche. Nachdem die energetische Bedeutung der Hauptnahrungsstoffe, der Eiweißkörper, Kohlenhydrate und Fette, die Unersetzlichkeit der Eiweißkörper durch andere Nahrungsstoffe und die Notwendigkeit eines bestimmten Gehaltes der Nahrung an verschiedenen Salzen festgestellt worden war, schien die Kenntnis der zur Ernährung des menschlichen und des tierischen Organismus notwendigen und ausreichenden Stoffe abgeschlossen. Einige davon abweichende Befunde fanden keine Beachtung. Der Ausgangspunkt der Vitaminforschung ist die Entdeckung EIJKMANs, daß bei Hühnern durch unzureichende Ernährung neuritische Störungen auftreten (s. S. 172). Die Forschung hat aber die Bedeutung dieser frühen Beobachtungen lange Zeit nicht erkannt, denn es bedeutete geradezu eine Revolution der Ernährungslehre, als später STEPP fand, daß die Verfütterung eines an sich für die Ernährung von Ratten völlig ausreichenden, aber mit Äther oder Alkohol extrahierten Nahrungsgemisches zu schweren Wachstumsstörungen und zum Tode der Tiere führte, und daß diese Störungen durch Zulage von Neutralfetten zu der extrahierten Nahrung nicht behoben werden konnten. Auch die Verabfolgung eines Nahrungsgemisches aus weitgehend gereinigten Eiweißstoffen, Fetten und Kohlenhydraten unter Zusatz der notwendigen Salze hatte die gleichen schädlichen Folgen (HOPKINS). Die auf der offenbar unzureichenden Ernährung beruhenden Störungen traten nicht auf, wenn dem extrahierten oder künstlichen Nahrungsgemisch die entzogenen Stoffe oder gewisse Extrakte zugefügt wurden.

Auf diesen Feststellungen im Zusammenhang mit manchen, teilweise schon lange zurückliegenden Beobachtungen über eigenartige Erkrankungen von Menschen und Tieren, die ebenfalls auf die qualitativ unzureichende Zusammensetzung einer calorisch ausreichenden Nahrung zu beziehen waren, hat sich die Vitaminlehre aufgebaut. In groß angelegten Fütterungsversuchen mit verschiedenartig zusammengesetzten oder durch Extraktion oder Erwärmung beeinflußten Nahrungsgemischen ist der Nachweis geführt worden, daß jede Nahrung eine ganze Anzahl von Ergänzungsstoffen in meist sehr kleinen Mengen neben den Calorienträgern und den Salzen enthalten muß, wenn sie ein normales Wachstum und eine normale Entwicklung garantieren soll (HOPKINS; OSBORNE und MENDEL). Man hat diese *Ergänzungsstoffe* auch *akzessorische Nährstoffe (accessory food stuffs)* genannt, eingebürgert hat sich aber nur die Bezeichnung *Vitamine,* die auf Grund der — nur für einen Teil dieser Stoffe richtigen — Annahme ihres Stickstoffgehaltes von FUNK geprägt wurde.

Die Vitamine sind demnach Stoffe, die der Organismus im allgemeinen nicht selbst bilden kann, sondern die in minimalen Mengen in der Nahrung enthalten sein müssen, da ihr Fehlen zu Störungen des normalen Lebensablaufes führt. Nach Zufuhr der fehlenden Stoffe müssen die Schädigungen sich zurückbilden oder ihr Auftreten verhindert werden. Es fragt sich, wie weit der Vitaminbegriff zu ziehen ist. Es besteht an sich für alle Nahrungsstoffe ein *Gesetz des Minimums*, in dem Sinne, daß sie in einer bestimmten minimalen Menge in der Nahrung enthalten sein müssen, während bei ihrem Fehlen oder bei einem zu geringen Angebot Wachstumsstörungen aber auch andere Störungen der verschiedensten Art auftreten. Was die Vitamine von den übrigen Stoffen unterscheidet, die ebenfalls in geringen, calorisch bedeutungslosen Mengen in der Nahrung enthalten sein müssen, ist ihre spezifisch-physiologische Wirkung.

Die bei gänzlichem oder weitgehendem Fehlen der Vitamine in der Nahrung unter natürlichen oder experimentellen Ernährungsbedingungen beim Menschen und beim Tier auftretenden meist schweren Krankheitserscheinungen werden als *Mangelkrankheiten* oder *Avitaminosen* bezeichnet. Die Gefahr ihres Auftretens ist in den meisten Ländern bei frei gewählter Nahrung mit wenigen Ausnahmen (Vitamin D und B) nur gering zu veranschlagen, dagegen ist mit dem allergrößten Nachdruck zu betonen, daß der Organismus in allen seinen Teilen dauernd dem regulierenden Einfluß der Vitamine unterworfen sein muß bzw. daß die Vitamine als Werkzeug des Stoffwechsels bei bestimmten biologischen Vorgängen unbedingt notwendig sind. Einige von ihnen sind als Bestandteile von Fermenten erkannt und für andere ist dies zum mindesten wahrscheinlich. Es wird zunehmend klarer, daß für ein harmonisches Zusammenspiel aller Funktionen des Körpers die Anwesenheit bestimmter Mengen der verschiedenen Vitamine unerläßliche Voraussetzung ist. Ein nicht sehr erhebliches Abweichen von dieser Forderung führt wenn auch nicht gerade zum Ausbruch einer Avitaminose, so doch zu deutlichen Störungen des Wohlbefindens und zu Herabsetzung der Leistungsfähigkeit des gesamten Organismus. In der Verhütung von *Hypovitaminosen* und nicht von Avitaminosen besteht die Hauptbedeutung der Vitaminzufuhr für die Volksgesundheit.

Es ist von großer Wichtigkeit, daß der Organismus Vitamine in bestimmten Organen ablagern und für Zeiten mangelhafter Zufuhr speichern kann: die Vitaminspeicherung ist relativ viel höher als die Speicherung irgendeines anderen Reservestoffes, so daß bei dem mengenmäßig geringen Vitaminbedarf unter Umständen selbst lang dauernder Vitaminmangel ohne Schaden vertragen werden kann. Aber neben dem Vitaminmangel, der schließlich zur Avitaminose führt, besteht auch die Gefahr der übergroßen Zufuhr und dadurch bedingt des Zustandes einer *Hypervitaminose,* wie sie für einige Vitamine bekannt ist. Hypervitaminosen können ebenso wie Avitaminosen oder Hypovitaminosen zu schweren Störungen führen. Ferner ist zu beachten, daß ihre Funktion in noch völlig unübersehbarer Weise mit der Zusammensetzung der Nahrung aus den einzelnen Hauptnahrungsmitteln zusammenhängt.

Die Einteilung der Vitamine gründet sich auf die bereits erwähnten Extraktionsversuche, bei denen offenbar wurde, daß sowohl durch Extraktion mit Wasser als auch mit Äther oder Alkohol den Nahrungsstoffen bestimmte Ergänzungsstoffe — und zwar jeweils verschiedene — entzogen werden können, die man als die *fettlöslichen und die wasserlöslichen Vitamine* unterschieden hat. Es hat der mühevollen, hier nicht weiter im einzelnen zu verfolgenden Arbeit vieler Forscher bedurft, und anscheinend ist nicht einmal das Ende dieses Weges erreicht, um zu erkennen, daß die wasserlöslichen und die fettlöslichen Vitamine keine in sich einheitlichen Fraktionen sind und daß zudem noch die eine der wasserlöslichen Fraktionen aus einer Vielzahl verschiedener Stoffe zusammengesetzt ist. Es ist Brauch, die einzelnen Vitamine entweder mit großen Buchstaben zu bezeichnen und die komplexe Natur einer Fraktion durch kleine Indexziffern anzugeben oder die Bezeichnung eines Vitamins nach seiner Wirkung vorzunehmen. Es ergibt sich dann, unter Auslassung der für die menschliche

Physiologie weniger wichtigen oder unwichtigen bzw. in ihrer Existenz noch nicht hinreichend gesicherten Stoffe die Einteilung nach Tabelle 25. Die Tabelle enthält auch die chemischen Namen für die Vitamine, deren Konstitution bekanntgeworden ist.

Die Auffindung der Vitamine war und ist nur durch den Tierversuch möglich gewesen, und die Prüfung und Auswertung ihrer Wirksamkeit hat auch, trotzdem für die Bestimmung einiger Vitamine bereits chemische oder physikalische Methoden vorliegen, immer wieder auf den Tierversuch zurückzugreifen. Die Auswertung eines Vitamins erfolgt in der Weise, daß den Versuchstieren eine Kost verabfolgt wird, die außer dem zu prüfenden alle übrigen Vitamine in ausreichenden Mengen enthält. Man kann dann entweder feststellen, wie groß die Zugabe an dem zu prüfenden Vitamin sein muß, um das Auftreten der charakteristischen Ausfallserscheinungen zu verhindern, oder man kann ermitteln, wie groß die Vitaminzulage sein muß, um eine experimentelle Avitaminose wieder zum Verschwinden zu bringen.

Tabelle 25. Einteilung der Vitamine.

Vitamin	Bezeichnung nach der Funktion
	I. Fettlösliche Vitamine:
A	Antixerophthalmisches Vitamin *(Axerophthol)*
D	Antirachitisches Vitamin *(Calciferol)*
E	Antisterilitätsvitamin *(Tocopherol)*
K	Antihämorrhagisches Vitamin *(Phyllochinon)*
	II. Wasserlösliche Vitamine:
B_1	Antineuritisches Vitamin *(Aneurin; Thiamin)*
B_2	Wachstumsvitamin *(Lactoflavin)*
	Pellagraschutzstoff (PP-Faktor) *(Nicotinsäureamid)*
B_6	Pellagraschutzstoff der Ratte *(Adermin, Pyridoxin)*
	Antianämisches Vitamin *(„extrinsic factor", Hämogen)*
	Pantothensäure
	p-Aminobenzoesäure *(Vitamin H')*
C	Antiskorbutisches Vitamin *(Ascorbinsäure)*
H	Hautvitamin

(Der Klammerausdruck rechts: B_2-, B_6 bis p-Aminobenzoesäure umfassend: Vitamin-B_2-Komplex)

Um die Wirkung der Vitamine quantitativ erfassen zu können, hat man zu einer Zeit als ihre Konstitution noch nicht bekannt war, „Vitamin-Einheiten" aufgestellt, die jeweils durch die Erzielung eines bestimmten biologischen Effektes definiert waren. Nachdem nunmehr aber die Konstitution der meisten Vitamine aufgeklärt ist, bezeichnen die „*Internationalen Einheiten*" *(I.E.)* die Wirkung einer bestimmten Menge eines reinen Vitamins oder Provitamins (s. Tabelle 26).

Tabelle 26. Vitamineinheiten.

Vitamin	1 I.E. ist gleich
A	$0,6\,\gamma$ β-Carotin
B_1	$3\,\gamma$ Aneurinhydrochlorid
C	$50\,\gamma$ l-Ascorbinsäure
D	$0,025\,\gamma$ krystallisiertes Vitamin D_2

b) Vitamin A (antixerophthalmisches Vitamin, Axerophthol).

Die beim Fehlen des Vitamins A auftretenden Wachstumsstörungen bzw. die Gewichtsabnahme junger Ratten, die früher zu der Bezeichnung dieses Vitamins als „Wachstumsvitamin" geführt hatte, sind unspezifische Symptome, die auch beim Fehlen anderer Vitamine oder auch ganz anderer Nahrungsstoffe ohne Vitamincharakter beobachtet werden. Die eigentlichen Mangelerscheinungen sind fast alle als Veränderungen des Epithels im Sinne einer Verhornung aufzufassen. So findet sich bei der Ratte eine ganz charakteristische Veränderung der Scheidenschleimhaut im Sinne einer Proliferation und Verhornung, die mit den Erscheinungen des Oestrus (s. S. 225) große Ähnlichkeit hat *(Kolpokeratose)*. Auch die

für den Vitamin-A-Mangel besonders kennzeichnenden Veränderungen der
Hornhaut, die bei Versuchstieren, die aber auch bei kleinen Kindern
bei Ernährung mit Magermilch und Margarine in Hungergegenden verschiedentlich beobachtet worden sind, beruhen auf Epithelveränderungen
der Hornhaut. Da die Epithelien der Drüsen, so auch die der Tränen-
drüsen ebenfalls von den Veränderungen betroffen werden, trocknet die
Hornhaut aus, es treten Infektionen auf, die zunächst zu oberflächlicher
(Keratomalacie), später zu tieferer Schädigung der Hornhaut *(Xerophthalmie)* und zur Erblindung führen (Abb. 22). Das erste, schon frühzeitig auftretende Symptom eines Mangels an Vitamin A ist die (nicht erbliche)

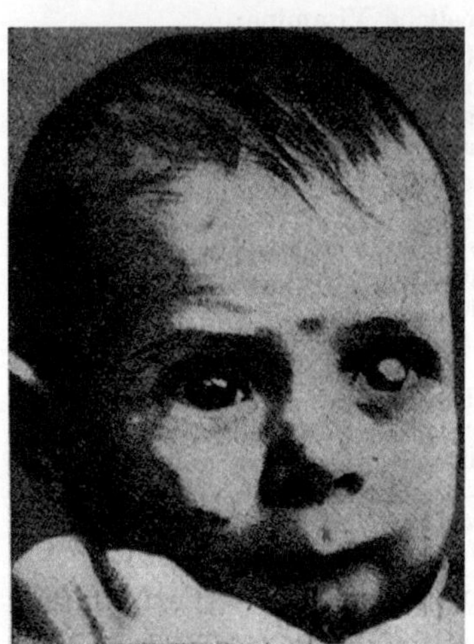

Abb. 22. Ausgeheilte Keratomalacie mit Erblindung des linken Auges. (Nach BLOCH.)

Nachtblindheit (Hemeralopie), die auf einer
Störung in der Regeneration des Sehpurpurs
beruht. Eine weitere Funktionsstörung des
Auges zeigt sich in einer Veränderung der
Farbenempfindlichkeit; die Gesichtsfelder
für Gelb, Blau und Rot sind eingeengt,
und die beiden letztgenannten Felder überschneiden sich. Die starke Einschränkung
des Gesichtsfeldes für Gelb soll für den
Vitamin-A-Mangel besonders charakteristisch sein.

Die Netzhaut hat von allen Organen relativ den
höchsten Gehalt an Vitamin A. Bei Vitamin-A-
Mangel ist er bei Ratten und anscheinend auch beim
Menschen stark vermindert, wird aber durch Zufuhr
von Vitamin A offenbar sehr rasch wieder ergänzt.
Die Beobachtungen über das sehr frühzeitige Auftreten
der Nachtblindheit bei Vitamin-A-Mangel machen es
sehr wahrscheinlich, daß das Vitamin A für die Funktion des Sehpurpurs nötig ist. In der Tat wollte WALD
gefunden haben, daß der Sehpupur *(Rhodopsin)* die Vereinigung eines Eiweißkörpers mit einer als *Retinen* bezeichneten prosthetischen Gruppe ist. Rhodopsin sollte
bei Belichtung in Eiweiß und Retinen zerfallen und das Retinen bei völliger Ausbleichung
des Sehpurpurs in Vitamin A umgewandelt werden. Neuere Befunde sind jedoch mit diesen
Vorstellungen unvereinbar. Reine Lösungen des gebleichten Sehpurpurs enthalten kein
Vitamin A, außerdem findet sich das Vitamin nicht in der Sinneszellenschicht der Retina,
sondern in den Leitschichten (KRAUSE und SIDWELL). Die eigentlichen Zusammenhänge
zwischen dem Vitamin A und den Vorgängen beim Sehen sind also noch nicht geklärt.

Bei chronischem Mangel an Vitamin A wurde beim Menschen ein
Absinken der Leukocyten-, Thrombocyten- und Erythrocytenzahlen beobachtet. Vitamin A scheint weiterhin für die Funktion der Geschlechtsorgane von Bedeutung zu sein. Die Sexualdrüsen haben einen hohen
Gehalt an A; bei A-Mangel erlischt die Sexualfunktion.

Der Wirkungsmechanismus des Vitamins ist noch ungeklärt. Da man
nach reichlichen A-Gaben einen vermehrten Gehalt von Purinen im Gewebe findet, die als Baumaterial für Zellkerne angesehen werden, kann man
annehmen, daß es bei der Zellvermehrung eine Rolle spielt. Auch die
Regenerationsfähigkeit der Zellen wird durch Vitamin A begünstigt. Die
oben beschriebenen Epithelveränderungen, die sich auch in abnormer
Trockenheit der Haut und einer Herabsetzung der Schweißdrüsenfunktion,
in Abschilferungen der Epithelien in Blase und Urethra, in Störungen der
Funktion von Tränen- und Talgdrüsen, ja sogar der Magendrüsen mit
Herabsetzung der Salzsäurebildung äußern, beleuchten *seine allgemeine Be-
deutung für die Erhaltung der Funktion epithelialer Gewebe.* Daher auch die
Bezeichnung „*Epithelschutzvitamin*". Auch für den normalen Ablauf der

Oxydationsvorgänge scheint das Vitamin A notwendig zu sein: der Sauerstoffverbrauch von Leberschnitten avitaminotischer Tiere, der stark herabgesetzt ist, wird durch Zusatz des Vitamins erhöht. Voraussetzung dafür ist die Gegenwart von Hämineisen. Fernerhin bestehen zwischen Vitamin A und Fettstoffwechsel Beziehungen, da bei seinem Mangel das Fettgewebe schwindet, nach seiner Zufuhr die Fettdepots wieder aufgefüllt werden. Ein Zusammenhang besteht auch insofern, als das Vitamin selbst aus dem Darm nur bei Gegenwart von Fetten, die Provitamine nur bei Anwesenheit von Gallensäuren resorbiert werden können.

Durch einen Mangel an Vitamin A werden ähnliche Symptome hervorgerufen wie durch eine zu große Zufuhr von Vitamin D (s. S. 194), bei zu großer Zufuhr von A treten umgekehrt Erscheinungen des Mangels an D auf. Das A-Vitamin ist ein direkter Antagonist des Thyroxins: Thyroxin hebt die Wachstumswirkung auf, und anderseits wird die Vergiftung mit Schilddrüsenhormon und seine sonstigen Wirkungen durch Zufuhr von Vitamin A gehemmt.

Das Vitamin A kommt im Pflanzenreich als solches wahrscheinlich nicht vor, sondern in einigen Vorstufen, die man als *Provitamine* bezeichnet. Die Provitamine gehören alle in die Klasse der Carotine (s. S. 54); es sind α-, β- *und γ-Carotin* sowie *Kryptoxanthin*. Sie werden durch ein Ferment *Carotinase* in der Leber in das Vitamin umgewandelt. Die Wirksamkeit des Fermentes ist an die Gegenwart des Schilddrüsenhormons Thyroxin gebunden. Die Bedeutung der Leber für den Stoffwechsel des Vitamins A geht auch daraus hervor, daß in diesem Organ die Speicherung der Provitamine und des Vitamins erfolgt. Der Vorrat der Leber ausreichend mit Vitamin A oder Carotinen ernährter Menschen hält für etwa 6 Monate vor. Die Umwandlung der Carotine in das Vitamin wird nicht durch die Carotinzufuhr, sondern durch den Vitaminbedarf des Körpers geregelt. Im allgemeinen ist daher der Carotingehalt der Leber größer als der an Vitamin A.

Das Vitamin A ist ein Alkohol. In der Natur kommt es zu einem großen Teil in veresterter Form vor. Die Esterform ist biologisch wirksamer als der freie Alkohol. Im Lebertran liegt das Vitamin A vollständig als Ester vor, im Thunfischöl z. B. als Palmitinsäureester. In der Leber wird anscheinend überhaupt sowohl das freie als auch das aus Carotin entstehende Vitamin A in die Esterform übergeführt.

Da den verschiedenen Provitaminen außer der Polyenkette nur der β-Ionon-Ring gemeinsam ist (s. S. 54), kommt dem Vitamin A die folgende Formel zu:

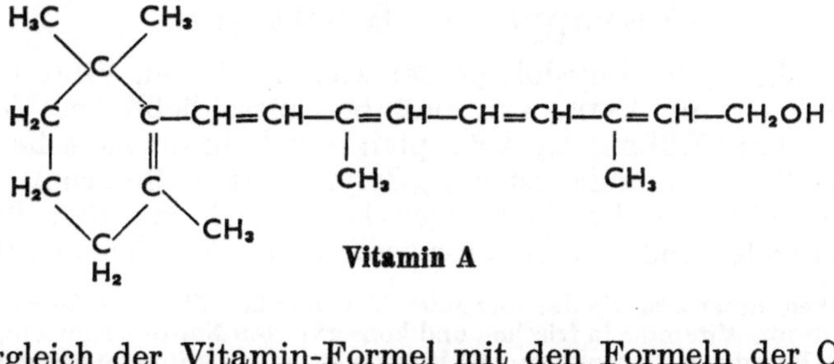

$$H_3C\text{-}C(CH_3)...\text{—}CH=CH\text{—}C(CH_3)=CH\text{—}CH=CH\text{—}C(CH_3)=CH\text{—}CH_2OH$$

Vitamin A

Der Vergleich der Vitamin-Formel mit den Formeln der Carotinoide, die Provitaminwirkung haben, zeigt, daß aus dem β-Carotin durch hälftige Spaltung unter Aufnahme von 2 Molekülen Wasser 2 Moleküle Vitamin A entstehen müssen, die anderen Provitamine dagegen nur je 1 Molekül Vitamin liefern können. Die Angabe, daß auch die biologische Wirksamkeit des β-Carotins etwa doppelt so groß wie die der anderen wirksamen Carotinodei ist, ist aber nicht unwidersprochen geblieben.

Der Gehalt einiger Nahrungsmittel an Vitamin A geht aus der Tabelle 27 hervor. Die reichste Quelle des Vitamins ist also der Lebertran. Die Trane aus verschiedenen Fischen sind sehr verschieden wirksam, am stärksten der Heilbutttran. Sehr häufig geht der Vitamin- bzw. der Carotingehalt eines Nahrungsmittels der Intensität seiner Färbung parallel. So enthält gelbe Butter (Fütterung mit Grünfutter) viel mehr Provitamin und Vitamin als hell gefärbte (Stallfütterung). Immer trifft das aber nicht zu: die gelbe Farbe des Eidotters beruht wesentlich auf dem als Provitamin unwirksamen Lutein, die Farbe der Tomaten auf dem ebenfalls unwirksamen Lycopin. Von großer Bedeutung für die Vitamin-A-Versorgung ist außer dem Gehalt eines Nahrungsmittels an Carotinen die Carotinresorption im Darm. Neuere Untersuchungen ergaben z.B., daß der Mensch aus zerkauten oder gekochten Mohrrüben das Carotin nur zu 2—5 % resorbiert, aus feinzerriebenen im Durchschnitt zu 15 % (VIRTANEN). Durch fettreiche Nahrung soll die Carotinresorption verbessert werden. Der mittlere tägliche Bedarf des Menschen wird meist mit etwa 2—3 mg Vitamin A (= 2500 I.E. Vitamin A bzw. 5000 I.E. Carotin) angegeben. Ganz allgemein scheint aber nach neueren Untersuchungen der Vitamin-A-Bedarf unabhängig von Alter und Geschlecht beim Menschen und den verschiedensten Tierarten 15—25 I.E. je Kilogramm Körpergewicht zu betragen.

Tabelle 27. Vitamin-A-Gehalt verschiedener Nahrungsmittel[1].

Nahrungsmittel	I.E. in 100 g
Dorschlebertran .	100 000
Heilbuttlebertran .	5 000 000
Kalbsleber	2100
Leber verschiedener Tiere	5000—20 000*
Karotten	2000—4000, 10 000*
Spinat	2000—6000, 10 000*
Kopfsalat	2500, 10 000*
Grünkohl	1000, 10 000*
Grüne Bohnen . .	50—950, 600*
Apfelsinen	500
Bananen	400
Eigelb	2300—5000
Butter	1000—4500
„ Sommer . .	3000—8000*
„ Winter . .	2500—4000*
Kuhmilch	180—320

Die Prüfung und Auswertung des Vitamin-A-Gehaltes von Nahrungsmitteln oder Vitaminpräparaten erfolgt entweder durch den Wachstumstest oder den Kolpokeratosetest. Der chemische Nachweis geschieht durch die CARR-PRICEsche *Reaktion,* die im Auftreten einer Blaufärbung besteht, wenn die Chloroformlösung des Vitamins mit Antimontrichlorid versetzt wird. Unter bestimmten Voraussetzungen kann die Reaktion auch zur quantitativen Bestimmung des Vitamins angewandt werden.

c) Gruppe der B-Vitamine.

Die Erforschung der Physiologie der wasserlöslichen Vitamine geht aus von der Beobachtung EIJKMANs, daß bei ausschließlicher Verfütterung von poliertem Reis Hühner an Krämpfen und Lähmungserscheinungen erkranken; das Krankheitsbild ist als „Polyneuritis gallinarum" bezeichnet worden. Ganz ähnliche Erscheinungen lassen sich mit derselben Ernährung auch an vielen anderen Tieren hervorrufen. Zu Versuchszwecken am

---

[1] Die Angaben dieser und die der folgenden Tabellen 28—30, 32 u. 34 sind zusammengestellt nach LUNDE: Vitamine in frischen und konservierten Nahrungsmitteln, Berlin 1940, und nach STEPP-KUEHNAU-SCHROEDER: Die Vitamine und ihre klinische Anwendung, 4. Aufl. Stuttgart 1939. Die mit * versehenen Zahlen in Tabelle 27 sind Untersuchungen von SCHEUNERT entnommen.

besten geeignet sind Tauben. Die Bedeutung dieser Beobachtung liegt darin, daß sie eine Brücke schlugen zu einer Krankheit, der *Beriberi*, die in ostasiatischen Ländern, in denen Reis das Volksnahrungsmittel ist, in ausgedehntem Maße vorkommt, und die sich unter anderem ähnlich wie bei den Versuchstieren auch durch neuritische Störungen zu erkennen gibt. Man fand bald, daß alle Ausfalls- und Krankheitserscheinungen durch Verfütterung von Reiskleie oder von Hefe zu beseitigen waren. Es mußte sich demnach bei der Geflügelpolyneuritis und bei der menschlichen Beriberi um Störungen infolge unzureichender Ernährung handeln. Die wirksame Substanz wird, da sie in dem oberflächlichen Silberhäutchen des Reiskorns sitzt, beim Polieren der Körner entfernt.

Das Tierexperiment zeigte schon bald, daß die neuritischen und die anderen für die Beriberi charakteristischen Störungen nicht die einzigen Ausfallserscheinungen sind, die beim Fehlen des Vitamins B bemerkbar werden. Zuerst gelang die Abtrennung eines Faktors, dessen Fehlen sich in erster Linie in einem Zurückbleiben des Wachstums der Tiere äußerte. Daß hier verschiedene Wirkstoffe vorlagen, ergab sich daraus, daß die antineuritische Wirkung B-haltiger Extrakte durch Erhitzen unter Druck auf 120° verloren ging, die Wachstumswirkung aber erhalten blieb. Man konnte also von dem antineuritischen Vitamin B$_1$ das Wachstumsvitamin B$_2$ abtrennen. Die weitere Erforschung ergab aber, daß auch dieses Vitamin B$_2$ keineswegs etwas einheitliches ist, sondern ein Komplex, der sich aus sehr zahlreichen Teilfaktoren zusammensetzt, von denen heute mit Sicherheit 15 verschiedene bekanntgeworden sind. So zeigen sich etwa bei einer Kost, die das antineuritische, nicht aber das Wachstumsvitamin enthält, bei Ratten eigenartige entzündliche Veränderungen der Haut, verbunden mit Ausfall der Haare und schollenartiger Abschuppung der Epidermis. Ähnliche Erscheinungen sind bei einer *Pellagra* genannten Erkrankung des Menschen bekannt, die in südlichen Ländern und in manchen Gegenden Nordamerikas gar nicht selten vorkommt. Ferner ist im Vitamin-B$_2$-Komplex ein Faktor enthalten, der für den normalen Verlauf der *Blutbildung* erforderlich ist. Bei geeigneter Versuchsanordnung können viele der so außerordentlich verschiedenen Symptome, die auf dem Mangel an diesem oder jenem B$_2$-Faktor beruhen, im Tierversuch isoliert hervorgerufen werden.

1. Antineuritisches Vitamin B$_1$ (Aneurin; Thiamin).

Das beim Fehlen des Vitamins B$_1$ auftretende Krankheitsbild der Beriberi ist außer durch die schon erwähnten *neuritischen Störungen* gekennzeichnet durch die Ausbildung von Ödemen, sowie durch schwere *Veränderungen der Herzfunktion.* Charakteristisch ist ferner eine erhebliche Zunahme des Fettgehaltes im Blut, eine *Lipämie*, die offenbar auf Wechselbeziehungen zwischen dem Vitamin B$_1$ und der Nebennierenrinde beruht; denn diese erfährt bei Fehlen des Vitamins eine erhebliche Vergrößerung.

Als weitere Auswirkung des Mangels an Vitamin B$_1$ ist bei den Ratten eine Genschädigung gefunden worden, die aber erst in der übernächsten Generation manifest wird. Ferner ist als Wirkung des Vitamins B$_1$ zu erwähnen die Aufrechterhaltung des normalen Tonus der Magen-Darm-Muskulatur und seine Notwendigkeit für die Resorption im Darm, besonders für die der Fette (VERZÁR).

Die neuritischen Erscheinungen und die mangelhafte Herzfunktion beruhen auf einer *Störung des Kohlenhydratstoffwechsels* im Zentralnervensystem und im Herzen; diese Störung zeigt sich auch im vermehrten Auftreten zweier Intermediärprodukte des Kohlenhydratstoffwechsels, der Brenztraubensäure und der Milchsäure, im Blute. Im Harn und im Blute kann ferner α-Ketoglutarsäure nachgewiesen werden (SIMOLA). Die Störung im Kohlenhydratstoffwechsel betrifft, darauf weist schon das Auftreten der Brenztraubensäure hin (s. S. 341), den Endabbau des Zuckers. Von den verschiedenen Teilen des Zentralnervensystems haben den größten Kohlenhydratbedarf das Großhirn und die basalen Ganglien. Die Atmung von Schnitten aus dem Gehirn beriberikranker Tiere ist abnorm niedrig und ihre Herabsetzung verläuft parallel der Schwere der cerebralen Störungen. Auch der respiratorische Quotient (R. Q.) (s. S. 331) des Gehirngewebes ist als Ausdruck der gestörten Zuckerverbrennung abnorm niedrig. Zusatz von Vitamin B_1 steigert den Sauerstoffverbrauch und gleichzeitig auch den R. Q., bewirkt also eine Steigerung des Kohlenhydratumsatzes (*Katatorulin-Test;* PASSMORE, PETERS und SINCLAIR). Auch im Gesamtorganismus steigert nach Versuchen an normalen Ratten B_1 die Oxydationen. Wie im Gehirn so scheint auch im Herzmuskel und in der Niere die Verbrennung des Zuckers die Mitwirkung des Vitamins B_1 zu erfordern. Die Beziehungen zwischen dem Aneurin und dem Kohlenhydratstoffwechsel werden auch aus vielen anderen Beobachtungen offenbar. So ist der Bedarf an diesem Vitamin um so höher, je größer der Kohlenhydratgehalt der Nahrung ist; es wird demnach beim Kohlenhydratumsatz Vitamin B_1 verbraucht. Umgekehrt sinkt der Bedarf beim Ersatz der Kohlenhydrate durch Fett. Ein empirisch gefundenes Maß des von der Art der Ernährung abhängenden Bedarfs an Aneurin soll die sog. WILLIAMS-Zahl sein. Sie ergibt sich aus dem Quotienten

$$\frac{\text{tägl. Aneurinaufnahme in } \gamma}{\text{Tagesverbrauch an Nichtfettcalorien}} \,.$$

Bei eben ausreichender Zufuhr an Aneurin beträgt er 0,3. Die WILLIAMS-Zahl ergibt sich durch Division dieses Quotienten durch 0,3, sie ist also bei gerade ausreichender Versorgung $= 1$. Mit diesen Befunden steht in Zusammenhang, daß die Höhe der Zufuhr an B_1 auch vom Ausmaß der Stoffwechselvorgänge abhängt. Wird die Intensität des Stoffwechsels z. B. durch Schilddrüsensubstanz gesteigert, so steigt auch der Bedarf an Aneurin, und genau so wirken u. a. erhöhte körperliche Arbeit, Steigerung der Außentemperatur, große Kälte, Gravidität, Lactation und fieberhafte Erkrankungen.

Neben dem Kohlenhydratstoffwechsel ist bei Aneurinmangel auch derjenige der Fette und Eiweißkörper gestört, die Umaminierungsvorgänge (s. S. 369) in Muskel und Leber sind beeinträchtigt, die Fähigkeit zur Fettsäuresynthese ist eingeschränkt, und auch die Aktivität von Pankreas- und Leberlipase ist vermindert. Schließlich führt Aneurinmangel zu Störungen des Wasserhaushaltes, die sich u. a. in dem Auftreten von Ödemen äußern. Über die Beeinflussung der Acetylcholinwirkung durch Aneurin s. S. 244.

Schon bei seiner Resorption wird das Aneurin in der Darmschleimhaut durch Aufnahme von 2 Molekülen Phosphorsäure in *Aneurinpyrophosphorsäure* umgewandelt. Diese ist nach LOHMANN und SCHUSTER das *Co-Ferment der Carboxylase* (s. S. 253) und damit die wirksame Form des Aneurins im Organismus. In den Zellen kommt Vitamin B_1 praktisch vollständig in der phosphorylierten Form, also als Co-Carboxylase vor. Die

Phosphorylierung wird nach

$$\text{Aneurin} + \text{Adenylpyrophosphorsäure} \longrightarrow$$
$$\text{Aneurinpyrophosphorsäure} + \text{Adenylsäure}$$

durch die Adenylpyrophosphorsäure bewirkt.

Die Notwendigkeit des Vitamins B$_1$ für den Kohlenhydratstoffwechsel der Hefezelle erscheint damit geklärt; unter seiner Mitwirkung vollzieht sich die Decarboxylierung der Brenztraubensäure zu Acetaldehyd. Der Abbau der Brenztraubensäure vollzieht sich aber im tierischen Organismus mit Sicherheit auf anderen Wegen. Es ist wahrscheinlich, daß die Phosphobrenztraubensäure, die als Intermediärprodukt beim Kohlenhydratstoffwechsel entsteht (s. S. 345 f.), sich unter Vermittlung von Magnesium mit der Carboxylase (= Aneurinpyrophosphat + Eiweiß) verbindet. Durch Verschiebung von Doppelbindungen und Phosphatresten wird dann das Brenztraubensäuremolekül so aufgelockert, daß es gespalten werden kann. Als Resultat der Spaltung entsteht CO$_2$ und ein Essigsäurerest, der anscheinend zunächst in sehr labiler Bindung an dem Aneurinpyrophosphat als Acetyl-Aneurinpyrophosphat gebunden bleibt. Es kann dieser Acetylrest dann zu Acetylierungen verwandt werden (s. S. 244). Im Stoffwechsel des Vitamins B$_1$ scheint die Leber eine bedeutende Rolle zu spielen, da beim Versuchstier nach Zufuhr von B$_1$ ihr Gehalt an Co-Carboxylase sofort ansteigt.

Die Abhängigkeit der notwendigen Vitamin-B$_1$-Zufuhr von den verschiedensten funktionellen Bedingungen ist von größter praktischer Bedeutung. Im allgemeinen ist zwar der Gehalt der normalen menschlichen

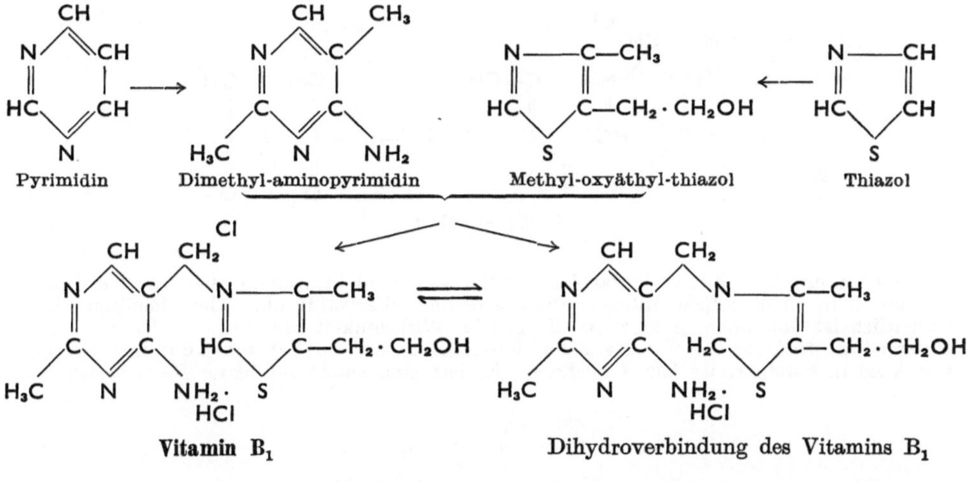

Vitamin B$_1$ Dihydroverbindung des Vitamins B$_1$

Nahrung an Aneurin ausreichend, aber schon bei überwiegender Kohlenhydratkost (vor allem in Gestalt von Weißbrot und Zucker) braucht das nicht mehr der Fall zu sein. So haben manche Diätformen, wie sie in Krankenhäusern bei den verschiedensten Krankheiten verabfolgt werden, einen viel zu geringen Gehalt an Vitamin B$_1$, ja sogar die normale Krankenhauskost ist häufig in bezug auf Vitamin B$_1$ unterwertig. Dazu kommt noch als weiteres Gefahrenmoment die Zerstörung des Vitamins im Darm bei Magen- und Darmstörungen. Da bei einem Vitaminmangel aber auch Magen- und Darmstörungen auftreten können, verstärken sich Ursache und Wirkung gegenseitig. Das Vitamin wird in Herz und Leber, in zweiter Linie im Muskel gespeichert. Auch bei absolutem Mangel verschwindet es wohl als Ausdruck seiner Lebensnotwendigkeit nicht völlig aus den Geweben.

Zwischen dem Vitamin B_1 und anderen Vitaminen und Hormonen bestehen enge Wechselbeziehungen. So verstärkt eine vermehrte Zufuhr an Vitamin A die Symptome des Mangels an B_1. Anderseits ist aber das Vitamin B_1 ebenso wie A ein Antagonist des Thyroxins und des Vitamins D.

Die Chemie des Vitamins B_1 ist nach jahrzehntelangem Bemühen aufgeklärt worden. Nachdem sein Gehalt an Stickstoff und Schwefel und auch seine Isolierung in krystallisierter Form gelungen war (JANSEN und DONATH), ist nunmehr der eigenartige Aufbau des Vitamins als eines Derivats des Pyrimidins und des Thiazols durch den Abbau und die Synthese sichergestellt worden (WINDAUS; GREWE; WILLIAMS; ANDERSAG und WESTPHAL). Das krystallisierte Produkt ist das Dichlorid des Vitamins. Auch das Vitamin B_1 hat Alkoholcharakter, daneben wegen seines N-Gehaltes stark basische Eigenschaften. Der Schwefel ist in einem Thiazolring enthalten. Das Vitamin B_1 ist das erste bisher in der Natur aufgefundene Thiazolderivat. Durch Aufnahme von 2 H-Atomen, also durch Reduktion, entsteht das Dihydrovitamin. Auf einem derartigen Wechsel zwischen oxydierter und reduzierter Form (Vitamin $B_1 \rightleftharpoons$ Dihydroprodukt) beruht wahrscheinlich seine biologische Funktion.

Die Pyrophosphorsäureverbindung des Aneurins, die Co-Carboxylase, hat die folgende Formel:

Co-Carboxylase

Das Vitamin ist selbst völlig farblos und fluoresciert nicht, es geht aber bei vorsichtiger Oxydation in einen gelben, intensiv fluorescierenden Farbstoff über, der chemisch nicht einheitlich ist und noch mindestens die gleiche Wirksamkeit hat wie das Vitamin. Ein anderer Farbstoff, der von KUHN aus der Hefe isoliert wurde und ebenfalls durch Oxydation aus Aneurin entsteht, ist das *Thiochrom*. Es hat eine leuchtend blaue Fluorescenz.

Thiochrom

Der tägliche Mindestbedarf des Menschen hängt nach dem oben Gesagten von vielen Faktoren ab (unter anderem von Zusammensetzung der Nahrung, Außentemperatur, Körpertemperatur), er beträgt etwa 900 γ (= 300 I.E.), doch sollte die optimale Zufuhr, die auch funktionellen Belastungen gewachsen ist, etwa 1—2 mg ausmachen.

Tabelle 28. Vitamin-B$_1$-Gehalt verschiedener Nahrungsmittel.

Nahrungsmittel	I.E. in 100 g	Nahrungsmittel	I.E. in 100 g
Schweinefleisch	200—500	Radieschen	6—60
Schweineniere	230	Kartoffeln	30—50
Gekochter Schinken	175	Blumenkohl, gekocht . . .	30
Rindsleber	150	Grüne Bohnen	25—30
Leberwurst	100		
		Weizen, Vollkorn	160
Eigelb	100	Weizen, Keimling	1000
Kuhmilch	17—25	Weizenvollkornbrot . . .	100
Käse	10—20	Weizenbrot, 60% Ausmahlung	15
Linsen, getrocknet	130—230	Roggen, Vollkorn	100
Haselnüsse	110—130	Roggen, Keimling	300
Walnüsse	70—100	Roggenvollkornbrot	70
Getrocknete Backpflaumen .	70	Roggenbrot, 65% Ausmahlung	35
Spinat	20—70	Brauereitrockenhefe	600—2300
Tomaten	40		

Der Gehalt einiger wichtiger Nahrungsmittel an Vitamin B$_1$ geht aus der Tabelle 28 hervor. Dabei ist zu beachten, daß im allgemeinen durch das Kochen der Gehalt an Aneurin etwa auf die Hälfte herabgesetzt wird. Als Vitamin B$_1$-Quellen der Nahrung haben Vollkornbrot und Kartoffeln die größte Bedeutung.

Die Auswertung der Wirksamkeit des Vitamins B$_1$ erfolgt meist an beriberikranken Tauben, neuerdings auch an jungen Ratten, bei denen sich durch B$_1$-freie Ernährung eine Sinusbradykardie entwickelt. Durch eine einmalige Injektion des Vitamins lassen sich die Symptome der Beriberi in wenigen Tagen und für einige Zeit völlig beseitigen. Die Dauer der Heilwirkung bei der Taubenberiberi und auch bei der Beseitigung der Bradykardie geht der Vitaminmenge parallel. Die chemische Bestimmung kann durch Umwandlung in Thiochrom erfolgen, ferner durch die colorimetrische Auswertung der Rotfärbung, die beim Versetzen der Vitaminlösungen mit Diazobenzolsulfosäure in carbonathaltiger Natronlauge auftritt.

2. Vitamin-B₂-Komplex.

Verfüttert man an Versuchstiere eine Nahrung, die überhaupt gänzlich frei ist von den Vitaminen der B-Gruppe, so treten, wie schon oben erwähnt wurde, außer den verschiedenen Symptomen der Beriberi auch noch andere Anzeichen für eine qualitativ unzureichend zusammengesetzte Nahrung auf. Da es gelingt, durch geeignete Behandlung der Nahrung eine Reihe dieser Ausfallserscheinungen auch isoliert hervorzurufen, so können sie nicht auf dem Fehlen eines einzigen weiteren Faktors beruhen. Die uneinheitliche Natur des sog. „Wachstumsvitamins B$_2$" ist damit gesichert, und man spricht deshalb von dem *Vitamin-B$_2$-Komplex*. Von den 15 bisher mit Sicherheit bekannt gewordenen verschiedenen Teilfaktoren dieses Komplexes sind für die menschliche Physiologie und Pathologie besonders wichtig das (eigentliche) *Wachstumsvitamin B$_2$ (Lactoflavin, Riboflavin)*, der *Pellagraschutzstoff (PP-Faktor)* und das *antianämische Vitamin*. Andere B$_2$-Faktoren sind bisher nur für diese oder jene Tierart als wesentlich erkannt worden, womit ihre Bedeutung für die menschliche Ernährung aber nicht ausgeschlossen ist. Die Zusammenfassung aller dieser Teilfaktoren zum B$_2$-Komplex ist auch biologisch gerechtfertigt; denn es hat sich gezeigt, daß zwar jeder der Teilfaktoren des Komplexes in beschränktem Maße seine Wirkung ausüben kann, daß sie aber erst dann vollständig ist, wenn auch die anderen Faktoren gleichzeitig anwesend sind. Die Ursache für diese eigenartige Korrelation der Wirkungen ist noch nicht ausreichend geklärt. Die Kombination der Wirkung der Teilfaktoren macht es aber verständlich, daß sich zwar im Experiment die Symptome eines isolierten Mangels an diesem oder jenem Faktor hervorrufen lassen, daß aber bei der spontanen B_2-Avitaminose die Krankheitszeichen und Ausfallserscheinungen kaum auf dem alleinigen Fehlen des einen oder anderen Faktors beruhen können.

α) Wachstumsfaktor
(Vitamin B_2 im engeren Sinne, Lactoflavin, Riboflavin).

Im Tierversuch an Ratte oder Huhn äußert sich die reine B_2-Avitaminose in erster Linie als Wachstumsstillstand (s. Abb. 23) daneben treten aber auch Veränderungen an der Haut und den Schleimhäuten auf; es

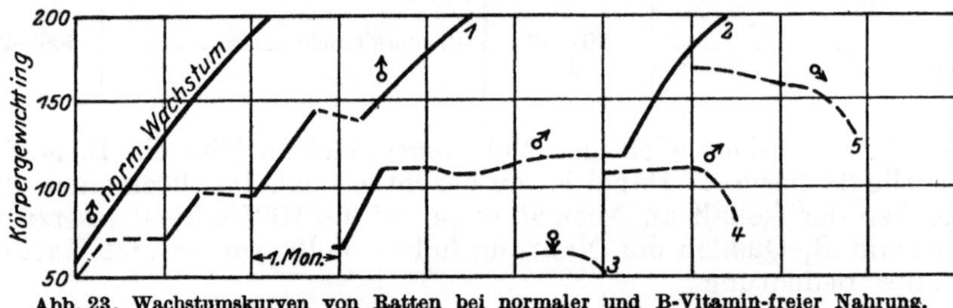

Abb. 23. Wachstumskurven von Ratten bei normaler und B-Vitamin-freier Nahrung. —— Vollwertige Kost. ——— Vitamin-B-freie Kost.

zeigt sich, daß das Lactoflavin für den Auf- und Abbau des roten Blutfarbstoffes notwendig ist, daß es die Resorption der Zucker und Fette verbessert, die Wirkung des Insulins aktiviert und an der Regulation des Natrium- und Kaliumhaushaltes beteiligt ist. Ferner machen sich bei seinem Fehlen am Auge mannigfache Störungen bemerkbar.

Nachdem lange Zeit das Bestehen einer B_2-Avitaminose des Menschen nicht bekannt war, ist in jüngster Zeit eine „Ariboflavinose" beschrieben worden, die anscheinend vor allem in Nordamerika nicht ganz selten ist. Bei ihr zeigen sich, wie nach den Tierexperimenten verständlich, Störungen an der Haut und den Schleimhäuten sowie an den Augen. Am Auge sind sowohl die Schleimhäute als auch die Hornhaut betroffen, außerdem findet man eine Schwäche des Dämmerungssehens *(Acnephaskopie)*. Auf eine Störung des Hämoglobinstoffwechsels weist die meist vorhandene Porphyrinurie hin. Besonders wichtig sind schwere Darmsymptome. Ebenso wie beim B_1-Mangel kann auch bei dem an B_2 durch Störung der Darmfunktion wegen der Behinderung der Resorption durch chronische Diarrhöen die Aufnahme des Vitamins in den Organismus stark eingeschränkt werden, so daß sich ebenso wie bei der B_1-Avitaminose (s. S. 175) Ursache und Wirkung gegenseitig verstärken. Meist besteht eine Kombination mit Symptomen des Mangels an anderen B_2-Faktoren. Hochgradiger B_2-Mangel kann zum Tode führen.

Ebenso wie das Aneurin, das Vitamin B_1, dient auch das Lactoflavin, das Vitamin B_2, dem Organismus zum Aufbau spezifischer Fermente, die für die Oxydationsvorgänge in den Zellen unentbehrlich sind. Diese Fermente sind durch eine rötlich- oder grünlich-gelbe Farbe gekennzeichnet und werden deshalb *gelbe Oxydationsfermente* genannt. Über ihre Wirkung

s. S. 295 f. Sie beruht darauf, daß diese Fermente reversibel oxydiert und reduziert werden können: die reduzierte und die oxydierte Form bilden ein sog. reversibles „*Redox-System*“ (s. S. 285).

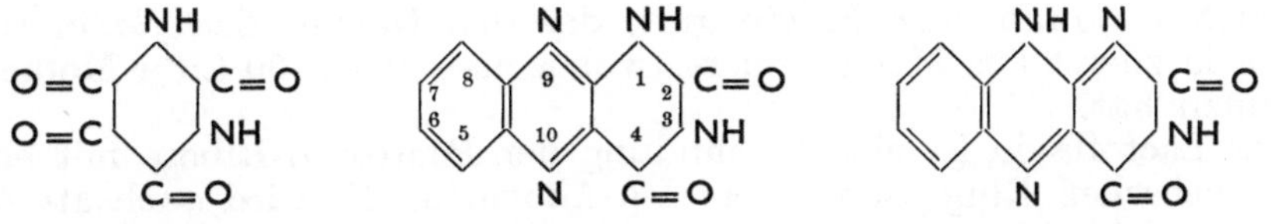

Alloxan   Alloxazin   Iso-Alloxazin

Das Lactoflavin wird im Darm mit Phosphorsäure verestert. Es liegt in den gelben Oxydationsfermenten als Lactoflavinphosphorsäure vor. Diese wird in den Organen, vor allem wohl in der Leber, in der übrigens

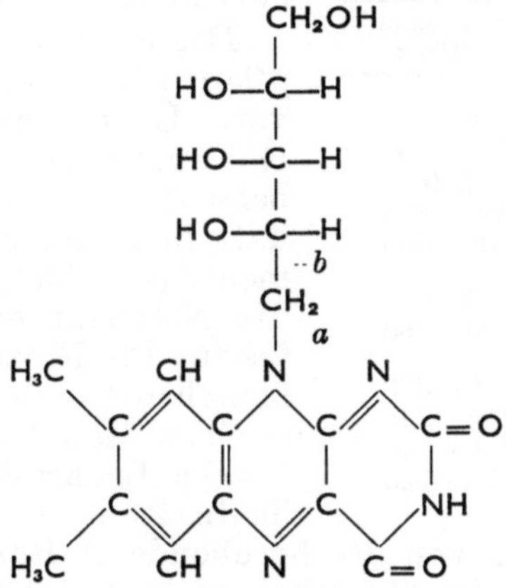

Lactoflavin

auch noch die Veresterung des Lactoflavins mit Phosphorsäure stattfinden kann, durch Anlagerung spezifischer Eiweißkörper in die gelben Fermente umgewandelt. In der Netzhaut kommt dagegen das Lactoflavin in freier Form also weder verestert noch in Bindung an Eiweiß vor. Es hat anscheinend bei den Sehvorgängen eine Reihe von wichtigen Funktionen auszuüben. Durch Belichtung wird es in einen Photokörper unbekannter Struktur umgewandelt, wodurch der Reiz auf den Sehnerven ausgelöst zu werden scheint. Der Photokörper wird durch Oxydation immer wieder in Lactoflavin zurückverwandelt. Die Bedeutung des Lactoflavins für das Dämmerungssehen besteht wahrscheinlich darin, daß es kurzwellige blaue Strahlen in gelbgrünes Fluorescenzlicht umwandelt, für das die Netzhaut besonders empfindlich ist. Da auch die Hornhaut und vor allem die Linse reich an Lactoflavin sind, könnte durch diese Umwandlung der optische Apparat des Auges vor der Reizwirkung durch kurzwelliges Licht geschützt werden. Da das Lactoflavin endlich die Regeneration des Sehpurpurs beschleunigt, ist es auch für die Verwertung des Vitamins A in der Netzhaut wichtig.

Die Auffindung und Isolierung des Vitamins B$_2$ ging von der Beobachtung aus, daß alle wirksamen B$_2$-Präparate unabhängig von ihrer Herkunft eine gelbe Farbe und eine gelbgrüne Fluorescenz haben und daß ihre biologische Wirksamkeit der Farbstärke parallel geht. Man hat derartige wasserlösliche, in der Natur weit verbreitete Farbstoffe als *Lyochrome* oder *Flavine* bezeichnet, und sie nach dem Organ, aus dem sie gewonnen werden, als Lacto-, Ovo- und Hepatoflavin benannt. Wahrscheinlich sind alle diese Stoffe identisch, so daß es nur *ein* natürlich vorkommendes Flavin gibt, das den Namen *Lactoflavin* trägt. Es wurde zuerst aus Milch isoliert, wobei man aus 5400 Liter Molke 1 g gewonnen hat.

Das Lactoflavin ist eine Verbindung der Pentose d-Ribose mit einem heterocyclischen Ringsystem, dem Iso-Alloxazin. Es wird auch als *Riboflavin* bezeichnet.

Das Lactoflavin konnte auch durch chemische Synthese gewonnen werden. Ebenso auch eine Reihe von Flavinen mit anderen Kohlenhydratkomponenten, von denen aber nur das d-Xylose- und das l-Arabinose-Derivat eine geringe physiologische Wirkung haben, wenn sie gleichzeitig wie das Lactoflavin in den Stellungen 6 und 7 methyliert sind.

Tabelle 29. Vitamin-B_2-Gehalt verschiedener Nahrungsmittel.

Nahrungsmittel	γ Lactoflavin in 100 g
Schweineleber	2500—3700
Ochsenleber	1000—2500
Schweinefleisch. . . .	500
Kalbfleisch	300—375
Ochsenfleisch	200—300
Eier	250
Milch	175—260
Spinat	250—375
Tomaten	195—240
Blumenkohl	100—150
Karotten	75—125

Das Vitamin B_2 kommt in allen Zellen pflanzlicher und tierischer Organismen vor. Über seinen Gehalt in einigen Nahrungsmitteln unterrichtet die Tabelle 29. In den meisten Nahrungsmitteln findet es sich als „gelbes Ferment" (s. S. 295), lediglich die Milch und die Netzhaut enthalten freies Lactoflavin. Die Netzhaut ist im übrigen bei manchen Tieren das relativ lactoflavinreichste Gewebe des Körpers.

Der Bedarf des Menschen an Lactoflavin ist schwer anzugeben, da eine allein auf dem Fehlen von B_2 beruhende Avitaminose im Sinne von Wachstumsstörungen beim Menschen nicht bekannt ist; die Notwendigkeit von B_2 für den Aufbau von gelben Fermenten besteht davon abgesehen natürlich ohne Einschränkung. Die optimale Zufuhr an B_2 wird auf täglich 2—4 mg geschätzt. Diese Menge ist im allgemeinen in der Nahrung meist noch überschritten.

Die Auswertung geschieht an jungen Ratten, die etwa 4 Wochen lang ohne Vitamin B_2 ernährt worden sind und keine Gewichtszunahme mehr erfahren. Als Einheit dient die Menge, die bei täglicher Verabreichung in 30 Tagen eine Gewichtszunahme von 40 g bewirkt. Für das reine Lactoflavin sind das etwa 8—10 γ. Bei Prüfung von lactoflavinhaltigen Nahrungsmitteln ergibt sich ein wesentlich geringerer Bedarf, da seine Wirkung durch andere Bestandteile der Nahrung offenbar verstärkt wird. Als chemische Bestimmung dient die colorimetrische Messung des bei Belichtung in alkalischer Lösung aus dem Lactoflavin entstehenden Lumiflavins (6.7.9-Trimethyl-isoalloxazin).

β) Pellagraschutzstoffe.

Pellagraschutzstoff des Menschen (PP-Faktor, Nicotinsäureamid).

Die menschliche Pellagra, die vor allem in den südlichen Ländern (in Europa: Italien, Balkan, in Amerika: Südstaaten der Union) in größerem Umfange vorkommt, aber auch in Mitteleuropa häufiger in abgeschwächter Form beobachtet wird, wurde von GOLDBERGER als Avitaminose erkannt. Die Erforschung wurde dadurch erschwert, daß sie anscheinend nicht auf dem ausschließlichen Mangel an einem besonderen pellagraverhütenden Schutzstoff beruht, sondern mit Symptomen einhergeht, die auf das Fehlen anderer Faktoren des B_2-Komplexes zurückzuführen sind. Die eigentlichen

Pellagrasymptome sind neben Rötungen und Schwellungen der Haut, wie sich in Tierexperimenten, besonders am Hund, zeigen ließ, geschwürige Veränderungen und Pigmentierungen der Zunge und der Mundschleimhaut („black tongue" des Hundes), Störungen der Magen- und Darmfunktion und Schädigungen des Zentralnervensystems, die sich in Lähmungen, aber auch in geistigen Störungen auswirken. Da die Hautveränderungen bei der Pellagra eine bemerkenswerte Ähnlichkeit mit denjenigen haben, die bei der Porphyrie auftreten (s. S. 101), hat man Störungen des Stoffwechsels des Hämoglobins bei der Pellagra angenommen. Es kann aber heute als sicher gelten, daß die Porphyrie bei der Pellagra Ausdruck eines gleichzeitig bestehenden Lactoflavinmangels ist (s. S. 178). Dagegen ist für die Pellagra kennzeichnend die Ausscheidung anderer roter Farbstoffe im Harn, die Indolderivate sind, sich also vom Tryptophan ableiten. Die Störung des Tryptophanabbaues ist dabei anscheinend der Ausdruck einer allgemeinen Abhängigkeit des Eiweißstoffwechsels von dem Pellagraschutzstoff. Dieser scheint für die Verwertung gewisser, besonders pflanzlicher Eiweißkörper notwendig zu sein. Seine Wirkung besteht in der Verhinderung der Bildung giftiger Eiweißabbauprodukte.

Die chemische Natur des Pellagraschutzstoffes (PP-Faktor = pellagra preventive factor) ist von ELVEHJEM und seinen Mitarbeitern

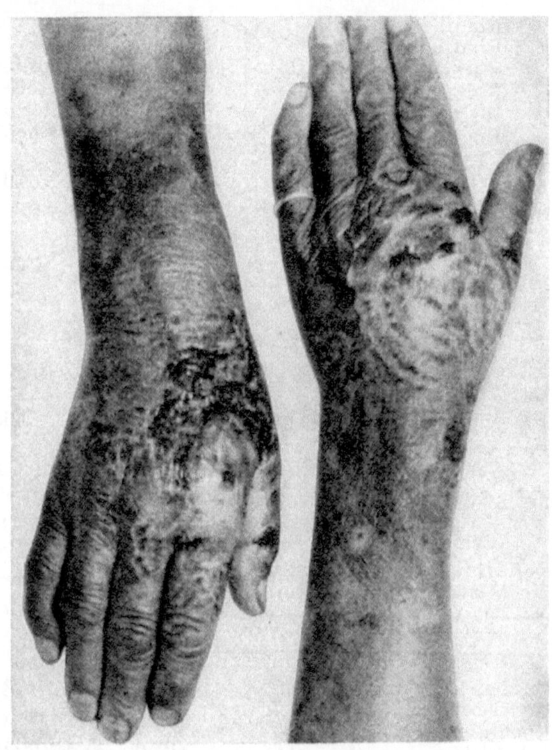

Abb. 24. Veränderungen an den Händen bei Pellagra. (Nach MOLLOW.)

aufgeklärt worden. Er konnte als Nicotinsäureamid erkannt werden. Eine gleichartige Wirkung hat aber auch die Nicotinsäure selber.

Pyridin   Nicotinsäure   Nicotinsäureamid

Da ebenso wie das Aneurin und das Lactoflavin auch das Nicotinsäureamid Bestandteil von Fermenten, der Co-Dehydrasen (s. S. 293) ist, die an den biologischen Oxydationsprozessen beteiligt sind, schien die Genese der Pellagrasymptome geklärt. Die eigentliche Wirkform des Nicotinsäureamids liegt aber wahrscheinlich nicht in den Co-Dehydrasen, sondern

in anderen noch unbekannten hochmolekularen Bindungsformen der
Nicotinsäure.

Der tägliche Bedarf des Menschen an Nicotinsäureamid beträgt etwa
15—30 mg pro Tag. Über den Gehalt der einzelnen Nahrungsmittel an
Nicotinsäure bzw. Nicotinsäureamid liegen erst wenige Bestimmungen

Tabelle 30. Gehalt einiger Nahrungsmittel an Nicotinsäure
und Nicotinsäureamid.

Nahrungsmittel	mg in 100 g	Nahrungsmittel	mg in 100 g
Rindfleisch	4—13	Reis, poliert	1,2
Rindsleber	22—27	Spinat	1,2
Schweinefleisch . . .	3—10	Kohlrübe	2,1
Kalbfleisch	6—18	Kartoffel	1,0
Weizenvollkornbrot . .	3—5	Pfifferling	65
Roggenbrot, dunkel . .	2	Preßhefe	25

vor. Die Tabelle 30 enthält einige der gefundenen Werte. Überschüssig
zugeführte Nicotinsäure wird zum größten Teil in ihr Methylbetain, das

Trigonellin

Nicotinursäure

Trigonellin, umgewandelt und als solches im Harn ausgeschieden. Ein
kleinerer Teil verläßt den Organismus nach Paarung mit Glykokoll (analog
der Bildung der Hippursäure aus Benzoe-
säure und Glykokoll, s. S. 59 u. 274) als
Nicotinursäure.

*Pellagraschutzstoff der Ratte (Adermin,
Pyridoxin).*

Tabelle 31.
Gehalt einiger Nahrungs-
mittel an Adermin.

Nahrungsmittel	mg in 100 g
Rindfleisch . . .	1,0
Rindsleber . . .	0,5
Schellfisch . . .	1,5
Kuhmilch	0,2
Hühnerei	2,0
Grünkohl	0,1
Spinat	0,5
Kartoffel	0,3

Wenn aus der Gruppe der B-Vitamine
nur B_1 und B_2 in der Nahrung enthalten
sind, so entwickeln sich bei der Ratte neben
dem Wachstumsstillstand weitere Symptome, von denen die Rötung, Schwellung
und Schuppenbildung an der Haut der
Pfoten, der Nase und der Ohren schon erwähnt sind. Man bezeichnet das Krank-
heitsbild als *Rattenpellagra*. Zu seiner Behebung ist die Zufuhr eines
als Vitamin B_6 bezeichneten Faktors erforderlich. Darüber scheint es
sich aber bei dem Adermin um einen Wirkstoff von allgemeinerer Bedeutung zu handeln. Beim Menschen und beim höheren Tier wirkt sich
sein Mangel im Auftreten einer Anämie, in epileptischen Krämpfen sowie

Adermin

in Hautveränderungen aus. Beim Menschen konnten verschiedenartige Beschwerden wie Nervosität, Schlaflosigkeit, Magenschmerzen, Schwächezustand und Gehbeschwerden durch Adermin erfolgreich bekämpft werden.

Die chemische Natur des Vitamins B_6, des *Adermins*, ist von R. Kuhn aufgeklärt und durch die Synthese bewiesen worden. Es ist ein Pyridinabkömmling, und zwar 3-Oxy-4.5-di-(oxymethyl)-2-methylpyridin. Im Gewebe ist das Adermin zum größten Teil an Eiweiß gebunden. Der Tagesbedarf des Menschen beträgt wahrscheinlich 2—4 mg. Die Tabelle 31 gibt den Gehalt einiger Nahrungsmittel an Adermin wieder.

γ) Pantothensäure.

Zur Gruppe des Vitamin B_2-Komplexes gehört auch ein Vitamin, dem eine allgemeine Verbreitung und Bedeutung zukommt. Die erste seiner Wirkungen, die erkannt wurde, besteht in einer Förderung des Hefewachstums. Auch für das Wachstum mancher Bakterien ist es notwendig. Beim Küken bewirkt sein Fehlen pellagraähnliche Erkrankungen, bei der Ratte ein Grauwerden des Fells. Für den Menschen sind besondere Ausfallserscheinungen noch nicht bekannt. Je nach der beobachteten Ausfallserscheinung oder dem Isolierungsweg erhielt es verschiedene Bezeichnungen: Filtratfaktor, Küken-Antidermatitis-Faktor, Anti-Graue-Haare Faktor B_X der Ratte, bis es schließlich wegen seiner universellen Verbreitung als Pantothensäure (Williams) bezeichnet und die Identität der durch diese verschiedenen Bezeichnungen beschriebenen Substanzen erkannt wurde. Seine Struktur konnte aufgeklärt und durch die Synthese als eines Dipeptids aus β-Alanin und α,γ-Dioxy-β,β-dimethylbuttersäure erkannt werden. Auch die Pantothensäure wird an Eiweiß gebunden im Gewebe abgelagert. Der tägliche Mindestbedarf beträgt wahrscheinlich etwa 5 mg.

$$\begin{array}{c} CH_3 \\ | \\ HOH_2C\!-\!C\!-\!CHOH\!-\!CO\!-\!NH\!-\!CH_2\!-\!CH_2\cdot COOH \\ | \\ CH_3 \quad \text{Pantothensäure} \end{array}$$

δ) Antianämisches Vitamin.

Bei der Rattenpellagra beobachtet man meist neben den Hautveränderungen eine Abnahme der roten Blutkörperchen. Diese Anämie beruht anscheinend auf dem Fehlen eines weiteren Faktors. Sein Mangel oder der eines anderen ihm ähnlichen bewirkt auch beim Menschen das Auftreten einer eigentümlichen Anämieform, der *perniziösen Anämie* (Biermer*sche Krankheit*).

Es hat sich gezeigt, daß für die normale Entwicklung der roten Blutkörperchen u. a. ein auf das Knochenmark wirkender „Reifungsstoff" nötig ist, der zur Weiterdifferenzierung der unreifen Erythrocyten sowie zur Unterdrückung der Bildung von Zellen des megalocytären Typs erforderlich ist (Castle). Ohne diesen Stoff bleibt also die Blutbildung auf embryonaler Stufe stehen. Gleichzeitig werden Erythrocyten in verstärktem Maße zerstört, so daß die perniziöse Anämie außer durch die Abnahme der Erythrocyten im Blute durch das Auftreten unreifer Zellformen gekennzeichnet ist. Man hat den Reifungsstoff als *Hämamin (Anahämin)* bezeichnet. Er entsteht im Magen oder Duodenum aus einem mit der Nahrung zugeführten thermostabilen Stoff von Vitamincharakter, dem *Hämogen („extrinsic factor")* und einem thermolabilen, fermentartigen Stoff, der von der Magenschleimhaut gebildet wird, dem *Hämopoetin („intrinsic factor")*. Die Reaktion zwischen diesen beiden Stoffen kann auch außerhalb des Körpers erfolgen. Das blutbildende Prinzip ist nur in fertiger Form, also als Hämamin resorbierbar, wird aber dann wieder in Hämogen zurückverwandelt und als solches vor allem in der Leber gespeichert. Je nach dem Bedarf des Organismus wird es durch einen „intrinsic factor" der Leber, *die Hämogenase*, in Hämamin umgewandelt. Wenn nach dem Tode in der Leber größere Mengen fertiges Hämamin gefunden werden, so sind diese postmortal entstanden.

Die Entstehung der Anämien kann sowohl durch das Fehlen des Hämogens als auch des Hämopoetins bedingt sein. Der Mangel an Hämopoetin führt zur „perniziösen Anämie". Der Fortschritt in der Erforschung des antianämischen Vitamins beruht weitgehend auf der Entdeckung, daß diese schwere, sonst unheilbare Krankheit durch Verfütterung großer Lebermengen bzw. durch Leberextrakte geheilt werden kann. Das gleiche Resultat hat aber auch die Zufuhr von Magensaft oder wirksamen Magenextrakten.

Das Hämogen findet sich besonders in der Leber und in der Hefe, in geringen Mengen auch in der Muskulatur und im Eiereiweiß.

Nach MAZZA ist der „extrinsic factor" ein Nucleoproteid, der „intrinsic factor" ein Ferment von Proteincharakter, das aus dem Nucleoproteid die Nucleinkomponente und einen Teil der Aminosäuren abspaltet.

Neben der perniziösen Anämie gibt es weitere Anämieformen beim Menschen, die ebenfalls bei mangelhafter Zusammensetzung der Nahrung auftreten, in ihrem Entstehungsmechanismus aber noch wenig geklärt sind.

ε) p-Aminobenzoesäure.

Von weiteren Faktoren des Vitamin-B_2-Komplexes hat in jüngster Zeit die p-Aminobenzoesäure (auch Vitamin H' genannt), trotzdem ihre Bedeutung für den Menschen und das höhere Tier noch nicht gesichert ist, besondere Beachtung gefunden. Dieser Substanz kommt ein sehr hohes medizinisches und allgemeinbiologisches Interesse zu, weil sie für das Wachstum von Bakterien notwendig ist. Es hat sich gezeigt, daß die bactericide Wirkung der Arzneistoffe der Sulfonamidgruppe darauf beruht,

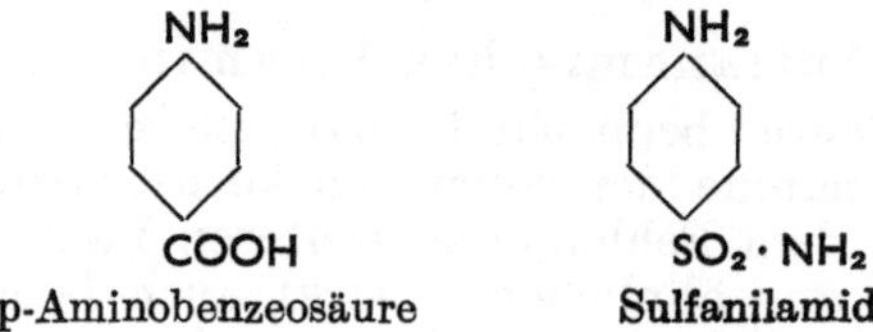

daß sie wegen ihres sehr ähnlichen chemischen Baues die p-Aminobenzoesäure, die für die Bakterien wahrscheinlich als Co-Ferment eines Fermentes notwendig ist, von ihren Wirkungsorten in den Bakterien verdrängt und sie dadurch der Vernichtung durch die Abwehrkräfte des von ihnen infizierten Organismus zugänglich machen. Da wahrscheinlich andere Arzneimittel auf andere Bakterien in prinzipiell ähnlicher Weise einwirken, hat man derartige Stoffe als Antivitamine bezeichnet. Toxische Nebenwirkungen, die die Sulfonamide haben können, beruhen möglicherweise darauf, daß auch für die Zellen des menschlichen und des tierischen Organismus die p-Aminobenzoesäure eine Bedeutung hat. Jedoch ist hierüber noch nichts Näheres bekannt.

d) Vitamin C (antiskorbutisches Vitamin, l-Ascorbinsäure).

Schon seit Jahrhunderten ist als *Skorbut* eine Krankheit bekannt gewesen, die bei längerem Fehlen von frischem Gemüse oder Obst in der Nahrung oft epidemieartig ausbrach und die deshalb bei längeren Seereisen fast regelmäßig die Besatzung der Schiffe heimsuchte, aber auch in belagerten Festungen, bei den Insassen von Gefängnissen, im Weltkriege auch in Gefangenenlagern nicht selten auftrat. Wenn auch die heilende

Wirkung mancher Pflanzen und Früchte (besonders von Kiefernadel-
extrakten und Citronen) ebenfalls schon frühzeitig aufgefunden und ausgenutzt worden ist, so hat doch erst der Tierversuch völlige Klarheit
über diese Krankheit gebracht und ihren direkten Zusammenhang mit der
unzureichenden Zusammensetzung der Nahrung erwiesen.

Das auffälligste Krankheitszeichen beim Skorbut sind Blutungen und
Entzündungen des Zahnfleisches, jedoch nur da, wo Zähne vorhanden sind.
Aber auch Blutungen an vielen anderen Stellen des Körpers, in erster
Linie unter der Haut, sowie in der
Muskulatur besonders der Waden
(s. Abb. 25), bei Säuglingen und
kleinen Kindern unter dem Periost
der langen Röhren- und der Schädelknochen (MÖLLER-BARLOW*sche
Krankheit*) gehören zu den skor-
butischen Erscheinungen.   Am
wachsenden Knochen ist die Tätigkeit der Osteoblasten und damit
die Knochenneubildung gestört,
die Knochen werden daher brüchig
und sind sehr schmerzhaft. Alle
diese Ausfallserscheinungen beruhen auf dem Fehlen des wasserlöslichen Vitamins C. Ein von
Skorbut befallener Organismus ist
außerordentlich anfällig für eine
Reihe von schweren Infektionskrankheiten, so daß man den Skorbut selbst zeitweilig als Infektions-
krankheit angesehen hat.   In
Deutschland ist der eigentliche
Skorbut ziemlich selten, in anderen
Ländern werden dagegen gelegentlich noch Skorbutepidemien beobachtet, aber sog. „präskorbutische
Zustände" treten besonders bei
Kindern in den Frühjahrsmonaten
als Schmerzen am Schienbein und
als Zahnfleischblutungen gar nicht
so selten auf.

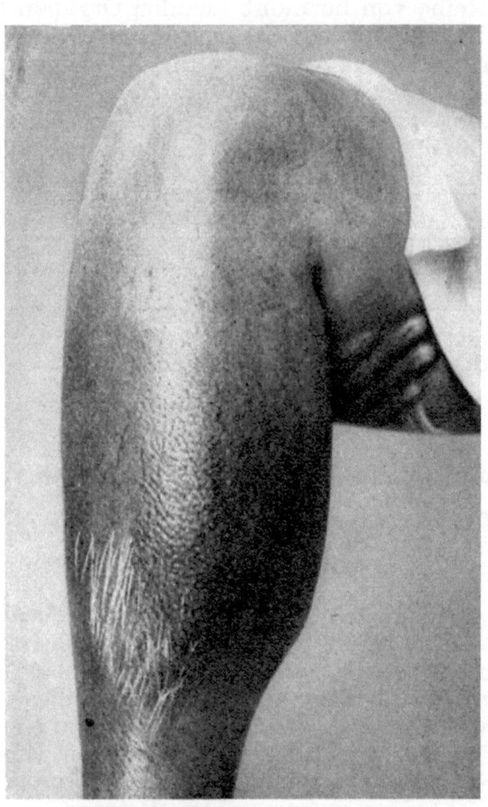

Abb. 25. Hautveränderungen und Schwellungen des
Unterschenkels durch Blutungen in der Tiefe
bei Vitamin-C-Mangel. (Nach SALLE.)

Nach SZENT-GYÖRGYI ist der Skorbut keine reine C-Avitamnose, insbesondere die
in den Blutungen sich äußernde Verminderung der Capillarresistenz wird auf ein besonderes *Vitamin P* zurückgeführt, dessen Existenz allerdings noch keine allgemeine Anerkennung gefunden hat. Vitamin P (Citrin) ist ein Gemisch der pflanzlichen Glykoside Hesperidin
und Eriodictyolglykosid.

Mit dem menschlichen Skorbut fast identische Erscheinungen lassen
sich bei Meerschweinchen erzeugen, wenn man sie ausschließlich mit
Körnerfutter ernährt (HOLST und FRÖLICH). Eigenartigerweise erkrankt
neben dem Meerschweinchen und dem Menschen nur noch der Affe an
Skorbut. Alle übrigen Tiere können, soweit bisher bekannt, den skorbut-
verhütenden Stoff selber synthetisieren, und zwar in der Leber. Auch der
menschliche Embryo und Säugling ist bis zum Ende des 1. Lebensjahres
zur Vitamin-C-Synthese fähig.

Das Vitamin findet sich in allen Zellen im Plasma diffus verteilt. Die in den einzelnen Organen gefundenen Werte liegen, wie die in Tabelle 32 angeführten, für das Rind gültigen Werte zeigen, in ganz verschiedenen Größenordnungen. Auch bei vielen anderen Tieren, die ebenso wie das Rind das Vitamin C selbst synthetisieren können, also nicht auf seine Zufuhr angewiesen sind, findet sich in bezug auf Größenordnung und Verteilung der Werte ein ganz entsprechendes Verhalten. Es ist eine bemerkenswerte Tatsache, daß sich das Vitamin C in größter Menge in einer Reihe von hormonbildenden Organen findet, so besonders in Hypophyse, Nebenniere und Corpus luteum. Man hat daraus geschlossen, daß es in irgendeiner Weise für die Bildung der Hormone notwendig ist. In der Tat setzt z. B. im Follikel des Ovariums erst nach seiner Umwandlung zum Corpus luteum eine starke Vermehrung des Vitamins ein und wenn es fehlt oder in zu geringer Menge zugeführt wird, treten Störungen in der Bildung des Gelbkörperhormons auf.

Tabelle 32. Gehalt an Ascorbinsäure in verschiedenen Organen vom Rind (GIROUD).

Organ	mg Ascorbin-säure in 100 g Gewebe	Organ	mg Ascorbin-säure in 100 g Gewebe
Rückenmark.	6,50	Magen	6,30
Gehirn, weiße Substanz . . .	10,10	Dünndarm	18,00
„ graue Substanz . . .	15,50	Dickdarm	7,30
Hypophyse, Vorderlappen. . .	161,00	Leber	29,00
„ Zwischenlappen. .	206,80	Pankreas	9,30
„ Hinterlappen . .	61,00	Niere	10,80
Nebenniere, Rinde	149,00	Blut	0,20
„ Mark	94,00	Milz	27,50
Ovarium, ohne Gelbkörper . .	20,50	Skeletmuskel	1,60
„ Gelbkörper	113,90	Linse	26,40
„ Follikelflüssigkeit . .	1,50	Kammerwasser.	17,30

Beim Menschen und bei den ebenfalls auf die Zufuhr der Ascorbinsäure angewiesenen Affen und Meerschweinchen finden sich wesentlich niedrigere Werte, aber der allgemeine Verteilungsplan scheint der gleiche zu sein, wie ihn die Tabelle 32 zeigt, sofern es nicht durch ungenügende Vitaminzufuhr mit der Nahrung zu einer weitgehenden Vitaminverarmung des Körpers kommt. Ein solcher Zusammenhang zwischen Zufuhr und Speicherung macht es auch verständlich, daß im Harn Ascorbinsäure nicht in nennenswertem Betrage ausgeschieden wird. Nach einer einmaligen sehr großen Gabe (bis zu 2 g) wird aber die Ausscheidung in einigen Stunden nachweisbar. Gibt man täglich kleinere, aber den Bedarf übersteigende Mengen, so tritt eine Vitaminausscheidung erst nach einigen Tagen auf. Die Dauer der Latenzperiode kann als Maß für die Vitaminverarmung des Körpers angesehen werden.

Das Vitamin C konnte zuerst aus der Rindernebenniere, dann aus grüner Paprika isoliert werden (SZENT-GYÖRGYI). Seine Konstitution konnte bald darauf als die eines Oxydationsproduktes der Hexose 1-Gulose aufgeklärt werden (HAWORTH; MICHEEL). Es ist das 3-Ketogulonsäure-anhydrid und erhielt den Namen *l-Ascorbinsäure*. Bald darauf gelang auch seine chemische Synthese (REICHSTEIN). Die hervorstechendste chemische Eigenschaft der Ascorbinsäure ist ihr starkes Reduktionsvermögen, das sich gegen Metallsalze sogar bei saurer Reaktion zeigt.

Das oxydierte Vitamin ist noch ebenso wirksam wie die Ascorbinsäure selbst, weil es im Gewebe wieder reduziert werden kann. Die biologische

Funktion der Ascorbinsäure ist zwar noch nicht ganz geklärt, aber es ist anzunehmen, daß sie auf ihrer Eigenschaft als reversiblem Redoxsystem (s. S. 285) beruht. Weiterhin sind bedeutungsvoll die Aktivierungen mancher Fermente (Papain, Kathepsin, Arginase, Amylase usw.), die

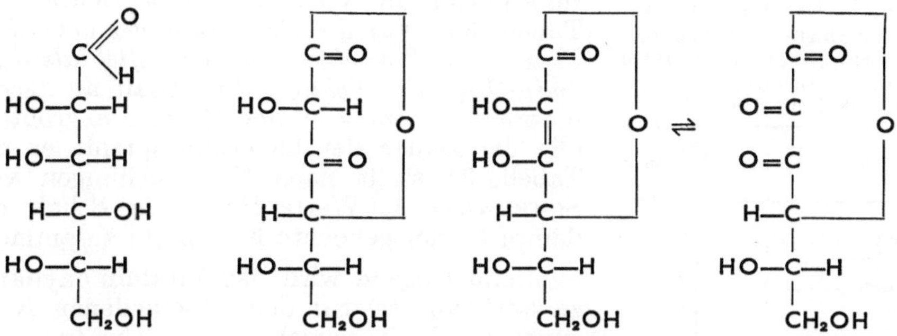

l-Gulose — Ketoform — Enolform l-Ascorbinsäure — reversibel oxydierte Form

Mitwirkung bei der oxydativen Desaminierung von Aminosäuren sowie die Verhinderung der oxydativen Zerstörung des Adrenalins, die wohl auch die Steigerung der Wirkungsstärke dieses Hormons bei Ascorbin-

Tabelle 33. Vitamin-C-Gehalt verschiedener Nahrungsmittel.
(Zahlen in Klammern gelten für normal gelagerte und zubereitete Nahrungsmittel.)

Nahrungsmittel	mg Ascorbinsäure pro 100 g	Nahrungsmittel	mg Ascorbinsäure pro 100 g
Schweineleber	20	Tomaten	15—18
Kuhmilch	1—2	Kopfsalat	12
		Kartoffeln	6—30 (5—30)
Petersilie	150		
Kohlrabi	100 (15)	Hagebutten	250—1400
Grünkohl	75 (15)	Apfelsinen	50—100
Rosenkohl	50—90 (10)	Erdbeeren	70—90
Blumenkohl	50 (10)	Citronen	50
Spinat	20—50 (4)	Grapefrucht	50—60
Rotkohl	35—50 (5)	Himbeeren	25
Radieschen	25—30	Bananen	10
Spargel	30 (5)	Äpfel	7
Sauerkraut	13—40 (10)		

säurezufuhr erklärt. Ebenfalls zum Nebennierenrindenhormon scheinen enge Beziehungen zu bestehen; denn die gleichzeitige Injektion von Rindenhormon und von Ascorbinsäure verlängert die Arbeitsfähigkeit nebennierenloser Kaninchen (s. S. 200) in viel höherem Grade als Rindenhormon allein. Von großer Bedeutung ist ferner die Beschleunigung der Blutgerinnung, die sich bei der Stillung von Blutungen verschiedenster Genese zeigt. Man erklärt sie durch Abdichtung der Capillarendothelien. Gerinnungsbeschleunigend wirken übrigens auch eine Reihe von künstlich hergestellten, antiskorbutisch unwirksamen Isomeren der Ascorbinsäure (aber auch andere organische Säuren).

Zwischen den Vitaminen A und C scheinen engere biologische Beziehungen zu bestehen, da sie sich in den Pflanzen meist gleichzeitig in hohen Konzentrationen finden. Tatsächlich läßt sich durch Zufütterung größerer Dosen von Ascorbinsäure auch bei einem sehr erheblichen Überschuß an Vitamin A das Entstehen einer A-Hypervitaminose unterdrücken.

Tabelle 34. Abnahme des Vitamin-C-Gehaltes der in der Schale gedämpften oder gekochten Kartoffel nach Lagerung. (Nach SCHEUNERT.)

Monat	mg Ascorbinsäure in 100 g
Oktober	18
November . . .	15
Dezember . . .	13
Januar	11
Februar	10
März	9
April	8
Mai	7
Juni	7

Über den Gehalt einiger wichtiger Nahrungsmittel an Vitamin C unterrichtet die Tabelle 33. *Für die Ernährung des deutschen Volkes ist besonders die Kartoffel als Vitamin-C-Quelle wichtig.* Ihr Gehalt an Ascorbinsäure ist zur Zeit der Ernte am größten, mit der Dauer der Lagerung nimmt er ab. Tabelle 34 stellt nach Untersuchungen von SCHEUNERT die Werte für in der Schale gedämpfte oder gekochte Kartoffeln zusammen.

Beim Kochen wird das Vitamin oxydativ zerstört, und zwar in den verschiedenen Nahrungsmitteln in verschiedenem Umfang. Jedoch ist, wie ein Blick auf die Tabelle 33 zeigt, in den meisten Fällen der Verlust durch die Zubereitung der Nahrung erheblich. Eine bemerkenswerte Ausnahme macht anscheinend die Kartoffel. Von großer praktischer Bedeutung ist die Zerstörung des Vitamins beim Erwärmen und Kochen der Milch. 30 Minuten Erwärmen auf 60° in einem Aluminiumgefäß zerstört 20—40 %, im Kupfergefäß dagegen 80—100 % des Vitamins. Erhitzen auf 120° zerstört in einer Stunde das gesamte Vitamin. Voraussetzung für die Zerstörung ist der freie Luftzutritt. Der Vitamingehalt der Kuhmilch ist von vornherein — abhängig von der Art des Futters — bereits sehr erheblichen Schwankungen unterworfen: er ist im Sommer wesentlich höher als im Winter. Für die Säuglingsernährung ist wichtig, daß Frauenmilch sehr viel reicher an Vitamin C ist als Kuhmilch.

Beim Meerschweinchen genügt die tägliche Zufuhr von $^1/_4$—$^1/_2$ mg Ascorbinsäure, um eine Gewichtsabnahme zu verhindern, doch erst bei 1—$1^1/_2$ mg fehlen auch histologisch nachweisbare Veränderungen. Der optimale tägliche Bedarf des erwachsenen Menschen wird verschieden hoch eingeschätzt. Die für notwendig gehaltenen Mengen bewegen sich zwischen 15 und 50 mg. Diese Mengen sind außerordentlich hoch im Vergleich mit den minimalen Mengen, die von den anderen Vitaminen erforderlich sind. Wichtig ist auch, daß Mengen, die den Bedarf weit übersteigen, ohne jeden Schaden zugeführt werden können. Der Überschuß wird durch den Harn und den Schweiß wieder ausgeschieden. Bei größeren körperlichen Anstrengungen, bei Infektionskrankheiten und in der Schwangerschaft scheint ein gesteigerter Bedarf an Vitamin C zu bestehen. Bei einer unzulänglichen Zufuhr von Ascorbinsäure, die noch nicht zu ausgesprochenen Mangelerscheinungen zu führen braucht, werden bereits Schwankungen des Grundumsatzes nachweisbar.

Der Nachweis und die Bestimmung des Vitamins C erfolgt durch den Tierversuch am Meerschweinchen, indem die Dosis ermittelt wird, die den Gewichtsabfall aufzuhalten vermag. Die chemische Bestimmung geschieht durch Titration mit den blauen Farbstoffen 2.6-Dichlorphenolindophenol oder Methylenblau, die unter Reduktion entfärbt werden, oder durch Titration mit verdünnter Jodlösung. Die Anwendung dieser Methoden auf Gewebe oder biologische Flüssigkeiten ergibt aber wegen der Anwesenheit anderer reduzierender Substanzen nur angenähert richtige Werte.

e) Vitamin D (antirachitisches Vitamin; Calciferol).

Bei der Untersuchung über die Entstehungsbedingungen der Xerophthalmie fand MELLANBY bei jungen Hunden, die mit Nahrungsgemischen gefüttert wurden, die arm an fettlöslichem Vitamin waren, Störungen der Knochenbildung infolge des Fehlens der Kalkablagerung an der Knochenknorpelgrenze, also in der Wachstumszone des Knochens. Die Verknöcherungszone erscheint verbreitert und nicht mehr scharf, sondern unregelmäßig begrenzt. Die Knochen werden weich und nachgiebig und verbiegen sich leicht bei Belastung, so daß nach dem Überstehen der Erkrankung unter Umständen schwere Verkrümmungen bestehen bleiben.

Ähnliche Störungen sind auch bei anderen Versuchstieren, so besonders bei der Ratte hervorzurufen (Abb. 26); sie zeigen eine sehr große Ähnlichkeit mit den Erscheinungen der menschlichen *Rachitis*, einer Erkrankung vorwiegend des Kindesalters, die früher eine außerordentliche

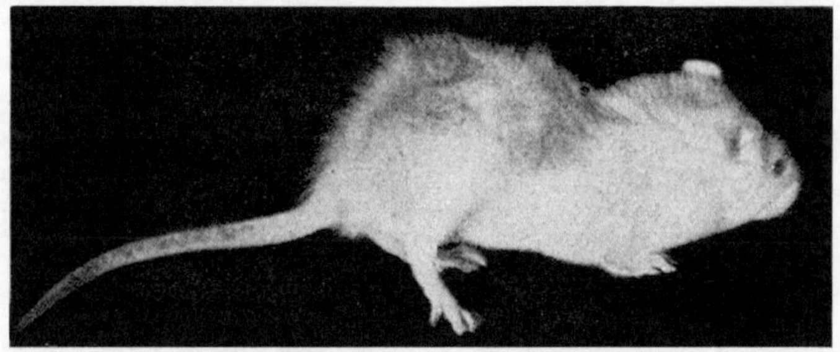

Abb. 26. Rattenrachitis.

Verbreitung hatte und in manchen Ländern auch heute noch hat. (Noch vor wenigen Jahren ergab eine statistische Erhebung an Londoner Schulkindern, daß etwa 80% von ihnen eine Rachitis durchgemacht hatten.) Bei der Rachitis des kleinen Kindes finden sich die gleichen Veränderungen am Knochensystem wie bei den Versuchstieren. Am frühesten erweicht im allgemeinen das Schädeldach, so daß die Schädelknochen völlig weich und eindrückbar werden.

Für die Entstehung dieser Krankheit sind die verschiedensten Ursachen verantwortlich gemacht worden. Der Tierversuch zeigte, daß sie mit der unzureichenden Zufuhr eines Vitamins zusammenhängen kann. Aber damit sind die Voraussetzungen für ihr Auftreten noch nicht erschöpft. Sowohl Beobachtungen an kranken Kindern als auch an rachitischen Tieren wiesen auf die *Bedeutung anderer Umweltfaktoren* hin: bei vitaminfreier oder -armer Kost, die sonst zum Ausbruch der Rachitis führt, tritt die Erkrankung nicht auf, wenn die Tiere sich frei in frischer Luft bewegen können und wenn in der Nahrung reichlich Fleisch angeboten wird. Als weiterer krankmachender Faktor wurde das Angebot von Calciumsalzen und von Phosphaten in der Nahrung erkannt. Dabei kommt es weniger auf den absoluten Gehalt als auf das Verhältnis von Ca und P zueinander an. Bei der Ratte läßt sich beim Fehlen des fettlöslichen Vitamins eine Rachitis mit Sicherheit nur hervorrufen, wenn Calciumsalze in größerem Überschuß über das Phosphat verfüttert werden. Das Tier scheidet dann mit dem überschüssig resorbierten Calcium auch entsprechende Mengen von Phosphat aus, die aus dem Organismus stammen,

ihm also verlorengehen. Als Folge davon findet man statt eines normalen
P-Gehaltes im Serum von 3—5 mg-% nur noch 2,5 mg-%, der Ca-Gehalt
sinkt dagegen erst spät und wenig ab. Normalisierung des Verhältnisses
Ca/P in der Nahrung durch vermehrte Phosphatzufuhr kann auch ohne
Zulage von fettlöslichem Vitamin die Rattenrachitis zur Heilung bringen.
Durch Vitaminzufuhr wird auch bei sehr phosphatarmem Futter und
niedrig bleibendem P-Gehalt des Serums bei der Ratte eine Phosphat-

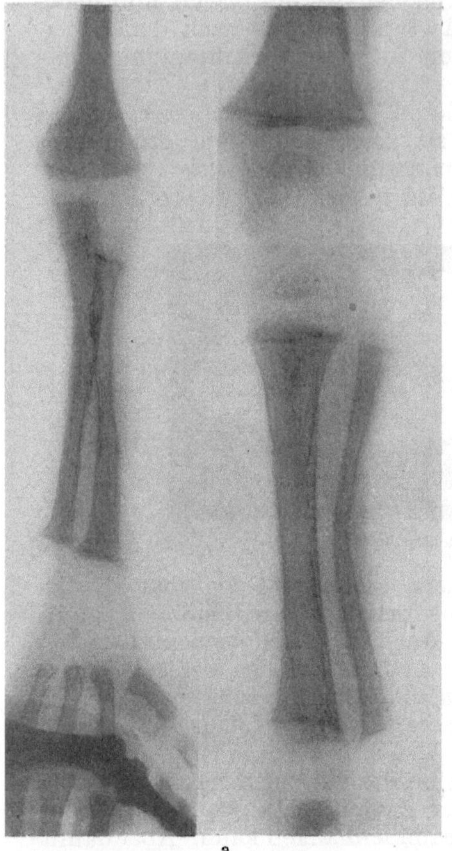 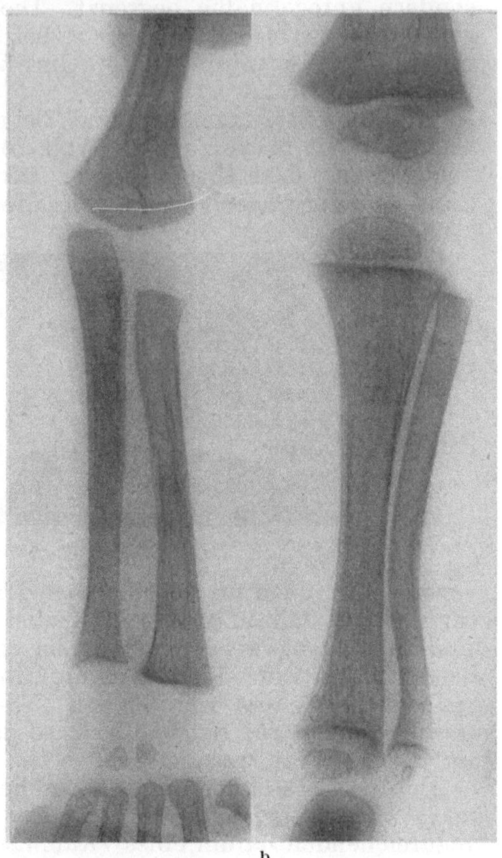

a   b

Abb. 27a u. b. Rachitis beim Kind vor und nach Behandlung. (Röntgenbilder der Arm- und Beinknochen.)
a Hochgradige rachitische Veränderungen mit starker Kalkarmut. Einknickungen einzelner Knochen. Auf-
faserung der enchondralen Verknocherungszone. b 3 Monate später nach Vitamin-D-Zufuhr. Normaler
Kalkgehalt. Glatte Verknocherungszone. Verbiegung der Fibula weist auf die überstandene Erkrankung hin.

retention im Knochen ermöglicht. Dabei wird anscheinend den übrigen
Geweben Phosphat entzogen, da die Tiere trotz nunmehr normalem
Knochenaufbau im Wachstum zurückbleiben. Diese Versuche zeigen,
daß trotzdem der P-Gehalt des Serums gegen die Norm erniedrigt ist,
das Vitamin D die Verwertung des Phosphats für den Aufbau des
Knochens erleichtert.

Auch bei der kindlichen Rachitis besteht eine Verarmung des Organismus an P und an Ca, wobei die Abgabe von Phosphat über die des Calciums
überwiegt. Der früher angenommene prinzipielle Unterschied zwischen
der Rachitis des Säuglings und der der Ratte scheint nach neueren
Untersuchungen nicht zu bestehen, vielmehr lassen sich auch beim Säugling

die Anzeichen der Rachitis durch längere Zeit fortgesetzte parenterale Phosphatzufuhr beseitigen. Bei einem Mangel an Vitamin D wird auch bei einem zunächst noch normalen P-Gehalt des Serums die normale Verknöcherung des osteoiden Gewebes unmöglich. Zu einem Absinken des Serumphosphats kommt es erst später.

Sowohl aus den Beobachtungen am Tier wie am Säugling geht hervor, daß dem Vitamin D in erster Linie eine Bedeutung für die Verwertung des Phosphats bei der Knochenbildung zukommt, fehlt das Vitamin D, so lagern sich erst bei einem gegen die Norm erhöhten Phosphatniveau die Mineralstoffe im Knochen ab, ist Vitamin D vorhanden, so kann das schon bei einem erniedrigten Phosphatspiegel der Fall sein. Von den am Knochenaufbau beteiligten Mineralien spielt also das Phosphat und nicht das Calcium für Entstehung oder Heilung der Rachitis die beherrschende Rolle.

Im rachitischen Serum und auch im rachitischen Knochen ist die fermentative Spaltbarkeit der Phosphorsäureester gesteigert. Das beruht auf einer vermehrten Bildung von Phosphatasen. Die Vermehrung der Serumphosphatase ist eines der frühesten Symptome der Rachitis.

Neben der Rachitis des kleinen Kindes ist unter den höchst unzureichenden Ernährungsbedingungen des Weltkrieges in Deutschland sehr häufig eine „Spätrachitis" bei jungen Menschen im Pubertätsalter beobachtet worden. Auch bei ihr findet sich die für die Rachitis kennzeichnende Entmineralisierung des Knochens und eine Verminderung des Ca- und P-Gehaltes im Serum. Am Knochen treten Verdickungen der Epiphyse und spontane Brüche auf. Schließlich sind auch bei Erwachsenen Knochenveränderungen bei mangelhafter Zufuhr von fettlöslichem Vitamin bekannt, die man als *Osteomalacie* bezeichnet, und die sich ebenfalls in einer Entkalkung des fertigen Knochens äußern. Die Knochenerweichung führt zu starken Verbiegungen im Skeletsystem. Die Erkrankung betrifft besonders häufig Frauen während der Schwangerschaft und der Stillperiode.

Wie weit eine am Versuchstier beobachtete Steigerung der Oxydationen bei Zufuhr von Vitamin D mit seiner Bedeutung für die Knochenentwicklung zusammenhängt, ist nicht zu sagen, ebensowenig ob Vitamin D für die Aufrechterhaltung der Oxydationen notwendig ist.

Daß neben dem Vitamin A noch ein zweites fettlösliches Vitamin von besonderer Wirkung vorkommen muß, wurde daran erkannt, daß bei der experimentellen Rachitis die heilende Wirkung des Lebertrans derjenigen der Butter weit überlegen ist. Ferner verliert Lebertran durch längere Luftdurchleitung bei einer Temperatur von 100° völlig seine antixerophthalmische Wirkung, dagegen bleibt die antirachitische erhalten. Diese muß also auf einem zweiten fettlöslichen Vitamin beruhen, das als Vitamin D bezeichnet wurde.

Die Erforschung der chemischen Natur des antirachitischen Vitamins beruht auf zwei wichtigen Beobachtungen. Durch ultraviolette Bestrahlung rachitischer Kinder gelang es HULDSCHINSKY die Rachitis zu heilen. und HESS und STEENBOCK konnten antirachitisch unwirksame Tier- und Pflanzenprodukte durch ultraviolette Bestrahlung in antirachitisch wirksame Nahrung umwandeln. *Damit war erwiesen, daß das Vitamin aus einer oder mehreren an sich unwirksamen Vorstufen (Provitaminen) durch Bestrahlung entsteht,* und es wurde ferner die große Bedeutung der Umweltfaktoren für Entstehung oder Verhütung der Rachitis verständlich.

Die Isolierung des natürlich vorkommenden, im Lebertran enthaltenen antirachitischen Vitamins D gelang zunächst nicht. Die Aufarbeitung von bestrahlten Nahrungsstoffen mit antirachitischer Wirksamkeit war dagegen erfolgreicher. Sie erstreckte sich auf pflanzliche Öle und ergab, daß ihre Wirkung gebunden ist an die Sterinfraktion. Das ist insofern eigenartig, als pflanzliche Sterine im Tierkörper nicht vorkommen. Auch durch Bestrahlung von Cholesterinrohkrystallisaten werden antirachitisch wirksame Lösungen erhalten, reinstes Cholesterin ist dagegen nicht aktivierbar. Die vergleichende Untersuchung der Absorptionsspektren der Cholesterinrohkrystallisate, des reinen Cholesterins und der antirachitisch wirksamen Bestrahlungsprodukte führte zu der Erkenntnis, daß der aktivierbare Anteil des Rohkrystallisats ein bei 280 mμ stark absorbierendes Sterin sein müsse. Im *Ergosterin* wurde nach systematischem Suchen der erste Stoff gefunden, der dieser Forderung genügte, und die weitere Untersuchung hat ergeben, daß das Ergosterin in der Tat durch ultraviolettes Licht aktivierbar ist, also ein Provitamin D darstellt. Man führte daraufhin auch die Aktivierbarkeit tierischer Sterine auf ihren Ergosteringehalt zurück; jedoch ist ziemlich sicher dieser Schluß nicht allgemein gültig (siehe weiter unten).

Die Umwandlung des Ergosterins in den antirachitisch wirksamen Körper verläuft über eine Reihe von Zwischenstufen; diese verschiedenen Bestrahlungsprodukte sind Isomere des Ergosterins. Die Wirkung der Bestrahlung macht nicht bei der Bildung des Vitamins halt, sondern geht weiter unter Bildung von physiologisch unwirksamen „Überstrahlungsprodukten". Es ergab sich die folgende Reihenfolge in der Entstehung der Bestrahlungsprodukte des Ergosterins:

Ergosterin

↓

Lumisterin

↓

Tachysterin

↓

Vitamin D₂

↙ ↓ ↘

Suprasterin I   Toxisterin   Suprasterin II

Das erste in krystallisierter Form von WINDAUS gewonnene *Vitamin D₁* erwies sich als eine molekulare Verbindung aus Lumisterin und dem eigentlich wirksamen Bestrahlungsprodukt des Ergosterins, dem *Vitamin D₂*. Auch das *Calciferol*, wie englische Forscher (BOURDILLON u. a.) das antirachitische Vitamin nannten, und das in seiner reinen Form dem Vitamin D₂ von WINDAUS entspricht, war zuerst noch mit anderen Bestrahlungsprodukten verunreinigt.

Die genaue Untersuchung und Auswertung der Wirksamkeit des Vitamins D₂ und ihr Vergleich mit antirachitisch hochwirksamem Lebertran, also mit dem natürlichen Vitamin D, führte zu der überraschenden Feststellung, daß reines Vitamin D₂ und Lebertran bei verschiedenen Tieren eine ganz verschieden starke antirachitische Wirkung haben. Wenn man z. B. bei Ratten feststellt, welche Lebertranmenge einer bestimmten Menge von Vitamin D₂ entspricht, so erweist sich an Küken eine wesentlich größere Menge von D₂ mit der gleichen Lebertranmenge als äquivalent. Lebertranvitamin wirkt bei Küken also wesentlich stärker als Vitamin D₂ aus Ergosterin.

Die Isolierung des natürlichen Vitamins D aus Lebertran ist BROCKMANN gelungen, und es hat sich ergeben, daß dies *Vitamin D₃ nicht mit dem Vitamin D₂ identisch* ist. Es haben sich ferner aus leicht abgewandeltem Cholesterin und Ergosterin sowie aus einigen pflanzlichen Sterinen (Stigmasterin und Sitosterin) durch Bestrahlung antirachitisch wirksame Stoffe herstellen lassen. *Es gibt also neben dem Ergosterin noch andere Provitamine D.* Eine hohe antirachitische Wirkung haben die Bestrahlungsprodukte des 22-Dihydroergosterins und des 7-Dehydrocholesterins; die des 7-Dehydrostigmasterins und des 7-Dehydrositosterins haben eine so schwache Wirksamkeit, daß sie als Provitamine ausscheiden. *Das natürliche Vitamin D_3 ist mit dem Bestrahlungsprodukt des 7-Dehydrocholesterins identisch.* Die früheren Angaben, daß das tierische Sterin, das Cholesterin, immer vom Ergosterin als Provitamin D begleitet ist, beruht sicherlich in den meisten Fällen auf einer Verwechslung mit dem 7-Dehydrocholesterin. Doch ist diese Frage noch nicht abschließend geklärt, da z. B. das Provitamin aus dem Hühnerei als Ergosterin erkannt wurde, wogegen aus der Schweinehaut 7-Dehydrocholesterin isoliert werden konnte.

Die chemischen Beziehungen zwischen den einzelnen D-Vitaminen bzw. Provitaminen gehen aus den umstehenden Formeln hervor.

Tabelle 35. Vitamin-D-Gehalt verschiedener Nahrungsmittel.

Nahrungsmittel	I.E. in 100 g
Dorschlebertran	5000—30000
Heilbuttlebertran	200000—400000
Thunfischlebertran	2000000—6000000
Eigelb	140—500
Butter, Sommer	40—100
Butter, Winter	10—30
Kuhmilch, Sommer	2,4—3,8
Kuhmilch, Winter	0,3—1,7
Ochsenleber, Schweineleber	40—50
Kalbsleber	10
Pilze (Pfifferlinge, Steinpilze, Champignons)	5—6

Danach ist also die antirachitische Wirkung gebunden an die Konjugation der Doppelbindungen im Ring B (s. S. 45) zwischen C_5, C_6 und C_7, C_8; das 7-Dehydrocholesterin entspricht in seinem Ringsystem völlig dem Ergosterin. Aber auch die Struktur der Seitenkette ist von größter Bedeutung. Denn das Bestrahlungsprodukt des 22-Dihydroergosterins, also eines Sterins mit einer Seitenkette ohne Doppelbindung, aber einem C-Atom mehr als Cholesterin (9 statt 8), hat nicht nur eine antirachitische Wirkung, sondern diese entspricht mehr derjenigen des Vitamins D_3 als der des Vitamins D_2. Man bezeichnet es als Vitamin D_4. Seine Formel unterscheidet sich nur durch die Seitenkette von den Vitaminen D_2 und D_3. Dagegen haben die pflanzlichen 7-Dehydrosterine mit 10 C-Atomen in der Seitenkette (s. Formel des Stigmasterins S. 48) nur noch eine sehr schwache antirachitische Wirkung.

Die weitaus reichste Quelle für das Vitamin D ist der Lebertran. Noch vitaminreicher als der gewöhnlich in der Medizin zur Rachitisbehandlung oder -verhütung angewandte Dorschtran sind Heilbutt- und Thunfischtrane. Die Frage, weshalb die Fischleber so ungewöhnlich reich an Vitamin D ist, ist ungeklärt. Die Art der Nahrung scheint nicht dafür maßgeblich zu sein, so daß man, ohne allerdings dafür zur Zeit Beweise zu haben, annimmt, daß das Vitamin in der Fischleber selber entsteht. Der Vitamingehalt einiger Nahrungsmittel ergibt sich aus Tabelle 35.

Für die Vitaminversorgung ist es außerordentlich wichtig, daß die beiden Provitamine D_2 und D_3, die in den Nahrungsmitteln vorkommen können, nicht oder nur in begrenzten Mengen resorbierbar sind. Da anderseits häufig die in der Nahrung angebotenen Mengen an fertigem Vitamin D_2 oder D_3 nicht ausreichend sind, bestände stets die Gefahr einer D-Avitaminose. Daß sie nicht immer akut wird, erklärt sich daraus, daß der tierische Organismus in der Lage ist, aus Cholesterin 7-Dehydrocholesterin, das Provitamin D_3, zu bilden. Dies findet sich in der Haut

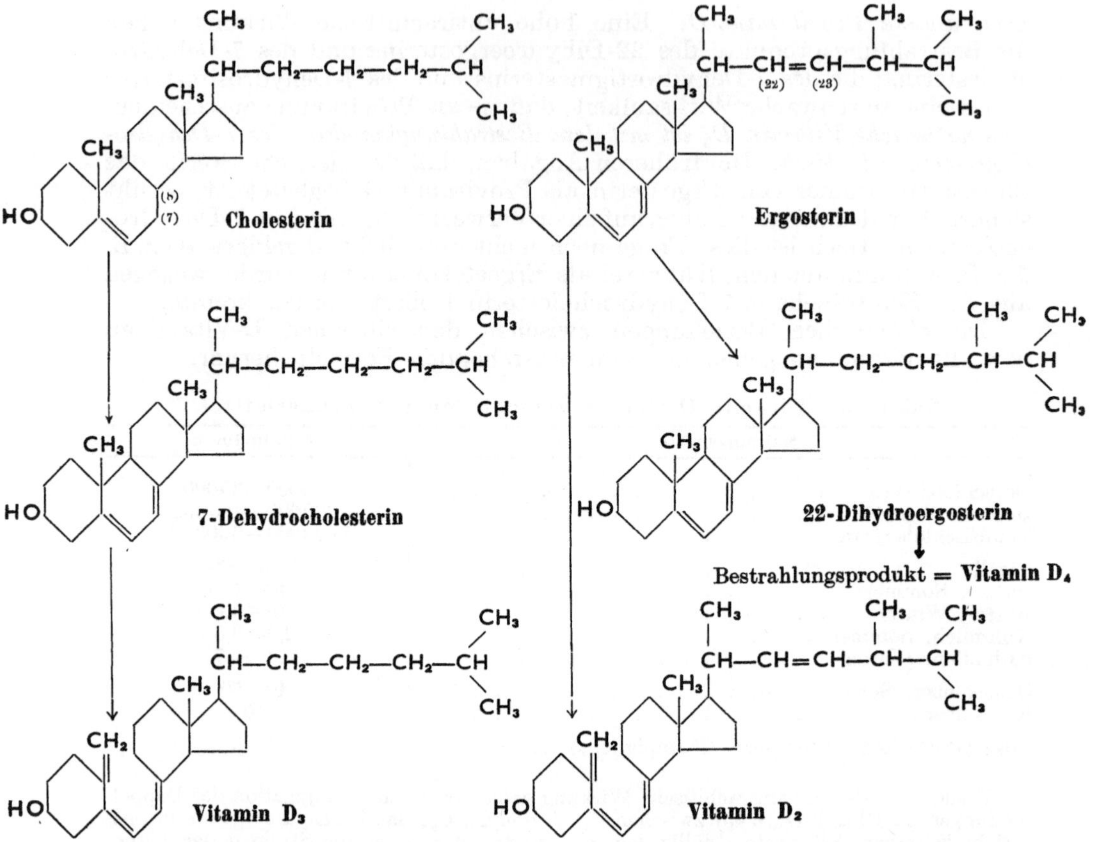

Cholesterin

Ergosterin

7-Dehydrocholesterin

22-Dihydroergosterin

Bestrahlungsprodukt = Vitamin D$_4$

Vitamin D$_3$

Vitamin D$_2$

in ziemlich großer Menge und wird in ihr durch ultraviolette Strahlen in das Vitamin umgewandelt. Auf diese Weise erklärt sich auch die lange bekannte heilende Wirkung des Sonnenlichtes und der ultravioletten Strahlen.

Es ist für die praktische Medizin sehr wichtig, daß das Vitamin D in einigen Organen (Gehirn, Nebennieren, Thymus, Leber, Nieren und Haut) in ziemlich erheblicher Menge gespeichert werden kann. Bei einer einige Wochen fortgesetzten etwa mehrhundertfachen Überdosierung des Vitamins D treten Erscheinungen einer *Hypervitaminose* auf. Im Blute sind die Calcium- oder Phosphatwerte erheblich gestiegen. Dabei ist zunächst die Ablagerung von Calciumphosphat in den Knochen gesteigert, dann kommt es zur Entkalkung des Knochens und zu Kalkablagerungen in den verschiedensten Organen, die mit schweren Gesundheitsstörungen einhergehen. Sie können sich wieder zurückbilden, führen aber bei sehr starker Überdosierung zum Tode.

Auch für die Auswertung des Vitamins D sind internationale Einheiten eingeführt worden. Die *internationale Einheit* entspricht etwa 0,025 γ krystallisiertem Vitamin D$_2$. Die *biologische Einheit* ist die Menge, die junge Ratten bei bestimmter Ernährung bei 14 Tage dauernder täglicher Zufuhr vollkommen vor der Rachitis schützt. Und schließlich gibt es auch noch die *klinische Einheit: 1 klinische Einheit = 100 biologische Einheiten = 12,5—17 internationale Einheiten.* 1 biologische Einheit, d. h. die Schutzdosis für Ratten ist also etwa 0,015 γ (bis 0,03 γ). Der tägliche Vitamin D-Bedarf des Kleinkindes beträgt etwa 1 klinische Einheit (= 1,5 γ), die zur Heilung der Rachitis notwendige Menge ungefähr das Fünffache.

Das Vitamin D steht mit einigen Hormonen anscheinend in engen Wechselbeziehungen, so vor allem wegen der Beherrschung des Kalkstoffwechsels mit dem Hormon der Nebenschilddrüse (s. S. 217), aber auch zwischen Vitamin D und Schilddrüse sowie Thymus scheint es Zusammenhänge noch nicht geklärter Art zu geben.

Die Auswertung des Vitamins D erfolgt ausschließlich durch den Tierversuch, und zwar wegen der verschieden starken Wirkung der Stoffe mit Vitamin-D-Wirkung bei verschiedenen Tieren immer an der Ratte.

f) Vitamin E (Antisterilitäts-Vitamin, Tocopherol).

Wenn man Ratten mit einer künstlichen Diät ernährt, in der die Vitamine A, C und D sowie die der B-Gruppe in ausreichender Menge vorhanden sind, so wachsen die Tiere zwar in ganz normaler Weise, es treten aber Muskeldystrophien und Lähmungen an den Extremitäten auf. In den Hintersträngen des Rückenmarks, in den vestibulo-, tecto- und rubrospinalen Bahnen sowie in den Muskelfasern finden sich Degenerationen. Die wesentlichste Störung ist jedoch die der Geschlechtsfunktion (EVANS). Bei männlichen Tieren finden sich schon sehr frühzeitig histologisch nachweisbare und bald irreparable Schädigungen des Hodens; einer Azoospermie und Degeneration der Spermien folgt eine Atrophie der Samenkanälchen, die zur Sterilität führt, und schließlich degeneriert der ganze spermabildende Apparat des Hodens. Beim weiblichen Tier sind die Veränderungen weniger eingreifend, und sie sind heilbar. Die Störungen betreffen den Embryo und die Placenta, also eigentlich nicht das Muttertier, sondern die Frucht. Oestrus, Ovulation, Befruchtung und Eieinpflanzung gehen ganz normal vor sich, aber schon bei der ersten Gravidität während dieser Avitaminose wird die Aufzucht der Jungen verweigert, bei späteren Schwangerschaften werden nur tote Junge geboren oder die Feten und die Placenten werden wieder resorbiert *(Resorptionssterilität)*.

Diese Ausfallserscheinungen beruhen auf dem Fehlen eines fettlöslichen Faktors, des Vitamins E, der in tierischen Nahrungsmitteln in relativ geringer Menge vorkommt; reichlicher findet er sich in grünen Pflanzen und in ziemlich hoher Konzentration in Weizenkeimlingen. Im tierischen Organismus kommt er in ziemlich großer Menge im Hypophysenvorderlappen und in der Placenta vor, so daß man zeitweilig an Beziehungen zwischen dem Vitamin E und den gonadotropen Hormonen des Hypophysenvorderlappens (s. S. 235) gedacht hat. Derartige Beziehungen werden auch durch die Beobachtung wahrscheinlich gemacht, daß bei Vitamin-E-Mangel Störungen der Hypophysenfunktion auftreten.

Die E-Avitaminose kann auch an einigen anderen Tieren hervorgerufen werden, so entwickelt sich die Honigbiene nur dann zur Königin, wenn sie vitamin-E-haltiges Futter bekommt. Es ist noch nicht mit Sicherheit bekannt, ob das Vitamin E auch für den Menschen notwendig ist; es kommt ihm allerdings bei einigen Erkrankungen der Genitalsphäre, die sicherlich nicht durch seinen Mangel bedingt sind, eine deutliche Heilwirkung zu.

Aus Weizenkeimlingsölen und Baumwollsaatöl haben EVANS und EMERSON verschiedene Stoffe mit Vitamin-E-Wirkung in Form krystallisierter Derivate erhalten. Die reinen Stoffe haben den Namen *Tocopherole* erhalten. Bisher wurden das α-, *β- und γ-Tocopherol* gewonnen. Die Konstitution des α- und des β-Tocopherols konnte aufgeklärt werden. Das γ-Tocopherol ist mit dem β-Tocopherol isomer und hat die gleiche biologische Wirksamkeit.

Die Konstitutionsaufklärung beruht darauf, daß bei der thermischen Spaltung der Tocopherole substituierte Hydrochinone gewonnen werden konnten, und zwar aus dem α-Tocopherol das Durohydrochinon und aus dem β- und γ-Tocopherol das Pseudocumolhydrochinon (FERNHOLZ, JOHN).

Durol   Durohydrochinon   Pseudocumol   Pseudocumolhydrochinon

Fernerhin ergab sich, daß diese Kerne mit einer isoprenartigen Seitenkette vereinigt sind, die als Phytol erkannt wurde. Daraus folgt für die beiden Tocopherole die folgende Formulierung, die auch durch die Synthese bestätigt wurde (KARRER):

α-Tocopherol

β-Tocopherol

g) Vitamin H (Hautvitamin).

Über das Vitamin H ist noch wenig bekannt. Es ist vor allem für den kindlichen Organismus unentbehrlich (GYÖRGY). Beim Fehlen dieses Faktors in der Nahrung kommt es zu einer als *Seborrhöe* bezeichneten Erkrankung der Haut, bei der das Sekret der Talgdrüsen vermehrt ist und eine veränderte Zusammensetzung hat, ferner sind die oberen Epidermisschichten fettig degeneriert. Ganz entsprechende Erscheinungen lassen sich bei der Ratte experimentell erzeugen. Die Erkrankung kann außer durch das Fehlen des Vitamins H durch eine zu reichliche Zufuhr von rohem Eiereiweiß hervorgerufen und durch ein Zuviel an Fett noch verstärkt werden. Dies weist deutlich auf Beziehungen zwischen dieser Avitaminose und dem Fettstoffwechsel der Haut hin. Die Giftwirkung des rohen Eiereiweißes beruht auf einer festen Bindung des Vitamins an einen der Eiweißstoffe des Eiereiweißes. Diese Eiweißverbindung des Vitamins kann von den eiweißspaltenden Fermenten des Verdauungskanals nicht gespalten werden. Das Vitamin ist identisch mit dem Hefewuchsstoff *Biotin*.

Das Vitamin wird in Leber und Niere, nicht aber in der Haut, in sehr großem Umfange gespeichert, ist ferner in Hefe, Eigelb, Milch, Kartoffeln, nicht in der Muskulatur, in Weizenmehl, Reis oder Mais enthalten. Es unterscheidet sich von allen anderen Vitaminen dadurch, daß es in den Ausgangsprodukten weder fett- noch wasserlöslich ist, sondern erst nach vorhergehender Eiweißverdauung (z. B. im Darm) freigelegt wird.

Die chemische Natur des Biotins konnte kürzlich von KÖGL aufgeklärt werden. Das Biotin des Eigelbs und das aus Leber gewonnene sind nicht identisch, jedoch enthalten

Biotidin

beide das Ringsystem des Biotidins. α-Biotin aus Eigelb ist 2-Oxo-9-isopropylbiotidin-6-carbonsäure, β-Biotin aus Leber 2-Oxo-biotidin-9-buttersäure.

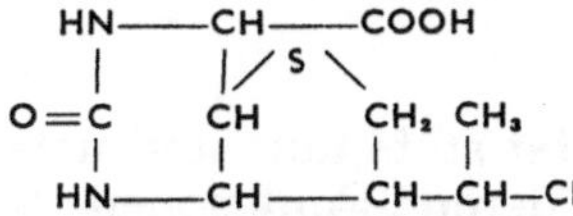

$$
\begin{array}{ll}
\text{HN——CH——COOH} & \text{HN——CH}_2 \\
\quad|\quad\;|\diagup\text{S}\diagdown & \quad|\quad\;|\diagup\text{S}\diagdown \\
\text{O}=\text{C}\quad\text{CH}\quad\text{CH}_2\ \text{CH}_3 & \text{O}=\text{C}\quad\text{CH}\quad\text{CH}_2 \\
\quad|\quad\;|\quad\;|\;| & \quad|\quad\;|\quad\;| \\
\text{HN——CH——CH—CH—CH}_3 & \text{HN——CH——CH—CH}_2\text{—CH}_2\text{—CH}_2\text{—COOH} \\
\quad\quad\text{α-Biotin} & \quad\quad\text{β-Biotin}
\end{array}
$$

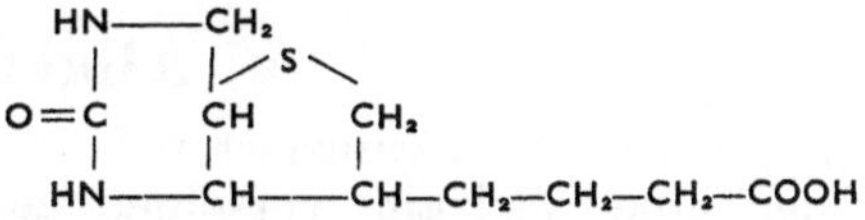

h) Vitamin K (antihämorrhagisches Vitamin; Phyllochinon).

Nach DAM tritt beim Fehlen des Vitamins K, wie zuerst bei Vögeln, dann auch beim Kaninchen gefunden wurde, eine Neigung zu Blutungen auf, deren Ursache eine Verminderung des Prothrombins und damit eine Herabsetzung der Geschwindigkeit der Blutgerinnung ist (s. S. 399f.). Für viele Tiere scheint das Vitamin K entbehrlich. Doch ist gefunden worden, daß es durch die Darmbakterien gebildet wird, also im Inneren des Darmrohres stets entsteht. Beim Menschen wurde z. B. auch bei 8 Tage fortgesetzter vitamin-K-freier Ernährung im Kot Vitamin K noch in reichlicher Menge nachgewiesen. Bei dem durch behinderte Ausscheidung von Galle in den Darm bedingten Ikterus (s. S. 323) stellt sich mit der Dauer der Störung zunehmend eine Neigung zu Blutungen infolge einer Erhöhung der Gerinnungszeit des Blutes ein. Wahrscheinlich beruht dies darauf, daß wegen des Fehlens der Gallensäuren im Darm neben der Fettresorption (s. S. 327) auch die Aufnahme des Vitamins K gestört ist. Führt man nämlich bei diesen Krankheitszuständen das Vitamin K unter Umgehung des Darmkanals zu, so wird die Gerinnung des Blutes wieder normal und die Blutungsneigung verschwindet.

Das Vitamin K kommt besonders reichlich in grünen Blättern vor. Es konnte in krystallisierter Form gewonnen werden. Seine chemische Natur ist von FIESER und Mitarbeitern aufgeklärt worden. Es ist das Phytolderivat des Naphthochinons (2-Methyl-3-phythyl-1.4-naphthochinon). Seine Wirkung ist wenig spezifisch, da aus faulendem Fischmehl ein Vitamin K_2 von ähnlicher Struktur gewonnen werden konnte und auch eine Reihe anderer chinoider Stoffe von ziemlich einfachem Bau ähnlich wirkt.

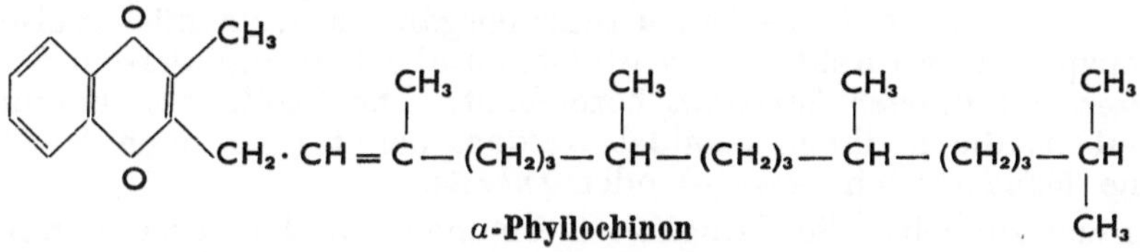

$$
\begin{array}{c}
\text{α-Phyllochinon}
\end{array}
$$

Schrifttum.

BEUMER, H.: Rachitis und Tetanie. Handbuch der Kinderheilkunde, 4. Aufl., Erg.Werk Bd. 1. — BROCKMANN, H.: Die Chemie der antirachitischen Vitamine. Erg. Vitamin- u. Hormonforsch. 2 (1939) — ELVEHJEM, C. A.: The B-Vitamin, except B_1 and the flavins. Erg. Vitamin- u. Hormonforsch. 1 (1938). — GIROUD, A.: Répartition de la vitamine C dans l'organisme. Erg. Vitamin- u. Hormonforsch. 1 (1938). — HAWORTH, W. N. u. E. L. HIRST: The chemistry of ascorbic acid (Vitamin C) and its analogues. Erg. Vitamin- u. Hormonforsch. 2 (1939). — JOHN, W.: Vitamin E. Angew. Chem. 52 (1939). — JUNG, A.: Die Funktion der Vitamine des B-Komplexes im Organismus. Z. f. Vitaminforsch. Beih. 1 (1940). — LUNDE, G.: Vitamine in frischen und konservierten Nahrungsmitteln. Berlin 1940. — RIEGEL, B.: Vitamin K. Erg. Physiol. 43 (1940). — ROMINGER, E.: Physiologie und Pathologie des D-Vitamins. Erg. Vitamin- u. Hormonforsch. 2, 105 (1939). — STEPP, KÜHNAU u. SCHRÖDER: Die Vitamine und ihre klinische Anwendung, 6. Aufl. Stuttgart 1944.

B. Hormone.

a) Allgemeines.

In jedem höher organisierten Lebewesen arbeitet stets mit- und nebeneinander eine Vielzahl verschiedener Organe, deren Funktionen teils gleichläufig, teils gegenläufig sind, die aber so aufeinander abgestimmt sein müssen, daß ein optimaler Zustand des Gesamtorganismus erreicht wird. Der Körper muß deshalb Regulationssysteme besitzen, durch die die einzelnen Organe in ihrer Tätigkeit so eingestellt werden, daß die Einzeltätigkeiten zu einer funktionellen Einheit zusammengefaßt werden. Ein Teil dieser Regulation wird vom Nervensystem geleistet, durch das weit voneinander liegende Organe von ein oder mehreren Zentralstellen aus in Tätigkeit versetzt werden können. Außerdem steht aber jeder Teil des Körpers durch den Blutkreislauf mit jedem anderen in Zusammenhang, so daß Wirkstoffe, die ins Blut hineingelangen und mit ihm verteilt werden, ebenfalls durch Fernwirkung bestimmte Organe in bestimmter Weise beeinflussen können. Die *humorale Regulation* steht neben der nervösen, aber zwischen beiden spielen die mannigfachsten Wechselbeziehungen: nervöse Reize können die humorale Regulation in Gang setzen, humoral übertragene Reize eine nervöse Regulation auslösen.

Die humorale Regulation steht in engstem Zusammenhang mit den Hormonen, sie ist weitgehend eine hormonale. Als *Hormone* bezeichnet man Wirkstoffe, die im Körper selbst gebildet werden und die durch eine hohe spezifisch-biologische Wirkung ausgezeichnet sind. Im Jahre 1849 zeigte BERTHOLD, daß Hähne, denen die Keimdrüsen entfernt wurden, außer der Fortpflanzungsfähigkeit auch ihre charakteristischen sekundären Geschlechtsmerkmale (z. B. Eigenart von Kamm und Gefieder) verlieren oder verändern. Es gelang ihm aber, diese Veränderungen durch Wiedereinpflanzung der Keimdrüsen zu beseitigen. Seitdem ist erkannt worden, daß auch bei dem Verlust oder der Entfernung einer großen Zahl von anderen Organen ganz bestimmte Ausfallserscheinungen auftreten, die sich aber ebenfalls nach Implantation dieser Organe ganz oder teilweise wieder zurückbilden. Die meisten dieser Organe haben drüsigen Charakter, weisen aber keinerlei Ausführungsgänge auf, sie müssen also ihre Sekretionsprodukte direkt in den Blutstrom abgeben und werden deshalb als *Drüsen mit innerer Sekretion* bezeichnet. Die Stoffe von besonderer Wirksamkeit, die in ihnen gebildet werden, nennt man nach STARLING Hormone ($\delta\varrho\mu\acute{\alpha}\omega$ = ich bewege) oder *Inkrete*.

Während zunächst die Fähigkeit Hormone zu bilden, besonderen ausschließlich oder im wesentlichen diesem Zwecke dienenden Drüsen zugeschrieben wurde, hat sich mehr und mehr gezeigt, daß auch in anderen Geweben Stoffe mit hormonartiger Wirkung gebildet werden. Auch diese *Gewebshormone* üben, wenn sie in den allgemeinen Kreislauf gelangen, auf einzelne von dem Orte ihrer Bildung entfernt liegende Organe bestimmte Wirkungen aus. Aber für sie ist wichtiger die Regulierung der Funktion gerade der Organe, in denen sie entstehen. Sehr häufig werden sie von den Orten ihrer Bildung gar nicht entfernt, sondern im Verlaufe der Stoffwechselvorgänge, durch die sie gebildet wurden, auch wieder zerstört oder in unwirksame Vorstufen zurückverwandelt oder sie kommen zwar ins Blut, werden aber dort schon abgebaut und können deshalb keine Fernwirkungen entfalten.

Diese Feststellungen führen zu der Frage, wie weit der Begriff „Hormon" überhaupt zu fassen ist. Wenn er schon auf bestimmte Stoffwechselprodukte wie manche der Gewebshormone übertragen werden kann, warum nicht auch auf alle Stoffwechselprodukte mit irgendeiner physiologischen Wirkung. So hat ja die Kohlensäure, die überall im Körper in jedem Organ und in jeder Zelle entsteht, eine lebenswichtige Bedeutung für die Erregung des Atemzentrums; und doch wird man sie nicht als Hormon bezeichnen, weil sie nicht durch eine spezifische Leistung besonderer Zellen oder Organe entsteht, sondern aus den verschiedenartigsten Vorstufen als allgemeines Produkt des Stoffwechsels gebildet wird. Die gleiche Überlegung gilt auch für zahlreiche andere Stoffwechselprodukte, die auf dem Blutwege noch gewisse Wirkungen ausüben. Die Hormone unterscheidet von ihnen die Bildung in ganz bestimmten Organen, die in erster Linie diesem Zwecke dienen oder, wie bei den Gewebshormonen, die Bildung bei einer ganz bestimmten für die Zellart dieser Organe spezifischen Leistung.

Die Fernwirkungen der Hormone im Organismus sind in einer ganz besonderen Weise bedeutungsvoll, weil die verschiedenen Hormone nicht nur mit- oder gegeneinander die Funktion eines beliebigen Organs beeinflussen, sondern weil sie auch die Tätigkeit anderer hormonbildender Organe erregen oder dämpfen. Einige inkretorische Drüsen bilden sich überhaupt nur dann zu voller Funktionstüchtigkeit aus, wenn sie während ihrer Entwicklung der Wirkung anderer Hormone unterworfen sind. Eine solche übergeordnete Rolle spielt vor allem die Hypophyse, die zum mindesten für die Entwicklung der Geschlechtsdrüsen, der Schilddrüse und der Nebennieren einen maßgebenden Einfluß hat.

Die Bedeutung der Hormone für die Entwicklung eines jeden tierischen, ja auch pflanzlichen Lebewesens ergibt sich klar und anschaulich aus zahlreichen Beobachtungen über Störungen der Funktion und der Entwicklung, die bei fehlerhafter Tätigkeit der hormonbildenden Organe auftreten. Als ein Beispiel für viele sei angeführt die Abhängigkeit des Wachstums, der geistigen und der geschlechtlichen Entwicklung von der Schilddrüsentätigkeit. Auch Erscheinungsform, geistige Veranlagung und soziales Verhalten des Menschen sind weitgehend durch das harmonische Zusammenspiel seiner Hormone bestimmt.

Die Hormonforschung fußt ebenso wie die Vitaminforschung auf dem Tierversuch. Die Bedeutung eines hormonbildenden Organs läßt sich zunächst ermitteln, wenn dies Organ aus dem Körper entfernt wird und man die auftretenden Ausfallserscheinungen beobachtet. Diese können natürlich auf dem Fehlen der direkten Wirkung des Hormons auf das Organ oder System beruhen, dessen Funktion gestört ist, es können aber Ausfallserscheinungen auch indirekt zustande kommen, weil die hormonale Anregung einer anderen inkretorischen Drüse fehlt. Die zweite Aufgabe der Hormonforschung besteht darin, zu versuchen, die Ausfallserscheinungen durch Verfütterung der entfernten Drüse oder durch Injektion von Auszügen aus ihr zu beheben. Nur dann kann der Beweis für den inneren Zusammenhang zwischen Funktionsstörung und Entfernung des betreffenden Organs als gelungen gelten, wenn das vollständig oder doch sehr weitgehend gelingt. Dabei ist zu beachten, daß gelegentlich die physiologische oder pharmakologische Prüfung von Hormonen zur Auffindung von Wirkungen führt, die diese Hormone normalerweise während des Lebens vielleicht gar nicht auszuüben haben. So tritt die bekannte Blutdrucksteigerung nach Injektion von Adrenalin nur bei Adrenalinmengen auf, die während des Lebens kaum jemals im strömenden Blute vorkommen. Es darf also in solchen Fällen das Ergebnis des Tierexperiments nicht der normalen Funktion des Hormons im Körper gleichgesetzt werden. Die dritte und schwierigste Aufgabe der Hormonforschung ist die Isolierung und Strukturermittlung der Wirkstoffe der Hormondrüsen und ihre chemische Synthese. Schließlich ist sowohl für Drüsenextrakte als auch für die mehr oder weniger rein dargestellten Wirkstoffe die Auswertung ihrer Wirkungsstärke durchzuführen. Da nur in seltenen Fällen eine Auswertung durch chemische Bestimmung möglich ist, muß die Forschung auch hier wieder sich des Tierversuches bedienen.

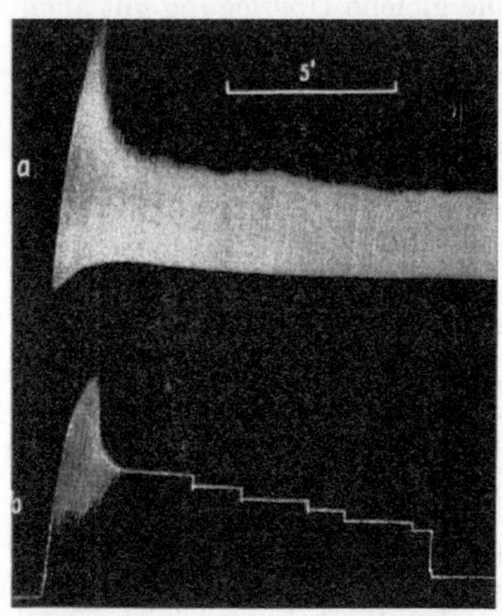

Abb. 28. Adynamie des Muskels nach Entfernung der Nebenniere. Obere Kurve: Ermüdung eines normalen Meerschweinchenmuskels. Untere Kurve: Muskelermüdung 4 Stunden nach Entfernung der Nebennieren. (Nach TRENDELENBURG.)

Die Aufklärung vieler Hormonwirkungen ist nur gelungen, weil für sie ein „Test" aufgefunden wurde und die dem Test zugrunde liegende Reaktion des Körpers in einem quantitativen Zusammenhang mit der zugeführten Hormonmenge steht. Beispiele hierfür sind die Auswertung des Insulins, des Hormons der Bauchspeicheldrüse, an der Senkung des Blutzuckers (s. S. 211) oder die Bestimmung der weiblichen Sexualhormone durch die Auslösung der Geschlechtsreife bei kastrierten Tieren (s. S. 229).

b) Nebennieren.

Die Nebennieren bestehen morphologisch aus zwei verschiedenen Organen, dem Rinden- und dem Marksystem, die beim Menschen und den höheren Wirbeltieren nur äußerlich zu einer Einheit zusammengefaßt sind, bei den Fischen aber als *Interrenalsystem* (Rinde) und *Adrenalsystem* (Mark) voneinander getrennt sind. Das Markgewebe besteht im wesentlichen aus nervösen Elementen, die sich entwicklungsgeschichtlich vom Sympathicus herleiten. Auch die fertig ausgebildete Nebenniere hat noch eine starke sympathische Nervenversorgung. Das Mark enthält Zellen, die sich durch Chromsalze dunkelbraun färben. Sie teilen diese Eigenschaft mit anderen Zellen gleicher Herkunft an anderen Stellen des Körpers und werden mit diesen zusammen als das *chromaffine System* bezeichnet. Das Rindengewebe ist epithelialer Herkunft.

Das Vorkommen von Nebennierengewebe, auch von Rindensubstanz, an anderen Stellen des Körpers, das bis zur Ausbildung von „akzessorischen Nebennieren" gehen kann, ist die Ursache dafür, daß manche Tiere die Exstirpation der Nebennieren ohne weitere Folgen überstehen: das akzessorische Gewebe hypertrophiert und ersetzt den Ausfall der Nebennieren. So hat die Exstirpation einer Nebenniere meist keinerlei Folgen, die Herausnahme beider Drüsen führt bei den meisten Tieren nach Stunden oder Tagen zum Tode.

Als Folgen der Nebennierenentfernung sieht man bei Säugetieren vor allem eine ausgeprägte Muskelschwäche *(Adynamie)*, die sich auch in einer sehr raschen Ermüdbarkeit isolierter Muskeln von nebennierenlosen Tieren zeigt (s. Abb. 28), am ganzen Tier treten sogar Lähmungen auf. Die Tiere sterben nach kurzer Zeit.

Die nach Entfernung der Nebenniere auftretenden Symptome haben eine außerordentliche Ähnlichkeit mit einem schon 1855 von ADDISON beschriebenen Krankheitsbild *(Morbus Addison)*, bei dem auch leichte Ermüdbarkeit, Abmagerung, Blutzuckersenkung, Nachlassen der geistigen Funktionen und eine auffallende schwarzbraune Pigmentierung an den dem Lichte ausgesetzten Hautstellen beobachtet werden (s. Abb. 29). Diese Erkrankung, die meist langsam zum Tode führt, beruht auf einer Zerstörung der Nebenniere durch tuberkulöse Prozesse.

Wegen des Aufbaus der Nebenniere aus zwei verschiedenen Zellarten ist zunächst nicht zu sagen, ob die Ausfallserscheinungen, ob besonders der Tod, auf den Verlust der Rinden- oder der Marksubstanz zurückzuführen sind. Versuche an Selachiern, bei denen Rinden- und Markgewebe räumlich getrennt sind, geben darüber weitgehend Aufschluß. Die Exstirpation des Interrenalkörpers führt zu Adynamie, zur Verminderung der Atemfrequenz und zum Tode durch

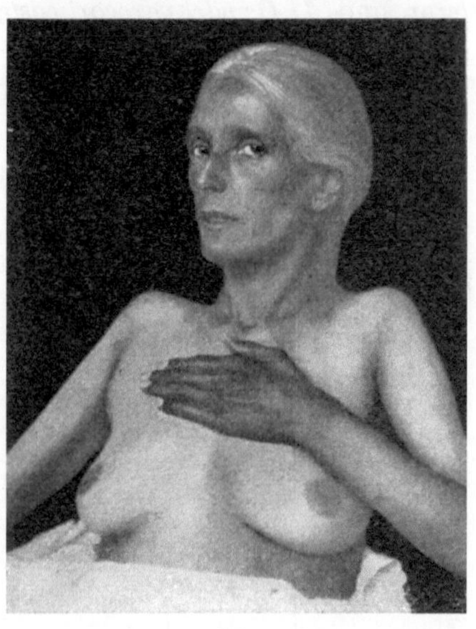

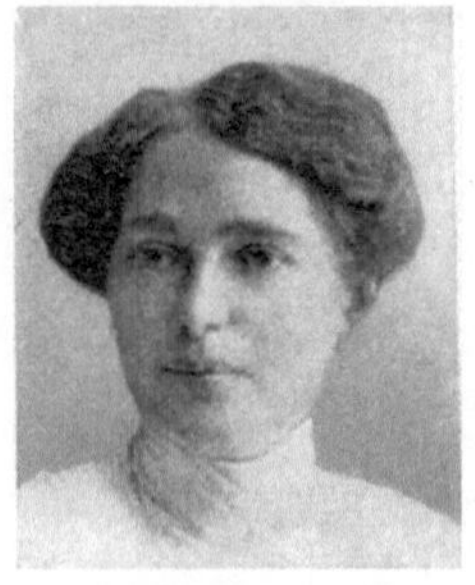

a b

Abb. 29 a u. b. ADDISONsche Krankheit. a 44jährige Frau vor der Erkrankung. b Die gleiche Frau nach 2jähriger Krankheitsdauer mit ausgeprägten Symptomen der ADDISONschen Krankheit. Rapide Vergreisung. 20 kg Gewichtsverlust. (Nach J. BAUER.)

Atemlähmung. Als besonderes Kennzeichen wird eine Ballung der Melanophoren (Farbstoffzellen) in der Haut beobachtet. *Die Rindenfunktion ist also von lebenswichtiger Bedeutung, ihr Ausfall ist mit dem Fortbestand des Lebens unvereinbar.* Ob auch das Nebennierenmark lebensnotwendig ist, kann noch nicht mit Sicherheit gesagt werden, jedoch spricht die Tatsache, daß man das Leben nebennierenloser Tiere wohl durch Rinden-, nicht aber durch Markextrakte verlängern kann, nicht für seine Lebensnotwendigkeit.

Daß aber im Mark trotzdem eine Substanz von sehr hoher biologischer Wirksamkeit, das *Adrenalin*, gebildet wird, ist· eine der am längsten bekannten Tatsachen der Hormonforschung. Schon 1894 entdeckten OLIVER und SCHÄFER, daß die Injektion eines Extraktes aus Nebennieren zu einer erheblichen Blutdrucksteigerung führt.

1. Nebennierenrinde.

Durch Extraktion der Nebenniere mit Lipoidlösungsmitteln läßt sich eine Fraktion gewinnen, die die meisten der bei Nebennierenexstirpation

oder bei der ADDISONschen Krankheit auftretenden Ausfallserscheinungen,
so besonders die Adynamie, beseitigt und die den Tod der nebennierenlosen
Tiere solange verhindert, wie sie zugeführt wird. Auch die ADDISONsche
Krankheit ist durch solche Extrakte wirksam bekämpft worden. Die
wirksame Substanz der Nebennierenrinde ist zunächst als *Cortin* bezeichnet
worden (SWINGLE und PFIFFNER).

Im letzten Jahre sind von REICHSTEIN, von PFIFFNER und von KENDALL
aus Nebennierenextrakten eine große Anzahl von chemisch nahe verwandten Substanzen in krystallisierter Form gewonnen worden, die sich
alle als Angehörige der Sterinklasse erwiesen haben. Von ihnen weisen
fünf, *Desoxycorticosteron, Corticosteron, Dehydrocorticosteron, 17-Oxycortico-
steron* und *17-Oxydehydrocorticosteron* eine Cortinwirksamkeit auf. Alle

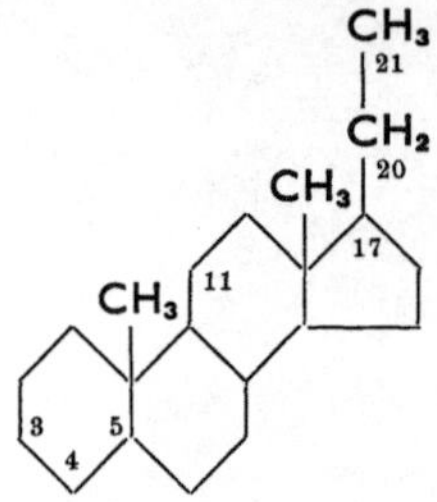

Pregnan 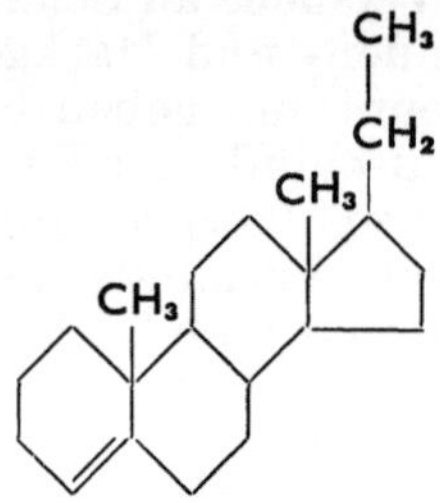 Δ_4-Pregnen

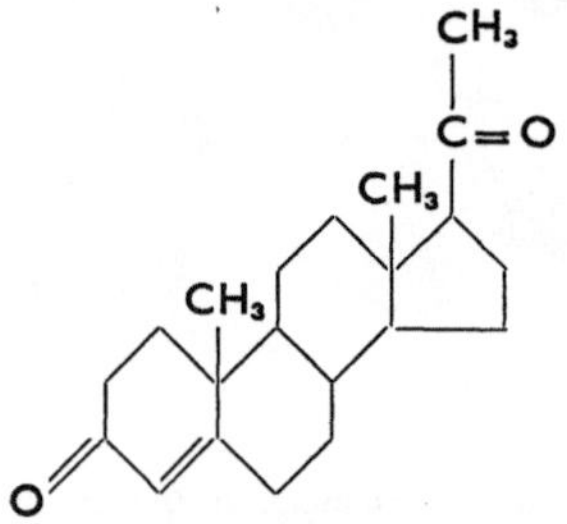

Progesteron 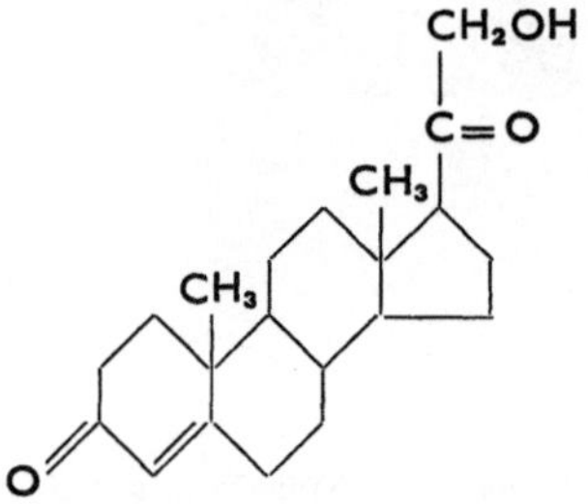   Desoxycorticosteron

Stoffe mit Cortinwirksamkeit sind Derivate des Kohlenwasserstoffs Pregnan, bzw. des in Stellung 4 ungesättigten Δ_4-*Pregnen*[1]. (Corticosteron ist
demnach Δ_4-Pregnen-11.21-diol-3.20-dion; Dehydrocorticosteron Δ_4-Preg-
nen-21-ol-3.11.20-trion usw.) Voraussetzung für die Wirksamkeit der

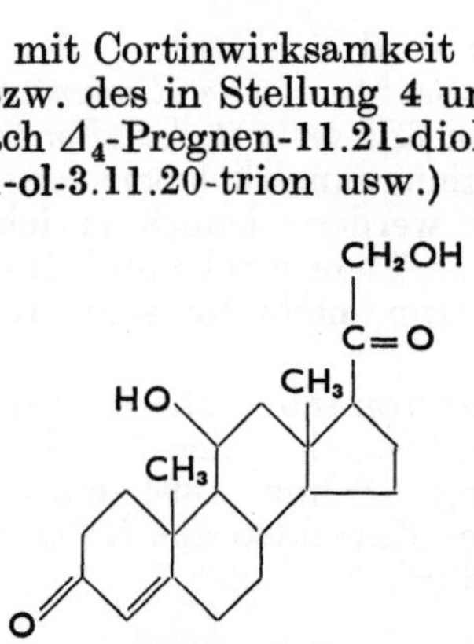

Corticosteron 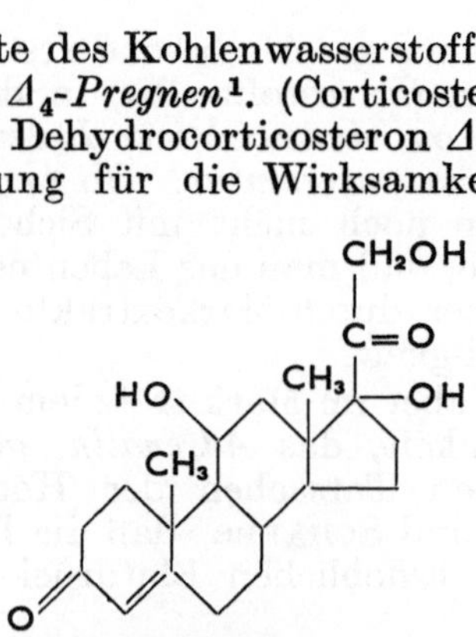   17-Oxycorticosteron

---

[1] Durch das Zeichen Δ mit angehängtem Index bezeichnet man die Lage von Doppelbindungen.

Nebennierenrindenhormone ist die Doppelbindung zwischen C_4 und C_5 sowie die Ketolgruppe $—CO \cdot CH_2OH$ an C_{17}.

Die bisher isolierten Wirkstoffe der Nebennierenrinde haben also sehr nahe strukturelle Beziehungen zum *Progesteron*, dem Hormon des Corpus luteum (s. S. 227). Diese Verwandtschaft zeigt sich z. B. darin, daß ebenso wie das Progesteron auch das Desoxycorticosteron durch Abbau des Stigmasterins dargestellt werden konnte. Ferner wird es ebenso wie das Progesteron im Organismus des Kaninchens zu Pregnandiol reduziert (s. S. 227). Schließlich hat das Desoxycorticosteron eine gewisse Progesteronwirkung und bewirkt beim kastrierten Kater eine Hypertrophie des Epithels von Prostata und Harnröhre.

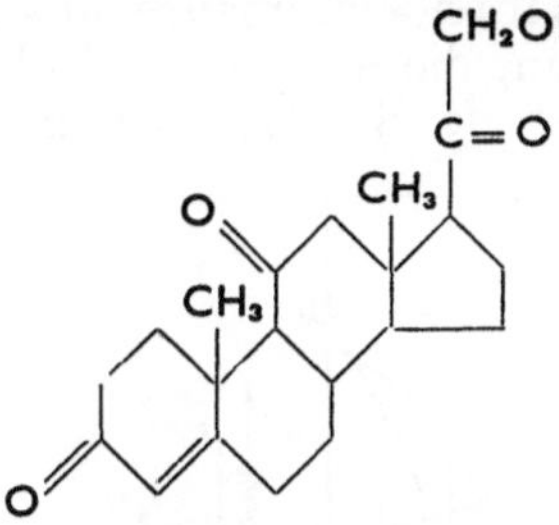

Dehydrocorticosteron 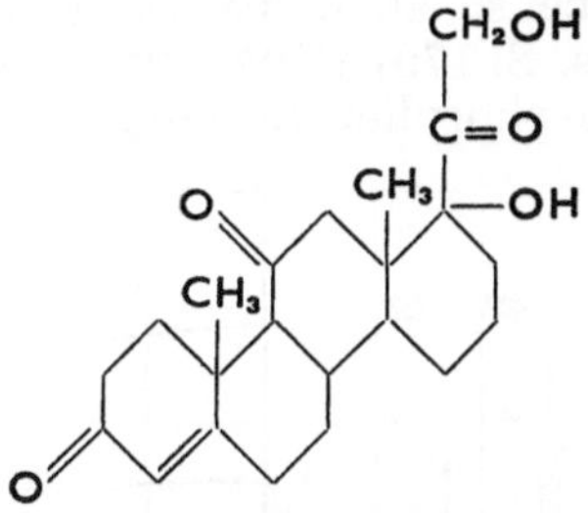 **17-Oxydehydrocorticosteron**

Bei der Suche nach den Wirkstoffen der Nebennierenrinde fand man auch eine Reihe anderer Steranderivate ohne Cortinwirksamkeit. So enthält bei beiden Geschlechtern die Nebennierenrinde geringe Mengen der weiblichen Sexualhormone Progesteron (s. S. 227) und Oestron (s. S. 226). Neben ihnen erweckt das *Adrenosteron* besonderes Interesse, weil es nicht nur chemisch den Sexualhormonen nahesteht, sondern auch biologisch die

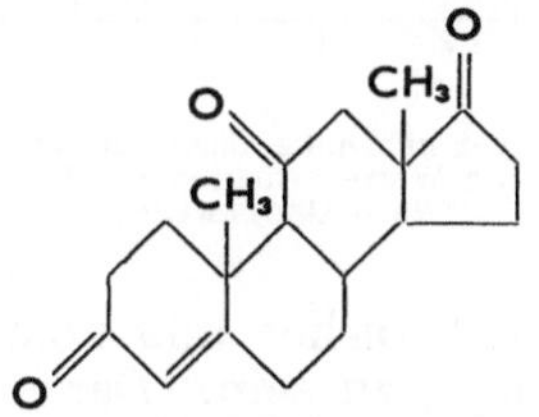

Adrenosteron

Wirksamkeit männlicher Sexualhormone hat; sein Vorkommen erklärt daher vielleicht die Wirkung der Nebennierenrinde auf den Funktionszustand der Sexualorgane, die beim weiblichen öfters als beim männlichen Geschlecht beobachtet wird.

Dieses an sich seltene Krankheitsbild des *Interrenalismus* äußert sich in einer Vermännlichung. Besonders auffällig sind die starke Zunahme an Körperbehaarung (Hirsutismus) und das Auftreten eines Bartes. Tritt die Erkrankung noch vor der Pubertät auf, so entwickelt sich der Körper zu einem ausgesprochen männlichen Typ, die inneren und äußeren Genitalien verkümmern, lediglich die dem männlichen Geschlecht entsprechenden Teile vergrößern sich.

Auch zwischen Hypophyse und Nebennierenrinde bestehen nahe Wechselbeziehungen. Die Nebennierenrinde empfängt die Impulse für ihre Tätigkeit vom Vorderlappen der Hypophyse (s. S. 237), und umgekehrt finden sich bei primären Erkrankungen der Nebennierenrinde histologische Veränderungen der basophilen Zellen des Hypophysenvorderlappens.

Das Nebennierenrindenhormon hat eine sehr große Bedeutung für den *Kohlenhydratstoffwechsel*. So ist es im Muskel unbedingt notwendig für den normalen Ablauf der chemischen Prozesse, die die Kontraktion begleiten, und zwar scheint sein Einfluß, was allerdings neuerdings wieder angezweifelt wird, sich vor allem auf die Phosphorylierungsvorgänge zu erstrecken. Muskelbrei nebennierenloser Tiere, der die Fähigkeit zur Bildung von Hexosephosphat aus Glykogen verloren hat, gewinnt sie nach Zusatz von Desoxycorticosteron zurück. Beim Fehlen des Rindenhormons scheinen Phosphorylierungen auch an anderen Stellen des Körpers unmöglich zu werden. In der Darmwand ist die Bildung von Hexosephosphorsäure und damit die Resorption der Kohlenhydrate gestört, ebenso auch die Bildung der Lactoflavinphosphorsäure aus Lactoflavin (s. S. 179) (VERZÁR). Die Fettresorption, die anscheinend ebenfalls an Phosphorylierungsvorgänge gebunden ist (s. S. 327), scheint nach

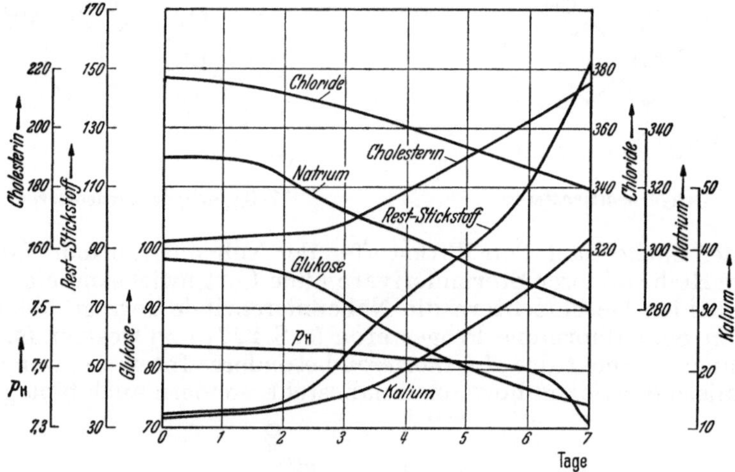

Abb. 30. Blutchemische Veränderungen bei nebennierenlosen Hunden. Die Tiere gingen 7 Tage nach der Nebennierenentfernung zugrunde. Die Werte bedeuten mg der einzelnen Stoffe in 100 ccm Blut. (Nach GROLLMANN).

neueren Versuchen nicht, wie bisher angenommen, von den Hormonen der Nebennierenrinde abhängig zu sein. Daneben finden sich noch zahlreiche andere Ausfallserscheinungen, so sinkt der Grundumsatz (s. S. 328) bis unter die Hälfte der Norm, der Blutzucker ist niedrig, Leber- und Muskelglykogen verschwinden fast völlig. Injektion adrenalinfreier Rindenextrakte führt zu einer langsam einsetzenden, aber über viele Stunden anhaltenden Blutzuckersteigerung sowie zu einer Vermehrung des Leberglykogens. Als weitere Folge der Stoffwechselsenkung bei Störung der Rindenfunktion ist die Körpertemperatur erniedrigt, die Wärmeregulation stark verschlechtert. Die Atemfrequenz sinkt nach anfänglicher Erhöhung ab und nach einer Reihe von Stunden oder Tagen sterben die Tiere infolge von Atemlähmung. Weiterhin sind festzustellen eine starke Bluteindickung, bei der das Plasma vermindert, die Erythrocytenzahl vermehrt ist, sowie eine Störung der Nierenfunktion, die sich in einer verminderten Ausscheidung von Salzen (besonders Kaliumsalzen) und von N-haltigen Stoffen äußert. Im Blut sind dementsprechend Kaliumgehalt und auch Gesamt- wie Reststickstoff (S. 404) vermehrt, intravenös zugeführter Harnstoff wird nur langsam wieder ausgeschieden.

Dagegen sind Natrium- und Chloridgehalt abgesunken. Die nach Entfernung der Nebennieren beim Hund sich entwickelnden blutchemischen Veränderungen gehen deutlich aus Abb. 30 hervor.

Angesichts der Vielzahl der Ausfallserscheinungen hat man natürlich versucht, sie auf einen gemeinsamen Nenner zu bringen. Jedoch ist das noch nicht gelungen. Eine primäre Störung der Phosphorylierungen würde mit den Störungen des Phosphatstoffwechsels auch die Adynamie erklären, nicht aber die Veränderungen im Wasser- und im Salzhaushalt. Daß diese aber besonders bedeutungsvoll sind, geht daraus hervor, daß man auch ohne Cortin den Zustand von nebennierenlosen Tieren oder von ADDISON-Kranken durch reichliche Zufuhr von Natrium- bei starker Beschränkung der Kaliumsalze wesentlich bessern kann.

Die Angaben, daß das Corticosteron und die anderen an C_{11} oxydierten Rindenstoffe in erster Linie den Kohlenhydratstoffwechsel beeinflussen, das Desoxycorticosteron für die Aufrechterhaltung des Elektrolytgleichgewichtes verantwortlich sein und andere noch nicht in krystallisierter Form erhaltene Rindenstoffe die Nierenfunktion regeln, scheinen nicht richtig zu sein. Nach VERZÁR läßt sich vielmehr ein nebennierenloses Tier allein durch Desoxycorticosteron völlig in normalem Zustand halten, so daß dieser Stoff als das eigentliche Nebennierenrindenhormon angesehen wird.

Eine wichtige Wirkung der Nebennierenextrakte, die aber anscheinend nicht auf dem Cortin beruht, betrifft den *Lipoidstoffwechsel.* Der hohe Gehalt der Nebennierenrinde an Lipoiden ist so auffallend, daß man das Organ geradezu als die Bildungsstätte der Blutlipoide angesprochen hat. SCHMITZ und KÜHNAU haben aus Nebennierenrinde drei Substanzen isolieren können, von denen die eine den Blutphosphatidgehalt senkt, die zweite ihn steigert, die dritte dagegen den Cholesteringehalt des Blutes senkt. Die Bedeutung der Nebennierenrinde für den Cholesterinstoffwechsel zeigt sich darin, daß bei der Beriberi neben einer Vermehrung des Cholesterins im Blute eine Hypertrophie der Nebennierenrinde besteht. Durch Injektion von Rindenextrakten läßt sich bei der beriberikranken Taube der Anstieg des Cholesterins im Blute verhindern, die Hypertrophie der Nebennierenrinde bleibt aus und die Symptome der Beriberi werden wesentlich gemildert (SCHMITZ).

2. Nebennierenmark.

Ob neben dem *Adrenalin (Suprarenin)* noch weitere Hormone im Nebennierenmark gebildet werden, ist zur Zeit noch nicht geklärt. Das Adrenalin wurde als erstes Hormon schon 1901 in krystallisierter Form erhalten (ALDRICH; v. FÜRTH; TAKAMINE), bald darauf in seiner Struktur aufgeklärt (FRIEDMANN) und durch chemische Synthese gewonnen (STOLZ). Es ist ein Brenzkatechin-äthanol-methylamin. Da es in Wasser sehr schwer löslich ist, werden zu Versuchs- oder zu Heilzwecken Lösungen seiner Salze, meist des Hydrochlorids, verwandt. Wegen des asymmetrischen C-Atoms (×) kommt das Adrenalin in optisch-aktiver Form und als Racemat vor. Das natürliche Adrenalin ist linksdrehend, durch Synthese wird das Racemat gewonnen. Das natürliche Produkt ist etwa 12—15mal wirksamer als das synthetische.

Adrenalin

Das Adrenalin wird außerordentlich leicht oxydiert. Hierauf beruhen einige Farbreaktionen: Blaugrünfärbung mit Eisen(III)chlorid, Dunkelbraunfärbung mit Kaliumbichromat (Grundlage der Chromatreaktion der chromaffinen Gewebe). Da diese und andere Farbreaktionen nur auf der Oxydierbarkeit des Brenzkatechinkerns beruhen, sind sie nicht spezifisch und für die Bestimmung nicht geeignet. Unter besonderen Versuchsbedingungen läßt sich dagegen die Reduktion von Arsenmolybdänsäure durch Adrenalin in Gegenwart von schwefliger Säure zur colorimetrischen Bestimmung verwenden (KOBRO). Eine weitere Bestimmungsmethode gründet sich auf die Eigenschaft des Adrenalins, in einen stark fluorescierenden Körper überzugehen (LEHMANN). Meist und weniger genau erfolgt die Auswertung von adrenalinhaltigen Lösungen durch biologische Methoden, gewöhnlich an der Blutdrucksteigerung.

Der Bildungsweg des Adrenalins ist noch nicht mit Sicherheit bekannt. Die Annahme einer Abstammung vom Tyrosin liegt nahe. Dazu scheint die Feststellung zu stimmen, daß die Pigmentierung der Haut bei der ADDISONschen Krankheit durch Cortin nicht beseitigt wird, also wahrscheinlich ein Marksymptom ist und daß man ganz ähnliche Pigmentierungen erhält, wenn man Hautstückchen in Lösungen von *Dioxyphenylalanin* („Dopa") (s. S. 304 u. 375) hineinlegt. Da das Adrenalin selbst keine Pigmentierung verursacht, hat man angenommen, daß Tyrosin zunächst in Dioxyphenylalanin übergeht und daß beim Ausfall des Nebennierenmarkes die weitere Umwandlung des Dioxyphenylalanins unterbleibt. Dies soll in der Haut abgelagert und dort in das Pigment umgewandelt werden.

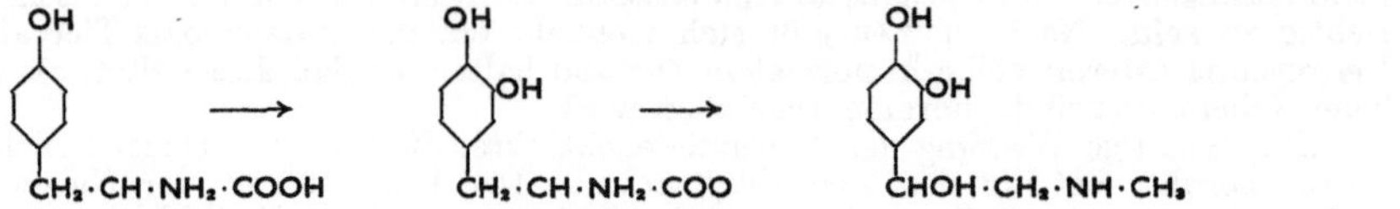

$$\text{Tyrosin} \longrightarrow \text{Dioxyphenylalani} \longrightarrow \text{Adrenalin}$$

Tyrosin: OH, CH$_2$·CH·NH$_2$·COOH — Dioxyphenylalani: OH, OH, CH$_2$·CH·NH$_2$·COO — Adrenalin: OH, OH, CHOH·CH$_2$·NH·CH$_3$

Diese Theorie ist aber experimentell ebensowenig bewiesen wie die Angabe, daß Nebennierenmark Tyrosin über Tyramin in Adrenalin umwandelt:

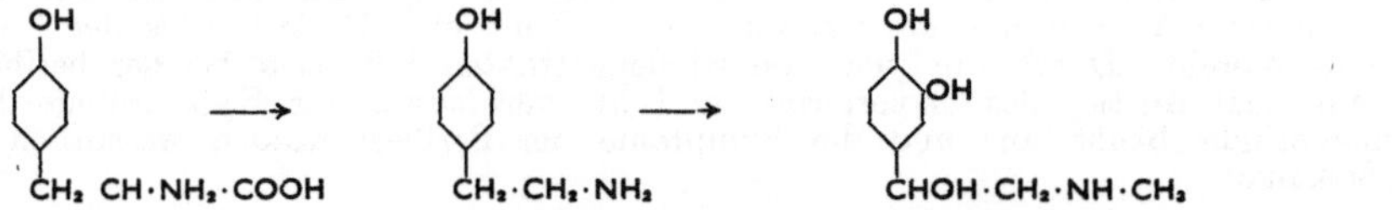

$$\text{Tyrosin} \longrightarrow \text{Tyramin} \longrightarrow \text{Adrenalin}$$

Tyrosin: OH, CH$_2$ CH·NH$_2$·COOH — Tyramin: OH, CH$_2$·CH$_2$·NH$_2$ — Adrenalin: OH, OH, CHOH·CH$_2$·NH·CH$_3$

Die leichte Oxydierbarkeit, die das Adrenalin im Reagensglas zeigt, hat es auch im Organismus. Auf ihr beruht die außerordentliche Flüchtigkeit der Adrenalinwirkung. Adrenalinmengen, die die Leistungsfähigkeit des Kreislaufs fast bis zum äußersten beanspruchen, führen nur für wenige Minuten zu einer *Blutdrucksteigerung*, weil das Adrenalin — vorwiegend in der Leber — rasch oxydativ zerstört wird. Das dabei wirksame Ferment wirkt auch auf andere substituierte Amine, und zwar in der Weise, daß das entsprechende Amin abgespalten wird und außerdem ein Aldehyd entsteht, z. B. aus Adrenalin Brenzkatechin-Glykolaldehyd und Methylamin.

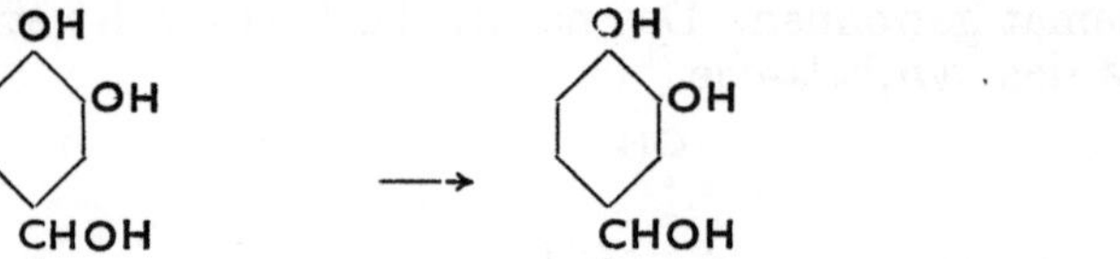

$$\text{Adrenalin} \longrightarrow \text{Brenzkatechin-Glykolaldehyd} + H_2N·CH_3 \text{ (Methylamin)}$$

Adrenalin: OH, OH, CHOH, CH$_2$·NH·CH$_3$ — Brenzkatechin-Glykolaldehyd: OH, OH, CHOH, C$\overset{O}{\underset{H}{<}}$

Die *Blutdrucksteigerung*, die im Tierversuch nach Injektion unphysiologisch hoher Adrenalinmengen beobachtet wird, beruht auf dem Zusammenwirken mehrerer Faktoren. Es kommt zur Entleerung der Blutdepots, zu einer Verstärkung und Beschleunigung der Herzaktion und zu einer Verengerung der präcapillären Arterien sowie der Capillaren, kurz zu einem Zustand, wie er bei einer Reizung der sympathischen Nerven des Kreislaufsystems entstehen würde. Auch an den meisten übrigen

Organen, die sympathisch innerviert sind, im wesentlichen also an glattmuskeligen Organen, treten Erscheinungen einer allgemeinen sympathischen Reizung auf (s. jedoch S. 244). Charakteristisch ist die Hemmung der meisten fördernden Wirkungen des Adrenalins durch zwei Alkaloide des Mutterkorns, das *Ergotoxin* und das *Ergotamin. Trotz der starken Wirkung des Adrenalins auf den Blutdruck im Tierversuch besteht nach* REIN *die eigentliche physiologische Bedeutung des Adrenalins nicht in der Regulation des Blutdrucks, sondern in der der Blutverteilung:* Adrenalin in physiologischen Dosen erweitert die Gefäße in tätigen Organen und verengert sie in ruhenden; tätige Organe werden also stärker, ruhende weniger durchblutet. Damit wird die Verteilung der zirkulierenden Blutmenge verändert. (Wegen näherer Einzelheiten über die Wirkung des Adrenalins auf den Kreislauf und die glatte Muskulatur ebenso wie wegen der physiologischen Erregung der Adrenalinsekretion s. REIN: Physiologie.)

Neben der Wirkung auf den Kreislauf und die glatte Muskulatur der autonom innervierten Organe ist eine der biologisch wichtigsten Wirkungen des Adrenalins die auf den Stoffwechsel. Schon durch ziemlich kleine Adrenalinmengen, die ohne Einfluß auf den Blutdruck sind, wird der Grundumsatz erheblich gesteigert. Die Steigerung des Stoffwechsels kommt nicht auf zentral-nervösem Wege zustande, sondern durch eine direkte Adrenalinwirkung auf die Gewebe, sie läßt sich auch am überlebenden Gewebe als Oxydationssteigerung nachweisen. Wahrscheinlich beruht sie nicht auf dem Adrenalin selbst, sondern auf seinem Oxydationsprodukt *Adrenochrom.* Dies dient als Wasserstoffüberträger bei bestimmten Oxydationen. Seine Bildung aus dem Adrenalin führt über das entsprechende Chinon.

Adrenalin → → Adrenochrom

Mit der allgemeinen Stoffwechselsteigerung steht in engstem Zusammenhang die *Wirkung auf den Kohlenhydratstoffwechsel.* Schon sehr kleine Adrenalinmengen bewirken wegen einer Steigerung des Blutzuckers auf 0,5—0,7% eine starke Glucosurie (BLUM). Die Ursache der Hyperglykämie ist die Mobilisierung und der Abbau der Glykogenvorräte des Körpers, und zwar keineswegs, wie man früher allgemein annahm, ausschließlich oder auch nur vorwiegend in der Leber als vielmehr in der Skeletmuskulatur. Dies ist besonders an Tieren mit glykogenarmer Leber gut nachweisbar. Zunächst wird zwar in der Leber Glykogen gespalten und als Traubenzucker ans Blut abgegeben, aber daneben und in höherem Grade erfolgt die Blutzuckersteigerung auf Kosten des Muskelglykogens. Nach CRAMER kommt es unter Adrenalin am Gesamtorganismus nur dann zu einer Glykogenmobilisierung, wenn die Adrenalindosen ausreichen, um eine Minderdurchblutung des Muskels und damit eine lokale Anaerobiose herbeizuführen.

Zwischen den Glykogenabbau im Muskel und die Hyperglykämie ist die Leber eingeschaltet. Im Muskel entsteht beim Glykogenabbau nicht Glucose, sondern Milchsäure. Diese tritt ins Blut über, so daß auch der Milchsäurespiegel des Blutes ansteigt. Die Milchsäure wird in der Leber zu Glucose aufgebaut, nun zum größten Teil ins Blut abgegeben und weitgehend durch die Niere ausgeschieden. Aber ein Teil der neugebildeten Glucose und vielleicht auch ein Teil der im Blute kreisenden gelangt als Glykogen in der Leber zur Ablagerung. Im Verlaufe einiger Stunden sind Milchsäure und Zucker im Blut wieder auf normale Werte abgesunken; dabei ist der Glykogengehalt der Muskulatur fast erschöpft, derjenige der Leber dagegen bedeutend höher als vor der Adrenalininjektion. Die Abb. 31 und 32 zeigen diese Zusammenhänge mit aller Deutlichkeit. (Die Angaben für Leber- und Muskelglykogen beziehen sich auf den *gesamten* Glykogenbestand in diesen Organen!)

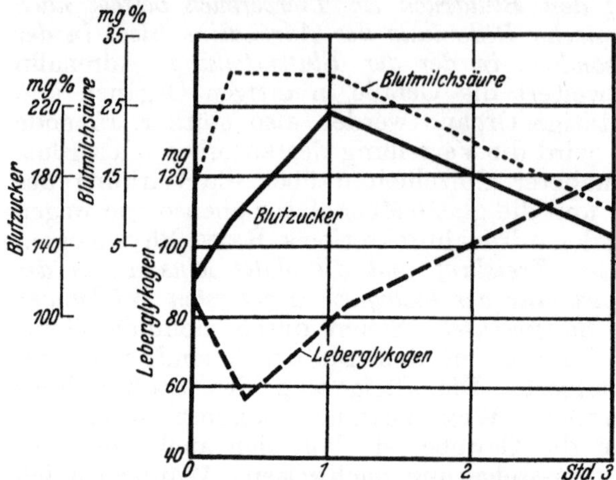

Abb. 31. Wirkung des Adrenalins auf den Kohlenhydratstoffwechsel von Muskel und Leber bei der Ratte. (Nach Cori.)

Aber damit ist die Gesamtheit der Vorgänge bei der Adrenalinhyperglykämie und -glucosurie noch nicht erschöpft. Oft ist die Zuckerausscheidung wesentlich größer als der gesamte Kohlenhydratbestand der Tiere gewesen sein kann. Das beruht wahrscheinlich auf einer Neubildung von Zucker aus Fett. Das Leberfett wird durch Adrenalin beschleunigt zum Verschwinden gebracht; beim Hungertier kann die Glucosurie, die wegen Erschöpfung der Reserven des Körpers aufgehört hatte, durch Ölinfusion wieder ausgelöst werden.

Es ist vielfach untersucht worden, ob die von Cl. Bernard entdeckte Glucosurie beim Einstich in den Boden des vierten Ventrikels *(Zuckerstich)* durch eine Adrenalinausschüttung aus den Nebennieren infolge einer von einem „Zuckerzentrum" ausgehenden sympathischen Reizung zustande

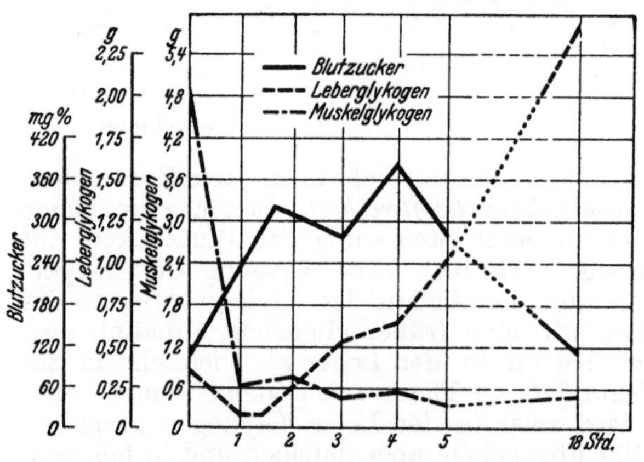

Abb. 32. Wirkung des Adrenalins auf den Kohlenhydratstoffwechsel der Leber und des Muskels bei der Ratte. (Nach Cori.)

kommt. Allem Anschein nach ist ein derartiger Mechanismus an der Zuckerstichglucosurie beteiligt, daneben erfolgt aber auch noch eine Glykogenmobilisierung in der Leber durch einen direkt an ihr angreifenden sympathischen Reiz (s. S. 342).

Da Adrenalin eine Steigerung des Blutdrucks und des Blutzuckers, in gewissem Umfange auch des Leberglykogens sowie eine Erhöhung des Grundumsatzes hervorrufen kann, liegt es nahe, für die bei Entfernung der Nebennieren auftretende Senkung des Blutdrucks, des Blutzuckers und des Stoffwechsels den Ausfall des Adrenalins verantwortlich zu machen. Das ist aber wahrscheinlich nicht richtig, da diese Ausfallserscheinungen erst sehr allmählich eintreten, während die Wirkung des Adrenalins eine überaus rasche ist, auf seinem Fehlen beruhende Störungen daher unmittelbar eintreten müßten. Da sich außerdem die Störungen des Kohlenhydratstoffwechsels, wie der Anstieg des Blutzuckers, des Leber- und Muskelglykogens zeigt, durch Injektion von Nebennierenrindenextrakten beseitigen lassen, dürfte ihre Entstehung durch den Ausfall der Rindenfunktion bedingt sein.

Durch die wechselnde Größe der Adrenalinabgabe ins Blut ist eine weitgehende Beherrschung des Kohlenhydratstoffwechsels gewährleistet. Seine feine Regulation ist aber nur möglich durch das Zusammenwirken des Adrenalins mit einem zweiten Hormon, das gerade die entgegengesetzte Wirkung hat: Erniedrigung des Blutzuckerspiegels und ·Vermehrung des Glykogens. Dies Hormon ist das *Insulin*; es wird in der Bauchspeicheldrüse gebildet.

c) Bauchspeicheldrüse.

Die Aufklärung der Beziehungen zwischen der Bauchspeicheldrüse und dem Zuckerstoffwechsel gelang, nachdem schon vorher entsprechende Vermutungen von verschiedenen Forschern geäußert worden waren, durch die Versuche von v. MERING und MINKOWSKI (1889): vollständige Bauchspeicheldrüsenexstirpation beim Hunde führt zu einem Krankheitsbild, das mit der *Zuckerkrankheit (Diabetes mellitus)* des Menschen die größte Ähnlichkeit hat und deshalb als *Pankreasdiabetes* bezeichnet wird. Es kommt unter starker Abmagerung der Tiere zu einer erheblichen Zuckerausscheidung bei stark vermehrter Harnbildung (Polyurie). Die Tiere magern rasch ab, werden vermindert leistungsfähig und sterben nach etwa 4 Wochen. Der Zuckergehalt des normalerweise zuckerfreien Harns kann bis auf 10 % ansteigen. Die Ursache dafür ist eine Hyperglykämie, bei der der Blutzucker bis zu Werten von 0,3—0,4 %, nach reichlicher Kohlenhydratkost bis zu 0,8 % ansteigen kann. Hyperglykämie und Glucosurie treten fast unmittelbar nach Entfernung des Pankreas ein. Der Glykogenbestand des Körpers, vor allem der Leber und der Skeletmuskulatur sinken auf niedrige Werte ab, lediglich das Herz hält relativ viel Glykogen fest. Verfütterter Traubenzucker wird vom Körper nicht fixiert, sondern erscheint nach kurzer Zeit fast vollständig im Harn; auch Stärke, Malz- und Rohrzucker werden nahezu quantitativ als Traubenzucker ausgeschieden, lediglich Fruchtzucker wird vom Körper noch einigermaßen ausgenutzt. Trotzdem ist der Zuckerverbrauch des Körpers nicht vollständig aufgehoben, vor allem kann das Hauptorgan des Zuckerumsatzes, die Skeletmuskulatur — allerdings in geringem Umfange — noch Zucker verwerten. Die Zuckerausscheidung geht auch noch weiter, wenn die Tiere kohlenhydratfrei ernährt werden, *im diabetischen Organismus entsteht durch einen gesteigerten Eiweißabbau Zucker in großen Mengen*, der ebenfalls im Harn ausgeschieden wird. Als Folge des gesteigerten Eiweißabbaus ist die N-Ausscheidung im Harn erheblich erhöht, und zwar findet sich der Stickstoff nicht wie im normalen Organismus als Harnstoff, sondern überwiegend als Ammoniak, das zur Neutralisation der vermehrt gebildeten Säuren dient (s. unten, sowie S. 445). Ob auch aus Fett Kohlenhydrat neu gebildet wird, ist oft behauptet, aber nicht mit Sicherheit bewiesen. Der Ort der Zuckerbildung ist die Leber: bei entleberten Tieren oder

bei Tieren, bei denen durch Anlage einer Eckschen Fistel (Bildung einer
Anastomose zwischen Pfortader und unterer Hohlvene, s. S. 390) die Leber
aus der Zirkulation ausgeschaltet ist, sinkt der Blutzucker ab. Trotz der
allgemeinen Glykogenverarmung des diabetischen Tieres kann bei reichlicher Kohlenhydratzufuhr doch noch ein geringer Glykogenansatz erfolgen.
Auf den vermehrten Eiweißabbau ist die Steigerung des Grundumsatzes
zurückzuführen, dabei ist wegen der nahezu aufgehobenen Kohlenhydrat-
verbrennung der R. Q. sehr niedrig, er liegt um 0,7.

Von den pankreasdiabetischen Hunden werden *als Produkte der unvollständigen Verbrennung der Fette und einiger Aminosäuren* (s. S. 362f., 371)
Ketonkörper (Aceton, Acetessigsäure, β-Oxybuttersäure) in großer Menge
ausgeschieden. *Die starke Vermehrung der Ketonkörper ist auf die Störung
des Kohlenhydratabbaus zurückzuführen* (s. S. 365). Im Tagesharn von
diabetischen Hunden sind bis zu 6 g Aceton und Acetessigsäure aufgefunden worden. Auch im Blute finden sich erhebliche Mengen von
Acetonkörpern, so daß in schweren Fällen wegen der Säureanhäufung
eine Verschiebung der Blutreaktion nach der sauren Seite erfolgt, die
man als *Acidose* bezeichnet. In leichteren Fällen kommt es nicht zu einer
eigentlichen Reaktionsverschiebung, sondern nur zu einer Verminderung
der Alkalireserve: *kompensierte Acidose* (s. S. 419). Die nicht kompensierte
Acidose führt zu schweren Bewußtseinstrübungen und schließlich im *Coma
diabeticum* bei abnorm vertiefter Atmung zu völligem Bewußtseinsverlust
und zum Tode.

Die Symptome des experimentellen Pankreasdiabetes entsprechen in
jeder Einzelheit vollständig dem spontan auftretenden Diabetes beim
Menschen und tatsächlich sind öfters bei der Zuckerkrankheit auch histologische Veränderungen der Bauchspeicheldrüse beschrieben worden. Der
Zusammenhang dieses Organs mit dem Diabetes wurde aber erst wider-
spruchslos geklärt, als die Isolierung des Pankreashormons (1922 Banting
und Best) gelang. Es wird in den Langerhansschen Inseln, also den Teilen
der Drüse gebildet, die aus soliden Zellhaufen ohne Drüsenlumen und
ohne Ausführungsgang bestehen und für die äußere Sekretion des Pankreas
ohne Bedeutung sind. Den klarsten Beweis dafür brachten Versuche an
Knochenfischen, bei denen das Inselorgan vom eigentlichen Pankreas
getrennt liegt. Die alleinige Exstirpation des Inselorgans führt zur Hyperglykämie, die Injektion von Extrakten aus seinen Zellen senkt den
Blutzucker, dagegen sind Extrakte aus dem eigentlichen Pankreas wirkungslos.

Wegen seiner Bildung in den Inselzellen ist das Hormon als *Insulin*
bezeichnet worden. Schon vor Banting und Best waren verschiedentlich
wirksame Pankreasextrakte hergestellt worden, aber erst diese Forscher
haben eine einfache und sichere Methode der Gewinnung gefunden. Viele
frühere Mißerfolge sind aus der Zerstörung des Insulins durch die eiweißspaltenden Fermente des Pankreas zu erklären. Die Fermentwirkung läßt
sich durch Extraktion der Drüse mit saurem Alkohol ausschalten. Die
gewonnenen Extrakte können auf verschiedene Weise gereinigt und kon-
zentriert werden.

Das Insulin ist ein Eiweißkörper mit einem Molekulargewicht von etwa
35500. 1925 hat Abel als erster Insulin krystallisiert erhalten. Dieses
krystallisierte Insulin ist anscheinend nicht reines Eiweiß, sondern enthält Spuren an Zinksalz.

Seine Hydrolyse ergab nur wenige Aminosäuren, und zwar Cystin 12%, Tyrosin 12%,
Glutaminsäure 21%, Leucin 30%, Arginin 3%, Histidin 8% und Lysin 2%. Ein Teil

des Schwefels ist leicht abspaltbar. Es sind mehrfach außer dem krystallisierten Insulin, das eine ziemlich konstante Wirkungsstärke hat, amorphe Insuline mit höherer physiologischer Wirkung beschrieben worden. Daraus hat sich die Vorstellung entwickelt, daß das Insulin keine einheitliche Molekülgröße hat, sondern daß man bei der Krystallisation nur eine Fraktion etwa gleich großer Moleküle erhält, wogegen die kleineren Moleküle in Lösung bleiben. Das würde bedeuten, daß für die Insulinwirkung nicht das ganze in seiner Größe und Zusammensetzung veränderliche Molekül verantwortlich ist, sondern nur eine kleine durch Peptidbindung verankerte Gruppe (FREUDENBERG). Man hat zunächst in dem leicht abspaltbaren Schwefel die Ursache der Insulinwirkung gesehen, das scheint aber nicht zuzutreffen, da der Verlust der Wirksamkeit und die Abspaltung des Schwefels einander nicht parallel gehen. Durch Acetylierung, Veresterung oder Umsetzung mit Formaldehyd wird das Insulin inaktiviert, es läßt sich durch Wiederabspaltung der eingeführten Gruppen aber teilweise regenerieren. Aus derartigen Versuchen kann geschlossen werden, daß die Wirkung an die Gegenwart freier Hydroxyl- oder Iminogruppen gebunden ist. Die Auswertung von Insulinpräparaten erfolgt im biologischen Versuch meist am Kaninchen. Als *internationale Einheit* gilt diejenige Menge, die den Blutzucker eines etwa 2 kg schweren, 24 Stunden hungernden Kaninchens innerhalb von 3 Stunden auf 0,045 % herabsetzt. Krystallisiertes Insulin enthält etwa 25 Einheiten pro mg.

Das Insulin ist nur bei intravenöser oder subcutaner Injektion wirksam, da es als Eiweißkörper von den Verdauungsfermenten zerstört wird. Nach der Injektion größerer Dosen beim normalen Tier oder Menschen zeigt sich Unruhe und Übererregbarkeit, es treten Muskelzuckungen und ausgedehnte Krämpfe auf, schließlich erfolgt der Tod. Dieser ganze Symptomenkomplex ist von einem stetigen Abfall des Blutzuckers begleitet. Die ersten Krampfzeichen treten bei Blutzuckerwerten von etwa 0,04 % ein. Da sich durch Verfütterung oder Injektion von Glucose alle Störungen schlagartig beseitigen lassen, kann man sie als Folgezustand der Blutzuckersenkung ansehen und bezeichnet sie deshalb als *hypoglykämischen Schock.* Außer durch Glucose ist der Schockzustand auch durch einige andere Zucker, die leicht in Glucose übergehen, besonders Mannose und Maltose, zu beheben. Auch Adrenalininjektionen führen zu vorübergehendem Anstieg des Blutzuckers und beseitigen die Zeichen der Hypoglykämie. Als Gegenreaktion gegen die Insulinwirkung kommt es an sich schon zu einer Adrenalinabgabe. Wir sehen hier eine Selbstregulation am Werke, die für die Einstellung und Erhaltung des Blutzuckerspiegels unter normalen Verhältnissen bedeutungsvoll ist. Jede Adrenalinausscheidung ins Blut wird durch eine nachfolgende Insulinabgabe in ihrer Wirkung auf den Zuckerspiegel kompensiert und ebenso wird einer übergroßen Insulinproduktion durch eine Adrenalinsekretion entgegengewirkt, so daß der Blutzuckerwert durch Spiel und Gegenspiel von Adrenalin und Insulin bestimmt wird. Neuere Untersuchungen zeigen jedoch mit zunehmender Deutlichkeit, daß an dieser Regulation außer dem Insulin und dem Adrenalin noch andere Faktoren beteiligt sind. Das gilt in erster Linie von der Nebennierenrinde (s. S. 204), die ihrerseits wieder vom Hypophysenvorderlappen in ihrer Funktion beeinflußt wird (s. S. 237). Ob auch noch die sog. Stoffwechselhormone der Hypophyse von Bedeutung sind, soll hier nicht erörtert werden (s. S. 239f.). Die Frage, ob und welche nervösen Regulationen außerdem noch für die Regelung des Kohlenhydratstoffwechsels verantwortlich sind, ist noch nicht geklärt. Bildung und Abgabe des Insulins richten sich jedenfalls nach dem Bedarf. Im Hunger und bei kohlenhydratarmer Kost sind sie gering, kohlenhydratreiche Nahrung regt sie an.

Am diabetischen Organismus beseitigt Insulin in geeigneter Dosierung vorübergehend alle Stoffwechselveränderungen. Der Blutzucker sinkt ab, die Ketonkörperbildung wird unterdrückt, der R.Q. steigt als Zeichen der Zuckeroxydation auf den Wert 1 an, aber die Wirkung hält nur

4—7 Stunden an. Das Blutfett und die Fettbestände in der Leber des pankreasdiabetischen Hundes nehmen unter Insulin in kurzer Zeit stark ab, die Verminderung des Fettumsatzes läßt eine Fettablagerung in den Organen der stark abgemagerten Tiere wieder zu.

Die Frage nach dem Schicksal des Zuckers, der unter der Insulinwirkung aus dem Blute verschwindet, ist aufs engste verknüpft mit der Frage nach dem Wesen der diabetischen Stoffwechselstörung. Hier haben sich lange zwei Theorien gegenübergestanden, von denen die eine die Zuckerüberschwemmung des diabetischen Organismus auf eine mangelnde Zuckerverbrennung zurückführte, die zweite in ihr die Folge des Verlustes der Fähigkeit zur Fixation des Zuckers im Gewebe, also zum Glykogenaufbau sah. Das Tierexperiment ergab, daß beide Faktoren zusammenwirken. BEST, DALE, HOET und MARKS durchströmten Katzen, denen mit Ausnahme der Leber die

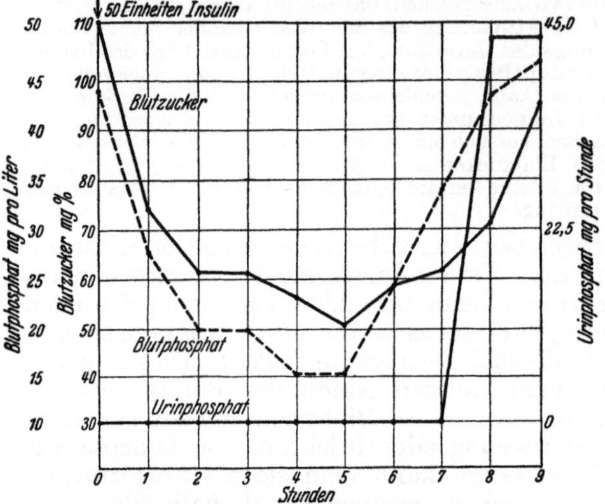

Abb. 33. Insulinwirkung auf Blutzucker und -phosphat und auf Harnphosphat. (Nach EADIE, McLEOD und NOBLE.)

Baucheingeweide entfernt waren, mit insulinhaltigem Blut, dem bekannte Mengen Traubenzucker zugesetzt waren. Sie errechneten aus dem Sauerstoffverbrauch die Menge des oxydierten Zuckers, bestimmten die Zuckerabgabe aus Leber, Muskulatur und Blut, sowie den Glykogengehalt der Muskulatur vor und nach dem Versuch und konnten aus diesen Werten eine Bilanz aufstellen (s. Tabelle 36).

Tabelle 36. Bilanz der Insulinwirkung.

Zuckerabgabe der Leber	0,934 g
Zuckerabgabe der Muskeln	0,960 g
Zuckerabgabe des Blutes	0,220 g
Infundierte Zuckermenge	3,250 g
	5,364 g
Als Muskelglykogen abgelagert	2,82 g
Oxydierter Zucker	2,97 g
	5,79 g

Die insgesamt verschwundene Zuckermenge wird also innerhalb der Fehlergrenzen durch den als Glykogen in der Muskulatur abgelagerten und den mehr verbrannten Zucker gedeckt. Bei geringen Insulindosen, die nicht zu starker Blutzuckersenkung führen, wird auch in der Leber Glykogen abgelagert. An welcher Stelle des komplizierten Aufbau- und Abbauweges der Kohlenhydrate das Insulin angreift, ist trotz vieler Untersuchungen noch nicht geklärt. Die diabetische Störung betrifft in erster Linie die Leber. Die Muskulatur enthält auch beim diabetischen Tier noch gewisse Mengen von Glykogen: dies wird erst dann mobilisiert, wenn beim hypoglykämischen Schock die Krämpfe einsetzen. Auch der anaerobe und aerobe Zuckerabbau im Muskel geht noch vonstatten. Als Wirkung des Insulins kann man bei seiner Injektion, aber auch bei Zusatz zu isoliertem Gewebe eine Steigerung der Oxydationen feststellen. Nach Insulin nimmt fernerhin der Gehalt des Muskels an Hexosephosphorsäure zu. Eine Beeinflussung des Phosphatstoffwechsels zeigt auch die Verfolgung des anorganischen Phosphates im Blute. Aus Abb. 33 geht hervor, daß gleichzeitig mit dem Zucker das Phosphat im Blute absinkt und die Phosphatausscheidung im Harn niedrig ist. Mit dem Nachlassen der Insulinwirkung steigen Blutzucker, Blutphosphat und Phosphatausscheidung in gleicher Weise wieder an.

Es sei nur kurz erwähnt, daß im Pankreas noch ein weiteres Hormon, das *Kallikreïn* (KRAUT und FREY), gebildet wird, das eine blutdrucksenkende Wirkung hat. Das Kallikrein ist ein hochmolekularer nicht dialysierbarer Körper, seine chemische Natur ist gänzlich unbekannt, jedenfalls zeigt er keine für Eiweißkörper, Fette, Kohlenhydrate oder Nucleinstoffe charakteristischen Reaktionen.

d) Schilddrüse.

Tierversuche, Schilddrüsenoperationen am Menschen, angeborenes Fehlen oder Mißbildungen der Schilddrüsen und schließlich auch während des späteren Lebens eintretende Veränderungen der Schilddrüse' haben zusammen allmählich eine weitgehende Klärung der Schilddrüsenfunktion erbracht.

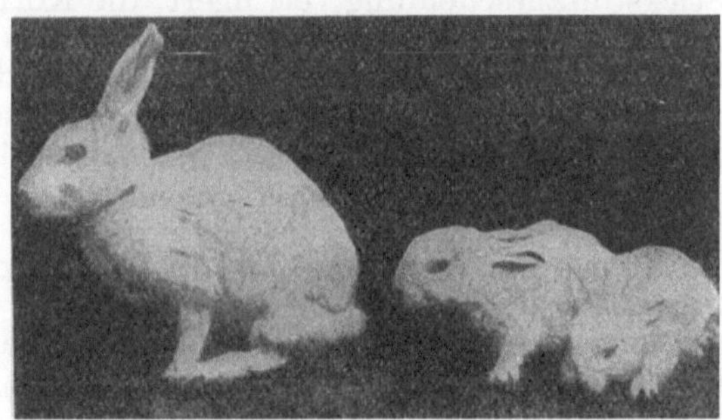

Abb. 34. Wirkung der Schilddrüsenentfernung auf das Wachstum junger Kaninchen. Alter der Tiere: 12 Wochen. Links normales Tier (1630 g), rechts 2 operierte Tiere (840 und 760 g). (Nach BASINGER.)

Menschen mit angeborenem Fehlen der Schilddrüse leben meist nur wenige Jahre; bei hochgradiger Unterentwicklung der Drüse zeigt sich Schwerhörigkeit sowie allgemeine körperliche und geistige Schwäche, das Wachstum und die geschlechtliche Entwicklung bleiben auf kindlicher Stufe stehen; man bezeichnet den Zustand als *Kretinismus*. Die Wachstumsstörung betrifft vor allen Dingen die langen Röhrenknochen, so daß bei relativ großer Rumpflänge die Extremitäten zu kurz sind. Die Bildung der Knochenkerne bleibt aus, die Epiphysenfugen sind bis ins 2.—3. Jahrzehnt offen. Es ist also die normale enchondrale Ossifikation gestört. Störungen des Gehörs und der Sprache bis zur Taubstummheit sind beobachtet. Sowohl im intellektuellen wie im seelischen Bereich besteht ein Mangel an Aktions- und Reaktionsbereitschaft.

Bildet sich die Unterfunktion der Schilddrüse erst später aus, so sind die Ausfallserscheinungen nicht ganz so schwerwiegend, aber auch dann sind die geistigen Fähigkeiten sehr gering. Auffallend ist eine teigigödematöse Schwellung der blassen und trockenen Haut, die dem Krankheitsbild den Namen *Myxödem* eingetragen hat. Wegen der durch die Hautveränderung bedingten sackartigen Vorwölbung der Augenlider ist die Lidspalte verengt. Die Reflexerregbarkeit und die elektrische Erregbarkeit besonders im vegetativen Nervensystem sind meist deutlich herabgesetzt, so daß der Ablauf aller Funktionen geistiger und körperlicher Art außerordentlich träge ist.

Veränderungen, wie sie für das Myxödem charakteristisch sind, treten auch bei vollständiger operativer Entfernung der Schilddrüse auf. Der allgemeine Verfall der Körperkräfte *(Cachexia strumipriva)* und eine erhöhte Krampfbereitschaft der Muskulatur *(Tetanie)* sind dabei Folge der Mitentfernung der in die Schilddrüse eingelagerten Nebenschilddrüsen, so daß man bei Kropfoperationen einen Teil der Schilddrüse und die Nebenschilddrüsen zurückläßt, wodurch die Ausfallserscheinungen verhütet werden oder doch nur sehr selten vorkommen. Wird bei jungen Tieren die Schilddrüse entfernt, so sind besonders die Wachstumsstörungen sehr deutlich (s. Abb. 34). Es ist wahrscheinlich, daß die eigentlichen Wachstumsstörungen dadurch zustande kommen, daß mit dem Ausfall der Schilddrüse auch der Reiz für die Bildungsstätte des Wachstumshormons, die Hypophyse, fehlt (s. S. 234). Bei allen Zuständen mit herabgesetzter Schilddrüsenfunktion ist auch der Stoffwechsel sehr träge. Der Grundumsatz ist um 20—30 % erniedrigt, die Stickstoffausscheidung verringert, die Körpertemperatur herabgesetzt, die Herztätigkeit stark verlangsamt. Bei angeborener oder im späteren Leben sich ausbildender Unterfunktion der Schilddrüse hypertrophiert die Drüse, es bildet sich ein *Kropf (Struma)*; dabei ist das Schilddrüsengewebe meist vermindert und in seiner histologischen Struktur verändert, die Kropfbildung geht im allgemeinen auf Vermehrung des Fettes und des Bindegewebes zurück.

Eine echte Hypertrophie der Schilddrüse findet sich bei der BASEDOW*schen Krankheit*, bei der neben der Hypertrophie auch alle Symptome einer verstärkten Funktion der Schilddrüse bestehen. Allerdings ist diese Krankheit wahrscheinlich nicht eine einfache Hyperthyreose. Der Grundumsatz kann das Doppelte des normalen betragen, so daß die Körpertemperatur erhöht ist. Dabei ist in erster Linie die Fettverbrennung gesteigert, der R. Q. liegt bei 0,77 statt bei 0,82. Die Haut ist zart, dünn und gut durchblutet, die Herzaktion erheblich beschleunigt. Die Augen springen stark vor und haben einen leuchtenden Glanz *(Exophthalmus)*. Auch die psychische Erregbarkeit ist — oft bis zur Ideenflucht — gesteigert.

Die verschiedenen Formen der angeborenen oder sich spontan entwickelnden Unterfunktion der Schilddrüse finden sich sehr häufig in bestimmten Ländern oder Landesteilen. Als einer der auslösenden Faktoren ist schon frühzeitig eine zu geringe Jodzufuhr in der Nahrung, besonders ein zu niedriger Jodgehalt des Wassers verantwortlich gemacht worden. Daß dieser Zusammenhang besteht, geht aus Erfahrungen hervor, die in einigen Ländern (Schweiz, USA.) mit der prophylaktischen Verabfolgung von jodhaltigem Kochsalz gemacht worden sind. Schon die regelmäßige Zufuhr von etwa 80 γ Jod pro Tag hat zu einer erheblichen Abnahme des „endemischen Kretinismus" geführt. Ferner ist gezeigt worden, daß dem Körper zugeführtes Jod sich vor allem in der Schilddrüse anreichert. Die Schilddrüse enthält im ganzen zwar nur einige Milligramm Jod, übertrifft damit aber die übrigen Gewebe um etwa das 1000fache. In kropfreichen Gegenden mit jodarmem Wasser finden sich immer große, aber jodarme Schilddrüsen. Das Jod ist überwiegend in dem die Drüsenfollikel anfüllenden Kolloid enthalten, da Jodgehalt und Kolloidgehalt der Schilddrüse einander weitgehend parallel gehen.

Ob neben dem Jodmangel noch andere Faktoren zur Ausbildung des Kretinismus und des Myxödems beitragen, ist nicht sichergestellt, aber wahrscheinlich. Das gilt besonders für allgemeine klimatische Faktoren, vor allem für die Dauer und die Intensität der Sonneneinstrahlung. Weiterhin konnte in Versuchen an Kaninchen gezeigt werden, daß in vielen Pflanzen, vor allem im Weißkohl und in anderen Kohlarten Stoffe vorkommen, die bei ängerer Verfütterung dieser Pflanzen zur Ausbildung eines Kropfes führen.

Bei dem Versuche, die wirksame Substanz aus der Schilddrüse zu iso-
lieren, gewann 1895 bereits BAUMANN einen *Jodothyrin* genannten Stoff, der
Jod in organischer Bindung enthielt, aber noch nicht einheitlich war.
Später wurde ein jodhaltiger Eiweißkörper, das *Thyreoglobulin*, isoliert
(OSWALD), der aber keine konstante Zusammensetzung hatte; bei seiner
Aufspaltung entstand Jodothyrin. Beide Stoffe zeigen bei der Verfütterung
alle typischen Schilddrüsenwirkungen. Der erste einheitliche und chemisch
reine Wirkstoff aus der Schilddrüse ist das von KENDALL nach alkalischer
Hydrolyse der Schilddrüse gewonnene *Thyroxin*, dessen Konstitution von
HARINGTON aufgeklärt und durch die Synthese bewiesen wurde. Es ist
der p-Oxydijod-phenyläther des Dijodtyrosins. Es ist sehr wahrscheinlich,
daß das Thyroxin aus dem Tyrosin gebildet wird:

$$\text{HO}-\underset{\underset{\text{J}}{|}}{\overset{\overset{\text{J}}{|}}{\bigcirc}}-\text{O}-\underset{\underset{\text{J}}{|}}{\overset{\overset{\text{J}}{|}}{\bigcirc}}-\text{CH}_2\cdot\overset{x}{\text{CH}}\cdot\text{NH}_2\cdot\text{COOH}$$

Thyroxin

Das aus der Schilddrüse und das synthetisch gewonnene Thyroxin sind
optisch inaktiv, wahrscheinlich erfolgt bei der Aufarbeitung der Drüsen
die Racemisierung des natürlich vorkommenden l-Thyroxins, dessen biologische Wirksamkeit etwa dreimal stärker als die des d-Thyroxins ist.
Das synthetische und das aus der Drüse gewonnene Produkt unterscheiden
sich nicht in ihrer Wirksamkeit. Von dem gesamten Jodgehalt der Schilddrüsen geht bei der Darstellung etwa die Hälfte verloren, wahrscheinlich
durch Aufspaltung des Thyroxins und eines weiteren jodhaltigen Bestand-
teiles, des 3.5-Dijodtyrosins, der *Jodgorgosäure* (s. S. 67). Andere Jodver-
bindungen sind anscheinend in der Schilddrüse nicht enthalten.

Das Dijodtyrosin kann in gewissem Maße als Antagonist des Thyroxins wirken. Nach klinischen Beobachtungen lassen sich mit ihm die
Erscheinungen der Hyperthyreose mildern, anderseits durch Überdosierung sogar myxödematöse Zustände erzielen.

Das Thyroxin liegt in der Drüse gebunden im Thyreoglobulin vor. Die
Schilddrüse soll nur $0,0007^0/_{00}$ ihres Trockengewichtes an Thyroxin enthalten. Die normale Schilddrüse gibt pro Tag etwa 0,75 mg Thyroxin
an das Blut ab. Die Wirkung dieses Stoffes ist so intensiv, daß schon durch
tägliche Zufuhr von 0,022 mg der Grundumsatz des Myxödematösen
innerhalb von zwei Wochen zur Norm gebracht wird.

Das Thyroxin hat eine periphere, stoffwechselsteigernde Wirkung, wirkt
aber daneben auch auf die vegetativen Zwischenhirnzentren, vor allem
diejenigen, die die chemische Wärmeregulation steuern. Ferner wirkt es,
wie die Einschränkung der geistigen Funktionen bei Unterfunktion der
Schilddrüse zeigt, auch auf die Großhirnzentren. Bei schilddrüsenlosen
Tieren lassen sich bedingte Reflexe (s. S. 306) nur schwer oder gar nicht
auslösen. Die Steigerung des Stoffwechsels betrifft Eiweißstoffe, Kohlenhydrate und Fette in gleicher Weise. Dabei kommt es auch zu einer
Mobilisierung von Gewebswasser, so daß Schilddrüsenzufuhr die Wasserausscheidung steigert.

Auswertung des Thyroxins oder der Schilddrüsenpräparate kann entweder durch die Bestimmung der Steigerung des Grundumsatzes (siehe

Abb. 35) oder durch die Beschleunigung der Metamorphose von Amphibien-
larven erfolgen (GUDERNATSCH; s. Abb. 36). Außer dem Thyroxin haben
auch eine Reihe von jodhaltigen Umwandlungsprodukten des Thyroxins,
allerdings in sehr abgeschwächtem Maße, eine Schilddrüsenwirkung. Bei
Verfütterung ist das Thyreoglobulin, berechnet auf gleichen Jodgehalt,
viel wirksamer als das Thyroxin (s. Abb. 37), offenbar weil die Löslichkeit des Thyroxins und damit auch seine Resorption schlechter
ist. Bei subcutaner Injektion ist Thyroxin dagegen gut wirksam. Von den
meisten übrigen Hormonen unterscheidet sich das Thyroxin durch eine langsam einsetzende, dann aber sehr lang anhaltende Wirkung. Bei Behandlung des Myxödems hat man gesehen, daß die Wirkung einer einmaligen
Injektion von 10 mg Thyroxin etwa 50 Tage fortdauert. Das Schicksal
der dem Organismus zugeführten Schilddrüsenstoffe ist noch nicht völlig
geklärt. Der größte Teil des Jods wird schon
am 1. oder 2. Tag wieder ausgeschieden,
und zwar überwiegend durch die Galle. Da
in anorganischer Form zugeführtes Jod
nicht in der Galle erscheint, ist anzunehmen,
daß das Thyroxin in der Leber abgebaut
wird.

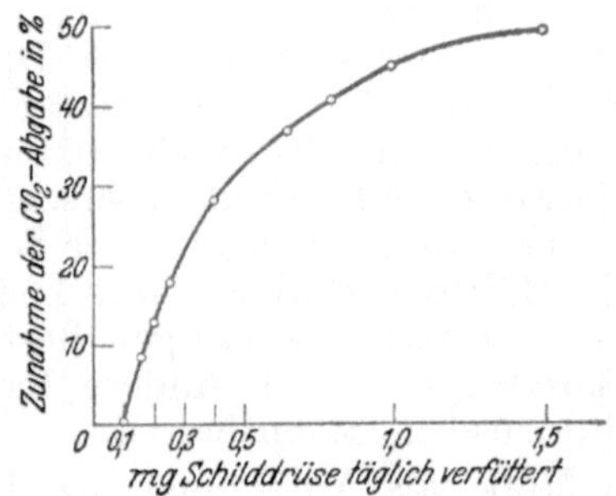

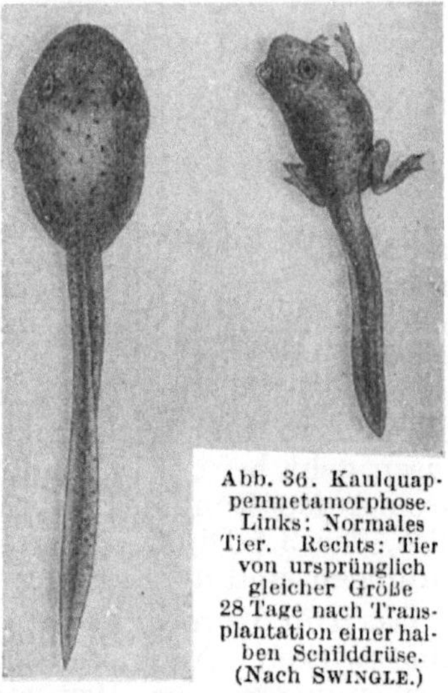

Abb. 36. Kaulquap-
penmetamorphose.
Links: Normales
Tier. Rechts: Tier
von ursprünglich
gleicher Größe
28 Tage nach Trans-
plantation einer hal-
ben Schilddrüse.
(Nach SWINGLE.)

Abb. 35. Wirkung fortgesetzter Schilddrüsenzufuhr auf den
Stoffwechsel·der Maus. (Nach MøRCH.)

Durch Zufuhr von Schilddrüsensubstanz oder aus ihr gewonnener
Wirkstoffe werden die Wachstumsstörungen bei thyreoidektomierten
Tieren beseitigt, dagegen wird das Wachstum normaler junger Tiere
nicht gefördert. Bei Kindern können die Folgen mangelhafter Schilddrüsenfunktion und beim Erwachsenen auch die Symptome des Myxödems
beseitigt werden. Der Grundumsatz wird besonders bei mangelhafter
Schilddrüsenfunktion erheblich gesteigert. Die Steigerung beruht auf
verstärktem Umsatz aller Nahrungsstoffe. Nach klinischen Beobachtungen
scheint das Thyroxin aber nicht in der Lage zu sein, alle Symptome
einer gestörten Schilddrüsenfunktion zu beseitigen.

e) Epithelkörperchen.

Bei der Besprechung der nach Schilddrüsenoperationen auftretenden
Tetanie ist schon erwähnt worden, daß die Krampfzustände nicht mit
dem Ausfall der Schilddrüsen sondern der *Epithelkörperchen (Gld. para-
thyreoideae)* zusammenhängen. Dieser Zusammenhang wurde von GLEY
erkannt, in dessen Versuchen an schilddrüsenexstirpierten Kaninchen
nur dann Krämpfe und Todesfälle vorkamen, wenn gleichzeitig die

Epithelkörperchen mitentfernt worden waren. Bei der *Tetanie* besteht eine Übererregbarkeit der motorischen und sensiblen Nerven gegen galvanische Reizung, oft treten auch spontan tetanische Kontraktionen zunächst an den Händen, dann auch der Gesichtsmuskeln, in schwereren Fällen der gesamten Skeletmuskulatur auf. An den Zähnen finden sich charakteristische Schmelzdefekte, die Nägel werden rissig und brüchig. Bei Kindern findet sich die Tetanie häufig gleichzeitig mit der Rachitis. An Stoffwechselveränderungen ist besonders charakteristisch die Erniedrigung des Kalkgehaltes im Blute bei gleichzeitiger Erhöhung des Phosphats. Die Krämpfe treten auf, wenn der Gehalt an Ca im Blute auf Werte unter 7 mg-% abgesunken ist. Weitere Veränderungen betreffen die Knochen. Nach Entfernung der Nebenschilddrüsen bleiben junge Tiere im Wachstum zurück; der Kalkgehalt der Knochen ist bei tetaniekranken Tieren herabgesetzt. Das histologische Bild zeigt, daß die Zahl der Osteoblasten und der Osteoklasten stark vermindert ist.

Die Herstellung wirksamer Drüsenextrakte ist erstmalig COLLIP gelungen *(Parathormon)*.

Die reinsten Produkte enthalten etwa 15,5% Stickstoff und geben die gebräuchlichen Eiweißreaktionen. An der Eiweißnatur des Parathormons ist um so weniger zu zweifeln, als die Wirksamkeit der Präparate durch Pepsin- oder Trypsinverdauung verlorengeht, so daß es nur parenteral zugeführt werden kann.

Wiederholte Injektionen des Hormons bringen das Wachstum junger parathyreoidektomierter Tiere wieder in Gang, die Zeichen der Tetanie verschwinden, der Kalkgehalt des Serums wird auf normale Werte gehoben und gleichzeitig geht sein Gehalt an anorganischem Phosphat auf die Norm zurück. Die Steigerung des Kalkgehaltes im Blute erfolgt durch Steigerung der Kalkresorption aus dem Darm, vor allem aber durch Kalkmobilisierung im Körper. Im Knochen

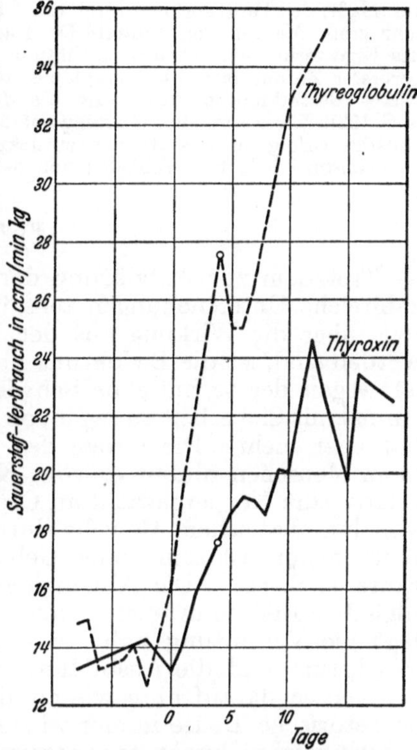

Abb. 37. Wirkung täglicher peroraler Zufuhr von 2,6 mg Jod/kg als Jodthyreoglobulin und als d,l-Thyroxin auf den Sauerstoffverbrauch der Ratte. (Nach GADDUM.)

wird durch kleine Dosen von Parathormon die Tätigkeit der Osteoblasten gefördert, so daß es zu einer Kalkablagerung kommt. Die Vermehrung des Kalkes im Blut und die ebenfalls gesteigerte Kalkausscheidung im Harn beruhen also auf einer Kalkmobilisierung in anderen Organen als im Knochen. Alle diese Wirkungen sind das Gegenteil der bei dem Ausfall der Epithelkörperchen auftretenden Störungen. Bei einer Überdosierung des Hormons tritt eine Überkompensation der Störungen auf. Der Calciumgehalt im Blute steigt auf übernormal hohe Werte, weil wegen der starken Anregung der Osteoklastentätigkeit nunmehr Knochensubstanz wieder abgebaut wird. Dabei finden sich im Gewebe abnorme Verkalkungen besonders in der Niere und den ableitenden Harnwegen. Unter schweren Vergiftungserscheinungen kommt es schließlich zum Tode. Diese

Erscheinungen haben die größte Ähnlichkeit mit der *Ostitis fibrosa generalisata* (RECKLINGHAUSENsche Krankheit), einer seltenen Erkrankung des gesamten Knochensystems, der eine Geschwulst der Epithelkörperchen zugrunde liegt. Man nimmt an, daß normalerweise im Organismus Produktion und Abgabe des Parathormons genau den jeweiligen Bedürfnissen entsprechend aufeinander eingestellt sind, so daß es seine physiologische Funktion der Kalkaufnahme und -verteilung richtig vollziehen kann. Der jeweilige Kalkgehalt des Blutes von etwa 10 mg-% ist die Resultante dieser verschiedenen Wirkungen.

Die Ähnlichkeit in der Wirkung des Parathormons und des Vitamins D hat Versuche veranlaßt, das Parathormon durch das Vitamin D zu ersetzen. Das gelingt aber nur durch sehr große Mengen von Vitamin D. Dagegen hat sich unter den Bestrahlungsprodukten des Ergosterins, die neben dem Vitamin D_2 entstehen, ein Stoff auffinden lassen, der bei peroraler Zufuhr fast alle Symptome der Epithelkörperchenentfernung behebt (HOLTZ). Dieses Bestrahlungsprodukt wird als *A.T. 10* bezeichnet, es ist ein Dihydrotachysterin (s. S. 192). Trotz ähnlicher Wirkung auf den Kalkstoffwechsel, auf dessen Normalisierung der günstige Erfolg im wesentlichen zurückzuführen sein dürfte, ist der zugrunde liegende Mechanismus jedoch verschieden von dem des Parathormons.

f) Thymus.

Trotzdem zur Aufklärung der Funktion des Thymus außerordentlich zahlreiche Untersuchungen teils über die Folgen der Thymusexstirpation teils über die Wirkung aus der Drüse hergestellter Extrakte ausgeführt worden sind, ist die Bedeutung der Drüse noch nicht restlos erkannt, ja es ist wegen der technischen Schwierigkeiten der Thymusexstirpation nicht einmal mit Sicherheit zu sagen, ob das Organ eine lebenswichtige Bedeutung hat oder nicht. Die Größe des Thymus ist vom Lebensalter abhängig, beim Menschen nimmt er vom Kindesalter bis zur Pubertät absolut und relativ zum Körpergewicht an Größe zu, um sich dann allmählich zu einem von lymphatischem Gewebe durchsetzten Fettkörper umzuwandeln. Bemerkenswert ist sein hoher Gehalt an Nucleoproteiden (Thymonnucleinsäure s. S. 89). Die Abhängigkeit der Größe — und nach dem histologischen Bild zu urteilen — auch des Funktionszustandes vom Lebensalter legt die Vermutung nahe, daß seine Tätigkeit in erster Linie für das Wachstum und die Ausbildung der Geschlechtsreife erforderlich ist. Im übrigen sei darauf hingewiesen, daß die Bedeutung des Thymus als innersekretorische Drüse immer wieder angezweifelt wird. Von manchen Forschern wird vielmehr angenommen, daß diese Drüse lediglich im Dienste der Blutbildung steht.

g) Keimdrüsen.

Die schon eingangs dieses Kapitels wegen der allgemeinen Bedeutung für die Lehre von der inneren Sekretion erwähnten Versuche BERTHOLDs über die Folgen der Kastration von Hähnen auf die Ausbildung der sekundären Geschlechtsmerkmale und die Rückbildung der Ausfallserscheinungen durch Implantation frischer Keimdrüsen haben gezeigt, daß die Geschlechtsorgane nicht nur die Bildungsstätten der Geschlechtszellen sind, sondern daß in ihnen Wirkstoffe entstehen müssen, die für die Entwicklung des Körpers von höchster Wichtigkeit sind. Zwar ist von dieser Tatsache wohl schon seit Jahrtausenden durch Kastration von Tieren und Menschen zur Ausbildung besonderer psychischer und physischer Eigenschaften weitgehend praktischer Gebrauch gemacht worden, aber erst die Versuche von BERTHOLD haben die Zusammenhänge klar bewiesen. Leider teilten seine

Untersuchungen das Schicksal mancher grundlegenden Entdeckung und gerieten in Vergessenheit. Nach vielen unkritischen Versuchen eine besondere, lebenswichtige Bedeutung der Keimdrüsen zu erweisen, sind erst seit der Jahrhundertwende, als man zu der schon von BERTHOLD angewandten Methode der Kastration und Transplantation zurückkehrte, unangreifbare Resultate gewonnen worden. Die Folgen der Kastration beim männlichen und beim weiblichen Individuum lassen sich kurz dahin schildern, daß ein kastrierter jugendlicher Organismus dauernd auf einer infantilen Entwicklungsstufe stehenbleibt, die Geschlechtsreife tritt nicht ein und auch die typischen sekundären Geschlechtsmerkmale werden nicht ausgebildet. Beim geschlechtsreifen Organismus atrophieren die äußeren Geschlechtsteile, die Brunsterscheinungen und der Geschlechtstrieb hören auf, die sekundären Geschlechtsmerkmale bilden sich zurück. Alle Ausfallserscheinungen, selbstverständlich außer der Fortpflanzungsunfähigkeit, verschwinden, wenn man frische Geschlechtsdrüsen eines anderen Tieres an irgendeiner Stelle des Körpers einpflanzt. Die Wirkung solcher Transplantationen ist vorübergehend, weil das implantierte Gewebe im Laufe der Zeit resorbiert wird. Vor allem dank den Forschungen von BUTENANDT, MARRIAN, RUZICKA ist in geradezu stürmischer Entwicklung die Isolierung, Strukturaufklärung und chemische Synthese der verschiedenen geschlechtsspezifischen männlichen und weiblichen Sexualhormone gelungen. Dabei hat sich ergeben, daß alle in den Geschlechtsdrüsen entstehenden Sexualhormone zu den Sterinen in Beziehung stehen und sich aus der Formel des Cholesterins bzw. des Cholestanols und des Epicholestanols herleiten, ja sich sogar aus Sterinen oder Sterinderivaten synthetisch gewinnen lassen. Eine der wichtigsten Entdeckungen bei der Erforschung der Sexualhormone ist die Abhängigkeit der Entwicklung und der Erhaltung der inneren Sekretion der Geschlechtsdrüsen von der Funktion des Hypophysenvorderlappens, in dem das „übergeordnete" Sexualhormon gebildet wird, auf das aber erst später eingegangen werden soll (s. S. 235).

1. Männliche Sexualhormone.

Die Frage, welchen Zellen, ob den an der Spermiogenese beteiligten oder den interstitiellen sog. „Zwischenzellen" die inkretorische Funktion des Hodens zukommt, ist vielfältig untersucht, aber nicht einheitlich beantwortet worden, so daß sie noch nicht als entschieden gelten kann. Für die Isolierung der Wirkstoffe des Hodens war die Feststellung sehr wichtig, daß Sexualhormone nicht nur im Hoden enthalten sind, sondern in ziemlich großen Mengen im Blute kreisen und in den Harn ausgeschieden werden. Der Harn ist so ein leicht zugängliches und in beliebiger Menge verfügbares Ausgangsmaterial für die Hormongewinnung. *Die aus den Harnen oder Hoden verschiedener Tierarten gewonnenen Hormone sind in ihrer Konstitution und ihrer Wirkung identisch, also artunspezifisch.* Für die Durchführung der Isolierung und für die Auswertung der Wirksamkeit der Hormone war ein zuverlässiger Test Voraussetzung. Zur Auswertung dienen im allgemeinen zwei Verfahren, entweder das Wachstum des Kammes beim kastrierten Hahn (*Hahnenkammtest* nach KOCH und MOORE, s. Abb. 38) oder das Wachstum und die Veränderungen der histologischen Struktur der Samenblasen von infantilen oder kastrierten Nagetiermännchen (*Vesiculardrüsentest* nach LÖWE und VOSS, s. Abb. 39). Die Auswertung ein und desselben Präparates liefert bei den beiden Testen öfters verschiedene Ergebnisse.

Aus dem Harn haben sich zwei männliche Sexualhormone gewinnen lassen, das *Androsteron* und das *Dehydroandrosteron*. Dazu kommt, weil im Hoden selbst aufgefunden, als eigentliches männliches Sexualhormon, das *Testosteron*. Neben diesen sind aber teils durch Abbau aus ihnen,

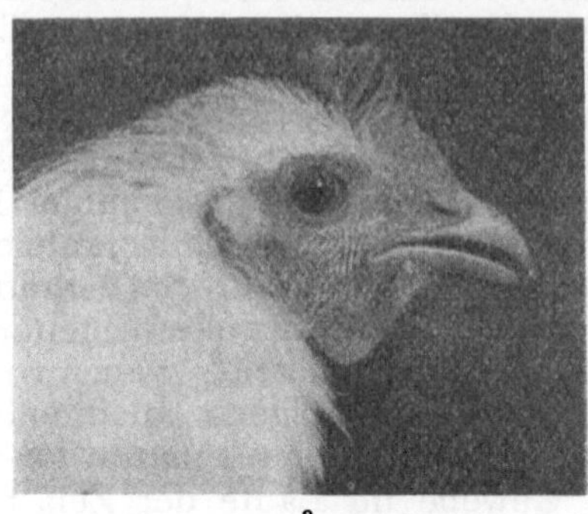
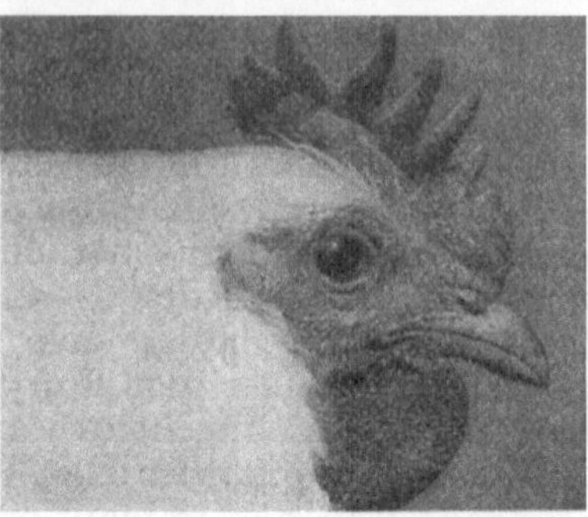

Abb. 38a u. b. Entwicklung des Kammes beim kastrierten Hahn nach Zufuhr von männlichem Sexualhormon. a Vor, b nach Behandlung. (Nach SCHOLLER und GÖBEL.)

teils durch Synthese aus Sterinen eine große Anzahl ebenfalls wirksamer Stoffe von nahe verwandtem chemischen Bau gewonnen worden, von denen nur einige weiter unten angeführt sind. Sie alle lassen sich zurückführen auf den Kohlenwasserstoff *Androstan*, der dem Grundkohlenwasserstoff des Cholesterins, dem Cholestan, entspricht. Es unterscheidet sich vom Cholestan durch das Fehlen der charakteristischen Seitenkette an C_{17}.

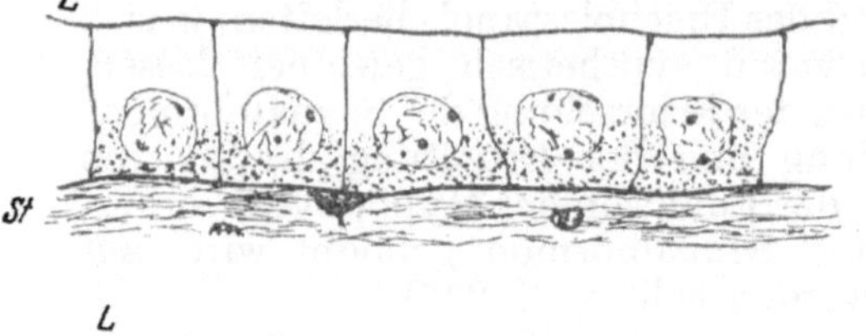

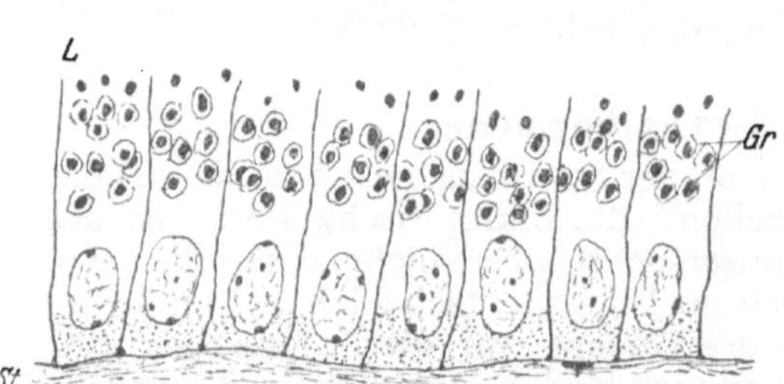

Abb. 39. Vesiculardrusentest. (Nach LOWE und VOSS.) A Schleimhaut der Samenblase beim kastrierten Mäusemännchen, B Regeneration nach Injektion von männlichem Sexualhormon. *Gr* Sekretgranula, *L* Lumen der Samenblase, *St* Stroma der Drüsenzotte

Bei allen hier wiedergegebenen Formeln ist zur Vermeidung von Verwechslungen mit dem Benzolring und anderen aromatischen, d. h. ungesättigten Ringsystemen zu beachten, daß die Ecken der Ringsysteme von C-Atomen gebildet werden und daß die Kohlenwasserstoffe selber (Cholestan, Androstan usw.) *gesättigte* Verbindungen sind; alle freien Valenzen sind also durch Wasserstoff abgesättigt zu denken (s. die Formeln des Kapitels Sterine und Gallensäure, S. 44).

Das *Androsteron* leitet sich vom epi-Cholestanol (s. S. 47) ab und kann aus ihm durch Aboxydation der Seitenkette gewonnen werden. Interessanterweise hat das *n-Androsteron*[1], das sich vom Cholestanol ableitet,

---

[1] Zur Bezeichnung der Sexualhormone wurde hier die für die Sterine maßgebliche Nomenklatur angewandt (s. S. 46), es sind also die Substitutionen an C_3 und C_5 auf die Stellung der CH_3-Gruppe an C_{10} bezogen. Eine andere Möglichkeit ist, die Stellung der OH-Gruppe an C_3 auf die Stellung des Wasserstoffs an C_5 zu beziehen (RUZICKA). Es hat dann das epi-Cholestanol eine cis-, das Cholestanol eine trans-Konfiguration und aus dem (epi)-Androsteron wird „cis-Androsteron", aus dem n-Androsteron „trans-Androsteron". Wegen der Gefahr der Verwechslung, die eine solche Beziehung von Substitutionen im gleichen Molekül auf verschiedene Fixpunkte dieses Moleküls mit sich bringt, ist die RUZICKAsche Bezeichnung hier nicht berücksichtigt worden.

sich also nur durch die Anordnung am C-Atom 3 unterscheidet, im Hahnenkammtest nur etwa $^1/_7$—$^1/_{10}$ der Wirksamkeit des Androsterons. Ein etwa in
gleicher Menge wie das Androsteron im Harn vorkommendes *Dehydro-*

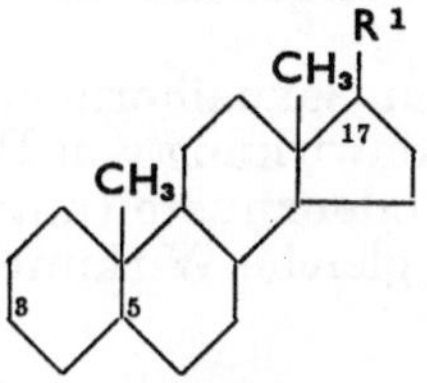

Cholestan

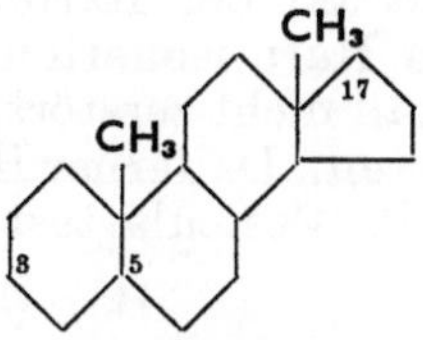

Androstan

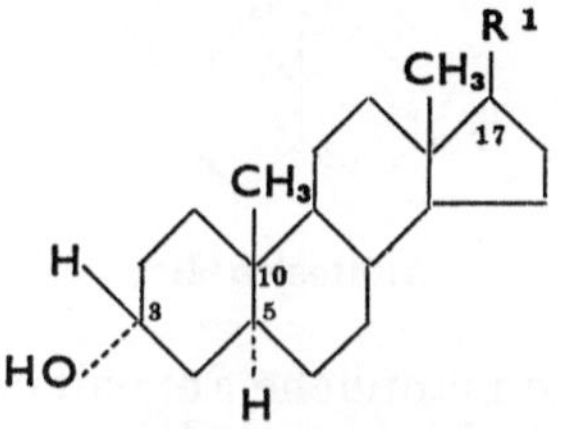

epi-Cholestanol

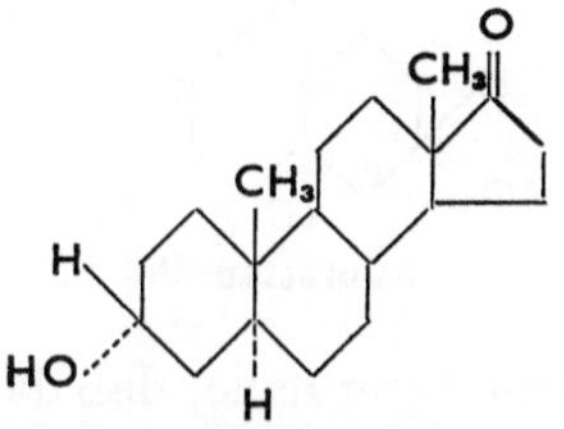

(epi)-Androsteron

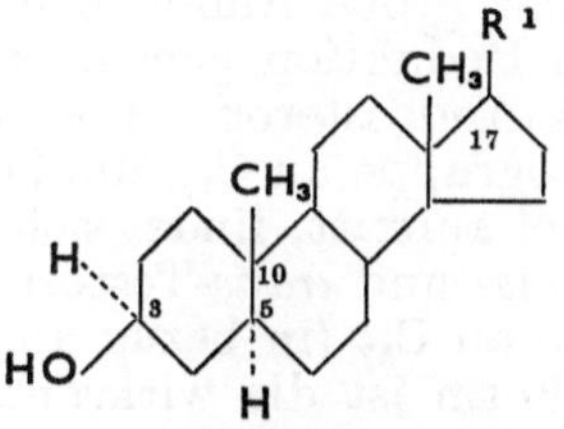

Cholestanol

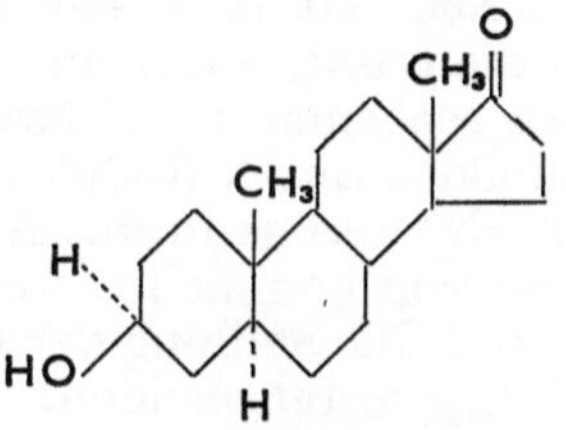

n-Androsteron

androsteron hat die Konfiguration des *n*-Androsterons. Es hat etwa $^1/_3$ der
Wirksamkeit des Androsterons und entspricht einem Cholesterin, dessen
Seitenkette vollständig aboxydiert ist:

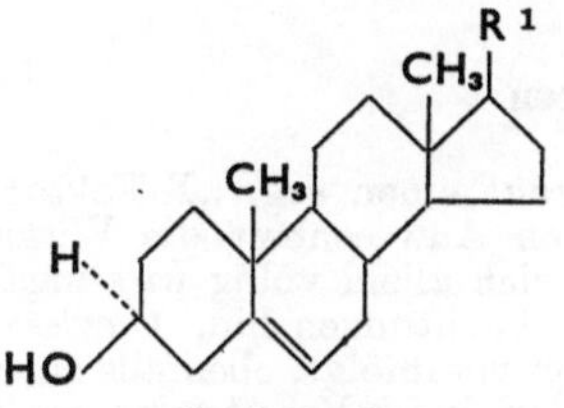

Cholesterin

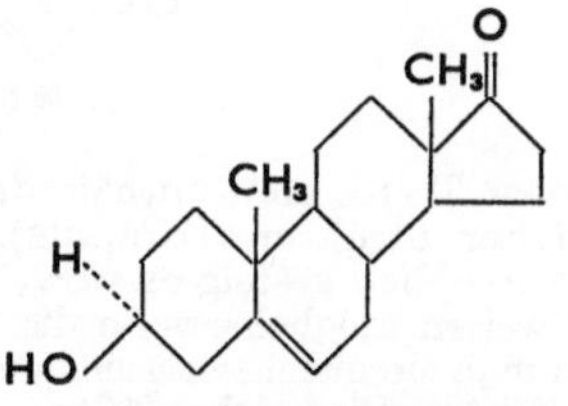

n-Dehydroandrosteron

Aus dem (epi)-Androsteron läßt sich durch Reduktion des Ketonsauerstoffs
an C_{17} das Dihydro-androsteron oder *Androstan-diol* gewinnen, das wesentlich wirksamer ist als das Androsteron; aus dem Dehydroandrosteron

---

[1] $\left(R = -CH-CH_2-CH_2-CH_2-CH\begin{smallmatrix} CH_3 \\ \\ CH_3 \end{smallmatrix} \right)$ mit CH_3.

entsteht durch Oxydation der Alkoholgruppe an C_3 ein ungesättigtes
Diketon, das *Androstendion*, wobei die Doppelbindung von 5—6 nach
4—5 verlagert wird. Es hat im Hahnenkammtest etwa die Wirksamkeit
des Androsterons, übertrifft dieses aber weitgehend in seiner Wirkung
auf den Genitaltrakt der Ratte.

Die aus dem Harn isolierten männlichen Sexualhormone werden beim
Kochen mit Alkali nicht zerstört, die Hormonwirkung von Hodenextrakten
geht dabei verloren. Da ferner Harn und Hodenzubereitungen im Hahnenkammtest und im Vesiculartest nicht die gleiche Wirkungsstärke haben,

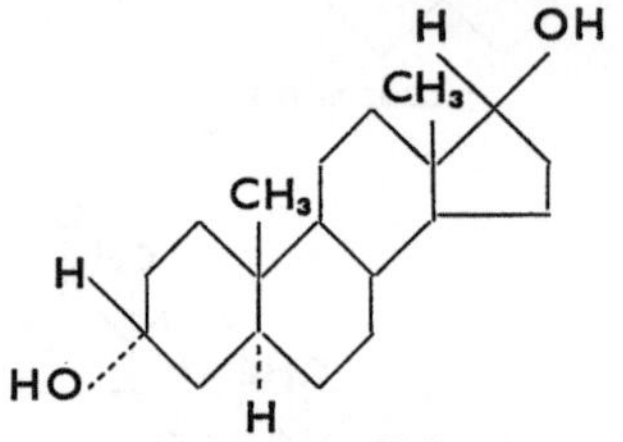

Androstan-diol 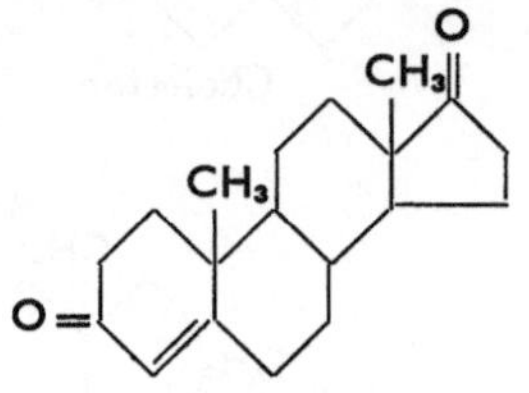   Androsten-dion

lag die Vermutung nahe, daß das eigentliche männliche Sexualhormon, das
im Hoden gebildet wird und in seinen Extrakten enthalten ist, sich von
den im Harn ausgeschiedenen Wirkstoffen unterscheidet. Dieses Hormon,
das *Testosteron*, hat in seiner Struktur sehr große Ähnlichkeit mit dem
Androsten-dion und kann aus ihm durch Reduktion gewonnen werden.
Es ist etwa sechsmal so wirksam wie das Androsteron. Die Steigerung
der Wirksamkeit durch Reduktion der Ketogruppe an C_{17}, die beim Übergang des Androsterons in das Androstandiol auftritt, findet sich also auch
hier. Testosteron kommt in zwei Formen (*cis-* und *trans-*Testosteron) vor,
die sich durch die Stellung der OH-Gruppe an C_{17} (in bezug auf die CH_3-
Gruppe an C_{13}) unterscheiden. Die trans-Form ist die wirksamere.

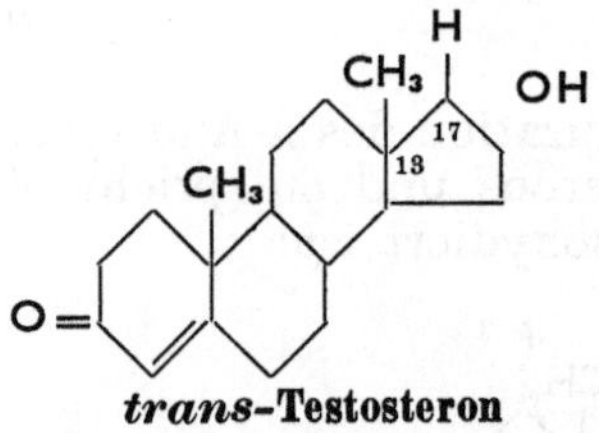

trans-Testosteron

Neben dem Testosteron enthält der Hodenextrakt einen sog. „X-Faktor" von noch
nicht ermittelter Struktur (LAQUEUR), durch dessen Anwesenheit die Wirksamkeit des
Testosterons erheblich gesteigert wird, der aber für sich allein völlig wirkungslos ist. Auf
seine Natur weisen möglicherweise die folgenden Beobachtungen hin. Gewisse Fettsäuren
haben, wenn man sie gleichzeitig mit dem Testosteron verabfolgt, ebenfalls einen wirkungs-
steigernden Effekt. Ein solcher läßt sich ferner erzielen durch Veresterung des Testosterons
mit einer großen Reihe von organischen Säuren. Am wirksamsten sind die Ester mit Pro-
pion-, Butter- und Valeriansäure, die sogar noch der Kombination von Testosteron +
X-Faktor überlegen sind. Im Gegensatz zum freien Testosteron sind die Ester durch den
X-Faktor nicht weiter aktivierbar.

Für den Hahnenkammtest gilt als Einheit (Kapaun-Einheit = K.E.) diejenige Stoffmenge, die je einmal an zwei aufeinanderfolgenden Tagen verabreicht, am 3. oder 4. Tag
eine Vergrößerung der Fläche des Kammes um 20% bewirkt. Diese Hormonmenge ist in
50—75 g Stierhoden, in 300—600 ccm Blut oder in 300—400 ccm Harn enthalten. Von
den verschiedenen oben erwähnten Substanzen entsprechen einer K.E. 25—30 γ *trans*-
Testosteron, 45—50 γ Androstan-diol, 150—200 γ *epi*-Androsteron, 200 γ Androsten-dion,
600 γ Dehydroandrosteron, 1400 γ *n*-Androsteron.

2. Weibliche Sexualhormone.

Während der Entwicklung des Ovariums entstehen in ihm aus den epithelialen Zellen die Keimzellen, die sich zu den *Primärfollikeln* umwandeln. Von ihren Zellen dominiert eine über alle anderen, sie liegt zentral im Follikel, wird größer und bildet sich zur Eizelle um. Im Follikel entsteht allmählich ein von Epithelzellen umgebener Hohlraum, der mit Flüssigkeit angefüllt ist und an dessen Wand die Eizelle liegt: der Primärfollikel hat sich zum GRAAFschen *Follikel* umgestaltet (s. Abb. 40). Mit dem Herannahen der Pubertät nehmen diese Veränderungen unter weiterem Größenwachstum des Follikels ihren Fortgang, bis schließlich mit dem Eintritt der Pubertät der Follikelsprung erfolgt. Dabei wird das Ei ausgestoßen und durch die Tube im Genitalschlauch abwärts befördert.

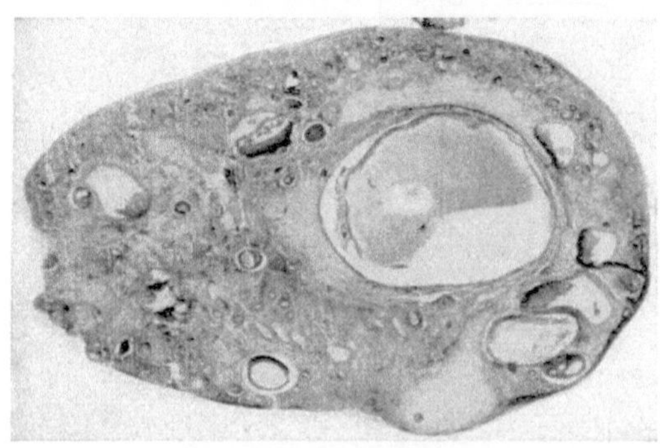

Abb. 40. GRAAFscher Follikel im Ovarium des Affen (Macacus rhesus). (Nach CLAUBERG.)

Kommt es zur Befruchtung, so bettet es sich in der Uterusschleimhaut ein, sonst wird es nach außen entleert. Aus den Resten des Follikels entsteht unter Einlagerung von Fett und gelben Farbstoffen das *Corpus luteum* (s. Abb. 41). Bei Abstoßung des Eis bildet es sich allmählich zurück und hinterläßt am Ovarium eine Narbe. Bei Eintritt einer Schwangerschaft hypertrophiert es dagegen sehr stark und bildet sich erst nach dem 4. Schwangerschaftsmonat langsam zurück.

Außer im Eierstock gehen auch in den übrigen Teilen des weiblichen Genitalapparates: Tube, Uterusschleimhaut und -muskulatur sowie Vagina Umwandlungen vor sich, die sich periodisch wiederholen. Bei diesem periodischen Geschehen sind zwei Phasen zu unter-

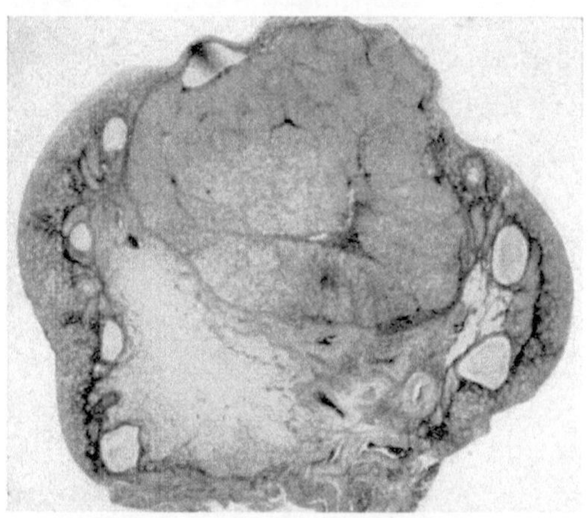

Abb. 41. Corpus luteum-Affenovarium (Macacus rhesus). (Nach CLAUBERG.)

scheiden, die sich nicht bei allen Tieren gleichmäßig äußern. Beim Menschen betreffen die Veränderungen in erster Linie die Uterusschleimhaut. Während der ersten oder *Proliferationsphase* nimmt ihre Dicke erheblich zu und auch die Drüsen wachsen in die Länge, dabei sind alle Drüsenschläuche gestreckt. Gleichzeitig hat sich ein GRAAFscher Follikel bis zur vollen · Größe herangebildet, und es ist zum Follikelsprung gekommen. Nach dem Follikelsprung, also gleichzeitig mit der Entwicklung des Corpus luteum, folgt die *Transformations-* oder *Sekretionsphase*. Diese hat die Aufgabe, die Schleimhaut für die Einbettung des Eis

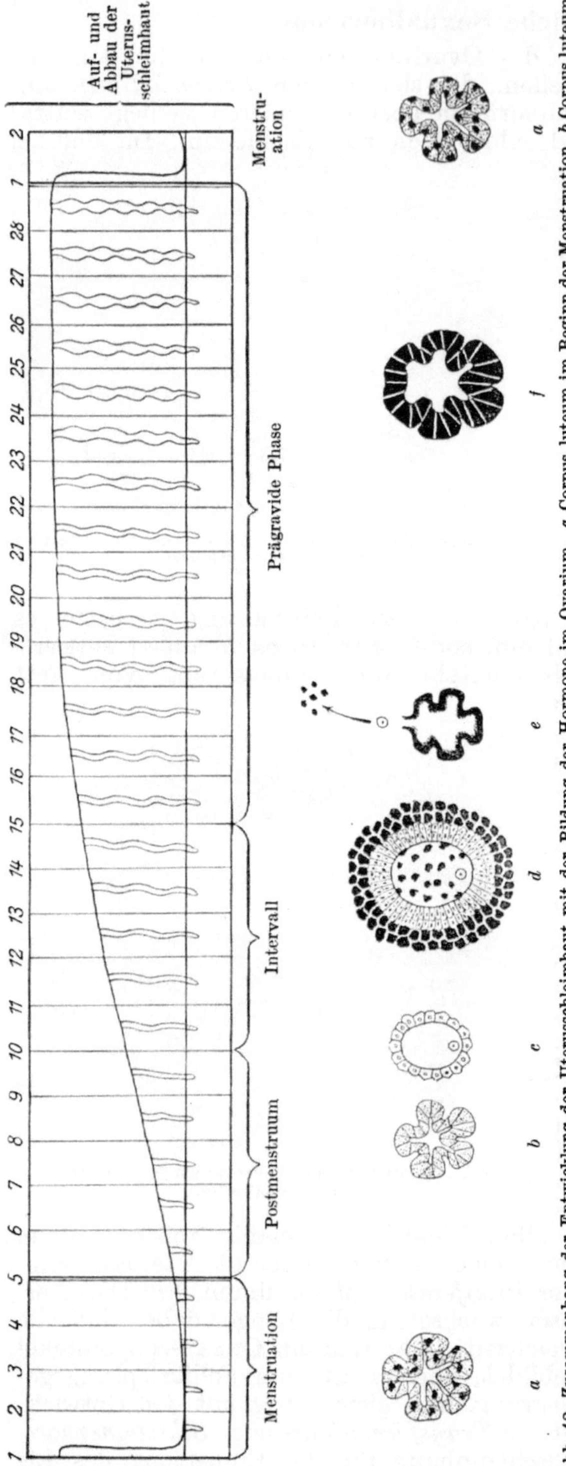

Abb. 42. Zusammenhang der Entwicklung der Uterusschleimhaut mit der Bildung der Hormone im Ovarium. *a* Corpus luteum im Beginn der Menstruation, *b* Corpus luteum der Rückbildung, *c* Follikel in der Entwicklung, *d* sprungreifer Follikel, *e* Follikel zur Zeit des Sprunges, *f* Corpus luteum in der Blüte.

umzuwandeln. Sie wird daher sehr gut durchblutet, die Drüsen sind stark erweitert und geschlängelt und mit Sekret gefüllt. Kommt es nicht zur Befruchtung des Eis, so stößt sich etwa 14 Tage nach dem Follikelsprung die Uterusschleimhaut bis zur Basalis ab und mit dem Heranreifen des nächsten Follikels setzt der gleiche etwa 28 Tage dauernde Zyklus von neuem ein. In Abb. 42 sind die Verhältnisse schematisch wiedergegeben. Wir wissen heute, daß die zyklische Umwandlung der Uterusschleimhaut von der innersekretorischen Funktion des Ovariums abhängig ist. Die Proliferation der Schleimhaut wird ausgelöst durch ein im Follikel gebildetes Hormon, die Transformation der Schleimhaut ist abhängig von einem zweiten Hormon, das im Corpus luteum entsteht. Entsprechend ihrem Bildungsort bezeichnet man die beiden Hormone als *Follikelhormon* und *Corpus luteum-Hormon*.

Kommt es zur Befruchtung und Einbettung des Eis, so fällt dem Corpus luteum die wichtige Aufgabe zu, die Umwandlung der Schleimhaut zur Decidua anzuregen. Der Reiz für die verstärkte Tätigkeit des Corpus luteum geht wahrscheinlich vom Ei aus. Es bestehen also zwischen Corpus luteum und

Ei enge Wechselbeziehungen. Diese dauern so lange an, bis das Ei eine genügend feste Verankerung im mütterlichen Organismus gefunden hat. Wenn die Schwangerschaft erst im Beginn ist, folgt einer Exstirpation des Corpus luteum eine Abstoßung des Eis, in den späteren Stadien ist das nicht mehr der Fall.

Bei den Tieren sind die Veränderungen, die mit Follikelreifung und -sprung sowie mit der Ausbildung des Corpus luteum einhergehen, von denen beim Menschen verschieden, und zwar finden sich von Tierart zu Tierart wechselnde Verhältnisse. Von besonderem Interesse sind die Vorgänge beim Nagetier (Maus, Ratte, Kaninchen), weil diese Tiere bei der wissenschaftlichen Untersuchung über die weiblichen Sexualhormone eine wichtige Rolle gespielt haben und noch spielen. Vor allem sind bei ihnen die Veränderungen nicht auf den Uterus beschränkt sondern betreffen auch die Schleimhaut der Tube und, was praktisch besonders wichtig ist, die der Vagina. Der Umbau der Vaginalschleimhaut während der „Brunstperiode" oder des *Oestrus* ist an charakteristischen Änderungen des Vaginalsekrets zu erkennen. Im Ruhezustand enthält der Vaginalabstrich Epithelien und Leukocyten, mit der Follikelreifung verschwinden die Leukocyten und es finden sich, da die Schleimhaut verhornt, massenhaft abgestoßene verhornte Epithelien *(Schollenstadium)* im Scheidensekret (s. Abb. 43, S. 228). Nach dem Follikelsprung und mit der Ausbildung des Corpus luteum wird die Scheidenschleimhaut wieder dünner und die Schollen verschwinden.

α) Follikelhormone.

Ebenso wie beim männlichen, gibt es auch beim weiblichen Tier nicht nur *einen* Stoff mit der typischen Wirkung des weiblichen Sexualhormons sondern zahlreiche, die zum Teil aus dem Ovarium und dem Harn isoliert werden konnten, zum Teil durch chemische Synthese gewonnen wurden. Alle tierischen Stoffe, die die Wirkung des Follikelhormons haben, also die Proliferationsphase im Genitalzyklus auslösen, lassen sich von dem Kohlenwasserstoff *Oestran* ableiten, der, wie der Vergleich der Formeln zeigt,

Oestran   Androstan

sich vom Androstan nur durch das Fehlen einer Methylgruppe unterscheidet. Alle Stoffe mit Follikelhormonwirkung sind ungesättigte Verbindungen mit phenolischen und alkoholischen bzw. Ketogruppen. Sie kommen vor allem im Harn schwangerer Frauen oder trächtiger Stuten in großen Mengen vor, konnten aber auch an den Stätten ihrer Bildung, dem Follikel und dem Corpus luteum nach dem Follikelsprung, nachgewiesen werden. Ferner finden sie sich im Blut und in der Placenta, eigenartigerweise auch in den Keimdrüsen und im Harn männlicher Tiere, ja den größten Gehalt an weiblichem Hormon weist der Stierhoden auf. Das Vorkommen brunsterzeugender Stoffe ist aber noch viel allgemeiner; man trifft sie weit verbreitet im Pflanzenreich, ja selbst in Bakterien; aus Bitumen, Teer, Braunkohle und ähnlichen Naturstoffen sind brunsterzeugende Stoffe isoliert worden, allerdings steht die Identität mit den aus dem Tierkörper isolierten Stoffen noch nicht fest. Es sind sogar eine große Zahl von Stoffen bekannt geworden, die trotz völlig abweichender Struktur östrogen wirken.

Aus dem Harn und aus dem Ovarium bzw. der Placenta sind mehrere Stoffe mit östrogener Wirkung isoliert worden, die, da sie sich von dem Oestran ableiten, zur *Oestrongruppe* zusammengefaßt werden.

Oestron (α-Follikelhormon)

Der erste dieser Körper, der isoliert werden konnte, ist das *Oestron* (*α-Follikelhormon*, Theelin, Menformon), das etwa gleichzeitig von BUTENANDT und DOISY aufgefunden wurde. Weiter finden sich im Organismus das *Oestriol* (*Follikelhormonhydrat*, Theelol) und das *Oestradiol* (*Dihydrofollikelhormon*). Das Oestradiol kommt in zwei Formen vor (α- und β-Oestradiol), die sich ebenso wie cis- und trans-Testosteron durch die Stellung der OH-Gruppe an C_{17} unterscheiden. Die biologisch wirksamere α-Form hat die trans-Konfiguration (in bezug auf die Methylgruppe an C_{13}). Schließlich wurden aus dem Harn trächtiger Stuten noch drei

α-Oestradiol

Oestriol

Equilin

Equilenin

verschiedene Stoffe erhalten *Equilin, Equilenin* und *Hippulin*. Equilin und Equilenin sind vom Oestron nur durch die größere Zahl der Doppelbindungen unterschieden. Das Hippulin hat die gleiche Zusammensetzung wie das Equilin, aber seine Konstitution ist noch unbekannt. Es ist diskutiert worden, ob nicht das Oestradiol (Dihydrofollikelhormon) das ursprünglich im Ovarium gebildete Hormon der *Oestrongruppe* ist, aus dem die anderen erst sekundär entstehen. Dafür würde auch sprechen, daß es im Tierversuch die stärkste Wirkung hat (s. u.). Die Spezifität der Hormone der Oestrongruppe ist ebenso gering wie die der männlichen Hormone. Überdies sind neben den natürlich vorkommenden Hormonen eine Reihe verwandter Stoffe dargestellt worden, die die gleiche Wirkung haben und sich nur in ihrer Wirkungsstärke voneinander unterscheiden.

Im Schwangerenharn wird Oestron zum größten Teil verestert mit Schwefelsäure als Oestronschwefelsäure, Oestriol gebunden an Glucuronsäure als Oestriolglucuronsäure ausgeschieden. Die Oestriolglucuronsäure ist völlig unwirksam, die Oestronschwefelsäure sehr wenig wirksam; wahrscheinlich ist die Bildung dieser Ester eine Maßnahme des Körpers, um sich gegen die Wirkung der großen während der Schwangerschaft gebildeten Hormonmengen zu schützen.

β) Corpus-luteum-Hormon (Progesteron).

Der Grundkohlenwasserstoff *Pregnan* des Corpus-luteum-Hormons *Progesteron* kann als ein höheres Homologon des Androstans angesehen werden. Seine Konstitution wurde gleichzeitig an vier verschiedenen

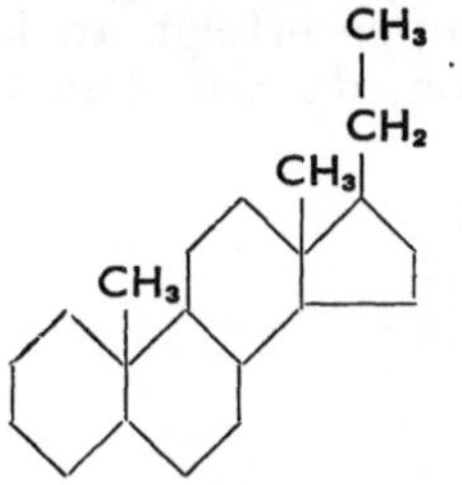

Pregnan

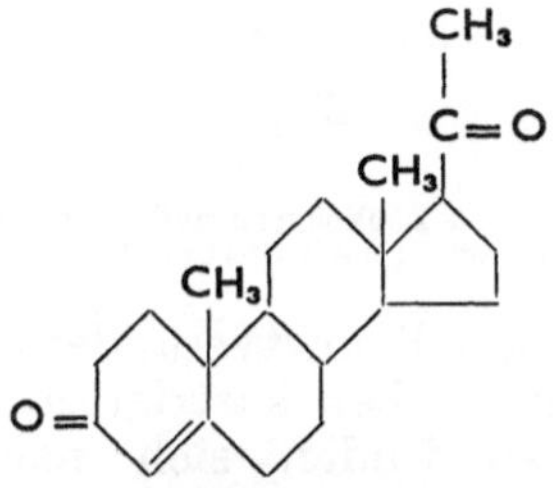

Progesteron

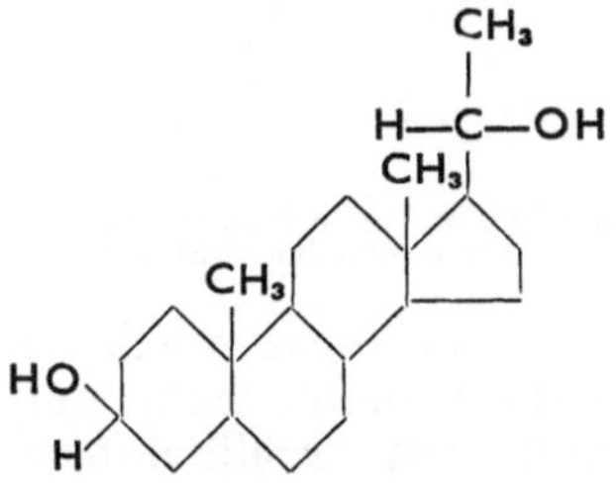

Pregnandiol

Stellen (BUTENANDT; SLOTTA; HARTMANN; ALLEN) aufgeklärt. Es erwies sich als ein ungesättigtes Keton und konnte auch synthetisch gewonnen werden, und zwar entweder durch oxydativen Abbau des Stigmasterins oder aus *Pregnandiol*, einer Substanz, die bei der Darstellung des Follikelhormons im Harn bei Frauen, nicht dagegen bei weiblichen Tieren als Pregnandiolglucuronsäure aufgefunden wurde, aber physiologisch unwirksam ist. Der biologische Zusammenhang des Pregnandiols mit dem Progesteron zeigt sich darin, daß nur zur Zeit vor der menstruellen Blutung, also dann, wenn Progesteron gebildet wird und die Uterusschleimhaut sich umwandelt, im Harn Pregnandiol erscheint. Mit dem Aufhören der Progesteronbildung, also mit dem Eintritt der Menstruation hört auch die Pregnandiolausscheidung auf.

Progesteron wird außer im Corpus luteum auch in der Placenta und in sehr geringen Mengen in der Nebennierenrinde gebildet. Gegenüber den Gruppen der männlichen Sexualhormone und der Follikelhormone ist die Spezifität des Progesterons bemerkenswert. Von allen natürlich vorkommenden Stoffen, die Sexualhormonwirkung haben oder in ihrer Konstitution den Sexualhormonen nahestehen, hat allein das Progesteron — und in gewissem Umfange auch das ihm nahe verwandte Desoxycorticosteron (21-Oxyprogesteron, s. S. 202) — die Fähigkeit, die Transformation der Uterusschleimhaut auszulösen. Kürzlich sind allerdings synthetisch gewonnene Androstanderivate beschrieben worden, die in Stellung 17 (s. Formel S. 221) eine Methyl- oder Äthylgruppe tragen und ebenfalls Progesteronwirkung haben. Dagegen ist eine große Anzahl von künstlich hergestellten Derivaten des Pregnans, die sich zum Teil chemisch nur sehr wenig vom Progesteron unterscheiden, völlig unwirksam.

γ) Die Wirkung der weiblichen Sexualhormone.

Der rasche Fortschritt in der Konstitutionsaufklärung und in der Synthese von Stoffen, die die Funktion des weiblichen Genitalapparates anregen, ist nur möglich gewesen, weil einfach auszuführende und wenig Zeit beanspruchende Testreaktionen aufgefunden wurden. Die Prüfung der Hormone der Oestrongruppe erfolgt an kastrierten geschlechtsreifen Nagetieren. Bei diesen treten, da mit dem Ovarium die Bildungsstätte

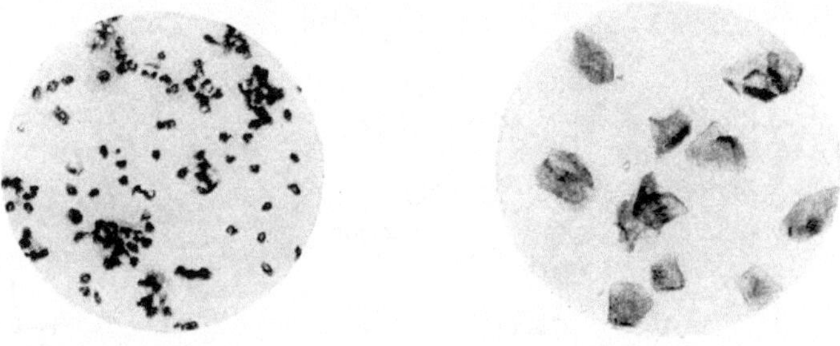

a   b

Abb. 43 a u. b. Scheidenabstrich bei der kastrierten Maus. a Leukocyten und Epithelien (vor Follikelhormon), b Schollen nach Follikelhormon. (Nach CLAUBERG.)

der Hormone entfernt worden ist, die typischen Brunstveränderungen im Scheidensekret nicht mehr auf. Injiziert man aber kastrierten Mäusen einen Stoff mit Follikelhormonwirkung, so finden sich nach einer bestimmten Zeit im Scheidensekret weder Leukocyten noch kernhaltige Epithelzellen, sondern nur noch Schollen (kernlose, verhornte Epithelien). Man bezeichnet diesen Test als ALLEN-DOISY-*Reaktion* und als Mäuseeinheit (M.E.) die Menge, die bei einmaliger Injektion einen Brunstzyklus hervorruft. Die Veränderungen im Vaginalsekret vor und nach Hormoninjektion zeigt die Abb. 43.

Die Wirkung der Oestronstoffe zeigt sich nicht nur im Scheidenabstrich, sondern ebenso auch in einer Proliferation der Uterusschleimhaut, einer Wachstumssteigerung des gesamten Uterus (s. Abb. 44 b) und einem erheblichen Wachstum der Tube. Die Tätigkeit der Brustdrüse wird angeregt, bei senilen Tieren erwacht der Geschlechtstrieb von neuem. Es ist sehr bemerkenswert, daß die Wirksamkeit verschiedener Stoffe mit östrogener Wirkung sich bei den einzelnen Testreaktionen in ganz verschiedener Stärke geltend macht.

Über die Wirksamkeit der einzelnen Oestranderivate bzw. der verschiedenen physiologischen Quellen des Hormons unterrichtet die Tabelle 37.

Die höchste Wirksamkeit hat also das Oestradiol.

Die Prüfung der Wirksamkeit des Corpus-luteum-Hormons geht davon aus, daß während der Geschlechtsreife die Wirkung dieses Hormons

Tabelle 37. Wirksamkeit von Stoffen der Oestrongruppe.

Substanz bzw. Vorkommen	Wirkungsstärke in M.E. pro Liter	Substanz bzw. Vorkommen	Wirkungsstärke in M.E. pro g
Blut	20	Oestriol	75000
Schwangerenserum . .	500	Equilenin	4—700000
Schwangerenharn . . .	100—200000	Equilin, Hippulin . .	1500000
Harn trächtiger Stuten	100000—1000000	Oestron	8000000
Hengstharn.	40000	α-Oestradiol	25—30000000

der des Follikelhormons folgen muß. Wenn man also kastrierte Tiere mit Follikelhormon vorbehandelt und dann, wenn die Proliferationsphase eingesetzt hat, Progesteron zuführt, so müßten die Veränderungen auftreten, die für die Transformationsphase

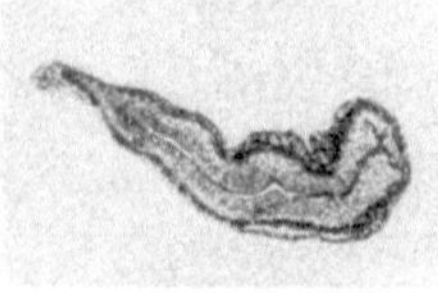

a

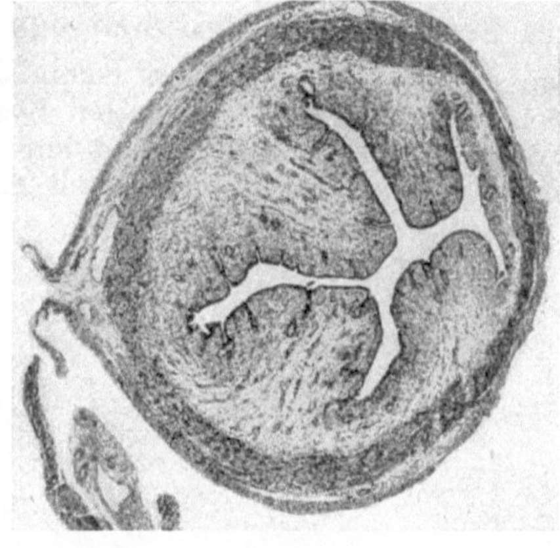

b

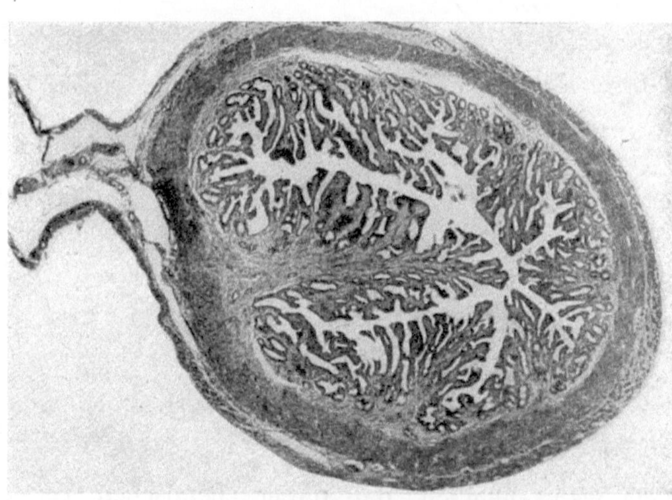

c

Abb. 44 a—c. Wirkung von Follikelhormon und Corpus-luteum-Hormon auf den Uterus des infantilen Kaninchens (Uterusquerschnitt). a ohne Behandlung, b nach Follikelhormon, c nach Follikelhormon + Corpus-luteum-Hormon. (CLAUBERG-Test.)

charakteristisch sind. Das ist tatsächlich der Fall. In gleicher Weise kann man auch an einem sterilen Organismus einen vollständigen Brunstzyklus auslösen. So läßt sich bei der kastrierten Frau durch Kombination von 20 mg α-Oestradiol mit 30 mg Progesteron eine Menstruation hervorrufen. Die tatsächliche monatliche Hormonproduktion des weiblichen Organismus soll etwa diesen Mengen entsprechen. Zu praktischen Zwecken verwendet man den CLAUBERG-*Test*, bei dem an infantilen Kaninchen von etwa 600—800 g Gewicht nach Vorbehandlung mit Follikelhormon das Progesteron die Transformation der Uterusschleimhaut bewirkt (s. Abb. 44 c). Die Richtigkeit der Annahme von der aufeinanderfolgenden Wirkung der beiden Hormone geht daraus hervor, daß das Progesteron allein am infantilen Kaninchen überhaupt keine Veränderungen hervorruft, sondern daß diese nur nach vorhergehender Zufuhr des Follikelhormons auftreten.

3. Beziehungen zwischen den einzelnen Sexualhormonen.

Die große Ähnlichkeit im Grundskelet der Sterine und der Sexualhormone sowie die engen formalen Beziehungen zwischen den drei Haupttypen von natürlich vorkommenden Sexualhormonen, die aus der nachfolgenden Zusammenstellung noch einmal deutlich wird, macht es im

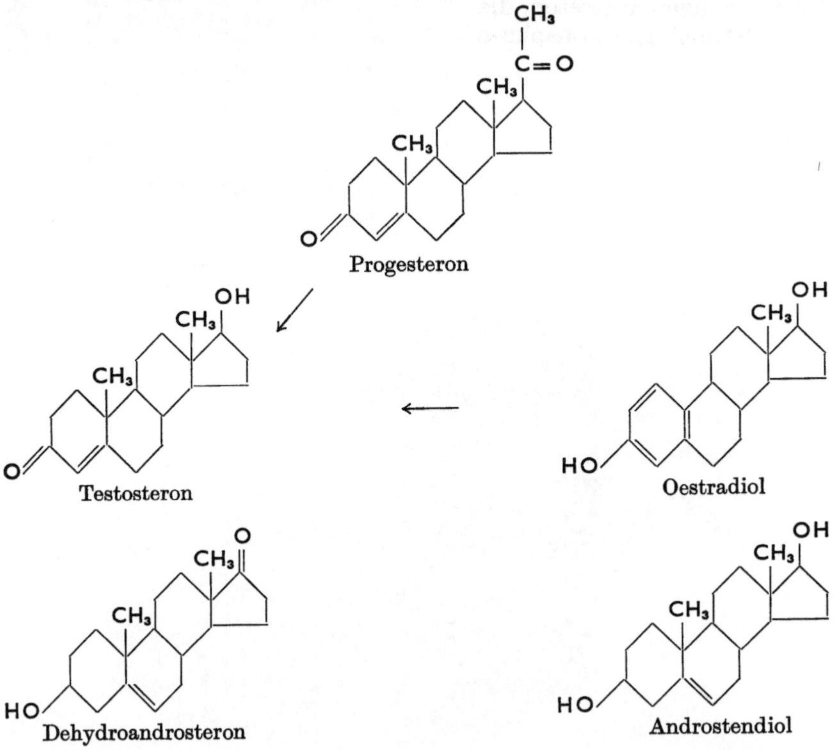

Progesteron

Testosteron

Oestradiol

Dehydroandrosteron

Androstendiol

höchsten Maße wahrscheinlich, daß dieser chemischen Verwandtschaft auch eine biologische Verknüpfung entspricht. So wurde oben schon darauf hingewiesen (s. S. 225), daß der Stierhoden einen hohen Gehalt an Follikelhormon hat. Im Harn der Frau wurden männliche Wirkstoffe nachgewiesen, deren Ausscheidung allerdings in verminderter Menge auch nach Entfernung der Ovarien anhielt. Es ist möglich, daß ein Teil dieser Stoffe in der Nebennierenrinde gebildet wird.

Auf chemischem Wege ist es gelungen, Sterine in Sexualhormone umzuwandeln. Für die nahen chemischen und biologischen Beziehungen, die zwischen männlichen und weiblichen Sexualhormonen bestehen, spricht auch die Tatsache, daß sich durch Reduktion des *Dehydrandrosterons* ein *Androstendiol* gewinnen läßt, das die Wirkung des Follikel- und des Testikelhormons in gleich charakteristischer Weise entfaltet.

Es ist sehr beachtenswert, daß die gleichzeitige Wirkung eines Wirkstoffes aus der Klasse der Sexualhormone auf beide Geschlechter nicht auf diesen einen oder nur wenige Vertreter dieser Stoffklasse beschränkt ist. Vielmehr ist es im wesentlichen eine Frage der Dosierung, ob man mit weiblichen Prägungsstoffen im männlichen oder mit männlichen im weiblichen Organismus eine Wirkung erzielen kann. Dabei soll sich die Wirkung der weiblichen Prägungsstoffe im männlichen Organismus allerdings auf die Gebilde beschränken, die genetisch und morphologisch Strukturen des weiblichen Genitalapparates entsprechen, sie betreffen also weniger den samenbildenden Apparat des Hodens als die Prostata, Samenblasen und andere Drüsen. Die männlichen Wirkstoffe wirken dagegen im weiblichen Körper ausgesprochen brunsterregend.

Alle diese und andere schon aufgeführte Beobachtungen zeigen deutlich die geringe Spezifität der Sexualhormone, und sie lassen es als außerordentlich wahrscheinlich erscheinen, daß die verschiedenen natürlich vorkommenden Keimdrüsenhormone auch biologisch eine gemeinsame Genese haben, so daß sie leicht ineinander übergehen können. Jedenfalls wären auf diese Weise die sog. bisexuellen Wirkungen der meisten dieser Stoffe am leichtesten verständlich.

h) Hypophyse.

Auf die besondere Bedeutung der Hypophyse im Organismus konnte ebenfalls zuerst aus klinischen Beobachtungen geschlossen werden. So wurde bei einer als *Akromegalie* (Spitzenwachstum) bezeichneten Erkrankung, die sich beim erwachsenen Menschen allmählich ausbildet und bei der sehr erhebliche Wachstumssteigerungen der Hände und Füße, der Nase, des Kinns und der Lippen auftreten, stets eine Vergrößerung der Hypophyse beobachtet. Tritt die Überfunktion der Hypophyse schon im Wachstumsalter auf, so wachsen alle Körperteile ziemlich gleichmäßig, und es kommt zum *Riesenwuchs*. Umgekehrt wird bei einer Unterfunktion der Hypophyse im Wachstumsalter *Zwergwuchs* beobachtet. Eine weitere Erkrankung, die mit einer Unterfunktion der Hypophyse zusammenhängt, ist die *Dystrophia adiposo-genitalis*, eine Unterentwicklung der Geschlechtsorgane und der sekundären Geschlechtsmerkmale bei gleichzeitiger starker Verfettung. Hypophysenschädigungen wurden weiterhin beobachtet bei einer als *Diabetes insipidus* bezeichneten Störung des Wasserhaushaltes, bei der große Mengen eines sehr dünnen Harns ausgeschieden werden. Im Tierversuch ergaben sich endlich auf Grund von Beobachtungen nach Exstirpation der Hypophyse oder nach Injektion von Hypophysenextrakten noch eine ganze Anzahl von Ausfallserscheinungen oder Wirkungen als hypophysär bedingt zu erkennen. Am überraschendsten und am wichtigsten war die Erkenntnis, daß die Hypophyse vielen anderen hormonbildenden Drüsen des Körpers funktionell übergeordnet ist; so entwickelt sich die Funktion der Schilddrüse, der Nebennierenrinde und der Sexualorgane nur auf Grund von Hormonwirkungen, die von der Hypophyse ausgehen und das Ausmaß der Tätigkeit dieser Drüsen untersteht während des ganzen Lebens dem Einfluß der Hypophyse. Vielleicht bestehen zwischen Hypophyse und einer Reihe anderer inkretorischer Drüsen ähnliche Beziehungen. Wegen der Wirkung auf andere Hormondrüsen bezeichnet man die Hypophysenstoffe, die sie übermitteln, als *adenotrope Hormone*.

Ebenso aber wie die Hypophyse die Tätigkeit anderer hormonbildender Organe beeinflußt, steht sie auch ihrerseits in einer gewissen Abhängigkeit von den Drüsen, die ihrem Einfluß unterstehen. So zeigt z. B. bei der Schwangerschaft der Hypophysenvorderlappen charakteristische histologische Veränderungen und aus manchen Anzeichen geht hervor, daß auch seine funktionelle Leistung gesteigert ist. Auch durch Schilddrüsenexstirpation wird das histologische Bild der Hypophyse verändert. Überhaupt gibt es anscheinend keine Störung in der Tätigkeit irgendeiner endokrinen Drüse, die nicht in morphologischen Veränderungen der Hypophyse ihren Ausdruck fände. Der wechselseitige funktionelle Zusammenhang der Hypophyse mit den von ihr abhängigen Drüsen besteht wohl darin, daß die geringere Produktion an dem spezifischen Hormon einer Drüse die verstärkte Bildung des entsprechenden adenotropen Hormons in der Hypophyse anregt, wogegen umgekehrt die vermehrte Entstehung eines Drüsenhormons zu geringerer Produktion an dem adenotropen Faktor führt. Von anderen Hormondrüsen unterscheidet sich die Hypophyse durch die Art

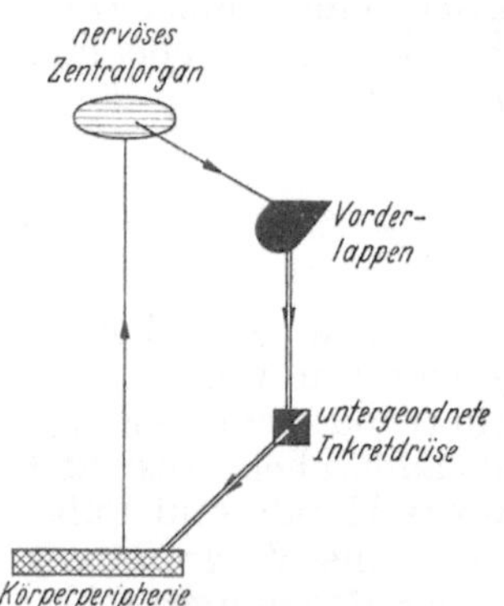

Abb. 45. Beziehungen zwischen Hypophysenvorderlappen, Zentralnervensystem, untergeordneten Hormondrusen und Körperperipherie. (Nach REISS.)

der Abgabe ihrer Wirkstoffe. Diese erfolgt nicht nur ins Blut, sondern wahrscheinlich weitgehend durch den Hypophysenstiel und das Tuber cinereum in den Liquor des dritten Ventrikels. Die Hypophysenstoffe können leicht im Liquor nachgewiesen werden. Man glaubt daher, daß sie von der Blutbahn aus in der Körperperipherie angreifen, vom Liquor aus dagegen an den nervösen Zentren, so daß die hormonale Regulation in diesem Falle weitgehend durch das Nervensystem vermittelt wird.

Die Erscheinungen bei Hyper- oder Hypofunktion der Hypophyse sind teilweise so wenig übereinstimmend und außerdem so vielgestaltig, daß es lange schwierig gewesen ist, sie zu erklären. Nachdem heute die Funktion der Hypophyse als übergeordnete Hormondrüse erkannt ist und es außerdem feststeht, daß in der Hypophyse nicht *ein* Hormon, sondern nebeneinander eine Vielzahl von Hormonen entsteht, die ganz verschiedene Aufgaben haben und sich auch chemisch präparativ schon weitgehend voneinander trennen lassen, ist es verständlich geworden, daß bei Störung der Hypophysentätigkeit die Bildung der verschiedenen Hormone in ganz verschiedenem Umfange betroffen sein kann und daß deshalb auch ganz verschiedene Kombinationen von Ausfallserscheinungen auftreten müssen. Es ist bisher nicht gelungen, durch Implantation von Hypophysen oder Hypophysenteilen alle Ausfallserscheinungen des Hypophysenverlustes zu beheben, so daß angenommen werden muß, daß die Hypophyse, von deren richtiger Tätigkeit die Tätigkeit so vieler anderer inkretorischer Drüsen abhängt, nur voll funktionstüchtig ist, wenn ihr von der Körperperipherie über das Zentralnervensystem die Reize zugehen, die ihre Sekretion den jeweiligen Bedürfnissen anpassen. Man erkennt das z. B. daran, daß nach Entfernung der Keimdrüse oder der Schilddrüse die für die Funktion dieser Organe verantwortlichen Hypophysenhormone in vermehrter Menge ins Blut abgegeben werden. Der allgemeine Zusammenhang wird aus dem Schema der Abb. 45 klar.

Wie die Nebenniere, so ist auch die Hypophyse aus histologisch verschiedenen, zu einer äußeren Einheit vereinigten Teilen zusammengesetzt. Beim Menschen sind scharf voneinander getrennt ein drüsiger Vorderlappen *(Pars anterior)* und ein aus nervösen Elementen bestehender Hinterlappen *(Pars posterior* oder *neuralis)*; bei den Säugetieren findet sich außerdem noch ein deutlich abgegrenzter Mittellappen (s. die schematische Darstellung in Abb. 46) *(Pars intermedia)*. Beim Menschen ist er nicht sicher vom Vorderlappen zu unterscheiden, jedoch findet sich eine durch ihren histologischen Aufbau deutlich vom Vorder- und Hinterlappen verschiedene Zwischenzone. Im Vorderlappen sind drei Arten von epithelialen Zellen zu unterscheiden, die Hauptzellen, die eosinophilen und die basophilen Zellen. Während der Schwangerschaft nehmen die Hauptzellen an Zahl und Größe erheblich zu und wandeln sich zu „Schwangerschaftszellen" um.

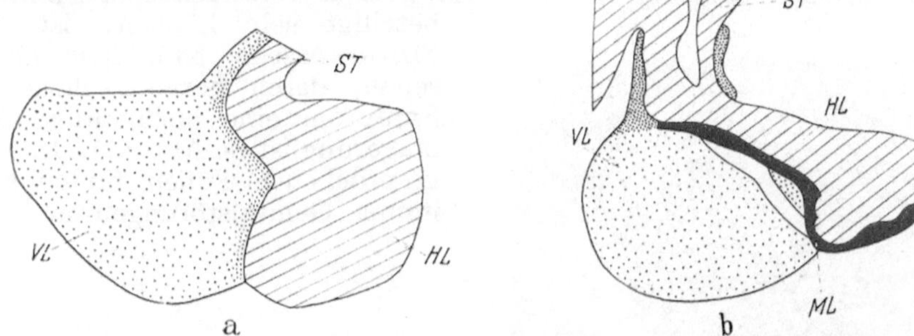

Abb. 46 a u. b. Bau der Hypophyse. Schematisiert. a Mensch, b Rind. *VL* Vorderlappen, *ML* Mittellappen, *HL* Hinterlappen, *ST* Stiel.

Der anatomischen Unterteilung entspricht auch eine funktionelle Differenzierung. Mit einiger Sicherheit sind heute die folgenden verschiedenen Wirkstoffe der Hypophyse räumlich lokalisiert und — wenn auch noch nicht chemisch rein isoliert, so doch — voneinander abgetrennt worden:

Wirkstoffe der Hypophyse.
a) Vorderlappen.
1. Wachstumshormon.
2. Übergeordnetes Sexualhormon (Gonadotropes Hormon).
3. Thyreotropes Hormon.
4. Corticotropes Hormon.
5. Lactotropes Hormon.
6. Fettstoffwechselhormon.
7. Kohlenhydratstoffwechselhormon.
8. Diabetogenes oder kontrainsulinäres Hormon.

Daneben gibt es anscheinend noch adenotrope Hormone, die auf das Nebennierenmark und auf die Epithelkörperchen wirken.

b) Mittellappen.
Intermedin.

c) Hinterlappen.
1. Vasopressin.
2. Oxytocin.

Die antidiuretische Wirkung hat sich noch nicht von der Vasopressinwirkung abtrennen lassen.

Die *chemische Natur* der Wirkstoffe der Hypophyse ist im einzelnen noch nicht aufgeklärt, jedoch ist kaum noch ein Zweifel daran möglich, daß sie alle entweder *Eiweißkörper oder hochmolekulare Polypeptide* sind. Mit den chemischen Eigenschaften dieser Stoffe stimmt überein, daß die Verfütterung von Hypophysensubstanz gar keinen oder nur einen außerordentlich geringen Effekt bei hypophysenlosen Tieren hat, auch werden die verschiedenen bisher erhaltenen Hypophysenwirkstoffe durch eiweißspaltende Fermente zerstört. Die fünf ersten oben angeführten Wirkstoffe des Vorderlappens haben sich durch Änderung des ph-Wertes und der Ammonsulfatkonzentration von Hypophysenextrakten voneinander trennen lassen.

1. Vorderlappen.

Als Ausdruck einer Störung der gesamten Vorderlappenfunktion, an der die einzelnen Faktoren des Vorderlappens in verschiedenem Umfange beteiligt sein können, ist die SIMMONDSsche Krankheit anzusehen, deren hervorstechendstes Symptom eine hochgradige Abmagerung ist (s. Abb. 47). In ausgesprochenen Fällen finden sich immer Genitalstörungen und als

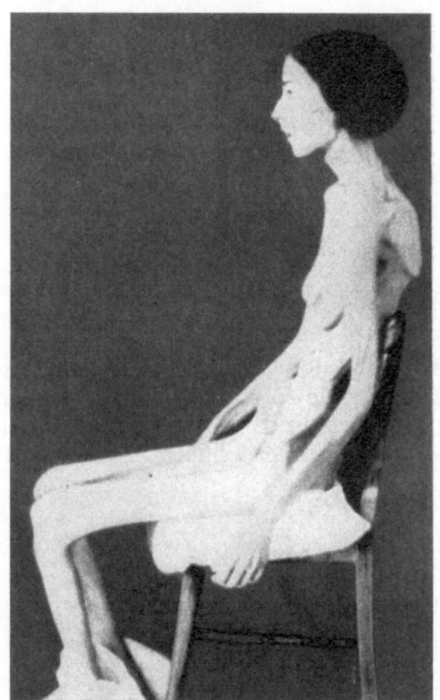

Abb. 47. Hochgradige Abmagerung bei SIMMONDSscher Krankheit. (Nach KYLIN.)

Abb. 48. Wachstumssteigerung der Ratte bei Injektion von Hypophysenvorderlappenextrakten. Untere Kurve: Kontrollen. Obere Kurve: behandelte Tiere. (Nach EVANS).

Ausdruck einer Insuffizienz der Nebennierenrinde Symptome, die für die ADDISONsche Krankheit kennzeichnend sind (s. S. 201). Der Grundumsatz ist erniedrigt, ebenso meist die Körpertemperatur. Die Ursache ist gewöhnlich eine mehr oder weniger vollständige Zerstörung des Vorderlappens.

α) Wachstumshormon.

Die aus Beobachtungen am Menschen erschlossenen und schon oben erwähnten Beziehungen zwischen der Hypophyse und dem Wachstum des

Organismus fanden auch im Tierversuch ihre Bestätigung. Hypophysenlose Tiere bleiben im Wachstum zurück, anderseits bewirkt Injektion von Vorderlappenextrakten beim wachsenden Tier eine übernormale Steigerung des Wachstums (s. Abb. 48) bis zu echtem Riesenwuchs, also zu Formen, die bei der normalen Entwicklung gar nicht erreicht werden. Der Angriffspunkt des Wachstumshormons liegt in den knorpeligen Teilen des Skeletsystems. Es fördert das normale Wachstum des Knorpels und seine Verknöcherung.

Das Wachstumshormon entsteht wahrscheinlich in den eosinophilen Zellen. Es ist anscheinend der höchstmolekulare unter den verschiedenen Hypophysenwirkstoffen. Es läßt sich aus dem Vorderlappen mit verdünntem Alkali extrahieren und ist sehr labil, wird z. B. schon beim Stehen in schwach alkalischer Lösung in einigen Tagen unwirksam und auch durch Erwärmen auf 60° inaktiviert.

β) Gonadotropes Hormon.

Der Zusammenhang zwischen Hypophyse und Sexualfunktion geht aus den Beobachtungen über sexuelle Unterentwicklung bei angeborener Hypophysenunterfunktion hervor und zeigt sich in Tierexperimenten in gleicher Weise nach Hypophysenentfernung. Die gonadotrope Wirkung des Vorderlappens wird besonders deutlich an infantilen oder an senilen Tieren. Abb. 49 zeigt, daß nach Implantation eines Stückchens Vorderlappen bei der infantilen weiblichen Maus im Ovarium eine große Zahl von Follikeln zur Reifung kommt. In diesen Follikeln setzt die Bildung des Follikelhormons ein und damit treten auch alle Erscheinungen auf, die von der Bildung des Follikelhormons abhängen: Tube, Uterus, Vagina hypertrophieren, und im Scheidensekret finden sich die für den Oestrus kennzeichnenden kernlosen Schollen, dagegen verschwinden Leukocyten und Epithelien. Ganz das gleiche Ergebnis wie die Implantation von Vorderlappen hat auch die Injektion von Vorderlappenextrakten. Aber das Auftreten der Brunsterscheinungen ist keine direkte sondern eine indirekte Folge der Hypophysenwirkung. Am kastrierten Tier bleiben alle diese Veränderungen vollständig aus. Das Vorderlappenhormon wirkt also nur auf die Bildungsstätten der Sexualhormone, es hat selbst keine brunstauslösende Wirkung, sondern ist lediglich der ,,Motor der Sexualfunktion''. Man hat es deshalb als das *übergeordnete Sexualhormon* bezeichnet.

Es wurde gezeigt, daß *bei der Schwangerschaft* schon sehr frühzeitig im Blut, in der Placenta und im Harn in großer Menge Stoffe auftreten, durch deren Injektion beim infantilen Tier ebenfalls Brunsterscheinungen ausgelöst werden. Auf ihnen beruht die *Schwangerschaftsreaktion nach* Aschheim und Zondek. Nach Injektion von Schwangerenharn an infantile weibliche Mäuse oder an andere infantile Nagetiere kommt es ebenso wie nach Injektion von Vorderlappenhormon zu einem mächtigen Wachstum der gesamten Geschlechtsorgane, zu Follikelreifung, zum Follikelsprung und zu den östrischen Veränderungen des Scheidensekretes, entsprechend den in Abb. 49 dargestellten Veränderungen. Man hat zunächst angenommen, daß der im Harn enthaltene, als *Prolan* bezeichnete Stoff mit dem gonadotropen Faktor aus der Hypophyse identisch ist. Die Verhältnisse liegen aber verwickelter. Das aus dem Harn gewonnene Produkt ist bei hypophysenlosen Tieren wenig wirksam, bei manchen Tierarten überhaupt wirkungslos. Zur Vervollständigung seiner Wirkung ist anscheinend ein weiterer in der Hypophyse gebildeter ,,synergistischer Faktor'' notwendig. Man hat schon früher (Zondek) zwischen *Prolan A* und *B* unterschieden. Das Harnprolan, das überwiegend aus der Placenta stammt, besteht

offenbar überwiegend aus der Komponente B, der synergistische Faktor
ist das Prolan A. Das Prolan A kann man als follikulotropes Hormon
bezeichnen, es regt die Entwicklung des Follikels an, bewirkt aber nicht
seine völlige Reifung. Im Follikel entsteht vielmehr nur das Oestradiol,
im Hoden wird die Testosteronbildung in Gang gesetzt. Prolan B ist das

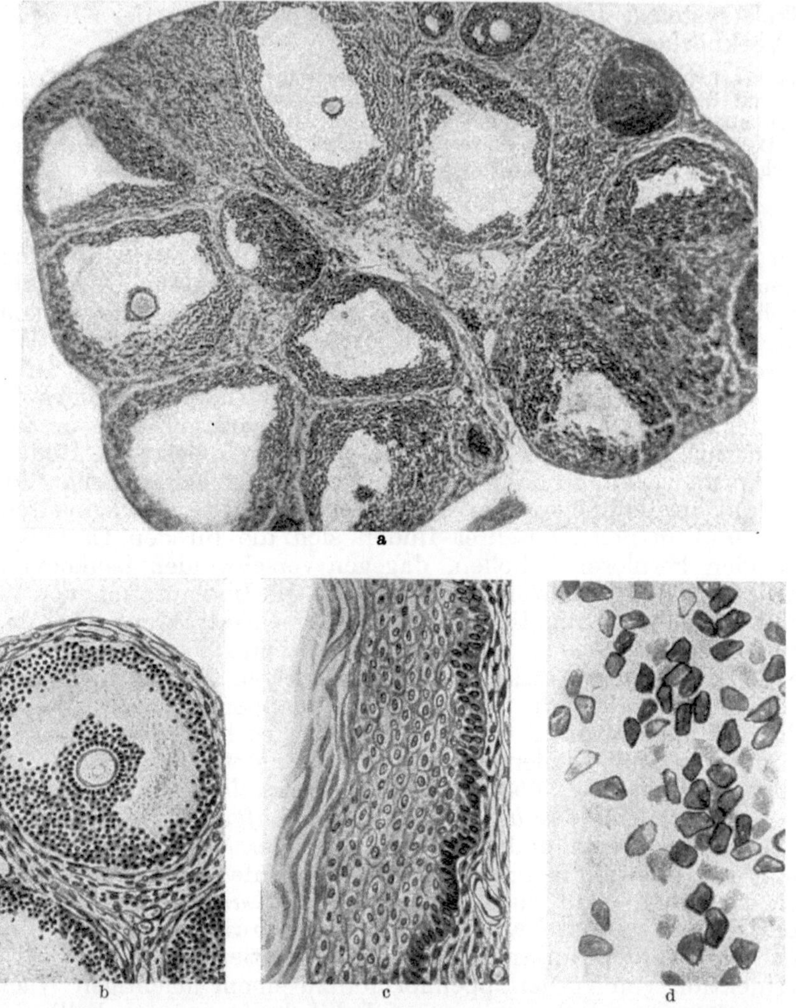

Abb. 49 a—d. Gonadotrope Wirkung des Hypophysenvorderlappens bei der infantilen Maus. Zustand 70 bis
80 Stunden nach Implantation von Hypophysenvorderlappen. In dem reifenden Follikel wird das Follikelhormon gebildet, das seinerseits die Brunstreaktion der Scheide auslöst. a Ovar, b reifender Follikel.
c Scheidenschleimhaut: Verdickung und Verhornung der oberen Schichten, d Scheidensekret: Schollenstadium.
(Nach ZONDEK.)

luteogene Hormon, es vollendet die Reifung des Follikels und sorgt für
seine Umwandlung zum Gelbkörper, indem es die Bildung des Progesterons
auslöst. Zur vollen Reife des Ovars ist also die kombinierte Wirkung der
beiden Prolane erforderlich. Beim männlichen Tier bewirken die gonadotropen Hormone in einer noch nicht näher bekannten Weise den Descensus
des Hodens. Das Prolan A beeinflußt weiterhin das Keimgewebe, das
Prolan B das interstitielle Gewebe des Hodens.

Das gonadotrope Hormon wird wahrscheinlich in den basophilen Zellen gebildet. Der gonadotrope Faktor ist sowohl mit verdünnten Säuren als auch mit verdünntem Alkali aus der Drüse zu extrahieren, auch in 70%igem Alkohol ist er löslich. Er wird ebenso wie die übrigen Hypophysenhormone durch Proteasen inaktiviert. Das Prolan A unterscheidet sich von Prolan B sowie vom thyreotropen, adrenotropen, lactogenen Hormon und vom Wachstumshormon durch einen besonders hohen Gehalt an Kohlenhydraten und Aminozuckern (EVANS und Mitarbeiter). Auch hochgereinigtes Harnprolan enthält einen Kohlenhydrat-Polypeptid-Komplex.

γ) Thyreotropes Hormon.

Die thyreotrope Funktion der Hypophyse zeigt sich in degenerativen Veränderungen der Schilddrüse nach Hypophysenexstirpation und weiterhin in einer Hypertrophie des Schilddrüsengewebes nach Injektion von Hypophysenextrakten. Nach diesen Injektionen steigt der Gehalt des Blutes besonders an organisch gebundenem Jod deutlich an, während der Thyroxingehalt der Schilddrüse abnimmt, das Schilddrüsenhormon wird also ins Blut abgegeben. Bei länger fortgesetzter Hypophysenzufuhr treten basedowähnliche Veränderungen auf. Nach Hypophysektomie sinkt der *Grundumsatz* erheblich ab. Das ist zum Teil auf die Einschränkung des Wachstums und der Sexualfunktion zu beziehen, beruht aber überwiegend darauf, daß durch das Fehlen der thyreotropen Wirkung die stoffwechselregelnde Tätigkeit der Schilddrüse eingeschränkt wird. Die Stoffwechselsteigerung nach Injektion von Vorderlappenpräparaten erfolgt über die Schilddrüse, wie daraus hervorgeht, daß am schilddrüsenlosen Tier jede Stoffwechselsteigerung ausbleibt. Eigenartigerweise wird bei länger fortgesetzter Zufuhr des thyreotropen Hormons der Organismus gegen seine Wirkung unempfindlich. Dies beruht auf der Bildung einer *antithyreotropen Substanz,* deren Entstehen nicht durch das thyreotrope Hormon, sondern durch die starke Vermehrung des Thyroxins ausgelöst wird.

Das thyreotrope Hormon wird von den eosinophilen Zellen des Vorderlappens gebildet. Es zeigt ähnliche Löslichkeitsverhältnisse wie das gonadotrope, löst sich aber besser in Alkohol. Es ist durch Sulfosalicylsäure und Trichloressigsäure nicht fällbar und wird durch Pepsin nicht zerstört. Es ist also kein Eiweißkörper, steht vielmehr wahrscheinlich den Albumosen und Peptonen nahe. Bei Erwärmung auf 60° wird es zerstört.

δ) Corticotropes Hormon.

Die corticotrope Wirkung zeigt sich an einem Zurückbleiben der Entwicklung der Nebennierenrinde beim hypophysenlosen Tier, sie geht ferner daraus hervor, daß bei Akromegalie oft eine Vergrößerung der Nebennierenrinde gefunden wird und daß Injektion von Vorderlappenauszügen ebenfalls zu Rindenvergrößerung führt. Das Nebennierenmark bleibt dagegen in allen Teilen völlig unverändert (s. Abb. 50a und b).

Auf einer Überproduktion an corticotropem Hormon scheint die CUSHINGsche *Krankheit* zu beruhen, deren Symptome denen des Interrenalismus (s. S. 203) sehr ähneln. In den typischen Fällen findet man eine eigenartige Verfettung, von der nur Stamm, Gesicht und Hals, nicht aber die Gliedmaßen betroffen werden. In vielen Fällen ist der Blutzuckerspiegel erhöht und eine Glykosurie vorhanden. Sehr häufig findet sich eine Entkalkung der Knochen (Osteoporose), vorwiegend der Wirbel und der Rippen. Der Blutdruck pflegt stark erhöht zu sein. Ganz besonders charakteristisch sind die breiten, bläulichroten Striae, die sich am Bauch, an Schultern und Hals finden. Bei weiblichen Kranken nimmt meist die Behaarung zu. Die Erkrankung beruht fast immer auf Geschwülsten der Hypophyse, meist liegt ein basophiles Adenom vor.

Der corticotrope Stoff entsteht in den basophilen Zellen. Er scheint von allen Hypophysenwirkstoffen das kleinste Molekül zu haben. Er bleibt nach Entfernung des Wachstumshormons und nach Ausfällung des thyreotropen Hormons mit Alkohol und Aceton im Filtrat. Er dialysiert durch Kollodiummembranen. Die Thermostabilität ist größer als die aller anderen Wirkstoffe der Hypophyse.

ε) Lactotropes Hormon.

In der Brustdrüse entwickelt sich das Epithel vom ruhenden zum
sekretionsfähigen Zustand in Abhängigkeit von den Hormonen des

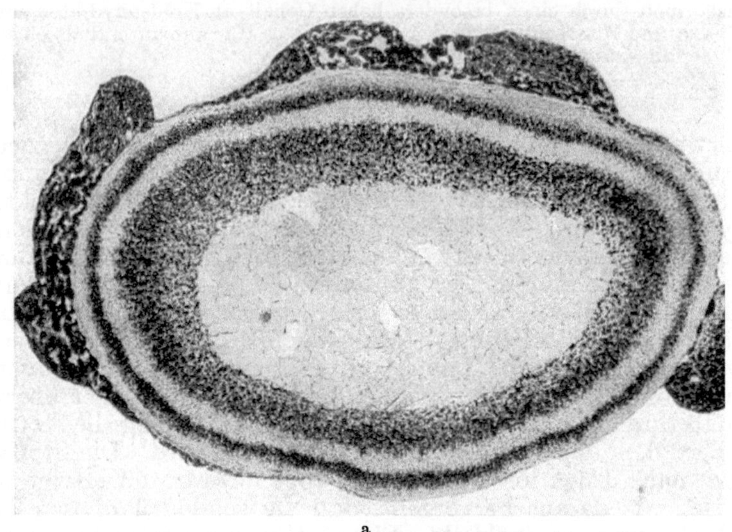

a

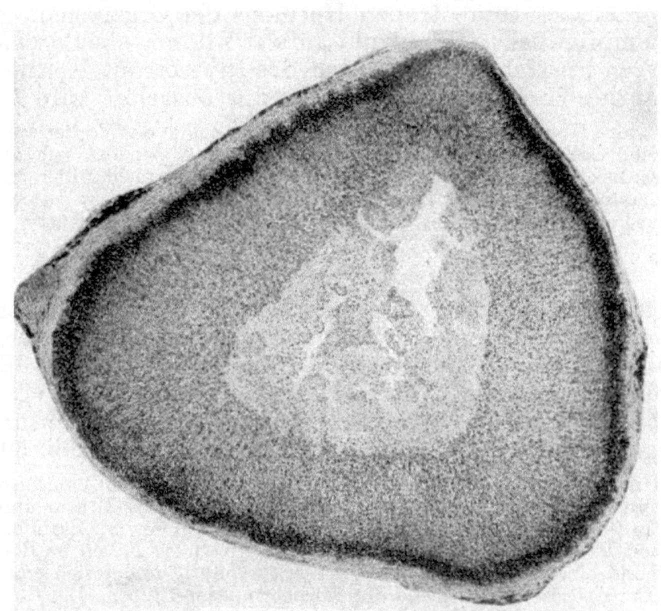

b

Abb. 50 a u. b. Wirkung des corticotropen Hormons. Schnitt durch die Rattennebenniere. Fettfärbung mit
Sudan. a 25 Tage nach Exstirpation der Hypophyse: schmale Rinde mit lipoidfreier Zone. b nach an-
schließender Injektion von corticotropem Wirkstoff: normale Breite der Rinde und Auffüllung der lipoid-
freien Zone mit Lipoiden. (Nach REISS.)

Ovariums, allerdings anscheinend nur durch Vermittlung eines besonderen
noch unbekannten Vorderlappenhormons. Die Auslösung und Ingang-
setzung der Milchsekretion selber ist aber weder durch das Follikelhormon

noch durch das Corpus-luteum-Hormon möglich, sondern untersteht einem anderen Faktor des Vorderlappens, den man als *Prolactin* bezeichnet hat. Der klarste Beweis für seine Bedeutung ist das Aufhören der Milchbildung, wenn die Hypophyse exstirpiert wird. Die Exstirpation des Ovariums beim lactierenden Tier beeinflußt dagegen die Milchbildung überhaupt nicht. Der stärkste Anreiz für die Milchbildung ist der Saugreiz an der Mamille.

Prolactin ist in schwachen Säuren und Laugen löslich, fällt aber bei ph 5,5 aus. Es konnte in krystallisierter Form gewonnen werden. Die Krystalle geben die üblichen Eiweißreaktionen.

ζ) Stoffwechselhormone und kontrainsulinäres Prinzip.

An dem Zustandekommen der Stoffwechselwirkung des Hypophysenvorderlappens sind offenbar eine ganze Reihe von verschiedenen Faktoren beteiligt und der ganze Symptomenkomplex ist in seinen Zusammenhängen durchaus noch nicht völlig aufgeklärt. Das hypophysenlose Tier hat einen niedrigen Blutzucker und neigt im Hungerzustand zur Hypoglykämie; die Kohlenhydratneubildung aus Eiweiß ist herabgesetzt. Man nimmt daher an, daß der endogene Eiweißumsatz von der Hypophyse beeinflußt wird.

Die Existenz je eines besonderen *Kohlenhydrat- und Fettstoffwechselhormons* kann als gesichert gelten. Daneben gibt es noch einen als *diabetogenes Hormon* oder *kontrainsulinäres Prinzip* bezeichneten Stoff, dessen Zufuhr zu Erscheinungen führt, die mit dem Diabetes mellitus sehr große Ähnlichkeit haben. Dagegen ist die Existenz eines pankreotropen Faktors zweifelhaft.

Das diabetogene Hormon (HOUSSAY) und das **kontrainsulinäre Prinzip** (LUCKE) sind möglicherweise identisch. Seine Existenz wurde durch HOUSSAY erschlossen, indem er zeigte, daß nach Entfernung des Hypophysenvorderlappens beim Hund Senkung des Blutzuckers und Abnahme des Glykogens in Leber und Muskel auftreten; derartige Hunde sind außerdem außerordentlich insulinempfindlich. Es zeigte sich weiter, daß nach Entfernung des Pankreas kein oder nur ein sehr gemilderter Diabetes auftritt, wenn gleichzeitig auch die Hypophyse entfernt wird. Implantiert man einem pankreas- und hypophysenlosen Tier dagegen ein Stückchen Hypophyse, so treten sofort diabetische Störungen auf. Es ist also ganz offensichtlich, daß für das Zustandekommen des *einen* Hauptsymptoms der Zuckerkrankheit, nämlich der Steigerung des Blutzuckers, der Hypophysenvorderlappen eine entscheidende Rolle spielt. Aber auch Steigerungen des Ketonkörpergehaltes im Blute sind unter diesen Bedingungen beobachtet. Der Zusammenhang zwischen diabetischer Stoffwechselstörung und Hypophyse wird noch dadurch unterstrichen, daß man durch Injektion von Vorderlappenextrakten einen echten Diabetes hervorrufen kann. Diese Wirkungen lassen sich auch erzielen, wenn man die Nebennieren entfernt, es ist also unwahrscheinlich, daß sie, wie angenommen wurde, über die Nebennierenrinde verlaufen.

Auch Beobachtungen an Menschen mit Störungen der Hypophysenfunktion lassen ein Zusammenwirken dieser Drüse mit dem Pankreas als sicher erscheinen. Es läßt sich aber noch nicht mit Sicherheit sagen, ob diese Erscheinungen nur auf einen Wirkstoff zurückzuführen sind oder ob sie durch das Zusammenwirken zweier Stoffe zustande kommen. Von ANSELMINO und HOFFMANN sind aus Hypophysenvorderlappen zwei Fraktionen gewonnen worden, von denen die eine den Fett-, die zweite den Kohlenhydratstoffwechsel in charakteristischer Weise beeinflussen soll.

Das Kohlenhydratstoffwechselhormon gibt seine Wirkung daran zu erkennen, daß es den Glykogengehalt der Leber stark herabsetzt und den freien und gebundenen Zucker im Blute steigert. Es ist im Blute gesunder Menschen nach Kohlenhydrat-, aber nicht nach Fett- oder Eiweißbelastung nachweisbar. Es läßt sich von den anderen Substanzen des Vorderlappens durch Ultrafiltration bei ph 5,2—5,4 abtrennen.

Das Fettstoffwechselhormon steigert beim Menschen den Gehalt des Blutes an Ketonkörpern und führt in der Leber zu einer Zunahme des Gesamtfettes sowie der ungesättigten Fettsäuren. Es tritt im Blute des gesunden Menschen nach Belastung mit Fetten, nicht aber nach Zufuhr von Eiweiß und Kohlenhydraten auf. Seine Abtrennung von den anderen Vorderlappenstoffen gelingt durch Ultrafiltration bei ph 9,0—9,5.

Die beiden Stoffwechselhormone des Hypophysenvorderlappens werden im Organismus des Diabetikers in großen Mengen gebildet und durch den Harn ausgeschieden, aus dem sie leicht in größeren Mengen gewonnen werden können.

Überblickt man zusammenfassend die verschiedenen Stoffwechselwirkungen des Hypophysenvorderlappens und vergleicht sie mit den Störungen bei der Zuckerkrankheit, so kommt man notwendigerweise zu dem Schluß, daß diese Krankheit wohl kaum immer auf den gleichen Ursachen beruhen kann. Vielmehr wirken hier zusammen das Insulin, die Hormone aus Nebennierenrinde und -mark, das diabetogene Hormon, das Kohlenhydrat- und das Fettstoffwechselhormon der Hypophyse. Das diabetogene Hormon ist wohl für die Steigerung des Blutzuckers verantwortlich, das Insulin senkt ihn, das Kohlenhydratstoffwechselhormon fördert die Mobilisierung des Glykogens der Leber, das Insulin sorgt für seine Einlagerung; das Fettstoffwechselhormon steigert den Fettgehalt von Blut und Leber. Das Zusammenwirken so vieler Faktoren macht es verständlich, daß Störungen an den verschiedensten Stellen möglich sind und daß trotz verschiedener Ursachen gleiche oder ähnliche Ausfallserscheinungen nachweisbar werden.

Wenn auch die verschiedenen Stoffwechselwirkungen der Hypophyse im Tierexperiment oder beim Diabetes besonders leicht nachweisbar sind, so ist aus derartigen Beobachtungen doch auch zu folgern, daß diese Drüse teils direkt, teils durch Vermittlung anderer inkretorischer Organe für den normalen Ablauf des Fett- und des Kohlenhydratstoffwechsels die allergrößte Bedeutung haben muß.

2. Mittellappen.

Bei Tieren, die einen anatomisch differenzierten Mittellappen haben, ist dieser die Bildungsstätte des *Intermedins*. Bei Tieren ohne Mittellappen und auch beim Menschen wurde es im Vorderlappen nachgewiesen. Anscheinend wird es in den basophilen Zellen gebildet. Die Wirkung dieses Hormons kann an der Ausbreitung der Farbstoffzellen in der Haut von Fröschen und manchen Fischen erkannt werden (ZONDEK). Wegen der Vergrößerung der Melanophoren wird ein mit Intermedin behandelter Frosch sehr viel dunkler. Besonders schön läßt sich die Intermedinwirkung an der Elritze zeigen, bei der sich die Erythrophoren ausbreiten; dadurch bekommt das Fischchen eine schöne leuchtend rote Farbe („Hochzeitskleid").

Über die Bedeutung des Pigmenthormons der Hypophyse für den Menschen und die Säugetiere, in deren Organismus es in reichlichen Mengen entsteht, ist mit Sicherheit noch nichts bekannt. JORES glaubt, daß es als Überträger von Lichtreizen auf das hormonale System dient. Einträufeln von Melanophorenhormon in den Bindehautsack beschleunigt die Dunkeladaptation erheblich. Beim Kaltblüter hängen Bildung und Ausschüttung des Hormons mit Lichtreizen zusammen, die den Opticus treffen. Zwischen Opticus, Zwischenhirn und Hypophyse besteht bei allen Säugetieren und beim Menschen eine anatomische Verbindung. Der Gehalt der Hypophyse an Pigmenthormon ist deutlich von der Stärke der Belichtung abhängig.

3. Hinterlappen.

Wegen der Entwicklung des Hypophysenhinterlappens aus nervösen Elementen ist seine Bedeutung als Hormonbildungsstätte oft geleugnet worden; doch zeigt die histologische Untersuchung zahlreiche große plasmareiche, verzweigte Zellen (Pituicyten), die vom Medullarepithel abstammen und die Merkmale zu sekretorischer Tätigkeit aufweisen. Der Hinterlappen ist deshalb nicht nur als Durchgangsstraße für im Mittellappen gebildete Hormone anzusehen, trotzdem er, wie aus der Melanophorenwirkung von Hinterlappenauszügen hervorgeht, auch diese Funktion haben dürfte.

Aus dem Hypophysenhinterlappen sind schon frühzeitig wirksame Extrakte hergestellt worden *(Hypophysin, Pituitrin)*, jedoch war lange unklar, ob diese Wirkungen auf der Gegenwart spezifischer Wirkstoffe beruhen oder ob nicht während der Aufarbeitung der Drüsen entstehende Spaltprodukte, unter ihnen besonders das *Histamin* (s. S. 245) eine Hypophysenwirkung vortäuschen oder auch verdecken. Jedoch haben

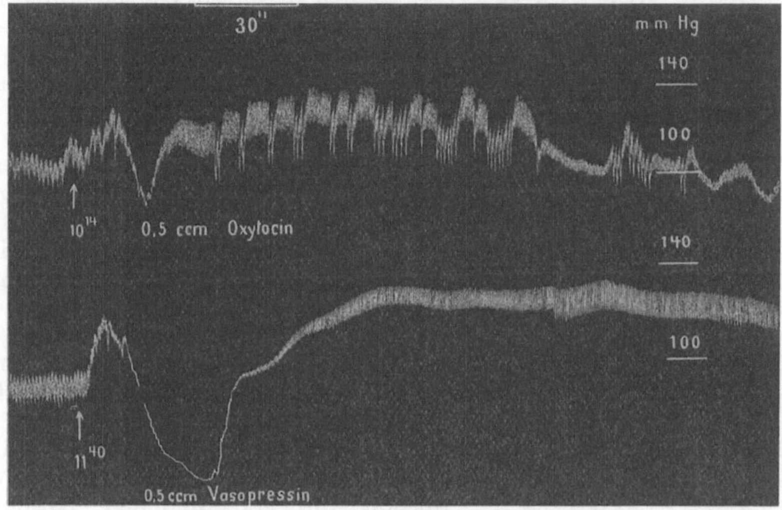

Abb. 51. Wirkung von Oxytocin und Vasopressin auf den Blutdruck des Kaninchens.
(Nach TRENDELENBURG.)

sich diese Verunreinigungen fast völlig abtrennen lassen. Die Hinterlappenstoffe greifen in erster Linie an autonom innervierten Organen an. Sie haben weder eine rein sympathische noch eine rein parasympathische Wirkung. Manche Effekte sind adrenalinartig, unterscheiden sich aber von den Wirkungen des Adrenalins durch die fehlende Hemmung durch Ergotamin oder Ergotoxin.

Die wesentlichsten Wirkungen der Hinterlappenauszüge sind *Steigerung des Blutdrucks, Erregung der glatten Muskulatur von Dickdarm, Dünndarm, Blase und Uterus und Regelung der Wasserausscheidung sowie der Konzentrationsfähigkeit der Niere.* Von einigen Forschern wird angenommen, daß alle Hinterlappenwirkungen auf einen einzigen Wirkstoff zu beziehen sind. Bisher ist zwar eine vollständige Trennung der Blutdruckwirkung von der Uteruswirkung nicht gelungen, aber die Fraktionierung der essigsauren Drüsenextrakte hat doch Präparate ergeben, bei denen entweder die Steigerung des Blutdrucks oder die Erregung der glatten Muskulatur des Uterus weit überwiegt (KAMM). Die Abb. 51 zeigt, daß der eine Faktor des Hinterlappens, das *Vasopressin (Tonephin)*, zu einer lang anhaltenden Blutdrucksteigerung führt; die primäre rasche vorübergehende Blutdrucksenkung beruht wahrscheinlich auf begleitenden Verunreinigungen. Der andere Faktor, das *Oxytocin (Orasthin)*, hat die

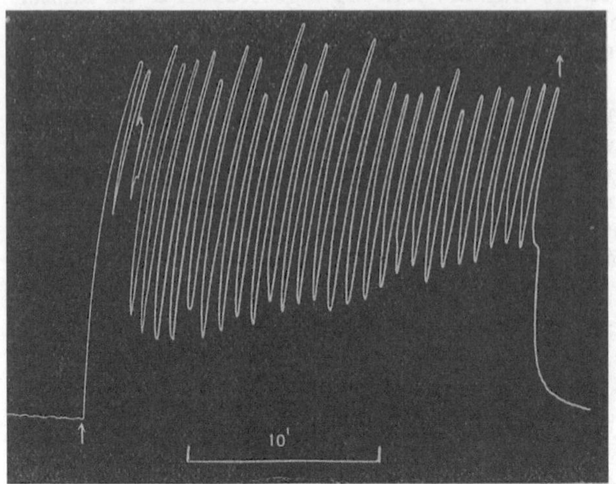

Abb. 52. Wirkung von frischer Hinterlappensubstanz (1 Teil auf 1 Million Teile Tyrodelösung) auf den ausgeschnittenen Rattenuterus. (Nach TRENDELENBURG.)

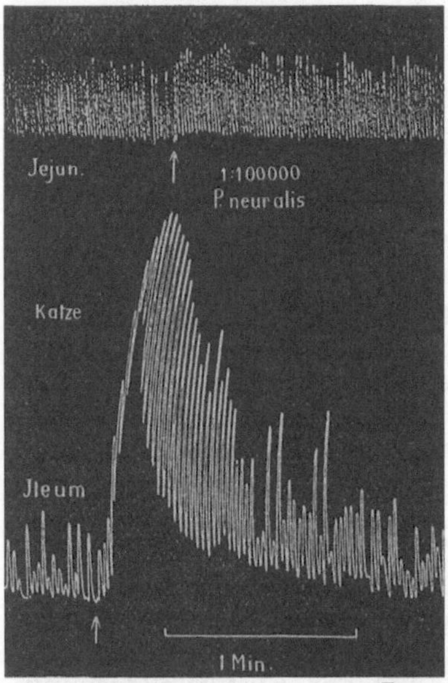

Blutdruckwirkung nur noch andeutungsweise. Die Blutdrucksteigerung ist von der durch das Adrenalin bewirkten durch ihre lange Dauer in charakteristischer Weise unterschieden. Die typische Wirkung des Oxytocins auf den nicht schwangeren Uterus zeigt die Abb. 52. Es kommt zu einer Tonussteigerung und gleichzeitig treten spontan rhythmische Kontraktionen auf. Am schwangeren Uterus ist Oxytocin unwirksam, unter der Geburt bewirken dagegen Hinterlappenpräparate eine ausgiebige Wehentätigkeit. Es wird angenommen, daß das Progesteron den graviden Uterus vor der Wirkung des Oxytocins schützt. Abb. 53 zeigt, wie auch am Darm durch solche Präparate die motorische Leistung verstärkt wird. In ganz ähnlicher Weise wird auch die Muskulatur der Gallen- und der Harnblase erregt. Eigenartigerweise werden die verschiedenen Abschnitte des Darmkanals nicht gleichmäßig erregt: Oxytocin wirkt lediglich auf den Dickdarm, Vasopressin dagegen auf den Dünndarm, und zwar besonders auf die unteren Abschnitte (s. Abb. 53). Die *Wirkung auf die Wasserausscheidung* durch die Nieren hat nur das Vasopressin und nicht das Oxytocin. Es ist bisher nicht gelungen, sie von der Vasopressinwirkung zu trennen, vielmehr gehen Blutdrucksteigerung und Wirkung auf die Wasserausscheidung einander fast parallel. Die Bezeichnung *Adiuretin* für einen besonderen Faktor der Regulation der Wasserausscheidung ist somit zum mindesten verfrüht. An Menschen mit Diabetes insipidus bewirkt Vasopressin eine weitgehende Einschränkung der Wasserausscheidung, und auch die Salzkonzentration des ausgeschiedenen Harns wird wieder normal.

Abb. 53. Erregung des ausgeschnittenen Dünndarms von der Katze durch Hypophysenhinterlappen (1 Teil Hinterlappen auf 100000 Teile Tyrodelösung). Oben Jejunum, unten Ileum. (KAUFMANN und TRENDELENBURG.)

Die Hinterlappenstoffe scheinen relativ niedermolekulare Substanzen zu sein, doch ist über ihre chemische Natur noch nichts Sicheres bekannt.

i) Darmschleimhaut.

Die Entdeckung von Hormonwirkungen der Darmschleimhaut geht auf die Beobachtung zurück, daß beim Aufbringen von Säure auf die Schleimhaut des Duodenums eine Sekretion von Pankreassaft ausgelöst werden kann und daß man durch Injektion von sauren Extrakten der Schleimhaut den gleichen Effekt erzielt; dagegen sind Extrakte der anderen Darmabschnitte und anderer Organe völlig wirkungslos (BAYLISS und STARLING). Die Substanz, auf der diese Wirkung beruht, ist das *Secretin*. Neben der Sekretion des Pankreas steuert das Secretin auch diejenige der BRUNNERschen Drüsen des Duodenums. Sobald saurer Mageninhalt ins Duodenum gelangt, wird in der Schleimhaut Secretin aus höherer Bindung freigemacht, vielleicht auch aus einer Vorstufe, dem *Prosecretin*, gebildet. Das Secretin wird ins Blut abgegeben und gelangt so zum Pankreas. Der unter Secretinwirkung abgesonderte Pankreassaft ist ziemlich alkalisch und relativ arm an Fermenten und an anderen festen Stoffen (dagegen wird auf nervösem Wege, nämlich durch Vagusreizung, ein viel konzentrierteres Sekret gebildet).

Secretin wurde als krystallisiertes Pikrolonat isoliert (HAMMARSTEN). Es hat stark basischen Charakter und wird von Trypsin und Pepsin, nicht aber von Aminopeptidasen (s. S. 271) gespalten. Das Molekulargewicht ist etwa 5000. Es handelt sich wahrscheinlich um ein stark basisches Peptid. Bei seiner Spaltung wurden erhalten Prolin, Arginin, Histidin, Lysin, Glutaminsäure, Asparaginsäure im Verhältnis 2:2:1:3:1:1.

Außer dem Secretin enthalten Extrakte aus Darmschleimhaut auch noch andere Stoffe, die bei Injektion ins Blut besondere Reaktionen auslösen. So einen *Vasodilatin* genannten Stoff, der Gefäßerweiterung und Blutdrucksenkung veranlaßt. Daneben sind Wirkungen auf die Gallenblase und auf die sekretorische Tätigkeit der Leber beobachtet worden.

k) Gewebshormone.

Schon die Bildung des Secretins in der Darmschleimhaut ist nicht ganz mit der strengen Definition des Hormonbegriffes vereinbar, nach dem die Bildung eines Hormons in besonderen, nur diesem Zwecke dienenden Organen erfolgen soll. Immerhin wird es mit dem Blutstrom seinem Erfolgsorgan zugeführt. Bei den „Gewebshormonen", über die schon in der Einleitung dieses Kapitels gesprochen worden ist, fallen dagegen Bildungs- und Erfolgsorgan meist zusammen, und häufig sind die Wirkstoffe intermediäre Stoffwechselprodukte des betreffenden Organs. Das schließt aber nicht aus, daß sie bei der Erhaltung und Regulierung bestimmter Funktionen eine sehr bedeutungsvolle Rolle spielen. In erster Linie gilt das für die Anpassung der Organdurchblutung an den jeweiligen Tätigkeitszustand und für die Regulation des Blutdrucks. Es ist schon darauf hingewiesen worden, daß das Adrenalin wahrscheinlich für die Einstellung des normalen Blutdrucks keine wesentliche Bedeutung hat und für das Vasopressin scheint das gleiche zu gelten, da nach Entfernung der Hypophyse keine nennenswerten Blutdruckänderungen beobachtet wurden. Die Erkenntnis wächst zunehmend, daß die für die gesamte Kreislaufregulation so wichtigen kleinsten Gefäße der Körperperipherie viel mehr auf humoralem als auf nervösem Wege beeinflußt werden, und es kann als ziemlich sicher gelten, daß *die Stoffe, die diese Regulation auslösen, im Gewebe selber am Orte ihrer Wirkung entstehen, teils wie schon angedeutet als Stoffwechselprodukte, teils aber auch, und das ist für die Erkenntnis der Mechanismen der nervös-humoralen Übertragung besonders wichtig, als Folge eines nervösen Reizes an den peripheren Nervenendigungen.*

Wie O. Loewi gefunden hat, gibt das isolierte Froschherz an die in
ihm enthaltene Flüssigkeit bei Vagus- bzw. bei Accceleransreizung besondere
Stoffe ab, deren Wirkung erkannt werden kann, wenn man die Flüssigkeit
aus dem ersten in ein zweites, normal schlagendes Herz überträgt. Der bei
Accceleransreizung abgegebene „*Accceleransstoff*" beschleunigt die Tätigkeit
des zweiten Herzens genau so wie eine Accceleransreizung, der „*Vagus-
stoff*" hingegen hat die hemmende Wirkung einer Vagusreizung. Die
chemische Isolierung und Identifizierung der beiden Stoffe ist wegen der
außerordentlich geringen Mengen, in denen sie entstehen, nicht möglich.
Der Accceleransstoff ist wohl identisch mit dem *Sympathin* von Cannon,
das bei Reizung sympathisch innervierter Organe an den sympathischen
Nervenendigungen freigesetzt wird und in seiner Wirkung große Ähnlichkeit mit dem Adrenalin hat, sich aber chemisch anscheinend von ihm
unterscheidet; seine Natur ist noch unbekannt. Die chemische Natur des
Vagusstoffes ist mit ziemlicher Sicherheit aus seinen sonstigen Wirkungen
zu erschließen, es handelt sich wahrscheinlich um den Essigsäureester des
Cholins, das *Acetylcholin*:

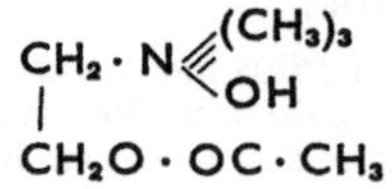

$$CH_2 \cdot N \underset{OH}{\overset{(CH_3)_3}{\lessdot}}$$
$$| \quad\quad\quad\quad\quad$$
$$CH_2O \cdot OC \cdot CH_3$$

Im allgemeinen entspricht zwar die Wirkung des Adrenalins einer
Reizung sympathischer, die des Acetylcholins einer Reizung parasympathischer Nerven. Aber das gilt nicht ohne Ausnahme, vielmehr
stimmt häufig die anatomische Zuordnung eines Nerven zum sympathischen
oder parasympathischen Anteil des autonomen Nervensystems nicht mit
seiner physiologischen Ansprechbarkeit durch Adrenalin oder Acetylcholin
überein. Dale hat daher, um dem physiologischen Verhalten Rechnung
zu tragen, den Begriff *der cholinergischen und der adrenergischen Fasern*
eingeführt, wobei sich meist die Begriffe adrenergisch und sympathisch
sowie cholinergisch und parasympathisch decken.

Das *Cholin* hat eine Reihe von wichtigen physiologischen Wirkungen;
so regt es die Darmperistaltik an und wurde, weil es in der Darmschleimhaut in größerer Menge vorkommt, von Magnus als „*Hormon der Darm-
bewegung*" bezeichnet. Ferner setzt es wegen einer Gefäßerweiterung in
der Peripherie den Blutdruck herab. Die gleichen Wirkungen kommen
dem Acetylcholin in ungleich höherem Maße zu. Es ist nachgewiesen
worden, daß bei der Reizung parasympathischer aber auch bei der rein
motorischer Nerven in den Erfolgsorganen Acetylcholin frei gemacht wird
(Dale, Feldberg und Brown). Dieser Vorgang ist offenbar ein wesent-
liches Glied in der Kette der Vorgänge bei der Übertragung nervöser
Reize. Auch im Gehirn wurde das Vorkommen und die Bildung von
Acetylcholin erwiesen. Die stärkste Actylcholinbildung wurde in den
basalen Ganglien gefunden.

Bei der Erregung der peripheren Nerven wird auch Aneurin in merklicher Menge freigesetzt. Es greift wahrscheinlich in die Bildung des Acetylcholins ein, indem durch die
Wirkung der Cholinesterase (s. S. 252) das sehr labile Acetyl-Aneurinpyrophosphat, das beim
Abbau der Brenztraubensäure entsteht (s. S. 175) den Acetylrest an das Cholin abgeben
kann

Acetylaneurinpyrophosphat
↓ *Cholinesterase*
Aneurinpyrophosphat + Acetylrest   Cholin
————————————   *Cholinesterase*
Acetylcholin

Das Cholin für diese Synthese stammt wohl aus dem Lecithin. Außerdem verstärkt Aneurin auch die Wirkung des Acetylcholins, weil es die Cholinesterase hemmt. Normalerweise wird durch dieses Ferment das Acetylcholin durch Spaltung zu Essigsäure und Cholin sehr rasch inaktiviert.

Wegen der Freisetzung von Acetylcholin an den Nervenendigungen wird durch den Reiz, der ein Organ in Tätigkeit versetzt, gleichzeitig auch für eine bessere Durchblutung des verstärkt tätigen Organs gesorgt. Die Wirkung des Acetylcholins ist außerordentlich flüchtig, da es durch die im Blut vorkommende Cholinesterase (s. S. 265) sehr rasch gespalten wird; seine physiologische Wirkung ist also von begrenzter Dauer. In diesem Zusammenhang ist es wichtig, daß auch im Muskel Cholinesterase vorkommt, und zwar an den motorischen Endplatten in besonders hoher Konzentration. Dagegen ist bei schwereren Muskelerkrankungen der Gehalt des Blutes an Cholinesterase herabgesetzt. Durch Physostigmin (Eserin) wird die Cholinesterase gehemmt, so daß unter diesen Bedingungen die Gegenwart von Acetylcholin im Blute mit pharmakologischen Methoden nachgewiesen werden kann. Isoliert und chemisch identifiziert wurde das Acetylcholin im Tierkörper bisher nur in der Milz (DALE und DUDLEY) und im Gehirn (STEDMAN und STEDMAN).

An blutdrucksteigernden Gewebsstoffen ist ferner ein aus der Niere gewonnener Körper, das *Renin*, zu nennen. Wie die Abb. 54 zeigt, ist die Blutdruckwirkung des Renins von der des Adrenalins prinzipiell verschieden, sie hat aber mit der des Vasopressins große Ähnlichkeit. Jedoch sind Vasopressin und Renin durch ihre anderen Wirkungen gut zu unterscheiden. Vaso-

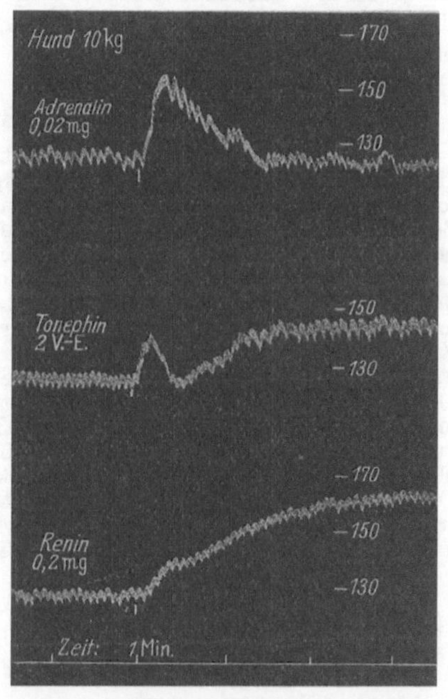

Abb. 54. Vergleich der Blutdruckwirkung von Renin, Vasopressin (Tonephin) und Adrenalin. (Nach HESSEL.)

pressin führt zu Pulsverlangsamung, Abnahme des Schlagvolumens und zu einer Verlängerung der Überleitungszeit im Herzen. Alle diese Eigenschaften fehlen dem Renin.

Das Renin benötigt zur Entfaltung seiner vasokonstriktorischen Wirkung noch der Gegenwart eines weiteren im Blute vorkommenden Stoffes. Man nimmt heute an, daß das Renin als Ferment auf einen zu den Pseudoglobulinen zählenden Stoff einwirkt und ihn in die eigentliche blutdruckwirksame Substanz umwandelt, die man als *Angiotonin* oder *Hypertensin* bezeichnet.

Zahlreiche Gewebsextrakte haben gefäßerweiternde also blutdrucksenkende Wirkung. Für einen Teil der Wirkungen wird das *Histamin* verantwortlich gemacht (s. auch S. 241), weil es eine außerordentlich starke Erweiterung der Capillaren bewirkt. Wahrscheinlich gibt es auch andere Stoffe mit ähnlicher Wirkung. Zu ihnen gehören vor allen Dingen die Stoffe der *Adenylsäuregruppe*, die Adenylsäure, die Adenosintriphosphorsäure und das Adenosin. Sie alle haben eine erhebliche Kreislaufwirkung, die sich neben einer Erweiterung der kleinsten Gefäße in der Peripherie besonders in einer solchen der Coronargefäße äußert; daneben tritt eine geringe Verlangsamung der Herzfrequenz, bei größeren Dosen Herzblock auf. Da an den chemischen Umsetzungen bei der Kontraktion des quergestreiften und des Herzmuskels die Adenosintriphosphorsäure in hervorragendem Maße beteiligt ist (s. S. 353 u. 433 f.), spielt sicherlich die Freisetzung von Adenosinderivaten während der Tätigkeit des Muskels für die Regulation seiner Durchblutung eine wichtige Rolle.

Die Hauptbedeutung aller dieser sog. ,,Gewebshormone" liegt wohl darin, daß ihre Bildung oder Freisetzung im Gewebe immer nur in einem Umfange erfolgt, der durch den jeweiligen Tätigkeitszustand des Organs bestimmt wird, in dem sie entstehen. Diese Tatsache zusammen mit ihrer meist raschen Zerstörung oder Beseitigung läßt ihre Bildung für die Feinregulation vieler Körperfunktionen als besonders bedeutungsvoll erscheinen.

Schrifttum.

ANSELMINO, J. u. F. HOFFMANN: Zuckerkrankheit und Hirnanhang. Forschgn u. Fortschr. 12, 373 (1937). — BUTENANDT, A.: Ergebnisse und Probleme in der biochemischen Erforschung der Keimdrüsenhormone. Naturwiss. 1936. — CLAUBERG, C.: Die weiblichen Sexualhormone. Berlin 1933. — GOLDBERG, M. W.: Die Chemie der männlichen Sexualhormone. Erg. Vitamin- u. Hormonforsch. 1 (1938). — HOUSSAY, B. A. u. V. DEULOFEU: La chimie et la sécrétion de l'insuline. Erg. Vitamin- u. Hormonforsch. 2 (1939). — JORES, A.: Klinische Endokrionologie, 2. Aufl. Berlin 1942. — LOESER, A.: Hyperthyreose und thyreotropes Hormon der Hypophyse. Klin. Wschr. 1937 I, 913. — MacLEOD, J. J.: Kohlehydratstoffwechsel und Insulin. Deutsche Übersetzung. Berlin 1927. — REICHSTEIN, T.: Chemie des Cortins und seiner Begleitstoffe. Erg. Vitamin- u. Hormonforsch. 1 (1938). — RUSSEL, J. A.: The relation of the anterior pituitary to carbohydrate metabolism. Physiologic. Rev. 18 (1938). — SCHMIDT-THOMÉ, J.: Neuere Ergebnisse auf dem Gebiete oestrogener Wirkstoffe (Follikelhormone). Erg. Physiol. 39 (1937). — TRENDELENBURG, P.: Die Hormone, Bd. I u. II. Berlin 1929 u. 1934. — VERZÁR, F.: Die Funktion der Nebennierenrinde. Basel 1939. — WESTPHAL, U.: Über die gonadotropen Hormone. Erg. Physiol. 43 (1940). — ZONDEK, B.: Die Hormone des Ovariums und des Hypophysenvorderlappens. Wien 1935.

C. Fermente und ihre Wirkungen.

a) Allgemeine Einleitung.

Eine der auffälligsten Tatsachen, welche den Zustand des Lebens kennzeichnen, ist die Geschwindigkeit, mit der der Organismus Nahrungsstoffe, die ihm zugeführt werden, im Darmkanal abbaut und mit der er die Körperbausteine, die er aus ihnen bereitet, in den Zellen unter Freimachung der in ihnen enthaltenen Energie umsetzt. Dies ist um so bemerkenswerter, als Umsetzung und Abbau der energetisch wichtigsten dieser Stoffe, der Eiweißkörper, Fette und Kohlenhydrate, rein chemisch nur durch eingreifende Operationen herbeigeführt werden können. Zur Durchführung derartiger Leistungen muß der Organismus daher über besondere Einrichtungen oder Stoffe verfügen, deren Gegenwart Reaktionen ermöglicht, die ohne sie anscheinend nicht oder nur äußerst langsam ablaufen können. Da sich aus den Geweben strukturfreie Extrakte herstellen lassen, in denen die Umsetzungen wenn auch nicht immer mit der gleichen Geschwindigkeit so doch in der gleichen Richtung verlaufen wie in den Zellen selber, *kann die Ursache des raschen Umsatzes nicht durch die Struktur der Zellen oder der Gewebe allein bedingt sein, sondern muß von der Anwesenheit bestimmter Stoffe abhängen. Man nennt diese Stoffe Fermente.*

Auf den ersten Blick hat die Wirkung der Fermente die größte Ähnlichkeit mit derjenigen von *Katalysatoren.* Der Katalysatorbegriff rührt von BERZELIUS her. Er bezeichnete durch ihn Körper, die „durch ihre bloße Gegenwart chemische Tätigkeiten hervorrufen, die ohne sie nicht stattfinden". BERZELIUS hat auch bereits die Fermentwirkung als eine katalytische aufgefaßt und dadurch der Erforschung der Ursache der chemischen Umsetzungen im lebenden Organismus einen mächtigen Anstoß gegeben. Gegenüber dieser Anschauung, nach der ein Katalysator die *Ursache* des in seiner Gegenwart ablaufenden Geschehens ist, hat lange Zeit der von WI. OSTWALD aufgestellte Begriff der Katalyse auch die Vorstellungen vom Wesen der Fermentwirkung bestimmt. Nach OSTWALD greift ein Katalysator nur in solche Reaktionen ein, die freiwillig, d. h. auch in Abwesenheit des Katalysators stattfinden, *seine Wirkung besteht lediglich in der Beschleunigung einer an sich schon ablaufenden Reaktion.* Der spontane Ablauf vollzieht sich aber so langsam, daß er häufig unendlich lange Zeiten beanspruchen würde. Die Katalysatorwirkung besteht danach nicht in einer Reaktionsauslösung, sondern in einer Veränderung der Reaktionsgeschwindigkeit.

Diese Definition der Katalyse trifft in vielen Fällen zu, in denen die Reaktionsbeschleunigung ohne weiteres gemessen werden kann, aber es gibt zahlreiche Reaktionen, die bei völligem Fehlen von Katalysatoren überhaupt nicht erfolgen, es sei denn, man nähme an, ihr Verlauf sei so langsam, daß er auch in sehr langen Zeiträumen unmeßbar klein bleibt. Dann aber ist die Folgerung einer Reaktionsbeschleunigung lediglich ein Formalismus. Dazu kommt aber ferner die Tatsache, daß dieselben Stoffe je nach Wahl des Katalysators *verschieden* reagieren können. So können z. B. aus Kohlenoxyd und Wasserstoff abhängig vom Katalysator und den sonstigen Versuchsbedingungen Methan oder Methylalkohol oder höhere Alkohole oder Kohlenwasserstoffe der verschiedensten Art entstehen. Der Katalysator ruft also eine Reaktion nicht nur hervor, er lenkt sie auch in bestimmte Richtung. Wichtig ist dabei, daß sich die Wirkung des Katalysators hierauf beschränkt, daß er also weder in den Endprodukten einer Reaktion erscheint noch zu der von ihm ausgelösten Reaktion zusätzliche Energie beisteuert. MITTASCH kommt deshalb zu der Definition, daß ein „*Katalysator, ohne selber im Endprodukt zu erscheinen, durch seine Gegenwart chemische Reaktionen oder Reaktionsfolgen nach Richtung und Geschwindigkeit bestimmt.*"

Als Katalysatoren chemischer Reaktionen wirken zahlreiche Stoffe ganz verschiedener, meist bekannter chemischer Natur. Es haben die meisten Katalysatoren die Fähigkeit, in den Ablauf zahlreicher verschiedener Prozesse eingreifen zu können. Ihre Wirkung ist also nicht spezifisch. Demgegenüber weisen die Fermente eine sehr weitgehende Spezifität auf, und zwar sowohl hinsichtlich der Substanzen, die von ihnen umgesetzt werden, als auch hinsichtlich der Natur ihrer Wirkung. Fermente besitzen also eine *Substrat-* und eine *Wirkungsspezifität.* Kennzeichnend für sie ist, daß sehr kleine Katalysatormengen einen großen Umsatz bewirken, daß der Katalysator also nicht bei der Reaktion verbraucht wird. Daß die Katalysatorwirkung doch in vielen Fällen aufhört, beruht meist auf der Bildung katalytisch unwirksamer Verbindungen des Katalysators mit Begleitstoffen, die an der Reaktion nicht beteiligt sind.

Aus der OSTWALDschen Definition des Katalysators ergibt sich die Forderung, daß ein Katalysator das Gleichgewicht einer Reaktion nicht verschieben darf. Bei einer reversiblen Reaktion, bei der sich mit einem bestimmten Mengenverhältnis der Reaktionsteilnehmer zueinander ein dynamisches Gleichgewicht einstellt [s. Gl. (15) S. 128], ist also nicht die Lage dieses Gleichgewichtes, sondern nur die Geschwindigkeit seiner Einstellung durch einen Katalysator beeinflußbar. Das trifft für katalytische Reaktionen, bei denen es sich wirklich um Reaktionsbeschleunigungen handelt, auch zu. Weiterhin muß gefordert werden, daß ein Katalysator einen Vorgang sowohl in der Richtung der Spaltung als auch in der der Synthese beeinflußt. Auch die Richtigkeit dieses Schlusses ist an geeigneten Reaktionen vielfach bestätigt worden.

Wegen der analogen Wirkung der chemischen Katalysatoren und der Fermente im Sinne einer Reaktionsauslösung hat man die *Fermente als Katalysatoren der lebendigen Substanz* bezeichnet *(Biokatalysatoren)*. Wenn man das tut, verliert die OSTWALDsche Definition des Katalysators vollends ihren Sinn; denn das Wesen nur weniger der zahllosen Fermentwirkungen kann ohne Zwang lediglich als „Reaktionsbeschleunigung" bezeichnet werden. Fast alle wichtigen Bausteine des Körpers sind in reinem Zustand außerordentlich beständig. Eiweißlösungen lassen sich unter sterilen Bedingungen jahrelang ohne die geringste Veränderung aufbewahren, dagegen wird durch eiweißspaltende Fermente in den gleichen Lösungen das Eiweiß in kürzester Zeit abgebaut. Man wird durch diese und durch viele gleichartige Tatsachen zu dem Schluß gezwungen, daß zwar die Wirkung der Katalysatoren möglicherweise in einer Reaktionsbeschleunigung bestehen kann, daß aber Fermente immer die Vorgänge auslösen, die in ihrer Gegenwart ablaufen. Auch sonst bestehen zwischen den Katalysatoren und Fermenten trotz großer Ähnlichkeit in der Wirkung gewisse Unterschiede. Daher seien vor einem näheren Eingehen auf Einzelheiten zunächst die wichtigsten Kennzeichen und Merkmale der Fermente und ihrer Wirkung angeführt und die Unterschiede gegenüber den Katalysatoren berührt.

1. Vorkommen und Bildung.

Die Fermente kommen nur in belebter Materie vor und müssen von den Organismen gebildet werden. Sie können ihre Wirkung jedoch auch losgelöst vom Organismus entfalten.

Die gesamten Verdauungsfermente vollziehen ihre Funktion nach ihrer Bildung und Abgabe durch die Verdauungsdrüsen im Verdauungskanal, und sie wirken genau so außerhalb des Organismus wie am physiologischen Orte ihrer Tätigkeit. Aber auch für die meisten zelleigenen Fermente gilt prinzipiell das gleiche (über Ausnahmen s. S. 288). Diese Tatsache ist lange Gegenstand von Untersuchungen und Auseinandersetzungen gewesen. Man stellte die in den Sekreten der Verdauungsdrüsen enthaltenen und abgetrennt von der Zelle ihre biologischen Aufgaben vollziehenden Fermente als *„ungeformte"* Fermente denjenigen gegenüber, die in der Zelle selber den Stoffumsatz besorgen. Diese hielt man für Zellbestandteile, die notwendigerweise nur an die Zellstruktur gebunden wirken können, sie wurden dementsprechend als *„geformte" Fermente oder Enzyme* bezeichnet. Die Unterscheidung erschien berechtigt, da es zunächst nicht gelang, die Enzymwirkung von den Zellen abzutrennen und in strukturloser Lösung zu untersuchen. Nachdem jedoch durch BUCHNER

(1897) gezeigt worden war, daß man das Gärungsferment, die Zymase, die als das Urbild des Enzyms galt, aus der Hefezelle herauslösen kann, wenn man die Zellen durch Verreiben mit Quarzsand zerstört und sie dann nach Vermengen mit Kieselgur unter hohem Druck auspreßt, ist eine prinzipielle Trennung der Begriffe Ferment und Enzym nicht mehr statthaft. „Enzym" und „Ferment" sind verschiedene Bezeichnungen für den gleichen Begriff geworden. Späterhin ist es auch gelungen, noch sehr viele andere fest an die Zelle gebundenen Fermente durch geeignete Maßnahmen von ihr abzutrennen. Wo dies gar nicht oder nur mit geringem Erfolge möglich war, lag der Grund meist nicht in dem Ferment selber, sondern an den sonstigen Voraussetzungen und Bedingungen für seine Wirkung (s. Atmungsferment S. 288). Immerhin ist oft von ein und demselben Ferment ein Teil fester an das Protoplasma der Zelle gebunden, so daß seine Abtrennung mehr oder weniger schwer gelingt. Man hat daher neuerdings zwischen *Lyoenzym* und *Desmoenzym* als der abtrennbaren und der gebundenen Form des gleichen Fermentes unterschieden (WILLSTÄTTER).

2. Chemische Natur.

Wenn auch die Frage nach der chemischen Natur der Fermente heute in vielen Fällen noch nicht beantwortet werden kann, so ist sie doch anscheinend prinzipiell geklärt. In der Zelle oder in den Sekreten finden sich die Fermente gemeinsam mit großen Mengen anderer Stoffe. Die Beseitigung dieser „Verunreinigungen" ist die Voraussetzung für die Aufklärung der chemischen Natur der Fermente selber. Vor allem von WILLSTÄTTER und seiner Schule sind durch Adsorption von Fermentlösungen besonders an Aluminiumhydroxyd und nachfolgende Elution der Adsorbate bemerkenswerte Reinigungen mancher Fermente erzielt worden, aber das Ergebnis war doch in bezug auf präparative Reinheit keineswegs befriedigend und insbesondere ließen sich keine schlüssigen Aussagen über die chemische Natur der untersuchten Fermente machen.

Später hat sich aber auf völlig anderen Wegen eine weitgehende Klärung vollzogen. Amerikanische Forscher, insbesondere NORTHROP sowie SUMNER, dem als erstem die Gewinnung eines krystallisierten Fermentes gelang, konnten zeigen, daß eine ganze Reihe von Fermenten, insbesondere solche, die in den Verdauungssäften vorkommen, sich durch isoelektrische Fällung in krystallisierter Form gewinnen lassen und daß die Krystalle Eiweißkörper sind. Später sind dann auch zahlreiche Zellfermente in Form von krystallisierten Eiweißkörpern isoliert worden.

Der andere wichtige Ausgangspunkt für unsere heutigen Vorstellungen von der chemischen Natur der Fermente sind Beobachtungen, die schon vor längerer Zeit bei der alkoholischen Gärung der Hefe gemacht wurden. HARDEN und YOUNG fanden, daß die *Zymase*, wie man die Gesamtheit der Hefefermente zunächst bezeichnete, nur wirksam ist in Gegenwart eines Faktors, der sie in der Hefe begleitet, der aber im Gegensatz zu der Zymase dialysabel ist und durch Erhitzen nicht zerstört wird. Man hat ihn als *Co-Zymase* bezeichnet. Das vollständige Gärferment setzt sich also aus zwei Teilen zusammen, aus einer *thermostabilen „Co-Zymase" und einer thermolabilen „Apo-Zymase"; beide zusammen ergeben erst das eigentliche Ferment, die „Holo-Zymase".* Auch für andere Fermente wurde ein ähnliches Bauprinzip nachgewiesen, so daß also die Beziehung

Co-Ferment + Apo-Ferment = Holo-Ferment

allgemeinere Gültigkeit hat. Schon die Untersuchungen WILLSTÄTTERS und anderer Forscher hatten zu dem Schluß geführt, daß für die Fermentwirkung zwei Faktoren notwendig sind, eine aktive Gruppe und ein kolloidaler Träger, die beide für eine bestimmte Fermentwirkung spezifisch sind. In einigen Fällen war es auch gelungen, die aktive Gruppe von einem Träger auf einen anderen zu übertragen.

Überblickt man die Gesamtheit dieser Befunde und fügt noch hinzu, daß in den meisten Fällen die Fermentwirkung durch Erhitzen auf etwa 56° vernichtet wird, so ist der Schluß gerechtfertigt, daß *beim Aufbau der Fermente Eiweißkörper eine unentbehrliche Rolle spielen.* Wenn häufig trotzdem Fermentwirkungen auch in scheinbar eiweißfreien Lösungen gefunden wurden, so ist das wahrscheinlich dadurch vorgetäuscht, daß sich die sehr geringen Eiweißmengen dem Nachweis entziehen. Aber die oben mitgeteilten und andere ähnliche Feststellungen führen zu der zweiten prinzipiell ebenso wichtigen Feststellung, daß es *Fermente von Protein- und solche von Proteidcharakter gibt.* Bei vielen Fermenten ist es bisher nicht gelungen, von dem Eiweiß eine prosthetische Gruppe abzutrennen, die aktive Gruppe muß entweder fest in das Eiweißmolekül eingebaut oder mit einer bestimmten Aminosäuregruppierung identisch sein. Andere Fermente sind dagegen nach Art eines zusammengesetzten Eiweißkörpers aus Protein und prosthetischer Gruppe aufgebaut, und ganz entsprechend den WILLSTÄTTERschen Vorstellungen haben sich beide Teile des Moleküls als notwendig und wichtig für die Fermentwirkung und ihre Spezifität erwiesen. Daß bei manchen Fermenten die Verbindung zwischen Eiweiß und Co-Ferment relativ fest, in anderen Fällen dagegen leicht dissoziabel ist, ist zwar für den Wirkungsmechanismus, nicht aber für das allgemeine Bauprinzip von Bedeutung.

Die hier entwickelten Vorstellungen vom Aufbau derjenigen Fermente, die als Proteide auftreten, haben in einigen Fällen eine völlige experimentelle Bestätigung gefunden. Man konnte Protein und aktive Gruppe voneinander trennen und aufbewahren. Jede Fraktion für sich war völlig unwirksam, nach ihrer Wiedervereinigung wurde die volle Wirksamkeit zurückgewonnen (WARBURG; THEORELL). Die chemische Natur der wirksamen Gruppen konnte aufgeklärt werden. In einem Fall, bei einem *gelben Oxydationsferment* (s. S. 295), konnte sie sogar außerhalb des Organismus synthetisch dargestellt werden. Die Vereinigung des synthetisierten Co-Fermentes mit dem aus dem Organismus gewonnenen Trägerprotein ergab ein voll wirksames Ferment (R. KUHN). Diese Untersuchungen zeigten auch, daß die Trägerproteine äußerst schonend und vorsichtig isoliert werden müssen; nur wirklich natives Eiweiß ist als Apoferment brauchbar, denaturiertes Protein vereinigt sich zwar auch mit dem Co-Ferment, das Produkt ist aber völlig wirkungslos. Umgekehrt werden manche Co-Fermente im Laufe der Zeit durch sekundäre Umwandlungen unwirksam, die Eiweißkomponente bleibt dagegen erhalten und die Fermentwirkung ist durch Zusatz von neuem Co-Ferment reaktivierbar.

Der prinzipielle Aufbau mancher Fermente ist somit heute bekannt und bei manchen „Ferment-Proteiden" läßt sich auch die Wirkung aus der Konstitution der prosthetischen Gruppe verstehen. Bei den „Ferment-Proteinen" ist das noch nicht der Fall. In Anbetracht der großen Zahl der bereits als Eiweißkörper erkannten Fermente ist es wahrscheinlich, daß sich auch für die Fermente noch unbekannten Baues die Eiweißnatur herausstellen wird, um so mehr als unter den schon als Proteinen erkannten sich Vertreter der verschiedensten Fermentklassen finden.

Eine andere Frage ist es, ob die krystallisierten Eiweißkörper mit Fermentwirkung wirklich mit den Fermenten selber identisch sind oder ob nicht, ebenso wie bei den Fermenten, denen sicher Proteidcharakter zukommt, auch bei den Ferment-Proteinen Verbindungen einer Wirkgruppe mit einem Trägermolekül vorliegen. Es mehren sich die Beobachtungen, nach denen Fermentproteine durch bestimmte Metallionen in wirksame Fermente umgewandelt werden, daß also diese Fermente Metallproteide sind. Eine besondere Bedeutung kommt dabei den Fe-, Cu-, Mg-, Mn- und Zn-Ionen zu. Auch andere Beobachtungen sind nicht so ohne weiteres mit der Annahme vereinbar, daß Eiweiß und Ferment gleichzusetzen sind. So kann man das krystallisierte Pepsin an andere Eiweißkörper anlagern, und diese Anlagerungsprodukte lassen sich ebenso wie das krystallisierte Pepsin ohne Wirkungsverlust umkrystallisieren. Durch Elektrophorese läßt sich aus dem krystallisierten Pepsin inaktives Eiweiß abtrennen und dadurch seine Wirkung steigern. Fernerhin sind amorphe Pepsinpräparate hergestellt worden, die in bezug auf die Einheit der Fermentmenge eine größere Wirksamkeit haben als das krystallisierte Pepsin. Späterhin hat sich auch das amorphe Pepsin in krystallisierter Form gewinnen lassen, und es zeigte sich, daß das aus amorphem Pepsin erhaltene und das direkt krystallisierte Pepsin in Zusammensetzung und Wirkung deutlich voneinander unterschieden sind (KRAUT). Es ist die Möglichkeit also nicht von der Hand zu weisen, daß zum mindesten das Pepsin auch ein zusammengesetztes Ferment ist, dessen Wirkgruppe an verschiedene Träger gebunden sein kann. In diesem Zusammenhang ist auch eine Beobachtung von KUNITZ zu erwähnen, nach der sich durch vorsichtige Hydrolyse aus dem Chymotrypsinmolekül (s. S. 282) drei kleinere Proteine in krystallisierter Form gewinnen lassen, von denen zwei trotz verschiedener Molekülgröße, Krystallform, Löslichkeit und Säurebindungsvermögen die gleiche Wirkung haben wie das Ausgangsmolekül.

3. Einteilung der Fermente.

Da es nach dem vorher Gesagten noch nicht durchwegs möglich ist, die Fermente bzw. die Co-Fermente nach ihrer chemischen Struktur zu unterscheiden, muß die Einteilung der Fermente vorläufig von der Art der von ihnen beeinflußten Reaktionen ausgehen. Das ist auch deshalb gerechtfertigt, weil es sich bei der übergroßen Mehrzahl der Fermentwirkungen um zwei prinzipiell verschiedene Arten von Reaktionen handelt. *Eine Gruppe von Fermenten wirkt in der Weise, daß Spaltungen unter Aufnahme ·von Wasser, also Hydrolysen, erfolgen, dagegen kommt es bei den fermentativen Vorgängen der zweiten Art zur Lösung festerer struktureller Bindungen. Die Wirkung der Fermente dieser Gruppe ist zudem meist mit oxydativen Veränderungen der umgesetzten Stoffe verbunden.* Sie sind für die biologisch so überaus wichtigen Vorgänge der Atmung und der Gärung verantwortlich.

Da die Namengebung der Fermente, abgesehen von einigen historisch bedingten Ausnahmen, in der Weise durchgeführt wird, daß man an den Namen des umgesetzten Stoffes *(Substrat)* oder auch an die Bezeichnung für die Art der vollzogenen Reaktion, die Endsilbe „ase" anhängt, wird die eine Hauptgruppe der Fermente als *Hydrolasen,* die zweite als *Desmolasen* bezeichnet.

Die Fermente zeigen abweichend von den Katalysatoren eine erhebliche Spezifität ihrer Wirkung, d. h. ein jedes Ferment wirkt nur auf ein bestimmtes Substrat oder doch nur eine ganz engbegrenzte Gruppe von chemisch nahe verwandten Stoffen. Damit ergibt sich, daß die beiden Hauptgruppen eine weitere Aufteilung nach der Spezifität der von ihnen beeinflußten Reaktionen erfahren müssen. Wenn zunächst auf eine feinere Unterteilung verzichtet wird, so kommt man zu folgender Einteilung:

Hydrolasen.

1. Fermente, welche die Bindung $\cdots$C—O$\cdots$ spalten.

   a) **Esterasen** oder esterspaltende Fermente:

      Untergruppen:

        Lipasen: fettspaltende Fermente,

        Lecithasen: spalten die Bindung zwischen Fettsäuren und Glycerin in den Lecithinen,

        Cholinesterase: spaltet die Ester des Cholins, z. B. Acetylcholin,

        Cholesterinesterase: spaltet Cholesterinester,

        Phosphatasen: phosphorsäureesterspaltende Fermente,

        Sulfatasen: schwefelsäureesterspaltende Fermente.

   b) **Carbohydrasen** oder kohlenhydratspaltende Fermente:

      Untergruppen:

        Hexosidasen (Oligasen): Fermente der Glykosid- und Disaccharidspaltung, daher auch *Glyoksidasen*: *Maltase, Lactase, Saccharase, Emulsin.*

        Polyasen: Fermente der Polysaccharidspaltung: *Amylase.*

2. Fermente, welche die Bindung $\cdots$C—N$\cdots$ spalten:

   a) **Amidasen:**

      Untergruppen:

        Urease: spaltet Harnstoff in Ammoniak und Kohlensäure.

        Arginase: spaltet Arginin in Ornithin und Harnstoff.

        Asparaginase: spaltet Asparagin in Asparaginsäure und Ammoniak.

        Hippurase: spaltet Hippursäure in Benzoesäure und Glykokoll.

        Purindesamidasen: spalten aus den Aminopurinen Ammoniak ab und führen sie in die Oxypurine über.

   b) **Proteasen:** Fermente des Eiweißabbaus.

      Untergruppen:

        Peptidasen: peptidspaltende Fermente *(Erepsin).*

        Dipeptidasen, Polypeptidasen, Protaminase.

        Proteinasen: eigentliche eiweißspaltende Fermente, Pepsinasen *(Pepsin)*, Tryptasen *(Trypsin)*, Papainasen *(Kathepsin).*

Über die chemische Natur der Hydrolasen besteht insofern Klarheit, als sie Eiweißkörper sind, deren weitere Zerlegung in einen Eiweißanteil und in eine prosthetische Gruppe bisher nur in einzelnen Fällen gelungen ist (Dipeptidase aus Hefe und einige Phosphatasen).

Desmolasen.

Viele der zur Gruppe der Desmolasen gehörenden Fermente spalten die Bindungen zwischen zwei Kohlenstoffatomen einer Kette. Der hiermit verbundene Abbau des Substrates erfolgt meist unter gleichzeitiger oder vorhergehender Oxydation. Bei kürzeren Kohlenstoffketten ist die Oxydation überhaupt die einzige desmolytische Wirkung. *Die Oxydation verläuft entweder als Wasserstoffentziehung („Dehydrierung") oder als gekoppelte Oxydoreduktion.* Im ersten Fall wird der Wasserstoff vom Substrat unter Mitwirkung der Fermente an einen anderen Stoff, den „*Wasserstoffacceptor*" übertragen, im zweiten Fall wird ein Teil des Substrates unter Wasserstoffabgabe oxydiert, ein äquivalenter Teil unter Aufnahme dieses Wasserstoffes reduziert. Bei der Sprengung einer Kohlenstoffkette ist die erste Wirkung einer Desmolase in der Regel nicht die Lösung einer ··· C—C ···-Bindung, sondern der Kettensprengung geht die Oxydation voraus und der Zerfall der Kette an der Stelle, an der die einleitende Oxydation stattgefunden hat, folgt sekundär.

Einteilung nach der Wirkung.

1. Hydrokinasen.

   a) Wasserstoffübertragende Fermente (Dehydrasen).

   b) Sauerstoffübertragende Fermente (Oxydasen).

   Die Oxydasen sind zum Teil schwermetallhaltig *(Atmungsferment, Peroxydase)*, zum Teil schwermetallfrei *(gelbe Oxydationsfermente)*.

   c) Fermente der Oxydoreduktion (Mutasen).

   Diese Fermente katalysieren die Dismutation von Aldehyden, sind also für die CANNIZZAROsche Reaktion verantwortlich (s. S. 38).

2. Hilfsfermente.

   a) Lyasen.

   Sie wirken rein spaltend, ohne daß dabei eine Oxydation oder Oxydoreduktion erfolgt. In vielen Fällen ist ihre Wirkung reversibel, so daß sie als Syntheasen, also als Fermente des Aufbaus wirken. Zu den Lyasen bzw. Syntheasen gehören z. B. die *Katalase*, die *Carboxylasen*, die *Carboanhydrase* (s. S. 420), die *Hydrolyasen* und die *Hydratasen*. Bei den Carboxylasen sind Keto- und Aminocarboxylase zu unterscheiden, von denen die erste aus Ketosäuren, die zweite aus Aminosäuren die Carboxylgruppe abspaltet und diese Säuren in die nächst niederen Aldehyde bzw. Amine umwandelt:

$$1. \ R \cdot CO \cdot COOH \rightarrow R \cdot COH + CO_2,$$
$$2. \ R \cdot CH \cdot NH_2 \cdot COOH \rightarrow R \cdot CH_2 \cdot NH_2 + CO_2.$$

   Carboxylase ist ein zusammengesetztes Protein, das aus Protein, Aneurindiphosphat (s. S. 176) und Magnesium besteht.

   b) Isomerasen.

   Sie sind Fermente der sterischen Umlagerung (s. S. 352 f.).

   c) Pherasen.

   Sie übertragen Amino- oder Phosphatgruppen von einem Substrat auf ein anderes *(Amino- und Phosphopherasen)*.

Die überwiegende Mehrzahl der näher untersuchten Desmolasen gehört zu den Proteidfermenten, besteht also aus einem Eiweißanteil und einer prosthetischen Gruppe. Da in vielen Fällen die Konstitution der prosthetischen Gruppen bekannt ist, kann bei dieser Fermentgruppe die Einteilung auch nach konstitutiven Grundsätzen vorgenommen werden.

Einteilung nach der Konstitution.

1. Metallproteide.

   a) Eisenproteide *(Atmungsferment, Katalase, Peroxydase)*.

   b) Kupferproteide *(Phenoloxydasen*; s. S. 304 f.; *Adrenalinoxydase; Ascorbinsäureoxydase)*.

   c) Zinkproteide *(Carboanhydrase*; s. S. 420).

2. Alloxazinproteide *(gelbe Oxydationsfermente, S. 294)*.

3. Pyridinproteide *(Dehydrasen, s. S. 292)*.

4. Aneurinproteide (z. B. *Carboxylase, s. S. 174)*.

Trotz einiger Überschneidungen und sonstiger Abweichungen, die hier nicht angeführt werden sollen, stimmt die Einteilung der Desmolasen nach ihrem chemischen Bau fast völlig mit der nach der Wirkung überein.

4. Fermentative Synthesen.

Wir haben gesehen, daß wir die Wirkung der Fermente gewöhnlich nicht im Sinne der von OSTWALD gegebenen Definition als reine Reaktionsbeschleunigung ansehen können. Trotzdem ist für eine Reihe von fermentativen Reaktionen die eine Forderung dieser Theorie gültig, nämlich daß die Lage des Reaktionsgleichgewichtes nicht von der Richtung abhängt, in der es erreicht wird. Es stellt sich bei diesen Reaktionen vielmehr, gleichgültig, ob man sie von der Richtung der Spaltung oder der Synthese aus ablaufen läßt, immer das vom Massenwirkungsgesetz geforderte Gleichgewicht ein.

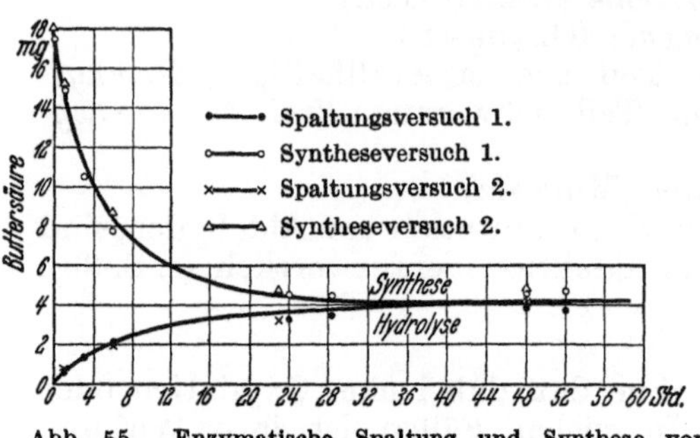

Abb. 55. Enzymatische Spaltung und Synthese von Buttersäurebutylester. (Nach RONA und AMMON.)

Ein gutes Beispiel einer solchen, auch fermentativ auslösbaren Reaktion ist die Esterspaltung und die Estersynthese.

$$\text{Säure} + \text{Alkohol} \rightleftarrows \text{Ester} + \text{Wasser}.$$

Unabhängig davon, ob die Reaktion von rechts nach links oder von links nach rechts abläuft, immer finden sich im Gleichgewichtszustand die 4 Reaktionsteilnehmer im gleichen Mengenverhältnis; es besteht also nach Gl. (15) S. 127 ein Gleichgewicht

$$\frac{[\text{Säure}] \cdot [\text{Alkohol}]}{[\text{Ester}] \cdot [\text{Wasser}]} = k.$$

Die Geschwindigkeit dieser Reaktion, die auch ohne Zutritt eines Fermentes sich vollziehen kann, wird durch Esterasen gesteigert, aber ihre Gleichgewichtslage nicht verändert.

Abb. 55 zeigt die Einstellung eines solchen Gleichgewichtes zwischen Buttersäure, Butylalkohol und Butylbutyrat. Unterwirft man den Ester der fermentativen Spaltung, so kommt diese unter den gewählten Bedingungen bei einem Gehalt von 4 mg Buttersäure zum Stillstand, läßt man auf ein Gemisch von Buttersäure und Butylalkohol das Ferment einwirken, so geht die Synthese ebenfalls nur so weit, daß etwa 4 mg freie Buttersäure in der Lösung bleiben; es stellt sich also tatsächlich das vom Massenwirkungsgesetz geforderte Gleichgewicht ein.

Auch synthetische Leistungen anderer Fermente sind beschrieben worden. So liegen Beobachtungen über den Aufbau höhermolekularer Saccharide aus niedermolekularen in Gegenwart von Carbohydrasen oder über die Entstehung größerer Eiweißbausteine aus kleineren bei Einwirkung von Proteasen vor, aber hier fehlt der Beweis, daß es sich um die Einstellung eines Gleichgewichtes handelt.

Wenn auch der Fermentversuch im Reagensglas zeigt, daß bei bestimmten Fermentwirkungen sich nach dem Massenwirkungsgesetz ein Gleichgewichtszustand der Reaktionsteilnehmer einstellt, so liegen die Verhältnisse im Organismus doch anders, weil unter biologischen Bedingungen niemals für längere Zeit ein Gleichgewicht bestehen kann; denn erstens werden die bei Fermentprozessen entstehenden Reaktionsprodukte durch Diffusion vom Orte der Entstehung beseitigt, zweitens können sie aber auch in die Zellstruktur eingebaut und damit ebenfalls aus der Reaktion herausgenommen werden. Es muß also im Stoffwechsel der Zelle ebenso wie bei den Verdauungsvorgängen im Darm dauernd zu Störungen des Gleichgewichtes kommen, und es ist verständlich, daß Fermentreaktionen vollständig nach der Seite der Synthese aber auch ebenso vollständig nach der Seite der Spaltung verschoben werden können.

Eine besondere Aufbautätigkeit hat NEUBERG einem Ferment *Carboligase* zugeschrieben, dessen Wirkung zuerst in der Hefe beobachtet wurde. Sie besteht darin, daß zur Hefe zugesetzter Benzaldehyd mit dem bei der Gärung entstehenden Acetaldehyd in eigenartiger Weise verknüpft wird:

$$C_6H_5 \cdot COH + HOC \cdot CH_3 = C_6H_5 \cdot CHOH \cdot CO \cdot CH_3$$
Phenyl-acetyl-carbinol

In gleicher Weise können auch zwei Moleküle Acetaldehyd unter Bildung von *Acetoin* vereinigt werden:
$$CH_3 \cdot COH + HOC \cdot CH_3 = CH_3 \cdot CHOH \cdot CO \cdot CH_3$$

Nach neueren Befunden von DIRSCHERL beruht aber die Acetoinbildung nicht auf der Wirkung eines besonderen Fermentes, sondern darauf, daß zwei Moleküle Acetaldehyd, die durch Wirkung der Carboxylase (s. S. 253) aus Brenztraubensäure entstanden sind, sich freiwillig miteinander vereinigen.

Wie für alle fermentativ bedingten Prozesse so ist auch für die fermentativen Synthesen Voraussetzung, daß sie thermodynamisch möglich sind, d. h. der Energieinhalt der Reaktionsprodukte kann nur dann größer sein als der der Ausgangsprodukte, wenn diese Energie auf irgendeine Weise der Reaktion zugeführt wird. Esterspaltungen und -synthesen haben eine so geringe Energietönung, daß die Energie für den energiebindenden Prozeß aus anderen Reaktionen ohne weiteres von außen zugeführt werden kann. Viel gewaltiger sind die Energiemengen, die für die grundlegenden biochemischen Synthesen in der Pflanze, z. B. für den Aufbau der Kohlenhydrate aus Kohlensäure und Wasser notwendig sind. Auch sie werden von außen — als strahlende Energie des Sonnenlichtes — dem System zugeführt.

Da alle optisch aktiven Bausteine der tierischen und der pflanzlichen Organismen nur in einer der beiden Modifikationen im Körper vorkommen, müssen die fermentativen Aufbau- ebenso aber auch die Abbauvorgänge asymmetrisch verlaufen, d. h. das Ferment muß einen richtenden Einfluß auf den Ablauf der von ihm gelenkten Vorgänge haben. Die Möglichkeit asymmetrischer fermentativer Synthesen ist auch außerhalb des Körpers wiederholt gezeigt worden. Unter der Einwirkung des Emulsins, eines in bitteren Mandeln enthaltenen Fermentes (s. S. 271), vereinigen sich Benzaldehyd und Blausäure durch Cyanhydrinsynthese (s. S. 7) zu Mandelsäurenitril,

$$C \overset{O}{\underset{H}{\diagdown}} \quad + CHN = \quad \overset{x}{C}HOH \cdot CN$$

Benzaldehyd   Blausäure   Mandelsäurenitril

und zwar entsteht fast ausschließlich die rechtsdrehende Form des Nitrils. In der Folgezeit sind zahlreiche Beobachtungen gleicher Art besonders an Esterasen gemacht worden; es wird also der eine optische Antipode bei der Synthese vorzugsweise gebildet, bei der Spaltung vorwiegend gespalten. Es ist wahrscheinlich, daß die Bevorzugung eines der beiden Antipoden auf einer optischen Aktivität des Fermentes selber beruht (s. auch S. 263).

5. Wirkungsbedingungen der Fermente.

Ausmaß und Geschwindigkeit der Fermentwirkung hängen von einer Reihe von Bedingungen ab, vor allem von dem Milieu, in dem das Ferment wirkt, und von der Konzentration, in der es vorhanden ist.

Da ein Ferment ebenso wie ein Katalysator nicht in die Reaktion eingeht, sollte durch kleinste Fermentmengen ein großer Umsatz erzielt werden können. Das ist auch der Fall. Die Katalase zerlegt z. B. bei 0° pro Sekunde das 220fache ihres eigenen Gewichtes an Wasserstoffsuperoxyd, d. h. daß in dieser Zeit ein Katalasemolekül etwa 60 000 Wasserstoffsuperoxydmoleküle umsetzen kann. Trotzdem sind die Fermente nicht unbegrenzt wirksam. Nach kürzerer oder längerer Zeit nimmt ihre Wirkung ab und erlischt schließlich vollkommen. Dies kann auf einer

Zerstörung des Fermentes beruhen, die man sich gut vorstellen kann, wenn man daran denkt, daß die Fermente Eiweißkörper sind und Eiweißkörper leicht Veränderungen im Sinne einer Denaturierung erfahren können. Daneben kommt aber auch die Inaktivierung der Fermente noch auf anderen, erst weiter unten zu besprechenden Wegen zustande (s. S. 260).

Wenn man die Wirkung verschieden großer *Fermentmengen* untersucht, so findet man immer, daß mit steigenden Fermentmengen auch der Umsatz pro Zeiteinheit ansteigt. In manchen Fällen entspricht sogar dem Produkt aus Fermentmenge und Einwirkungszeit der gleiche Umsatz, so daß also Wirkung und Menge einander völlig proportional sind. Ein Beispiel dieser Art ist in Tabelle 38 für die Spaltung des Rohrzuckers wiedergegeben. Diese lineare Beziehung zwischen Menge und Wirkung besteht jedoch nicht immer, vielmehr wird meist mit steigender Fermentkonzentration die Wirkung der Fermenteinheit immer kleiner.

Tabelle 38. Abhängigkeit der Saccharasewirkung von Fermentkonzentration und Zeit.

Relative Saccharasekonzentration	Zeit in Min.	Umsatz in % der Anfangskonzentration an Rohrzucker (0,09%)
2,00	15	45,3
1,50	20	44,8
1,00	30	45,3
0,50	60	45,2
0,25	120	45,2

Die Hemmung beruht entweder auf der Beimengung anderer Stoffe oder auf den sich ansammelnden Spaltprodukten (s. S. 260).

Außer von der Fermentkonzentration hängt die Geschwindigkeit der Fermentwirkung noch von einer Reihe anderer Faktoren ab, von denen die wichtigsten Temperatur, Wasserstoffionenkonzentration, Art und Menge anderer Ionen und schließlich durch das Milieu bedingte fördernde und hemmende Einflüsse besonderer Art sind.

Der Einfluß der *Temperatur* äußert sich in einer Beschleunigung der Wirkung bei Temperaturerhöhung. Gewöhnlich wird die Reaktionsgeschwindigkeit durch eine Temperaturerhöhung um 10° auf das Doppelte gesteigert (*RGT-Regel*). Jedoch gilt das nur innerhalb gewisser Grenzen. Bei Temperaturen von 40° und

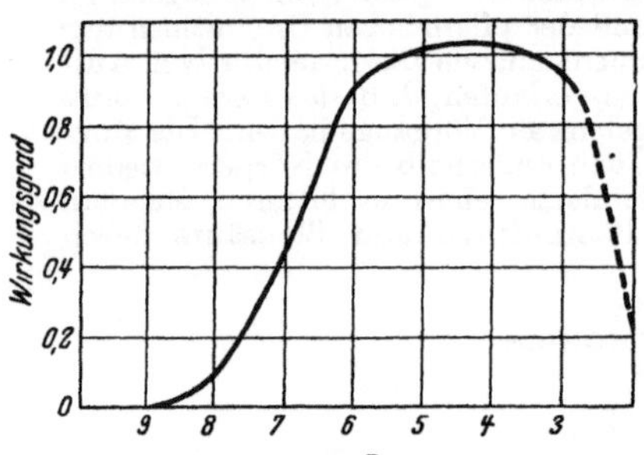

Abb. 56. Aktivitäts-ph-Kurve des Invertins.

darüber werden viele Fermente schon irreversibel geschädigt und die meisten Fermente werden, wie schon oben erwähnt, zwischen 50 und 60° völlig unwirksam.

Die Bedeutung der *Wasserstoffionenkonzentration* geht daraus hervor, daß jede Fermentwirkung in einer bestimmten mehr oder weniger breiten Zone der Wasserstoffionenkonzentration ein Maximum aufweist. Für das Invertin (Saccharase) der Hefe geht das z. B. aus Abb. 56, für das Trypsin aus Abb. 57 hervor. In diesen Kurven ist die Abhängigkeit der Fermentaktivität vom ph-Wert dargestellt. Die entstehenden Kurven bezeichnet man daher als *Aktivitäts-ph-Kurven*. Dabei ist die maximale Wirkung gleich 1 gesetzt und die übrigen Wirkungen danach umgerechnet. Bei den zu den gestrichelten Teilen der Kurven gehörenden ph-Werten wird das Ferment irreversibel zerstört.

Die Abhängigkeit der Fermentaktivität vom ph-Wert ist durch die Annahme erklärt worden, daß die Fermente als Elektrolyte aufzufassen sind und dadurch in ihrer Dissoziation von der Reaktion ihrer Umgebung abhängen, so daß entweder die Fermentionen oder das undissoziierte Ferment wirksam sind (MICHAELIS).

Diese Theorie wird in gewissem Umfange durch das Verhalten der Fermente bei der Kataphorese bestätigt. Hefesaccharase zeigt z. B. bei einer dem Wirkungsoptimum entsprechenden Reaktion keine kataphoretische Wanderung, während sie auf der sauren Seite des Optimums positiv, auf der alkalischen Seite negativ geladen ist und die diesen Ladungen entsprechende Wanderung aufweist (s. S. 148). Bei der Saccharase fallen also isoelektrischer Punkt und Wirkungsoptimum zusammen. Bei anderen Fermenten ist das nicht der Fall und hier ist entsprechend der Richtung der kataphoretischen Wanderung bei optimaler Reaktion die Wirkung dem Enzymkation oder -anion zugeschrieben worden. Es hat sich jedoch gezeigt, daß die in unreinen Lösungen beobachtete Richtung der Kataphorese nicht ohne weiteres auf das Ferment selber bezogen werden darf, sondern daß sie von für die Wirkung unwichtigen Begleitstoffen abhängen kann. Bei weiterer Reinigung kann daher die Wanderung verstärkt oder abgeschwächt werden, ja sie kann sogar ihre Richtung ändern.

Eine andere Theorie nimmt an, daß die ph-Abhängigkeit der Fermentwirkung nicht auf der Ladung des Fermentes selber, sondern auf der des Substrates beruht (NORTHROP). Pepsin spaltet nach dieser Annahme nur positiv geladene Eiweißkörper, Trypsin nur negativ geladene und Kathepsin (Papain) nur isoelektrisches Eiweiß. Jedoch herrscht bis jetzt noch keine volle Klarheit über die Ursachen der Änderung der Fermentwirkung mit der Wasserstoffionenkonzentration.

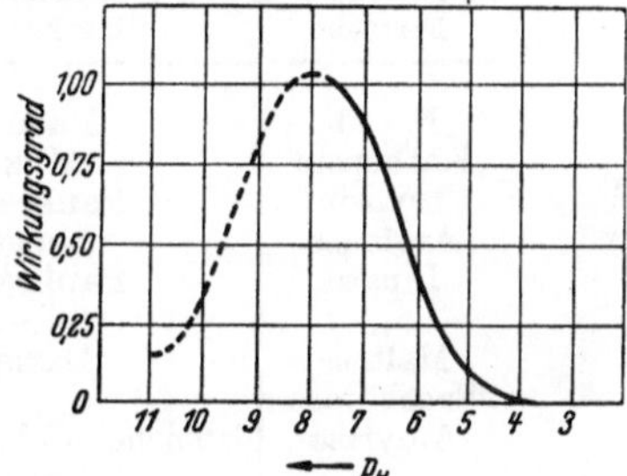

Abb. 57.
Aktivitäts-ph-Kurve des Trypsins.

Ebenso wie die Aktivitäts-ph-Kurven sind auch die ph-Optima selber für die verschiedenen Fermente sehr charakteristisch. Sie sind für eine Reihe von Fermenten in der Tabelle 39 zusammengestellt. Es ist bemerkenswert, daß sie für Fermente gleicher Wirkung aber verschiedener Herkunft (z. B. die verschiedenen Amylasen) durchaus nicht übereinstimmen. Das liegt weitgehend an der Beimengung anderer Stoffe.

So hat z. B. die Lipase aus der Magenschleimhaut des Menschen ein ph-Optimum bei 6, also bei wesentlich stärker saurer Reaktion als die aus Pankreas oder Leber, für die ein ph von 8 optimal ist. Nach der Reinigung verschiebt sich aber auch das ph-Optimum der Magenlipase auf etwa 8. Ferner ist die Lage des ph-Optimums abhängig von der Art der Puffergemische, die zur Einstellung der Wasserstoffzahl benutzt werden, und schließlich spielt auch die Art des gewählten Substrats eine gewisse Rolle. Alle diese Faktoren sind von größter Wichtigkeit für die Beurteilung, ob Fermente verschiedener Herkunft, die das gleiche oder ähnliche Substrate spalten, identisch sind oder nicht. Wie schon oben angedeutet wurde, läßt sich nur für wenige Fermente die chemische Natur ihres Co-Fermentes angeben, für andere ist sie gänzlich unbekannt, oder es lassen sich höchstens Beziehungen des gesamten Fermentkomplexes zu den Proteinen erweisen. Es kann daher der Nachweis und die Bestimmung von Fermenten erst in wenigen Fällen auf Grund ihrer chemischen oder physikalischen Eigenschaften erfolgen, meist ist auf die Natur und auf die Menge eines Fermentes allein aus seinen Wirkungen zu schließen, und dabei kann man nur dann zu vergleichbaren Ergebnissen gelangen, wenn man unter streng vergleichbaren Bedingungen arbeitet.

Die Abhängigkeit der Fermentaktivität von der Natur der anwesenden *Ionen* ist besonders für die tierische Amylase bekannt. Die Wirkung vollkommen salzfreier Amylaselösungen ist sehr geringfügig, auch durch Pufferung mit Phosphat auf den optimalen ph-Wert tritt nur eine sehr kleine Steigerung der Wirkung ein. Setzt man aber zu einem solchen Ansatz geringe Mengen anderer Salze hinzu, so erfolgt eine weitgehende Aktivierung. Am stärksten wirksam ist dabei das Kochsalz. Die Salzwirkung ist übrigens, da Kaliumsalze die gleiche Wirkung haben wie

Natriumsalze, eine Anionenwirkung. Wahrscheinlich beruht sie darauf, daß sich die betreffenden Anionen mit dem Ferment vereinigen.

Hinsichtlich des Ausmaßes der Wirkung ist die Aktivierung der Amylase durch Chloride ganz spezifisch. Eine ähnlich spezifische Wirkung haben Magnesium-Ionen auf manche Phosphatasen. Von besonderer Wichtigkeit sind aber *spezifische Aktivierungen* durch Gewebsbestandteile, die die Fermente begleiten, die aber in ihrer chemischen Struktur meist nicht bekannt sind, oder durch zugesetzte Stoffe von bekannter, meist einfacher Konstitution. Durch solche Aktivierungen wird entweder der Spezifitätsbereich eines Fermentes erweitert oder die Fermentwirkung überhaupt erst ermöglicht. Es ist lange üblich gewesen anzunehmen, daß manche Fermente in inaktiven Vorstufen, „*Profermenten*" oder „*Zymogenen*", vorkommen, die durch eine sie begleitende *Kinase* aktiviert werden.

Tabelle 39. ph-Optima einiger Fermente.

Ferment	Herkunft	Substrat	ph-Optimum
Pepsin	Magen	verschiedene Proteine	1,5—2,5
Kathepsin	Milz	Serumalbumin	3—4
Trypsin	Pankreas	verschiedene Proteine	8—11
Arginase	Leber	Arginin	9,8
Lipase	Pankreas	Äthylbutyrat	7—8,5
„	Leber	„	7—8,5
Maltase	Darm	Maltose	5,6
Saccharase	„	Rohrzucker	6,2
Amylase	Speichel und Pankreas	Stärke	6,0—6,1
„	Darm	„	etwa 7
„	Leber	„	etwa 6
„	Malz	„	5,2
„	Muskel	Glykogen	etwa 7

Ob diese Kinasewirkung nicht in manchen Fällen der Wirkung eines Co-Fermentes entspricht, ist vorläufig nicht zu entscheiden, die Vermutung ist aber nicht von der Hand zu weisen. Neben Aktivierungen sind auch mehr oder weniger spezifische *Hemmungen* von Fermentwirkungen bekannt. Doch soll an dieser Stelle auf Einzelheiten noch nicht eingegangen werden.

6. Mechanismus der Fermentwirkung.

Gleichgültig ob man die Fermentwirkung im einzelnen Falle als Beschleunigung einer an sich schon verlaufenden Reaktion oder als Auslösung dieser Reaktion ansieht, in jedem Falle ist sie der Wegräumung von Widerständen zu vergleichen, die sich dem Ablauf der Reaktion entgegenstellen. Dabei ist wesentlich, daß das Ferment ebensowenig wie ein chemischer Katalysator in die Endprodukte der Reaktion eingeht und daß es bei der Reaktion — wenigstens zunächst — nicht verbraucht wird. Wenn man diese Erscheinungen erklären will, so kommt man zu der Annahme, daß zwischen Ferment und Substrat vorübergehend eine engere Beziehung hergestellt wird, durch die sich das Strukturgefüge des Substrates lockert, so daß es zerfallen und das Ferment wieder in Freiheit gesetzt werden kann. Da die wirksamen Fermentmengen außerordentlich klein sind (so zerlegt wie schon erwähnt unter bestimmten Bedingungen ein Mol Katalase pro Sekunde etwa 60000 Moleküle Wasserstoffsuperoxyd), muß die Geschwindigkeit dieser Reaktion zwischen Ferment und Substrat außerordentlich groß sein. Die Frage nach dem

Mechanismus der Fermentwirkung hängt demnach aufs engste zusammen mit der Frage nach der Natur der Ferment-Substratbindung. Prinzipiell könnte diese auf zwei verschiedenen Wegen zustande kommen, entweder als Adsorptionsbindung, d. h. nach Art einer unspezifischen Oberflächenwirkung, oder durch echte chemische Bindung.

Die Möglichkeit einer adsorptiven Vereinigung von Ferment und Substrat erscheint gegeben, weil das Ferment und häufig auch das Substrat kolloide Eigenschaften haben. Es ist aber schon früher darauf hingewiesen worden, daß auch Adsorptionen durch Betätigung von Valenzresten, also als echte chemische Bindung, zustande kommen können. Gegen eine ganz unspezifische adsorptive Vereinigung spricht vor allem die Tatsache, daß man indifferente Stoffe an Fermente adsorbieren kann, ohne daß deren Wirkung dadurch beeinträchtigt wird. Daraus geht hervor, daß nur eng begrenzte Bezirke der Fermentoberfläche zur Bindung des Substrats in Anspruch genommen werden. Diese Bezirke haben wahrscheinlich eine ganz bestimmte chemische Konstitution und reagieren mit Gruppen des Substrates, die ebenfalls eine bestimmte Konstitution haben müssen. *Danach entstehen also auf Grund einer chemischen Reaktion Zwischenverbindungen aus Ferment und Substrat.*

Solche Zwischenverbindungen spielen auch bei rein chemisch-katalytischen Wirkungen eine wichtige Rolle. So vollzieht sich die beschleunigende Wirkung der Schwefelsäure bei der Bildung von Äther aus Alkohol nach diesem Prinzip:

$$\text{a)} \quad C_2H_5OH + H_2SO_4 = C_2H_5 \cdot HSO_4 + H_2O$$

$$\text{b)} \quad C_2H_5OH + C_2H_5 \cdot HSO_4 = C_2H_5 \cdot O \cdot C_2H_5 + H_2SO_4$$

und als Summe der beiden Teilvorgänge:

$$\text{c)} \quad 2\,C_2H_5OH = C_2H_5 \cdot O \cdot C_2H_5 + H_2O$$

Die Schwefelsäure erscheint also in der Reaktionsgleichung nicht, sie geht unverändert aus dem Prozeß hervor und kann beliebig oft zu seiner Durchführung herangezogen werden. Der Sinn der Entstehung der Zwischenverbindung liegt darin, daß die Summe der Geschwindigkeiten der beiden Reaktionen a) und b) wesentlich größer sein muß als die Geschwindigkeit der Reaktion c).

Es kann als sicher gelten, daß eine Ferment-Substratbindung in dieser Weise zustande kommt, daß also ein Fermentmolekül wegen des Besitzes einer Gruppe von bestimmter chemischer Konstitution mit Hilfe dieser Gruppe jeweils nur mit einem einzigen Substratmolekül reagiert. Wenn wir daran denken, daß in dem oben angeführten Beispiel ein Fermentmolekül in der Sekunde 60000 Substratmoleküle zerlegt, so wird die außerordentliche Labilität der Ferment-Substratbindung klar und ebenso auch die ungeheuere Geschwindigkeit, mit der die einzelne Reaktionsfolge abläuft. Welche Ferment- und Substratgruppen miteinander reagieren, ist vorderhand unbekannt, wenn man sich in einigen Fällen auch gut begründete Vorstellungen darüber machen kann.

Die intermediäre Bindung des Fermentes an sein Substrat bringt auch einige Besonderheiten der Fermentwirkung dem Verständnis näher. Die weitgehende Spezifität der Fermente und die Möglichkeit der Spaltung und der Synthese asymmetrischer Verbindungen lassen sich zwanglos auf die besonderen Affinitätsverhältnisse und die räumliche Lage der für die Bindung maßgebenden Ferment- und Substratgruppen zurückführen. Auch die eigenartige Tatsache, daß die Fermente, trotzdem sie in den Endprodukten der Reaktion nicht erscheinen, in ihrer Wirkung allmählich abgeschwächt werden, wird auf diese Weise verständlich. Der gesamte

Fermentkomplex ist kolloider Natur, und sein Kolloidzustand ist von wesentlichster Bedeutung für seine Funktion. Es ist daher wahrscheinlich, daß der immerwährende Wechsel im Bindungszustand des Fermentes nicht ohne Rückwirkung auf seinen Kolloidzustand ist und daß mit der Änderung des Kolloidzustandes die Wirkung immer schlechter werden muß. Das wird sich natürlich besonders dann zeigen, wenn man ein Ferment aus dem Organismus herauslöst und in Lösung untersucht. Aber eine solche „Abnutzung" des Fermentes findet sicherlich auch im Verbande des Organismus statt. Man denke nur daran, daß jeder Organismus einen gewissen minimalen Eiweißbedarf hat, der nicht durch andere Nahrungsstoffe ersetzt werden kann und den man durch die Annahme einer unaufhörlichen funktionellen Beanspruchung der Zelleiweiße erklärt.

Daneben ist aber noch ein zweiter Punkt für das Erlöschen der Fermentwirkung zu beachten. Genau so wie sich das Ferment mit seinem Substrat verbindet, hat es auch bestimmte Affinitäten zu den Spaltprodukten, die unter seiner Wirkung entstehen; wenn aber die Ferment-Substratverbindungen als Voraussetzung für die Fermentwirkung sehr leicht und rasch wieder zerfallen, gilt das für die Verbindungen des Fermentes mit den Spaltstücken offenbar nicht. Wenn für die Bindung der Spaltprodukte die gleiche Gruppe des Fermentmoleküls verantwortlich ist wie für die Bindung des Substrates, so muß ein immer größerer Teil des Fermentes seiner eigentlichen Aufgabe entzogen werden und die Reaktion zum Stillstand kommen.

Schließlich muß noch ein dritter Faktor berücksichtigt werden. Die Fermentwirkung kann auch deshalb nachlassen, weil allmählich, wie das in einigen Fällen beobachtet wurde, die für sie notwendige spezifische Gruppierung, also das Co-Ferment, verändert wird. Auf Grund vieler Beobachtungen ist man zu dem Schluß gekommen, *daß für die Bindung des Substrates und für die Entfaltung der Wirkung verschiedene Gruppen des Fermentmoleküls notwendig sind.* Die alleinige Bindung des Substrates an das Ferment ist für die Wirkung nicht ausreichend, es muß außerdem noch die fermentativ wirksame Gruppe vorhanden sein, die bei den „Proteid-Fermenten" dem Co-Ferment zugehört.

Aus der Tatsache, daß die Kolloidnatur des Fermentkomplexes eine notwendige Voraussetzung seiner Wirkung ist, folgt, daß fermentative Vorgänge Katalysen in einem *„mikroheterogenen System"* sind. Das gilt für die Wirkung der Fermente in der Zelle in noch höherem Maße. Das Vorkommen von Enzymen in festerer Bindung als sog. Desmoenzyme zeigt, daß die Fermente zum mindesten teilweise recht fest in die Zellstruktur eingebaut sind, sich also nur an bestimmten Orten der Zelle finden. Wahrscheinlich spielen sich die katalytischen Vorgänge an den „inneren" Oberflächen der Zelle ab. Bei manchen Fermenten scheint die strukturelle Bindung sogar die notwendige Voraussetzung der Wirkung zu sein (s. S. 288).

7. Reinigung und Isolierung der Fermente.

Für die genauere Untersuchung der Wirkung eines Fermentes ist seine Herauslösung aus der Struktur der Zelle notwendig. Oft ist das schon durch einfache Extraktion mit Wasser oder anderen Lösungsmitteln möglich. Als besonders geeignet hat sich in vielen Fällen Glycerin erwiesen. Nicht alle Fermente sind aber ohne weiteres extrahierbar, vielmehr muß die Zellstruktur zunächst durch mechanische oder chemische Eingriffe zerstört und das Ferment „freigelegt" werden. In den dann erhaltenen Lösungen sind die Fermente natürlich noch mit zahlreichen Zellinhaltsstoffen verunreinigt, die an Menge die Menge des Fermentes weit übertreffen. Diese Verunreinigungen machen nicht nur die Feststellung der chemischen Natur eines Fermentes oder seiner Wirkungsgruppe außerordentlich schwierig, sie sind auch häufig, da sie aktivierend oder hemmend wirken können, für die quantitative Ermittlung der Wirkung sehr störend. Eine weitere Reinigung gelingt manchmal schon durch Ausfällung der Fermente aus ihren Lösungen mit Aceton. Die dann erhaltenen Trockenpulver sind oft sehr lange unverändert haltbar, aber die erzielte Reinigung ist meist nicht sehr weitgehend.

Einen außerordentlichen Fortschritt in der Fermentreinigung bedeutete der systematische Ausbau der Adsorptionsmethode, die auch vorher schon gelegentlich angewandt wurde, durch WILLSTÄTTER und seine Schüler (WALDSCHMIDT-LEITZ; KRAUT). Wenn auch durch sie die erstrebte Reindarstellung von Fermenten im chemischen Sinne nicht erreicht wurde, so ist doch in manchen Fällen eine Reinigung auf das vieltausendfache der ursprünglichen Reinheit gelungen. Darüber hinaus verdanken wir diesen Forschungen die Grundlagen unserer heutigen Vorstellungen vom allgemeinen Bauprinzip eines Fermentes (s. vorhergehenden Abschnitt).

Die Fermentreinigung nach WILLSTÄTTER geht davon aus, daß die Fermente als Kolloide eine gewisse elektrische Ladung tragen und daß sie deshalb an anderen kolloiden Stoffen von entgegengesetzter elektrischer Ladung adsorptiv niedergeschlagen werden müssen. Da weder die Ladungen der Fermente noch die der Adsorptionsmittel groß sind — sie werden als „Affinitätsreste" angesehen — so ist es möglich, das Ferment durch geeignete Lösungsmittel wieder vom Adsorptionsmittel abzulösen, es zu *eluieren*.

Oft werden auch nicht die Fermente selber, sondern die Begleitstoffe adsorbiert, der Reinigungserfolg ist natürlich der gleiche. Es kann auch sein, daß das Ferment nicht direkt, sondern durch Vermittlung besser adsorbierbarer Begleitstoffe, sog. *Koadsorbentien,* an das Adsorbens gebunden wird, und die Adsorptionsbedingungen können weitgehend durch An- und Abwesenheit solcher Begleitstoffe bestimmt sein. Die technischen Schwierigkeiten des Reinigungsverfahrens sind daher erheblich, und die besten Adsorptionsbedingungen müssen gewöhnlich experimentell ausprobiert werden, sie lassen sich nicht vorhersagen. Trotzdem ist es gelungen, eine Reihe von Fermenten durch geeignete Kombination von Adsorption und Elution so weitgehend zu reinigen, daß die Endlösungen zwar eine außerordentliche Anreicherung des Fermentes zeigten, aber keine der üblichen Reaktionen auf Eiweißkörper oder andere bekannte Körperbausteine mehr hatten.

Als besonders geeignete Adsorbentien haben sich Kaolin, das schwach saure Eigenschaften hat, und Aluminiumhydroxyd (Tonerde), das schwach basisch reagiert, erwiesen. Zur Elution dienen meist schwach saure oder alkalische Salzlösungen. Durch die Adsorptionsmethode ist auch die Trennung verschiedener nebeneinander in der gleichen Lösung oder im gleichen Organ vorkommender Fermente möglich gewesen. Das umstehende Schema zeigt in groben Umrissen den Arbeitsgang zur Trennung der verschiedenen Fermente der Bauchspeicheldrüse.

Die fein zerkleinerte Drüse wird zunächst mit Alkohol und Äther getrocknet und das erhaltene Trockenpulver mit Glycerin extrahiert. Tonerde B ist ein Aluminiumhydroxyd von besonderer Herstellungsart. Alle Tonerde-Adsorptionen erfolgen unter Zusatz von Essigsäure die Elution durch ein Gemisch von Diammoniumphosphat und Ammoniak. Die Lipase hat,

Trennung der Pankreasfermente.

Glycerinextrakt aus Pankreastrockenpulver
(enthält *Lipase, Amylase und Trypsin*).

1. Adsorptin mit Tonerde B
(unter Zusatz von Essigsäure)

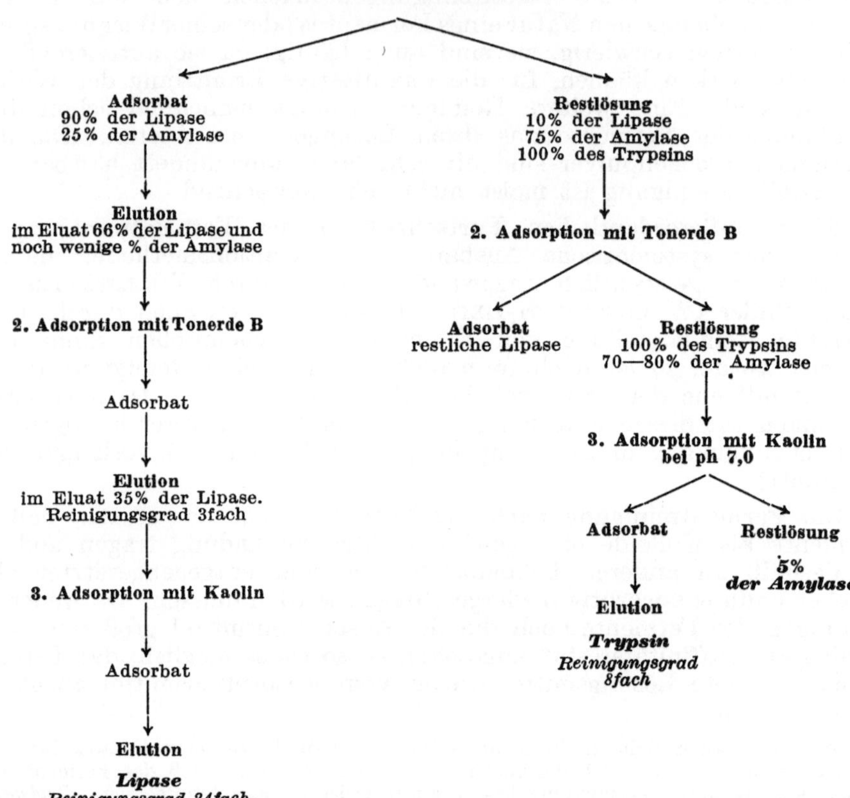

stärker saure Eigenschaften als Trypsin und Amylase und wird daher durch Tonerde besonders gut adsorbiert. Amylase hat überhaupt keine sauren Eigenschaften und wird deshalb von Tonerde nicht aufgenommen. Die angegebenen Reinigungsgrade beziehen sich auf den Glycerinextrakt, der an sich schon einen etwa 10fach höheren Reinheitsgrad hat als das Trockenpulver.

Als weiteres Beispiel einer Fermentreinigung ist weiter unten (s. S. 280) die Trennung des Pankreastrypsins in einige Fermente von spezifischem Wirkungsbereich wiedergegeben.

Bei der Gewinnung der krystallisierten Eiweißkörper, die die Wirkung des Pepsins, des Trypsins, der Amylase und anderer Fermente haben, hat sich die Ausfällung dieser Eiweißkörper durch kleine Neutralsalzmengen im isoelektrischen Punkt bewährt, und auch bei der Gewinnung von Eiweißkomponenten der Fermentproteide sind die Methoden der Reinigung und Isolierung von Eiweißkörpern mit Erfolg angewandt worden.

b) Hydrolasen.

1. Esterasen.

Esterasen sind Fermente, die den Ablauf der Reaktion

$$R \cdot COOH + HO \cdot R_1 \underset{}{\overset{\text{Esterase}}{\rightleftharpoons}} R \cdot CO \cdot O \cdot R_1 + H_2O$$

katalysieren, also entweder die Bildung eines Esters aus einem Alkohol und einer Säure oder seine Spaltung in diese Verbindungen beeinflussen. Dabei ist zunächst die chemische Natur des Alkohols und der Säure gleichgültig. Da diese Reaktionen Gleichgewichtsreaktionen sind, so werden sie durch Esterasen sowohl im Sinne der Synthese wie der Spaltung beeinflußt; das sich einstellende Gleichgewicht zwischen den Reaktionsteilnehmern ist also in beiden Fällen identisch (s. Abb. 55, S. 254). Die Zahl der Ester, die der fermentativen Einwirkung unterliegen, ist außerordentlich groß; es bestehen lediglich erhebliche Unterschiede in der Geschwindigkeit der Spaltung oder der Synthese der verschiedenen Ester. Von den verschiedenen möglichen oder natürlich vorkommenden Substraten der Esterasen sind biologisch besonders wichtig die Fette als Glycerinester höherer Fettsäuren, die verschiedenen Phosphorsäureester (Kohlenhydratphosphorsäuren, Phosphatide, Nucleotide), die Ester des Cholesterins, das Acetylcholin und die Wachse.

Die katalytische Einwirkung auf die Fette vollzieht sich natürlich nach dem gleichen Schema wie die Spaltung der einfachen Ester:

$$
\begin{array}{c}
H_2O \cdot OC \cdot R \\
| \\
CHO \cdot OC \cdot R \\
| \\
CH_2O \cdot OC \cdot R
\end{array}
+ 3\,H_2O
\xrightarrow{\text{(Lipase)}}
\begin{array}{c}
CH_2OH + R \cdot COOH \\
| \\
CHOH + R \cdot COOH \\
| \\
CH_2OH + R \cdot COOH
\end{array}
$$

Entsprechend dem verschiedenen Bau der Substrate hat man von den einfachen Esterasen, denen man die Spaltung und Synthese von Estern aus einwertigen Fettsäuren und Alkoholen zuschreibt, die *Lipasen* und die *Phosphatasen* abgetrennt: die Lipasen als Fermente des Fettauf- und -abbaus, die Phosphatasen als Fermente für den Umsatz der verschiedenen P-haltigen Körperbausteine. Eine weitere Untergruppe der Esterasen sind die *Sulfatasen*, deren Substrate Ester aus Alkoholen und Schwefelsäure sind.

Schon an früherer Stelle ist ganz allgemein auf die *sterische Spezifität* der Fermentwirkungen hingewiesen worden (s. S. 255). Eine solche besteht für die Esterasen in ausgesprochenem Maße. In racemischen Gemischen wird vorzugsweise der eine optische Antipode synthetisiert oder gespalten. Esterasen verschiedener Herkunft zeigen oft bemerkenswerte Unterschiede, indem von dem einen Ferment die d-Form, von dem anderen die l-Form der gleichen Substanz bevorzugt wird. Biologisch ist dies Verhalten ziemlich bedeutungslos, da optisch aktive einfache Ester oder Fette als natürliche Substrate der Esterasen kaum eine große Rolle spielen.

α) Esterasen und Lipasen.

Es ist noch nicht mit Sicherheit erwiesen, ob überhaupt zwischen den Fermenten des Ester- und des Fettumsatzes Differenzen bestehen oder ob nicht die gleichen Fermente beide Arten von Substraten umzusetzen vermögen. Es steht nur fest, daß Esterasen verschiedener Herkunft sehr verschiedene Spezifitätsbereiche haben. Sie wirken also nicht alle auf die gleichen Substrate, und sie wirken auf eine Reihe von verschiedenen Substraten mit ganz verschiedener Geschwindigkeit. Für die Lipase des Pankreassaftes ist allerdings sichergestellt, daß nur ein einziges Ferment Glyceride höherer Fettsäuren, Ester einwertiger Alkohole sowie wasserlösliche und -unlösliche Substrate umsetzt.

Im tierischen Organismus finden sich Esterasen bzw. Lipasen in den Verdauungssäften, und zwar im *Speichel, Magensaft, Darmsaft und Pankreassaft* und in den Organen selber. Von den pflanzlichen Lipasen ist die *Ricinuslipase* besonders eingehend untersucht, von den Organlipasen die *Leberlipase*, von den Verdauungslipasen die des Magens und der Bauchspeicheldrüse. Aus allen Untersuchungen an Lipasen verschiedenster Herkunft geht hervor, daß ihre Wirkung in höchstem Maße von ihren Begleitstoffen abhängig ist. Zu den natürlichen Aktivatoren der Pankreaslipase gehören Gallensalze, Aminosäuren und die Salze höherer Fettsäuren, vor allem die Ca-Salze. Die Wirkung dieser Begleitstoffe ist zudem keine konstante, sondern wechselt mit ihrem gegenseitigen Verhältnis, so daß sogar der gleiche Stoff je nach der Faktorenkombination hemmend oder fördernd wirken kann. Bei der Untersuchung der fermentativen Wirksamkeit von Extrakten muß daher durch geeignete Zusätze für eine „ausgleichende Aktivierung" gesorgt werden. Man erreicht das z. B. durch Zusätze von Albumin und von Calciumchlorid. Wahrscheinlich erklärt sich diese Aktivierung durch eine Art von komplexer Adsorption, indem der Aktivator sowohl das Ferment wie das Substrat bindet und dadurch in nähere Berührung bringt, wie das etwa durch das folgende Schema angedeutet wird:

$$\text{Albumin} \begin{cases} \text{Fett} \\ \text{Lipase} \end{cases}$$

Unter den Bedingungen der ausgleichenden Aktivierung ist die spezifische Wirksamkeit der Lipasen unabhängig von ihrem Reinheitsgrad. Die verschiedenartigen Begleitstoffe sind auch (s. Tabelle 40) von großer Bedeutung für das ph-Optimum der Lipasewirkung. Durch die Reinigung wird also das ph-Optimum der Magenlipase demjenigen der Pankreaslipase angeglichen. Die Reinigung verschiedener Lipasen ist ziemlich weit getrieben worden. So hat man aus Pankreas Präparate gewonnen, in denen das Ferment

Tabelle 40. ph-Optima tierischer Lipasen.

Herkunft der Lipase	ph-Optimum
Magen, ungereinigt	6
Magen, gereinigt	8
Pankreas	8
Leber	8,3

gegenüber der getrockneten Drüse auf das 250—300fache angereichert war, bei der Magenlipase betrug die Konzentrierung sogar das 3000fache der getrockneten Magenschleimhaut.

Pankreas- und Leberlipase weisen bemerkenswerte Unterschiede in ihrer Spezifität gegenüber verschiedenen Substraten auf. Das Pankreasferment spaltet besonders leicht die eigentlichen Fette, bei der Leberlipase steht die Esterasewirkung im Vordergrund. In Tabelle 41 sind die Reaktionskonstanten (k) [s. Gl. (15) S. 127] für die Spaltung von Estern des Isoamylalkohols $\left({}^{CH_3}_{CH_3}{>}CH \cdot CH_2 \cdot CH_2OH \right)$ mit verschiedenen Säuren durch diese Fermente zusammengestellt, die dies Verhalten deutlich zeigen.

Auch sonst bestehen zwischen Leber- und Pankreaslipase bemerkenswerte Unterschiede. Die Leberlipase ist weder durch Reinigung noch durch Aktivierung der Pankreaslipase anzugleichen, ja eine Aktivierung der schon von vornherein bestehenden Wirksamkeit ist auf keiner Reinigungsstufe möglich. Trotz dieser eindeutigen Unterschiede in der Wirkung und im sonstigen Verhalten wäre der Schluß auf zwei völlig verschiedene Fermente nicht berechtigt. Wenn man weitgehend gereinigte Pankreaslipase einem Tier injiziert, so reichert sie sich besonders in der Leber an, zeigt aber nicht mehr die Eigenschaften der Pankreas-, sondern die der Leberlipase (VIRTANEN). Ob für die besonderen Spezifitätsverhältnisse verschiedenartige Begleitstoffe verantwortlich sind oder ob in beiden Fällen die gleiche Wirkungsgruppe an verschiedenen Trägermolekülen sitzt, entzieht sich bisher der Beurteilung.

Von den Lipasen des Verdauungskanals ist weitaus die wichtigste die *Pankreaslipase*. 1 g Pankreas enthält ebensoviel Lipase wie 750—1000 g Magenschleimhaut. Die Pankreaslipase spaltet mit besonderer Leichtigkeit alle Glycerinester, und zwar Triglyceride besser als Diglyceride und diese wieder besser als Monoglyceride. Mit der Länge der Fettsäurekette nimmt die Spaltungsgeschwindigkeit zu, um beim Trilaurin ein Maximum zu erreichen und dann wieder abzunehmen. Besonders leicht wird auch Triolein verseift. Die Geschwindigkeit der Spaltung gemischter Fette hängt somit weitgehend mit ihrem Gehalt an ungesättigten Fettsäuren zusammen. Aus Tabelle 42 geht hervor, daß Fette mit niederem Schmelzpunkt, d. h. mit viel ungesättigten Fettsäuren, rascher gespalten werden als höherschmelzende. Eine Ausnahme machen aus unbekannten Gründen lediglich das Schweinefett und — vielleicht wegen ihres Gehaltes an niederen Fettsäuren — die Butter.

Tabelle 41. Spaltung verschiedener Ester des Isoamylalkohols durch Leber- und Pankreaslipase.

Isoamylalkoholester der	$k \cdot 10^{-4}$ für Spaltung durch	
	Leberlipase	Pankreaslipase
Essigsäure . . .	119	178
Propionsäure ‚ .	135	—
Buttersäure . . .	107	850
Palmitinsäure . .	18	450
Ölsäure	13	376

Tabelle 42. Spaltung verschiedener Fette durch Pankreaslipase.

Fett	Schmelzpunkt °	Spaltung in %
Menschenfett. . .	17—18	26,5
Gänsefett	26—34	26,3
Hühnerfett . . .	33—40	22,2
Hammelfett . . .	44—51	16,4
Butter	28—33	16,3
Kalbfett	42—49	13,2
Schweinefett . .	36—46	5,2

Ob die *Magenlipase* in den Magensaft sezerniert wird, ist noch nicht sichergestellt, anscheinend stammt sie aus Zelltrümmern, die im Magen zerfallen und die Lipase dabei freisetzen.

Besonders zu erwähnen ist die *Cholinesterase*, auf die schon früher hingewiesen wurde (s. S. 244). Sie findet sich im Blute und in tierischen Organen weit verbreitet und hat die Aufgabe, das bei nervösen Reizen an den Nervenendigungen freiwerdende physiologisch hochwirksame Acetylcholin zu spalten. Für ihre Wichtigkeit spricht, wie schon erwähnt, die Beobachtung, daß sie in dem Teil des Muskels, in dem sich die motorischen Endplatten, also die Nervenendigungen befinden, in höherer Konzentration vorkommt, als im Rest des Muskels. Sie spaltet außer dem Acetylcholin auch andere Cholinester. Durch Physostigmin (Eserin) in sehr kleinen Dosen ($5 \cdot 10^{-6}$ mg in 2 ccm Flüssigkeit) wird sie spezifisch gehemmt.

In neuerer Zeit wird auf die Bedeutung des Vorkommens verschiedener *Cholesterinesterasen* für die Resorption und den Transport der Fettsäuren hingewiesen. Allem Anschein nach lassen sich zwei verschiedene Cholesterinesterasen unterscheiden, von denen die eine, die sich im Pankreas und im Pankreassaft findet, vorzugsweise das Cholesterin in seine Fettsäureester überführt, die zweite, die z. B. in der Leber nachgewiesen wurde, die Cholesterinester aufspaltet (s. auch S. 327). Die Pankreascholesterinesterase wird durch gallensaure Salze aktiviert.

β) Phosphatasen.

Die außerordentlich große Bedeutung dieser Gruppe von Enzymen ergibt sich am deutlichsten aus der Schlüsselstellung, die phosphorsäurehaltige Bausteine der verschiedensten Art bei den allerverschiedensten biologischen Vorgängen einnehmen. Phosphatide, Kohlenhydratphosphorsäureester und ihre P-haltigen Spalt- und Umwandlungsprodukte sowie Nucleotide spielen bei den Stoffwechselvorgängen im Muskel, für die Knochenbildung, die Milchbildung und bei der alkoholischen Gärung eine unentbehrliche Rolle. Zwar lassen sich nach den Substraten, auf die sich die Wirkung der Phosphatasen jeweils erstreckt, eine große Reihe von phosphatatischen Wirkungen unterscheiden; ob jede von ihnen auf einem besonderen Ferment beruht, ist noch nicht geklärt. Auffällig ist jedenfalls, daß sich in der Gruppe der Phosphatasen in ausgesprochenem Maße die als „Isodynamie" bezeichnete Erscheinung findet, daß Enzyme gleicher Wirkung sich durch ph-Optimum und andere Eigenschaften voneinander unterscheiden.

Wenn bei den übrigen Esterasen das gleiche Ferment Synthese und Spaltung eines Esters bewirkt, so wird der synthetische Aufbau phosphorsäurehaltiger Verbindungen häufig besonderen *Phosphatesen* zugeschrieben, trotzdem für einige Phosphorsäureester genau so wie für andere Ester die Einstellung desselben Gleichgewichtes bei Synthese oder Spaltung bewiesen ist. Eigenartigerweise wird aber nach wiederholter Adsorption an Tonerde die Phosphorylierung von Glucose durch Hefe aufgehoben, während die Abspaltung von Phosphorsäure aus phosphorylierter Glucose erhalten bleibt.

Eine Gruppe von Phosphatasen spaltet lediglich Monoester der Phosphorsäure z. B. Glycerinphosphorsäure, Hexosephosphorsäuren und Nucleotide; man bezeichnet sie als *Phosphomonoesterasen.* Man kann vier verschiedene isodyname Phosphomonoesterasen unterscheiden, die verschiedene ph-Optima haben (9—10; 6; 4,5—5; 3—4) und auch hinsichtlich ihres Vorkommens differenziert sind.

Die alkalische Phosphatase (ph-Optimum 9—10) kommt in Niere, Knochen, Darm, Milchdrüse, Lunge und Blutplasma vor. Sie wird ebenso wie die in den roten Blutkörperchen vorkommende bei ph 6 optimal wirkende durch Mg·· aktiviert. Wahrscheinlich ist sie identisch mit einer „*Nucleotidase*", also einem Ferment, welches aus den Nucleotiden die Phosphorsäure abspaltet und das ebenfalls ein ph-Optimum bei ph 9—10 hat. Auch die „saure" Phosphatase mit optimaler Wirkung bei ph 4,5—5 ist wohl mit einer Nucleotidase identisch. Daraus geht hervor, daß sich hinter dem Begriff „Nucleotidase" Phosphatasen verbergen. Auch die Fermente der Polynucleotidspaltung, die „Polynucleotidasen" sind, wie sich aus der Konstitution der Polynucleotide (s. S. 94) ohne weiteres ergibt, Phosphatasen.

Neben den Phosphomonoesterasen gibt es eine *Phosphodiesterase*, durch die von den zwei Esterbindungen einer doppelt veresterten o-Phosphorsäure die eine gesprengt wird. Zu ihren Substraten gehören wahrscheinlich die Phosphatide, jedoch ist über ihre biologische Bedeutung nichts Näheres bekannt.

Eine dritte Gruppe bilden die *Pyrophosphatasen,* welche freie oder gebundene Pyrophosphorsäure zu o-Phosphorsäure spalten:

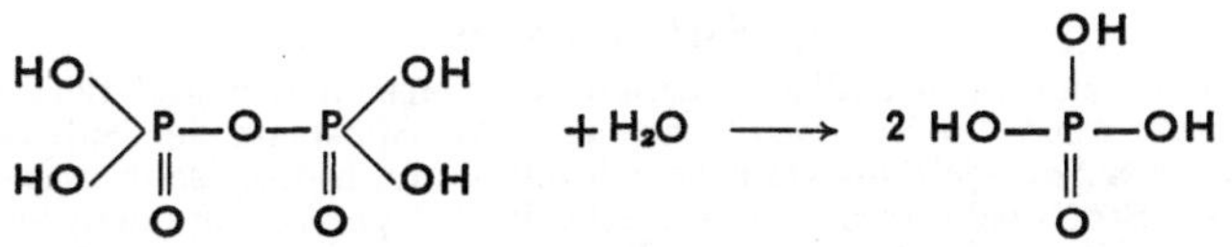

$$\mathrm{HO\diagdown}\diagup\mathrm{OH}$$

$$\begin{array}{c}\mathrm{HO}\diagdown\\\diagup\mathrm{P}-\mathrm{O}-\mathrm{P}\diagdown\\\mathrm{HO}\|\|\diagdown\mathrm{OH}\\\mathrm{O}\mathrm{O}\end{array}\quad+\mathrm{H_2O}\ \longrightarrow\ 2\ \mathrm{HO-\overset{\textstyle OH}{\underset{\textstyle O}{\overset{|}{\underset{\|}{P}}}}-OH}$$

Eine weitere Phosphatase mit besonderem Wirkungsbereich ist die *Phosphoamidase*, welche Verbindungen des Typus $R \cdot NH \cdot P = O(OH)_2$ nach

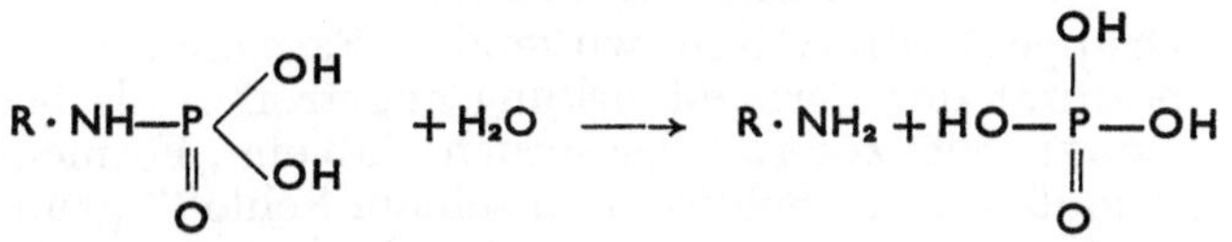

$$R\cdot NH-P\overset{\textstyle OH}{\underset{\textstyle O}{\overset{\diagup}{\underset{\|}{\diagdown}}}}OH\ +\mathrm{H_2O}\ \longrightarrow\ R\cdot NH_2+HO-\overset{\textstyle OH}{\underset{\textstyle O}{\overset{|}{\underset{\|}{P}}}}-OH$$

in Amin und Phosphorsäure zerlegt. Ihre Substrate sind z. B. Phospho-kreatin und Phosphoarginin (s. S. 429).

Die Phosphatasen gehören zu den Proteidfermenten. Eine Muskel-phosphatase konnte als Komplex von Protein und Adenylsäure krystallisiert werden. Die Prostataphosphatase ist ein Mg-Proteid. Von den Organen des Tierkörpers haben den größten Phosphatasegehalt (Phosphomono-esterase) Darmschleimhaut, Nieren und Knochen. Auch in einigen Sekreten, so der Galle, dem Pankreas- und Darmsaft sowie in der Milch kommen Phosphatasen vor.

Im Darm sind sie möglicherweise für die Resorption wichtig, da die vorhergehende Phosphorylierung für die *Resorption der Kohlenhydrate und der Fette* notwendig sein soll. Die Bedeutung der Phosphorylierung der Zucker bei ihrer Resorption, die aus einer Ver-mehrung der Kohlenhydrat-Phosphorsäureester in der Darmschleimhaut hervorgeht, ist aber noch nicht geklärt. Für die Wirkung von Phosphatasen bei der Resorption der Fette wird angeführt, daß der Phosphatidgehalt der Lymphe bei der Fettresorption ansteigt und weiterhin, daß die Fettsäuren, die in den Phosphatiden der Darmwand gefunden wurden, weitgehend den mit der Nahrung verfütterten entsprechen. Auch für die Umwandlung des Vitamins B_2, des Lactoflavins, in die *Lactoflavinphosphorsäure* ist offenbar die Phos-phatase der Darmwand notwendig (VERZÁR). Es muß jedoch darauf hingewiesen werden, daß diese Anschauungen nicht ohne Widerspruch geblieben sind.

Die Bedeutung der Phosphatasen für die *Knochenbildung* zeigt sich darin daß Phosphatase im Knorpel in chemisch nachweisbaren Mengen erst dann auftritt, wenn die ersten Zeichen der Verknöcherung histologisch nachweis-bar sind, ferner darin, daß sie in den Verknöcherungszonen viel reichlicher vorkommt als im übrigen Knochen. Man nimmt an, daß die Phosphatase aus Phosphorsäureestern des Blutes Phosphat abspaltet, das sich am Orte der Freisetzung mit ebenfalls im Blut vorhandenem Calcium zu unlöslichem Calciumphosphat umsetzt und ausfällt. Jedoch finden sich in nicht ver-knöcherndem Gewebe ebenfalls große Mengen von Phosphatase und auch in seiner Verknöcherung gestörter rachitischer Knochen enthält reichlich Phosphatase, so daß bei der Verknöcherung neben der Phosphatasewirkung ein „zweiter Mechanismus" noch unbekannter Natur mitspielen muß (ROBISON).

Die Phosphatasen der *Milchdrüse* sind wahrscheinlich notwendig für die Bildung des Caseins der Milch. Dagegen ist nicht sicher erwiesen, ob auch, wie angenommen wurde, die *Phosphatausscheidung durch die Nieren* auf Kosten eines vorhergehenden Zerfalls von Phosphorsäureestern des Blutes zustande kommt. Auf die Bedeutung von Phosphorylierungs-reaktionen für den intermediären Stoffwechsel der Kohlenhydrate sowie für den Chemismus der Muskelkontraktion soll erst später eingegangen werden (s. S. 344 und 430f; 433f.).

$\dot{\gamma}$) Sulfatasen.

Sulfatasen finden sich in fast allen Organen des menschlichen und tierischen Körpers. Die größte Aktivität weist die Nierensulfatase auf. Als Substrate der Sulfatasen kommen vor allem die *gepaarten Schwefelsäuren* (Phenolschwefelsäure, Indoxylschwefelsäure, s. S. 451) in Betracht, die als Stoffwechselprodukte dauernd im Körper vorkommen, ferner die *Chondroitinschwefelsäure*, die ja ebenfalls zu den Bausteinen des Körpers gehört. Anscheinend sind auf die verschiedenen Substrate auch verschiedene Fermente eingestellt.

2. Carbohydrasen.

In dieser Gruppe hydrolytisch wirkender Fermente wird eine sehr viel größere Spezifität der Fermentwirkung angetroffen als bei den Esterasen. EMIL FISCHERs viel zitierter Ausspruch, daß ein „Ferment zu seinem Substrat passen muß wie ein Schlüssel zu seinem Schloß" gründet sich im wesentlichen auf Untersuchungen über kohlenhydratspaltende Fermente. Die in der Natur vorkommenden Oligosaccharide wie Maltose, Rohrzucker, Milchzucker werden tatsächlich durch besondere Fermente abgebaut und auch für den Abbau der Polysaccharide sind Fermente von spezifischer Wirkung bekannt. Daneben gibt es zahllose natürlich vorkommende oder synthetisch hergestellte Glykoside, die fermentativ spaltbar sind.

Die ursprüngliche Ansicht, daß jedes Substrat für seine Spaltung ein besonderes Ferment verlangt, hat sich aber als zu weitgehend erwiesen; es gibt vielmehr nach WEIDENHAGEN nur eine relativ kleine Zahl von Fermenten der Oligosaccharid- und Glykosidspaltung *(Oligasen)*, deren *absolute Spezifität* sich auf die Konstitution und die Konfiguration des glykosidisch verknüpften Zuckers (s. S. 23) beschränkt, während die Natur des Paarlings dafür gleichgültig ist; er kann selber ein Kohlenhydrat sein, braucht aber keine Kohlenhydrateigenschaften zu haben (man bezeichnet ihn dann als *Aglykon*). Ein einfaches Beispiel dafür ist die Tatsache, daß α-Methylglykosid und Maltose (α-Glucosido-Glucose) durch das gleiche Ferment abgebaut werden, das man, da es auch andere α-Glucoside spaltet, als α-*Glucosidase* bezeichnet. Die Einwirkung auf die verschiedenen Substrate unterscheidet sich nur durch die Reaktionsgeschwindigkeit. Es ist also die Natur des glykosidischen Paarlings nur von Bedeutung für die *relative Spezifität* des Fermentes. Für die Spaltbarkeit durch ein bestimmtes Ferment, also für die absolute Spezifität, sind drei Merkmale maßgebend: die *Zuckerisomerie*, die α, β-*Isomerie* und die *Ringisomerie*. Unter Zuckerisomerie versteht man die Konstitution an den nicht glykosidischen C-Atomen und die Isomerie zwischen Aldosen und Ketosen. Mit α, β-Isomerie wird die Konfiguration am glykosidischen C-Atom des gleichen Zuckers und mit Ringisomerie die Spannweite der Sauerstoffbrücke bezeichnet (s. das Kapitel Kohlenhydrate, S. 4, 11ff.). Auf dieser Grundlage lassen sich die Umsetzungen der zahllosen glykosidischen Zuckerderivate, also der Glykoside selber, aber auch der Disaccharide und der Trisaccharide, auf eine begrenzte Zahl von Fermenten zurückführen. Von ihnen sind wieder nur wenige für die tierische und menschliche Physiologie bedeutungsvoll:

Tabelle 43. Spezifität der Oligasen nach WEIDENHAGEN.

Ferment	Spaltet
α-Glucosidase	α-Glucoside
β-Glucosidase	β-Glucoside
α-Galaktosidase	α-Galaktoside
β-Galaktosidase	β-Galaktoside
β(h)-Fructosidase	β(h)-Fructoside [1]

[1] Fructoside, die die Fructose in der Furanringform enthalten (s. S. 19).

Jedoch wird diese Einteilung noch nicht allen Einzelheiten der Glykosidspaltung gerecht. Die bitteren Mandeln enthalten ein als *Emulsin* bezeichnetes Fermentgemisch, in dem auch eine β-Glucosidase enthalten ist. Sie spaltet aber neben β-Glucosiden und Glykosiden einiger anderer Zucker (s. S. 271) auch β-Galaktoside. Die Spaltungsgeschwindigkeiten sind allerdings außerordentlich verschieden.

Aus den angeführten Beobachtungen folgt, daß es entgegen den früheren Vorstellungen *keine spezifischen Fermente für die Spaltung von Disacchariden gibt* — die üblichen Bezeichnungen wie Maltase, Saccharase usw. haben nur historische Berechtigung — *sondern nur einfache Glykosidasen, deren Spezifität auf den glykosidisch verknüpften Zuckerrest beschränkt ist.* Es kann sogar ein und dasselbe Disaccharid von mehreren Fermenten abgebaut werden. Rohrzucker ist aus α-d-Glucose und β-(h)-d-Fructose durch Vereinigung der glykosidischen Gruppen dieser beiden Zucker entstanden, ist also ein α-Gluco-sido-β-(h)-Fructosid (s. S. 25). Er wird daher sowohl durch Glucosidase wie durch β-(h)-Fructosidase gespalten. Die beiden Fermentwirkungen lassen sich durch ihr verschiedenes ph-Optimum voneinander unterscheiden (s. Abb. 58. Die Aktivitäts-ph-Kurve der β-(h)-Fructosidase entspricht der in Abb. 56 wiedergegebenen Kurve des Invertins). (Es darf aber nicht verschwiegen werden, daß diese von Weidenhagen vorgeschlagene Vereinfachung der Typisierung der Carbohydrasen · nicht mit allen experimentellen Beobachtungen übereinstimmt.)

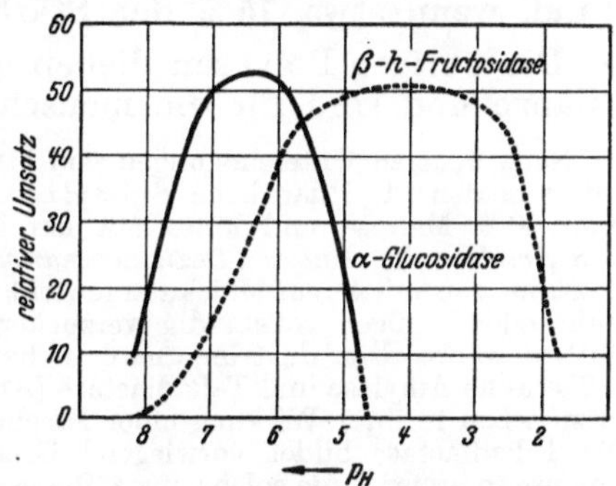

Abb. 58. Spaltung des Rohrzuckers durch α-Glucosidase und β-(h)-Fructosidase. (Nach Weidenhagen.)

Wenn die Existenz besonderer disaccharid- und oligosaccharidspaltender Fermente geleugnet werden muß, so ist die Frage, ob es besondere polysaccharidspaltende Fermente *(Polyasen)* gibt, jedoch zu bejahen. Das aus β-(h)-Fructose aufgebaute Polysaccharid Inulin wird zwar anscheinend durch β-(h)-Fructosidase zu Fructose aufgespalten, aber andere Polysaccharide haben zu ihrem Abbau besondere Polyasen notwendig.

Die chemische Natur der Carbohydrasen ist noch nicht bekannt. Doch bestehen auch sie aus einem Protein und einer wirksamen Gruppe, die wahrscheinlich Kohlenhydratstruktur hat.

α) Polyasen.

Die biologisch wichtigsten Polysaccharide sind die Stärke und das Glykogen, die beide aus α-d-Glucose aufgebaut sind. Durch eine im Malz, in der Hefe, im Speichel, im Pankreassaft, aber auch in zahlreichen Organen, so besonders in der Leber und im Muskel vorkommende

Amylase (Diastase)

werden sie über die chemisch nicht genau definierten Zwischenstufen der Dextrine bis zu dem Disaccharid Maltose abgebaut (s. S. 23). Die tierischen und die pflanzlichen Amylasen sind in ihrer Wirkung nicht identisch. Beim Abbau der Stärke durch Malzamylase erhält man überwiegend β-Maltose — d. h. der freie Zucker des Disaccharids hat die

β-Konfiguration — die Pankreasamylase läßt dagegen α-Maltose entstehen (R. KUHN). Die aus diesem Befund gezogene Folgerung, daß in der Stärke α- und β-Bindungen abwechseln, ist jedoch aus verschiedenen Gründen unwahrscheinlich. Im Gegensatz zur Stärke wird das Glykogen nur von Pankreasamylase angegriffen, es bildet sich also nur α-Maltose.

Pankreas- und Malzamylase unterscheiden sich durch ihr Verhalten gegenüber Neutralsalzen. Wie S. 257 ausgeführt wurde, müssen die Pankreasamylase und auch die Speichelamylase durch Salze aktiviert werden, da sie sonst unwirksam sind; Malzamylase ist dagegen durch Neutralsalze nicht beeinflußbar. Die Unterschiede in den ph-Optima verschiedener Amylasen sind in Tabelle 39, S. 258, angeführt. Unter normalen Bedingungen, d. h. wenn nicht wie bei der Polysaccharidverdauung im Tierkörper die entstehenden Spaltprodukte, besonders die Maltose, durch weiteren Abbau beseitigt werden, kommt die Amylasewirkung zum Stillstand, wenn etwa 75 % der Stärke in Maltose umgewandelt sind.

Die übrigen Polyasen dienen dem Abbau von Polysacchariden in der Pflanze und sind' für die menschliche Physiologie bedeutungslos.

Nach neueren Untersuchungen von MYRBÄCK kann man drei Gruppen von Amylasen unterscheiden: 1. Pflanzliche *β-Amylase (Saccharogenamylase)*. Sie erzeugt aus Stärke etwa 60% Maltose und hinterläßt ein hochmolekulares, stärkeähnliches Grenzdextrin. 2. *α-Amylase des Malzes (Dextrinogenamylase)*. Sie spaltet primär Stärke vollständig·in Dextrine von mittlerem Molekulargewicht (1000—4000). Sekundär werden diese Dextrine mehr oder weniger vollständig verzuckert, wobei als Endprodukte neben Glucose und Maltose wahre Grenzdextrine aus 6, 4, hauptsächlich aber aus 3 Glucoseresten entstehen. 3. Tierische Amylase und Takadiastase (Amylase aus dem Schimmelpilz *Aspergillus oryzae*) entsprechen in ihrer Wirkung einer Mischung von Saccharogen- und Dextrinogenamylase. Die Takadiastase bildet vorwiegend Grenzdextrine aus 6 Glucoseresten, die Pankreasamylase in erster Linie solche aus 4 Resten; durch Speichelamylase erzeugte Grenzdextrine enthalten 8, 6 und 4 Glucosereste. Das Auftreten der Grenzdextrine, d. h. von Dextrinen, die durch Amylase nicht weiter spaltbar sind, erklärt sich aus den neueren Vorstellungen über den Aufbau der Stärke und des Glykogens. Diese beiden Polysaccharide enthalten außer den α-glucosidischen 1,4-Bindungen der Maltose auch noch α-glucosidische 1,6-Bindungen (s. S. 29f). Die Grenzdextrine besitzen anscheinend derartige Bindungen, außerdem findet sich in ihnen die in den beiden Polysacchariden enthaltene Phosphorsäure. Daß mit α-Amylase eine nachträgliche Verzuckerung von Grenzdextrinen erzielt werden kann, beruht wahrscheinlich auf der Gegenwart besonderer Glykosidasen für die Spaltung von 1,6-Bindungen in diesen Amylasepräparaten.

Bei einigen α-Amylasen bestehen die Reaktionsprodukte zu etwa $^2/_3$ aus Hexaosen (Dextrine aus 6 Glucoseresten) und zu etwa $^1/_3$ aus höheren Dextrinen, und zwar im wesentlichen aus solchen mit 25 Glucoseresten. Die Erklärung für dieses Ergebnis liefern neuere Untersuchungen über die Struktur des Amylopektins, nach denen die Hauptvalenzkette des Amylopektins schraubenförmig gewunden ist. Die Schraubenwindungen bestehen jeweils aus 6 Glucoseeinheiten. An die Hauptvalenzkette sind noch Seitenketten angefügt, die aus 20 Glucoseresten bestehen.

β) Oligasen.

α-**Glucosidase.** Die physiologisch wichtigste Wirkung dieses Fermentes ist die Spaltung der Maltose in zwei Moleküle Glucose. Wegen dieser speziellen Wirkung wird sie als *Maltase* bezeichnet. Sie spaltet aber auch, wie bereits oben erwähnt, Rohrzucker und andere α-Glucoside. Das Ferment kommt im Pflanzenreich (Hefe) und im Tierreich weit verbreitet vor, meist in Begleitung der Amylase. Für die Verdauungsprozesse ist wichtig ihre hohe Konzentration im Pankreassaft, aber auch Speichel und Darmsaft enthalten kleine Mengen von Maltase. Das ph-Optimum des Hefe- und des Pankreasfermentes liegt zwischen 6,75 und 7,25.

β-**Glucosidase.** Sie ist ein Teilferment des *Emulsins* aus bitteren Mandeln. Das Substrat des Emulsins ist das *Amygdalin*, das aus Mandelsäurenitril und dem Disaccharid Gentiobiose (s. S. 53) besteht:

$$(\beta\text{-Glucosidase})$$

Mandelsäure $\longrightarrow$ Mandelsäurenitril $\longrightarrow$ Amygdalin

(Oxynitrilase)

Gentiobioserest: $-O-C_6H_{10}O_4-O-C_6H_{11}O_5$

Durch die β-Glucosidase wird unter Aufnahme von ein Mol Wasser Amygdalin zunächst in je ein Mol Glucose und Mandelsäurenitrilglucosid *(Prunasin)* gespalten:

$$-O-C_6H_{11}O_5 + C_6H_{12}O_6 \ (\text{Glucose})$$

Prunasin

Dann spaltet das gleiche Ferment das Prunasin in ein zweites Molekül Glucose und in Mandelsäurenitril

Mandelsäurenitril $+$ Glucose $\longrightarrow$ Benzaldehyd $+$ HCN, Blausäure

und schließlich wird durch ein weiteres Ferment, die *Oxynitrilase*, Mandelsäurenitril in Benzaldehyd und in Blausäure zerlegt. Diese Spaltung ist nicht hydrolytisch, die Oxynitrilase ist also keine Hydrolase. Die erste und die dritte Stufe dieser Reaktionsfolge sind reversibel, und zwar entsteht dabei aus Benzaldehyd und Blausäure überwiegend das d-Mandelsäurenitril (s. S. 255).

Außer den genannten Fermenten enthält das Emulsin ferner noch spezifische Fermente für die Spaltung von α-d-Mannosiden, α-d-Galaktosiden und α-d-Arabinosiden.

Wie schon oben erwähnt, spaltet die β-Glucosidase auch β-d-Galaktoside, daneben aber auch noch β-d-Xyloside und α-l-Arabinoside. Daraus geht klar hervor, daß die Zuckerspezifität der β-Glucosidase keine absolute ist, sondern daß eine ganze Reihe von Änderungen am Zuckeranteil nur eine Änderung der relativen Spezifität bewirken. Immerhin weisen β-Glucosidasen verschiedener Herkunft gegenüber den gleichen Substraten oft verschiedene Wirksamkeiten auf, und es ist nicht geklärt, ob der Rahmen durch die Annahme einer einzigen β-Glucosidase für die Spaltung so verschiedener Substrate nicht zu eng gezogen ist. Möglicherweise werden aber die verschiedenen Aktivitäten durch Verschiedenheit der Begleitstoffe oder Trägersubstanzen bedingt.

β-**Galaktosidase.** Das β-galaktosidspaltende Ferment wird auch als *Lactase* bezeichnet. Es findet sich im Darmsaft und zerlegt Milchzucker in Galaktose und Glucose. Sein ph-Optimum liegt bei 5,0. Ob es mit der β-Glucosidase des Emulsins identisch ist, wie man aus der Spaltbarkeit der β-Galaktoside durch Emulsin schließen könnte, ist noch nicht geklärt. Eigenartigerweise findet man die Lactase nur dann im Darmsaft, wenn mit der Nahrung milchzuckerhaltige Nahrung (z. B. Milch) zugeführt wird. Dies ist ein Beispiel für die sog. „adaptive Fermentbildung": die betreffenden Organe haben die Fähigkeit, bestimmte Fermente zu bilden, sie betätigen sie aber nur, wenn die Notwendigkeit dazu besteht.

β-**(h)-Fructosidase.** Wie schon oben angeführt wurde, kann der Rohrzucker wahrscheinlich sowohl durch α-Glucosidase als auch durch β-(h)-Fructosidase gespalten werden. Die als Ferment der Rohrzuckerspaltung in der Hefe vorkommende „*Saccharase*" *(Invertase, Invertin)* ist wohl nicht mit der des Darmsaftes identisch. Wahrscheinlich wird die Rohrzuckerspaltung durch Darmsaft nicht von Fructosidase, sondern von

Glucosidase bewirkt; der Darmsaft enthält also keine eigentliche „Saccharase“. Dagegen ist die Saccharase der Hefe und sind ebenso die anderen Saccharasen pflanzlicher Herkunft β-(h)-Fructosidase. Im Pferdeserum ist auch die β-(h)-Fructosidase aufgefunden worden; es ist anzunehmen, daß ihr Auftreten alimentär bedingt ist.

3. Amidasen.

α) Urease.

Sie ist das Ferment der Harnstoffspaltung und zerlegt wahrscheinlich nach

$$O = C\langle{}^{NH_2}_{NH_2} + H_2O \xrightarrow{\text{Urease}} O = C\langle{}^{NH_2}_{OH} + NH_3; \quad CO_2 + NH_3$$

$$2\,NH_3 + CO_2 + H_2O \longrightarrow (NH_4)_2CO_3$$

Harnstoff in Ammoniak und Carbaminsäure. Diese zerfällt dann spontan weiter in Kohlendioxyd und Ammoniak, die sich unter Wasseraufnahme zu Ammoniumcarbonat vereinigen. Die Urease ist in Leguminosensamen (Sojabohne), niederen Pilzen und in Bakterien weit verbreitet. Sie wurde aber auch in der Magenschleimhaut und in tierischen Organen in geringer Menge aufgefunden. Sie hat jedoch für den tierischen Stoffwechsel kaum Bedeutung, da der Harnstoff als Stoffwechselendprodukt ausgeschieden wird, sein Abbau also keineswegs im biologischen Interesse liegt. Urease kann zwar aus Kohlendioxyd und Ammoniak auch Harnstoff bilden, aber im Tierkörper vollzieht sich die Harnstoffbildung auf ganz anderen Wegen (s. S. 376). Die Urease ist für die Pflanze wahrscheinlich ein Stoffwechselferment. Diese bildet beim Eiweißabbau Harnstoff, kann ihn aber nicht ausscheiden. Durch die Wirkung der Urease wird das im Harnstoff gebundene Ammoniak dem pflanzlichen Organismus wieder zur Verfügung gestellt.

Die Urease war das erste Ferment, das als krystallisierter Eiweißkörper gewonnen wurde. Sie hat ein Molekulargewicht von 483000. Für die Aktivität ist die Anwesenheit von —SH-Gruppen im Fermentmolekül notwendig. Das ph-Optimum liegt bei 7,3—7,5. Von großer praktischer Bedeutung ist die Anwendung zur Bestimmung des Harnstoffs.

β) Arginase.

Sie findet sich im Tierkörper in großen Mengen in der Leber (KOSSEL und DAKIN), außerdem in der Niere und in einigen anderen Organen. Ihre Wirkung ist streng spezifisch auf die Aminosäure Arginin gerichtet, die unter Aufnahme von Wasser in Ornithin und Harnstoff gespalten wird. Das ph-Optimum liegt bei 9,3—9,5. Die Wirkung der Arginase ist an die Gegenwart von Mangan gebunden.

Die Arginase ist ein außerordentlich wichtiges Stoffwechselferment, da sich wie S. 376 beschrieben wird, die Harnstoffbildung im Tierkörper unter ihrer Mitwirkung vollziehen kann. Wahrscheinlich kommt ihr auch bei den Wachstumsvorgängen eine bedeutungsvolle Rolle zu, da die Proteine der Zellkerne, die Protamine und Histone, besonders argininreich sind. EDLBACHER fand auch in wachsendem Gewebe Arginase in höheren Konzentrationen (s. S. 383).

$$\text{l-Arginin} + H_2O \longrightarrow \text{Harnstoff} + \text{l-Ornithin}$$

γ) Asparaginase und Histidase.

Dies sind zwei weitere auf die Desamidierung bestimmter Aminosäuren spezifisch eingestellte Fermente.

Asparaginase kommt in Pflanzen, Hefen und Bakterien, aber auch im tierischen Organismus vor und wandelt Asparagin unter Ammoniakabspaltung in Asparaginsäure um:

$$\text{l-Asparagin} + H_2O \longrightarrow \text{l-Asparaginsäure} + NH_3$$

Histidase findet sich in der Leber der Wirbeltiere. Ihre Wirkung besteht in der Öffnung des Imidazolringes im Histidin unter Abspaltung eines N-Atoms als Ammoniak. Das zurückbleibende Spaltprodukt ist wenig beständig und zerfällt nach vorheriger Umlagerung spontan in Glutaminsäure, Ammoniak und Ameisensäure (EDLBACHER).

$$\text{Histidin} \xrightarrow[\text{(Histidase)} \; + 2 H_2O]{} \text{prim. Spaltprodukt} \xrightarrow{(+ NH_3)} \text{Umlagerungsprodukt} \xrightarrow{+ 2 H_2O} \text{l-Glutaminsäure} + NH_3 + HCOOH$$

δ) Hippurase *(Histocym)*.

Dies Ferment kommt vor allem in der Niere vor. Es katalysiert die Bildung von Hippursäure aus Benzoesäure und Glykokoll und einige weitere Reaktionen ähnlicher Art:

$$CO\,OH + NH_2 \cdot CH_2 \cdot CO\,OH \qquad CO{-}NH \cdot CH_2 \cdot CO\,OH + H_2O$$

Benzoesäure   Glykokoll   Hippursäure

In ganz entsprechender Weise entsteht aus Phenylessigsäure und Glykokoll die *Phenacetursäure*. Im Vogelorganismus vereinigt sich Ornithin mit zwei Molekülen Benzoesäure zur *Ornithursäure*.

$$CH_2 \cdot CO{-}NH \cdot CH_2 \cdot CO\,OH \qquad CO{-}NH \cdot CH_2 \cdot CH_2 \cdot CH_2 \cdot CH \cdot NH{-}CO$$

Phenacetursäure   Ornithursäure

Das Histozym zerlegt jedoch auch Hippursäure und ihr nahe verwandte Verbindungen; es spaltet weiterhin Verbindungen von Aminosäuren und Peptiden mit anderen Säuren. Man hat diese Wirkung, die sich in vielen Organen findet, auf besondere Fermente, die *Acylasen*, zurückgeführt. Diese sind aber wahrscheinlich mit Carboxypeptidasen (s. S. 275) identisch.

ε) Purindesaminasen.

Die in den Nucleinstoffen enthaltenen Purine werden bei ihrem Abbau im Stoffwechsel zum größten Teil oxydativ in Harnsäure umgewandelt und in dieser Form ausgeschieden (s. S. 385f.). Da die im Körper primär vorkommenden Purinnucleotide und -nucleoside Adenin- und Guaninverbindungen sind, muß ihrer Oxydation die Desaminierung vorhergehen. Die für die Desaminierung verantwortlichen Fermente werden als Purindesamidasen bezeichnet. Sie wandeln also die Derivate des Adenins in solche des Hypoxanthins, die des Guanins in solche des Xanthins um (s. die Formeln S. 90). Die freien Basen Adenin und Guanin kommen im Körper höchstens in ganz geringen Mengen vor, und freies Adenin kann im Organismus im Gegensatz zum freien Guanin überhaupt nicht desaminiert werden. Die Desaminierung der Purinderivate erfolgt vielmehr überwiegend — die der Adeninderivate überhaupt ausschließlich — auf der Nucleosid- oder Nucleotidstufe, also vor der Abspaltung der Phosphorsäure bzw. der Pentose. Bei der Desaminierung der Adeninderivate sind zu unterscheiden eine *Adenosindesaminase* und eine *Adenylsäuredesaminase* (SCHMIDT) (s. S. 388). Die erstere wandelt Adenosin in das entsprechende Oxyderivat Hypoxanthosin um, die zweite die Muskeladenylsäure in Inosinsäure, während die Hefeadenylsäure nicht angegriffen wird. Die beiden Fermente sind also in ihrer Wirkung streng spezifisch. Auch für die Spaltung der Guaninderivate sind zwei Fermente bekannt, von denen die *Guanase* Guanin und vielleicht auch das Nucleosid Guanosin, die *Guanylsäuredesaminase* nur Guanylsäure desaminiert (SCHMIDT).

4. Proteasen.

Als Proteasen bezeichnet man alle Fermente, die an der Aufspaltung der Eiweißkörper bis zur Aminosäurestufe beteiligt sind. Ihre Wirkung ist vollkommen einheitlich, sie spalten die Peptidbindung unter Freisetzung je einer —COOH- und einer —NH₂-Gruppe:

$$H_2N \cdot R \cdot CO \cdot NH \cdot R_1 \cdot COOH + H_2O \xrightarrow{\text{Protease}} H_2N \cdot R \cdot COOH + NH_2 \cdot R_1 \cdot COOH$$

Das Verhältnis der entstehenden Carboxyl- und Aminogruppen sollte also stets gleich 1 sein. Es wird auch experimentell immer in dieser Größenordnung gefunden (s. Tabelle 48, S. 278). Daß gelegentlich die Zahl der bestimmbaren sauren Gruppen die der alkalischen übersteigt, erklärt sich vielleicht daraus, daß im Eiweißmolekül außer den gewöhnlichen Peptidbindungen auch Bindungen zwischen einer Carboxylgruppe und der Iminogruppe des Prolinringes vorkommen. Bei Aufspaltung dieser Bindungen wird nur die Carboxylgruppe frei, die Iminogruppe des Prolins entzieht sich der Bestimmung der basischen Gruppen.

Der Abbau der Eiweißkörper ist eine der wichtigsten Verdauungsleistungen des tierischen und des menschlichen Organismus. Er wird bewirkt durch Fermente, die im Magen-, Pankreas- und Darmsaft enthalten sind und als *Pepsin, Trypsin* und *Erepsin* bezeichnet werden. Die fermentchemische Analyse hat gelehrt, daß die beiden letztgenannten Fermente, wahrscheinlich aber auch das Pepsin, keine einheitlichen Fermente, sondern Fermentgemische sind, aus denen sich eine Reihe von verschiedenen Fermenten mit ganz charakteristischer Wirkung abtrennen läßt. Die prinzipielle Wirkung aller dieser Fermente ist, wie schon gesagt, völlig identisch, nämlich Aufspaltung der Peptidbindung; die Unterschiede betreffen die Wirkungsbedingungen, die Größe und in gewissem Umfange auch die Konstitution der verschiedenen Substrate sowie die Art der Verankerung des Fermentes an sein Substrat, also die Natur der Enzym-Substrat-Zwischenverbindung.

Von den *Wirkungsbedingungen* sollen nur die verschiedenen ph-Optima sowie die Aktivierung durch verschiedene natürlich vorkommende oder künstlich zugefügte Aktivatoren erwähnt werden. Die Abhängigkeit von der *Art des Substrates* geht daraus hervor, daß manche Proteasen *nur* hochmolekulare Eiweißkörper spalten, man bezeichnet sie als *Proteinasen,* während andere Proteasen, die *Peptidasen,* nur auf Peptide einwirken. Bei ihnen sind drei Typen zu unterscheiden: *Aminopeptidasen, Carboxypeptidasen* und *Dipeptidasen.* Die Aminopeptidasen verlangen das Vorhandensein einer freien Aminogruppe neben der zu spaltenden Peptidbindung, die Carboxypeptidasen eine freie Carboxylgruppe, die Dipeptidasen beides, sie spalten daher nur Dipeptide. Besondere Fermente sind weiterhin erforderlich für die Spaltung von Protaminen, die *Protaminasen,* und für die prolinhaltigen Peptide, die *Prolinase* und die *Prolidase.* In der Tabelle 44 sind die Haupttypen der Proteasen kurz zusammengestellt.

Tabelle 44. Haupttypen der Proteasen.

Proteinasen	Peptidasen
Pepsin (ph-Optimum etwa 2)	Dipeptidase
Papain (ph-Optimum etwa 4—7)	Aminopeptidase
Kathepsin (ph-Optimum etwa 4—7)	Carboxypeptidase
Trypsin (ph-Optimum etwa 8)	Protaminase
	Prolinase
	Prolidase

Das *Papain* ist ein pflanzliches Ferment; es ähnelt in seinen Eigenschaften dem *Kathepsin,* das in allen tierischen Organen und anscheinend auch im Magensaft vorkommt. Das Kathepsin ist nicht einheitlich, sondern enthält eine Carboxypeptidase mit einem ähnlichen ph-Optimum wie das Kathepsin selber. Das Kathepsin ist wahrscheinlich das Ferment des Eiweißumsatzes in den Zellen; auch die Autolyse, die Selbstverdauung der Organe nach dem Tode, beruht auf seiner Wirkung.

Die katheptischen Fermente werden durch Blausäure, Schwefelwasserstoff, Cystein und reduziertes Glutathion aktiviert. Die Erklärung dafür ist wahrscheinlich folgende: Zur Wirksamkeit der katheptischen Fermente ist die Anwesenheit freier SH-Gruppen notwendig, ihre Umwandlung in -SS-Gruppen nach

$$2 \text{ Ferment-SH} \xrightarrow{-2\text{H}} \text{Ferment-S—S-Ferment}$$

macht diese Enzyme unwirksam. Setzt man zu einem in dieser Weise inaktivierten Papain die oben erwähnten Stoffe, die SH-Gruppen enthalten, hinzu, so wird das Ferment nach

$$\text{Ferment-S—S-Ferment} + 2\text{RSH} \longrightarrow 2\text{Ferment-SH} + \text{RS—SR}$$

aktiviert (BERSIN).

Das *Trypsin* ist ein Gemisch von zahlreichen Fermenten, die zum Teil zur vollen Entfaltung ihrer Wirksamkeit der Aktivierung bedürfen (s. S. 280). Das gilt vor allem für seine eiweißspaltende Komponente, die ohne Aktivierung überhaupt unwirksam ist. Auch das *Erepsin* ist ein Gemisch verschiedener Fermente; selbst die einheitliche Natur des *Pepsins* wird neuerdings angezweifelt.

Die Spezifität der verschiedenen Proteasen hat sich besonders durch Untersuchungen an synthetischen Substraten weitgehend klären lassen. Für die Erkenntnis der Wirkungsart der eigentlichen Prokinasen war bedeutungsvoll, daß sich niedere synthetische Peptide auffinden ließen, die ebenso wie Proteine selber durch Proteinasen gespalten werden können. Die wesentlichsten Ergebnisse dieser Untersuchungen sind in Tabelle 45 zusammengestellt. Es ist bemerkenswert, daß verschiedene pflanzliche und tierische Gewebe außer den Peptidasen für die Spaltung der aus den

Tabelle 45. Einteilung und Substratspezifität der Proteasen (nach KRAUT).

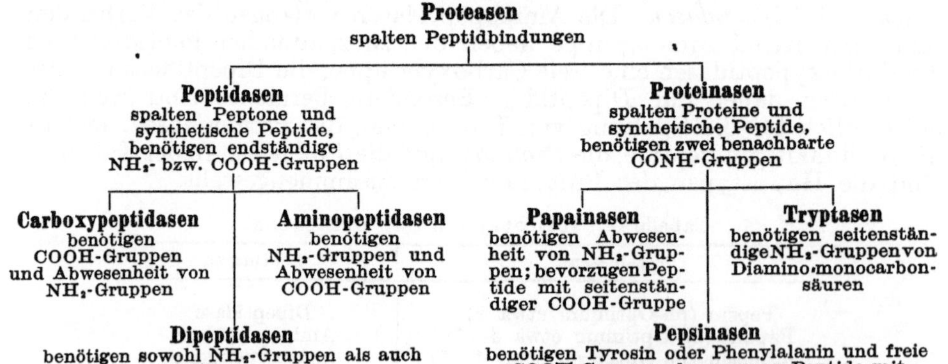

natürlichen l-Aminosäuren aufgebauten l-Peptide *(l-Peptidasen)* auch *d-Peptidasen* für die Spaltung von d-Peptiden enthalten.

Die verschiedenen Proteasen werden durch bestimmte Stoffe in charakteristischer Weise aktiviert oder gehemmt (s. Tabelle 46). Die Wirkung der Aktivierung besteht entweder darin, daß sie die Wirkung eines Fermentes überhaupt erst ermöglicht (z. B. Trypsin) oder seinen Spezifitätsbereich erweitert (z. B. katheptische Fermente, s. auch Tabelle 50, S. 281).

Tabelle 46. Aktivierung und Hemmung der Proteasen.

Ferment	aktiviert durch	gehemmt durch
Pepsin	—	—
Papain.		
Kathepsin	HCN, H_2S, Glutathion	—
katheptische Carboxypeptidase		
Trypsin	Enterokinase	HCN, H_2S, Glutathion
tryptische Carboxypeptidase		
Aminopolypeptidase	—	HCN, H_2S
Dipeptidase		

Bei der Aktivierung des Trypsins handelt es sich um eine katalytische Wirkung der Enterokinase auf die unwirksame Vorstufe Trypsinogen (s. S. 281).

Papain und Kathepsin sind immer von einem Aktivator begleitet *(Phytokinase* bzw. *Zookinase)*, die Zookinase ist nach WALDSCHMIDT-LEITZ Glutathion, die Phytokinase nach GRASSMANN ein überwiegend aus Glutaminsäure und Cystein bestehendes Peptid, das vielleicht noch geringe Mengen Glykokoll enthält. Da Glutathion nach dem oben Gesagten nur in der Sulfhydrylform (SH-) wirksam ist und ihm wegen des Wechsels zwischen reduzierter und oxydierter Form eine Beteiligung an den Atmungsvorgängen in der Zelle zugeschrieben wird (s. S. 302), liegt es nahe, eine Verknüpfung zwischen dem Eiweißabbau und der Atmung der Zelle anzunehmen. In der gut atmenden Zelle, in der das Glutathion in der $R \cdot S — S \cdot R$-Form enthalten ist, findet nur eine sehr geringe Proteolyse statt; geht bei sinkender Sauerstoffversorgung das Glutathion mehr und mehr in die reduzierte Form über, so kommt die Proteolyse in Gang. Die Zelle, die ihren Energiebedarf nicht mehr durch oxydative Prozesse decken kann, geht zur Energielieferung durch hydrolytische Vorgänge über.

Im Verdauungskanal, in Geweben und Organen, aber auch in einzelnen Zellarten wie Leukozyten oder Hefezellen kommt immer ein ganzes proteolytisches System vor, dessen Zusammensetzung aus Tabelle 47 ersichtlich ist.

Tabelle 47. Proteolytische Systeme.

Ferment	Tierischer Verdauungskanal	Tierische Organe und Gewebe	Leuko-cyten	Hefe-zelle
Proteinasen				
Pepsintyp	Magensaft	—	—	—
Kathepsintyp	—	+	+	+
Trypsintyp	Pankreassaft	+	+	—
Peptidasen				
Protaminase	Pankreassaft	—	—	—
katheptische Carboxypeptidase	—	+	+	—
tryptische Carboxypeptidase	Pankreassaft	+	+	—
Aminopeptidase	Darm- und Pankreassaft	+	+	+
Dipeptidase	„ „ „	+	+	+
Prolinase	„ „ „	+	—	—

Die Spezifitätsverhältnisse der einzelnen Proteasen gibt die Tabelle 48 in groben Zügen wieder. Man beachte, daß die Gerüsteiweiße (Keratine) überhaupt nicht fermentativ spaltbar sind.

Tabelle 48. Spezifität der Proteasen.

Ferment	Substrate				
	Keratin	genuine Proteine	Protamine	Polypeptide	Dipeptide
Pepsin	—	+	—	—	—
Trypsinkinase. . . .	—	+	+	—	—
Papain, aktiviert . .	—	+	+	—	—
Protaminasen	—	—	+	—	—
Carboxypeptidase . .	—	—	—	+	—
Aminopeptidase . . .	—	—	—	+	—
Dipeptidasen	—	—	—	—	+

Die Wirkung der verschiedenen Proteinasen auf die gleichen Eiweißkörper ist nicht die gleiche. So entstehen durch Pepsin aus Eiweiß fast nur Peptide (s. S. 279), durch Trypsinkinase daneben größere Mengen von freien Aminosäuren.

Läßt man nacheinander verschiedene Proteasen auf den gleichen Eiweißkörper einwirken, so ist unabhängig von der Aufeinanderfolge der Fermentwirkungen die Gesamtspaltung die gleiche, aber die auf das einzelne Ferment entfallende Wirkung gelegentlich von der Reihenfolge der Einwirkung abhängig. Tabelle 49 zeigt dies für die Kombination von Pepsin, Trypsin und Erepsin. Die Gesamtspaltung beträgt in allen Fällen etwa 95%. Davon entfallen auf das Pepsin 10%, in den beiden ersten Versuchen auf Trypsin und Trypsinkinase etwa 50% und auf Erepsin etwa 35%; im letzten Versuch auf Erepsin aber 55%, dafür ist die Trypsinwirkung entsprechend geringer, sie wird vom Erepsin übernommen. (In diesen älteren Versuchen war das „Trypsin“ noch nicht völlig von anderen Pankreasfermenten gereinigt. Reines inaktiviertes Trypsin ist ganz unwirksam, s. S. 281.) Nach Abschluß der ersten Erepsinwirkung ist die Trypsinkinase noch wirksam und durch ihre Wirkung entsteht neues Substrat für eine zweite Erepsinwirkung. Deshalb muß man schließen, daß jedes der einzelnen Fermente andere Peptidbindungen spaltet.

Tabelle 49. Eiweißspaltung durch verschiedene Proteasen (nach WALDSCHMIDT-LEITZ).

Ferment	Zuwachs an		Leistung %
	−COOH	−NH₂	
	in ccm n/10-Lösung		
Pepsin	0,75	0,76	10
Trypsinkinase .	3,45	3,50	49
Darmerepsin . .	2,47	2,34	35
	6,67	6,60	94
Pepsin	0,75	0,76	10
Trypsin	0,76	0,75	10
Trypsinkinase .	2,75	2,75	39
Darmerepsin . .	2,47	2,37	35
	6,73	6,63	94
Pepsin	0,70	0,73	10
Darmerepsin . .	1,42	1,65	20
Trypsinkinase .	2,12	2,07	30
Darmerepsin . .	2,45	2,57	35
	6,69	7,02	95

Bei der Vereinigung von Aminosäuren zu einem Peptid bleibt an dem einen Ende eine freie Amino-, am anderen eine freie Carboxylgruppe, z. B.:

$$H_2N \cdot CH \cdot CO-NH \cdot CH \cdot CO \cdots \cdots NH \cdot CH \cdot COOH$$
$$\qquad\quad |||$$
$$\qquad\quad R_1R_2\cdot R_x$$

Versuche an Polypeptiden, bei denen künstlich an die endständigen Carboxyl- oder Aminogruppen irgendwelche anderen Reste angelagert wurden, haben ergeben, daß sie nur dann gespalten werden, wenn die eine dieser

Gruppen frei geblieben ist. Substituiert man die Aminogruppe durch einen Säurerest, so wird das Polypeptid nur noch durch die Carboxypeptidase gespalten, anderseits ist nach Besetzung (Veresterung, Amidbildung) oder nach Abspaltung der Säuregruppe nur noch Aminopeptidase wirksam. Wird die endständige Aminogruppe durch Prolin ersetzt, so ist das Peptid nur noch durch Prolinase spaltbar. Die Aminopeptidase spaltet die am Aminoende der Kette stehende Aminosäure ab, die Carboxypeptidase die am Carboxylende befindliche; die Prolinase setzt das Prolin in Freiheit. Es bietet die fermentchemische Untersuchung also die wertvolle Möglichkeit, die Reihenfolge von Aminosäuren in einer Peptidkette zu bestimmen.

Nähere Untersuchungen haben ferner ergeben, daß die Fermente für die Spaltung der Peptidbindung außer der Amino- oder der Carboxylgruppe noch eine zweite Haftstelle am Substratmolekül nötig haben. Bei der Spaltung der Polypeptide lagert sich das Ferment wahrscheinlich außer an die für seine Wirkung charakteristische Gruppe an den Stickstoff der zu spaltenden Peptidbindung selber an.

α) Pepsin.

Das Pepsin ist das eiweißspaltende Ferment des Magensaftes. Das Optimum seiner Wirkung liegt zwischen ph 1,5 und 2 und ist vom isoelektrischen Punkt des zu verdauenden Eiweißes abhängig. Es scheint bei der Reaktion zu liegen, bei der das betreffende Protein maximal als Kation ionisiert ist. Die stark saure Reaktion wird durch die ebenfalls von den Magendrüsen produzierte Salzsäure hergestellt (s. S. 315). Die Wirkung des Pepsins ist keine sehr weitgehende (s. Tabelle 49), nur etwa $^1/_{10}$ der Peptidbindungen werden gelöst. Die entstehenden, wasserlöslichen Spaltstücke sind die noch recht hoch molekularen Peptone (s. S. 70). Das Pepsin wurde bereits 1836 von SCHWANN entdeckt und ist damit eines der am längsten bekannten Fermente. Vor einigen Jahren ist es als krystallisierter Eiweißkörper erhalten worden (s. S. 251). Das Molekulargewicht beträgt etwa 34 000. Dieses Protein enthält nur sehr wenig basische Aminosäuren, sein I.P. liegt darum auch mit einem ph von 2,85 weit im sauren Gebiet. Die krystallisierten Präparate sind zwar noch wirksam, wenn in 1 ccm Reaktionsgemisch nur ein Millionstel Gramm Eiweißstickstoff enthalten ist, aber es gibt noch wirksamere amorphe Präparate (s. S. 251). Dies ist verständlich, weil das krystallisierte Pepsin noch wechselnde Mengen von Nicht-Eiweiß-Stickstoff enthält.

Das Pepsin kommt in der Magenschleimhaut in einer inaktiven Vorstufe, dem *Propepsin* vor. Dieses unterscheidet sich vom Pepsin, das in alkalischer Lösung irreversibel geschädigt wird, durch seine Alkalistabilität. Die Aktivierung des Propepsins, die irreversibel ist, erfolgt durch saure Reaktion, bei ph 5 ziemlich langsam, bei ph 1 dagegen sofort. Es geht dabei in Pepsin über, da es in der gleichen Form krystallisiert wie das aus aktivem, amorphem Pepsin erhaltene krystallisierte Ferment. Auch durch Behandlung mit Pepsin kann das Pepsinogen in Pepsin umgewandelt werden (NORTHROP).

Wie schon oben angedeutet, besteht die Wirkung des Pepsins im wesentlichen in der Zerlegung des Eiweißmoleküls in hochmolekulare Peptide (Peptone). Daneben wurde aber auch die Abspaltung von freiem Tyrosin gefunden. Durch Versuche an synthetisch gewonnenen niedermolekularen Peptiden konnten FRUTON und BERGMANN zeigen, daß die Wirkung des Pepsins nicht auf zentrale Peptidbindungen beschränkt ist, sondern daß auch endständige Bindungen zerlegt werden können. Besonders gut spaltbar sind Peptide, die Glutaminsäure und Tyrosin enthalten. Das Optimum für diese Spaltungen liegt bei ph 4.

β) Labferment *(Chymosin)*.

Außer seiner eiweißverdauenden Wirkung, durch die wasserunlösliche Eiweißkörper in lösliche hochmolekulare Spaltprodukte zerlegt werden,

hat Magensaft auch eine Labwirkung; er bringt den typischen Eiweißkörper der Milch, das Casein, zur Gerinnung. Der Mechanismus dieser
Umwandlung ist ebenso strittig, wie die Existenz eines besonderen Labfermentes neben dem Pepsin lange zweifelhaft gewesen ist (s. S. 316).
Bisher ist auch nur für den 4. Magen des Kalbes das Vorkommen eines
vom Pepsin verschiedenen Chymosins erwiesen (KLEINER und TAUBER).
Im Magen anderer Tiere und des Menschen ist sein Vorkommen nicht
einmal wahrscheinlich. Auch die übrigen Proteinasen wie Pepsin (auch
das krystallisierte), Papain und Trypsin haben eine Labwirkung. Die
Labgerinnung der Milch hat ein ph-Optimum bei 6—7.

γ) Kathepsin.

Die katheptischen Proteinasen (WILLSTÄTTER): Kathepsin, Papain und
andere pflanzliche Proteinasen, sind zelleigene Fermente, also *Gewebsproteasen*. Allerdings wurde neuerdings auch das Vorkommen von Kathepsin
im Magensaft wahrscheinlich gemacht. Das Kathepsin hat ein ph-Optimum
bei 4—5 und wirkt nur auf Eiweißkörper im isoelektrischen Zustand. Seine
Aktivierung durch Glutathion und andere Stoffe ist bereits erwähnt worden
(s. Tab. 46). Eine Aktivierung ist auch durch Ascorbinsäure (Vitamin C)
möglich, dazu ist aber die Mitbeteiligung von Eisen erforderlich.

Mit dem Kathepsin kommt gewöhnlich eine Carboxypeptidase vergesellschaftet vor, die die gleichen Aktivierungsbedingungen und das
gleiche ph-Optimum hat wie das Kathepsin selbst.

δ) Proteasen des Pankreas und des Darmes.

Trypsin. Die eiweißspaltende Wirkung des Pankreassaftes wurde 1857
von L. CORVISART entdeckt. Das Ferment, auf das man sie zurückführt,
bezeichnete man als Trypsin. Durch die Untersuchungen von WALD
SCHMIDT-LEITZ ist aber gezeigt worden, daß die Pankreasprotease nicht
einheitlich, sondern ein Gemisch einer größeren Zahl von Einzelfermenten
mit ziemlich begrenztem Wirkungsbereich ist. Das Prinzip des Trennungsganges dieser Fermente geht aus dem folgenden Schema hervor.

Der rohe Fermentextrakt wird zunächst in zwei Fraktionen aufgeteilt, die als „Pankreastrypsin" und „Pankreaserepsin" bezeichnet
werden. Die *Trypsinfraktion enthält außer der Proteinase und der Carboxypeptidase noch eine Protaminase*, die *Erepsinfraktion besteht aus
Aminopeptidase, Dipeptidase und aus Prolinase*. Es ist wahrscheinlich, daß einzelne dieser Fermente selbst auch wieder Gemische aus
mehreren Fermenten mit ähnlicher Wirkung sind. Die Spezifität der

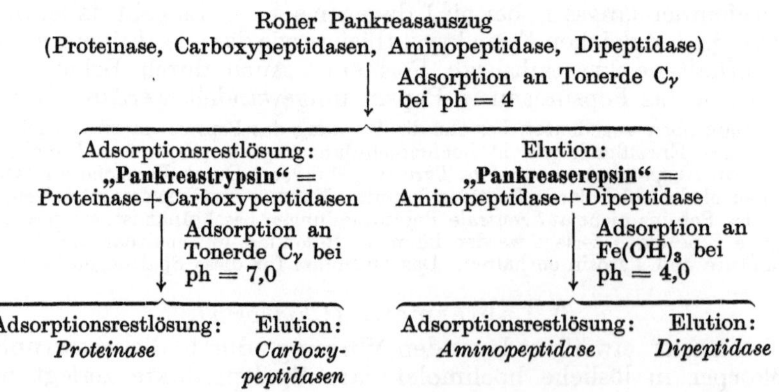

Tabelle 50. Spezifität der verschiedenen Pankreasproteasen.

Substrat	Proli-nase	Dipep-tidase	Carboxy-peptidase		Prota-minase	Proteinase (,,Trypsin")	
			ohne	mit		ohne	mit
			Aktivierung durch Enterokinase			Aktivierung durch Enterokinase	
Prolyl-glycin	+	—	—	—	—	—	—
Prolyl-glycyl-glycin	+	—	—	—	—	—	—
Glutaminyl-tyrosin	—	+	+	+	—	—	—
Andere Dipeptide	—	+	—	—	—	—	—
Leucyl-glycyl-tyrosin	—	—	+	++	?	—	—
Peptone	—	—	+	++	—	—	—
Clupein	—	—	—	—	+	—	+
Histone	—	—	—	—	—	—	+
Fibrin, Edestin, Gliadin, Gelatine, Casein, Albumin, Globulin . . .	—	—	—	—	—	—	+

verschiedenen Pankreasproteasen ist an einer sehr großen Zahl von künstlich hergestellten Peptiden genau bekannter Konstitution geprüft worden. Einige der Ergebnisse sind in Tabelle 50 zusammengestellt. Für die Spaltbarkeit ist im allgemeinen Voraussetzung, daß die das Peptid aufbauenden Aminosäuren die natürlich vorkommende l-Form aufweisen. An den Ergebnissen ist besonders bemerkenswert, daß die eigentliche Proteinase ohne Aktivierung völlig unwirksam ist. Die früheren Angaben, daß das Trypsin im Gegensatz zum Pepsin außer genuinen Eiweißkörpern auch höhere und niedere Peptide spaltet, beruhen darauf, daß das ,,Trypsin" ein Fermentgemisch ist. Es hat sich aber der Name ,,Trypsin" zur Bezeichnung der Proteinasewirkung erhalten. Ebenso wie das Trypsin ist auch die tryptische Carboxypeptidase aktivierbar.

Das Trypsin wird von der Pankreasdrüse in inaktiver Form, als *Trypsinogen* abgegeben. Seine Aktivierung, d. h. die Umwandlung in wirksames Trypsin kann anscheinend in verschiedener Weise erfolgen. Die wichtigste Aktivierung ist wahrscheinlich die durch *Enterokinase*. Dabei handelt es sich um eine enzymatische Hydrolyse des Trypsinogens. Auch die Enterokinase entsteht in einer inaktiven Form im Pankreas; sie wird in der Darmschleimhaut in die aktive Form umgewandelt. Die zweite Form der Aktivierung des Trypsinogens ist die *autokatalytische Umwandlung* in aktives Trypsin durch geringste Trypsinmengen. Diese Autokatalyse wird durch Ammonsulfat und Magnesiumsulfat beschleunigt. Drittens kann aktives Trypsin aus einer inaktiven Verbindung des Trypsins mit einem Hemmungskörper, der *Trypsin-Inhibitor-Verbindung*, entstehen. Unter geeigneten Bedingungen zerfällt diese in aktives Trypsin und den Inhibitor, ein niedermolekulares Polypeptid (NORTHROP).

Trypsin ist als krystallisiertes Protein mit einem Molekulargewicht von etwa 34000 gewonnen worden. Es hat in dieser Form lediglich die Wirkung der Proteinase und spaltet keinerlei Peptide. Das krystallisierte Trypsin ist schon voll aktiv, braucht also durch Enterokinase nicht mehr aktiviert zu werden. Auch inaktives *Trypsinogen* ist in krystallisierter Form isoliert worden. Die Verschiedenheit von Trypsin und Trypsinogen zeigt sich auch in der verschiedenen Krystallform (Abb. 59 und 60).

Neben dem Trypsin konnte aus Pankreasextrakten die inaktive Vorstufe eines weiteren tryptisch wirkenden Fermentes, das *Chymotrypsinogen*, erhalten werden. Seine Aktivierung erfolgt schon durch geringe Mengen von Trypsin, nicht dagegen durch Enterokinase. Das wirksame Ferment wird als *Chymotrypsin* bezeichnet, weil es neben der allgemeinen tryptischen Wirkung eine dem Trypsin fehlende starke Labwirkung hat. Im Gegensatz dazu wirkt Trypsin fördernd auf die Blutgerinnung, Chymotrypsin tut das dagegen nicht (NORTHROP).

Die *Protaminase* begleitet meist die Carboxypolypeptidase. Protamine werden auch von anderen Proteasen gespalten (s. Tabelle 48). Die Besonderheit der Protaminasewirkung liegt in der Abspaltung endständiger Argininreste aus den Protaminen.

Erepsin. Die eiweißspaltende Wirkung des Darmsaftes wurde früher *einem* Ferment Erepsin zugeschrieben (COHNHEIM). Es steht aber heute fest, daß auch das Erepsin ein Fermentgemisch ist, dessen Komponenten ebenso im Pankreassaft wie im Darmsaft vorkommen. Man hat daraus schließen wollen, daß das Darmerepsin gar nicht im Darm selber, sondern im Pankreas entsteht und von der Darmwand vorübergehend gespeichert werden kann. Wahrscheinlich ist diese Ansicht aber ebensowenig richtig

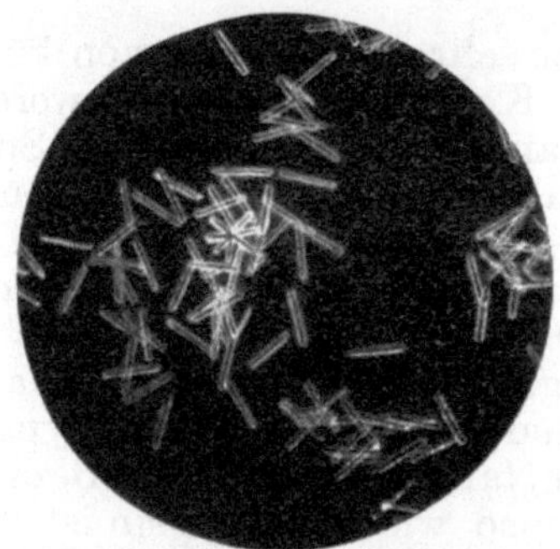

Abb. 59. Krystallisiertes Trypsin.
(Nach NORTHROP.)

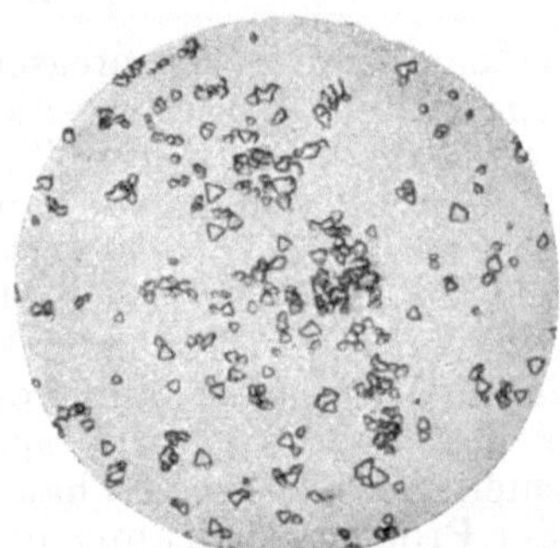

Abb. 60. Krystallisiertes Trypsinogen.
(Nach NORTHROP.)

wie die Annahme, daß auch die Enterokinase ausschließlich im Pankreas entsteht. Das Darmerepsin unterscheidet sich vom Pankreaserepsin nur durch das Mischungsverhältnis der drei Komponenten Aminopeptidase, Dipeptidase und Prolinase. Die *Prolinase* (GRASSMANN) spaltet Peptide mit endständigem Prolinstickstoff, also Substrate, die analog dem Prolylglycin gebaut sind.

$$H_2C\!-\!\!-\!CH_2$$
$$H_2C \quad CH\cdot CO\!-\!NH\cdot CH_2\cdot COOH \qquad H_2C \quad CH\cdot COOH$$
$$NH \qquad\qquad\qquad N\!-\!\!-\!CO\cdot CH_2\cdot NH_2$$

Prolylrest   Glycinrest   Prolinrest   Glycylrest

Prolylglycin   **Glycylprolin**

Von der Prolinase verschieden ist eine ebenfalls im Darmerepsin enthaltene *Prolidase*, die gleichfalls Prolinpeptide spaltet, aber solche, in denen die Iminogruppe des Prolins mit der Carboxylgruppe einer anderen Aminosäure durch Peptidbindung vereinigt ist, wie z. B. im Glycylprolin.

Alle die verschiedenen Proteasen des Pankreas und des Darmes haben ihr ph-Optimum auf der alkalischen Seite des Neutralpunktes, etwa zwischen ph 7 und 9.

ε) Dehydropeptidase.

Ein peptidspaltendes Ferment mit einem neuartigen Spezifitätsbereich ist von BERG-MANN in der Niere aufgefunden worden. Es spaltet nur Peptide, die bereits dehydriert sind. So wird z. B. Glycyl-dehydrophenyl-alanin nach

$$H_2N \cdot CH_2 \cdot CO - N = C \cdot COOH + 2 H_2O \qquad\qquad H_2N \cdot CH_2 \cdot COOH + NH_3 + O = C \cdot COOH$$

in Glykokoll, Ammoniak und Phenylbrenztraubensäure gespalten. Die Aufspaltung der Peptidbindung geht also einher mit der Desaminierung der dehydrierten Aminosäure des Peptids. Wie weit der Mechanismus dieser Reaktion für die Peptidspaltung oder für die Desaminierung der Aminosäuren Bedeutung hat, ist vorläufig noch nicht bekannt.

c) Desmolasen und biologische Oxydation.

Der Wirkung der im vorangehenden Kapitel besprochenen Hydrolasen ist gemeinsam die Aufspaltung bzw. die Synthese ihrer Substrate unter Aufnahme bzw. unter Abgabe von Wasser. Bei allen hydrolytischen Spaltungen ist, gemessen am Energiegehalt des Substrates, nur ein ganz geringfügiger Energiegewinn zu verzeichnen. Die Nutzbarmachung der Hauptmenge der in den Körperbausteinen enthaltenen Energie erfolgt auf einem anderen ebenfalls fermentativ gesteuerten Wege. Die durch diese Fermente bewirkten Abbaureaktionen sind aber nicht hydrolytische Spaltungen, sondern unter Oxydation erfolgende, mit einem tiefgehenden Abbau der Substrate verbundene Auflösungen stabilerer Bindungen. Diese Fermente werden deshalb als *Desmolasen* bezeichnet ($\delta\varepsilon\sigma\mu o\varsigma$ = Band). Während, wie bereits eingehend erörtert, wegen der geringen Energietönung der hydrolytischen Spaltungsprozesse ihre Umkehr durch Synthese in zahlreichen Fällen ohne weiteres möglich ist, ja sehr häufig ein echter Gleichgewichtszustand zwischen Spaltprodukten und Syntheseprodukt experimentell verwirklicht werden kann, ist das nur bei bestimmten desmolytischen Spaltungen der Fall. Theoretisch erscheint natürlich auch eine Reversibilität der desmolytischen Vorgänge nicht als ausgeschlossen, sie könnte aber, da sie oft in hohem Maße energiebindend ist, nur auf Kosten anderer gleichzeitig ablaufender energiefreisetzender Prozesse vor sich gehen. Die Möglichkeit zu solchen Synthesen ist aber offenbar von vornherein schon beschränkt, und sie ist wohl auch für den Körper keineswegs erstrebenswert, weil der eigentliche Sinn der desmolytischen Abbauvorgänge ja gerade in der restlosen Freisetzung des Energiegehaltes der abzubauenden Substanzen liegt. Desmolytische Vorgänge, die nur in der Freisetzung von Wasserstoff aus der zu oxydierenden Substanz bestehen, sind aber in vielen Fällen reversibel. Die Reversibilität solcher Vorgänge nutzt der Organismus offenbar im Verlaufe der Desmolyse aus (s. S. 294f., 299f.).

Die Wirkung der hydrolytischen Fermente vollzieht sich in gleicher Weise im Verdauungskanal und in den Gewebszellen, die desmolytischen Fermente dagegen sind reine Gewebsfermente, ihre Mitwirkung bei den Verdauungsprozessen ist nicht erforderlich.

Die desmolytischen Fermente sind die Werkzeuge der biologischen Oxydation. Durch ihre Mitwirkung vollzieht der Körper den oxydativen Abbau seiner Bausteine und Reservestoffe, sie vermitteln die Reaktion des Sauerstoffs, der dem Organismus durch die Atmung zugeführt wird, mit den zu verbrennenden Stoffen.

1. Mechanismus der chemischen Oxydation.

Die Chemie lehrt, daß die Oxydation einer Substanz in verschiedener Weise erfolgen kann, nämlich:

1. als Aufnahme von Sauerstoff,
2. als Abgabe von Wasserstoff oder *Dehydrierung*,
3. als Abgabe von Elektronen, also durch *Valenzwechsel*.

Ganz besonders ist zu beachten, daß eine Oxydation niemals für sich allein abläuft, sie muß immer gekoppelt sein mit der Reduktion eines anderen Stoffes, der entweder den Sauerstoff für die Oxydation abgibt oder den Wasserstoff bzw. die Elektronen, die bei ihr frei werden, aufnimmt.

1. Die Oxydation als reine Aufnahme von Sauerstoff zeigt sich am klarsten bei der Umwandlung von Metallen in ihre Oxyde z. B.:

$$Cu + O = CuO$$

2. Die Oxydation als Entziehung von Wasserstoff findet sich etwa bei der Oxydation von Schwefelwasserstoff zu Schwefel:

$$H_2S + O = S + H_2O$$

Auch organische Stoffe können durch Dehydrierung oxydiert werden; in dieser Weise entstehen häufig ungesättigte Verbindungen, wie etwa aus Bernsteinsäure die Fumarsäure:

$$COOH \cdot CH_2 \cdot CH_2 \cdot COOH = COOH \cdot CH = CH \cdot COOH + H_2$$

Auch Oxydationen, die scheinbar nicht in dieser Weise erfolgen könnten, werden erklärlich, wenn man die primäre Addition von Wasser an die zu oxydierende Substanz annimmt. So kann ohne Mitwirkung von freiem Sauerstoff ein Aldehyd zur Säure oxydiert werden:

$$R \cdot C\!\!\begin{array}{c} O \\ H \end{array} + H_2O = R \cdot C\!\!\begin{array}{c} OH \\ H \\ OH \end{array} \longrightarrow R \cdot COOH + H_2$$

Aldehyd   Aldehydhydrat   Säure

Der frei werdende Wasserstoff muß dann natürlich von dem Oxydationsmittel oder „*Wasserstoffacceptor*" aufgenommen werden.

3. Die Auffassung der Oxydation (und damit auch der Reduktion) als Valenzwechsel hat eine viel allgemeinere Gültigkeit als die beiden anderen Erscheinungsformen der Oxydation. So läßt sich z. B. die Oxydation von Kupfer zu Kupferoxyd auch in folgender Weise erklären: metallisches Kupfer ist elektrisch neutral, weil die 29 positiven Kernladungen durch 29 Elektronen der Hülle kompensiert werden. Entzieht man der Hülle zwei Elektronen, so entsteht wegen des Überschusses an positiver Kernladung das zweifach positiv geladene Kupferion:

$$Cu - 2e = Cu^{++}$$

Ebenso ist auch die Überführung der Oxydationsstufe eines Metalles in die nächsthöhere als Elektronenabgabe aufzufassen

$$Fe^{++} - e \rightarrow Fe^{+++}$$

und umgekehrt ist die Reduktion gleichbedeutend mit einer Abnahme der positiven Wertigkeit, also mit einer Elektronenaufnahme:

Oxydation = Vermehrung der positiven Ladung durch Elektronenabgabe.
Reduktion = Abnahme der positiven Ladung durch Elektronenaufnahme.

Die Reaktion $Fe^{++} \rightleftharpoons Fe^{+++}$ ist reversibel, und es bildet sich ein von den jeweiligen Oxydationsbedingungen des Milieu abhängiges Verhältnis der oxydierten zur reduzierten Form aus. Ein solches System bezeichnet man als ein „*reversibles Redoxsystem*". Ein Redoxsystem ist also ein Gemisch von zwei Stoffen, die durch reversible Aufnahme oder Abgabe von Elektronen ineinander übergehen können. Die oxydative oder reduktive Kraft eines solchen Systems findet ihren zahlenmäßigen Ausdruck in dem *Redoxpotential.* Dies ist ein Maß für die freie Energie einer Reaktion, zeigt also an, ob sie thermodynamisch möglich ist. Derartige Redoxsysteme spielen bei der biologischen Oxydation eine überaus wichtige Rolle.

Angesichts dieser und vieler anderer Beispiele erscheint es verständlich, daß sich nicht alle Oxydationsvorgänge in gleicher Weise formulieren lassen; man muß vielmehr sagen, daß eine Oxydation stattgefunden hat, wenn das Endprodukt ärmer an Wasserstoff oder an Elektronen bzw. reicher an Sauerstoff geworden ist.

Die Auffassung der Oxydation als Aufnahme von Sauerstoff ist so sinnfällig, daß es verständlich ist, wenn man auch das Wesen der biologischen Oxydation zunächst als Sauerstoffaufnahme zu verstehen suchte und sich bemühte, sie entsprechend zu formulieren. Man ging dabei aus von den sog. *Autooxydationen*, also von Reaktionen, bei denen die zu oxydierende, Substanz ohne weiteres mit dem Sauerstoff der Luft reagiert. Ein besonders einfaches Beispiel bietet die Oxydation des Wasserstoffs durch Sauerstoff unter Bildung von Wasser. Es wurde angenommen, daß sich die beiden Elemente zunächst unter Bildung von Wasserstoffsuperoxyd vereinigen:

$$H\text{—}H + O\text{—}O = HO\text{—}OH$$

und daß sich das Wasserstoffsuperoxyd mit einem zweiten Molekül Wasserstoff zu Wasser umsetzt:

$$HO\text{—}OH + H\text{—}H = 2\,H_2O$$

Erst auf dieser Stufe käme es also zur Lösung der Bindung zwischen den beiden Atomen der Sauerstoffmolekel. Eine ganze Reihe von Oxydationen organischer Substanzen läßt sich auch in dieser Weise erklären. Die Übertragung dieser Vorstellung auf biologische Vorgänge scheitert aber daran, daß die große Mehrzahl der Körperbausteine anders als die autooxydablen Stoffe bei biologischen Temperaturen und ph-Werten eine besonders große Resistenz gegenüber molekularem Sauerstoff auszeichnet.

2. Mechanismus der biologischen Oxydation.

Jeder Versuch die Vorgänge und den Mechanismus der biologischen Oxydation zu erklären, muß an diesem Punkte ansetzen. Von vornherein bieten sich für eine Erklärung zwei Möglichkeiten. Man kann annehmen, daß der bei der Atmung aufgenommene molekulare Sauerstoff, der in leicht dissoziabler Bindung (s. S. 413ff.) an das Hämoglobin dem Gewebe zugeführt wird, aber in dieser Form noch nicht reaktionsfähig ist, durch irgendwelche fermentativen Vorgänge reaktionsfähiger gemacht wird, so daß er nunmehr mit den inerten Körperbausteinen reagieren kann. Die zweite Erklärungsmöglichkeit bietet die Annahme, daß nicht der Sauerstoff, der die Oxydation bewirkt, sondern der Wasserstoff der Substrate durch die Wirkung eines Fermentes reaktionsfähiger wird, so daß er nunmehr mit molekularem Sauerstoff reagieren kann. Diese beiden Theorien sind bereits vor vielen Jahrzehnten von HOPPE-SEYLER bzw. von TRAUBE hartnäckig verfochten worden, und der Streit um sie hat sich bis in die jüngste Zeit fortgesetzt. Dabei ist, worauf O. WARBURG schon frühzeitig aufmerksam gemacht hat, meist übersehen worden, daß die

Oxydationsleistung der sauerstoffatmenden Gewebe sich nicht von den inneren oder äußeren Oberflächenstrukturen der Zellen abtrennen läßt; *die Atmung ist eine Oberflächenkatalyse*: sowohl der Sauerstoff als auch die organischen Moleküle reagieren erst, nachdem sie an die Oberflächen der festen Zellbestandteile gebunden sind. An Oberflächen gebundene Moleküle sind aber reaktionsfähiger als frei bewegliche, *so daß die Zellatmung von vornherein nur als Reaktion zwischen „aktivierten" organischen Molekülen und zwischen „aktiviertem" Sauerstoff aufgefaßt werden kann.* Die weitere Entwicklung hat diese Anschauung weitgehend bestätigt. Sie hat weiterhin gezeigt, daß die Reaktion zwischen Sauerstoff und Wasserstoff sich über eine große Reihe von Zwischenreaktionen vollzieht. Trotzdem ist es für das volle Verständnis der wichtigsten Zusammenhänge notwendig, kurz die Wege zu verfolgen, die die Untersuchung der Zellatmung eingeschlagen hat.

α) Die WIELANDsche Theorie der Dehydrierung.

Die „Aktivierung" des Substratwasserstoffs ist der Inhalt der von WIELAND begründeten „*Dehydrierungstheorie*". Nach WIELAND wird der Wasserstoff des Substrates, der ihm bei der Oxydation entzogen wird, durch besondere Fermente, die *Dehydrasen*, aktiviert und kann nunmehr ohne weiteres auf den im Gewebe angebotenen molekularen Sauerstoff übertragen werden. Der Sauerstoff spielt also bei der Oxydation nur eine passive Rolle, er ist lediglich als Wasserstoffacceptor notwendig. Den Ausgangspunkt dieser Theorie bilden Beobachtungen rein chemischer Natur. Schüttelt man in einer sauerstoffhaltigen Atmosphäre Alkohol mit feinverteiltem Platin, so wird er zum Aldehyd dehydriert; den frei werdenden Wasserstoff nimmt der Sauerstoff auf und bildet Wasser:

$$2\,\text{R} \cdot \text{CH}_2\text{OH} + \text{O}_2 \xrightarrow{\text{(Platin)}} 2\,\text{R} \cdot \text{C}\!\!\begin{array}{c}\nearrow \text{O}\\[-2pt]\searrow \text{H}\end{array} + 2\,\text{H}_2\text{O}$$

Genau der gleiche Oxydationsvorgang kann sich aber unter sonst gleichen Bedingungen auch in Abwesenheit von Sauerstoff abspielen, wenn man dafür sorgt, daß an Stelle des Sauerstoffs ein anderer Wasserstoffacceptor vorhanden ist, der durch den Wasserstoff reduziert wird. Als Wasserstoffacceptoren können eine ganze Reihe von organischen Farbstoffen dienen, die bei der Reduktion in ihre *Leukoform* übergehen, d. h. farblos werden. Beseitigt man in dem oben angeführten Reaktionsgemisch den Sauerstoff, indem man das Reaktionsgefäß luftleer macht und setzt dann Methylenblau zu, so beobachtet man eine Entfärbung dieses Farbstoffes. Es hat sich die folgende Reaktion abgespielt:

$$\text{CH}_3 \cdot \text{CH}_2\text{OH} + \text{Mb} \xrightarrow{\text{(Platin)}} \text{CH}_3 \cdot \text{C}\!\!\begin{array}{c}\nearrow \text{O}\\[-2pt]\searrow \text{H}\end{array} + \text{Mb} \cdot \text{H}_2$$

Äthylalkohol	Methylenblau	Acetaldehyd	Leukomethylenblau

Tatsächlich hat also unter dem Bilde der Dehydrierung eine Oxydation in Abwesenheit von Sauerstoff stattgefunden. Offenbar werden durch die Gegenwart des Platins die beiden Wasserstoffatome der primären Alkoholgruppe gelockert oder „aktiviert" und dann von dem Wasserstoffacceptor Methylenblau aufgenommen. Das Methylenblau kann auch durch irgendeinen anderen Wasserstoffacceptor ersetzt werden. Man kennt eine große Zahl von chemischen Reaktionen, die in ganz ähnlicher Weise verlaufen.

Derartige „Oxydationen ohne Sauerstoff" sind nicht auf rein chemische Katalysen beschränkt, sie können sich ebenfalls im Gewebe abspielen. Die bekannteste dieser Reaktionen ist die von THUNBERG entdeckte Dehydrierung der Bernsteinsäure zu Fumarsäure durch Muskelgewebe, wobei der Sauerstoff durch Methylenblau ersetzt ist:

$$\begin{array}{ccc} CH_2 \cdot COOH & & HOOC \cdot CH \\ | \quad\quad\quad + Mb \xrightarrow{\text{(Dehydrase)}} & \quad || \quad\quad\quad + Mb \cdot H_2 \\ CH_2 \cdot COOH & & CH \cdot COOH \end{array}$$

Bernsteinsäure (Acid. succinicum) — Fumarsäure

Das Ferment, das diese Reaktion zustande bringt, wird als „*Succinodehydrase*" bezeichnet (s. S. 299). Zahlreiche Stoffe können in ganz entsprechender Weise dehydriert, also ohne Sauerstoff „oxydiert" werden. Die dazu notwendigen „Dehydrasen" haben eine sehr weitgehende Substratspezifität.

Wenn man annimmt, daß die biologische Oxydation eine Dehydrierung ist, bei der der molekulare Sauerstoff der biologische Wasserstoffacceptor ist, so folgt daraus, daß als erstes Reaktionsprodukt nicht Wasser, das wir als Endprodukt der Oxydation des Wasserstoffs im Körper ansehen müssen, entsteht sondern nach

$$H_2 + O_2 = H_2O_2$$

Wasserstoffsuperoxyd. Wasserstoffsuperoxyd ist ein schweres Gewebsgift und würde alle Lebensvorgänge sofort zum Stillstand bringen. Es findet sich aber im Gewebe allgemein verbreitet ein Ferment *Katalase* (s. S. 253), dessen Funktion die Zerlegung von Wasserstoffsuperoxyd in Wasser und Sauerstoff ist:

$$2\,H_2O_2 \xrightarrow{\text{(Katalase)}} 2\,H_2O + O_2$$

Die notwendige Folge der WIELANDschen Theorie ist die Annahme, daß bei jeder biologischen Oxydation der Wirkung der Dehydrase die Wirkung der Katalase folgt. Man kann wegen der Katalasewirkung im allgemeinen die Bildung von Wasserstoffsuperoxyd bei den Atmungsvorgängen lebender Zellen nicht feststellen, jedoch gibt es einige katalasefreie Bakterienarten, deren Stoffwechsel sich normalerweise in Abwesenheit von Sauerstoff vollzieht (sog. Anaerobier). Bei solchen Mikroorganismen (Milchsäurebacillen) hat man in Gegenwart von Sauerstoff die Bildung von Wasserstoffsuperoxyd festgestellt, und zwar in einer Menge, die dem veratmeten Sauerstoff äquivalent ist (BERTHO und GLÜCK). Jedoch folgt daraus, wie später gezeigt wird (s. S. 296), keineswegs die Richtigkeit der WIELANDschen Theorie über die Entstehung des Wasserstoffsuperoxyds.

Gegen die Dehydrierungstheorie lassen sich von vornherein eine Reihe von Einwänden vorbringen, von denen hier nur einige angeführt werden sollen. Bei manchen Gärungsvorgängen (z. B. der Buttersäuregärung) wird molekularer Wasserstoff gebildet, der als solcher frei wird. Nach der Theorie muß dieser aus dem Substrat abgespaltene Wasserstoff zunächst „aktiviert" gewesen sein. Trotzdem hat er sich nicht mit dem „natürlichen Wasserstoffacceptor", dem Sauerstoff, vereinigt. Ein weiterer, sehr wesentlicher Einwand ist der, daß die Oxydationen im Gewebe durch Blausäure nahezu vollständig gehemmt werden. Im Gegensatz dazu wird aber die Funktion des Methylenblau als Wasserstoffacceptor durch Blausäure überhaupt nicht beeinflußt. Es ist also kaum angängig, die verschiedenen Wasserstoffacceptoren in ihrer Wirksamkeit einander gleichzusetzen. Aus diesen beiden Beobachtungen geht vielmehr hervor, daß der molekulare Sauerstoff nicht freiwillig mit dem freigesetzten Wasserstoff reagiert, sondern offenbar durch irgendeinen Mechanismus darauf vorbereitet werden muß und daß dieser Mechanismus *blausäureempfindlich* ist.

β) Das WARBURGsche Atmungsferment und die Cytochrome.

Die Suche nach einem derartigen Mechanismus ist der Ausgangspunkt der WARBURGschen Untersuchungen über die Zellatmung.

Kernhaltige rote Blutkörperchen und befruchtete Seeigeleier zeigen eine Atmung von bestimmter Größe. Zerstört man die Struktur dieser Zellen durch Gefrieren und vorsichtiges Wiederauftauen, so ändert sich die Sauerstoffaufnahme nicht sehr wesentlich. Zentrifugiert man nunmehr die durch das Gefrieren und Auftauen entstandene Suspension der Zelltrümmer in der Zellflüssigkeit und bestimmt getrennt die Atmung der Flüssigkeit und die der festen Zellstrukturen, der Stromata, so zeigen die Stromata nahezu die gesamte ursprüngliche Atmung, die Zellflüssigkeit weist dagegen nur eine ganz geringfügige Sauerstoffaufnahme auf. Die *Atmungsfunktion der Zellen ist also an die Zellstruktur gebunden*, und zwar an die Oberfläche dieser Struktur; denn sie läßt sich durch oberflächenaktive Stoffe (wie Narkotica) also durch Stoffe, die sich an Oberflächen anreichern, hemmen. Dabei setzen verschiedene Stoffe in Mengen, die die gleiche Oberflächenaktivität haben, die Atmung um die gleichen Beträge herab. Die Hemmung erfolgt, weil durch die oberflächenaktiven Stoffe der Sauerstoff von den Oberflächen verdrängt wird. Die Atmung ist aber nicht, wie aus diesen Versuchen zunächst geschlossen werden könnte, eine *unspezifische* Oberflächenfunktion, sie kann vielmehr auch durch Stoffe von spezifischer Wirkung ausgeschaltet werden. Ein solcher Stoff ist z. B. die Blausäure. Diese wirkt schon in viel geringeren Konzentrationen atmungshemmend als die oberflächenaktiven Stoffe. Blausäure bildet leicht Komplexe mit Schwermetallen. Alle atmenden Zellen enthalten das Schwermetall Eisen als lebenswichtigen Bestandteil, und Schwermetalle wie Eisen, Kupfer, Mangan usw. katalysieren eine ganze Anzahl von chemischen Oxydationen. Damit war der Schluß mehr als wahrscheinlich, daß die Blausäure die Atmung aufhebt, weil sie mit eisenhaltigen Bezirken der Zellstrukturen reagiert. Die inneren und äußeren Zelloberflächen haben gewissermaßen eine Mosaikstruktur mit kleinen eisenhaltigen Bezirken. *Nach WARBURG ist die Atmung eine Eisenkatalyse an diesen Oberflächen.* WARBURG hat diese stickstoff- und eisenhaltige Substanz, die in die inneren oder äußeren Oberflächen der Zellen eingelagert ist und die Atmungsvorgänge der Zelle ermöglicht, als *Atmungsferment (sauerstoffübertragendes Ferment der Atmung)* bezeichnet.

Für diese Annahme spricht die Tatsache, daß sich auch mit anderen eisenhaltigen Stoffen von fein verteilter Oberfläche Oxydationen durchführen lassen. Schüttelt man in sauerstoffhaltiger Atmosphäre Tierkohle mit Oxalsäure oder mit verschiedenen Aminosäuren, so werden diese Substanzen teilweise verbrannt. Aus der Aminosäure Cystin entstehen z. B. CO_2, NH_3, H_2SO_4 und H_2O, also die gleichen Endprodukte, die auch ihre Verbrennung im Organismus liefert. Auch diese Oxydationen am Kohlemodell werden in gleicher Weise wie die Zellatmung — unspezifisch durch indifferente oberflächenaktive Stoffe, spezifisch durch Blausäure — gehemmt.

Gegen die Erklärung der biologischen Oxydation als Eisenkatalyse ist vor allem eingewendet worden, daß gerade die Substrate der biologischen Verbrennung, die Kohlenhydrate und Fette, am Kohlemodell nicht oxydiert werden. Das ist aber nicht verwunderlich, weil diese Stoffe, bevor sie oxydiert werden können, Umwandlungen durch die Tätigkeit von Fermenten erfahren müssen, die natürlich das Kohlemodell nicht enthält.

Die Bedeutung der Adsorptionsvorgänge für die Oxydation läßt sich auch leicht durch die Feststellung erweisen, daß die zu verbrennenden Substanzen an die Oberflächen adsorbiert werden. Die Wichtigkeit der Anwesenheit und der Bindungsart des Eisens geht daraus hervor, daß Kohle, die in bestimmter Weise durch Verkohlung von Zucker gewonnen wird, katalytisch völlig unwirksam ist und auch durch Zusatz von Eisensalzen nicht wirksam wird. Die Oxydationen kommen aber sofort in Gang, wenn man als Eisenquelle Hämin anwendet. Vorher inaktive Kohle kann dann aktiver sein als selbst die Tierkohle. Inaktive Zuckerkohle läßt sich aber auch aktivieren, wenn man bei ihrer Herstellung außer den Eisensalzen noch N-haltige organische Stoffe zusetzt. Es ist deshalb anzunehmen, daß auch in der Tierkohle an Stickstoff gebundenes Eisen als Katalysator der Atmung wirksam ist.

Das Ziel, die Struktur des Atmungsfermentes aufzuklären, war auf dem üblichen Wege der Strukturermittlung nach Isolierung des Fermentes nicht zu erreichen, da seine Konzentration im Gewebe dazu viel zu gering ist und sich die Fermentwirkung losgelöst von der Zellstruktur nicht erhalten und daher auch nicht untersuchen läßt. Trotzdem ist aber die prinzipielle Aufklärung der chemischen Struktur des Fermentes .gelungen. Die Grundlage dafür bot die Beobachtung, daß das Atmungsferment sich mit Kohlenoxyd reversibel verbindet und daß diese Verbindung bereits durch Belichtung gespalten wird. Die CO-Verbindung des

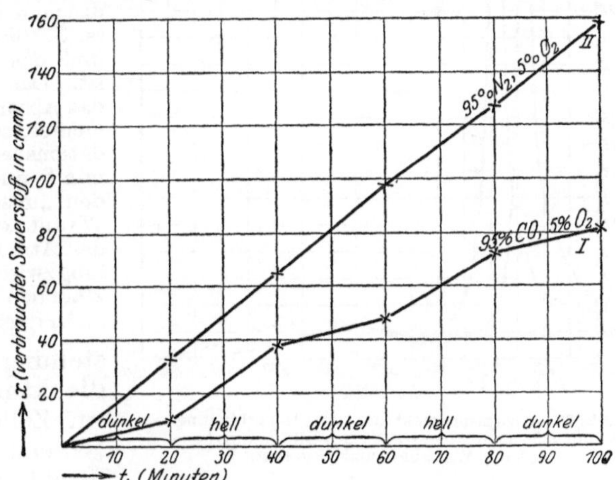

Abb. 61. Hemmung der Atmung von Hefe durch Kohlenoxyd bei Belichtung und im Dunkeln. (Nach Warburg.)

Fermentes ist fermentativ wirkungslos. Untersucht man die Atmung einer Hefesuspension in einer Atmosphäre von Sauerstoff und Stickstoff und vergleicht sie mit der Sauerstoffaufnahme durch die gleiche Hefe in einem Gemisch von Sauerstoff und Kohlenoxyd, so findet man, wie Abb. 61 zeigt, sowohl im Hellen wie im Dunkeln eine Atmungshemmung, diese beträgt im Dunkeln etwa 70%, im Hellen aber nur etwa 14%. Läßt man Lichter verschiedener Wellenlänge auf die in Kohlenoxyd atmende Hefe einwirken, so wird die Atmung nur durch blaues, gelbes und grünes Licht wiederhergestellt, aber in verschiedenem Umfange, so daß man eine von der Wellenlänge des Lichtes abhängige *Wirkungskurve* erhält. Die verschieden starke Wirkung von Lichtern verschiedener Wellenlänge könnte verschieden erklärt werden; am wahrscheinlichsten ist die Annahme, daß sie auf einer verschieden starken Absorption der verschiedenen Spektralgebiete beruht. Die Wirkungskurve ist daher ein Ausdruck für die Farbstoffnatur des Fermentes und kennzeichnet gleichzeitig das *Absorptionsspektrum der CO-Verbindung des Fermentes.* Der Verlauf der Absorptionskurve läßt zusammen mit der Blausäure- und Kohlenoxydempfindlichkeit des Fermentes sowie mit seinem Eisengehalt mit einer an Sicherheit grenzenden Wahrscheinlichkeit darauf schließen, *daß das Atmungsferment ein naher Verwandter des Hämins ist.* Die Abb. 62 zeigt die überaus große

Ähnlichkeit zwischen den Absorptionsspektren der CO-Verbindungen des Protohämins (s. S. 97) und des Atmungsfermentes. Die Richtigkeit dieser Folgerung wird dadurch bestätigt, daß auch das Hämin selber, allerdings in sehr geringem Grade, als Oxydationskatalysator wirkt und daß diese Wirkung durch seine Vereinigung mit stickstoffhaltigen Basen wie Nicotin oder Pyridin ganz wesentlich verstärkt wird. *Das Atmungsferment ist also wahrscheinlich ein hochmolekularer, in der Struktur der Zelle verankerter Körper, dessen Wirkungsgruppe ein Hämin ist.*

Die Absorptionsspektren von Protohämin und Atmungsferment sind einander zwar sehr ähnlich, aber nicht ganz identisch. Fast völlige Identität besteht aber zwischen den Absorptionsspektren der Kohlenoxydverbindungen des Atmungsfermentes und des Blutfarbstoffes des Borstenwurms *Spirographis, des Chlorocruorins* (s. S. 106). Weiterhin ist

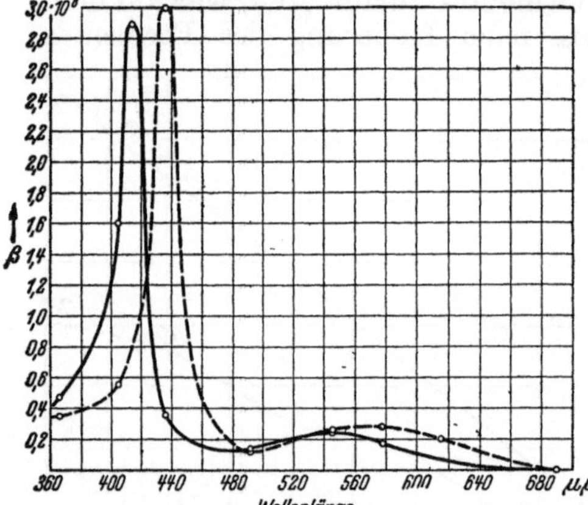

Abb. 62. Absorptionsspektrum der CO-Verbindung des Atmungsfermentes (– – –) und des Bluthämins (——).
(Nach Warburg und Nagelein.)

mit diesen fast identisch das Absorptionsspektrum der CO-Verbindung eines künstlichen Hämoglobins, des *Phäohämoglobins b*, das man aus Globin und Chlorophyll b erhält (s. S. 109), wenn das Phytol abgespalten und das Magnesium durch Eisen ersetzt ist. Das Phäohämoglobin b hat nicht nur das Absorptionsspektrum des Atmungsfermentes, sondern zeigt auch eine hohe oxydationsbeschleunigende Wirkung. Phäohämin b und Spirographishämin gehören zu den „mischfarbenen" Häminen (s. S. 107). Warburg nimmt an, daß auch das Hämin des Atmungsfermentes eine Zwischenstellung zwischen den „grünen" und den „roten" Häminen einnimmt.

Gegen die ursprüngliche Vorstellung von Warburg, nach der die Atmung nur eine Eisenkatalyse an Zelloberflächen ist, wobei der Sauerstoff „aktiviert" wird und direkt auf die Brennstoffe einwirkt, läßt sich einwenden, daß die Oxydationsvorgänge im Gewebe Reaktionen mit weitgehender Substratspezifität sind, daß also von bestimmten Zellarten nur bestimmte Substrate umgesetzt werden können, andere dagegen nicht. Ein Oxydationskatalysator von unspezifischer Wirkung wie das Atmungsferment wäre kaum in der Lage spezifische Reaktionen zu vermitteln. Fernerhin ist bekannt, daß sich in vielen Zellen bei Gegenwart eines geeigneten Wasserstoffacceptors auch unter Abschluß von Sauerstoff Oxydationen vollziehen können und schließlich sind in manchen Zellarten, vor allem aber in Fermentlösungen, auch Sauerstoffatmungen bekannt, die sich nach Ausschaltung des Hämins durch Blausäure oder Kohlenoxyd noch abspielen können. Für diese zunächst nicht verständlichen Erscheinungen ist aber, wie unten gezeigt wird, eine Erklärung möglich.

Bei der Sauerstoffatmung durch Vermittlung des Atmungsfermentes handelt es sich an sich überhaupt nicht um eine Übertragung des Sauerstoffes auf die zu oxydierende Substanz oder auf das Eisen des Atmungsfermentes, sondern um die Oxydation des Fermenteisens von der zweiwertigen auf die dreiwertige Stufe, also um einen Elektronenaustausch zwischen Sauerstoff und zweiwertigem Eisen. *Diese autokatalytisch erfolgende Umwandlung des Fermenthäms (Fe^{++}!) durch molekularen Sauerstoff in Fermenthämin (Fe^{+++}!) ist die Grundlage der katalytischen Funktion des Atmungsfermentes. Das oxydierte Atmungsferment ist offenbar ein reaktionsfähigeres Oxydations-*

mittel als molekularer Sauerstoff. Ein Stoff, der gegen Luftsauerstoff beständig ist, kann auf diesem Wege, indem er das Fermenthämin zum Fermenthäm reduziert, oxydiert werden. Hierin liegt die Bedeutung des sauerstoffübertragenden Fermentes für die Zellatmung und damit ist die biologische Funktion des Sauerstoffs erschöpft.

Das Eisen des Atmungsfermentes ist noch bei recht kleinen Sauerstoffdrucken vollständig als Fe^{III} vorhanden, weil seine Oxydation sehr rasch erfolgt. Die Geschwindigkeit der Atmung wird deshalb nicht durch die Bildung, sondern durch den Verbrauch der Häminstufe des Fermentes bestimmt.

Auch andere Hämine haben eine oxydierende Wirkung. Versetzt man das oben erwähnte Phäohämoglobin b mit einer Suspension von kernlosen roten Blutkörperchen, die nur eine ganz geringe Eigenatmung haben, so steigt ihr Sauerstoffverbrauch auf ein Vielfaches. Das beruht darauf, daß das Phäohämin das Hämoglobin zu Methämoglobin oxydiert und dabei selber zum Häm reduziert wird:

$$\text{Phäo-Fe}^{III} + \text{Hb-Fe}^{II} \rightarrow \text{Phäo-Fe}^{II} + \text{Hb-Fe}^{III}$$
$$\text{(Met-Hb.)}$$

Das Methämoglobin wird in den Zellen reduziert und oxydiert dabei Glucose, während das autooxydable Phäo-Fe^{II} durch Luftsauerstoff wieder zu Phäo-Fe^{III} oxydiert wird:

$$\text{Phäo-Fe}^{II} + O_2 \rightarrow \text{Phäo-Fe}^{III}$$

Es ist also in diesem Versuch zu unterscheiden zwischen einem autooxydablen und einem nicht autooxydablen Teil des Hämineisens; die Wirkungen dieser beiden Hämine sind miteinander gekoppelt.

Eine solche Kopplung besteht auch bei den Atmungsvorgängen in aerob lebenden Zellen, und zwar zwischen dem Atmungsferment und anderen Häminen. Es sind dies die in nahezu allen Zellen vorkommenden *Histohämine* (MacMunn), die man auch als *Cytochrome (a, b und c)* (Keilin) bezeichnet (s. S. 106). Die Cytochrome unterscheiden sich von dem „sauerstoffübertragenden" Ferment dadurch, daß sie nicht autooxydabel sind und weder mit HCN noch mit CO reagieren. Jedoch läßt sich, da nur die reduzierten, nicht aber die oxydierten Cytochrome charakteristische spektrale Absorptionsbanden haben, spektroskopisch leicht nachweisen, daß sie bei der Zellatmung fortlaufend reduziert und wieder oxydiert werden. Ihre Oxydation erfolgt aber, wie gesagt, nicht durch molekularen Sauerstoff autokatalytisch, sondern durch eine mit der Reduktion des Fermenteisens gekoppelte Reaktion. Die Cytochrome sind somit keine Atmungsfermente, sondern reversible Redoxsysteme (s. S. 285), die nicht autooxydabel sind, vielmehr nur durch das Redoxsystem „Atmungsferment", das selber autooxydabel ist, oxydiert werden können. Die besondere Funktion des Atmungsfermentes besteht danach in seiner Oxydierbarkeit durch molekularen Sauerstoff und in seiner Fähigkeit Ferro-Cytochrom zu Ferri-Cytochrom zu oxydieren. Man hat es deshalb auch als *Cytochromoxydase* bezeichnet. Da es drei verschiedene Cytochrome gibt, erweist sich, daß bei der Zellatmung die Sauerstoffwirkung eine vierfache Übertragung durch Hämineisen erfährt. Erst danach kann, und auch das nur, wie unten gezeigt wird, unter Zwischenschaltung weiterer Fermentsysteme die Oxydation der Brennstoffe erfolgen, bei der also Sauerstoff nicht mehr beteiligt ist. Diese Verhältnisse lassen sich schematisch etwa in folgender Weise darstellen:

1. $\frac{1}{2}$ O_2 + 2 Ferment-Fe^{II} = 2 Ferment-Fe^{III} + O^{--}
2. 2 Ferment-Fe^{III} + 2 Cytochrom$_a$-Fe^{II} = 2 Ferment-Fe^{II} + 2 Cytochrom$_a$-Fe^{III}
3. 2 Cytochrom$_a$-Fe^{III} + 2 Cytochrom$_c$-Fe^{II} = 2 Cytochrom$_a$-Fe^{II} + 2 Cytochrom$_c$-Fe^{III}
4. 2 Cytochrom$_c$-Fe^{III} + 2 Cytochrom$_b$-Fe^{II} = 2 Cytochrom$_c$-Fe^{II} + 2 Cytochrom$_b$-Fe^{III}
5. 2 Cytochrom$_b$-Fe^{III} + (Zwischenfermente) + H_2 = 2 Cytochrom$_b$-Fe^{II} + **2 H$^+$**

$$2\,H^+ + O^{--} = H_2O$$

γ) Wasserstoffübertragende Fermente oder Dehydrasen.

Die bisherige Besprechung beschäftigt sich nur mit der unmittelbaren und mittelbaren Wirkung des Sauerstoffs auf eisenhaltige Stoffe, die an den Oxydationsvorgängen beteiligt sind. Die ursprüngliche WIELAND-THUNBERGsche Theorie sah das Wesen der Oxydation in der Dehydrierung der Substrate infolge einer Aktivierung dazu geeigneter Wasserstoffatome durch *Dehydrasen*. Nach den in dem voranstehenden Kapitel gemachten Ausführungen reagiert der Sauerstoff tatsächlich mit dem Wasserstoff über das Cytochrom-Atmungsferment-System. Dabei wird der Sauerstoff durch dieses System reduziert, der Wasserstoff oxydiert und so ihre Vereinigung zu Wasser ermöglicht. Die Dehydrasen wirken in der Weise, daß sie den Wasserstoff des zu oxydierenden Substrates aufnehmen, worauf jener dann über das Cytochromsystem mit dem Sauerstoff unter Bildung von Wasser reagiert. Der Wasserstoff wird also durch eine ganze Kette von Reaktionen weitergereicht und die dabei beteiligten Dehydrasen werden in dauerndem Wechsel reduziert und wieder oxydiert. Wegen dieses Wirkungsmechanismus hat WARBURG diese Fermente als *wasserstoffübertragende Fermente* bezeichnet.

Die wasserstoffübertragenden Fermente (Dehydrasen) katalysieren die Oxydation einer großen Anzahl von Substraten. Eine Reihe der von ihnen katalysierten Reaktionen ist reversibel, so daß diese Fermente also den gleichen Vorgang nach der Richtung der Oxydation oder der Reduktion beeinflussen können. So wird z. B. Äthylalkohol durch eine Dehydrase zu Acetaldehyd oxydiert. Durch das gleiche Ferment wird aber ebenso auch Acetaldehyd zu Äthylalkohol reduziert.

Die stoffliche Natur der wasserstoffübertragenden Fermente ist nicht einheitlich. Eine große Zahl der näher untersuchten Oxydoreduktionen und Oxydationen wird durch Fermente katalysiert, die zu den zusammengesetzten Eiweißkörpern gehören. Sie bestehen jeweils aus einer Co-Dehydrase und einer Apo-Dehydrase. Die Apo-Dehydrasen sind Eiweißkörper. Nur durch den Zusammentritt von Co-Dehydrasen und Apo-Dehydrasen entstehen wirksame Fermente. Demgegenüber gibt es wahrscheinlich eine zweite Gruppe von Dehydrasen, die zur Entfaltung ihrer Wirkung keine Co-Dehydrase nötig haben. Zu ihnen gehört z. B. die Bernsteinsäuredehydrase (s. S. 287). Auch diese ohne Co-Dehydrase wirksamen Dehydrasen sind wahrscheinlich Eiweißkörper.

Bis vor kurzem waren zwei verschiedene *Co-Dehydrasen* bekannt geworden, die sich mit einer Reihe von spezifischen Eiweißkörpern zu Dehydrasen von jeweils spezifischer Wirkung vereinigen. Die *Wirkungsspezifität* der Dehydrasen, also ihre Fähigkeit Wasserstoff aufzunehmen und wieder abzugeben, ist eine Funktion ihres Co-Dehydraseanteils. Die *Substratspezifität*, also ihre Fähigkeit verschiedene Substrate angreifen zu können, beruht auf der Vereinigung einer Co-Dehydrase mit einem spezifischen Eiweißkörper.

Die chemische Natur dieser wasserstoffübertragenden Co-Fermente ist von WARBURG und VON EULER aufgeklärt worden. Es sind Nucleotide, die bei der Hydrolyse je ein Mol Adenin und Nicotinsäureamid (s. S. 181), zwei Moleküle Pentose und zwei oder drei Moleküle o-Phosphorsäure liefern. Sie sind die Vertreter einer neuen Klasse von Nucleotiden, die man als *Purin-Pyridin-Nucleotide* bezeichnet.

Die *Co-Dehydrase I* ist ein Diphospho-Pyridin-Nucleotid. Sie ist identisch mit der *Co-Zymase* und hat nach VON EULER und SCHLENCK die untenstehend wiedergegebene Konstitution, also eine betainartige Struktur.

Die *Co-Dehydrase II* ist ein Triphospho-Pyridin-Nucleotid. Man darf vermuten, daß sie analog der Co-Zymase gebaut ist, allerdings ist die Bindung des dritten Phosphorsäurerestes noch nicht geklärt.

Der biologisch verbundene Komplex der beiden Co-Dehydrasen wird als Faktor V bezeichnet.

Neuerdings hat LANG bei Untersuchungen über die Dehydrierung der Fettsäuren eine *Fettsäuredehydrase* (s. S. 362) beschrieben, die zur Entfaltung ihrer Wirkung auch einer Co-Dehydrase bedarf. Diese Co-Dehydrase ist mit Adenylsäure identisch. Sie kann durch Adenosin und Inosinsäure ersetzt werden.

Die Wirkung der beiden Co-Dehydrasen I und II ist prinzipiell die gleiche, lediglich ihr Spezifitätsbereich ist ein verschiedener. Sie werden unter Aufnahme oder Abgabe von zwei Wasserstoffatomen reversibel hydriert bzw. dehydriert:

$$\text{Pyridin} + H_2 \rightleftharpoons \text{Dihydropyridin.}$$

Untersuchungen von WARBURG und von KARRER an einfacher gebauten Pyridinderivaten, die ebenfalls reversibel hydriert werden können, haben zu der Vorstellung geführt, daß das Nicotinsäureamid in den oxydierten Co-Fermenten als quartäre Pyridiniumverbindung vorliegt, die bei der Wasserstoffaufnahme unter Hydrierung der C=N-Bindung

Co-Zymase (Co-Dehydrase I)

gespalten wird. Der Vorgang der Hydrierung und Dehydrierung der Co-Fermente läßt sich demnach schematisch etwa folgendermaßen formulieren:

$$\text{Pyridinium} \overset{+\,2\,\text{H}}{\underset{-\,2\,\text{H}}{\rightleftharpoons}} \text{Dihydropyridin}$$

Beide Co-Fermente werden, wie oben bereits erwähnt, erst wirksam durch Bindung an spezifische Eiweißkörper, die Apofermente. Das jeweilige spezifisch wirkende wasserstoffübertragende Ferment ist also eine Verbindung aus einem *spezifischen* Pyridinnucleotid und einem *spezifischen* Protein. Die „Wirkungsgruppe" der Co-Fermente ist der Pyridinanteil, der durch den Rest des Nucleotids („Bindungsgruppe") mit dem Protein vereinigt ist. Der Unterschied in der Wirkung der beiden Fermente, soweit sie bisher bekannt ist, besteht darin, daß bei der Sauerstoffatmung Zucker durch molekularen Sauerstoff oxydiert wird, bei der alkoholischen Gärung durch Acetaldehyd und bei der Milchsäurebildung durch Brenztraubensäure (s. S. 349f. u. 351). *Bei der Sauerstoffatmung dient die Co-Dehydrase II, bei Gärung und Milchsäurebildung die Co-Dehydrase I als Co-Ferment.*

Da die meisten bisher untersuchten fermentativen Dehydrierungen nur in Gegenwart eines der beiden Pyridinnucleotide erfolgen, ist mit großer Wahrscheinlichkeit anzunehmen, daß alle diese Dehydrierungen Pyridinkatalysen sind, deren Substratspezifität durch das jeweilige Apoferment, deren Wirkungsspezifität durch den Pyridinanteil bestimmt ist.

Die beiden Co-Dehydrasen kommen im Gewebe immer in großem Überschuß über die Apo-Dehydrasen vor. Dieser große Überschuß an Co-Fermenten der Dehydrierung macht es auch verständlich, daß *das gleiche Co-Ferment mit verschiedenen Proteinen sich vereinigen kann und dadurch seine Substratspezifität ändert. Es kann daher durch die gleiche Co-Dehydrase (Co) aber durch verschiedene Proteine eine Oxydoreduktion zwischen zwei verschiedenen Stoffpaaren stattfinden*, etwa nach dem folgenden Schema:

$$R_1 \cdot H_2 + Co \underset{}{\overset{\text{Protein}_A}{\rightleftharpoons}} R_1 + CoH_2$$

$$R_2 + CoH_2 \underset{}{\overset{\text{Protein}_B}{\rightleftharpoons}} R_2 \cdot H_2 + Co$$

Eine derartige Verknüpfung findet, wie weiter unten gezeigt wird, wahrscheinlich bei der Oxydation im Gewebe statt (s. S. 300f.).

Die Verbindungen zwischen den Co-Dehydrasen und den Fermentproteinen sind sehr leicht dissoziabel. Es wird daher durch eine relativ geringe Menge eines spezifischen Proteins eine relativ große Menge eines der beiden Co-Fermente zur Reaktion gebracht. So kann man z. B. nach NEGELEIN durch Zusatz von 0,35 γ eines krystallisierten Fermentproteins zu 0,4 mg Co-Zymase Alkohol zum Acetaldehyd oxydieren, das molekulare Verhältnis Co-Ferment : Ferment beträgt dabei etwa 100000 : 1, und es reagiert in der Minute ein Fermentproteinmolekül mit etwa 18000 Co-Fermentmolekülen.

δ) Die gelben Oxydationsfermente.

Das System Atmungsferment—Cytochrom ist blausäure- und kohlenoxydempfindlich, d. h. daß bei seiner Vergiftung durch diese Gifte die Sauerstoffübertragung und damit die Atmung aufgehoben sein sollten. Im Widerspruch zu dieser theoretischen Forderung steht die Tatsache, daß durch derartige Vergiftungen die Atmung zwar weitgehend, aber keineswegs vollständig gehemmt wird. *Es muß demnach einen blausäureunempfindlichen Teil der Atmung geben.* Ihr Bestehen wurde zunächst verständlich aus der Beobachtung von WARBURG, daß in roten Blutkörperchen und auch in anderen Zellen (z. B. in Hefe) ein weiteres, *eisenfreies* Oxydationsferment vorkommt, das sich durch seine spektrale Absorption scharf von den häminhaltigen Sauerstoffüberträgern unterscheidet (s. Abb. 63). Dieses Ferment ließ sich in einen Eiweißkörper und eine Wirkungsgruppe zerlegen, die sich weitgehend reinigen (THEORELL) und getrennt voneinander aufbewahren lassen und dann völlig wirkungslos sind. Protein und Wirkungsgruppe vereinigen sich in stöchiometrischem Verhältnis zu einer relativ festen Verbindung, dem Ferment. Die Wirkungsgruppe des Fermentes, die im oxydierten Zustande eine gelbrote Farbe hat, ist identisch mit der Lactoflavinphosphorsäure (s. S. 179, WARBURG). Wegen der Färbung der Wirkungsgruppe wurde dieses Ferment als *gelbes Oxydationsferment (Flavinenzym)* bezeichnet.

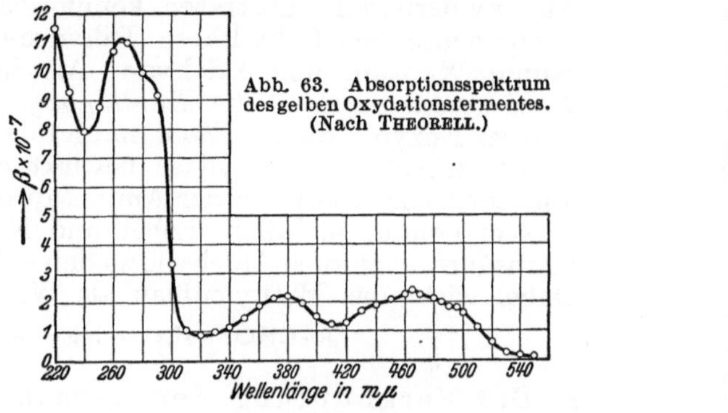

Die Wirkungsgruppe des gelben Fermentes ist ein Iso-Alloxazin-Derivat. Sie kann reduziert werden und verliert dabei ihre Farbe; diese tritt nach Oxydation wieder auf. Die Oxydation kann schon durch molekularen Sauerstoff erfolgen, sie kann aber auch durch andere sauerstoffübertragende Stoffe bewirkt werden, z. B. durch Methylenblau, durch Methämoglobin oder auch durch das Häminsystem.

Dieses zuerst gefundene gelbe Oxydationsferment ist lediglich der Vertreter einer größeren Anzahl von Oxydationsfermenten, die alle nach dem gleichen Prinzip gebaut sind. Allerdings ist die prosthetische Gruppe der meisten dieser anderen gelben Fermente von derjenigen des „alten" gelben Fermentes unterschieden. Sie ist ein Dinucleotid aus Lactoflavinphosphorsäure und aus Adenylsäure, also ein Alloxazin-Adenin-Dinucleotid, dessen nähere Konstitution noch nicht bekannt ist.

Die Wirkung der gelben Fermente beruht auf der reversiblen Oxydierbarkeit und Reduzierbarkeit ihrer Wirkungsgruppe. Die Veränderungen sind prinzipiell die gleichen wie an dem zuerst entdeckten „alten" gelben Ferment:

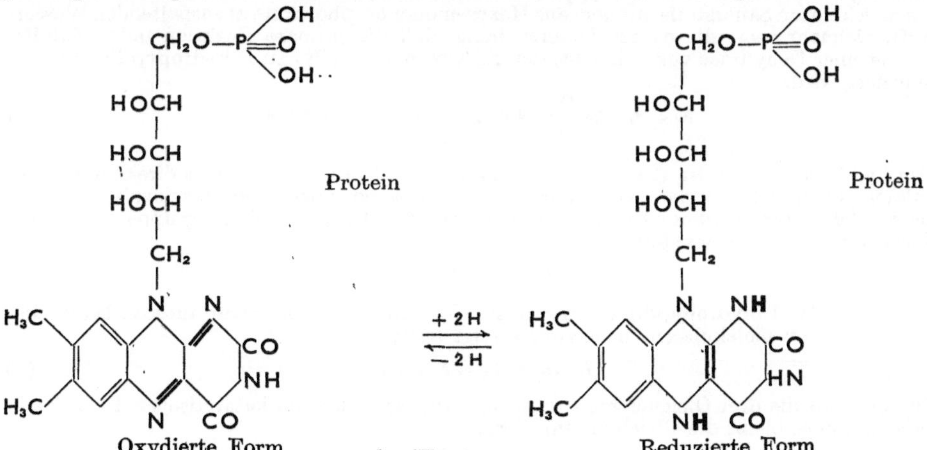

Abb. 63. Absorptionsspektrum des gelben Oxydationsfermentes. (Nach THEORELL.)

Oxydierte Form   des Flavinenzyms   Reduzierte Form

Die bisher isolierten gelben Fermente unterscheiden sich 1. durch die Natur des Apofermentes, also der Eiweißkomponente, und 2. durch die Natur des Co-Fermentes, also danach ob dieses das Alloxazin-Mononucleotid oder das Alloxazin-Adenin-Dinucleotid ist. Von der Verschiedenartigkeit ihres Aufbaus aus Apo- und Co-Ferment hängt die Spezifität der gelben Fermente ab. Diese erstreckt sich sowohl auf das Oxydationsmittel, das reduziert als auch auf das Substrat, das oxydiert wird. Als Oxydationsmittel, die durch gelbe Fermente reduziert werden können, sind bisher bekannt Sauerstoff, Methylenblau und andere Farbstoffe und Cytochrom c. An oxydierbaren Substraten kennt man z. Z. die reduzierten Pyridinkomponenten der Dehydrasen (Dihydro-Co-Dehydrase I und II), d-Aminosäuren, Xanthin und Aldehyde. Als Einzelfermente seien angeführt die *d-Aminosäureoxydase,* die *Xanthinoxydase* oder *Aldehydoxydase* (SCHARDINGER-Enzym), die *Diaphorasen* und die *Cytochrom c-Reduktase* (s. S. 297).

Die d-Aminosäureoxydase bewirkt die oxydative Desaminierung der unnatürlichen d-Formen der Aminosäuren (s. S. 371f.). Das SCHARDINGER-Enzym kommt in Milch, Leber und Niere vor. Es vermag Xanthin zu Harnsäure, aber auch Aldehyde zu den entsprechenden Säuren zu oxydieren. Dabei wirkt das Methylenblau als Wasserstoffüberträger:

$$R \cdot CHO + H_2O + Mb = R \cdot COOH + Mb \cdot H_2.$$

ε) Die Verknüpfung der verschiedenen Fermentwirkungen.

Die gelben Fermente sind demnach bei den Oxydationsvorgängen zwischen das Oxydationsmittel (Sauerstoff, Cytochrom c, Methylenblau und das zu oxydierende Substrat (Dihydropyridin, d-Aminosäuren, Xanthin) eingeschaltet. Dabei kann ihre Oxydation durch reinen Sauerstoff — also ohne Mitwirkung eines Fermentes — erfolgen, sie kann aber auch durch das Cytochromsystem und damit durch das Atmungsferment geschehen. Die Reduktion der gelben Fermente ist dagegen immer ein fermentativer Vorgang.

Das alte gelbe Ferment oxydiert z. B. durch molekularen Sauerstoff unter Aufnahme von Wasser Hexosemonophosphorsäure zu Phosphohexonsäure (s. S. 357 f.) und Wasserstoffsuperoxyd:

$$O_2 + R \cdot C \overset{O}{\underset{H}{\lessgtr}} + H_2O = H_2O_2 + R \cdot COOH \tag{a}$$

(Hexosemono-   (Phosphohexon-
phosphorsäure)   säure)

Das von der WIELANDschen Theorie der Gewebsatmung (s. S. 286) geforderte Wasserstoffsuperoxyd entsteht aber nicht, wie man annehmen könnte, durch eine direkte Reaktion des molekularen Sauerstoffs mit dem aus Hexosemonophosphorsäure abzuspaltenden Wasserstoff, vielmehr zeigt die nähere Untersuchung, daß die primäre Reaktion unter Zuhilfenahme einer Dehydrase vor sich geht, deren Pyridinanteil (Py) zu Dihydropyridin (Py·H₂) reduziert wird.

$$Py + R \cdot C \overset{O}{\underset{H}{\lessgtr}} + H_2O = Py \cdot H_2 + R \cdot COOH. \tag{b}$$

Das hydrierte Pyridin ist aber nicht autooxydabel, d. h. es reagiert nicht direkt mit molekularem Sauerstoff, sondern kann nur durch Oxydationsmittel, die reaktionsfähiger sind als er, dehydriert werden. Diese Forderung erfüllt z. B. die Wirkungsgruppe des gelben Fermentes, das Alloxazinderivat (A)

$$A + Py \cdot H_2 = A \cdot H_2 + Py. \tag{c}$$

Anders als das Dihydropyridinderivat ist das Dihydro-alloxazinderivat autooxydabel. Bei Gegenwart von molekularem Sauerstoff erfolgt also:

$$A \cdot H_2 + O_2 = A + H_2O_2 \tag{d}$$

Addiert man die drei Gleichungen (b), (c) und (d), so fallen die katalytischen Reaktionen heraus, und es bleibt die Gleichung (a) übrig.

Das Zusammenwirken der gelben Fermente mit den wasserstoffübertragenden Fermenten zeigt, worauf schon bei der Besprechung der Dehydrasen hingewiesen wurde, daß bei der Oxydation auch eine katalytisch bedingte Veränderung des Wasserstoffs erfolgt. Aber die Wirkung der wasserstoffübertragenden Fermente ist keine „Dehydrasewirkung" im Sinne einer Aktivierung des Wasserstoffs, sondern eine Oxydation des Substrates durch Dehydrierung, und die Wirkung der gelben Fermente ist keine Oxydation des Substrates, sondern eine Reoxydation der wasserstoffübertragenden Fermente.

Das Ineinandergreifen der Wirkung der Co-Dehydrase und der Wirkgruppe der gelben Fermente läßt sich kurz wie folgt wiedergeben:

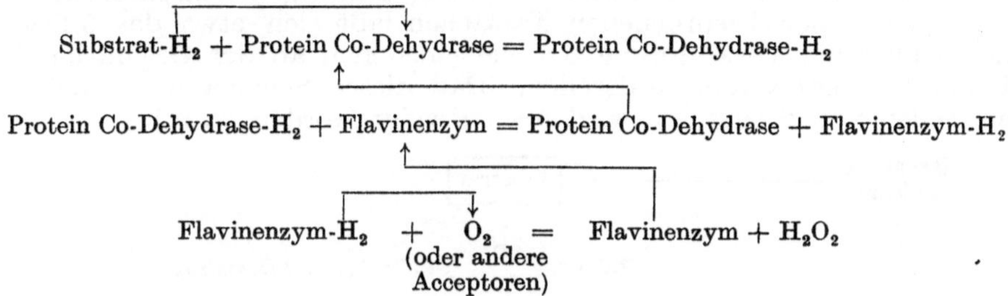

Es übertragen also nacheinander zwei N-haltige Ringe den Wasserstoff des Substrates auf molekularen Sauerstoff. Der zuerst von dem Pyridinteil des wasserstoffübertragenden Fermentes aufgenommene Wasserstoff wird an den Alloxazinring des gelben Fermentes abgegeben und von diesem an den molekularen Sauerstoff übertragen. Das dabei entstehende Wasserstoffsuperoxyd wird also *nicht* im Sinne der Dehydrierungstheorie durch eine direkte Reaktion von „aktiviertem" Wasserstoff mit molekularem Sauerstoff gebildet.

Bei der biologischen Oxydation greifen Fermente von zwei Seiten an. Ihre Wirkung besteht erstens in der Weiterreichung der Sauerstoffwirkung in der Kette: molekularer Sauerstoff $\rightarrow$ Fermenthämin $\rightarrow$ Cytochrome und zweitens in der Übergabe des Wasserstoffs über die wasserstoffübertragenden Fermente an das gelbe Ferment. Das dreiwertige Eisen des Atmungsfermentes reagiert im Vergleich zum molekularen Sauerstoff sehr rasch mit dem gelben Ferment. Ob aber die Häminkatalyse immer und zwangsläufig über das gelbe Ferment geht, ist noch nicht geklärt, dagegen sind anscheinend gelbe Fermente auf jeden Fall notwendig, um die Oxydation des Dihydropyridinanteils der wasserstoffübertragenden Fermente durchzuführen. Die Reaktion zwischen den hydrierten Co-Dehydrasen und dem Cytochromsystem vollzieht sich durch die gleichzeitig von VON EULER und von GREEN entdeckten *Diaphorasen* (oder *Co-Enzymfaktoren*), von denen die eine die Co-Dehydrase I (Co-Zymase), die zweite die Co-Dehydrase II reoxydiert. Weiterhin ist eine *Cytochrom c-Reduktase* aufgefunden worden, die bei der Oxydation der Hexosemonophosphorsäure durch Hefe die Verbindung zwischen dem Dihydropyridinanteil der Dehydrase und dem Cytochrom c bildet. Ob der Organismus außerdem noch andere Einrichtungen zur Reoxydation der wasserstoffübertragenden Fermente heranzieht. ist im Augenblick noch nicht zu übersehen.

Bei der biologischen Oxydation sind, um das nochmals zu betonen, zwei Seiten zu berücksichtigen, erstens die Veränderungen des Substrates, die unter Wasserstoffabspaltung zu seiner Oxydation führen und zweitens die Veränderungen am Sauerstoff bzw. Atmungsferment. Von der Seite des Sauerstoffs aus gesehen ist die *Primärreaktion bei der Atmung aerober Zellen immer die Oxydation des zweiwertigen Fermenteisens zum dreiwertigen Eisen durch molekularen Sauerstoff. Diese Reaktion ist unspezifisch. Die Spezifität der Zellatmung, d. h. die Fähigkeit der Zellen, nur bestimmte Brennstoffe zu oxydieren, beruht auf der Zwischenschaltung verschiedener wasserstoffübertragender Fermente,* die direkt oder durch Vermittlung der verschiedenen gelben Fermente mit dem Eisensystem reagieren. Die direkte Reaktion mit dem Cytochromsystem haben die meisten co-fermentfreien Dehydrasen, über gelbe Fermente reagieren die co-fermenthaltigen Dehydrasen.

Aus den bisher besprochenen Tatsachen läßt sich etwa das folgende Schema über die Verknüpfung der verschiedenen an der Oxydation beteiligten Fermentsysteme aufstellen. Daß dieses Schema noch nicht in allen Teilen vollständig ist, wird noch gezeigt werden (s. u.).

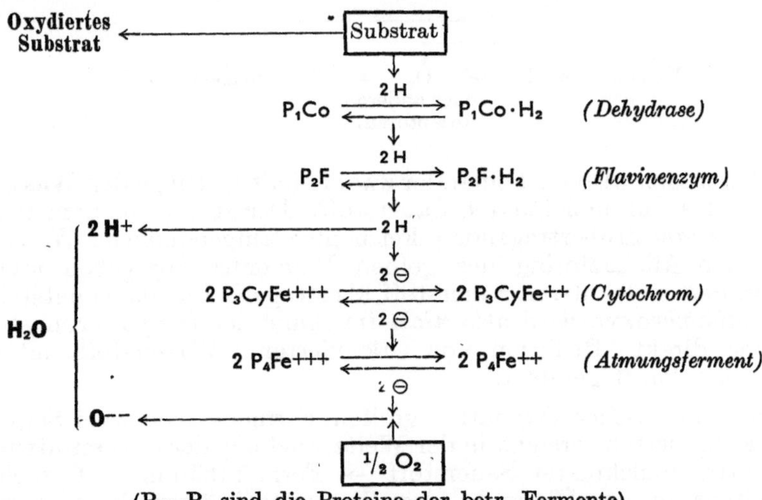

$(P_1 - P_4$ sind die Proteine der betr. Fermente)

Es reduziert also der aus dem Substrat abgespaltene und von Dehydrase und Flavinenzym weitergereichte Wasserstoff schließlich das Hämineisen des Cytochroms. Dabei wird er selber zum Wasserstoffion oxydiert und kann sich deshalb mit dem Sauerstoff, der, weil er das Hämineisen des Atmungsfermentes oxydiert hat, zum Ion reduziert wurde, zu Wasser vereinigen.

Das Schema läßt erkennen, daß dem Cytochrom eine zentrale Stelle eingeräumt werden muß, da an ihm sowohl die reduzierende Wirkung des Wasserstoffs als auch — über das Atmungsferment — die oxydierende Wirkung des Sauerstoffs angreift. Durch seine Vermittlung vollzieht sich also die Bildung des Wassers, in der wir eine der wichtigsten Reaktionen bei der biologischen Oxydation zu erblicken haben.

Den Grund für die Existenz einer derartig langen Reaktionskette bei der Bildung des Wassers wird man im folgenden sehen können: Bei der Oxydation von 1 Mol H_2 durch $^1/_2$ Mol O_2 zu H_2O wird eine Energiemenge von 68000 cal frei. Bei der chemischen Oxydation tritt diese schlagartig auf und wird als Wärme freigesetzt. Daran hat der lebendige

Organismus kein Interesse, im Gegenteil diese Art der Energieentspannung wäre für ihn äußerst nachteilig. Durch die außerordentlich lange Reaktionskette bei der biologischen Oxydation wird deshalb der zeitliche Verlauf der Oxydation verlängert und die Energieentspannung auf eine so große Zahl von Reaktionsgliedern verteilt, daß die freiwerdende Energie für die Zelleistungen nutzbar gemacht werden kann und nur noch zum Teil als Wärme verlorengeht.

ζ) **Die Bedeutung der C_4-Dicarbonsäuren bei der Gewebsatmung.**

Als *wasserstoffübertragende Gewebsbestandteile* kommen auch noch andere reversible Redoxysteme in Betracht, wie z. B. Glutathion oder Vitamin C; ob diese eine substratspezifische Wirkung haben, ist nicht bekannt und ebensowenig wahrscheinlich wie eine große Leistungsfähigkeit dieser Systeme. Dagegen ist es außerordentlich wichtig, daß Stoffwechselzwischenprodukte der verschiedensten Art als Wasserstoffacceptoren dienen können, und damit den bei der Dehydrierung anderer Körperbausteine freiwerdenden Wasserstoff intermediär aufzunehmen vermögen. Man hat derartige Stoffe im Gegensatz zu den Fermentsystemen als *Wasserstoffüberträger* (hydrogen carriers) bezeichnet. Zu ihnen gehören z. B. auch die Cytochrome.

Die Existenz einer außerordentlich wirksamen Succinodehydrase (s. S. 287) im Gewebe ist für Szent-Györgyi der Anlaß gewesen, dem Substrat dieses Fermentes, der Bernsteinsäure, im oxydativen Stoffwechsel der Kohlehydrate im Gewebe eine besondere Rolle beizumessen. und in der Reaktion

$$\text{Bernsteinsäure} \xleftrightarrow[+2H]{-2H} \text{Fumarsäure}$$

ein Zwischenglied des Wasserstofftransportes zu sehen. Nach dieser Vorstellung nimmt die Fumarsäure den bei der Dehydrierung eines Substrates freiwerdenden Wasserstoff auf, wodurch sie zu Bernsteinsäure wird; die Bernsteinsäure gibt den Wasserstoff an das Cytochromsystem ab. Ein Beweis für diesen Mechanismus wird darin gesehen, daß die der Bernsteinsäure nahe verwandte Malonsäure, wohl weil sie die Bernsteinsäure vom Ferment verdrängt, die Succinodehydrase spezifisch zu hemmen vermag.

$$\underset{\text{Bernsteinsäure}}{HOOC \cdot CH_2 \cdot CH_2 \cdot COOH} \qquad\qquad \underset{\text{Malonsäure}}{HOOC \cdot CH_2 \cdot COOH}$$

Mit der Wirkung der Succinodehydrase hängt aber offenbar noch die Wirkung zweier weiterer Fermente zusammen. Es sind dies die *Fumarase* und die *Malicodehydrase*. Die Fumarase katalysiert die Anlagerung von Wasser an die Fumarsäure und wandelt sie in Äpfelsäure (Acid. malicum) um:

$$\underset{\text{Fumarsäure}}{\begin{array}{c} HOOC \cdot CH \\ \| \\ CH \cdot COOH \end{array}} \xrightleftharpoons[-H_2O]{+H_2O} \underset{\text{Äpfelsäure}}{\begin{array}{c} CH_2 \cdot COOH \\ | \\ CHOH \cdot COOH \end{array}}$$

Die Malicodehydrase katalysiert die Umwandlung der Äpfelsäure in Oxalessigsäure und umgekehrt:

$$\underset{\text{Äpfelsäure}}{\begin{array}{c} CH_2 \cdot COOH \\ | \\ CHOH \cdot COOH \end{array}} \xrightleftharpoons[+2H]{-2H} \underset{\text{Oxalessigsäure}}{\begin{array}{c} CH_2 \cdot COOH \\ | \\ C : O \cdot COOH \end{array}}$$

Die Oxalessigsäure ist ein außerordentlich wirksamer Wasserstoff-acceptor der Zelle. Nach SZENT-GYÖRGYI sind in der Zelle bei der *Oxydation der Kohlenhydrate* (und zwar beim oxydativen Abbau der Triosephosphorsäure, s. S. 354 und nur bei diesem) die beiden Systeme Bernsteinsäure—Fumarsäure und Äpfelsäure—Oxalessigsäure in ihrer Wirkung miteinander verknüpft und in das ganze System der Oxydation eingeschaltet. Es wird demnach der Wasserstoff des Substrates von einer substratspezifischen Dehydrase durch deren Co-Dehydraseanteil übernommen und dann die hydrierte Co-Dehydrase von ihrem substratspezifischen Protein abgespalten. Die hydrierte Co-Dehydrase vereinigt sich mit einem anderen spezifischen Fermentprotein, durch dessen Vermittlung sie ihren Wasserstoff an die Oxalessigsäure abgibt. Die entstandene Äpfelsäure wird durch die Malicodehydrase dehydriert, und dadurch die Oxalessigsäure regeneriert. Der freigewordene Wasserstoff wird auf die Fumarsäure übertragen und dadurch die Bernsteinsäure zurückgebildet. Da die Succinodehydrase ohne Co-Ferment wirksam ist, soll die Rolle des Wasserstoffüberträgers zwischen der Malico- und der Succinodehydrase nicht eine Co-Dehydrase, sondern ein gelbes Ferment übernehmen. Im ganzen ergibt sich also etwa der folgende Reaktionsverlauf:

Schema der biologischen Oxydation nach SZENT-GYÖRGYI.

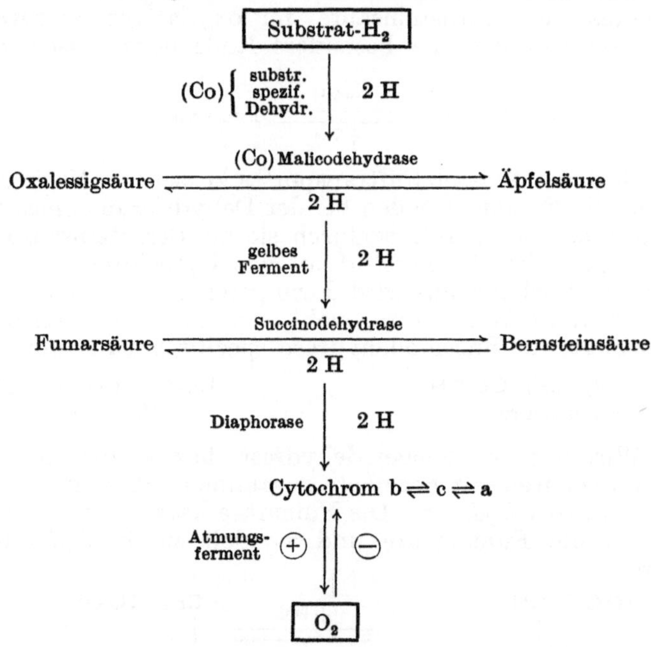

η) Der Citronensäurezyklus.

Neben dem von SZENT-GYÖRGYI angenommenen Mechanismus spielen anscheinend noch weitere Stoffwechselprodukte als Überträger des Wasserstoffs bei der biologischen Oxydation eine wichtige Rolle. Nach KNOOP und MARTIUS können sich Brenztraubensäure und Oxalessigsäure, nach WIELAND und ROSENTHAL Acetessigsäure und Oxalessigsäure über vorderhand noch nicht sicher bekannte Zwischenstufen zu Citronensäure kondensieren.

Die Citronensäurebildung aus Oxalessigsäure und Brenztraubensäure konnte vor allem im Herzmuskel nachgewiesen werden. Nach MARTIUS ist wahrscheinlich die erste Stufe der Citronensäuresynthese die Oxydation der Brenztraubensäure zu einem Radikal:

$$CH_3 - CO - COOH \rightarrow CH_2 - \overset{|}{\underset{|}{C}} = O,$$

das sich ohne weiteres mit Oxalessigsäure direkt zum Lacton der Citronensäure vereinigt.

$$
\begin{array}{ccc}
\text{COOH} & \text{COOH} & \text{COOH} \\
| & | & | \\
\text{CH}_2 & \text{CH}_2 & \text{CH}_2 \\
| & | & | \\
\text{CO}-\text{COOH} & \text{C}-\text{COOH} & \text{HO}-\text{C}-\text{COOH} \\
+ & | & | \\
\text{CH}_2 & \text{O\ CH}_2 & \text{CH}_2 \\
| & | & | \\
\text{C}=\text{O} & \text{C}=\text{O} & \text{COOH}
\end{array}
$$

$$\longrightarrow \qquad \xrightarrow{+\,H_2O}$$

. Citronensäure

Bei der Reaktion von Acetessigsäure und Oxalessigsäure, die in erster Linie in der Niere aufgefunden wurde, entsteht zunächst eine „Procitronensäure", und zwar entweder Citroylessigsäure oder Acetylcitronensäure:

$$
\begin{array}{ccc}
\text{COOH} & \text{COOH} & \text{COOH} \\
| & | & | \\
\text{CH}_2 & \text{CH}_2 & \text{CH}_2 \\
| & | & | \\
\text{CO}-\text{COOH} & \text{HO}-\text{C}-\text{COOH} & \text{HO}-\text{C}-\text{COOH} \\
+ & | & | \\
\text{CO}\cdot\text{CH}_3 & \text{CH}_2 & \text{CH}-\text{CO}\cdot\text{CH}_3 \\
| & | & | \\
\text{CH}_2-\text{COOH} & \text{CO} & \text{COOH} \\
& | & \\
& \text{CH}_2\cdot\text{COOH} &
\end{array}
$$

Citryolessigsäure   oder   Acetylcitronensäure

Durch hydrolytische Abspaltung von Essigsäure an den durch bezeichneten Stellen würde die Procitronensäure in Citronensäure übergehen.

Bisher hat man den Abbauweg über die Citronensäure zur Erklärung des oxydativen Abbaus der Kohlenhydrate herangezogen, die Befunde der Citronensäurebildung aus Acetessigsäure ergeben aber auch Beziehungen zum Abbau der Fettsäuren. So glaubt denn auch BREUSCH, daß das Zweierbruchstück, das nach der Theorie der β-Oxydation der Fettsäuren als Essigsäure abgespalten wird (s. S. 361f.), sich mit Oxalessigsäure zu Citronensäure vereinigt:

$$
\begin{array}{ccccc}
\text{R} & & \text{COOH} & \text{COOH} & \text{R} \\
| & & | & | & | \\
\text{C}=\text{O} & + & \text{CH}_2 & \text{CH}_2 & \text{COOH} \\
| & & | & | & \\
\text{CH}_2 & & \text{CO}-\text{COOH} & \text{HO}-\text{C}-\text{COOH} & + \\
| & & & | & \\
\text{COOH} & & & \text{CH}_2 & \\
& & & | & \\
& & & \text{COOH} &
\end{array}
$$

$$+\,H_2O \longrightarrow$$

MARTIUS konnte einen sehr eigenartigen weiteren Abbau der Citronensäure sicherstellen. Zunächst wird durch ein der Fumarase in seiner Wirkung nahestehendes Ferment *Aconitase* aus Citronensäure *cis-Aconitsäure* gebildet. Ebenso wie bei der analogen Reaktion Fumarsäure $\rightleftharpoons$ Äpfelsäure kommt es auch hier zur Einstellung eines Gleichgewichtes. cis-Aconitsäure kann in einer neuen Reaktion Wasser anlagern und in *Isocitronensäure* übergehen. Durch die *Citricodehydrase* wird sie zu *Oxalbernsteinsäure* dehydriert und geht schließlich durch Decarboxylierung in die *α-Ketoglutarsäure* über, der anscheinend im gesamten intermediären Stoffwechsel eine bedeutsame Rolle zukommt (s. S. 369). Die α-Ketoglutarsäure kann, wie lange bekannt, durch Decarboxylierung und Dehydrierung in Bernsteinsäure umgewandelt werden, so daß sich sowohl durch die Oxalessigsäure wie durch die Bernsteinsäure interessante Beziehungen zu den Vorstellungen von SZENT-GYÖRGYI über den Verlauf der biologischen Oxydationen ergeben. KREBS hat für diesen Abbauweg die

$$
\begin{array}{ccccc}
\text{COOH} & & \text{COOH} & & \text{COOH} \\
| & & | & & | \\
\text{CH}_2 & \xrightarrow[+]{-} & \text{CH} & \xleftarrow[-]{+} & \text{CHOH} \\
| & \text{H}_2\text{O} & \| & \text{H}_2\text{O} & | \\
\text{HO--C--COOH} & & \text{C--COOH} & & \text{CH--COOH} \quad \xrightarrow{-\text{H}_2} \\
| & & | & & | \\
\text{CH}_2 & & \text{CH}_2 & & \text{CH}_2 \\
| & & | & & | \\
\text{COOH} & & \text{COOH} & & \text{COOH} \\
\text{Citronensäure} & & \text{cis-Aconitsäure} & & \text{Isocitronensäure}
\end{array}
$$

$$
\begin{array}{ccc}
\text{COOH} & & \text{COOH} \\
| & & | \\
\text{C}=\text{O} & & \text{C}=\text{O} \\
| & & | \\
\text{CH--COOH} & \xrightarrow{-\text{CO}_2} & \text{CH}_2 \\
| & & | \\
\text{CH}_2 & & \text{CH}_2 \\
| & & | \\
\text{COOH} & & \text{COOH} \\
\text{Oxalbernsteinsäure} & & \alpha\text{-Ketoglutarsäure}
\end{array}
$$

Bezeichnung „Citronensäurezyklus" vorgeschlagen Die Abb. 64 gibt ihn schematisch wieder. Gegen die allgemeine Gültigkeit der Theorie des „Citronensäurezyklus" sind Einwände erhoben worden, vor allem kann der Muskel anscheinend Citronensäure nicht bilden und sie auch nur schwer abbauen. Es ist nicht ausgeschlossen, daß das C_4-Dicarbonsäure-System bei der Oxydation des Citrats als Wasserstoffüberträger wirkt, daß also diese beiden Überträgersysteme in gleicher Weise für die Oxydation nötig sind.

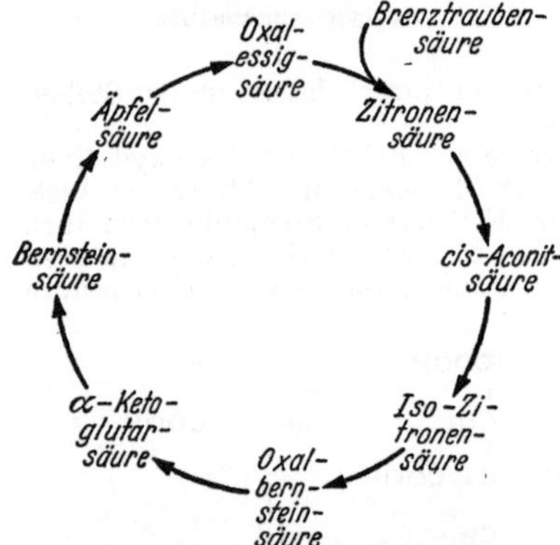

Abb. 64. Schema des Brenztraubensäureabbaus (KREBS; KNOOP; MARTIUS).

ϑ) Andere Desmolasen.

Die Desmolyse ist im vorstehenden weitgehend der biologischen Oxydation gleichgesetzt worden. Das ist aber nur teilweise richtig. Auch in Abwesenheit von Sauerstoff finden desmolytische Vorgänge statt, und zwar nicht nur in niederen anaerob lebenden Organismen, sondern in jeder Zelle auch der höchstentwickelten Lebewesen. Der Abbau sehr vieler Brennstoffe wird durch anaerobe desmolytische Prozesse eingeleitet, und der eigentliche oxydative, mit Sauerstoffverbrauch verbundene Endabbau folgt erst sekundär. Die anaerob erfolgenden Abbaureaktionen bezeichnet man als *Gärungen*, indem man die Bezeichnung der bekanntesten dieser Stoffwechselvorgänge, der Hefegärungen, verallgemeinert. Auch bei den Gärungen findet aber unter dem Bilde der Dehydrierung eine Oxydation von Brennstoffen statt. Da jedoch der Sauerstoff, der Wasserstoffacceptor der normalen Atmung, fehlt, müssen andere Gewebsbestandteile als Wasserstoffacceptoren herangezogen werden. Von diesen kommen das Glutathion oder das Vitamin C höchstens vorübergehend als Überträger (s. S. 299) in Frage, da ihre Konzentration begrenzt ist, ihre Leistungsfähigkeit also bald erschöpft sein würde. Der Organismus benutzt deshalb als Wasserstoffacceptoren entweder die gleichen Stoffe, die oxydiert werden sollen — von ein und derselben Substanz wird ein Teil oxydiert und eine äquivalente Menge reduziert — oder es dient als Wasserstoffacceptor des bei der Dehydrierung der einen Substanz frei werdenden Wasserstoffs ein anderer Körperbaustein. Derartige Abbauvorgänge verlaufen also als *gekoppelte Oxydoreduktionen*. Die bekannteste dieser Reaktionen ist die CANNIZZAROsche *Umlagerung* der Aldehyde, die rein chemisch, die aber auch fermentativ bedingt sein kann. Von zwei Molekülen des gleichen oder verschiedener Aldehyde nimmt eines den Wasserstoff, das andere den Sauerstoff eines Wassermoleküls auf, und es entstehen äquivalente Mengen von Säure und von Alkohol (*Dismutation* s. S. 38).

Die Dismutation wird durch Fermente bewirkt, die man als *Aldehydmutasen* bezeichnet. Diese Mutasen werden erst durch Co-Zymase zu ihrer Wirkung befähigt. Die übrigen bisher bekannten Co-Fermente sind wirkungslos. Wahrscheinlich vollzieht sich die Wirkung der Co-Zymase in Verbindung mit der Aldehydmutase in der Weise, daß zunächst ein Aldehydmolekül oxydiert und dann ein zweites reduziert wird, etwa nach dem Schema

$$R \cdot CHO + H_2O + Co = R \cdot COOH + CoH_2$$
$$CoH_2 + R \cdot CHO = Co + R \cdot CH_2OH$$

Durch eine aus der Leber gewonnene Aldehydmutase kann die Umsetzung einer größeren Reihe von Aldehyden nach dem vorstehenden Schema bewirkt werden. Außer dieser sind noch andere Mutasen beschrieben worden, die für den intermediären Stoffwechsel von großer Bedeutung sind, so eine *Triosephosphatmutase*, welche Triosephosphorsäure zu Phosphoglycerinsäure und Glycerinphosphorsäure dismutiert (s. S. 345) und die ebenfalls die für den Abbau der Kohlenhydrate überaus wichtige Umsetzung zwischen Triosephosphorsäure und Brenztraubensäure bewerkstelligen kann (s. S. 349). Auch Reaktionen zwischen Aldehyden und Ketosäuren können nach dem allgemeinen Schema

$$R \cdot CHO + R_1 \cdot CO \cdot COOH + H_2O = R \cdot COOH + R_1 \cdot CHOH \cdot COOH$$

durchgeführt werden.

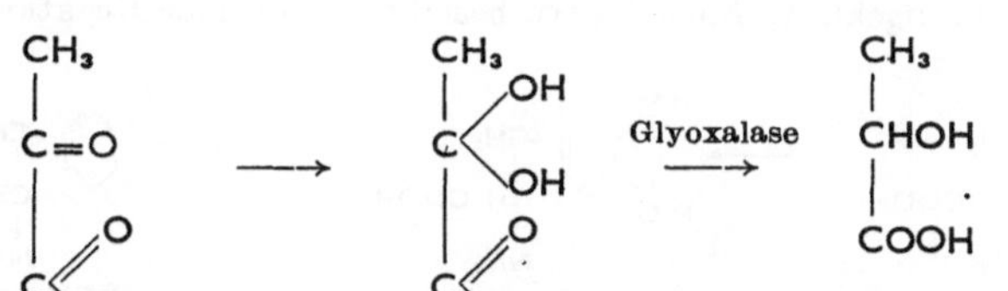

$$
\begin{array}{ccccc}
CH_3 & & CH_3 & & CH_3 \\
| & & |\diagup OH & & | \\
C=O & \longrightarrow & C & \xrightarrow{\text{Glyoxalase}} & CHOH \\
| & & |\diagdown OH & & | \\
C\diagup\diagdown & & C\diagup\diagdown & & COOH \\
\end{array}
$$

| Methylglyoxal | Methylglyoxalhydrat | Milchsäure |

Formal ähnlich den Dismutationen verlaufen Oxydoreduktionen im Rahmen des gleichen Moleküls, wie die durch die *Glyoxalase* bewirkte Umwandlung des Methylglyoxals in Milchsäure. Das Ferment wird auch als *Ketonaldehydmutase* bezeichnet. Es kommt in fast allen tierischen und pflanzlichen Geweben vor. Seine biologische Bedeutung ist noch ebenso unklar wie die Stellung des Methylglyoxals im Stoffwechsel (s. S. 344 u. 348).

ι) Oxydasen.

Es sind eine ganze Reihe von Typen oxydierender Fermente, sog. *Oxydasen,* beschrieben worden, die ihre katalytischen Wirkungen lediglich in Gegenwart von Sauerstoff, nicht aber von anderen Wasserstoffacceptoren, wie etwa Methylenblau, vollziehen. Zu ihnen gehört das oben schon näher besprochene sauerstoffübertragende Ferment der Zellatmung (s. S. 288ff.). Weiterhin gehören in diese Gruppe Fermente, durch die ein- und zweiwertige Phenolderivate in Farbstoffe umgewandelt werden. Man spricht deshalb auch von *Phenoloxydasen* und unterscheidet *Mono-* und *Polyphenoloxydasen.* Ihre Wirkungsweise ergibt sich aus folgenden Beispielen:

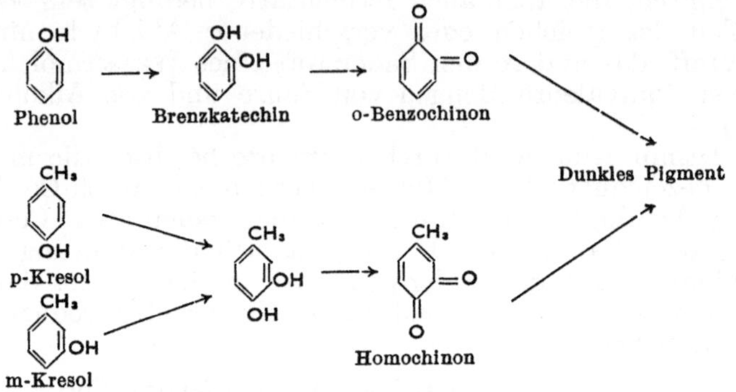
OH
OH
OH
O
O
Phenol
Brenzkatechin
o-Benzochinon
Dunkles Pigment
CH₃
OH
p-Kresol
CH₃
OH
m-Kresol
CH₃
OH
OH
CH₃
O
O
Homochinon

Ein Sonderfall der Wirkung des Atmungsfermentes ist die *Indophenolblausynthese.* Es ist erwiesen (Keilin), daß zur Indophenolblausynthese auch die Mitwirkung des Cytochroms notwendig ist. Das Indophenolblau entsteht aus α-Naphthol und p-Phenylendiamin. Diese Reaktion, die auch freiwillig verläuft, wird durch das Ferment wesentlich beschleunigt.

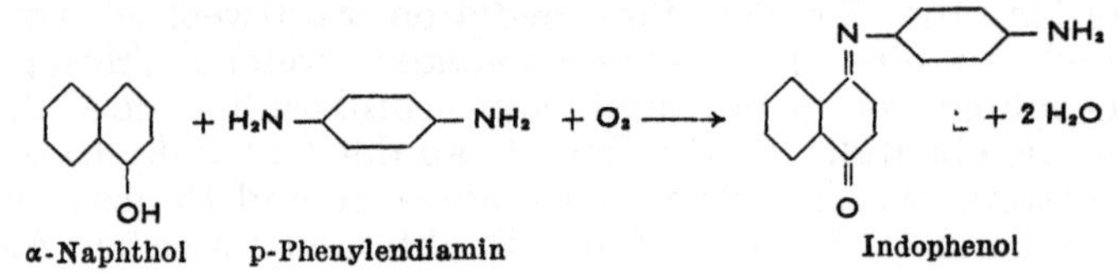
OH
+ H₂N
NH₂
+ O₂
N
NH₂
+ 2 H₂O
O
α-Naphthol
p-Phenylendiamin
Indophenol

Die *Tyrosinase,* ein in Pflanzen und in wirbellosen Tieren vorkommendes Ferment, das aus Tyrosin ein schwarzes Melanin bildet, ist eine Monophenoloxydase, deren Wirkung allerdings nicht spezifisch auf Tyrosin gerichtet ist, sondern sich auch auf andere Monophenole und einige Diphenole erstreckt. Die chemischen Umsetzungen dabei sind recht verwickelt und zum Teil noch nicht aufgeklärt. Nach Raper besteht der folgende Reaktionsmechanismus:

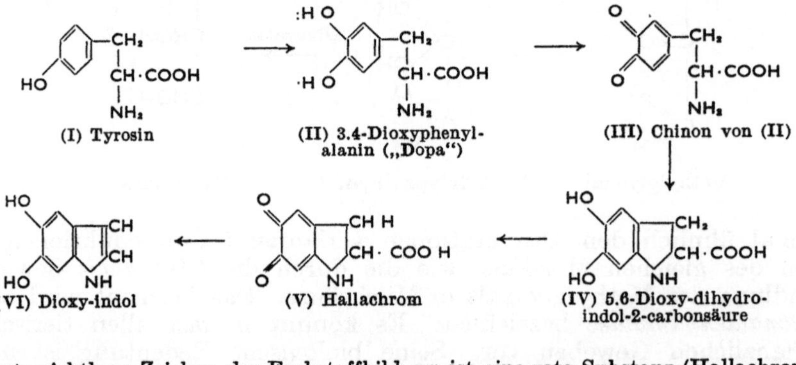
HO
CH₂
CH·COOH
NH₂
(I) Tyrosin
:H O
·H O
CH₂
CH·COOH
NH₂
(II) 3.4-Dioxyphenyl-
alanin („Dopa")
O
O
CH₂
CH·COOH
NH₂
(III) Chinon von (II)
HO
HO
CH₂
CH·COOH
NH
(IV) 5.6-Dioxy-dihydro-
indol-2-carbonsäure
O
O
CH H
CH· COO H
NH
(V) Hallachrom
HO
HO
CH
CH
NH
(VI) Dioxy-indol

Das erste sichtbare Zeichen der Farbstoffbildung ist eine rote Substanz (Hallachrom), die dann weiter in das Melanin umgewandelt wird. Lediglich die Bildung dieses roten Farbstoffes ist fermentativ bedingt, die Umwandlung in das eigentliche Melanin erfolgt spontan ohne Beteiligung von Fermenten. Die erste Stufe der Reaktion ist die Umwandlung des Tyrosins (I) in das Dioxy-phenylalanin (II), aus dem durch Dehydrierung an den phenolischen Gruppen zuerst das entsprechende Chinon (III), dann unter Ringschluß und Überführung des frei werdenden Wasserstoffs an die Chinonsauerstoffe ein hydriertes, phenolisches Indolderivat entsteht (IV). Dieses wird erneut dehydriert und bildet das Hallachrom. Nach Decarboxylierung unter Wanderung des Wasserstoffs entsteht das Dioxyindol (VI), und aus diesem schließlich in noch unbekannter Weise unter Abgabe von zwei Wasserstoffen und Aufnahme von einem Sauerstoff das Melanin.

Das beim oxydativen Abbau des Tyrosins entstehende Dioxyphenylalanin (Dopa) hat man für die Muttersubstanz des Pigmentes der Haut gehalten, weil in Lösungen dieser Aminosäure eingelegte frische Hautstückchen sich braun pigmentieren. Ob die Pigmentbildung in der Haut wirklich auf diesem Wege erfolgt und ob dabei eine besondere „Dopaoxydase" wirksam ist, ist nicht sichergestellt.

Es sind zwei Polyphenoloxydasen bekannt geworden. Die o-Polyphenolase oxydiert mit besonderer Leichtigkeit Brenzkatechin, aber auch einwertige Phenole, Tyrosin, Adrenalin und viele andere Stoffe werden umgesetzt. Die Spezifität des Fermentes ist also nicht sehr groß. Die p-Polyphenolase ist auf p-Diphenole eingestellt.

Die Phenoloxydasen sind besonders in Pflanzen weit verbreitet. Auf sie geht z. B. die Schwarzfärbung mancher längere Zeit lagernder oder gestoßener Früchte zurück. Die Entwicklung dieser Verfärbung wird in den frischen Fruchten wahrscheinlich zunächst verhindert durch die Ascorbinsäure, die als reversibles Redox-System die entstehenden Chinone immer wieder in Phenole zurückverwandelt.

Die Phenoloxydase und die p-Polyphenoloxydase sind Kupfer-Proteide.

ϰ) Peroxydase und Katalase.

Zum Abschluß der Besprechung der Oxydationsfermente müssen noch zwei besondere Fermente von spezifischer Wirkung aufgeführt werden, die ebenso wie das sauerstoffübertragende Ferment der Atmung häminhaltig sind. Es sind die *Peroxydase* und die *Katalase*.

Die *Peroxydase*wirkung erstreckt sich im wesentlichen auf aromatische Stoffe, aus denen durch Dehydrierung Chinone gebildet werden können. Der dabei mobilisierte Wasserstoff wird auf Sauerstoff übertragen, den die Peroxydasen aus Peroxyden in Freiheit setzen. Auch Hämoglobin hat eine peroxydatische Wirkung.

Man macht von ihr z. B. Gebrauch beim Nachweis der unter pathologischen Verhältnissen auftretenden Ausscheidung von rotem Blutfarbstoff im Harn. Benzidin oder Guajakharz werden in Gegenwart eines Peroxyds (H_2O_2 oder verharztem Terpentinöl) durch Hämoglobin zu einem grünen bzw. blauen Farbstoff oxydiert.

Die Wirkung der eigentlichen Peroxydasen ist derjenigen des Hämoglobins weit überlegen. Außerdem ist die katalytische Eigenschaft des Hämoglobins thermostabil, also keine Fermentwirkung; man spricht daher auch von einer *pseudoperoxydatischen Wirkung*. Krystallisierte Peroxydase hat ein Molekulargewicht von 44100 und enthält 1,48 % Hämin, das wahrscheinlich mit dem Bluthämin identisch ist. Die Lichtabsorptionskurve ähnelt der des Methämoglobins. Für die hohe spezifische Wirkung des Peroxydasehämins — es ist etwa eine millionmal wirksamer als freies Hämin — ist daher wohl ein spezifischer Träger der Wirkungsgruppe verantwortlich zu machen.

Peroxydasen finden sich vor allem in pflanzlichen Zellen, jedoch sind auch tierische Peroxydasen (Leukocyten) bekannt. Die Bedeutung der Peroxydasen für den Stoffwechsel ist noch unklar. Es liegen Anhaltspunkte dafür vor, daß sie in niederen Zellen, die bei der Atmung in Sauerstoff Wasserstoffsuperoxyd bilden, dieses zerlegen und den Sauerstoff auf oxydable Stoffe übertragen können.

Die Wirkung der *Katalase*, Zerlegung von Wasserstoffsuperoxyd in Wasser und in Sauerstoff, ist schon mehrfach erwähnt worden (s. S. 107). Ihre physiologische Bedeutung könnte bei niederen Organismen derjenigen der Peroxydase entsprechen. Aber auch in fast allen Zellen von pflanzlichen und tierischen Organismen kommt das Ferment vor, besonders reichlich im Blut und in der Leber der Wirbeltiere. Wozu sie in aerob lebenden Zellen dient, ist noch nicht sicher bekannt, da ja keine Anhaltspunkte dafür vorliegen, daß bei der physiologischen Atmung Wasserstoffsuperoxyd gebildet wird. BINGOLD hat gefunden, daß in Abwesenheit von Katalase Hämoglobin durch Wasserstoffsuperoxyd rasch in Pentdyopent (s. S. 105) verwandelt wird. Die Katalase soll den Blutfarbstoff gegen eine derartige Umwandlung durch etwa entstehendes Wasserstoffsuperoxyd schützen.

Auch die Katalase ist ähnlich wie die Peroxydase ein Häminderivat, und zwar ist ihre wirksame Gruppe anscheinend ebenfalls mit dem Bluthämin identisch (ZEILE). Sie ist mit einem Eiweißkörper vereinigt, dessen Molekulargewicht etwa 250000 beträgt (SUMNER). Normales Bluthämin hat auch geringe katalatische Wirkung, sie steht aber größenordnungsmäßig zur Wirkung der Katalase im gleichen Verhältnis wie seine peroxydatische Wirkung zur Aktivität der Peroxydase.

Schrifttum.

BAMANN, E. u. K. MYRBÄCK: Die Methoden der Fermentforschung. Leipzig 1940. — BERSIN, TH.: Kurzes Lehrbuch der Enzymologie. 2. Aufl. Leipzig 1939. — ELLIOTT, K. A. C.: Biological oxidation-Reduction catalysis. In Handbuch der Katalyse, Bd. 3 Biokatalyse, S. 292. 1941. — FRANKE, W.: Neuere Erkenntnisse über den Mechanismus der Atmung und Gärung (Desmolyse). Angew. Chem. **53**, 580 (1940). — HALDANE, J. S. B. u. K. H. STERN: Allgemeine Chemie der Enzyme. Dresden 1932. — KARRER, P.: Über die Chemie der Flavine. Erg. Vitamin- u. Hormonforsch. **2** (1939). — MITTASCH, A.: Über katalytische Verursachung im biologischen Geschehen. Berlin 1935. — NORD, F. F. u. R. WEIDENHAGEN: Handbuch der Enzymologie. Leipzig 1940. — SCHÄFFNER, A.: Neuere Arbeiten über proteolytische Enzyme. Naturwiss. **29**, 619 (1941). — SCHWAB, G. M.: Handbuch der Katalyse, Bd. 3. Biokatalyse. Wien 1941. — SZENT GYÖRGYI. A. v.: Studies on biological oxydation and some of its catalysts. Acta litt. reg. Univ. Hung. Franc.-Joseph. **9**, 1, Sect. Med. Budapest u. Leipzig 1937. — THUNBERG, TH.: Biologische Aktivierung, Übertragung und endgültige Oxydation des Wasserstoffs. Erg. Physiol. **39** (1937). — WALDSCHMIDT-LEITZ, E.: Die Enzyme. Braunschweig 1926. — WARBURG, O.: Chemische Konstitution von Fermenten. Erg. Enzymforsch. **7**, 210 (1939).

IV. Der Stoffwechsel.

A. Verdauung und Resorption.

a) Vorbemerkungen.

Jede für die Ernährung eines Lebewesens ausreichende Nahrung muß eine große Zahl verschiedener Stoffe enthalten. Von diesen ist in voranstehenden Kapiteln berichtet worden. Viele dieser Stoffe werden dem Körper in der Nahrung in hochmolekularer Form angeboten und sind deshalb nicht oder nur sehr schwer löslich, so daß sie nicht ohne vorhergehende Umwandlung in den Körper aufgenommen werden können. Zudem haben viele einen strukturellen Aufbau, der dem biochemischen Bau der Zellsubstanzen nicht entspricht, sie sind körperfremde Stoffe und müssen deshalb durch geeignete Umformung so vorbereitet werden, daß aus ihnen die spezifischen Körperbausteine gebildet werden können. Diese Vorbehandlung und Umformung wird durch die Vorgänge der Verdauung durchgeführt oder vorbereitet: durch hydrolytische fermentative Prozesse werden aus hochmolekularen niedermolekulare Stoffe, z. B. aus den Polysacchariden Monosaccharide, aus Eiweißkörpern Aminosäuren, aus Fetten Fettsäuren und Glycerin. Die Spaltstücke sind entweder wasserlöslich und deshalb ohne weiteres zur Resorption, d. h. zur Aufnahme aus dem Verdauungskanal ins Körperinnere geeignet, oder sie werden durch besondere Umsetzungen resorptionsfähig gemacht. Die niedermolekularen resorbierten Spaltprodukte können nach ihrem Durchtritt durch die Darmwand wieder zu hochmolekularen Körperbausteinen zusammengesetzt werden, die, das gilt besonders für Eiweißkörper und Fette, für jede Tierart, ja vielleicht, für jeden Organismus die ihm eigentümliche spezifische Struktur haben. Die auf die Resorption vorbereitenden Abbauvorgänge im Darm, die Resorption selber und den Aufbau körpereigener Stoffe aus den resorbierten Spaltstücken bezeichnet man als *Assimilation.*

Die Verdauung spielt sich ab als enges *Miteinanderwirken chemischer und mechanischer Vorgänge.* Hier sollen nur die chemischen Verdauungsprozesse näher behandelt werden. Die motorischen Vorgänge und die Gesetzmäßigkeiten bei der Sekretion der Verdauungssäfte werden in den Lehrbüchern der Physiologie ausführlich behandelt und deshalb hier nur gestreift. Es ist für den Ablauf der Verdauung von allergrößter Wichtigkeit, daß die mechanischen Vorgänge die chemischen, und die chemischen Prozesse die Bewegungsabläufe weitgehend beeinflussen und regeln. Dazu kommt noch der Einfluß, den Art, Zusammensetzung und Zubereitung der Nahrungsmittel sowohl auf die motorische als auch auf die sekretorische Funktion des Verdauungskanals und auf die Zusammensetzung der Sekrete haben.

Die feste Nahrung wird durch den Kauapparat zerkleinert, in der Mundhöhle durch das Zusammenwirken der Kaumuskulatur und der Muskeln der Zunge, der Backen und der Lippen mit den fermenthaltigen

Sekreten der Mundspeicheldrüsen innig vermischt und in einen ziemlich gleichförmigen Brei verwandelt. Dieser Brei wird zu Bissen geformt, die gegen den weichen Gaumen gedrückt werden und durch Berührung gewisser Schluckstellen selber ihre weitere, nunmehr völlig unwillkürlich verlaufende Fortbewegung im Verdauungskanal reflektorisch auslösen. Die Bewegung dabei ist eine peristaltische, d. h. über den Verdauungsschlauch laufen hintereinander eine Erschlaffung und eine Kontraktion der Muskulatur der Wandung, so daß durch die Aufeinanderfolge von Erschlaffung und Kontraktion eine Bewegungswelle entsteht, durch die der Inhalt des Rohres fortlaufend weitergeschoben wird.

Während der Fortbewegung der Speise im Verdauungskanal wirken nacheinander verschiedene Verdauungssekrete auf sie ein. Magensaft, Darmsaft und Pankreassaft enthalten neben dem Mundspeichel die wirksamen Fermente der Verdauung und führen den Abbau der Nahrungsstoffe so weit, wie er durch hydrolytische Spaltungen geführt werden kann. In den oberen Abschnitten des Darmkanals setzt, während die Verdauungsprozesse noch weiter gehen, bereits die Resorption der Spaltprodukte ein. In den Endabschnitten des Darmes, die dicht mit Bakterien besiedelt sind, werden durch die von ihnen verursachten Fäulnisvorgänge aus einigen der unresorbierbaren oder noch nicht resorbierten Inhaltsstoffe des Darmes charakteristische Umwandlungsprodukte gebildet. Durch die Fäulnisvorgänge und durch die zunehmende Wasserresorption wird der Darminhalt allmählich eingedickt und in den Kot verwandelt, der schließlich durch den After entleert wird.

Sowohl Chemismus als auch Motorik der Verdauung können durch eine Reihe von Reizen reflektorisch in Gang gesetzt und beeinflußt werden: 1. Die Berührung der Schleimhäute mit der Nahrung ist einer der Reize, der ihre spezifischen Funktionen auslöst. 2. Weiterhin kann die Auslösung durch reflektorische Vorgänge besonderer Art erfolgen. Prozesse in den höheren Abschnitten des Verdauungsweges können in den tieferen die Sekretbildung anregen, so daß der Speisebrei, wenn er diese Teile erreicht, bereits das für seine Weiterverarbeitung nötige Sekret vorfindet. 3. Schließlich sind für die Sekretion des Speichels und des Magensaftes *psychische Faktoren* von größter Bedeutung. Geruch und Anblick der Speise sowie irgendwelche Umstände, die die Nahrungsaufnahme zu begleiten pflegen, werden durch die Funktion nervöser Zentren der Nahrungszufuhr so weitgehend zugeordnet, daß diese Faktoren schon allein auch ohne gleichzeitige Verabreichung von Speise die Sekretion der erwähnten Verdauungssäfte reflektorisch auslösen können. Man bezeichnet diese Reflexe als *bedingte Reflexe.* Alle Reize, die die Tätigkeit der Verdauungsorgane beeinflussen, werden ihnen durch Nerven des autonomen Systems zugeleitet.

Die Sekretion der Verdauungssäfte mit ihren spezifischen Bestandteilen erfolgt nicht durch einfache Filtration aus dem Blutplasma, sondern durch eine aktive Tätigkeit der Drüsenzellen. Das histologische Bild der Drüsenzellen erfährt während der Sekretabgabe bemerkenswerte Veränderungen. Abb. 65 zeigt die verschiedenen Funktionsstadien der ruhenden und der tätigen Drüse in einer einzigen Drüsenalveole schematisch nebeneinander dargestellt. Die ruhende Zelle ist mit Granulis angefüllt *(Sekretgranula),* die von der tätigen Zelle in das Drüsenlumen abgegeben werden und dort zerfallen. Sie enthalten wahrscheinlich die spezifischen Sekretbestandteile, in erster Linie also die Fermente. In einer Drüse, die tätig gewesen ist, sind keine Granula mehr vorhanden, ihr Sekret ist außerordentlich arm an spezifischen Stoffen. Während der

Ruhe erfolgt die Neubildung der Granula. Für die aktive Tätigkeit der Drüsen spricht auch die Tatsache, daß der in den Drüsenausführungs-gängen gemessene Sekretionsdruck viel höher ist als der Blutdruck. Fügen wir noch hinzu, daß die für jedes Drüsensekret typischen Bestandteile (bestimmte Eiweißstoffe und Fermente) im Blute gar nicht vorkommen und die verschiedenen Ionen in den Verdauungssäften gewöhnlich in ganz anderen Konzentrationen enthalten sind als im Blute, so haben wir die Hauptbeweise für die Annahme, daß die Sekretbildung einer aktiven Drüsentätigkeit bedarf. Dazu kommt noch, daß die tätige Drüse einen merklich höheren Sauerstoffverbrauch und eine größere Durchblutung hat als die ruhende, daß also ihr Stoffwechsel während der Tätigkeit erhöht ist. Die Energielieferung erfolgt (wenigstens bei den Speicheldrüsen) auf Kosten von Kohlenhydraten.

Die Untersuchung der sekretorischen Tätigkeit der Verdauungsdrüsen läßt sich experimentell auf drei Wegen durchführen: 1. Durch *Anlage von Fisteln* und Ableitung der Sekrete nach außen. 2. Am Magen durch *Anlage eines kleinen Magens* nach PAWLOW: Unter Erhaltung der Gefäß- und Nervenversorgung wird ein kleiner Teil des Magens durch Naht abgeteilt, er-öffnet und mit einer Öffnung der Bauch-haut vernäht. Am Darm kann man eine Darmschlinge beiderseits aus dem Zusammenhang mit dem Darm trennen, die Darmenden durch Naht wieder ver-einigen und die abgetrennte Darm-schlinge auf verschiedene Weise durch die Bauchhaut nach außen münden lassen. 3. Als dritte Methode dient die

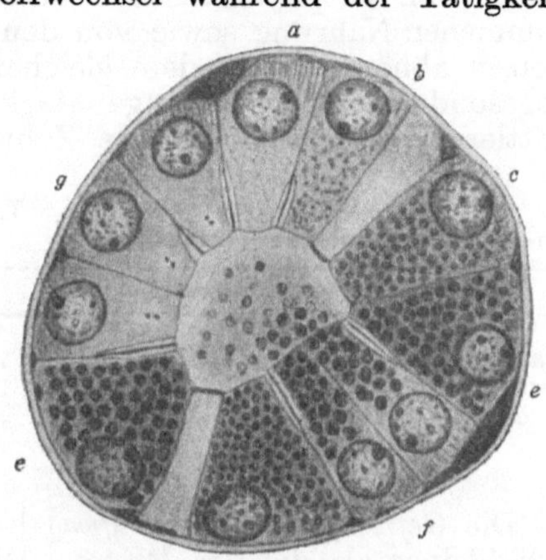

Abb. 65. Albuminöse Drüse einer menschlichen Wallpapille. Schematische Darstellung verschie-dener Phasen der Funktion, die in der Reihen-folge *a* bis *g* aufeinander folgen. Die in *f* aus-tretenden Granula bewahren zunächst Form und Färbbarkeit und lösen sich dann auf. (Nach K. W. ZIMMERMANN.)

„*Scheinfütterung*". Bei Versuchs-tieren wird die Speiseröhre durchtrennt und beide Öffnungen in die Haut eingenäht. Das aufgenommene Futter gelangt dann niemals in den Magen, sondern fällt aus der oberen Öffnung immer wieder heraus. Die Tiere müssen durch die Öffnung des unteren Speiseröhrenabschnittes künstlich ernährt werden. Gelegentlich müssen auch beim Menschen bei krankhaften Veränderungen am Verdauungskanal Fisteln der Speiseröhre, des Magens oder des Darmes angelegt werden. Mit all diesen Methoden, die durch gelegentliche Beobachtungen am Menschen ergänzt werden, sind an Ver-suchstieren die wichtigsten Aufschlüsse über die sekretorische Tätigkeit der Verdauungsdrüsen erhalten worden.

b) Der Speichel.

Der menschliche und der tierische Speichel ist eine opalescierende, fadenziehende Flüssigkeit, in der abgestoßene Epithelien der Mund-schleimhaut, Leukocyten, Lymphocyten sowie Bakterien suspendiert sind. Die Lymphocyten stammen aus dem lymphatischen Rachenring, man bezeichnet sie zusammen mit den Leukocyten als „*Speichelkörper-chen*". Der Speichel wird in den drei großen Speicheldrüsenpaaren der Mundhöhle: Parotis, Submandibularis und Sublingualis sowie in den

zahlreichen kleinen Drüsen der Mundhöhle gebildet. Funktionell und histologisch sind zu unterscheiden die *Eiweißdrüsen*, die *Schleimdrüsen* und
die *gemischten Drüsen*. Die Eiweißdrüsen bilden wenig Mucin (s. unten)
und viel sonstige Eiweißkörper, die Schleimdrüsen gerade umgekehrt
viel Mucin und wenig sonstiges Eiweiß, die gemischten Drüsen nehmen eine
Zwischenstellung ein. Die Parotis ist eine seröse Drüse, Submandibularis
und Sublingualis sind gemischt, die erste überwiegend serös, die letzte
vorwiegend mukös. Die Parotis ist die Hauptbildungsstätte der Fermente
des Speichels.

Die *Zusammensetzung des Speichels* läßt sich kaum eindeutig bestimmen,
da sie von der physikalischen und chemischen Beschaffenheit der aufgenommenen Nahrung sowie von den sonstigen die Schleimhaut treffenden
Reizen abhängt. Aus dem gleichen Grunde ist auch die in 24 Stunden
abgesonderte Speichelmenge starken Schwankungen unterworfen. Als
mittlere Werte aufzufassende Zahlen enthalten die Tabellen 51 und 52.

<table>
<tr><td colspan="2">Tabelle 51.
Speichelzusammensetzung.</td></tr>
</table>

Tabelle 52. Ionale Zusammensetzung
des Speichels nach BECKS.

1000 Teile Speichel enthalten		100 ccm Speichel enthalten mg			
Wasser	994,7	K.	55,89	HCO$_3$	93,16
Feste Stoffe	5,3	Na	20,0	Cl	74,68
davon organisch .	3,2	Ca	12,13	PO$_4$	13,18
anorganisch	1,8	Mg	1,29	CNS	30,9

Die *Gefrierpunktserniedrigung* beträgt etwa 0,2—0,4°, ist also wesentlich kleiner als die des Blutes. Die *Reaktion* des Speichels ist mit ph-
Werten von 6—7 meist neutral oder ganz schwach sauer, jedoch kommt
gelegentlich auch schwach alkalische Reaktion vor. Das *spezifische
Gewicht* liegt zwischen 1,002 und 1,008. Die tägliche *Speichelmenge* dürfte
beim Menschen in 24 Stunden etwa 1 Liter betragen. Die starken Unter-

Tabelle 53. Speichelmenge, -beschaffenheit und -zusammensetzung unter
verschiedenen Bedingungen.

Substanz	Speichelmenge in ccm/min.	Viscosität[1]	Trocken-substanz in %	Organische Substanz in %	Asche in %
Fleisch	1,1	2′53″	1,277	0,956	0,321
Milch	2,4	3′51″	1,416	0,987	0,429
Weißbrot	2,2	1′35″	0,969	0,591	0,377
Zwieback	3,0	1′16″	1,433	0,967	0,466
Fleischpulver . . .	4,4	4′15″	1,486	0,869	0,617
Sand	1,9	13″	0,483	0,133	0,350
0,5% HCl.	4,3	10″	0,781	0,187	0,504
Dest. Wasser . . .	0	—	—	—	—

schiede in chemischer Zusammensetzung und physikalischer Beschaffenheit des Speichels beim Einbringen verschiedener Nahrungsstoffe oder
Fremdkörper in die Mundhöhle zeigt die Tabelle 53. Nahrungsaufnahme
bedingt also die Sekretion eines an festen und besonders an organischen
Stoffen reichen Speichels; die Speichelmengen bei trockener Nahrung
sind größer als bei feuchter. Auf Fremdstoffe (Sand, Salzsäure) erfolgt

---

[1] Ausflußgeschwindigkeit einer bestimmten Speichelmenge aus einer Capillare von
bestimmtem Durchmesser. Die Ausflußzeit ist um so größer, je größer die Viscosität.

die Abgabe eines an festen Stoffen und besonders an organischer Substanz
armen Speichels. Die Speichelmenge bei Salzsäure ist besonders groß,
weil die Säure verdünnt und durch die Puffersubstanzen des Speichels
abgepuffert werden muß. Man kann also funktionell geradezu *Spülspeichel*
und *Verdauungsspeichel* unterscheiden.

Im Tierexperiment läßt sich die Möglichkeit der Absonderung eines
verschieden zusammengesetzten Speichels ohne weiteres zeigen. Die
Speicheldrüsen haben eine doppelte autonome Innervation (s. REIN: Physiologie). Auf künstliche Reizung der entsprechenden parasympathischen
Nerven entleert sich reichlich ein dünnflüssiges, an festen Substanzen
armes Sekret, dagegen ergibt die Reizung der sympathischen Nervenversorgung der Drüsen nur wenig zähflüssigen, an festen Stoffen sehr
reichen Speichel.

Von den verschiedenen Ionen sind Phosphat und Bicarbonat für
Herstellung und Erhaltung der Speichelreaktion, Chloride zur Aktivierung
der Amylase (s. S. 257) notwendig. Über die biologische Bedeutung des
Rhodangehaltes, dessen Höhe sehr verschieden angegeben wird, herrscht
keine Klarheit, ebenso ist nicht sicher erwiesen, ob im Speichel von
Rauchern höhere Rhodangehalte vorkommen als in dem von Nicht-
rauchern.

Die wichtigsten Bestandteile des Speichels sind organischer Natur.
Er enthält in dem *Mucin* einen charakteristischen Eiweißkörper (s. S. 85),
der wegen seiner schleimigen Beschaffenheit die Partikel des Speisebreies
überzieht und sie gleitfähig macht. Der reichliche Mucingehalt des bei
Milchgenuß fließenden Speichels hat anscheinend für die Caseinverdauung
große Bedeutung. Nach Vermischung mit Mucin fällt das Casein bei der
Labgerinnung (s. S. 280) besonders feinflockig aus, dadurch ist seine
weitere Verdauung erheblich erleichtert. Neben dem Mucin kommen
noch weitere *Eiweißkörper* im Speichel vor, angeblich handelt es sich um
Albumine und Globuline, jedoch liegen darüber keine genaueren Angaben
vor. Bei Störung der Nierentätigkeit, die die Ausscheidungsfunktion
der Niere beeinträchtigt, finden sich häufig im Speichel in kleiner Menge
niedermolekulare N-haltige Stoffe, so besonders *Harnstoff,* daneben *Harnsäure, Kreatinin* und *Aminosäuren.* Auch normalerweise sollen diese Stoffe
im Speichel vorkommen, aber ihre Mengen sind sehr gering. Kohlenhydrate — außer den im Mucin gebundenen — werden dagegen weder
unter normalen noch unter pathologischen Verhältnissen angetroffen.

Die spezifischen Speichelbestandteile sind die *Fermente.* Unter ihnen
überragt mengenmäßig bei weitem die *Amylase (Diastase, Ptyalin),*
die die aus α-Glucose aufgebauten Polysaccharide der Nahrung, in erster
Linie also die Stärke, über die Dextrine bis zum Disaccharid Maltose
abbauen kann. Amylase findet sich in größerer Menge nur im Speichel
des Menschen, des Affen und des Schweines. Bei anderen Tieren kommt
sie nur in sehr geringer Menge oder gar nicht vor. Ob der Speichel auch
eine Maltase (α-Glucosidase) enthält, ist fraglich. An weiteren Fermenten
finden sich in sehr kleinen Mengen *Lipase, Proteinasen und Peptidasen.*
Sie haben für die Verdauungsvorgänge in der Mundhöhle sicherlich keine
Bedeutung. Proteinase enthält nur der Parotisspeichel. Dazu kommt
aber noch die Wirkung der Proteasen der Leukocyten. Da 1 cmm Speichel
etwa 4000 Leukocyten enthält, werden täglich etwa 4 Milliarden Leukocyten verschluckt. Möglicherweise ist das für die Verdauungsvorgänge
in den tieferen Abschnitten des Verdauungskanals nicht ganz bedeutungslos.

Fermentative Spaltungsvorgänge spielen sicherlich bei der Mundverdauung selber nur eine untergeordnete Rolle, weil die Verweildauer der Speise im Munde nur etwa $1/2-1$ min beträgt. So entfaltet auch die höchst wirksame Speichelamylase ihre Hauptwirkung nicht im Mund, sondern im Magen (s. S. 317).

c) Der Magensaft.

Der reine Magensaft ist eine klare, farblose, schwach opalescierende Flüssigkeit, die in den tubulären Drüsen der Magenschleimhaut, vielleicht auch in den Epithelzellen der Schleimhautoberfläche gebildet wird. In den Drüsenschläuchen des *Fundusteiles* finden sich *drei* verschiedene Zellarten, die *Hauptzellen,* die *Belegzellen* und die *Nebenzellen* (ZIMMERMANN), die sich im histologischen Präparat durch Form und Aussehen sowie durch ihre Färbbarkeit unterscheiden lassen. Die Nebenzellen und die Belegzellen liegen vorwiegend in den oberflächlichen Schleimhautschichten, in der Tiefe überwiegen weitaus die Hauptzellen (s. Abb. 69, S. 315). Im *Pylorusteil* und im *Kardiateil* kommen fast ausschließlich Zellen vor, die den Hauptzellen des Fundus entsprechen. Die Belegzellen fehlen. Diese Zellverteilung ist bedeutungsvoll für die sekretorischen Leistungen der verschiedenen Magenabschnitte (s. weiter unten). Außer diesen für die Magenschleimhaut spezifischen Zellelementen enthält das Oberflächenepithel auch noch schleimbildende *Becherzellen.*

Die wichtigsten Eigenschaften und Bestandteile des Magensaftes sind in Tabelle 54 zusammengestellt. Neben den in der Tabelle aufgeführten Stoffen finden sich noch wechselnde Mengen von organischen

Tabelle 54. Zusammensetzung des Magensaftes.

Spezifisches Gewicht	1,006—1,009
Gefrierpunktserniedrigung	0,6 —0,64°
ph	0,92 —1,58
Feste Bestandteile, organisch	0,42 —0,46%
Feste Bestandteile, anorganisch	0,13 —0,14%
Gesamtstickstoff	0,051—0,075%
Salzsäure, freie	0,40 —0,50%
Salzsäure, Gesamt-	0,45 —0,60%
Chloride (NaCl, KCl, NH$_4$Cl)	0,50 —0,58%

Säuren, so besonders *Milchsäure.* Sie entsteht vor allem bei einer Vergärung von Kohlenhydraten durch Hefen und Bakterien, die sich dann im Magen ansiedeln, wenn der Salzsäuregehalt des Magensaftes sehr gering ist oder diese Säure völlig fehlt *(Achylie)*. Die Salzsäure hat eine bakterientötende Wirkung, die allerdings nicht absolut ist. Neben der Milchsäurebildung durch Bakterien gibt es aber auch eine Milchsäurebildung durch die Schleimhaut selber.

Der für die Verdauung wichtigste Bestandteil des Magensaftes ist das eiweißspaltende Ferment *Pepsin* (s. S. 279). Die *Salzsäure* schafft die für seine Wirkung notwendige Reaktion. Neben dem Pepsin enthält der Magensaft auch geringe Mengen einer — für die Fettverdauung wohl ziemlich unwesentlichen — *Lipase.* Die Frage, ob der Magensaft auch ein besonderes *Labferment* enthält, ist schon an anderer Stelle erörtert (s. S. 280). Für den menschlichen Magen ist sein Vorkommen nicht sehr wahrscheinlich.

An Eiweißkörpern enthält der Magensaft neben dem Pepsin wechselnde Mengen von *Schleim,* der die Schleimhaut überzieht und ihr offenbar Schutz gegen mancherlei Schädigungen, vor allem gegen die Selbstverdauung der Schleimhaut durch das Pepsin gewährt. Seine Sekretion erfolgt im wesentlichen wahrscheinlich auf lokale, die Schleimhaut treffende Reize. Der Stickstoffgehalt des Magensaftes beruht fast ausschließlich auf seinem Eiweißgehalt (0,075 % N entsprechen nach S. 56 etwa 0,45 % Eiweiß).

Der *Gefrierpunkt* des Magensaftes und damit seine molekulare Konzentration liegen etwas höher als im Blute. Dies wird fast vollständig durch den hohen Gehalt an Salzsäure und an Chloriden erklärt. In der Höhe der Chlorionenkonzentration, die die des Blutplasmas um etwa das Doppelte übertrifft, finden wir einen deutlichen Hinweis darauf, daß der Magensaft nicht durch Filtrationsvorgänge irgendwelcher Art aus dem Blutplasma entstehen kann. Die hohe *Acidität (ph etwa 1,0—1,5!)* beruht auf dem Gehalt an Salzsäure, die im reinen Magensaft fast völlig als „freie" Salzsäure enthalten ist. Daneben finden sich aber auch geringe Mengen von Salzsäure in „gebundener" Form. Freie und gebundene Säuren ergeben zusammen die „Gesamtacidität". Die Bindung geschieht durch die als Ampholyte wirkenden Eiweißkörper:

$$R \cdot \overset{\displaystyle \nearrow NH_3^{\oplus}}{\underset{\displaystyle \searrow COO^{\ominus}}{CH}} \; + HCl \longrightarrow \; R \cdot \overset{\displaystyle \nearrow NH_3^{\oplus}}{\underset{\displaystyle \searrow COOH}{CH}} \; + Cl^{\ominus}$$

Der Nachweis der freien Salzsäure erfolgt durch GÜNZBURGs Reagens: beim vorsichtigen Abdampfen des mit einer alkoholischen Lösung von Phloroglucin und Vanillin versetzten Magensaftes entsteht eine rote Färbung. Die quantitative Bestimmung der freien und der gebundenen HCl geschieht durch Titration mit n/10 NaOH gegen einen geeigneten Indicator: für freie HCl Tropäolin 00 oder Methylrot, für gesamte HCl Phenolphthalein.

Es ist gebräuchlich, die Acidität in unbenannten Zahlen auszudrücken. Diese geben den Verbrauch an ccm n/10 NaOH für 100 ccm Magensaft an. Die in der Tabelle 54 angegebenen Werte würden eine „freie Acidität" von

Tabelle 55. Acidität von Magensaft und Mageninhalt.

		Acidität	% HCl
Reiner Magensaft {	Gesamt-	125—165	0,45—0,60
	freie	110—135	0,40—0,50
Mageninhalt nach {	Gesamt-	40— 60	0,15—0,20
Probefrühstück {	freie	20— 40	0,07—0,15
Mageninhalt nach {	Gesamt-	70—100	0,25—0,35
Probemahlzeit {	freie	20— 50	0,07—0,18

110—135, eine „Gesamtacidität" von 125—165 bedeuten. Die ihnen entsprechenden ph-Werte von 0,9—1,5 sind merklich saurer als das ph-Optimum des Pepsins, das durch sie gewährleistet werden sollte, ja das Pepsin wird bei so stark saurer Reaktion sogar schon wieder gehemmt. Aber man darf die an reinem *Magensaft,* wie er etwa aus Magenfisteln oder aus einem kleinen Magen (s. S. 309) erhalten wird, gemachten Beobachtungen nicht auf den *Mageninhalt* übertragen, wie er nach einer Nahrungsaufnahme im Magen vorhanden ist. Um sich über die sekretorische Funktion des Magens Aufschluß zu verschaffen, regt man sie durch Verabreichung eines „Probefrühstückes" oder einer „Probemahlzeit" an und hebert dann den Mageninhalt aus. Man erhält dann ein Gemisch von Magensaft und Nahrungsbestandteilen, das ganz andere Säurewerte als reiner Magensaft aufweist (Tabelle 55). Die Gesamtacidität des Mageninhaltes ist also entscheidend von Art und Menge der aufgenommenen Nahrung abhängig, die freie Acidität wird davon kaum berührt. Sie entspricht in beiden

Fällen etwa der Säuremenge, durch die das ph-Optimum des Pepsins eingestellt wird (ungefähr 0,15% HCl). Die Gesamtacidität ist bei der reichlicheren Probemahlzeit größer als beim Probefrühstück, weil in ihr größere Eiweißmengen enthalten sind, die mehr Säure binden. Niemals aber werden die Aciditätswerte des reinen Magensaftes erreicht.

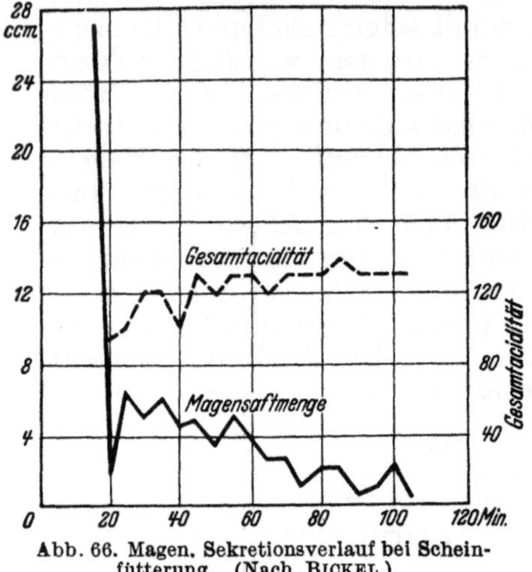

Abb. 66. Magen, Sekretionsverlauf bei Scheinfütterung. (Nach BICKEL.)

Auch der leere Magen hat einen gewissen *Nüchterninhalt,* der sich aber vom Magensaft deutlich unterscheidet. Er besteht überwiegend aus verschlucktem Speichel, oft auch aus in den Magen zurückgetretenem Dünndarminhalt, so daß sich über seine Zusammensetzung keine allgemein gültigen Angaben machen lassen.

Die Sekretion des Magensaftes wird bereits durch bedingte Reflexe vor der eigentlichen Nahrungsaufnahme eingeleitet. Sie erhält eine weitere reflektorische Förderung durch die Berührung der Mundschleimhaut mit der Nahrung. Die auslösenden Reize werden dem Magen durch den Vagus zugeleitet. Abb. 66 zeigt, wie bei einer Scheinfütterung (an einem Menschen mit Speiseröhren- und mit Magenfistel) die Sekretion ungeheuer ansteigt, dann aber bald wieder absinkt. Die Gesamtacidität ist hoch (reiner Magensaft!). Gelangt Speisebrei in den Magen, so schließt sich der *reflektorischen Phase* der Sekretion die direkte Anregung· an *(chemische Phase).* Sie wird ausgelöst durch den Mageninhalt selber. Dabei sind die Erreger der Sekretion zum Teil in der Nahrung von vornherein enthalten, zum Teil entstehen sie durch die Verdauung, wie z. B. die Peptone. Bei der chemischen Phase erfolgt die eigentliche Auslösung der Sekretion wahrscheinlich auf humoral - hormonalem Wege.· Durch die Berührung der

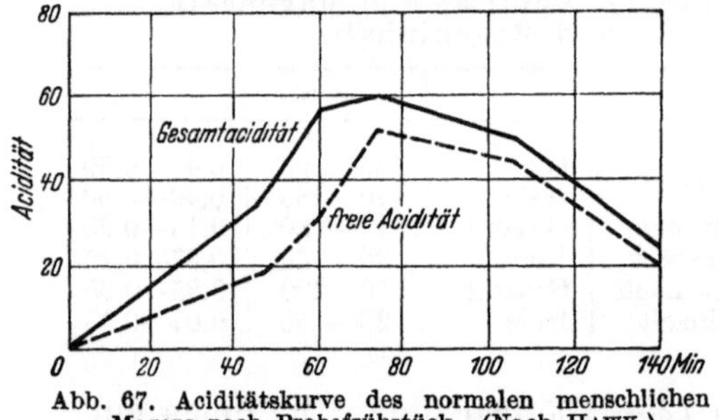

Abb. 67. Aciditätskurve des normalen menschlichen Magens nach Probefrühstück. (Nach HAWK.)

Schleimhaut des Pylorusteils mit den Sekretionserregern wird in ihr ein *Gastrin* genannter Stoff gebildet, der ins Blut gelangt und auf dem Blutwege den sezernierenden Drüsen zugeführt wird. Die Magensaftsekretion in der chemischen Phase wird also in der gleichen Weise angeregt wie die Pankreassekretion durch das Sekretin (s. S. 321). Das Gastrin läßt sich durch Salzsäure aus der Schleimhaut des Pylorus extrahieren. Seine Injektion führt zur Sekretion von Magensaft. Ähnlich wirkt auch Histamin. Gastrin ist aber wahrscheinlich nicht mit Histamin identisch. Abb. 67 zeigt, wie nach einem Probefrühstück (Toast und Tee), die von der Schleimhaut ausgelöste Säurebildung erst allmählich ihre volle Höhe erreicht und dann im Verlauf von etwa $2^1/_2$ Stunden wieder abklingt. Dieser Zeitraum entspricht etwa der Verweildauer leicht verdaulicher Speisen im normalen Magen. Normale gemischte Kost bleibt etwa 4 Stunden, fette

Nahrung etwa 5 Stunden im Magen. Nach Verabreichung anderer Speisen lassen sich der Abb. 67 entsprechende Aciditätskurven gewinnen. Auch die Sekretionskurve, also die abgegebene Saftmenge, zeigt erst einige Zeit nach der Nahrungsaufnahme ein Maximum und sinkt im Verlaufe mehrerer Stunden langsam wieder ab, ihre Form hängt von Art und Beschaffenheit der Nahrung ab.

Durch histochemische Untersuchungen von LINDERSTRØM-LANG am Schweinemagen ist endgültig erwiesen worden, daß die beiden spezifischen Bestandteile des Magensaftes, Salzsäure und Pepsin, in verschiedenen Zellarten der Drüsenschläuche gebildet werden. Mit dem Mikrotom wurden dünne Flachschnitte der Magenschleimhaut hergestellt, und die enzymatische Wirksamkeit sowie die Basenbindung (d. h. der Säuregehalt) in den verschiedenen Schichten der Schleimhaut aus den verschiedenen Abschnitten des Magens bestimmt. Die Abb. 68 gibt von einigen der erhaltenen Befunde eine schematische Zusammenstellung. Die Abb. 69 zeigt die Verteilung der verschiedenen Zellarten in einer Fundusdrüse.

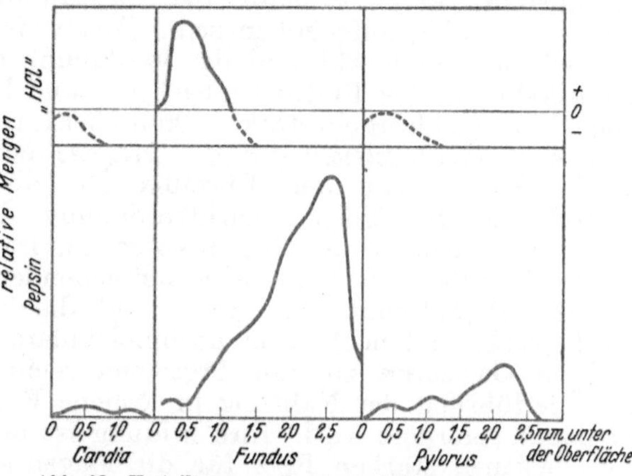

Abb. 68. Verteilung von Pepsin und Salzsäure in verschiedenen Bezirken und verschiedenen Tiefen der Magenschleimhaut. (Nach LINDERSTRØM-LANG, HOLTER und OHLSSON.)

Salzsäure findet sich demnach nur im Fundusteil und auch da nur in der oberflächlichen Schicht der Schleimhaut, die vorwiegend aus Belegzellen besteht. Das Pepsin kommt in allen Teilen des Magens und in allen Schleimhautschichten vor, in der größten Konzentration aber in der Tiefe der Drüsenschläuche, die fast ausschließlich aus Hauptzellen bestehen. Bezüglich des Salzsäuregehaltes muß berücksichtigt werden, daß die Schnitte nicht frisch, sondern erst nach mehrtägiger Einfrierung untersucht wurden. Die Säure bildet sich nämlich offenbar

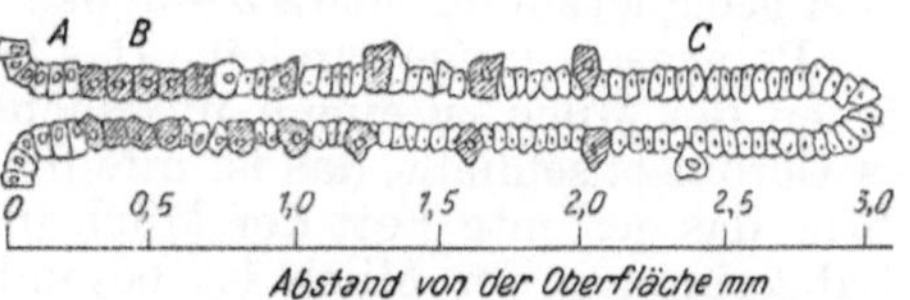

Abh. 69. Aufbau der Fundusdrüsen der Magenschleimhaut nach LINDERSTRØM-LANG und HOLTER. A Oberflächenepithelzellen, B Belegzellen, C Hauptzellen.

erst postmortal, da in ganz frischen Schnitten keine Säure, dafür aber erhebliche Mengen von Chloriden nachgewiesen wurden. Die Befunde deuten also darauf hin, daß die Bildung der Salzsäure zwar mit den Belegzellen zusammenhängt, aber während des Lebens nicht in ihnen erfolgt. Zur Beantwortung der Frage, wo sie denn eigentlich stattfindet, ist die Feststellung bedeutungsvoll, daß der Gesamt-Chlorionen-Gehalt des Magensaftes während einer Sekretionsperiode sich nur ganz unwesentlich ändert, daß aber mit steigendem Säuregehalt der Gehalt an Alkalichloriden mehr und mehr abnimmt. Man muß deshalb annehmen, daß die Belegzellen nicht Salzsäure, sondern Chloride sezernieren, aus denen erst im Magen selber die Säure freigesetzt wird. Über den eigentlichen Mechanismus der Säurebildung ist aber noch nichts bekannt.

Bei der Sekretion größerer Mengen von Magensaft wird, wie man analytisch feststellen kann, von der Magenschleimhaut eine erhebliche Menge von Chloriden abgesondert, gleichzeitig findet man eine Verminderung der Chlorionen im Blute. Die Chloride werden also in der Magenschleimhaut gespeichert, bei der Bildung der Salzsäure abgegeben und aus dem Blute ergänzt. Von dem Gesamtchloridbestand des Körpers stehen aber nur etwa 20% für die Magensaftbildung zur Verfügung. Bei größeren Chloridverlusten (starke Schweißabgabe, Magen- oder Darmfisteln) kann deshalb die Salzsäurebildung im Magen nahezu oder sogar völlig aufgehoben sein. Außer den Verschiebungen im Chlorwechsel kann man während der Verdauung auch eine gewisse Zunahme der Alkalinität des Blutes beobachten, und häufig wird einige Zeit nach einer Hauptmahlzeit ein stärker alkalischer Harn ausgeschieden *(Alkaliflut)*.

Die Verdauungsleistungen des Magens betreffen in erster Linie den einleitenden Abbau der Eiweißkörper durch das Pepsin und die Fortführung der Polysaccharidverdauung durch die Speichelamylase. Wie schon früher (S. 279) besprochen, ist der durch das Pepsin bewirkte Eiweißabbau kein sehr weitgehender; es wird nur ein kleiner Teil der Peptidbindungen gelöst und die auftretenden Spaltprodukte, die *Peptone,* sind noch sehr hochmolekulare Stoffe (s. S. 70), aber sie sind im Gegensatz zu den Proteinen recht gut wasserlöslich, so daß die Überführung der Nahrung in lösliche Form durch ihre Bildung entscheidend gefördert wird. Ihre Bildung ist auch deshalb von Bedeutung, weil sie einen starken Reiz für die Magensaftsekretion abgeben. Beim Fortgang der Verdauungsprozesse im Magen regen also die entstehenden Verdauungsprodukte die Magensaftbildung immer wieder von neuem an.

Auf einer Pepsinwirkung beruht wahrscheinlich (mit Ausnahme des Kälbermagens, für den die Existenz eines besonderen Labfermentes erwiesen ist) auch die *Labgerinnung* der Milch. Nach den herrschenden Vorstellungen wird durch die Wirkung einiger eiweißspaltender Fermente, darunter auch des Pepsins, bei geeignetem ph (etwa 5—6) das Casein, vielleicht durch Hydrolyse, in das Paracasein umgewandelt. Das Paracasein vereinigt sich mit den Calciumionen der Milch zu einem unlöslichen Salz und fällt als Gerinnsel aus. Dies Gerinnsel schließt, das ist offenbar für dessen weitere Verdauung sehr wichtig, das gesamte Fett der Milch in ganz feiner Verteilung ein.

Die Labgerinnung der Milch ist besonders für den Säugling, für den im ersten Lebensjahr die Milch das Hauptnahrungsmittel ist, von größter Wichtigkeit. In den ersten Lebensmonaten wird im Säuglingsmagen kaum Salzsäure gebildet, man beobachtet ph-Werte von etwa 5, die erst gegen Ende des ersten Lebensjahres auf etwa 3,5 ansteigen. Eine eigentliche Pepsinverdauung kann wegen der ungünstigen Reaktion in diesem Lebensabschnitt also gar nicht stattfinden. Auch die Magenlipase ist trotz des für sie günstigen ph-Wertes nur wenig wirksam, so daß lediglich 5—6% des eingeführten Fettes gespalten werden. Man gewinnt den Eindruck, daß beim Säugling im Magen die Milch lediglich für die Verdauung durch die Darm- und Pankreasfermente in einen geeigneten physikalischen Zustand gebracht wird. Das gilt besonders für das in sehr feiner Verteilung mit dem Paracasein ausgefallene Fett.

Von größter Bedeutung ist die Weiterführung der *Verdauung der Polysaccharide* (d. h. der Stärke und des Glykogens) im Magen. Der Magensaft selbst enthält zwar keine Amylase, aber die Speichelamylase, die während des nur kurze Zeit dauernden Aufenthaltes der Speise in der Mundhöhle kaum auf die Stärke hat einwirken können, ist auch trotz der mit ihrer Tätigkeit nicht zu vereinbarenden stark sauren Reaktion des Magensaftes im Magen noch einige Zeit wirksam. Dieser Widerspruch klärt sich in folgender Weise auf. Der Speisebrei, der durch die Kardia in einzelnen Schüben in den Magen eingelassen wird, wird dort nicht mit dem Magensaft sofort innig durchmischt, sondern so geschichtet, daß die zuletzt geschluckte Nahrung immer etwa in der Mitte und oben in der Nähe der kleinen Kurvatur gelegen ist. Abb. 70 zeigt nach Röntgenaufnahmen ein solches Schichtungsbild vom menschlichen Magen. In diese aufeinandergeschichteten, noch vorwiegend dickbreiigen Massen kann die Salzsäure nur langsam von außen her eindringen; denn eine Durchmischung des Mageninhaltes findet nicht statt, die Peristaltik sorgt lediglich für eine Weiterbewegung des Inhaltes pyloruswärts. Man kann im Tier-

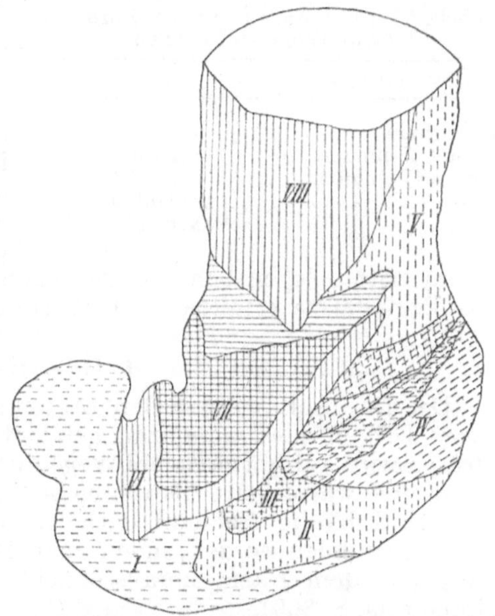

versuch, wenn man Futter reicht, das mit einem säureempfindlichen Indicator vermischt ist, ohne weiteres feststellen, daß gelegentlich selbst mehrere Stunden nach der Nahrungsaufnahme die Reaktion in der Mitte des Mageninhaltes noch nicht sauer geworden ist, daß die Salzsäure den Speisebrei also noch nicht durchdrungen hat. Die Wirkung der Diastase schreitet aber so lange fort, wie das nicht der Fall ist. Es steht fest, daß auch im menschlichen Magen die Speicheldiastase Stärke bis zu etwa 60 % in Dextrine und Maltose zerlegen kann. Somit ist kein Zweifel daran möglich, daß sie ihre Wirkung zum überwiegenden Betrage im Magen ausübt.

Für die Verdauung ist außerordentlich wichtig, daß sowohl die Diastase wie das Pepsin auch aus uneröffneten pflanzlichen Zellen Stärke bzw. Eiweißkörper herauslösen können (STRASBURGER; HEUPKE).

Abb. 70. Schichtung des Mageninhaltes. (Die Ziffern bezeichnen die zeitliche Folge, in der die Nahrung aufgenommen wurde.) (Nach GRÓDEL.)

Diese Fermente, und ähnliches gilt auch für das Trypsin und die Lipase im Dünndarm, durchdringen also die Cellulosemembranen der Pflanzenzellen. Da bei der mechanischen Zerkleinerung der Nahrung durch das Kauen pflanzliche Zellen nur in kleiner Zahl tatsächlich zertrümmert werden, ihren Inhalt also austreten lassen können, schafft das Eindringen der Fermente in die Zellen die Voraussetzungen für die Ausnutzung der in den pflanzlichen Nahrungsstoffen gespeicherten Energie.

Zur Weiterschiebung der Speise aus dem Magen ins Duodenum öffnet sich vor einer der gegen ihn hinziehenden peristaltischen Wellen der gewöhnlich fest geschlossene Pylorus, und eine kleine Portion des sauren Mageninhaltes *(Chymus)* tritt ins Duodenum über. Diese Öffnung geschieht aber nur gelegentlich, die meisten peristaltischen Wellen enden am Pylorus. Öffnung und Schließung des Magenausgangs sind reflektorische Vorgänge *(Pylorusreflex)*. Die Schließung erfolgt, wenn saurer Mageninhalt ins Duodenum gelangt, Öffnung, wenn die saure Reaktion durch den alkalischen Darmsaft abgestumpft worden ist.

d) Die Verdauung im Darm.

Im Dünndarm wirken auf den aus dem Pylorus austretenden sauren Chymus drei Sekrete ein, der Pankreassaft, der Darmsaft und die Galle. Die Verdauung kann ihren regelrechten Fortgang nur dann nehmen, wenn diese drei Sekrete gleichzeitig vorhanden sind. Durch Speichel und Magensaft ist erst ein sehr kleiner Teil der Verdauungsarbeit geleistet worden. Die Stärke ist zum größten Teil, aber keineswegs vollständig, zu Dextrinen und Maltose aufgespalten worden, aus den Eiweißkörpern sind die leichter löslichen Peptone entstanden, dagegen sind die Fette noch praktisch unverändert. Alle im Dünndarm wirkenden Fermente haben entweder bei neutraler oder sogar bei schwach alkalischer Reaktion ihre optimale Wirkung. Darum muß im Dünndarm die saure Reaktion des Mageninhaltes abgestumpft werden, aber entgegen den älteren Vorstellungen, ist nach den vielfach bestätigten Messungen von McClendon in den oberen und mittleren Darmabschnitten nicht alkalische, sondern eher schwach saure Reaktion als physiologisch anzusehen, erst im Ileum tritt gelegentlich alkalische Reaktion auf. In verschiedenen Teilen des Dünndarms ermittelte ph-Werte gehen aus Tabelle 56 hervor.

Tabelle 56. ph-Werte in verschiedenen Dünndarmabschnitten.

Darmabschnitt	ph
Duodenum. . . .	5,9—6,6
Oberes Jejunum .	6,2—6,7
Unteres Jejunum .	6,2—7,3
Ileum	neutral bis schwach alkalisch

1. Der Darmsaft.

Der Darmsaft wird in den LIEBERKÜHNschen Krypten und BRUNNERschen Drüsen des Dünndarms gebildet. Die Sekretion der BRUNNERschen Drüsen wird auf hormonalem Wege durch das Sekretin (s. S. 243) gesteuert. Er ist eine wasserklare bis weißliche oder hellgelbe Flüssigkeit, die opalesziert und häufig Schleim enthält. Reiner Darmsaft kann aus Darmfisteln gewonnen werden, indem man Darmschlingen aus dem Zusammenhang mit dem Darm herausschneidet und ihre Mündung in die Haut einnäht (s. S. 309).

Das spezifische Gewicht des Darmsaftes beträgt 1,010, der ph-Wert 8,3, die Gefrierpunktserniedrigung etwa 0,62°. Er hat, daher erklärt sich das hohe spezifische Gewicht, einen beträchtlichen Gehalt an Kochsalz und an Natriumbicarbonat, dagegen nicht, entgegen früheren Angaben, an Soda, weil bei einem ph-Wert von 8,3 sich Soda noch nicht bilden kann. Der Darmsaft enthält eine Reihe von Fermenten: *Erepsin, Lipase, Amylase, Saccharase, Maltase, Lactase* und als *Nucleasen* bezeichnete Fermente der Polynucleotidspaltung. Das *Erepsin* ist, wie an anderer Stelle ausgeführt (s. S. 282), ein Gemisch aus Aminopolypeptidase, Dipeptidase und Prolinase. Seine Wirkung erstreckt sich also nur auf höhere und niedere Peptide. Die *Lipase* ist für die Fettverdauung wegen ihrer geringen Menge ohne große Bedeutung. Eine unwesentliche Wirkung hat auch die *Amylase* des Darmsaftes. Von den verschiedenen disaccharidspaltenden Fermenten ist weitaus am wichtigsten und aktivsten die *Maltase* (α-Glucosidase, s. S. 270). Ob neben ihr eine besondere *Saccharase* [β-(h)-Fructosidase] vorkommt oder ob die Rohrzuckerspaltung im Sinne der früheren Ausführungen (s. S. 271) durch die α-Glucosidase erfolgt, ist noch nicht geklärt. *Lactase* findet sich in größeren Mengen nur dann im Darmsaft, wenn, wie bei Kindern und jungen Menschen, Milch regelmäßig aufgenommen wird. Später wird sie angeblich auch nur unter diesen Ernährungsbedingungen gefunden. Es würde sich also um eine adaptive Fermentbildung handeln. Die *Nuclease* spaltet Polynucleotide bis zur Stufe der Nucleoside, d. h. daß die Polynucleotide erst zu Mononucleotiden abgebaut werden, worauf diese durch Dephosphorylierung in Nucleoside umgewandelt werden. Wenn, wie früher ausgeführt, die Mononucleotide durch Bindungen zwischen Phosphorsäure und Pentose (s. S. 94) zum Polynucleotid vereinigt sind, wäre die erste Stufe des Polynucleotidabbaus und ebenso auch die zweite auf eine Phosphatase zurückzuführen. Der ganze Begriff eines Fermentes „Nuclease" erscheint daher nicht haltbar

Einer der wichtigsten Bestandteile des Darmsaftes ist die *Enterokinase* (s. S. 277f.), die für die Aktivierung der Proteinase und der Carboxypolypeptidase des Trypsingemisches notwendig ist. Ihre Abgabe erfolgt besonders dann, wenn Pankreassaft mit der Schleimhaut des Duodenums in Berührung kommt.

Der Darmsaft hat ebenso wie der Magensaft baktericide Eigenschaften, auch sie sind keineswegs absolut, so daß im ganzen Dünndarm eine gewisse Bakterienflora, vorwiegend handelt es sich um Milchsäurebildner, angetroffen wird; im oberen Dünndarm ist die Besiedlung allerdings sehr spärlich, analwärts nimmt sie merklich zu.

Die Menge des täglich abgesonderten Darmsaftes läßt sich nicht exakt ermitteln, da man nie feststellen kann, welche Rolle die Resorption in der gleichen Zeit gespielt hat. Die Sekretion des Darmsaftes wird vorwiegend durch lokale mechanische oder chemische Reize auf die Schleimhaut ausgelöst und unterscheidet sich damit von der des Magen- und des Pankreassaftes. Als chemischer Reiz ist unter physiologischen Bedingungen der wichtigste die saure Reaktion des Magensaftes. Möglicherweise erfolgt die Reizübertragung auf die sezernierenden Schleimhautelemente auf humoralem Wege; die Sekretion des Darmsaftes wird ebenso wie die des Pankreassaftes durch Injektion von Sekretin angeregt.

2. Der Pankreassaft.

Der Pankreassaft ist eine durchsichtige, farb- und geruchlose Flüssigkeit, der in den äußersekretorischen Teilen der Bauchspeicheldrüse gebildet wird. Man kann ihn in ganz reinem Zustande aus Fisteln des Pankreasganges gewinnen. Menge und Zusammensetzung sind, abhängig von der Art und der Zusammensetzung der Nahrung, sehr erheblichen Schwankungen unterworfen. Sein Gehalt an festen Stoffen ist höher als der des Darmsaftes, das spezifische Gewicht liegt bei etwa 1,015. Da aber die festen Stoffe zu einem erheblichen Teil aus Eiweißkörpern bestehen (Albumine, Globuline, daneben auch Peptone), hat die Gefrierpunktserniedrigung mit 0,61—0,62° nur etwa den gleichen Wert wie im Darmsaft. Der Gehalt an anorganischen Stoffen beträgt ziemlich konstant ungefähr 0,9 %; die Hauptmenge ist Natriumbicarbonat, daneben findet sich in wesentlich kleinerer Konzentration Kochsalz. Der ph-Wert des Pankreassaftes beträgt ebenfalls etwa 8,3, auch er kann also aus den gleichen Gründen wie der Darmsaft keine Soda enthalten.

Der Pankreassaft ist die wichtigste Quelle der Verdauungsfermente im Organismus und als solche nicht zu ersetzen. Bei seinem Fehlen treten nicht nur schwerste Störungen der Verdauung sondern auch des allgemeinen Befindens auf. Die wichtigsten Fermente des Pankreas sind für die Eiweißverdauung das als „*Trypsin*" bezeichnete Gemisch eiweiß- und peptidspaltender Fermente, sowie das *Chymotrypsin*, über die schon ausführlich berichtet wurde (s. S. 280), für die Fettverdauung die *Lipase* und für die Stärkeverdauung die *Amylase*. Daneben findet sich auch noch eine *Maltase*, die aber geringere Bedeutung hat. Trypsin und Lipase bedürfen beide zur vollen Entfaltung ihrer Wirksamkeit der Aktivierung und beide finden nicht die für ihre maximale Wirkung erforderliche H-Ionenkonzentration im Darmsaft. Aber die an mehr oder weniger gereinigten Fermentlösungen ermittelten ph-Optima entsprechen sehr häufig nicht den natürlichen Wirkungsbedingungen. Durch Anwesenheit mancher Stoffe können auch in gereinigten Fermentlösungen die ph-Optima verschoben werden; sie sind weiterhin in ziemlich erheblichem Grade von den Eigenschaften der vorhandenen Substrate abhängig. Eine Verschiebung des ph-Optimums auf eine Reaktion, die etwa der Darmreaktion entspricht, erfährt das Trypsin z. B. schon durch die Gegenwart von Galle, wirksam sind dabei die Gallensäuren. Auch aus anderen Gründen kann sehr häufig die Reaktion des ph-Optimums nicht als beste Wirkungsbedingung eines Fermentes angesehen werden. Manche Fermente, zu ihnen gehört auch das Trypsin, erleiden bei einer für ihre Funktion optimalen Reaktion irreversible Schädigungen. Alles dies deutet darauf hin, daß ein unter künstlichen Bedingungen aufgefundenes ph-Optimum allein unter natürlichen Bedingungen durchaus noch keine optimale Wirkung gewährleistet, sondern daß sie auch von allen übrigen Umständen abhängig ist.

Die *Aktivierung des Trypsins* erfolgt durch die Enterokinase des Darmsaftes. Die *Aktivierungsbedingungen für die Lipase* sind nicht so übersichtlich. Es handelt sich hierbei weniger um eine Aktivierung des Fermentes als um die Herstellung günstiger Wirkungsbedingungen. Die Fette sind von vornherein schwerer angreifbar als die Substrate anderer Fermente, weil sie in Wasser völlig unlöslich sind. Eine Vereinigung von Ferment und Substrat als Voraussetzung der Spaltung ist bei ihnen also nur in ganz geringem Umfange möglich. Die Bedingungen für die Spaltung werden wesentlich verbessert, wenn die zunächst sehr großen Fetttropfen in einen feineren Verteilungszustand, also in eine Emulsion überführt werden, so daß die Oberfläche, durch die Lipase und Fett miteinander in Berührung gebracht werden können, erheblich größer wird. Dazu muß aber die hohe Oberflächenspannung, die an der Grenzfläche von Fett gegen Wasser besteht, erniedrigt werden. Das geschieht im Dünndarm, und darin besteht die eine Seite der Aktivierung der Lipase. Zur Erklärung der Herabsetzung der Oberflächenspannung ist früher angenommen worden, daß die geringen Mengen von freien Fettsäuren, die in allen Fetten von vornherein schon enthalten sind oder die vielleicht durch die Wirkung der Magenlipase entstanden, sich mit dem Alkali des Darmsaftes zu Seifen verbinden. Seifen haben gegen Wasser nur eine sehr kleine Oberflächenspannung. Wenn also ein Fetttropfen an einer kleinen Stelle seiner Oberfläche mit einer Seifenschicht bedeckt ist, so muß sich dort ein Fetttröpfchen abschnüren und diese Abschnürung von mit Seife umhüllten Fetttröpfchen soll sich dann so lange fortsetzen, bis das ganze Fett emulgiert ist. Die Möglichkeit eines solchen Vorganges läßt sich im Experiment leicht nachweisen: Schüttelt man Olivenöl in Gegenwart von Soda mit Wasser, so bildet sich sofort eine stabile Emulsion; ohne Soda ist das nicht der Fall. Auf biologische Verhältnisse ist diese Erklärung aber nicht anwendbar, weil die unerläßliche Voraussetzung, die alkalische Reaktion im Darm, wie oben gezeigt, nicht besteht. Seifen, d. h. die Natriumsalze der höheren Fettsäuren, sind, wie JARISCH gezeigt hat, erst bei ph-Werten von 8,6—9,0 an aufwärts stabil, sie können also im Darm nicht entstehen. Nach VERZÁR *erfolgt die Emulgierung der Fette vielmehr unter Mitwirkung der Gallensäuren, indem sich aus diesen und den freien Fettsäuren Choleinsäuren bilden.* Diese sind wasserlöslich und haben eine geringe Oberflächenspannung, sie spielen also bei der Emulgierung der Fette tatsächlich die fälschlich den Seifen zugeschriebene Rolle.

Die andere Seite der Aktivierung der Lipase ist die Entstehung der Enzym-Substratverbindung. Sie erfolgt durch „komplexe Adsorption", (s. S. 264), indem sich Ferment und Substrat nicht direkt, sondern unter Mitwirkung von Eiweißkörpern und Kalksalzen miteinander vereinigen.

Die Lipase spaltet alle Neutralfette bis zu freien Fettsäuren und Glycerin auf. Das Trypsin zerlegt zusammen mit dem Darmerepsin, dessen Komponenten, wenn auch in anderem Mengenverhältnis, ja auch im Trypsin enthalten sind (s. S. 280), alle Eiweißkörper bis zu den Aminosäuren. Die meisten Eiweißkörper werden durch Trypsin nicht schlechter verdaut als durch Pepsin. Eine Ausnahme bilden die Kollagene des Bindegewebes. Diese quellen bei der stark sauren Reaktion im Magen auf und werden dadurch in ihrer Struktur aufgelockert, so daß das Pepsin bessere Angriffsmöglichkeiten findet. Andere Gerüsteiweiße wie Keratine und Elastine sind fermentativ überhaupt nicht spaltbar.

Die Sekretion geringer Mengen von Pankreassaft erfolgt beim Menschen anscheinend kontinuierlich, sie wird aber durch die Nahrungsaufnahme erheblich verstärkt, so daß pro Tag etwa $1—1^1/_2$ Liter Sekret gebildet wird. Die Sekretion wird bereits auf reflektorischem Wege von der Mundhöhle aus durch die Nahrungsaufnahme ausgelöst. Die zweite Anregung geschieht beim Übertritt des Chymus ins Duodenum. Durch die saure Reaktion des Mageninhaltes wird in der Duodenalschleimhaut die Bildung von *Sekretin* (s. S. 243) ausgelöst, das durch seinen Übertritt ins Blut auf humoralem Wege die Sekretion des Pankreas anregt. Außer saurer Reaktion ist auch die Anwesenheit von Fetten im Duodenum ein sehr wirksamer Sekretionsreiz, allerdings anscheinend erst nach vorhergehender Aufspaltung und Entstehung freier Fettsäuren.

3. Die Galle.

Dem Sekret der Darmdrüsen und des Pankreas mengt sich im Duodenum die Galle, das Sekret und Exkret der Leber bei. Sie enthält eine große Reihe von Stoffen, die auf diesem Wege als Endprodukte des Stoffwechsels aus dem Körper ausgeschieden werden. Sie enthält aber auch einige Substanzen, die für die Tätigkeit des Verdauungsapparates noch von entscheidender Bedeutung sind. Nach ihrer Absonderung wird die Galle nicht sofort in den Darm abgeführt, sondern in die Gallenblase geleitet, wo sie vor allem durch Resorption von Wasser aber auch von festen Stoffen eingedickt und in ihrer Zusammensetzung verändert wird. Die Eindickung, d. h. die Wasserresorption ist sehr erheblich, so daß die Blasengalle bis zu 20—30mal konzentrierter sein kann, als die Lebergalle. Es ist daher auch nicht möglich, über ihre Zusammensetzung allgemeingültige Angaben zu machen. Die von der Leber täglich gebildete Gallenmenge beträgt etwa 800—1000 ccm. Im allgemeinen enthält die Blasengalle 14—20 % feste Stoffe, die überwiegend aus Gallensäuren, Alkali- und Erdalkalichloriden und -phosphaten, aus Farbstoffen und aus Schleim bestehen. Der ph-Wert beträgt etwa 7,4—7,7. Der Schleim wird der Galle erst in den ableitenden Gallenwegen und in der Gallenblase beigemengt. Durch die Galle können außer Produkten des

Stoffwechsels auch eine ganze Reihe von körperfremden Stoffen (auch Arzneimittel) aus dem Körper entfernt werden.

Über die verschiedenen *Gallensäuren,* die die Galle enthält, ist bereits früher eingehend berichtet worden (s. S. 50f.). In der Hauptsache sind es die durch Paarung von Glykokoll und Taurin mit Cholsäure entstehende *Glykocholsäure* und *Taurocholsäure* und daneben die Glykodesoxychol-säure. Daneben enthält die Galle aber auch nicht unerhebliche Mengen der durch Vereinigung von Desoxycholsäure mit Fettsäuren entstehenden *Choleinsäuren.* An weiteren organischen Bestandteilen finden sich *Lecithin* sowie *Cholesterin,* das wahrscheinlich beim Zerfall von roten Blutkörperchen frei wird, ferner *Fettsäuren* und *gepaarte Schwefel-* und *Glucuronsäuren* (s. S. 451). Diese gepaarten Säuren entstehen in der Leber zur Entgiftung phenolartiger Stoffe.

Frische Lebergalle hat eine dunkelgoldgelbe bis gelbbraune Farbe. Blasengalle ist dunkler und oft grünlich gefärbt. Die gelbe Farbe beruht auf dem *Bilirubin,* die grüne auf der Beimengung seiner Vorstufe *Biliverdin.* Das Bilirubin entsteht aus der prosthetischen Gruppe des Hämoglobins, dem Häm, das beim Zerfall der roten Blutzellen frei wird und anscheinend nicht zum Wiederaufbau neuer Blutkörperchen verwandt werden kann (s. S. 102). Es wird in der Leber über *Mesobilirubin* zu *Urobilinogen* (*Mesobilirubinogen*) reduziert. Der Kotfarbstoff, das *Stercobilin,* ein anderes Reduktionsprodukt des Gallenfarbstoffs, entsteht im Darm durch die reduktive Tätigkeit von Darmbakterien, aber nicht über das Urobilinogen. Ein Teil des Urobilinogens wird im Kot ausgeschieden, ein anderer Teil aber in die Leber zurückgeleitet und dort abgebaut. Der biologische Sinn dieses „*enterohepatischen Kreislaufs des Gallenfarbstoffs*" ist unklar. Die nach den Forschungen von HANS FISCHER zwischen dem Gallenfarbstoff und seinen verschiedenen Reduktionsprodukten bestehenden formelmäßigen Beziehungen sind an anderer Stelle wiedergegeben (s. S. 102f.). Zum besseren Verständnis sind aber die verschiedenen Umwandlungswege des Bilirubins im untenstehenden Schema nochmals zusammengestellt.

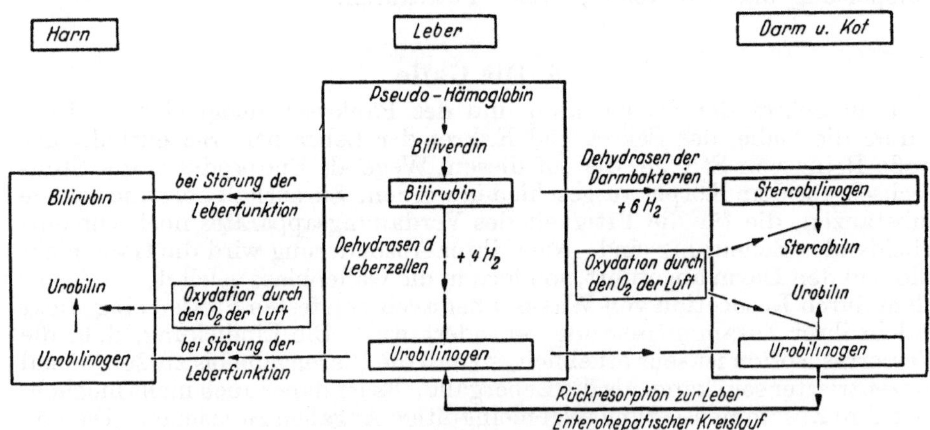

Abb. 71. Abbauwege des Bilirubins.

Der Hauptort der Gallenfarbstoffbildung ist offenbar die Leber, da entleberte Tiere höchstens noch geringe Mengen von Bilirubin bilden können. Eine extrahepatische Entstehung von Gallenfarbstoff ist also durchaus möglich, ihr Ausmaß scheint aber sehr beschränkt zu sein. Nach ASCHOFF erfolgt die Farbstoffbildung nicht in den Zellen des Parenchyms der Leber, sondern in den Reticuloendothelien (KUPFFERsche Sternzellen), die auch in der Milz und im Knochenmark vorkommen.

Die *Gallensäuren* sind die biologisch wichtigsten Bestandteile der Galle. Ihre Beteiligung bei der Emulgierung der Fette, die bereits oben besprochen wurde (s. S. 320), beschleunigt die *Verdauung* der Fette zwar erheblich, ist aber für sie nicht unbedingt notwendig, da auch beim Fehlen der Galle im Darm die Fettspaltung, wenn auch wesentlich verlangsamt, erfolgen kann. Ihre Anwesenheit ist jedoch unerläßlich für die *Resorption* der Fette (s. unten). Wenn auch die Gallensäuren zur Eiweißverdauung bereits dadurch eine Beziehung haben, daß durch ihre Gegenwart das ph-Optimum der Trypsinwirkung etwa auf den ph-Wert des Darminhaltes nach der sauren Seite verschoben wird, so greifen sie auch noch indirekt in anderer Weise in die Verdauung der Proteine ein. Die beim Fehlen der Gallensäure als unresorbierbar im Darm zurückbleibenden Fettsäuren umhüllen die Eiweißkörper und erschweren damit ihre Spaltung und Resorption. Beim Abschluß der Galle vom Darm, wie er bei Erkrankungen der Leber vorkommt und zum Übertritt von Gallenbestandteilen ins Blut führt *(Ikterus)*, ist also der Darminhalt wesentlich verändert. Der Kot sieht wegen des Fehlens der Farbstoffe grauweiß aus, er enthält viel Fettsäuren und unveränderte Eiweißkörper, die aber teilweise im Dickdarm durch die Bakterien abgebaut werden.

Die Bildung und Absonderung der Galle durch die Leber erfolgt kontinuierlich, ihre Abgabe aus der Gallenblase und auch ihre Bildung in der Leber werden durch die Verdauungsvorgänge angeregt, und zwar zunächst durch den Übertritt des Chymus in das Duodenum. Dabei wirken als Reize vor allem die Fette und die Eiweißspaltprodukte. Wahrscheinlich wird die Anregung der Bildung in der Leber durch das Sekretin bewirkt. Ein besonders wirksamer Sekretionsreiz ist aber die Resorption von Gallensäuren aus dem Darm. Ebenso wie für die Gallenfarbstoffe besteht auch für die Gallensäuren ein enterohepatischer Kreislauf. Die aus dem Darm aufgesaugten und der Leber wieder zugeführten Gallensäuren sorgen also gleichsam dafür, daß sie wieder in den Darm, wo sie zur Resorption der Fettsäuren nötig sind, abgeschieden werden. Die Abgabe der Galle aus der Gallenblase beruht auf aktiven Kontraktionen der Gallenblase, durch die ihr Inhalt ausgepreßt wird. Auch die Erregung dieser Funktion erfolgt wahrscheinlich hormonal vom Darm aus durch ein dem Sekretin nahestehendes *Cholecystokinin* (IVY).

4. Der Dickdarm.

Im Dickdarm finden eigentliche Verdauungsprozesse nicht mehr statt; diese sind im Dünndarm vielmehr abgeschlossen, und auch die Resorption der aus den Nahrungsstoffen durch die Verdauungsfermente entstandenen Spaltprodukte ist hier im wesentlichen schon beendet. Trotzdem erfolgen im Dickdarm noch Vorgänge von großer biologischer Bedeutung. Erstens die Resorption der erheblichen Wassermengen, die sich mit den verschiedenen Verdauungssäften in den Darmkanal ergossen haben und zweitens die bakteriellen Gärungs- und Fäulnisvorgänge an unresorbierbaren oder nicht resorbierten Eiweißkörpern, Kohlenhydraten und Fetten bzw. ihren Spaltprodukten. Durch das Zusammenwirken dieser beiden Prozesse wandelt sich der Darminhalt allmählich in den Kot um.

Die bakteriellen Veränderungen der *Kohlenhydrate* betreffen im wesentlichen das Polysaccharid Cellulose. Es entstehen dabei neben völlig unverwertbaren Gasen wie Methan, Wasserstoff und Kohlendioxyd auch *niedere*

Fettsäuren. Diese können von der Darmwand noch resorbiert werden,
so daß ein Teil der in der unverdaulichen Cellulose gespeicherten
Energie vom Organismus verwertet werden kann. In geringem Grade
können einige Bakterienarten anscheinend auch Cellulose über Cellobiose
zu Glucose aufspalten, so daß ihre Energie auch auf diesem Wege dem
Körper zugeführt wird.

Die *reduktive Tätigkeit* der Bakterien, wie sie z. B. in der Bildung von
Fettsäuren aus Kohlenhydraten offenbar wird, zeigt sich auch in anderen
Umsetzungen. Die Entstehung von Stercobilinogen aus Bilirubin und von
Koprosterin aus Cholesterin gehen so vor sich. Auch die Bildung der
Sulfide (Schwefelwasserstoff) aus den schwefelhaltigen Aminosäuren
erfolgt reduktiv.

Aus *Eiweißkörpern* bzw. aus *Aminosäuren* entstehen bei der Darmfäulnis einige sehr charakteristische Produkte. Die einfachste Veränderung der Aminosäuren ist die Decarboxylierung unter Bildung der entsprechenden Amine. In dieser Weise werden besonders die Diaminosäuren
abgebaut. Es entstehen aus dem Ornithin das *Putrescin* (Tetramethylen-
diamin), aus dem Lysin das *Cadaverin* (Pentamethylendiamin):

$$
\begin{array}{ccccccc}
CH_2 \cdot NH_2 & & CH_2 \cdot NH_2 & & CH_2 \cdot NH_2 & & CH_2 \cdot NH_2 \\
| & & | & & | & & | \\
CH_2 & & CH_2 & & CH_2 & & CH_2 \\
| & & | & & | & & | \\
CH_2 & \longrightarrow & CH_2 & & CH_2 & \longrightarrow & CH_2 \\
| & & | & & | & & | \\
CH \cdot NH_2 & & CH_2 \cdot NH_2 & & CH_2 & & CH_2 \\
| & & & & | & & | \\
COOH & & & & CH \cdot NH_2 & & CH_2 \cdot NH_2 \\
& & & & | & & \\
& & & & COOH & & \\
\text{Ornithin} & & \textbf{Putrescin} & & \text{Lysin} & & \textbf{Cadaverin}
\end{array}
$$

Ein zweiter Abbauweg ist die Desaminierung unter gleichzeitiger Reduktion, so daß aus den Aminosäuren die ihnen entsprechenden Fettsäuren
und Ammoniak entstehen:

$$
\begin{array}{ccccccc}
R & & & R & & & \\
| & & & | & & & \\
CH \cdot NH_2 & + & H_2 & = & CH_2 & + & NH_3 \\
| & & & | & & & \\
COOH & & & COOH & & &
\end{array}
$$

Bei aromatischen Aminosäuren kann die in den aromatischen Kern
eingeführte einfache Aminosäure, meist also das Alanin, völlig oder bis

auf eine Methylgruppe abgespalten werden. So entstehen aus Tyrosin *p-Kresol* und *Phenol*, aus Tryptophan *Skatol* und *Indol*. Daß aus schwefelhaltigen Aminosäuren H_2S entstehen kann, wurde schon erwähnt, aber auch Bildung von *Mercaptanen* (z. B. CH_3SH) kommt vor. Die entstehenden Fäulnisprodukte werden teils ausgeschieden, teils aber auch resorbiert und die Phenole, da sie giftig sind, in der Leber mit Schwefelsäure und Glucuronsäure verestert und in dieser Form mit dem Harn, zum Teil auch mit der Galle, ausgeschieden.

Die Frage, ob die *Bakterienansiedlung im Dickdarm lebensnotwendig* ist, ist dahin entschieden, daß auch völlig steril aufgezogene Tiere, sofern nur in ihrem Futter alle notwendigen Nahrungsstoffe enthalten sind, ganz normal gedeihen.

Ob neben der Wasserresorption und den bakteriellen Zersetzungen im Dickdarm auch die *Exkretion bestimmter Stoffe* eine wesentliche Rolle spielt, wie es früher für Eisensalze, Kalksalze, Phosphate und Cholesterin angenommen wurde, muß nach neueren Untersuchungen als zweifelhaft erscheinen. Die angeführten anorganischen Stoffe werden wahrscheinlich schon im Dünndarm mit den Verdauungssekreten ausgeschieden. Auch das Cholesterin tritt hier bereits in den Darm über. Es wird im Dickdarm sogar teilweise wieder rückresorbiert.

Der *Kot,* in den durch die Resorption des Wassers und durch die bakteriellen Zersetzungen der Darminhalt im Dickdarm umgewandelt wird, setzt sich zusammen aus pflanzlichen Zelltrümmern, die nicht verdaut oder vergoren worden sind, aus Resten der Verdauungsfermente, vor allem aber aus abgestoßenen Epithelzellen des Darmkanals und aus abgestorbenen Bakterien. Die Trockensubstanz des Kotes kann bis zu 25 % aus Darmepithelien, bis zu 50 % aus Bakterien bestehen. Die Kotfarbe rührt von den Umwandlungsprodukten des Gallenfarbstoffes, besonders also vom Stercobilin her, der eigenartige fäkale Geruch vom Indol und den bei der Gärung entstandenen niederen Fettsäuren. Der Wassergehalt des Kotes beträgt etwa 65—85 %. Die Kotmenge hängt weitgehend von der Art der Nahrung ab. Aber auch während des Hungers wird Kot gebildet, da die Abstoßung der Epithelien sowie die Vermehrung und das Absterben der Bakterien weiter gehen. Eine gut verdauliche und schlackenarme Kost bildet wenig Kot, dagegen wird natürlich aus einer schlackenreichen Kost, vor allem also aus pflanzlicher Nahrung, viel Kot gebildet.

e) Die Resorption.

Der fermentativen Aufspaltung der Nahrungsstoffe hat ihre Aufsaugung durch die Darmwand, die Resorption, zu folgen, ja sie geht zeitlich neben der Verdauung her und hält mit ihr Schritt. Allem Anschein nach werden eine ganze Reihe von Nahrungsstoffen mit der gleichen Geschwindigkeit, mit der sie gespalten werden, auch wieder aus dem Darm entfernt. Die Tatsache, daß der Aufspaltung der Nahrung die Resorption der Spaltprodukte etwa nachkommt, ist für die Geschwindigkeit der Verdauung außerordentlich wichtig, weil sich niemals ein Gleichgewicht im Sinne des Massenwirkungsgesetzes einstellen kann, d. h. die Geschwindigkeit der Spaltung wird weder durch die Anhäufung der Spaltprodukte vermindert, noch kommt die Spaltung vor der Erschöpfung des gesamten Vorrates an spaltbarer Substanz zum Stillstand.

Das Hauptorgan der Resorption ist der mittlere und obere Dünndarm. Zwar erfolgt auch schon im Magen, ja sogar bereits in der Mundhöhle

eine — allerdings äußerst geringfügige — Resorption bestimmter Stoffe.
Im Magen wird besonders Alkohol resorbiert. Tabelle 57 zeigt nach
einem am Hunde durchgeführten Versuch die Resorption in den verschiedenen Dünndarmabschnitten. Danach ist beim Übergang des Jeju-
nums ins Ileum die Resorption der meisten untersuchten Stoffe fast
abgeschlossen.

Die Frage nach den bei der Resorption wirkenden Kräften ist vielfältig diskutiert worden. Neben Erklärungen, die in der Resorption
lediglich eine Filtration, Diffusion und Osmose durch die Darmwand
sehen, ist „vitalen" Kräften eine große Bedeutung beigemessen worden.
Das trifft insofern sicherlich zu, als die Darmwand keineswegs eine tote
Membran ist, durch die ein Stoffaustausch allein im Sinne einer einfachen
Diffusion oder Osmose erfolgt. Manche Erscheinungen bei der Resorption
sind nur durch eine aktive Beteiligung des Epithels der Darmwand möglich,

Tabelle 57. Resorption in den verschiedenen Dünndarmabschnitten.

Substanz	Resorption in % der aufgenommenen Substanz an einer		
	Duodenalfistel 25 cm hinter dem Pylorus	Ileo-Jejunalfistel 100 cm vor dem Coecum	Ileo-Coecalfistel 2—3 cm vor dem Coecum
Alkohol	30	82	100
Traubenzucker	23	79	100
Stärkekleister	3	93	93
Palmitinsäure	—	63	78
Ölsäure	—	84	98

aber die Kräfte, die dabei wirksam sind, beschränken sich keineswegs
auf die belebte Welt. Es ist bereits an früherer Stelle gezeigt worden, daß
durch relativ einfache Tatsachen wie Porengröße und Ladung der Membran, Größe und Ladung der diffusionsfähigen Teilchen, Ausbildung eines
Membrangleichgewichtes nach DONNAN manche zunächst unverständlich
erscheinende Diffusionen durch eine Membran prinzipiell erklärbar werden
(s. S. 160f.). Aber nicht alle Geheimnisse weder der Permeabilität noch
ihres Sonderfalles „Resorption" sind damit aufgeklärt. Hier setzen offenbar die „vitalen" Kräfte ein. Ihre Natur erscheint uns heute, wenigstens
bei den Resorptionsvorgängen, nicht mehr ganz so rätselhaft, weil wir
wissen, daß die Resorption sehr vieler Stoffe unter Mitbeteiligung
von Fermenten der Darmwand erfolgt.

Eine weitere aktive Tätigkeit der Darmwand sind die Kontraktionen
der Darmzotten (s. Abb. 72), durch die offenbar der Inhalt des zentralen
Chylusgefäßes in die Lymphbahnen weiterbefördert und Platz für einen
Nachstrom von Flüssigkeit und resorbierten Stoffen aus dem Darmlumen
geschaffen wird *(Zottenpumpwerk)*.

Die Resorption von *Wasser* und *anorganischen Salzen,* soweit diese
überhaupt resorbierbar sind, erfolgt schon zum großen Teil im Dünndarm,
wahrscheinlich wird sogar die gesamte mit der Nahrung zugeführte Flüssigkeit bereits im Dünndarm resorbiert. Im Dickdarm kommt es anscheinend
zur Aufnahme des Wassers, das sich in erheblicher Menge (täglich mehrere
Liter) mit den Verdauungssekreten in den Darm ergießt.

Die Resorption der *Kohlenhydrate* ist erst nach ihrer Aufspaltung bis
zu den Monosacchariden möglich. Ob sie dazu, wie VERZÁR für die

physiologisch wichtigen Monosaccharide (Glucose, Fructose, Galaktose) annimmt, zunächst phosphoryliert werden müssen, ob sie also als Phosphorsäureester durch die Darmwand hindurchgehen, ist eine noch nicht entschiedene Frage.

Auch ohne Phosphorylierung können Monosaccharide resorbiert werden. für die unphysiologischen Zucker ist das sogar offenbar die Regel, Daß die Umwandlung der resorbierten Monosaccharide noch in dem Sinne weiter geht, daß aus den Hexosephosphorsäuren bereits in der Darmwand Glykogen aufgebaut wird, ist nicht sehr wahrscheinlich. Das resorbierte Kohlenhydrat wird vielmehr als Monosaccharid aus der Darmwand ins Blut abgegeben, so daß bei jeder größeren Zuckerresorption eine erhebliche Steigerung des Zuckergehaltes im Pfortaderblut gefunden wird.

Die *Neutralfette* werden wahrscheinlich erst nach völliger Aufspaltung, d. h. als freie Fettsäuren und als Glycerin in den Körper aufgenommen. Die Resorption des glatt in Wasser löslichen Glycerins bietet keine Schwierigkeiten; anders verhält es sich mit den höheren Fettsäuren, die ebensowenig wie die Fette wasserlöslich sind. Für die Resorption der

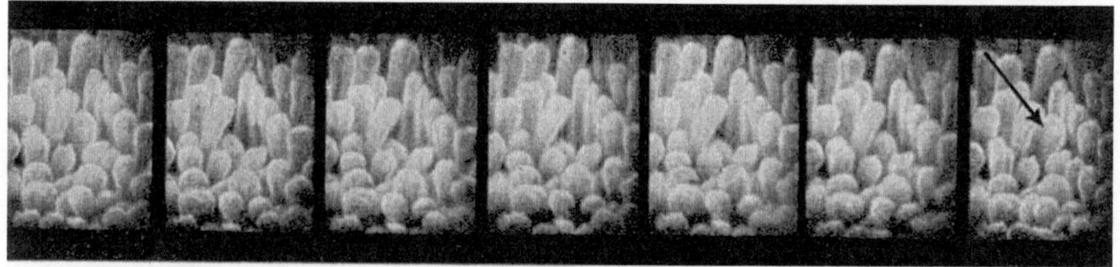

Abb. 72. Bewegung der Darmzotten. (Aus einer kinematographischen Aufnahme der Bewegung der Darmzotten im lebenden Hund ist bei 8—10 Aufnahmen pro Minute jede achte abgebildet. Vergr. 30fach. Besonders deutlich ist die Bewegung der mit einem Pfeil bezeichneten Zotte.) (Nach V. KOKAS und V. LUDANY.)

Fettsäuren ist zunächst ihre Vereinigung mit Gallensäuren zu den wasserlöslichen Choleinsäuren verantwortlich gemacht worden. Gegen diese Anschauung sprechen aber verschiedene Tatsachen. So bedarf es dazu erheblicher Mengen von Gallensäuren. Es erscheint wahrscheinlicher, daß die Fettsäuren mit Hilfe der im Pankreassaft vorkommenden Cholesterinesterase (s. S. 265) mit Cholesterin verestert werden. Diese Esterase muß durch Gallensäuren aktiviert werden. Die Cholesterinester sind resorbierbar. Sie werden wahrscheinlich durch eine zweite Cholesterinesterase der Darmwand gespalten. Die freiwerdenden Fettsäuren werden dann mit dem ebenfalls resorbierten Glycerin zu Neutralfett aufgebaut. Zum Teil werden sie vielleicht auch in Phosphatide verwandelt (s. S. 267). Neutralfett und Phosphatide werden in das zentrale Chylusgefäß abgegeben. Jedenfalls findet sich bei der Fettresorption der größte Teil des aufgenommenen Fettes als Neutralfett im Ductus thoracicus (s. Tabelle 80, S. 410). Diese Vorstellungen über den Mechanismus der Resorption der Fettsäuren erklären die Bedeutung der Gallensäuren für die Aufnahme der Fette, sie machen es auch verständlich, daß bei der Resorption der Fette im Chylus nicht nur die Neutralfette, sondern auch die Phosphatide und das Cholesterin vermehrt sind.

Das *Lecithin* ist erst nach vorhergehender Aufspaltung resorptionsfähig. Über den feineren Mechanismus dieser Spaltung, bei der wahrscheinlich Lipasen und Phosphatasen zusammenwirken müssen, besteht noch keine Klarheit.

Ebenso wie für die Resorption der Kohlenhydrate und der Fette ihre vorherige Aufspaltung eine notwendige Voraussetzung zu sein scheint, ist das auch für die Resorption der *Eiweißkörper* der Fall. Es herrscht kein Zweifel darüber, daß auch sie zum weit. überwiegenden Betrage in Form ihrer kleinsten Bausteine, der Aminosäuren, resorbiert und auf dem Blutwege der Leber zugeführt werden. Die Aminosäuren werden zum Teil in den einzelnen Organen zu den organspezifischen Eiweißkörpern aufgebaut, zum Teil in der Leber desaminiert und verbrannt. Es ist weiter erörtert worden, daß die Aminosäuren bereits in der Darmwand wieder zu Bluteiweißkörpern aufgebaut werden können; das ist aber sicherlich nur in ganz geringem Umfange der Fall.

Es ist gelegentlich angenommen worden, daß Eiweiß nicht nur in Form von Aminosäuren resorbiert wird, sondern auch als ungespaltenes Molekül oder in hochmolekularen Spaltprodukten. Das ist wohl nur in ganz geringem Maße möglich und kommt überdies sehr selten vor. Diese Resorption ist mengenmäßig bedeutungslos, aber für den Organismus nicht gleichgültig, weil die ungespaltenen Eiweiße nicht artspezifisch sind. Meist handelt es sich um native, also nicht durch Kochen oder sonstige Umwandlungen veränderte Proteine (z. B. rohes Eiereiweiß). Gelangen solche artfremden Eiweißkörper ins Blut, so bilden sich Abwehrstoffe gegen sie (s. S. 80) und der betreffende Organismus ist, wenn der gleiche Eiweißkörper nach einiger Zeit wieder ins Blut gelangt, gegen ihn sensibilisiert. Es treten charakteristische Abwehrreaktionen auf (*Anaphylaxie,* s. S. 408), an denen dann die Aufnahme des artfremden Eiweißes erkannt werden kann.

Schrifttum.

Florey, H. W., R. D. Wright u. M. A. Jennings: The secretions of the intestine. Physiol. Rev. 21, 36 (1941). — Rona, P. u. H. H. Weber: Fermente der Verdauung. Handbuch der normalen und pathologischen Physiologie, Bd. 3. 1927. — Rosemann, K.: Physikalische Eigenschaften und chemische Zusammensetzung der Verdauungssäfte. Handbuch der normalen und pathologischen Physiologie, Bd. 3. 1927. — Verzár, F.: Absorption from the intestine. London 1936.

B. Die Grundlagen des Stoffwechsels.

a) Der Grundumsatz.

Solange Organismen oder Organe leben, produzieren sie Energie; die Energie entnehmen sie aerob oder anaerob verlaufenden Abbauvorgängen an ihren chemischen Bausteinen. Die in diesen Bausteinen enthaltene Energie kann vollständig nur unter Verbrauch von Sauerstoff, also durch Verbrennungsvorgänge gewonnen werden. Bei den Verbrennungsvorgängen entstehen als charakteristische Endprodukte in größerer Menge Kohlendioxyd, Wasser und Harnstoff. Das Ausmaß der Ausscheidung an Kohlendioxyd und an Harnstoff (zusammen mit anderen N-haltigen Substanzen) kann demnach ebenso wie die Menge des verbrauchten Sauerstoffs als Maß des Stoffumsatzes im Körper dienen. Die Beurteilung des Energieumsatzes kann sich weiterhin gründen auf die Messung der Wärmebildung durch den Körper, da man seit den grundlegenden Untersuchungen Rubners weiß, *daß auch für den Organismus das Gesetz der Erhaltung der Energie gültig ist.*

Der Verlust an Baustoffen, den ein Organismus durch seine stofflichen Umsetzungen erleidet, muß wettgemacht werden durch eine Zufuhr von Brennstoffen, deren Energiegehalt dem Energiegehalt der umgesetzten Stoffe entspricht. Als *Energieträger der Nahrung* dienen vorzugsweise die Kohlenhydrate und die Fette, in geringerem Umfange auch die Eiweißkörper.

Bei ihrer Verbrennung entstehen innerhalb und außerhalb des Körpers aus Fetten und Kohlenhydraten die gleichen Endprodukte. Die Eiweißkörper liefern bei ihrer biologischen Verbrennung als typisches Endprodukt ihres unvollständigen Abbaues neben geringfügigen Mengen anderer Substanzen den Harnstoff: *physikalische und physiologische Verbrennungswärme* sind deshalb bei ihnen voneinander verschieden, bei Fetten und Kohlenhydraten stimmen sie nahezu überein. Den vom Organismus ausnützbaren Teil des Energieinhaltes der Energieträger bezeichnet man auch als ihren „*Nutzwert*". Nach Tabelle 58 beträgt er für *1 g Fett 9,4 Cal, für je 1 g Kohlenhydrat oder Eiweiß 4,1 Cal.*

Der Energiebedarf eines Organismus setzt sich zusammen aus *Grundumsatz* und *Leistungszuwachs. Als Grundumsatz* (Ruheumsatz, Erhaltungsumsatz) *bezeichnet man den Energieumsatz im völlig ruhenden, nüchternen Organismus 12—18 Stunden nach der letzten Nahrungsaufnahme bei absoluter Körperruhe, normaler Körpertemperatur und einer Umgebungstemperatur von 20°.* Der Grundumsatz verschiedener Menschen ist verschieden. Er hängt in erster Linie ab von Körpergröße und -gewicht, von Alter und Geschlecht. In grober Annäherung beträgt er pro Kilogramm Gewicht und Stunde etwa 1 Cal, für einen Menschen von 70 kg Gewicht in 24 Stunden also etwa 1700 Cal.

Tabelle 58.

	Physikalische Verbrennungswärme	Nutzwert
	in Cal	
Fette	9,5	9,4
Kohlenhydrate	4,2	4,1
Eiweiß	5,7	4,1

Die Beziehung des Grundumsatzes auf die Einheit des Körpergewichtes ist aber keineswegs befriedigend, da bei verschiedenen Menschen die auf die Gewichtseinheit bezogenen Werte sehr stark voneinander abweichen können. Im allgemeinen sind die pro Kilogramm Gewicht gefundenen Werte um so höher, je niedriger das Körpergewicht ist. Ein verläßlicherer Maßstab als das Körpergewicht ist nach RUBNER die Körperoberfläche. Beim Menschen und bei den meisten Säugetieren weicht die Wärmeproduktion unter den Bedingungen des Grundumsatzes nur wenig von 1000 Cal pro Quadratmeter Oberfläche ab. Man kann also in der Körperoberfläche ein Maß für die Gesamtheit der aktiv tätigen Gewebsmasse des Körpers sehen.

Die genaue Bestimmung der Körperoberfläche ist sehr schwierig. Zu ihrer Berechnung sind eine Reihe von Formeln angegeben worden, die durch Auswertung eines größeren Beobachtungsmaterials gewonnen wurden. Eine verläßliche Berechnung ist möglich nach der Formel von DU BOIS:

$$\text{Oberfläche} = \text{Gewicht}^{0,425} \times \text{Länge}^{0,725} \times 0,007184.$$
$$\text{in qm} \qquad \text{in kg} \qquad \text{in cm}$$

Die Abhängigkeit des Grundumsatzes von Alter und Geschlecht wirkt sich dahin aus, daß der Grundumsatz pro Quadratmeter Oberfläche mit

zunehmendem Alter kleiner wird und daß er bei Frauen niedriger liegt
als bei Männern. Die Tabelle 59 gibt dafür einige Beispiele. Ebenso zeigt
die Abb. 73 den erheblichen Einfluß, den vor allem das Geschlecht auf
den Grundumsatz hat, auch die Auswirkungen des Lebensalters sind für
einige Altersstufen eingezeichnet. Die Kurven für den Mann gelten für
eine Größe von 170 cm, für die Frau von 160 cm, Körpergrößen also wie
sie den durchschnittlichen Werten für den
Mitteleuropäer entsprechen.

Bei gesunden normalen Menschen betragen
die Abweichungen höchstens $\pm$ 15 % der nach
Tabelle 59 errechneten Werte. Der Grundumsatz weicht von den Sollwerten vor allem
bei Störungen der Schilddrüsenfunktion in
stärkerem Maße nach oben oder unten ab.
Steigerungen finden sich nahezu regelmäßig
bei der BASEDOWschen Krankheit, Senkungen
bei Unterfunktionen der Schilddrüse, also bei
Myxödem und Kretinismus (s. S. 213).

Die Höhe des Grundumsatzes kann bestimmt werden 1. indirekt durch Berechnung
aus dem Gaswechsel und 2. durch direkte
Ermittlung der Wärmeproduktion des Körpers.

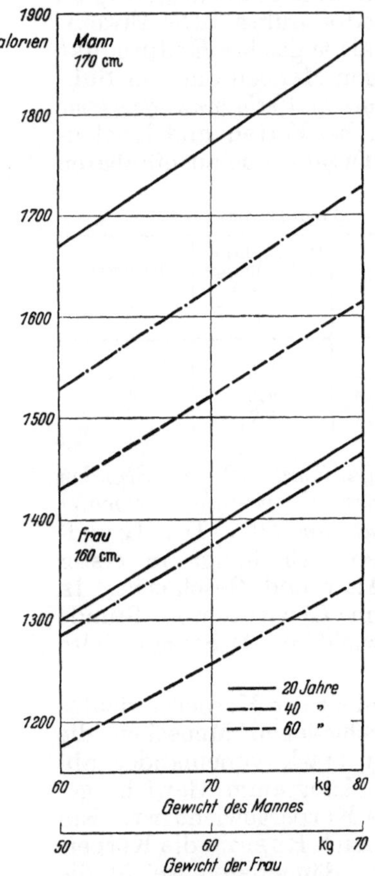

Abb. 73. Abhängigkeit des Grundumsatzes von Alter, Gewicht
und Geschlecht.

Tabelle 59. Sollwerte für die Wärmebildung pro
Quadratmeter Oberfläche und Stunde.
(Nach BOOTHBY, BERKSON und DUNN.)

Alter	Männer Cal/qm und Stunde	Frauen Cal/qm und Stunde
6	53,00	50,62
10	48,50	45,90
15	46,35	40,10
20	41,43	36,18
25	40,24	
30	39,34	35,70
35	38,68	
40	38,00	
45	37,37	34,94
50	36,73	33,96
55	36,10	33,18
60	35,48	32,61
65	34,80	32,30

Man unterscheidet demnach die Verfahren der *direkten* und der *indirekten*
Calorimetrie. Wegen der Beschreibung der Methodik der Bestimmung
wird auf REINs Physiologie des Menschen verwiesen. Im allgemeinen ermittelt man den Grundumsatz durch indirekte Calorimetrie, weil sie
methodisch einfacher durchzuführen ist. Sie beruht auf der Tatsache,
daß bei der Verbrennung von jeweils 1 g Fett, Kohlenhydrat oder Eiweiß
verschiedene Mengen Sauerstoff verbraucht bzw. Kohlendioxyd gebildet
werden. Gleichzeitig ist auch die Calorienbildung verschieden (s. Tabelle 58),
so daß die Wärmemenge, die entsteht, wenn 1 l Sauerstoff verbraucht oder
1 l Kohlendioxyd gebildet wird, für die Verbrennung jedes der drei Energieträger einen bestimmten Wert hat. Man bezeichnet ihn als den *calorischen*

Wert des Sauerstoffs bzw. der Kohlensäure. Tabelle 60 gibt diese Zusammenhänge wieder.

Tabelle 60.

Es verbrennt 1 g	O_2-Verbrauch ccm	CO_2-Bildung ccm	Wärmebildung in Cal	Calorischer Wert für 1 l	
				O_2	CO_2
Eiweiß	966,3	773,9	4,316	4,485	5,567
Fett	2019,3	1427,3	9,461	4,686	6,629
Stärke	828,8	828,8	4,182	5,047	5,047

Der Respiratorische Quotient. Bei der Verbrennung der Stärke, eines Kohlenhydrats, sind Sauerstoffverbrauch und Kohlensäurebildung gleich groß, bei der Verbrennung von Eiweiß und Fett ist der Sauerstoffverbrauch größer als die Kohlensäurebildung (s. Tabelle 60). Bildet man den Quotienten $\frac{CO_2\text{-Bildung}}{O_2\text{-Verbrauch}}$, so hat dieser für jeden der drei Energieträger einen charakteristischen Wert. Man bezeichnet dies Verhältnis von $\frac{CO_2}{O_2}$ als den *Respiratorischen Quotienten (R.Q.)*. Er beträgt für

Kohlenhydrat	1,00
Fett	0,707
Eiweiß	0,801

Aus dem Gaswechsel und dem R.Q. läßt sich der Anteil der einzelnen Nahrungsstoffe am Umsatz in einfacher Weise errechnen. Will man ganz exakte Werte haben, so muß der Eiweißumsatz gesondert berücksichtige werden. Da Eiweiß im Durchschnitt 16% N enthält, ergibt sich die umgesetzte Eiweißmenge, wenn die N-Ausscheidung mit 6,25 multipliziert wird. Nach Tabelle 60 kann man dann errechnen, wieviel Sauerstoff für die Verbrennung dieser Eiweißmenge verbraucht wird und wieviel Kohlensäur dabei entsteht. Diese Werte werden von dem gefundenen Gesamtumsatz abgezogen. Aus den verbleibenden Sauerstoff- und Kohlensäureresten, de3 nur noch auf die Verbrennung der Fette und Kohlenhydrate zu beziehen sind, ergibt sich der „*Nicht-Eiweiß-R.Q.*".

Es wurde z. B. gefunden:
<pre>
        O₂-Verbrauch . . . . . 380,2 l
        CO₂-Bildung . . . . . 299,8 l
        Eiweißumsatz . . . .   73,4 g
Dem Eiweißumsatz entsprechen
        O₂-Verbrauch . . . . . 70,9 l (= 73,4 × 0,966 l)
        CO₂-Bildung . . . . . 56,8 l (= 73,4 × 0,774 l)
Es verbleiben für die Verbrennung von Fett und Kohlenhydrat
        309,3 l O₂ und 243,0 l CO₂
        Nicht-Eiweiß-R.Q. = 0,79
</pre>

Die Größe des Nicht-Eiweiß-R.Q. hängt ab von dem mengenmäßigen Verhältnis, in dem Fette und Kohlenhydrate verbrennen. Aus Abb. 74 läßt sich ablesen, welchen Anteil bei jedem R.Q.-Wert die Fette und die Kohlenhydrate an den Verbrennungen haben. Bei einem R.Q.-Wert von 0,85, wie er bei normaler Ernährung meist beobachtet wird, verbrennen also Fette und Kohlenhydrate in gleicher Menge, bei einem R.Q. von 0,79 würden die Kohlenhydrate zu 30%, die Fette zu 70% die Energielieferung decken. Aus der Abb. 74 lassen sich auch die den verschiedenen R.Q.-Werten entsprechenden calorischen Werte des Sauerstoffs und der

Kohlensäure ablesen. Da sich der Sauerstoffverbrauch experimentell einfacher ermitteln läßt als die Kohlensäurebildung, benutzt man gewöhnlich ihn als Grundlage der indirekten Calorimetrie. Für praktische Zwecke kann man im übrigen ohne einen großen Fehler zu machen von einer Korrektur für den Eiweißumsatz absehen, und man kann weiterhin der Berechnung ein für alle mal einen (normalen) R. Q. von 0,85 zugrunde legen. *Unter diesen vereinfachten, aber für praktische Zwecke völlig ausreichenden Bedingungen erhält man also den Grundumsatz aus dem Sauerstoffverbrauch durch Multiplikation mit 4,86.*

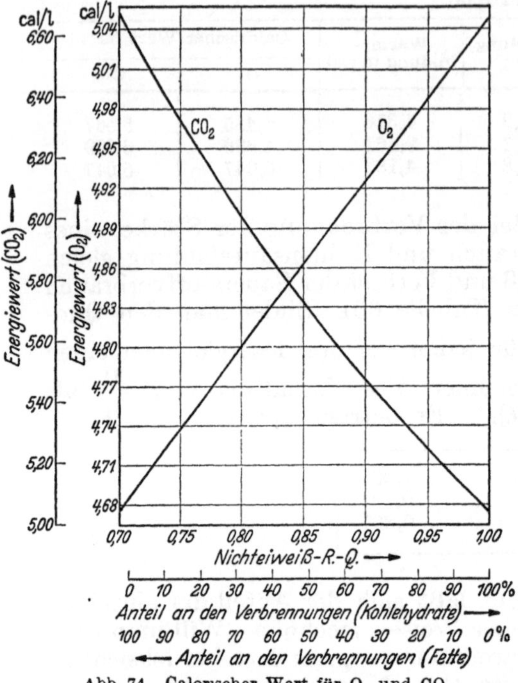

Abb. 74. Calorischer Wert für O₂ und CO₂ bei verschiedenen R. Q.-Werten.

b) Der Gesamtumsatz.

1. Abhängigkeit von der Arbeitsgröße.

Der Grundumsatz ist die Grundlage, auf der sich der gesamte Energiehaushalt aufbaut. Jede Inanspruchnahme der Leistungsfähigkeit des Körpers bedingt einen Leistungszuwachs im Energiewechsel. *Der in seiner Höhe für ein Individuum feststehende Grundumsatz ergibt zusammen mit einem in seiner Höhe wechselnden Leistungszuwachs den Gesamtumsatz.* Schon Nahrungsaufnahme und -verarbeitung steigern den Umsatz um etwa 15% über den Grundumsatz, geringe Körperbewegungen um 25%, stärkere um einen der Arbeitsgröße entsprechenden Betrag. Aus den Tabellen 61 und 62 sind nähere Einzelheiten zu ersehen.

Unter normalen äußeren Lebensbedingungen aber ohne irgendwelche besonderen körperlichen Leistungen beträgt der Gesamtumsatz ungefähr 2400 Cal. Jede wirkliche körperliche Arbeit führt zu weiteren Steigerungen. Die Tabelle 63 zeigt, wie sich die Beanspruchung durch verschiedene Berufsarten auf den Energieumsatz und -bedarf auswirkt. Da auch unter den Bedingungen des Leistungszuwachses ein gewisser Teil des Gesamtumsatzes zur Bewegung des Körpers verbraucht wird, ohne daß dabei eine nutzbare Arbeit geleistet wird, ist vorgeschlagen worden, den Energiebedarf verschiedener Berufe

Tabelle 61. Abhängigkeit des Umsatzes von der Körperhaltung. (Nach BENEDICT und MURSCHHAUSER.)

Körperhaltung	Cal/min
Liegen (Grundumsatz) . .	1,14
Sitzen	1,19
Stehen, lässige Haltung . .	1,25
Stehen, mit Anlehnen . . .	1,18
Stehen, stramme Haltung .	1,30
Stehen, mit Armschwingen (wie bei raschem Gehen)	3,13

Tabelle 62. Abhängigkeit des Gesamtumsatzes von der Arbeitsgröße. (Nach TIGERSTEDT.)

Arbeitsgröße in mkg	Gesamtumsatz in Cal
50000	3000
100000	3600
150000	4200
200000	4800

nicht durch bestimmte Umsatzzahlen auszudrücken, sondern ihn auf den Grundumsatz zu beziehen. Dabei wird der Gesamtumsatz als Vielfaches von $^1/_6$ Grundumsatz ausgedrückt (s. Tabelle 64).

In welchem Ausmaße Muskeltätigkeit den Umsatz erhöht, geht auch aus den folgenden Zahlen hervor. Unter Grundumsatzbedingungen entfällt etwa 20—25 % des Umsatzes auf die Muskulatur, der dadurch bedingte Sauerstoffverbrauch beträgt etwa 1,7 ccm pro Minute und kg Gewicht.

Tabelle 63. Energiebedarf verschiedener Berufsarten. (Nach ERTEL.)

Berufsart	Energiebedarf für 24 Stunden in Cal
Überwiegend sitzende Beschäftigung:	
Kopfarbeiter, Kaufleute, Beamte, Büroangestellte	2200—2400
Leichte Muskelarbeit:	
Schneider, Feinmechaniker, Setzer, Ärzte	2600—2800
Mäßige Muskelarbeit:	
Schuhmacher, Briefträger, Laboratoriumsarbeit	3000
Stärkere Muskelarbeit:	
Metallarbeiter, Maler, Tischler	3400—3600
Schwere Muskelarbeit:	
Maurer, Schmiede, Erdarbeiter, landwirtschaftliche Arbeiter, Sportsleute	4000—4500
Schwerste Muskelarbeit:	
Steinhauer, Holzhacker, landwirtschaftliche Arbeiter während der Ernte	5000

Tabelle 64. Energiebedarf verschiedener Berufe bezogen auf den Grundumsatz.
(Nach KRAUT, LEHMANN und BRAMSEL.)

$x/6$ Grundumsatz	Berufsarten
8	Uhrmacher, Schreiber
9	Optiker, Chemiker, Putzmacherin, Stenotypistin, leitender Angestellter und Beamter
10	Schriftsetzer, Drucker, Drechsler, Konditor, Verkäufer, Lokomotivführer, Arzt, Lehrer, Friseur, technischer Angestellter
11	Mechaniker, Sattler, Schuhmacher, Maler, Tierarzt, Hausangestellte
12	Gärtner, Melker, Gießer, Schlosser, Klempner, Bäcker, Fleischer, Brauer, Kellner
13	Landarbeiter, Steinmetz, Former, Tischler, Stellmacher, Matrose
14	Winzer, Ziegelarbeiter, Schmied, Maurer, Zimmermann, Dachdecker
15	Säge- und Walzwerksarbeiter
16	Bergmann, Holzfäller, Berufssportler

Bei maximaler Arbeitsleistung steigt dieser Verbrauch auf etwa 180 ccm pro Minute und kg.

Von besonderer Bedeutung ist der *Energiebedarf des wachsenden Organismus*. Hier addiert sich zu dem Leistungszuwachs, den die körperliche Betätigung mit sich bringt, der Zuwachs durch den *Baustoffwechsel* für Wachstum und Vermehrung der Körpersubstanz. Die Abb. 75 zeigt, daß für diesen Zweck im ersten Lebensjahr ein erheblicher Teil der gesamten umgesetzten Energie verwandt wird. Mit zunehmendem Alter wird die Beanspruchung durch den Baustoffwechsel kleiner, aber ein Hinweis auf die Tabelle 59 genügt, um deutlich zu machen, daß im kindlichen Alter allein schon der höhere Grundumsatz pro Flächeneinheit einen relativ hohen Energieumsatz bedingt und damit eine entsprechend hohe Energiezufuhr mit der Nahrung nötig macht.

2. Abhängigkeit von der Temperatur.

Die von einem ruhenden Organismus gebildete. Wärme wird von ihm nur zu einem ganz geringen Teil in Arbeit umgesetzt, zum weit überwiegenden Anteil geht sie auf verschiedenen Wegen verloren. Über diese Wege gibt Tabelle 65 Aufschluß, in der die Verteilung der Wärmeabgabe des ruhenden Menschen bei mittlerer Zimmertemperatur und Luftfeuchtigkeit zusammengestellt sind.

Bei mittlerer Temperatur entfällt also auf die Strahlung fast 44%, auf die Erwärmung der umgebenden Luft fast 31% der gesamten Wärmeabgabe. Bei mittlerer Umgebungstemperatur wird demnach $^3/_4$ der im Organismus des ruhenden Menschen gebildeten Wärme abgegeben, indem dazu die Temperaturdifferenz benutzt wird, die zwischen dem Organismus und seiner Umgebung besteht. Da die Wasserverdunstung von der Haut durch die Bewegung und die Feuchtigkeit der Luft mitbestimmt wird, spielen also für die Größe der Wärmeabgabe physikalische Faktoren der Umwelt eine entscheidende Rolle. Beim

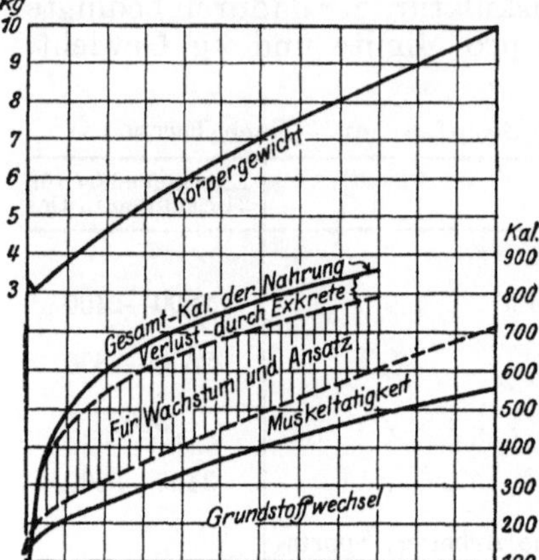

Abb. 75. Stoffwechsel im ersten Lebensjahr.
(Nach Grosser.)

Menschen kommt als besonderer Faktor, der in schwer zu übersehender Weise in die Wärmeabgabe eingreift, die Kleidung hinzu, die den direkten Kontakt zwischen Körper und Umwelt verhindert.

Es gibt Tiere, deren Körpertemperatur in erheblichem Umfange von der Temperatur der Umgebung abhängt. Man nennt sie wechselwarm oder *poikilotherm*. Bei den höheren Wirbeltieren und beim Menschen wird dagegen die Körpertemperatur innerhalb ganz enger Grenzen konstant gehalten. Diese Lebewesen

Tabelle 65. Wärmeökonomie des ruhenden Menschen. (Nach Rubner.)

	Cal
Arbeit	51
Atmung	77
Wasserverdunstung von der Haut	558
Erwärmung der umgebenden Luft	833
Strahlung	1181
	2700

nennt man gleichwarm oder *homoiotherm*. Es ist demnach klar, daß bei diesen Tieren die Wärmebildung und die Wärmeabgabe mit der Wärmeregulation aufs engste zusammenhängen. Es wird dieserhalb auf die Darstellung in Rein: Physiologie des Menschen, verwiesen.

Hier sollen nur kurz einige grundsätzliche Fragen behandelt werden. Es besteht prinzipiell die Möglichkeit, daß die Temperatur des Körpers von zwei Seiten aus geregelt werden kann, 1. durch Veränderung der Verbrennungsvorgänge, also auf chemischem Wege, 2. durch Veränderung der Wärmeabgabe durch Änderung der physikalischen Faktoren, wie Hautdurchblutung, Schweißbildung und Wasserverdampfung. Tatsächlich werden diese beiden theoretisch möglichen Wege der Wärmeregulation auch benutzt. Man bezeichnet sie nach Rubner als *chemische* und *physikalische Wärmeregulation*. Es ist allerdings fraglich, ob es eine chemische Wärmeregulation in dem Sinne gibt, daß eine Steigerung der Temperaturdifferenz zwischen Körper und Umwelt wegen der damit verbundenen

Abkühlung automatisch zu einer Steigerung der Verbrennungen im Ruhestoffwechsel führt. Dagegen führt jede stärkere Abkühlung reflektorisch zu Muskelbewegungen, wie sie in Zittern oder der Bildung einer Gänsehaut zum Ausdruck kommen. Damit ist aber auch eine Steigerung der Wärmebildung im Sinne einer chemischen Regulation in Gang gebracht. In welchem Umfange der Stoffwechsel und damit die Wärmeabgabe durch Änderung der Außentemperatur verändert wird, zeigt ein in Tabelle 66 angeführter Versuch. In vielen anderen Fällen ergaben sich prinzipiell die gleichen Verhältnisse. Aus der Tabelle ist ersichtlich, daß sowohl Erniedrigung wie Erhöhung der Außentemperatur zu Steigerungen der Kohlensäureabgabe führt. Dazwischen liegt ein Temperaturbereich, in dem der Umsatz ein Minimum aufweist. Man spricht von der *Indifferenztemperatur* oder dem Gebiet der

Tabelle 66. **Beeinflussung des Stoffwechsels beim Menschen durch Änderung der Außentemperatur.** (Nach Voit.)

Außen-temperatur ° C	CO_2-Abgabe in g pro Stunde
4,4	35,1
6,5	34,3
9,0	32,0
14,3	25,8
16,2	26,4
23,7	27,5
24,2	27,6
26,7	26,7
30,0	28,4

thermischen Neutralität. Für den Menschen liegt sie etwa bei 20° (deshalb Bestimmung des Grundumsatzes bei 20°!). Die gesteigerte Wärmeabgabe unterhalb der Indifferenztemperatur beruht auf der Steigerung der Wärmeproduktion, ist also chemische Regulation. Die gesteigerte Wärmeabgabe oberhalb der Indifferenztemperatur ist physikalische Regulation.

c) Die Deckung des Energiebedarfs.

1. Das Gesetz der Isodynamie.

Als Energieträger stehen dem Organismus Eiweiß, Fett und Kohlenhydrat zur Verfügung, so daß es an sich als gleichgültig erscheinen könnte, durch welche Stoffe der Energiebedarf gedeckt wird. Unter den besonderen Lebensbedingungen verschiedener Völker wird aber tatsächlich oft der eine der Energieträger der Nahrung auf Kosten der anderen bevorzugt. Unter normalen Ernährungsbedingungen der meisten Völker werden jedoch die drei Stoffklassen gleichmäßiger zur Deckung des Nahrungsbedarfs herangezogen. Dies ist, wie Rubner gefunden hat, möglich, weil es vom energetischen Standpunkt aus gleichgültig ist, durch welche Nahrungsstoffe die zur Deckung des Energieumsatzes verbrannte Körpersubstanz ersetzt wird: *Die verschiedenen Energieträger der Nahrung treten bei ihrer Verbrennung im Körper nach Maßgabe ihrer Verbrennungswärmen für einander ein. Nach diesem „Gesetz der Isodynamie" ist 1 g Fett mit 2,27 g Eiweiß oder Kohlenhydrat energetisch gleichwertig oder isodynam.* Das Gesetz der Isodynamie ist zwar nicht mit aller Strenge gültig, aber die Abweichungen sind geringfügig. Wichtig ist nur, daß der Organismus einen bestimmten Minimalbedarf an Eiweiß hat, der nicht durch Fett oder Kohlenhydrat ersetzt werden kann (s. S. 336 f.).

Wenn es so aus energetischen Gründen auch gleichgültig ist, durch welche Nahrungsstoffe der Energiebedarf befriedigt wird, so haben sich doch bei den verschiedenen Völkern und Menschen ganz bestimmte Lebensgewohnheiten herausgebildet, so daß man aus den Verbrauchsziffern einer Bevölkerungsgruppe einen Nahrungsverbrauch errechnen kann, der dem tatsächlichen Bedarf entspricht. Rubner hat die Verbrauchsziffern für 470 Millionen Menschen durchgerechnet und dabei bei Beziehung auf ein Körpergewicht von 70 kg einen Verzehr von 3370 Cal gefunden. Der Anteil von Fett und Kohlenhydraten war in den Kostformen der verschiedenen Völker ganz außerordentlich verschieden, dagegen wurden fast überall auf der Erde pro Tag etwa 100 g Eiweiß aufgenommen. In Tabelle 67 sind zwei Zahlenreihen angeführt, von denen die erste VOIT durch statistische Erhebungen an der Münchener Bevölkerung festgestellt hat. Sie sind als VOITsches *Kostmaß* lange Zeit die Grundlage für die Berechnung des Nahrungsbedarfs bei Massenernährungen gewesen. Die zweite Reihe führt Zahlen an, die neuerdings KRAUT und BRAMSEL durch Auswertung von Ernährungsstatistiken erhalten haben. Aus diesen und vielen anderen statistischen Erhebungen läßt sich

Tabelle 67. Kostmaße.

Verbrauch pro Tag an	Nach VOIT		Nach KRAUT und BRAMSEL	
	g	Cal	g	Cal
Eiweiß	118	483	80	328
Fett	56	527	118	1097
Kohlenhydrat . . .	500	2100	360	1440
		3110		2865

vor allen Dingen eine weitgehende Konstanz in der Höhe des Eiweißkonsums erkennen. Sie weisen darauf hin, daß ein Teil der Nahrungszufuhr in Form von Eiweiß geschehen muß.

2. Die spezifisch-dynamische Wirkung.

Wenn man einem Organismus durch die Nahrung eine Energiemenge zuführt, die dem ermittelten Grundumsatz entspricht, so zeigt sich, daß anschließend eine diesen Grundumsatz übersteigende Energiemenge in Freiheit gesetzt wird: Zufuhr und Verarbeitung der Nahrungsmittel bedingen also eine Steigerung der Stoffwechselvorgänge. RUBNER hat diese Wirkung der Nahrungsaufnahme als *spezifisch-dynamische Wirkung (s. d. W.)* bezeichnet. Die s. d. W. hält etwa 12 Stunden an. Ihr Bestehen ist auch der Grund dafür, daß man Grundumsatzbestimmungen erst frühestens 12 Stunden nach der letzten Nahrungsaufnahme durchführen kann. Die Höhe der s. d. W. ist für die verschiedenen Brennstoffe verschieden. Im Mittel beträgt sie für Eiweiß etwa 16%, für Kohlenhydrate etwa 6% und für Fette 3% des Brennwertes. Bei normaler gemischter Kost kann man sie für den gesunden, im Stoffwechselgleichgewicht befindlichen Menschen zu etwa 8—20% annehmen.

Die Ursachen für das Bestehen einer s. d. W. sind trotz vieler Untersuchungen nicht völlig klar. Wegen ihrer Größe ist besonders die s. d. W. der Eiweißkörper vielfach bearbeitet worden. Wahrscheinlich hängt sie mit den Vorgängen der Desaminierung zusammen; denn Aminosäuren haben eine s. d. W. von gleicher Größe. Daneben ist wahrscheinlich aber auch der weitere Abbau und Umbau der nach der Desaminierung verbleibenden Kohlenstoffketten noch mit einer s. d. W. verbunden. Es drücken sich also wohl in der s. d. W. die gesamten Umbau- und Abbauvorgänge des Stoffwechsels aus.

3. Der Eiweißumsatz.

α) Eiweißminimum und N-Gleichgewicht.

Es wurde oben angedeutet, daß ein Teil der Energiezufuhr durch Eiweiß gedeckt werden muß. Die Ursache dafür ist nicht die energetische sondern eine besondere funktionelle Bedeutung der Eiweißkörper. Die Eiweißbausteine der Zellen erfahren während des Lebens dauernd Umformungen und unterliegen einem gewissen Abbau. Ebenso gehen durch die Abschilferung der Haut, durch Wachstum von Nägeln und Haaren, durch die Sekrete der Drüsen stets Eiweißkörper verloren, so daß auch bei eiweißfreier Ernährung eine gewisse N-Ausscheidung festzustellen ist. Dieser Verlust muß durch Zufuhr von Eiweiß mit der Nahrung ersetzt werden. RUBNER bezeichnet diesen Eiweißverlust als die *Abnutzungsquote*. Ihre Größe ist von den sonstigen Lebensumständen abhängig. Ernährt man einen Organismus calorisch ausreichend oder mehr als ausreichend mit Kohlenhydraten, so hat sie einen minimalen Wert. Man nennt sie daher auch *minimale N-Ausscheidung* oder *absolutes Eiweißminimum*, oder *endogenes N-Gleichgewicht* (FOLIN), weil sie dem endogenen Eiweißstoffwechsel entspricht.

Verfüttert man eine der minimalen N-Ausscheidung entsprechende Eiweißmenge, so steigt die N-Ausscheidung meist noch an, übertrifft also den N-Gehalt der zugeführten Eiweißmenge. Erst durch eine weitere Steigerung der Eiweißzufuhr wird die N-Zufuhr gleich der N-Ausscheidung, es stellt sich dann ein Gleichgewicht ein, das man als das *minimale N-Gleichgewicht* bezeichnen kann. RUBNER bezeichnete diese Menge als das *physiologische Eiweißminimum*.

Steigert man die Eiweißzufuhr nach Erreichung des minimalen N-Gleichgewichtes weiter, so wird die N-Bilanz zunächst positiv, d. h. der Körper hält geringe Eiweißmengen zurück, aber nach wenigen Tagen stellt sich ein neues Gleichgewicht in der Höhe der jeweiligen Eiweißzufuhr ein. Es läßt sich also, nachdem der Körper einmal das minimale N-Gleichgewicht erreicht hat, mit jeder dieses Minimum überschreitenden Eiweißmenge ein N-Gleichgewicht einstellen. Geht man von einer das minimale N-Gleichgewicht übersteigenden Eiweißmenge wieder zu einer geringeren Eiweißzufuhr zurück, so wird nunmehr die N-Bilanz negativ: der Körper scheidet also mehr N aus, als er in Form von Eiweiß zu sich nimmt. Aber ebenso wie bei Steigerung der Eiweißzufuhr stellt sich bei ihrer Senkung der Organismus wieder auf das der Zufuhr entsprechende Maß der Ausscheidung ein (s. Tabelle 68). Es wird also auf jeden Fall, wenn auch mit einer gewissen Latenz, sobald die Eiweißzufuhr das minimale N-Gleichgewicht überschreitet, ein N-Gleichgewicht erreicht, *der Organismus kann sich dann mit jeder Eiweißmenge ins Gleichgewicht setzen*. In dem Bestehen der Latenz kann man ein Zeichen einer geringen Eiweißspeicherung erblicken.

Die Höhe des minimalen Gleichgewichtes ist von der Art der Ernährung abhängig. Erfolgt die Deckung des Energiebedarfes durch Kohlenhydrate, so erhält man den niedrigsten Wert für dieses Gleichgewicht. Ersetzt man das Kohlenhydrat durch äquivalente Mengen von Fett, so wird das minimale N-Gleichgewicht erst mit größeren Eiweißmengen erreicht.

Tabelle 68.
Einstellung des N-Gleichgewichtes.

Tag	N-Aufnahme pro Tag g	N-Abgabe pro Tag g	N-Bilanz pro Tag g
a) Mit steigenden Eiweißmengen			
1	17,0	18,6	— 1,6
2	51,0	41,6	+ 9,4
3	51,0	44,5	+ 6,5
4	51,0	47,3	+ 3,7
5	51,0	47,9	+ 3,1
6	51,0	49,0	+ 2,0
7	51,0	49,3	+ 1,7
8	51,0	51,0	0
b) Mit abnehmenden Eiweißmengen			
1	51,0	51,0	0
2	34,0	39,2	— 5,2
3	34,0	36,9	— 2,9
4	34,0	37,0	— 3,0
5	34,0	36,7	— 2,7
6	34,0	34,9	— 0,9

Kohlenhydrate wirken also in höherem Umfange eiweißsparend als Fett. Von Bedeutung für die Höhe des minimalen N-Gleichgewichtes ist weiterhin ein mittlerer Salzgehalt der Nahrung: salzfreie und salzarme aber auch sehr salzreiche Kost erhöhen die Abnutzungsquote und damit auch das minimale N-Gleichgewicht.

Es ist nach diesen Angaben verständlich, daß die Höhe der Abnutzungsquote nicht konstant sein kann. Die Angaben über die Höhe der minimalen N-Ausscheidung schwanken zwischen Werten, die 13 und 26 g Eiweiß entsprechen, das *physiologische Eiweißminimum (minimales N-Gleichgewicht) beträgt etwa 30—40 g Eiweiß.*. Die Frage, ob dieses physiologische Eiweißminimum auf jeden Fall ausreicht, den Körper voll arbeits- und funktionsfähig zu erhalten, ist sehr vielfältig experimentell bearbeitet und theoretisierend behandelt worden. Vertreter extremer Ernährungsvorstellungen halten Eiweißnahrung über das unbedingt erforderliche Mindestmaß hinaus für überflüssig, ja schädlich. Es kann nicht genug betont werden, daß weder die experimentelle Untersuchung noch die Erfahrung des täglichen Lebens den geringsten Anhaltspunkt für die Richtigkeit dieser Vorstellungen erbracht haben. Eher hat sich das Gegenteil gezeigt, daß bei manchen Menschen eiweißknappe Ernährung die Leistungsfähigkeit herabsetzt. Die Eiweißmenge, die den Organismus zu voller Leistungsfähigkeit und Widerstandskraft befähigt, bezeichnet man als das *praktische* oder *hygienische Eiweißminimum* (RUBNER); *es kann mit etwa 80 g angesetzt werden*. Allgemeiner ist die Forderung, daß der bestehende Calorienbedarf zu etwa 15 % durch Eiweiß gedeckt werden soll.

β) Die biologische Wertigkeit der Eiweißkörper.

Die Höhe des praktischen Eiweißminimums, die oben mit 80 g angegeben wurde, ist keineswegs eine absolut feststehende Größe. Sie ist vielmehr von der Art der Eiweißnahrung abhängig. Es ist im Versuch möglich, die Eiweißzufuhr durch Zufuhr von Eiweißhydrolysaten oder durch Verfütterung von Aminosäuren zu ersetzen. Dabei hat sich herausgestellt, daß bestimmte Aminosäuren in der Nahrung fehlen können, andere in ihr enthalten sein müssen, daß es also entbehrliche und unentbehrliche Aminosäuren gibt (s. S. 367). Wenn man versucht, den Eiweißbedarf durch verschiedene Eiweißkörper zu decken, so kann man feststellen, daß von ihnen dazu ganz verschiedene Mengen notwendig sind, ja daß es Eiweißkörper gibt, deren alleinige Verfütterung Wachstum und Gewichtserhaltung nicht gewährleistet. Die Ursache für dieses Verhalten wird klar, wenn man erfährt, daß Zulage bestimmter Aminosäuren zu einer derartigen unzureichenden Eiweißnahrung diese vollwertig macht. So kann z. B. die Gelatine durch Zulage von Cystin, Tyrosin und Tryptophan vollwertig gemacht werden. Davon, ob ein Eiweißkörper die lebensnotwendigen unentbehrlichen Aminosäuren in ausreichendem Maße enthält oder nicht, wird es abhängen, ob das praktische Eiweißminimum niedrig oder hoch ist.

THOMAS hat als erster den verschiedenen Nährwert der Eiweißkörper, den er als ihre *biologische Wertigkeit* bezeichnete, zahlenmäßig zu bestimmen gesucht. Er fand die folgenden relativen Werte: Rindfleisch 105, Kuhmilch 100, Kartoffeln 79, Erbsen 58 und Weizenmehl 40. Späterhin sind vielfach weitere Bestimmungen der biologischen Wertigkeit durchgeführt worden, die zum Teil abweichende Ergebnisse hatten. Trotzdem kann man aus der Gesamtheit des vorliegenden Materials schließen, daß die tierischen Eiweißkörper, weil sie in ihrer Struktur mit den Proteinen des menschlichen oder eines anderen tierischen Organismus die größere Ähnlichkeit haben, auch die höchste biologische Wertigkeit besitzen. Die Wertigkeit der pflanzlichen Eiweißkörper ist im allgemeinen geringer.

Da gewöhnlich der Eiweißbedarf des Körpers nicht mit einem einzigen Eiweißkörper gedeckt wird, ist in der gemischten Nahrung von größerer Wichtigkeit als die biologische Wertigkeit der *Ergänzungswert* der einzelnen Eiweißkörper. Dieser drückt sich darin aus, daß mehrere biologisch unterwertige Eiweißkörper sich zu einem biologisch vollwertigen Gemisch ergänzen (McCollum).

Schrifttum.

Ertel, H.: Die Grundlagen der deutschen Volksernährung. Leipzig 1938. — Lehmann, G.: Der respiratorische und der Gesamtumsatz. Handbuch der Biochemie, Erg.-Werk, Bd. 2. 1934. — Lehnartz, E.:.Physiologie der Ernährung. In Stepp, W.: Ernährungslehre. Berlin 1939. — Lusk, G.: The elements of the science of nutrition, 4. Aufl. Philadelphia u. London 1928. — Rubner, M.: Die Gesetze des Energieverbrauchs bei der Ernährung. Berlin u. Wien 1902.

d) Die Grundlagen des intermediären Stoffwechsels.

Der Aufnahme der Nahrungsstoffe in den Organismus und ihrem Einbau in die Substanz oder in die Struktur des Körpers, der *Assimilation*, folgt ihr Abbau unter Freisetzung der in ihnen enthaltenen Energie. Diesen Teil des Stoffwechsels nennt man *Dissimilation*.

Als Endprodukte des Stoffwechsels entstehen aus Fetten und Kohlenhydraten Kohlendioxyd und Wasser, aus den Eiweißstoffen daneben auch noch Harnstoff. Außerdem wird aber unter den Ausscheidungsprodukten des Körpers noch eine größere Zahl von anderen Stoffen gefunden, die aus der aufgenommenen Nahrung oder aus den umgesetzten Körperbausteinen bei ihrer Umsetzung im Körper entstanden sind. Zum Teil geben diese Stoffe wichtige Hinweise darauf, daß sich die Dissimilation über eine Reihe von Zwischenstufen vollzieht, daß also die Endprodukte des Stoffwechsels aus den Ausgangsprodukten nicht auf direktem Wege entstehen. Man nennt den Teil des Stoffwechsels, der zwischen den Ausgangs- und den Endprodukten liegt, den *intermediären oder Zwischenstoffwechsel*. Er umfaßt also alle die Vorgänge, die auf dem Wege dieses Zwischenstoffwechsels sich abspielen, und er befaßt sich mit denjenigen Stoffen, die im Verlaufe des Zwischenstoffwechsels entstehen. Da das Ziel des Stoffwechsels die vollständige Verbrennung eines Stoffes sein muß, weil nur dann die in ihm enthaltene Energie restlos freigesetzt werden kann, ist es verständlich, daß Zwischenprodukte des Stoffwechsels gewöhnlich nur in geringer Zahl und in geringer Menge aufgefunden werden können. Im allgemeinen gelingt es also nicht ohne weiteres, in die Wege des intermediären Stoffwechsels Einblick zu erhalten.

Gelegentlich vermitteln spontan auftretende oder durch krankhafte Veränderungen bedingte Stoffwechselstörungen jedoch das Auftreten von Stoffen, die als obligate Zwischenprodukte des Stoffwechsels angesehen werden müssen. Wegen der bestehenden Stoffwechselstörung ist ihr weiterer Umsatz unterbrochen und dadurch der Schleier, der das Geheimnis der intermediären Umsetzungen verhüllt, teilweise gelüftet. Auch durch experimentelle Eingriffe lassen sich Störungen des Zwischenstoffwechsels auslösen. Es gelingt z. B. den intermediären Kohlenhydratstoffwechsel durch Vergiftung der Organe, in denen er sich abspielt, zu unterbrechen.

Dies ist durch Natriumfluorid und durch Salze der Monojod- und Monobromessigsäure möglich. Unter diesen Bedingungen kann man Zwischenstufen des Kohlenhydratabbaus, die unter normalen Bedingungen jeweils nur in geringen Mengen entstehen und sehr rasch wieder verschwinden, weil sie weiter umgesetzt werden, in erheblichen Mengen abfangen. Die grundlegenden und klärenden Entdeckungen über den intermediären Kohlenhydratstoffwechsel sind tatsächlich auf diesem Wege gemacht worden (s. S. 345f.).

Eine weitere Methode, den Verlauf des Zwischenstoffwechsels zu verfolgen, besteht darin, bestimmte Stoffe, deren Abbau man untersuchen will oder die als Zwischenstufen in Frage kommen könnten, auf *isolierte Organe* einwirken zu lassen und diese künstlich mit Blut oder einer anderen Nährflüssigkeit zu durchströmen. In der Durchströmungsflüssigkeit lassen sich dann oft Abbaustufen der zugesetzten Stoffe auffinden. Diese Methode hat besonders an der isolierten, künstlich durchströmten Leber zu schönen Ergebnissen geführt. Mit größtem Erfolg hat man statt der ganzen Organe auch Organbreie oder dünne Schnitte der Organe zu Untersuchungen des intermediären Stoffwechsels herangezogen. Die Gewebsbreie oder Organschnitte werden in geeigneten Nährlösungen suspendiert, denen die Stoffe zugesetzt werden, deren Abbau oder deren Wirkung untersucht werden soll. Man kann in der Vereinfachung der Versuchsanordnung sogar noch einen Schritt weiter gehen und das Organ durch Organextrakte ersetzen. In diesen laufen, wenn die für die untersuchten Umsetzungen erforderlichen Fermente sich aus den Organen extrahieren lassen, die Abbauvorgänge häufig genau so ab wie in den Organen selber. Bei derartigen Untersuchungen an fermenthaltigen Organextrakten sind dann auch neben der Erkenntnis des Schicksals der abgebauten Stoffe häufig auch Aufschlüsse über die an dem Abbau beteiligten Fermente und Co-Fermente zu erhalten.

Auch Fütterungsversuche sind zur Aufklärung des Schicksals mancher lebenswichtiger Stoffe im Körper herangezogen worden. Hierbei geht man so vor, daß man die zu untersuchende Substanz mit einem unverbrennlichen Rest beschwert und versucht, im Harn der Versuchstiere Stoffe aufzufinden, die diesen Rest noch enthalten. Auf diese Weise ist z. B. die β-Oxydation der Fettsäuren aufgefunden worden.

In den letzten Jahren ist mit zunehmendem Erfolg die *Anwendung isotoper Elemente* in den Dienst der Erforschung des Zwischenstoffwechsels und seiner Zusammenhänge gestellt worden. Das Prinzip dieses Vorgehens besteht darin, daß man in die zu untersuchenden Stoffe ein Isotop der es aufbauenden Elemente in größerer Menge einführt, als es in den natürlich vorkommenden Stoffen enthalten ist. Man kann z. B. Verbindungen herstellen, in denen der Wasserstoff teilweise durch schweren Wasserstoff (Deuterium, ^{2}H) ersetzt ist oder die einen höheren Gehalt an ^{15}N, ^{18}O oder ^{32}P enthalten. Diese Verbindungen sind also „markiert", und wegen der Markierung kann ihr Schicksal im Körper verfolgt werden, da die betreffenden Isotope durch geeignete Methoden nachgewiesen und bestimmt werden können. Besonders leicht ist dies möglich bei radioaktiven Isotopen, wie sie etwa außer für P auch für Na, K, Mg, Ca, Fe, Cu, Mn und Zn bekannt und zum Teil auch in der Erforschung des Mineralstoffwechsels angewandt worden sind.

Für die Anwendung der Isotopen in der Stoffwechselforschung sollen hier nur einige Beispiele angeführt werden. Injiziert man einem Versuchstier Natriumphosphat mit einem geringen Gehalt an dem Isotop ^{32}P, so verschwindet der markierte Phosphor in kürzester

Zeit aus der Blutbahn. Er wird fast zur Hälfte im Knochen, zu einem Viertel im Muskel zu je etwa einem Achtel im Verdauungskanal und in der Leber wiedergefunden. Der Rest verteilt sich auf die übrigen Organe. Wir ersehen aus diesem Versuch, daß die Ablagerung gerade in den Organen erfolgt, mit deren Funktion der Phosphatstoffwechsel auf das engste verknüpft ist. Im Muskel konnten mit Hilfe von ^{32}P auch die Verschiebungen der Phosphorsäure, die mit dem Kohlenhydratstoffwechsel in diesem Organ verbunden sind (s. S. 344 f. und 433 f.), verfolgt werden. Durch diese Versuche konnte eine wertvolle Bestätigung der schon auf anderen Wegen erhaltenen Ergebnisse gewonnen werden.

Diese und andere Versuche mit Isotopen lehren uns, daß ein ständiger Austausch der Bausteine des Körpers gegen die mit der Nahrung zugeführten gleichartigen Stoffe stattfindet.

Es läßt sich z. B. zeigen, daß nach Verfütterung der Aminosäure Leucin, die einen geringen Gehalt an dem Isotop ^{15}N hat, die Serumeiweißkörper und die Eiweißkörper der verschiedensten Organe einen bestimmten Gehalt an diesem N-Isotop aufweisen. Dieser Versuch legt auch Zeugnis ab für die Fähigkeit des Körpers zur Synthese bestimmter Aminosäuren; denn das Isotop ^{15}N findet sich im Verbande der Eiweißkörper nur noch zu 30% im Leucin, zu 70% aber in den anderen Aminosäuren mit Ausnahme des Lysins und des Ornithins. Ebenfalls unter Anwendung von Isotopen hat sich zeigen lassen, daß die Fettsäuren des Körpers überaus rasch umgesetzt und durch neue, synthetisch im Organismus entstandene ersetzt werden. Nicht nur die anorganischen, sondern auch die organischen Bausteine des Körpers unterliegen demnach einem intensiven und dauernden Umbau. Man gewinnt aus den Versuchen mit Isotopen nahezu völlige Gewißheit darüber, daß *die dem Körper zugeführten Nährstoffe nicht einem sofortigen Abbau oder der baldigen Ausscheidung unterliegen, sondern zunächst in seinen Bestand eingefügt werden* und daß entsprechende Mengen des betreffenden Körperbausteins dem dissimilatorischen Stoffwechsel anheimfallen. Die zugeführten isotopen Elemente werden im Körper sogar lange Zeit festgehalten, da z. B. noch nach Monaten erst ein kleiner Teil des zugeführten markierten P mit dem Harn oder dem Kot ausgeschieden worden ist.

Schrifttum.

HEVESY, G.: The application of isotopic indicators in biological Research. Enzymologia (Haag) 5, 138 (1938/39). — SCHOENHEIMER, R. u. D. RITTENBERG: The study of intermediary metabolism of animals with the aid of isotopes. Physiol. Rev. 20, 218 (1940).

C. Der Stoffwechsel der Kohlenhydrate.

a) Umsatz der Kohlenhydrate.

Die Verdauung und Resorption der verschiedenen Kohlenhydrate ist in einem früheren Kapitel beschrieben worden. Die resorbierten Monosaccharide werden wahrscheinlich so wie sie vom Darm aufgenommen wurden, d. h. als Glucose, Fructose oder Galaktose, durch die Pfortader der Leber zugeführt. Im allgemeinen Kreislauf, also im Blut, das die Leber bereits passiert hat, findet man unter normalen Ernährungsbedingungen lediglich Traubenzucker: *der normale Blutzucker ist d-Glucopyranose* (s. S. 13). Seine Konzentration beträgt im Durchschnitt 0,1% (0,08—0,12%). Das Pfortaderblut enthält dagegen bei Resorption größerer Kohlenhydratmengen bis zu 0,4% Glucose. Die Leber baut aus der zuströmenden Glucose (und Fructose) Glykogen auf und speichert die Kohlenhydrate vorübergehend in dieser Form, so daß nach kohlenhydratreicher Nahrung ihr Glykogengehalt auf etwa 20% ansteigen kann. Das Leberglykogen ist eine leicht verfügbare Energiereserve. Fortlaufend erfolgt ein gewisser Abbau von Glykogen in der Leber, damit der Zuckergehalt des Blutes *(Blutzuckerspiegel)* auf konstanter Höhe gehalten wird (s. S. 406); denn ruhende und in erhöhtem Maße tätige Organe nehmen dauernd Zucker aus dem Blute auf, den sie zur Bestreitung ihres Stoffwechsels verbrauchen. Der Zuckergehalt des venösen Blutes ist gewöhnlich um etwa 4 mg-%

niedriger als der des arteriellen. Das Hauptorgan des Zuckerverbrauchs ist die quergestreifte Muskulatur. Jedoch kann sie im Vergleich zur Leber nur geringe Kohlenhydratmengen speichern, ihr Glykogengehalt beträgt im Mittel etwa 0,5%. Der Ersatz des in den Organen verbrauchten Kohlenhydrats geht zu Lasten des Blutzuckers und damit indirekt des Leberglykogens. Exstirpiert man nämlich bei Versuchstieren die Leber, so sinkt nach einigen Stunden der Blutzucker auf ganz niedrige Werte (0,03%), und es kommt zu hypoglykämischen Erscheinungen (s. S. 211).

Enthält die Leber viel Glykogen, so kann ein Teil ins Fettgewebe abgegeben und dort vorübergehend als Glykogen gespeichert werden, bis es schließlich in Fett umgewandelt wird. Der Ersatz des verbrauchten Zuckers geschieht außer durch die Neuaufnahme von Kohlenhydrat mit

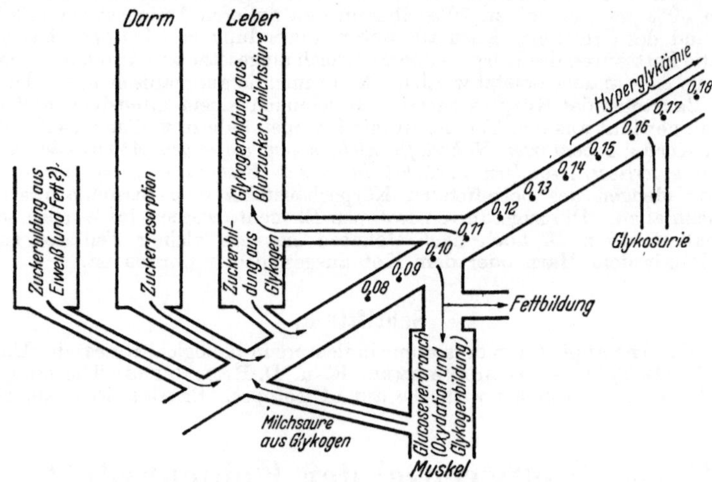

Abb. 76. Schema der Regulation des Kohlenhydratstoffwechsels.

der Nahrung auch durch Umwandlung von Eiweiß in Zucker. Diese kann unter bestimmten Umständen, etwa bei der Zuckerkrankheit (s. S. 209 f.), einen erheblichen Umfang erreichen. Wahrscheinlich ist auch eine Umwandlung von Fett in Zucker möglich (s. S. 360). Ebenso wie für die Wiedererhöhung des abgesunkenen Blutzuckerspiegels *(Hypoglykämie)* gesorgt ist, besteht auch eine Regulation, die einen Anstieg des Blutzuckers auf übernormal hohe Werte, eine *Hyperglykämie*, verhindert. Außer der hormonalen Steuerung durch das Insulin und andere Hormone spielt hier die Niere eine wichtige Rolle. Dies Organ hat eine bestimmte Zuckerschwelle, wird sie überschritten, d. h. erreicht der Blutzucker Werte von über 0,16%, so wird Zucker in den Harn ausgeschieden, es kommt wie bei der Zuckerkrankheit zur *Glykosurie*. Das geschieht auch dann, wenn mit der Nahrung große Mengen von Kohlenhydraten zugeführt werden *(alimentäre Hyperglykämie und Glykosurie)*. Dabei wird immer das Monosaccharid ausgeschieden, das in der Nahrung enthalten war bzw. aus den Kohlenhydraten der Nahrung im Darm entstanden ist, also Glucose oder Fructose oder Galaktose.

Die Regulation des Kohlenhydratstoffwechsels untersteht der hormonalen Steuerung durch Pankreas, Nebennierenmark und -rinde und Hypophysenvorderlappen. Darüber ist bereits an anderen Stellen berichtet (s. S. 204, 207, 211, 239). Die hormonale Regulation ihrerseits ist von den vegetativen Stoffwechselzentren in den basalen Hirnganglien abhängig. Daneben gibt es aber auch eine direkte nervöse Regulation, die wahrscheinlich an der Leber angreift. Beim Zuckerstich (s. S. 208) kommt es auch dann noch zur Hyperglykämie, wenn die zur Nebenniere führenden Nerven durchschnitten sind, sie bleibt dagegen aus, wenn man die Leber aus dem Kreislauf ausschaltet. Die Hauptwege für die Regulation des Blutzuckers sind schematisch in Abb. 76 zusammengestellt. Man ersieht aus ihr, daß nicht nur der Zucker selbst, sondern auch die Milchsäure beim Kohlenhydratumsatz eine große Rolle spielt.

b) Zwischenstoffwechsel.

Beim vollständigen oxydativen Abbau der Kohlenhydrate bilden sich nach der summarischen Gleichung

$$C_6H_{12}O_6 + 6\,O_2 = 6\,CO_2 + 6\,H_2O$$

Kohlendioxyd und Wasser; die entstandene Kohlendioxydmenge ist dem verbrauchten Sauerstoff äquivalent, der *R.Q.* hat für die Kohlenhydrate den Wert 1,0. Der verbrauchte Sauerstoff wird aber, wie die nähere Verfolgung der Abbauvorgänge zeigt (s. S. 297f.), nicht zur Oxydation des Kohlenstoffs sondern zu der des Wasserstoffs verbraucht.

Auch unter anaeroben Bedingungen, d. h. ohne Aufnahme von Sauerstoff kann ein Abbau von Kohlenhydraten erfolgen, aber dieser geht nie bis zu den Endprodukten der Verbrennung, sondern bleibt auf einer früheren Stufe stehen. Die bekanntesten Beispiele der anaeroben Kohlenhydratspaltung sind die *Milchsäurebildung* und die *alkoholische Gärung*. Die Milchsäurebildung, man bezeichnet sie auch als *Glykolyse,* ist im wesentlichen eine Funktion tierischer Gewebe. Ihre Bruttogleichung lautet

$$C_6H_{12}O_6 = 2\,C_3H_6O_3\;(CH_3 \cdot CHOH \cdot COOH).$$

Die alkoholische Gärung ist die energieliefernde Reaktion im Stoffwechsel einiger Heferassen. Sie erfolgt nach der Bruttogleichung

$$C_6H_{12}O_6 = 2\,C_2H_5OH + 2\,CO_2\,.$$

Die Bruttogleichungen für den aeroben und für den anaeroben Abbau des Zuckers sagen zwar etwas über die Endprodukte dieses Zuckerabbaues aus, und sie zeigen weiterhin, daß unter Bedingungen, die einen oxydativen Abbau nicht zulassen, definierte Spaltprodukte entstehen, aber über den Weg, der zu den Endprodukten oder den stabilen Zwischenprodukten führt und über etwa gebildete unbeständige Zwischenstufen geben sie keinen Aufschluß. Sie lassen also den feineren Mechanismus des Abbaues völlig dunkel.

Die Erforschung des Zwischenstoffwechsels der Kohlenhydrate im tierischen Gewebe hat zunächst nach einer Erklärung dafür zu suchen, in welcher Weise beim Abbau der 6-Kohlenstoffzucker als erstes Stabilisierungsprodukt die Milchsäure, eine Substanz mit 3 C-Atomen entsteht. Die „hälftige" Teilung des Zuckermoleküls, deren Annahme auf der Hand liegt, ist nicht ohne weiteres verständlich, da die Struktur des Zuckers von der der Milchsäure weitgehend verschieden ist; die Teilung kann also nur durch intramolekulare Umwandlungen zustande kommen. Bei ihnen spielen wenigstens im Hauptorgan des tierischen Kohlenhydratumsatzes, der quergestreiften Muskulatur, und ebenfalls in der Hefe *intermediäre Phosphorylierungsvorgänge* eine unerläßliche Rolle: sowohl in der Hefe als auch in der Muskulatur entstehen beim Abbau der Zucker Hexosephosphorsäureester (s. S. 345f.). Aus Hefe wurden neben einer Fructosediphosphorsäure (HARDEN-YOUNG-Ester) und einer Hexosemonophosphorsäure (ROBISON-Ester) noch einige weitere Phosphorsäureester isoliert, aus frischer Muskulatur dagegen nur eine Hexosemonophosphorsäure (*Lactacidogen*, EMBDEN-Ester), die mit dem ROBISON-Ester identisch ist. Preßsaft aus Skeletmuskulatur enthält dagegen auch den HARDEN-YOUNG-Ester. Daneben wurde aus Hefe und aus Muskelextrakten beim Abbau des Glykogens eine *Glucose-1-Phosphorsäure* (CORI-Ester) erhalten. Die weitere Untersuchung hat gezeigt, daß der Kohlenhydratstoffwechsel in der Hefe bis zu einem bestimmten Punkte mit dem des Muskels identisch ist, daß sich aber dann die Wege trennen. Daher sollen sie auch hier getrennt besprochen werden.

1. Der anaerobe Abbau der Kohlenhydrate im Muskel (Gykolyse).

Preßsaft aus Skeletmuskeln bildet, wenn er bei alkalischer Reaktion aufbewahrt wird, erhebliche Mengen von Milchsäure. Diese Milchsäurebildung läßt sich durch Zusatz von Glykogen, Glucose oder anderen Zuckern nicht wesentlich vermehren, steigt dagegen in nahezu theoretischem Ausmaß, wenn man Hexosediphosphorsäure zusetzt (EMBDEN). Stellt man aus Skeletmuskulatur mit Wasser oder Kaliumchloridlösung Extrakte her, so enthalten diese ebenso wie die Preßsäfte das für die Milchsäurebildung notwendige Fermentsystem. Sie können ebenso wie die Preßsäfte aus Glykogen, Stärke und einigen Abbauprodukten der Polysaccharide noch Milchsäure bilden, nicht dagegen aus Glucose (MEYERHOF). Aus Hefesaft läßt sich aber eine *Hexokinase* gewinnen, die auf Glucose Phosphatreste übertragen kann, so daß sie nun nach der Phosphorylierung dem weiteren Abbau zugänglich ist. Ob auch das tierische Gewebe ein derartiges Enzyem enthält, ist unbekannt.

Muskelextrakte verlieren nach Dialyse gegen Wasser völlig die Fähigkeit zur Milchsäurebildung, gewinnen sie aber zurück, wenn man das Dialysat zu dem Extrakt wieder hinzufügt. Die Wirkung der Fermente des Zuckerumsatzes geht also nur in Gegenwart co-fermentartiger Stoffe vor sich. Sowohl die Phosphorylierung der Kohlenhydrate als auch die Dephosphorylierung, die mit dem Zerfall des Zuckermoleküls verbunden ist, sind nur in Gegenwart zahlreicher Co-Fermente und Aktivatoren möglich (s. S. 352f.).

Die Untersuchungen an Muskelextrakten erbrachten auch den ersten schlüssigen Beweis dafür, daß das Methylglyoxal nicht als Vorstufe der Milchsäure im Muskel angesehen werden kann. Die Umwandlung des Methylglyoxals in Milchsäure (s. S. 303) erfolgt nur dann, wenn als Co-Ferment der Glyoxalase reduziertes Glutathion vorhanden ist. In glutathionfreien Muskelextrakten dürfte also keine Milchsäurebildung mehr erfolgen. Das ist aber doch der Fall (LOHMANN). Aus diesen und aus anderen Gründen (s. Tabelle 69, S. 349) ist das Methylglyoxal als Zwischenstufe der Glykolyse abzulehnen. Wenn es trotzdem unter bestimmten Bedingungen isoliert werden kann, so deshalb, weil es auf chemischem Wege durch Umwandlung aus den wirklichen Zwischenstufen der Glykolyse entsteht (s. S. 348).

Die völlige Aufklärung des Abbauweges der d-Glucose ging aus von der Erforschung der *Einwirkung verschiedener Gifte auf den Kohlenhydratstoffwechsel des Muskels und der Hefe* (EMBDEN; MEYERHOF; LOHMANN; NILSSON; PARNAS), sie wurde vollendet durch Untersuchung und Verfolgung von Teilreaktionen des Abbaus an Muskelextrakten. Setzt man zu Muskelbrei, -preßsaft oder -extrakt *Natriumfluorid* in geeigneten Konzentrationen hinzu, so vermindert sich die von vornherein vorhandene Phosphorsäure sehr stark und gleichzeitig findet sich eine erhebliche Anhäufung von Hexosediphosphorsäure, die normalerweise im frischen Muskel nicht vorkommt. Überläßt man den Ansatz längere Zeit der Einwirkung des Fluorids, so wandelt sich die Hexosediphosphorsäure allmählich in ein Gemisch zweier phosphorylierter 3-Kohlenstoffverbindungen, der Phosphoglycerinsäure und der Glycerinphosphorsäure, um (Embden, Deuticke und Kraft). Diese Reaktion wird erklärlich, wenn man annimmt, daß Hexosediphosphorsäure in zwei Moleküle Triosephosphorsäure zerfällt, die dann nach Art einer Cannizzaroschen Umlagerung dismutiert werden. Es ergibt sich demnach das folgende Reaktionsschema:

Dioxyacetonphosphorsäure　**l-(—)-α-Glycerinphosphorsäure**

$$
\begin{array}{lll}
\text{CH}_2\text{O}-\text{P}(=\text{O})(\text{OH}) & \text{CH}_2\text{O}-\text{P}(=\text{O})(\text{OH}) & \text{CH}_2\text{O}-\text{P}(=\text{O})(\text{OH}) \\
\text{C}=\text{O} & \text{C}=\text{O} & \text{H}-\text{C}-\text{OH} \\
\text{HO}-\text{C}-\text{H} & \text{CH}_2\text{OH} & \text{CH}_2\text{OH} \\
\text{H}-\text{C}-\text{O}\text{H} & \text{C}(=\text{O})\text{H} & \text{CO}\,\text{OH} \\
\text{H}-\text{C}-\text{OH} & \text{H}-\text{C}-\text{OH} & \text{H}-\text{C}-\text{OH} \\
\text{CH}_2\text{O}-\text{P}(=\text{O})(\text{OH}) & \text{CH}_2\text{O}-\text{P}(=\text{O})(\text{OH}) & \text{CH}_2\text{O}-\text{P}(=\text{O})(\text{OH})
\end{array}
$$

Fructosediphosphorsäure　　**d-Glycerinaldehydphosphorsäure**　　**d-(—)-3-Phosphoglycerinsäure**

Bei Anwesenheit von Fluorid wird der Kohlenhydratabbau also auf einer Stufe fixiert, die sonst glatt durchlaufen wird. Diese Stufe ist dadurch gekennzeichnet, daß nach einer hälftigen Spaltung der zweifach phosphorylierten Hexose zwischen den beiden phosphorsäurehaltigen Spaltstücken eine intermolekulare Oxydoreduktion stattfindet. Die Wirkung des Fluorids besteht in einer Hemmung der Abspaltung von Phosphorsäure aus den beiden phosphorylierten Dismutationsprodukten. Die als Durchgangsstufen geforderten Triosephosphorsäuren können, da sie außerordentlich rasch dismutiert werden, nicht gefaßt werden. Das gelingt aber bei einer anderen Art der Vergiftung des Muskelfermentsystems. Setzt man zu Muskelbrei oder -extrakt *Monobrom-* oder *Monojodessigsäure* hinzu, so wird ebenfalls die Milchsäurebildung unterbrochen, und es kommt ebenso wie bei der Fluoridvergiftung zu einer Anhäufung von Hexosephosphorsäuren und zu deren sekundärer Umwandlung. Diese Umwandlung macht aber bereits auf der Stufe der Triosephosphorsäuren halt, weil die Halogenessigsäuren ihre Dismutation verhindern.

Setzt man die als intermediäres Spaltungsprodukt erkannte Phosphoglycerinsäure zu einer an Kohlenhydrat stark verarmten Muskulatur hinzu, so zerfällt sie in Brenztraubensäure und Phosphorsäure, dabei werden aber noch zwei Zwischenstufen durchlaufen. Die oben formulierte, aus Triosephosphorsäure entstehende Phosphoglycerinsäure ist in Stellung 3 phosphoryliert. Sie wird zunächst in 2-Phosphoglycerinsäure und dann unter Wasserabspaltung in Phosphobrenztraubensäure umgewandelt; erst

diese zerfällt hydrolytisch in Brenztraubensäure und Phosphorsäure
(MEYERHOF):

$$
\begin{array}{cccc}
\mathrm{CH_2O\!-\!P}\!\!\overset{\displaystyle OH}{\underset{\displaystyle OH}{=}}\!\!O & & \mathrm{CH_2OH} & \\
| & & | & \\
\mathrm{CHOH} & \longrightarrow & \mathrm{CHO\!-\!P}\!\!\overset{\displaystyle OH}{\underset{\displaystyle OH}{=}}\!\!O & \xrightarrow{(-H_2O)} \\
| & & | & \\
\mathrm{COOH} & & \mathrm{COOH} & \\
\text{3-Phosphoglycerinsäure} & & \text{2-Phosphoglycerinsäure} &
\end{array}
$$

$$
\begin{array}{ccccccc}
\mathrm{CH_2} & & & \mathrm{CH_2} & & \mathrm{CH_3} & \\
\| & & & \| & & | & \\
\mathrm{C\!-\!O\!-\!P}\!\!\overset{\displaystyle OH}{\underset{\displaystyle OH}{=}}\!\!O & \xrightarrow{(+H_2O)} & & \mathrm{COH} & \longrightarrow & \mathrm{C\!=\!O} & +\ H_3PO_4 \\
| & & & | & & | & \\
\mathrm{COOH} & & & \mathrm{COOH} & & \mathrm{COOH} & \\
& & & \text{Enolform} & & \text{Ketoform} & \\
\text{Phosphobrenztraubensäure} & & & & \text{Brenztraubensäure} & &
\end{array}
$$

Wir erhalten also aus dem oxydierten Dismutationsprodukt der Triosephosphorsäure nicht Milchsäure, sondern verständlicherweise deren Oxydationsprodukt, die Brenztraubensäure. EMBDEN nahm an, daß aus der
Brenztraubensäure dadurch Milchsäure entsteht, daß sie durch das reduzierte Teilstück der Dismutation, die Glycerinphosphorsäure, reduziert
wird. Die Glycerinphosphorsäure wirkt als Wasserstoffdonator für die
Reduktion der Brenztraubensäure und wird daher selbst wieder zu Triosephosphorsäure oxydiert:

$$
\begin{array}{ccccccc}
\mathrm{CH_2} & & \mathrm{CH_2O\!-\!P}\!\!\overset{\displaystyle OH}{\underset{\displaystyle OH}{=}}\!\!O & & \mathrm{CH_3} & & \mathrm{CH_2O\!-\!P}\!\!\overset{\displaystyle OH}{\underset{\displaystyle OH}{=}}\!\!O \\
\| & & | & & | & & | \\
\mathrm{C\!-\!OH} & + & \mathrm{CHOH} & \longrightarrow & \mathrm{CHOH} & + & \mathrm{CHOH} \\
| & & | & & | & & | \\
\mathrm{COOH} & & \mathrm{CH_2OH} & & \mathrm{COOH} & & \mathrm{C}\!\!\overset{\displaystyle O}{\underset{\displaystyle H}{\diagdown}} \\
\text{Brenztraubensäure} & & \text{Glycerinphosphorsäure} & & \text{Milchsaure} & & \text{Glycerinaldehydphosphorsäure}
\end{array}
$$

Ebenso wie aus Brenztraubensäure und Glycerinphosphorsäure wird
ganz im Sinne der Theorie auch aus einem Gemisch von Phosphoglycerinsäure und Glycerinphosphorsäure Milchsäure gebildet. Aus einem Molekül
Hexose entsteht danach zunächst also nur ein Molekül Milchsäure. Das
übrigbleibende Molekül Triosephosphorsäure tritt aber erneut in die
Reaktion ein und geht dann ebenfalls in Milchsäure über.

Wenn diese Untersuchungen für die Kohlenhydrate etwa von der
Stufe der Hexosediphosphorsäure an ein gangbarer Abbauweg gezeigt
haben, so blieben doch zunächst die ersten Stufen des Abbaues, nämlich
die vom Glykogen bis zur Hexosediphosphorsäure, noch unklar. Es konnte
über die geforderten Zwischenstufen oder über die „Reaktionsform" des
Zuckers keine befriedigende Aussage gemacht werden. Ein wichtiger
Fortschritt in dieser Richtung war die Feststellung von PARNAS, daß das
Glykogen durch „*Phosphorolyse*", ohne in kleinere Kohlenhydratteilstücke
zu zerfallen, zu Hexosemonophosphorsäure phosphoryliert wird. Nach
CORI entsteht dabei durch die Wirkung einer *Phosphorylase* zunächst die
Glucose-1-Phosphorsäure (CORI-Ester). Aus CORI-Ester kann durch ein
von der Phosphorylase verschiedenes Ferment Glykogen resynthetisiert
werden. Es erscheint danach möglich, daß zwischen das Glykogen und

den CORI-Ester noch ein Zwischenester eingeschaltet ist. Ebenso wie Glykogen können auch andere glucosehaltige Polysaccharide in CORI-Ester übergehen, so daß auf diesem Wege beispielsweise Stärke in Glykogen umgewandelt werden kann.

Eine „*Phospho-gluco-mutase*" lagert den CORI-Ester in die Glucose-6-Phosphorsäure um und diese steht mit der Fructose-6-Phosphorsäure in einem Gleichgewicht. Aus den Hexose-6-Phosphorsäuren wird dann durch Aufnahme eines weiteren Phosphorsäuremoleküls Hexosediphosphorsäure

Schema des Glykogenabbaus zu Milchsäure.

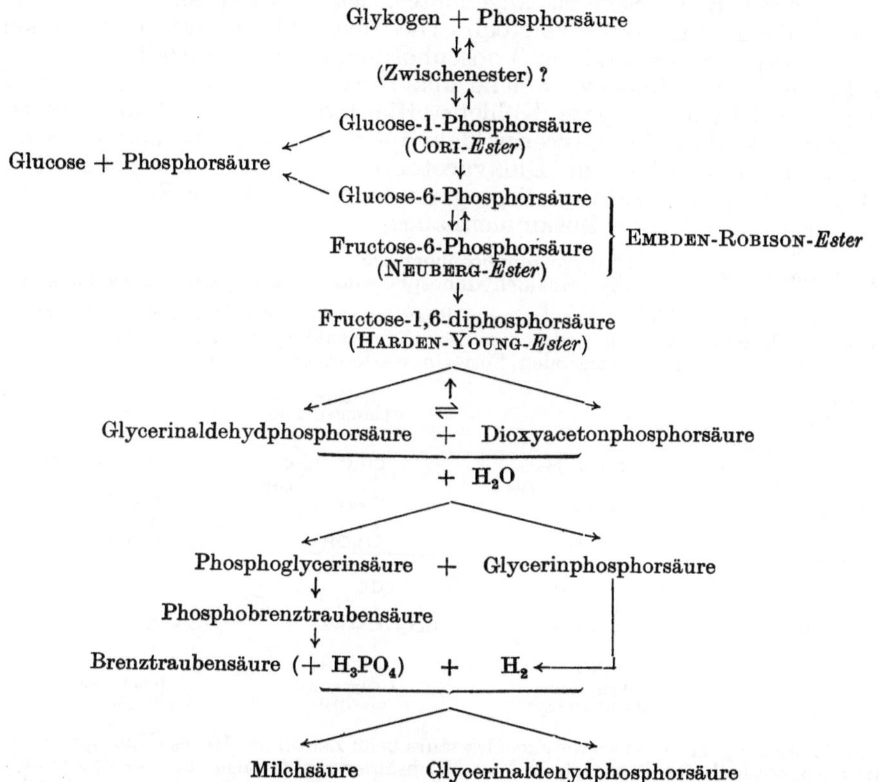

gebildet. Den beiden Monophosphorsäuren kommt im Rahmen des Glykogenabbaus noch eine besondere Rolle zu, da sie durch eine Phosphatase in Glucose und Phosphat gespalten werden können. Es ist sehr wahrscheinlich, daß auf diese Weise aus dem Glykogen der Leber der Blutzucker gebildet wird.

Aus den Untersuchungen von EMBDEN; PARNAS; SCHÄFFNER; CORI sowie KIESSLING ergibt sich somit das obenstehende Schema für den Abbau des Glykogens zu Milchsäure.

Die direkte Phosphorylierung der Glucose etwa nach der Reaktion Glucose + Phosphorsäure → Glucose-1-Phosphorsäure ist nur möglich, wenn gleichzeitig irgendwelche Oxydationen erfolgen. In Nieren- und Gehirnextrakten ist die Glucosephosphorylierung von der Oxydation von Bernsteinsäure zu Fumarsäure begleitet (COLOWICK, WELCH und CORI). Da zwischen Glucose-1-Phosphorsäure und Glykogen + Phosphorsäure ein reversibles Gleichgewicht besteht, erklärt die Bildung von Glucose-1-Phosphorsäure wohl auch die Bildung von Glykogen in den Anfangsstadien der Gärung.

Es wird weiter unten ausgeführt werden, daß im Muskel nicht nur ein Abbau von Glykogen zu Milchsäure, sondern auch der umgekehrte Vorgang, die Resynthese von Glykogen aus Milchsäure stattfinden kann (s. S. 354). Dabei wird sicherlich nicht der ganze hier geschilderte Abbauweg rückläufig durchschritten, da eine wichtige Teilreaktion, die Dephosphorylierung der Phosphobrenztraubensäure nicht reversibel ist. Wie in dem umstehenden Schema angedeutet, ist dagegen eine Reihe der anderen Abbaureaktionen reversibel. Die reversible Reaktion zwischen Hexosediphosphorsäure und der Triosephosphorsäure vermittelt ein besonderes Ferment, die *Aldolase*, welche aus Dioxyacetonphosphorsäure und beliebigen Aldehyden längere Kohlenstoffketten aufbauen kann. Es ist bemerkenswert, daß die Glycerinaldehydphosphorsäure besonders reaktionsfähig ist und leicht in Dioxyacetonphosphorsäure übergeht. Das Gleichgewicht dieser Reaktion liegt ganz auf seiten dieser Substanz. Es besteht also der folgende Zusammenhang:

$$\text{Hexosediphosphorsäure} \rightleftharpoons \begin{cases} \text{Dioxyacetonphosphorsäure} \\ \text{Glycerinaldehydphosphorsäure} \rightleftharpoons \text{Dioxyacetonphosphorsäure} \end{cases}$$

Unter den von der Aldolase katalysierten Reaktionen ist besonders bemerkenswert die zwischen den beiden optischen Antipoden des Glycerinaldehyds und der Dioxyacetonphosphorsäure, die durch die folgenden Formeln wiedergegeben wird:

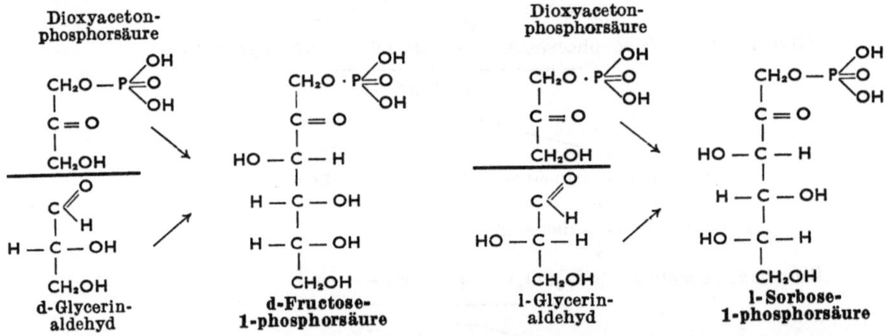

Dioxyaceton-phosphorsäure — d-Glycerin-aldehyd → d-Fructose-1-phosphorsäure

Dioxyaceton-phosphorsäure — l-Glycerin-aldehyd → l-Sorbose-1-phosphorsäure

Die Entstehung der Dioxyacetonphosphorsäure beim Zerfall der Hexosediphosphorsäure erklärt auch, weshalb das Methylglyoxal als Milchsäurevorstufe angesehen werden konnte. Dioxyacetonphosphorsäure zerfällt nämlich schon ohne fermentative Einwirkung allein beim Stehen in eiweißhaltiger Lösung unter Bildung von Methylglyoxal. Dies wird dann durch die fast überall vorkommende Methylglyoxalase in Milchsäure umgewandelt. Unter physiologischen Bedingungen spielt diese Reaktion aber keine Rolle.

Für die Entscheidung der Frage, ob Stoffen, die als Intermediärprodukte der Milchsäurebildung angesehen werden, diese Rolle auch tatsächlich zukommt, ist die Feststellung der optischen Aktivität der entstandenen Milchsäure von entscheidender Bedeutung. In den in Tabelle 69 zusammengestellten Versuchen wurden von JOST eine Reihe von Substanzen zu Muskelbrei hinzugesetzt und die Drehungsrichtung der entstandenen Milchsäure bestimmt. Es zeigte sich, daß nur die im EMBDENschen Schema als Milchsäurevorstufen angenommenen Substanzen die natürliche l-(+)-Milchsäure bilden; aus Brenztraubensäure entsteht nur Milchsäure, wenn gleichzeitig ein geeigneter Wasserstoffdonator (wie Glycerinphosphorsäure) vorhanden ist. Da aus l-Glycerinaldehydphosphorsäure

nur die linksdrehende, aus dem Gemisch ihrer optischen Antipoden
aber ein Gemisch der optischen Antipoden der Milchsäure entsteht,
so ist sicher, daß die d-Glycerinaldehydphosphorsäure, die beim
Zerfall der Fructosediphosphorsäure entstehen muß, die Vorstufe der
l-(+)-Milchsäure ist.

Die Möglichkeit, daß Milchsäure von der gleichen Drehungsrichtung
wie die im Körper gebildete auf dem von EMBDEN gezeigten Weg entstehen kann, ist durch diese Untersuchungen eindeutig erwiesen. Trotzdem
kann nach MEYERHOF dieser Weg nicht der Hauptweg der Glykolyse sein;
denn zwischen dieser Reaktionsfolge und der Milchsäurebildung aus
Glykogen oder Glucose
(in Gegenwart von Hexo-
kinase) besteht ein we-
sentlicher Unterschied in
der Reaktionsgeschwin-
digkeit. Aus Glykogen
und Glucose entsteht
Milchsäure viel rascher
als bei der Reduktion
der Brenztraubensäure
durch Glycerinphosphor-
säure. Die genaue Unter-
suchung hat ergeben, daß
aus Brenztraubensäure
mit der gleichen Ge-
schwindigkeit wie aus
Glykogen und Glucose

Tabelle 69. Milchsäurebildung aus verschiedenen
Vorstufen in zerschnittener Muskulatur.
(Nach JOST).

Zum Muskelbrei zugesetzte Substanz	Drehungssinn der entstandenen Milchsäure
d,l-Glycerinaldehydphosphorsäure . .	$\pm$
l-Glycerinaldehydphosphorsäure . . .	$-$
Glycerinphosphorsäure + Brenz-traubensäure	$+$
Hexosediphosphorsäure	
Glycerinphosphorsäure + Phospho-glycerinsäure	$+$
Methylglyoxal	$+$
d,l-Glycerinaldehyd	$-$
Brenztraubensäure	keine Milch-säurebildung

Milchsäure entsteht, wenn sie mit Triosephosphorsäure dismutiert, statt
durch Glycerinphosphorsäure reduziert zu werden:

$$\underset{\substack{\text{Glycerinaldehyd-}\\\text{phosphorsäure}}}{\begin{array}{c}\text{CHO}\\ |\\ \text{CHOH}\\ |\\ \text{CH}_2\text{O}{-}\text{PO}(\text{OH})_2\end{array}} + \underset{\text{Brenztraubensäure}}{\begin{array}{c}\text{COOH}\\ |\\ \text{CO}\\ |\\ \text{CH}_3\end{array}} + \text{H}_2\text{O} \longrightarrow \underset{\text{Phosphoglycerinsäure}}{\begin{array}{c}\text{COOH}\\ |\\ \text{CHOH}\\ |\\ \text{CH}_2\text{O}{-}\text{PO}(\text{OH})_2\end{array}} + \underset{\text{Milchsäure}}{\begin{array}{c}\text{COOH}\\ |\\ \text{CHOH}\\ |\\ \text{CH}_3\end{array}}$$

Nach MEYERHOF vollzieht sich demnach die Milchsäurebildung im
Muskel nicht auf dem von EMBDEN angenommenen, sondern nach dem
folgenden Schema. Man ersieht aus ihm, daß die Substanz, die sich
mit der Brenztraubensäure unmittelbar umsetzt, die Triosephosphorsäure
ist. In ihr haben wir also die lange gesuchte sog. *Reaktionsform des
Zuckers* zu erblicken.

Auch hier finden wir also die ersten Stufen des EMBDENschen Schemas wieder: Hexosediphosphorsäure zerfällt in Triosephosphorsäure und diese wird zu Glycerinphosphorsäure
und Phosphoglycerinsäure dismutiert (Stufe 1 s. Formeln S. 345). Phosphoglycerinsäure
lagert sich in Phosphobrenztraubensäure um (Stufe 2), diese überträgt ihre Phosphorsäure
auf Hexose, wodurch Hexosediphosphorsäure und Brenztraubensäure entstehen (Stufe 3).
Bis hierher handelt es sich um einleitende Reaktionen, die man zur *Induktionsperiode* zusammenfassen kann. Hexosediphosphorsäure zerfällt nunmehr genau so wie auf der 1. Stufe
zu Triosephosphorsäure, aber diese dismutiert nun nicht mit sich selber, sondern mit der auf

Hauptweg der Milchsäurebildung nach MEYERHOF.

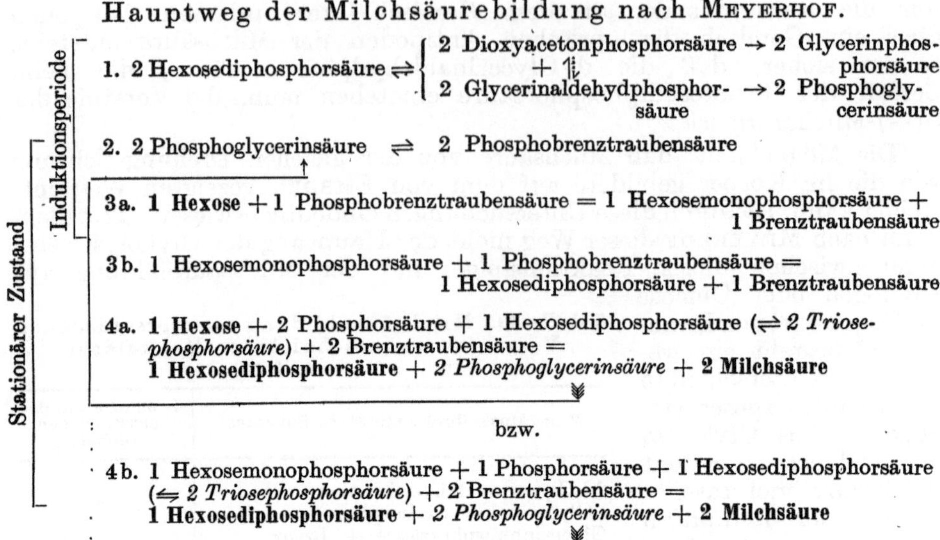

Stufe 3 entstandenen Brenztraubensäure zu Phosphoglycerinsäure und Milchsäure; gleichzeitig wird ein neues Molekül Hexose (Stufe 4a) bzw. ein Molekül Hexosemonophosphorsäure (Stufe 4b) zu Hexosediphosphorsäure phosphoryliert. Die Phosphoglycerinsäure tritt nach Stufe 2 erneut in Reaktion und die Milchsäurebildung im *stationären Zustand* kann weitergehen, auch ohne daß die Stufe 1 vorher durchlaufen wird. Das MEYERHOFsche Schema bringt auch die schon lange bekannte Tatsache zum Ausdruck, daß bei der Milchsäurebildung im Extrakt sich pro 2 Mol Milchsäure 1 Mol Hexosediphosphorsäure anhäuft. Dieser Zusammenhang erklärt sich nach JOST und EMDE aus den verschiedenen Reaktionsgeschwindigkeiten der Teilreaktionen. Phosphoglycerinsäure, die Vorstufe der Milchsäure, entsteht nur aus Glycerinaldehydphosphorsäure. Diese Reaktion verläuft ziemlich langsam. Anderseits lagert sich die Glycerinaldehydphosphorsäure mit großer Geschwindigkeit in Dioxyacetonphosphorsäure um. Diese Substanz steht aber mit Hexosediphosphorsäure im Gleichgewicht, so daß sich dieser Hexoseester teilweise zurückbilden muß und schließlich aus dem Abbau des Glykogens ein Gemisch.aus Hexosediphosphorsäure und Milchsäure entsteht.

2. Der anaerobe Abbau der Kohlenhydrate in der Hefe (alkoholische Gärung).

Der Verlauf der alkoholischen Gärung hat mit dem der Milchsäurebildung sehr große Ähnlichkeit. Auch für den Beginn der Gärung ist Hexosediphosphorsäure notwendig. Sie wird genau so wie bei der Milchsäurebildung in Triosephosphorsäure gespalten (s. Stufe a_1 des Schemas der alkoholischen Gärung) und dann zu Phosphoglycerinsäure und Glycerinphosphorsäure dismutiert (Stufe a_2). Mit der Dismutation geht eine Neubildung von Hexosediphosphorsäure einher. Auch hier besteht also die eigenartige Koppelung zwischen Dismutation und Phosphorylierung.

Daß aber damit noch nicht alle Zwischenstufen der Gärung bekannt sind, ist deshalb wahrscheinlich, weil Glycerinaldehydphosphorsäure in reversibler Reaktion Phosphorsäure aufnehmen kann und zu Glycerinaldehyd-diphosphorsäure wird (NEGELEIN und BROEMEL). Diese wird durch den Pyridinanteil der Co-Zymase in Gegenwart eines spezifischen Proteins zunächst zu Diphosphoglycerinsäure oxydiert, die nach Abspaltung der einen Phosphorsäure in Phosphoglycerinsäure übergeht. Aus Phosphoglycerinsäure wird Phosphobrenztraubensäure (Stufe a_3); sie setzt sich mit Glucose zu Hexosediphosphorsäure und Brenztraubensäure

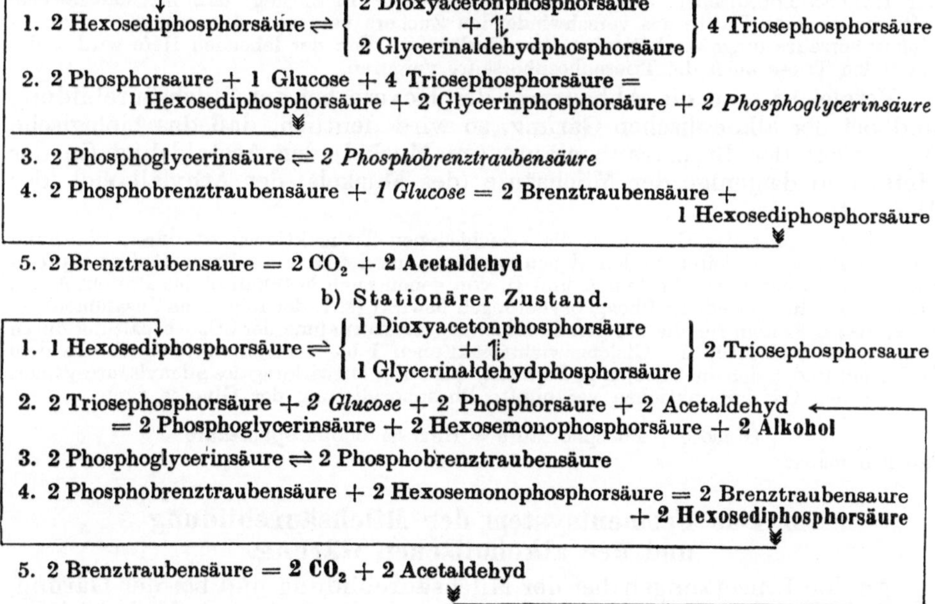

| 3-Glycerinaldehyd-phosphorsäure | 1.3-Glycerinaldehyd-diphosphorsäure | 1.3-Diphosphoglycerin-säure | 3-Phosphoglycerin-säure |

um (Stufe a_4). An diesem Punkte trennen sich die Wege der Milchsäure-bildung und der alkoholischen Gärung. Durch die Carboxylase (s. S. 253 sowie 174) wird Brenztraubensäure unter Abspaltung von CO_2 in Acet-aldehyd, die unmittelbare Vorstufe des Endproduktes der Gärung, des Äthylalkohols, umgewandelt. Damit ist die erste Phase der Gärung, die Angärung oder *Induktionsperiode* beendet. Es schließt sich die zweite

Schema der alkoholischen Gärung nach MEYERHOF.

a) Angärung.

1. 2 Hexosediphosphorsäure $\rightleftharpoons$ { 2 Dioxyacetonphosphorsäure + 2 Glycerinaldehydphosphorsäure } 4 Triosephosphorsäure

2. 2 Phosphorsaure + 1 Glucose + 4 Triosephosphorsäure = 1 Hexosediphosphorsäure + 2 Glycerinphosphorsäure + *2 Phosphoglycerinsäure*

3. 2 Phosphoglycerinsäure $\rightleftharpoons$ *2 Phosphobrenztraubensäure*

4. 2 Phosphobrenztraubensäure + *1 Glucose* = 2 Brenztraubensäure + 1 Hexosediphosphorsäure

5. 2 Brenztraubensaure = $2 CO_2$ + 2 Acetaldehyd

b) Stationärer Zustand.

1. 1 Hexosediphosphorsäure $\rightleftharpoons$ { 1 Dioxyacetonphosphorsäure + 1 Glycerinaldehydphosphorsäure } 2 Triosephosphorsaure

2. 2 Triosephosphorsäure + *2 Glucose* + 2 Phosphorsäure + 2 Acetaldehyd = 2 Phosphoglycerinsäure + 2 Hexosemonophosphorsäure + 2 Alkohol

3. 2 Phosphoglycerinsäure $\rightleftharpoons$ 2 Phosphobrenztraubensäure

4. 2 Phosphobrenztraubensäure + 2 Hexosemonophosphorsäure = 2 Brenztraubensaure + 2 Hexosediphosphorsäure

5. 2 Brenztraubensäure = $2 CO_2$ + 2 Acetaldehyd

Phase, der *stationäre Zustand* an. Er unterscheidet sich von der An-gärung dadurch, daß nunmehr die Phosphoglycerinsäure als Vorstufe der Phosphobrenztraubensäure und damit der Brenztraubensäure sowie des Acetaldehyds durch Dismutation der Triosephosphorsäure mit dem-jenigen Acetaldehyd entsteht, der von dem gerade abgelaufenen Gärcyclus liegen geblieben ist. Die Hexosediphosphorsäure als die eigentliche Aus-gangssubstanz entsteht ebenfalls immer wieder neu. Aber man sieht, wie von zwei Glucosemolekülen, die auf Stufe b_2 in Reaktion treten und über Hexosemono- in Hexosediphosphorsäure umgewandelt werden, nur eins weiter vergoren wird, das zweite bleibt als Hexosediphosphorsäure liegen. Da gleichzeitig je zwei Mol Äthylalkohol und $\dot{C}O_2$ entstehen, ergibt sich damit als Bilanzgleichung des stationären Zustandes

$$2 C_6H_{12}O_6 + 2 H_3PO_4 = 2 CO_2 + 2 C_2H_5OH + C_6H_{10}O_4 \cdot (H_2PO_3)_2.$$

Das ist die von HARDEN und YOUNG entdeckte Gleichung der alkoholischen Gärung. Sie gilt allerdings nur für den Extrakt aus gut getrockneter Hefe *(Macerationssaft)* und unter bestimmten Voraussetzungen für die Trockenhefe selber. Die lebende Hefe vergärt bevorzugt freie Hexosen, Phosphorsäureester schlecht oder erst nach ihrer Dephosphorylierung. Ein weiterer wichtiger Unterschied zwischen lebender Hefe auf der einen, Trockenhefe und Macerationssäften auf der anderen Seite betrifft die Hexosediphosphorsäure, deren Anhäufung bei der Gärung durch lebende Hefe unterbleibt. Die Ursache dieser Unterschiede liegt in den verschiedenen strukturellen Verhältnissen der Hefe und des Macerationssaftes (R. NILSSON).

Nach R. NILSSON, den seine Untersuchungen zu anderen als den hier geschilderten Vorstellungen geführt haben, soll die Bildung der Hexosediphosphorsäure nicht zu den normalen Zwischenstufen der alkoholischen Gärung gehören. Vielmehr führt nach NILSSON die Phosphorylierung im Macerationssaft nur bis zur Hexosemonophosphorsäure, die dann durch Oxydo-Reduktion mittels der Co-Zymase zu Triose und Glycerinaldehydphosphorsäure zerfällt. Die freie Triose wird rasch vergoren, je 2 Moleküle der entstandenen Triosephosphorsäure kondensieren sich zu Hexosediphosphorsäure und entgehen dem weiteren Abbau. Auch bei dieser Vorstellung über den Verlauf der alkoholischen Gärung findet also die in der HARDEN-YOUNGschen Gärgleichung niedergelegte Erfahrung, daß im Macerationssaft nur die eine Hälfte des verschwindenden Zuckers vergoren, die andere zu Hexosediphosphorsäure umgewandelt wird, ihre Erklärung. Von der lebenden Hefe wird außer der freien Triose auch die Triosephosphorsäure vergoren.

Vergleicht man die Abbauwege der Hexose bei der Milchsäurebildung und bei der alkoholischen Gärung, so wird deutlich, daß das biologische Äquivalent der Brenztraubensäure (im Muskel) der Acetaldehyd (in der Hefe) und dasjenige der Milchsäure (des Muskels) der Äthylalkohol (der Hefe) ist.

Die Zerlegung der Gärung in die verschiedenen Teilreaktionen ist durch WARBURG und NEGELEIN eingeleitet worden, denen es gelang, aus der Hefe zwei verschiedene Proteinfraktionen zu gewinnen, Protein A und B, von denen nach MEYERHOF das Protein A mit dem Adenylsäuresystem die Phosphorylierungen bewirkt (s. 7. der folgenden Zusammenstellung), das B-Protein für die übrigen Reaktionen (mit Ausnahme der CO_2-Abspaltung durch Carboxylase), also für die Gleichgewichtsreaktionen 1 bis 4 verantwortlich ist. In dem B-Protein findet sich auch dasjenige Ferment, das unter Mitwirkung des Adenylsäuresystems die mit den Oxydoreduktionen verknüpfte Phosphorylierung der Glucose nach

$$\text{Glucose} + \text{Phosphorsäure} = \text{Hexosemonophosphorsäure}$$

möglich macht.

3. Das Fermentsystem der Milchsäurebildung und der alkoholischen Gärung.

An den Umsetzungen bei der Milchsäurebildung und bei der Gärung, die als Einzelreaktionen alle unter bestimmten Bedingungen durchführbar sind, beteiligen sich eine große Zahl von verschiedenen Fermenten (s. auch S. 433f.)

1. Phosphorylase.
Phosphorylierung des Glykogens zu Glucose-1-Phosphorsäure.

2. Phospho-gluco-mutase.
Umlagerung:
Glucose-1-Phosphorsäure → Glucose-6-Phosphorsäure.

3. Phosphohexomutase.
Isomerisierung:
Glucose-6-Phosphorsäure $\rightleftarrows$ Fructose-6-Phosphorsäure (s. S. 21).

4. Aldolase.
Reversible Aldolkondensation:
Dioxyacetonphosphorsäure + Glycerinaldehydphosphorsäure $\rightleftarrows$ Hexosediphosphorsäure.
Dies Ferment wird auch als *Zymohexase* bezeichnet.

5. Phosphoglyceromutase.
Isomerisierung:
3-Phosphoglycerinsäure $\rightleftarrows$ 2-Phosphoglycerinsäure.

6. Enolase.
Reversible Anhydrisierung:
2-Phosphoglycerinsäure $\rightleftarrows$ Phosphobrenztraubensäure.
Enolase ist wahrscheinlich ein Mg-Proteid. Dies erklärt die Notwendigkeit von Mg-Ionen für die Glykolyse. Die Fluoridhemmung des Kohlenhydratabbaus beruht auf der Bildung eines komplexen Magnesium-fluoro-phosphats, das sich mit dem Fermentprotein dissoziierend verbindet und das wirksame Mg-Ion vom Protein verdrängt.

7. Adenylsäuresystem.
Es greift an vier Stellen in die Reaktion ein (s. auch S. 433). Die initiale Bildung von Hexosediphosphorsäure geschieht nach
a) Adenosintriphosphorsäure + Glucose $\rightarrow$
   Adenosindiphosphorsäure + Hexosemonophosphorsäure.
b) Hexosemonophosphorsäure + Adenosindiphosphorsäure $\rightarrow$
   Adenylsäure + Hexosediphosphorsäure.
Ferner bewirkt das System die Spaltung der Phosphobrenztraubensäure:
c) 2 Phosphobrenztraubensäure + Adenylsäure $\rightarrow$
   Adenosintriphosphorsäure + 2 Brenztraubensäure.
Schließlich wurde bei der Gärung ein viertes phosphatübertragendes Protein aufgefunden für die Reaktion:
d) 1.3-Diphosphoglycerinsäure + Adenosinphosphorsäure $\rightleftharpoons$
   3-Phosphoglycerinsäure + Adenosintriphosphorsäure.

8. Co-Zymase (Co-Dehydrase I).
Fermentsystem der Oxydo-Reduktion. Auf seiner Wirkung beruht die Reaktion zwischen Triosephosphorsäure und Brenztraubensäure. Sie vermittelt nach S. 303 die Wasserstoffübertragung zwischen diesen beiden Substanzen sowie die Oxydo-Reduktion der Triosephosphorsäuren (Stufen 1 und 4 des Schemas). Sie ist ferner für die Entstehung von Milchsäure aus Brenztraubensäure erforderlich. Bei der Hefegärung greift die Co-Zymase — jeweils mit einem spezifischen Protein verbunden — als *oxydierendes* und *reduzierendes* Gärferment ein.
a) Oxydierendes Gärferment: Oxydation der Glycerinaldehydphosphorsäure zu Phosphoglycerinsäure.
b) Reduzierendes Gärferment: Reduktion von Acetaldehyd zu Äthylalkohol.

9. Carboxylase.
Bewirkt in der Hefe die Decarboxylierung der Brenztraubensäure zu Acetaldehyd, im tierischen Organismus die Oxydation der Brenztraubensäure. Carboxylase ist ein zusammengesetztes Ferment, sein Co-Ferment ist die Aneurinpyrophosphorsäure (s. S. 176).

4. Der aerobe Abbau der Kohlenhydrate. (Die Endoxydation.)

Beim oxydativen Abbau erfolgt die glatte Verbrennung des Kohlenhydrates zu Kohlendioxyd und Wasser. Man hat bislang im allgemeinen angenommen, daß der aeroben Phase des Abbaus die anaerobe, bis zur Milchsäure führende vorangeht. Diese Annahme liegt nahe; denn unter anaeroben Bedingungen entsteht in der Muskulatur in großer Menge Milchsäure und gleichzeitig verschwindet eine äquivalente Menge von Kohlenhydrat. Läßt man aber einen Muskel in einer sauerstoffhaltigen Atmosphäre arbeiten, so kann unter geeigneten Versuchsbedingungen, besonders bei einem ausreichenden Sauerstoffangebot, jede Milchsäurebildung ausbleiben, trotzdem, wie die Analyse ergibt, Kohlenhydrate umgesetzt werden. Verbringt man schließlich einen Muskel, in dem sich durch Anaerobiose Milchsäure angehäuft hat, in Sauerstoff, so verschwindet sie wieder und gleichzeitig nimmt der Kohlenhydratbestand des Muskels zu, allerdings in geringerem Grade als Milchsäure verschwunden ist. Man kann das erklären, wenn man annimmt, daß ein Teil der Milchsäure durch seine Verbrennung die Energie dafür geliefert hat, daß der Rest wieder zu Kohlenhydrat resynthetisiert werden konnte. Man kann natürlich auch annehmen, daß die gesamte Milchsäure wieder zu Kohlenhydrat aufgebaut wurde und daß die dazu nötige Energie aus der Verbrennung einer entsprechenden Kohlenhydratmenge stammt. Die Analyse, die lediglich die Aufstellung von Milchsäure- und Kohlenhydratbilanzen ermöglicht, kann darüber nicht entscheiden. Nimmt man an, daß tatsächlich Milchsäure verbrennt, so läßt sich aus dem Sauerstoffverbrauch die Menge der

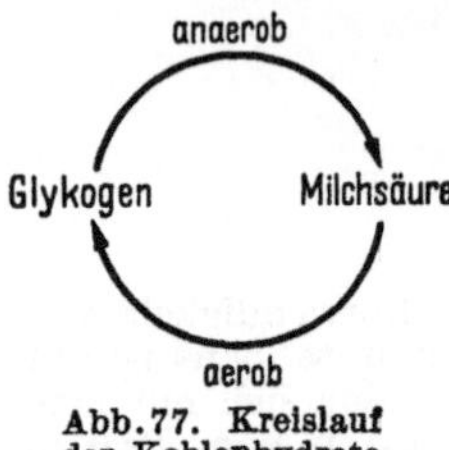

Abb. 77. Kreislauf der Kohlenhydrate.

verbrannten Milchsäure errechnen und zu der insgesamt verschwundenen Milchsäure in Beziehung setzen. Man erhält den sog. *Oxydationsquotienten der Milchsäure* (MEYERHOF):

$$\frac{\text{verschwundene Milchsäure}}{\text{verbrannte Milchsäure}} = \text{O. Q.} = 3 - 6.$$

Der Wert von O. Q. ist nicht konstant, sondern schwankt zwischen 3 und 6, unter Umständen auch noch stärker. Es würde also dann etwa $^1/_3 - ^1/_6$ der Milchsäure verbrannt und $^2/_3 - ^5/_6$ wieder zu Kohlenhydrat resynthetisiert. Es besteht also, wie schon früher von EMBDEN und v. NOORDEN angenommen, ein *chemischer Kreislauf der Kohlenhydrate*. Im isolierten Muskel kann dieser Kreislauf auch stattfinden, im intakten Organismus erfolgt aber die Aufbauphase, also die Rückverwandlung der Milchsäure in Kohlenhydrat, wahrscheinlich in der Leber (s. S. 393 u. 437).

An sich ist kein Zweifel daran möglich, daß Milchsäure und Brenztraubensäure von der Muskulatur und anderen Geweben teilweise oxydiert und teilweise zu Kohlenhydrat resynthetisiert werden können, aber es besteht, wie oben schon angedeutet wurde, kein schlüssiger Beweis dafür, daß der oxydative Abbau der Kohlenhydrate tatsächlich den Weg über Milchsäure nimmt, ja es ist dies nicht einmal wahrscheinlich. JOST hat in neueren Untersuchungen vielmehr Anhaltspunkte dafür gefunden, daß die Oxydation der Kohlenhydrate zwar auch ihre Phosphorylierung zur Voraussetzung hat, daß aber die Oxydation bereits auf der Stufe der Triosephosphorsäure einsetzt (s. auch S. 300 f.), daß also aus Glycerinaldehydphosphorsäure Phosphoglycerinsäure entsteht, die dann ebenso wie beim glykolytischen Abbau über Phosphobrenztraubensäure in Brenztraubensäure übergeht.

α) Der Abbau der Brenztraubensäure.

Im Vordergrund des Interesses steht also die Frage nach dem oxydativen Abbau der Benztraubensäure. Leider besteht über ihn noch keine vollständige Klärung. Es ergeben sich hier Verknüpfungen mit den allgemeinen Fragen der biologischen Oxydation, von denen bereits früher ausführlich die Rede gewesen ist (s. S. 300 f.). Dort ist gezeigt worden, daß die intermediäre Bildung von Citronensäure für die Endoxydation eine bedeutsame Rolle spielt. Als eines der Ausgangsprodukte für die Entstehung der Citronensäure ist die Brenztraubensäure erkannt worden. Nach MARTIUS wird sie wahrscheinlich durch Decarboxylierung und Oxydation zu dem Radikal $CH_2\!-\!CO$ umgewandelt, das sich mit Oxalessigsäure zu Citronensäure vereinigt, die dann auf dem S. 302 beschriebenen

Wege wieder zu Oxalessigsäure abgebaut wird, worauf die ganze Reaktionsfolge erneut durchlaufen werden kann.

Es ist ebenfalls schon früher erwähnt worden (s. S. 175), daß der
Abbau der Brenztraubensäure nur unter Mitwirkung der Carboxylase
geschehen kann. Krebs hat nachgewiesen, daß beim Abbau der Brenztraubensäure durch verschiedene Organe des Tierkörpers Milchsäure,
Essigsäure, Bernsteinsäure und Kohlensäure gebildet werden und daß
wahrscheinlich auch β-Oxybuttersäure entsteht. Ein Teil dieser Befunde
läßt sich durch eine mit einer Abspaltung von Kohlensäure verbundene
Oxydo-Reduktion der Brenztraubensäure entsprechend dem folgenden
Mechanismus erklären:

$$CH_3 \cdot CO \cdot COOH \quad H_2 \quad CH_3 \cdot CHOH \cdot COOH$$
$$+ \quad | \quad =$$
$$CH_3 \cdot CO \cdot COOH \quad O \quad CH_3 \cdot COOH \quad + CO_2$$

Eine analoge Reaktion konnte auch für andere α- und β-Ketosäuren
nachgewiesen werden. In Gehirn und Hoden wurde die nach der vorstehenden Gleichung zu erwartende Essigsäurebildung in nahezu theoretischem Umfange gefunden, in anderen Organen dagegen nicht, so daß
hier sekundäre Reaktionen angenommen werden müssen, deren Wesen
noch nicht mit Sicherheit bekannt ist.

Ebensowenig wie das Schicksal der Brenztraubensäure ist auch der
Abbau der Essigsäure mit Sicherheit aufgeklärt, die nach Krebs aus der
Brenztraubensäure entstehen soll. Jedoch ist auch für sie eine Oxydation
auf dem Wege des Citronensäurecyclus nicht ausgeschlossen. Früher hat
man im allgemeinen auf Grund der Untersuchungen von Thunberg, von
Wieland und von Hahn im allgemeinen das folgende Abbauschema
angenommen.

$$CH_3 \cdot COOH \quad (-H_2) \quad CH_2 \cdot COOH \quad (-H_2) \quad HOOC \cdot CH \quad (+H_2O)$$
$$\xrightarrow{\qquad} \quad | \quad \xrightarrow{\qquad} \quad || \quad \xrightarrow{\qquad}$$
$$CH_3 \cdot COOH \quad CH_2 \cdot COOH \quad CH \cdot COOH$$
$$\text{2 Essigsäure} \quad \text{Bernsteinsäure} \quad \text{Fumarsäure}$$

$$CHOH \cdot COOH \quad (-H_2) \quad C = O \cdot COOH \quad -CO_2) \quad C = O \cdot COOH$$
$$| \quad \xrightarrow{\qquad} \quad | \quad \xrightarrow{\qquad} \quad |$$
$$CH_2 \cdot COOH \quad CH_2 \cdot COOH \quad CH_3$$
$$\text{Äpfelsäure} \quad \text{Oxalessigsäure} \quad \text{Brenztraubensäure}$$

Als erste Abbaustufe gilt dabei die Dehydrierung von zwei Molekülen
Essigsäure zu *Bernsteinsäure.* Bernsteinsäure ist ein regelmäßiger Bestandteil der Muskulatur, ihre Entstehung aus Essigsäure ist bisher aber
nur für Mikroorganismen bewiesen. Jedoch wurde sie bei der Oxydo-
reduktion der Brenztraubensäure neben Essigsäure auch im Tierkörper
aufgefunden (s. o.). Außer dieser Reaktionsfolge ist für den oxydativen
Abbau der Essigsäure auch ihr Übergang in Oxalsäure und deren Abbau
zu Kohlensäure und Wasser angenommen worden:

$$CH_3 \quad COOH$$
$$| \quad \xrightarrow{\qquad} \quad | \quad \xrightarrow{\qquad} \quad CO_2 + H_2O$$
$$COOH \quad COOH$$

β) Das Schicksal des Acetaldehyds.

Beim vollständigen oxydativen Abbau des Zuckers ist in ziemlich
großer Menge eine Substanz nachgewiesen worden, deren Entstehungsmechanismus zunächst noch unklar erscheint, deren weiteres Schicksal

dagegen weitgehend aufgeklärt wurde und die anscheinend auf dem Hauptwege des oxydativen Zuckerabbaus liegt, es ist der *Acetaldehyd*. An sich könnte man seine unmittelbare Vorstufe in der Brenztraubensäure sehen, aus der er bei der alkoholischen Gärung durch die Wirkung der Carboxylase entsteht.

$$CH_3 \cdot CO \cdot COOH \longrightarrow CH_3 \cdot C{\overset{O}{\underset{H}{\big\langle}}} + CO_2$$

Es ist jedoch sehr wahrscheinlich, daß im Tierkörper Carboxylase die Brenztraubensäure in anderer Weise angreift (s. S. 354). Tatsächlich ist aber für den Tierkörper die Fähigkeit zur Bildung von Acetaldehyd erwiesen.

Der weitere Abbauweg des Acetaldehyds kann anscheinend ein verschiedener sein.

αα) **Aldolkondensation.** Zwei Moleküle Acetaldehyd vereinigen sich zu *Aldol:*

$$CH_3 \cdot C{\overset{O}{\underset{H}{\big\langle}}} + CH_3 \cdot C{\overset{O}{\underset{H}{\big\langle}}} \longrightarrow CH_3 \cdot CHOH \cdot CH_2 \cdot C{\overset{O}{\underset{H}{\big\langle}}}$$

Aldol geht dann in einer aus den folgenden Formeln ohne weiteres ersichtlichen Weise in Aceton über. Tatsächlich bildet die überlebende Leber bei der Durchströmung aus Brenztraubensäure und auch aus Acetaldehyd

$$CH_3 \cdot CHOH \cdot CH_2 \cdot COH \longrightarrow CH_3 \cdot CHOH \cdot CH_2 \cdot COOH \longrightarrow$$
Aldol   β-Oxybuttersäure

$$CH_3 \cdot CO \cdot CH_2 \cdot COOH \longrightarrow CH_3 \cdot CO \cdot CH_3 + CO_2$$
Acetessigsäure   Aceton

Acetessigsäure, und die Fähigkeit des Organismus zur Acetonbildung ist durch das Auftreten von Aceton bei der diabetischen Stoffwechselstörung hinlänglich erwiesen.

Eine andere Möglichkeit für die Umwandlung der Acetessigsäure ist ihre hydrolytische Aufspaltung zu Essigsäure

$$CH_3 \cdot CO \cdot CH_2 \cdot COOH + H_2O \longrightarrow 2\,CH_3 \cdot COOH$$

Schema des oxydativen Abbaus der Brenztraubensäure.

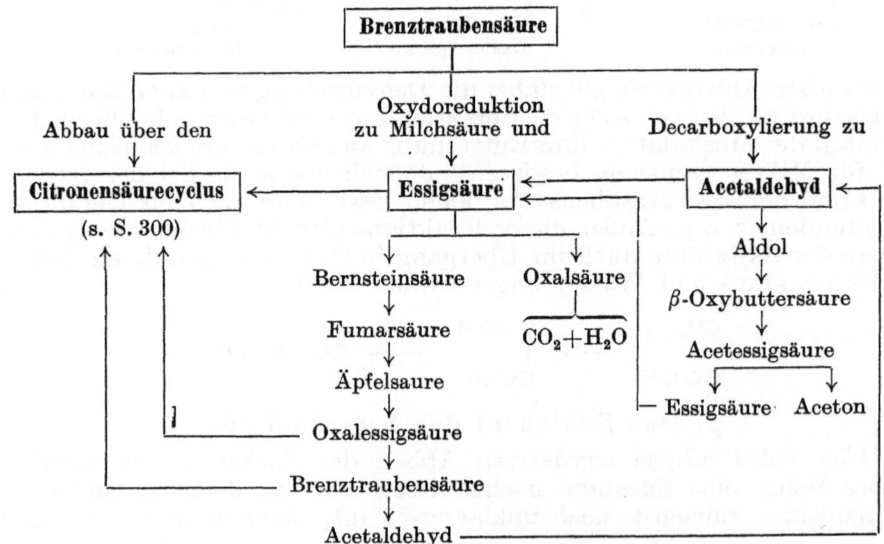

$\beta\beta$) CANNIZZAROsche Umlagerung. Aus zwei Molekülen Acetaldehyd können in der schon mehrfach geschilderten Weise je ein Molekül Essigsäure und Äthylalkohol entstehen (s. S. 38). Die Möglichkeit der Bildung dieser beiden Substanzen durch pflanzliche und tierische Gewebe ist bekannt. Kleine Mengen von Äthylalkohol sind im Körper auch unter physiologischen Bedingungen nachgewiesen worden, zugeführter Äthylalkohol wird vom Organismus oxydiert. Dabei entsteht wieder Acetaldehyd.

$\gamma\gamma$) Oxydation zu Essigsäure. Schließlich erscheint auch eine direkte Oxydation des Acetaldehyds zu Essigsäure möglich, die dann auf einem der oben aufgeführten Abbauwege zu Ende oxydiert werden könnte.

Im ganzen lassen sich die beobachteten Tatsachen und die sie verbindenden Hypothesen etwa zu dem vorstehenden Schema vereinigen.

γ) Direkte Oxydation des Zuckers.

Es ist bei der Besprechung der biologischen Oxydation (s. S. 296f.) schon auf Versuche WARBURGs hingewiesen worden, nach denen in Gegenwart der Co-Dehydrase I, des Triphosphopyridinnucleotids, eines spezifischen Trägerproteins und des gelben Fermentes, Hexosemonophosphorsäure zu Phosphohexonsäure oxydiert wird:

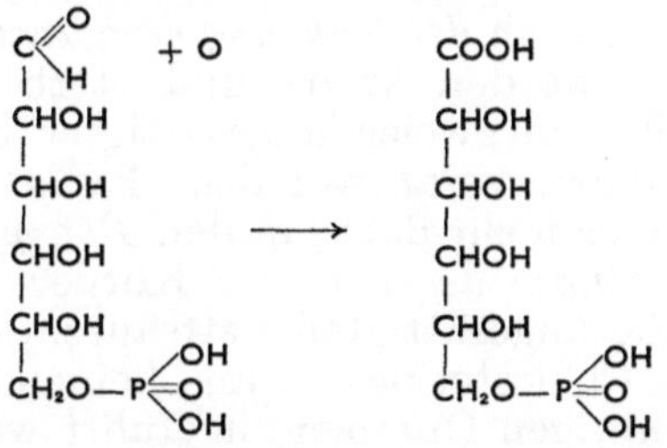

$$
\begin{array}{ccc}
\begin{array}{l}
\text{CHO} \quad + \text{O} \\
\text{CHOH} \\
\text{CHOH} \\
\text{CHOH} \\
\text{CHOH} \\
\text{CH}_2\text{O}-\text{P}(\text{=O})(\text{OH})_2
\end{array}
& \longrightarrow &
\begin{array}{l}
\text{COOH} \\
\text{CHOH} \\
\text{CHOH} \\
\text{CHOH} \\
\text{CHOH} \\
\text{CH}_2\text{O}-\text{P}(\text{=O})(\text{OH})_2
\end{array}
\end{array}
$$

Dabei wird pro Mol Hexose nur $^1/_2$ Mol Sauerstoff verbraucht, für die vollständige Oxydation sind aber 6 Mol Sauerstoff notwendig. In Anwesenheit einer anderen aus Hefe gewonnenen Proteinfraktion läßt sich aber Phosphohexonsäure durch Co-Dehydrase II noch weiter oxydieren, wobei auf 1 Mol Phosphohexonsäure ein weiteres Atom Sauerstoff verbraucht wird. Eine dritte Proteinfraktion kann unter im übrigen gleichen Bedingungen die Oxydation der Spaltprodukte unter Verbrauch von nochmals 4 Atomen Sauerstoff weiterführen. In der Bilanz werden dann also pro Mol Hexosemonophosphorsäure 3 Mol Sauerstoff verbraucht, die gleichzeitige CO_2-Bildung ist etwas größer als 3 Mol. Zusatz von Fructose (und in geringerem Grade auch von Glucose) zu der Testlösung, die also Phosphohexonsäure, die nötigen Proteine und Co-Fermente enthält, steigert den Sauerstoffverbrauch bei der Oxydation von Phosphohexonsäure von 5 auf 12 Atome Sauerstoff, es wird offenbar unter diesen Bedingungen auch Zucker oxydiert. Die Zwischenprodukte bei der Oxydation der Phosphohexonsäure konnten noch nicht identifiziert werden. Es ist außerordentlich bemerkenswert, daß ebenso wie beim anaeroben so auch beim aeroben Kohlenhydratabbau durch Wechsel der Trägerproteine für die gleichen Co-Fermente der Reaktionsverlauf in verschiedene Phasen zerlegt werden kann.

Ein weiterer oxydativer Abbau des Hexosemoleküls, der ebenfalls nicht über Milchsäure geht, ist schon früher erwähnt worden, der zu *Glucuronsäure* (s. S. 16). Auch das Vitamin C, die *Ascorbinsäure*, ist das Oxydationsprodukt einer Hexose. Die Wege der Oxydation sind also sicherlich nicht einheitlich.

Schrifttum.

ISAAC, S. u. R. SIEGEL: Physiologie und Pathologie des intermediären Kohlehydratstoffwechsels. Handbuch der normalen und pathologischen Physiologie, Bd. 5. 1928. — KÜHNAU, J.: Die Kohlehydrate im Stoffwechsel. Handbuch der Biochemie. Erg.-Werk, Bd. 3. Jena 1936. — MEYERHOF, O.: Über die Intermediärvorgänge der enzymatischen Kohlehydratspaltung. Erg. Physiol. **39** (1937). — NILSSON, R.: Über die Bedeutung der Zellstruktur für den harmonischen Verlauf des Stoffwechsels in der Zelle. Arch. Mikrobiol. **12**, 63 (1941).

D. Der Stoffwechsel der Fette.

a) Umsatz der Fette.

Wie schon an früherer Stelle betont wurde (s. S. 33), sind bei den Fetten und Lipoiden zwei funktionell verschiedene Gruppen zu unterscheiden, die *Depotfette* und die *Organfette*. Die Depotfette sind in ihrem Bau sehr viel weniger spezifisch als die Organfette; sie sind, wenn man von ihrer Rolle als Wärmeisolator absieht, in erster Linie als Reservematerial anzusehen, die Organfette dagegen, die weitgehend aus Lipoiden bestehen, haben eine unmittelbarere Bedeutung für den strukturellen Aufbau der Zellen und damit für ihre Funktion. Sie sind daher auch in hohem Maße art- und organspezifisch. Ein Teil der Organfette scheint in seiner Menge und Zusammensetzung überhaupt ganz konstant zu sein und ändert sich auch bei Verfütterung verschiedener Fette und Lipoide oder bei einer mehr oder weniger weitgehenden Heranziehung der Fette zur Energielieferung nur wenig (*Elément constant* nach TERROINE), ein anderer Teil des Organfettes ist dagegen in Menge und Zusammensetzung von diesen Umständen abhängig *(Elément variable)*.

Fette spielen anscheinend in der Nahrung eine unentbehrliche Rolle, völlig fettfrei ernährte Ratten werden krank und sterben. Für die Ausfallserscheinungen ist das Fehlen zweier ungesättigter Fettsäuren, der *Linolsäure* und der *Linolensäure*, verantwortlich (EVANS und BURR).

Man neigt heute immer mehr dazu, in den *Phosphatiden und den Cholesterinestern die Transportform der Fette* im Körper zu sehen. Das gilt in besonderem Maße für die ungesättigten Fettsäuren, die in Bindung in den Phosphatiden oder als Cholesterinester anscheinend von ihrer Bildungsstätte, der Leber, den übrigen Organen zugeführt werden. Für die Transportfunktion der Phosphatide sprechen ihre Bildung in der Darmschleimhaut bei der Resorption der Fette (s. S. 327) und die Beobachtung, daß während der Bildung des Milchfettes in der Milchdrüse der Phosphatidgehalt des Blutes deutlich absinkt. Die Phosphatide werden im Körper sicherlich zu Glycerin, Fettsäuren, Phosphorsäure und Cholin bzw. Colamin abgebaut. Der Stickstoff des Cholins wird weit überwiegend als Harnstoff ausgeschieden. Nach MÜLLER werden beim Hund nach Verfütterung größerer Mengen von Cholin im Harn auch geringe Mengen von Betain und Betainaldehyd gefunden, so daß der folgende Abbauweg angenommen wird:

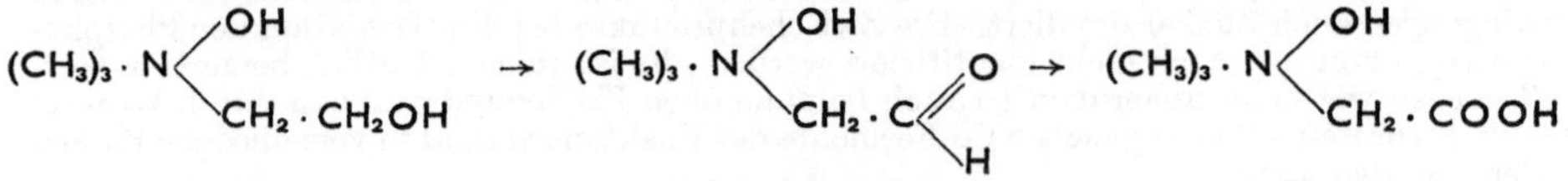

$$(CH_3)_3 \cdot N {\overset{\text{OH}}{\underset{CH_2 \cdot CH_2OH}{<}}} \quad \rightarrow \quad (CH_3)_3 \cdot N {\overset{\text{OH}}{\underset{CH_2 \cdot C {\overset{O}{\underset{H}{<}}}}{<}}} \quad \rightarrow \quad (CH_3)_3 \cdot N {\overset{\text{OH}}{\underset{CH_2 \cdot COOH}{<}}}$$

      Cholin   Betainaldehyd   Betain

Über den Mechanismus des Abbaus der Phosphatide Lecithin und Kephalin ist aber ebenso wenig bekannt wie über den der Sphingomyeline und der Cerebroside und auch der Weg, auf dem diese Stoffe aufgebaut werden, entzieht sich unserer Kenntnis. Über das Schicksal des Cholesterins im Körper ist ebenfalls nur wenig bekannt (s. S. 48f.). Inwieweit die im nachstehenden Schema ausgedrückten Zusammenhänge zwischen den Fetten und den verschiedenen Lipoiden, wonach je zwei Lipoidgruppen immer einen Baustein gemeinsam haben, sich auch stoffwechselchemisch auswirken, ist unbekannt.

Cholesterinester	{ Cholesterin	
	{ Fettsäure	} **Neutralfett**
Lecithin	{ Glycerin + 2 Mol Fettsäure	
	{ Phosphorsäure + Cholin	} **Sphingomyelin**
Kerasin	{ Sphingosin + Lignocerinsäure	
(Cerebrosid)	{ Galaktose	

Für das Bestehen engerer Beziehungen zwischen Fettsäuren, Cholesterin, Neutralfetten und Phosphatiden sprechen z. B. auch die S. 327 geschilderten Vorgänge bei der Resorption der Fettsäuren.

Wir haben uns daher im wesentlichen auf eine Besprechung des Schicksals der Neutralfette zu beschränken. Wie bereits erwähnt, werden sie nach ihrer Aufspaltung im Darm schon in der Darmwand aus Glycerin und Fettsäuren, vielleicht unter intermediärer Bildung von Phosphatiden (VERZÁR), wieder aufgebaut. Auf dem Lymphwege gelangen sie unter Umgehung der Leber in die Fettdepots und werden dort abgelagert. Entsprechend dem Bedarf des Körpers werden sie mobilisiert und die durch ihre Spaltung entstehenden Fettsäuren gelangen dann anscheinend in die Leber. Ob sie bereits hier zu körpereigenen Fetten und Lipoiden oder deren Bausteinen umgewandelt werden, steht nicht fest. Immerhin könnte die Tatsache, daß dieses Organ einen hohen Gehalt an ungesättigten Fettsäuren, und zwar besonders den mehrfach ungesättigten hat, für eine derartige Rolle sprechen, worauf auch die Vermehrung ihres Bestandes an ungesättigten Fettsäuren, besonders nach einer fettreichen Kost hinweist. Doch lassen diese Befunde auch die andere Deutung zu, daß die Entstehung der ungesättigten Säuren der erste Schritt zum Abbau der Fettsäuren ist (LEATHES). Eine Entscheidung zwischen den beiden Möglichkeiten ist nur schwer zu treffen, doch hat die erste Deutung die größere Wahrscheinlichkeit für sich.

Außer durch Zufuhr von außen kann der Organismus seinen Fettbestand auch durch eine *Fettbildung aus anderen Nährstoffen* ergänzen oder erhöhen. Die Möglichkeit dazu ist durch zahlreiche Fütterungsversuche und durch die Mästung der Nutztiere in einwandfreier Weise erwiesen. Da die Zwischenstufen des Abbaus der Kohlenhydrate, der Eiweißkörper und der Fette zum Teil identisch sind, bietet das Verständnis eines solchen Überganges auch keine Schwierigkeiten. Bei der Umwandlung anderer Nährstoffe in Fett ist noch ein weiterer Gesichtspunkt von großer Bedeutung. Die Nahrungsaufnahme erfolgt immer nur stoßweise und da die Speicherungsfähigkeit des Körpers für Kohlenhydrate, die gewöhnlich die Hauptmenge der Calorienträger der Nahrung sind, nur begrenzt ist, wird stets ein Teil von ihnen in Fettsäuren umgewandelt und in die Fettdepots eingelagert. In den Zeiträumen zwischen den Mahlzeiten wird dann das vorübergehend abgelagerte Fett den Depots wieder entnommen und dem Stoffwechsel zugeführt. Daraus folgt, daß das Fettgewebe als eine Art von „Energiepuffer" angesehen werden muß, der einem steten Aufbau und Abbau unterliegt. Ein derartiger Zusammenhang zwischen Kohlenhydratverfütterung und Fettbestand des Körpers geht aus der Beobachtung hervor, daß nach Zufuhr größerer Kohlenhydratmengen im Fettgewebe Glykogen abgelagert werden kann. Es ist gezeigt worden, daß im Fettgewebe die für die Phosphorylierung der Glucose zum CORI-Ester notwendige Phosphorylase (s. S. 352) vorhanden ist. Die Bildung dieser Glucose-1-Phosphorsäure ist die Voraussetzung für die Glykogensynthese. Dagegen fehlt die für den Kohlenhydratabbau notwendige Phosphoglucomutase (s. S. 352), zum Abbau der Glucose ist das Fettgewebe also nicht fähig. Das vorübergehend im Depot abgelagerte Glykogen wird anscheinend an Ort und Stelle in Fett umgewandelt.

Der *Übergang von Kohlenhydrat in Fett* drückt sich in einer charakteristischen Veränderung des R. Q. aus. Fette haben im Vergleich zu den Kohlenhydraten ein hohes Sauerstoffdefizit. Ein Kohlenhydrat muß zu seiner vollständigen Verbrennung eine der Zahl seiner C-Atome äquivalente Anzahl von O_2-Molekülen aufnehmen: der R. Q. beträgt 1,0

(s. S. 331). Fette haben dagegen wegen ihres sehr geringen Sauerstoffgehaltes (Tristearat hat die Formel $C_{57}H_{110}O_6$) zur Verbrennung wesentlich mehr Sauerstoff nötig als ihrem Kohlenstoffgehalt entspricht, ihr R. Q. beträgt deshalb nur 0,71. Wenn Kohlenhydrate in Fett umgewandelt werden, so wird dabei eine erhebliche Menge Extra-CO_2 gebildet, zu deren Entstehung kein Sauerstoff aufgenommen zu werden braucht. Dies geht sehr klar aus anaeroben Versuchen an Ascariden hervor, bei denen aus Kohlenhydraten Valeriansäure gebildet wird. Man kann diese Umwandlung nach WEINLAND formulieren:

$$4\,C_6H_{12}O_6 = 3\,CH_3 \cdot (CH_2)_3 \cdot CO\,OH + 9\,CO_2 + 9\,H_2$$

Der Wasserstoff wird nicht frei, sondern offensichtlich zu Hydrierungsvorgängen verbraucht. Auch unter aeroben Bedingungen liegen die Verhältnisse ähnlich. Nimmt man eine Umwandlung von Hexose in Stearinsäure an, so ergibt sich der folgende Zusammenhang

$$4^1\!/_2\,C_6H_{12}O_6 + O_2 = 9\,CO_2 + 9\,H_2O + CH_3 \cdot (CH_2)_{16} \cdot CO\,OH$$

Der R. Q. des Gesamtorganismus steigt deshalb auf Werte, die weit über 1,0 liegen können; bei der Kohlenhydratmast von Schweinen sind Werte bis 1,58 beobachtet worden. Auch das isolierte Fettgewebe kohlenhydratreich ernährter Tiere hat einen R. Q., der weit über 1,0 liegt.

Es mehren sich die Beweise dafür, daß auch der umgekehrte Weg, die *Umwandlung von Fett in Kohlenhydrat*, im Organismus möglich ist. Man müßte bei ihr eine Veränderung des R. Q. im umgekehrten Sinne, also ein Absinken unter 0,71 erwarten. Sehr niedrige Werte sind bei winterschlafenden Tieren gefunden worden (0,54—0,33), gleichzeitig nahm auch der Bestand der Tiere an Fett ab, während der Glykogenbestand erhalten blieb. Nach JOST findet bei der Durchströmung der isolierten Leber eine gesteigerte Fettverbrennung und eine Bildung von Zucker statt, wenn dem Durchströmungsblute Phosphatide zugesetzt werden. Es wurde daher angenommen, daß die ungesättigten Fettsäuren im Verbande des Lecithins besonders leicht verbrennlich sind und aus ihren Abbauprodukten Kohlenhydrate synthetisiert werden können. Von BEST ist gezeigt worden, daß schon Cholin allein, daneben aber auch in Form von Triglyceriden vorhandene ungesättigte Fettsäuren eine Steigerung der Fettverbrennung bewirken. Die Phosphatide würden danach also nicht auf dem Wege des Fettabbaus und -umbaus liegen, sondern als Katalysatoren in ihn eingreifen. Diese Katalyse könnte durchaus in einer intermediären Bildung von Phosphatiden bestehen. Wenn man Hunde mit fettreicher aber glykogenarmer Leber Cholin verfüttert, so nimmt unter gleichzeitiger Minderung ihres Fettgehaltes der Glykogengehalt der Leber erheblich zu. An der Umwandlung von Fetten in Kohlenhydrate ist nach diesen Versuchen kaum noch ein Zweifel möglich. Im gleichen Sinne sprechen auch Durchströmungsversuche an der isolierten Katzenleber, in denen der Zusatz von Buttersäure zu einer erheblichen Steigerung des Zuckergehaltes im Blute führt (BLIXENKRONE-MØLLER). Diese Zuckerbildung verläuft anscheinend nicht über die Ketonkörper (s. u.). Es erscheint möglich, daß Buttersäure am endständigen C-Atom zu Bernsteinsäure oxydiert wird. Damit wäre der Anschluß an ein Zwischenprodukt des Kohlenhydratstoffwechsels vollzogen (s. S. 355).

b) Zwischenstoffwechsel.

Für die Frage der intermediären Umwandlung der Fette, Kohlenhydrate und Eiweißkörper ineinander ist nach dem vorstehenden offenbar die Kenntnis ihres intermediären Abbaus von größter Wichtigkeit. Der eine der Bestandteile der Neutralfette, das *Glycerin*, hat sehr nahe Beziehungen zu den Kohlenhydraten. Es kann zur Glykogenbildung verwandt werden; bei der Durchblutung der isolierten Leber mit Glycerin entsteht Milchsäure; im diabetischen Organismus geht es in Glucose über. Diese Zusammenhänge sind klar, nicht aber der Weg des Abbaus bzw. Umbaus.

Hinsichtlich des Abbaus der langen *Fettsäuren* herrscht dagegen sehr viel mehr Klarheit. Sie wurde auf zwei experimentell ganz verschiedenen Wegen erhalten. Da die Fettsäuren im normalen Stoffwechsel vollständig zu den Endprodukten der Verbrennung, Kohlendioxyd und Wasser, oxydiert werden, die Phenylpropionsäure aber, die im Darm durch Bakterienwirkung aus Phenylalanin entstehen kann, als Hippursäure im

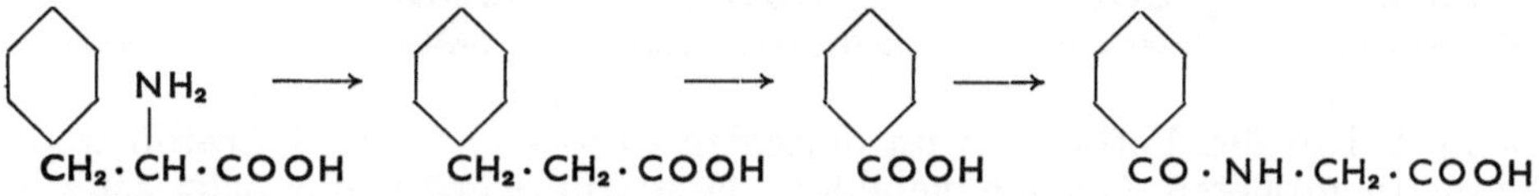

$$
\underset{\substack{\text{Phenylalanin}}}{\overset{\displaystyle \bigcirc}{CH_2 \cdot CH \cdot COOH}}^{NH_2} \longrightarrow
\underset{\substack{\text{Phenylpropionsäure}}}{\overset{\displaystyle \bigcirc}{CH_2 \cdot CH_2 \cdot COOH}} \longrightarrow
\underset{\substack{\text{Benzoesäure}}}{\overset{\displaystyle \bigcirc}{COOH}} \longrightarrow
\underset{\substack{\text{Hippursäure}}}{\overset{\displaystyle \bigcirc}{CO \cdot NH \cdot CH_2 \cdot COOH}}
$$

Harn ausgeschieden wird, verfütterte KNOOP mit dem Phenylrest substituierte gesättigte Fettsäuren in homologer Folge von der Benzoesäure bis zur Phenylvaleriansäure und fand im Harn der Versuchstiere entweder die Hippursäure, das Glykokollderivat der Benzoesäure, oder die Phenacetursäure (s. S. 274), das entsprechende Derivat der Phenylessigsäure. Die Paarung mit Glykokoll ist eine sekundäre Reaktion, durch die der Organismus die primär entstandene Benzoesäure bzw. Phenylessigsäure entgiftet. Die Tabelle 70 zeigt, daß *aus Säuren mit einer geraden Zahl von C-Atomen in der Kette die Phenylessigsäure, aus denen mit einer ungeraden Anzahl von C-Atomen die Benzoesäure entsteht.* Dies Ergebnis wird ohne weiteres verständlich, wenn man annimmt, daß auf jeder Stufe der Oxydation eine Verkürzung der Kohlenstoffkette um zwei Glieder erfolgt.

Es entsteht also jeweils durch Oxydation am β-Kohlenstoffatom die um zwei C-Atome ärmere Fettsäure (Prinzip der β-Oxydation der Fettsäuren nach KNOOP*).* Die β-Oxydation wird bei längeren Ketten so lange fortgesetzt, bis entweder Benzoesäure oder Phenylessigsäure übrigbleiben. Die endständig abgespaltenen beiden C-Atome werden wahrscheinlich als Essigsäure frei.

Den physiologischen Verhältnissen noch näher kommt in bezug auf die abgebauten Säuren der zweite oben angedeutete Weg. EMBDEN durchströmte die überlebende Leber mit

Tabelle 70. **Abbau der phenylsubstituierten Fettsäuren nach** KNOOP.

Aus	entsteht
$C_6H_5 \cdot COOH$ Benzoesäure	$C_6H_5 \cdot COOH$
$C_6H_5 \cdot CH_2 \cdot COOH$ Phenylessigsäure	$C_6H_5 \cdot CH_2 \cdot COOH$
$C_6H_5 \cdot CH_2 \cdot CH_2 \cdot COOH$ Phenylpropionsäure	$C_6H_5 \cdot COOH$
$C_6H_5 \cdot CH_2 \cdot CH_2 \cdot CH_2 \cdot COOH$ Phenylbuttersäure	$C_6H_5 \cdot CH_2 \cdot COOH$
$C_6H_5 \cdot CH_2 \cdot CH_2 \cdot CH_2 \cdot CH_2 \cdot COOH$ Phenylvaleriansäure	$C_6H_5 \cdot COOH$

den normalen Fettsäuren von der Buttersäure bis zur Caprinsäure (C_4 bis C_{10}) und stellte fest, daß die Säuren mit einer geraden Anzahl von C-Atomen in der Kette (Buttersäure, Capronsäure, Caprylsäure und

Caprinsäure) große Mengen von Aceton bilden, die mit einer ungeraden Zahl von C-Atomen (Valeriansäure, Heptylsäure, Nonylsäure) dagegen Propionsäure. Als Vorstufe des Acetons wurde die Acetessigsäure erkannt, und diese geht wahrscheinlich aus der β-Oxybuttersäure hervor. Es ergibt sich also im Zusammenhang mit den neueren Vorstellungen über die biologische Oxydation der folgende Abbauweg der Buttersäure:

$$
\begin{array}{ccccccccc}
CH_3 & & CH_3 & & CH_3 & & CH_3 & & CH_3 \\
| & & | & & | & & | & & | \\
CH_2 & \xrightarrow{-2H} & CH & \xrightarrow{+H_2O} & CHOH & \xrightarrow{-2H} & C=O & \xrightarrow{-CO_2} & C=O \\
| & & \| & & | & & | & & | \\
CH_2 & & CH & & CH_2 & & CH_2 & & CH_3 \\
| & & | & & | & & | & & \\
COOH & & COOH & & COOH & & COOH & &
\end{array}
$$

Buttersäure · Crotonsäure · β-Oxybuttersäure · Acetessigsäure · Aceton

Beim Abbau der Fettsäuren im normalen Stoffwechsel wird Aceton wohl kaum in größeren Mengen gebildet, da es im Körper nur sehr schwer abgebaut werden kann, hier wird vielmehr, wie schon oben angedeutet, jeweils ein Molekül Essigsäure abgespalten. Im diabetischen Organismus, der seinen Energiebedarf im wesentlichen durch Abbau von Fetten und Eiweißkörpern deckt, kann es dagegen in großen Mengen auftreten und auch im normalen Körper wird es regelmäßig in kleinen Mengen gefunden. Die Ketonkörper können von der Leber nicht weiter umgesetzt werden. Es ist wahrscheinlich, daß der Muskel sie abbaut (s. S. 436).

Eine Bestätigung dieser älteren Vorstellungen über den Abbau der Fettsäuren durch β-Oxydation ergaben neuere Versuche mit deuteriumhaltigen Fettsäuren, durch die z. B. gezeigt wurde, daß im Körper aus Deutero-Stearinsäure die um 2 C-Atome ärmere Deutero-Palmitinsäure entsteht.

Wie schon S. 293 gesagt wurde, fand LANG in der Leber eine besondere Fettsäuredehydrase. Ihre Bedeutung für den Abbau der Fettsäuren ist aber noch nicht geklärt, da sich ihre Wirkung vorzugsweise auf die gesättigten höheren Fettsäuren erstreckt. Sie beschränkt sich auf die Entfernung von 2 H-Atomen, so daß aus der Stearinsäure z. B. die Ölsäure entsteht.

Eine besondere Besprechung erfordert noch der Abbau der Fettsäuren mit verzweigter Kette. Sie kommen zwar als Bausteine der Fette nicht vor, entstehen aber beim Abbau einiger Aminosäuren (s. S. 371). Auch sie gehen entweder in Aceton oder in Propionsäure über. Der Mechanismus der Acetonbildung ist dabei verschieden erklärt worden. Nach DAKIN wird die eine endständige Methylgruppe abgespalten; dadurch entstehen zunächst um ein C-Atom ärmere Säuren mit unverzweigter Kette, die dann erst der β-Oxydation unterliegen. Es wird so aus der Isovaleriansäure über die Buttersäure Aceton, die Isobuttersäure geht dagegen in Propionsäure über:

$$
\begin{array}{ccccccccc}
H_3C \quad CH_3 & & CH_3 & & CH_3 & & H_3C \quad CH_3 & & CH_3 \\
\diagdown \diagup & & | & & | & & \diagdown \diagup & & | \\
CH & \rightarrow & CH_2 & \rightarrow & C=O & & CH & \rightarrow & CH_2 \\
| & & | & & | & & | & & | \\
CH_2 & & CH_2 & & CH_3 & & COOH & & COOH \\
| & & | & & & & & & \\
COOH & & COOH & & & & & &
\end{array}
$$

Isovaleriansäure · Buttersäure · Aceton · Isobuttersäure · Propionsäure

LANG hat aber neuerdings gefunden, daß sowohl aus Isovaleriansäure wie aus Isocapronsäure Aceton gebildet wird und schließt daraus, daß die primäre Oxydation am tertiären C-Atom erfolgt. Aus der Isovaleriansäure würde danach durch regelrechte Oxydation am β-C-Atom, aus der Isocapronsäure durch eine solche am γ-C-Atom Aceton gebildet:

$$
\begin{array}{ccc}
\text{CH}_3\ \text{CH}_3 & & \text{CH}_3\ \text{CH}_3 \\
\diagdown\diagup & & \diagdown\diagup \\
\text{CH} & \text{CH}_3\ \text{CH}_3 & \text{CH} \\
| & \diagdown\diagup & | \\
\text{CH}_2 & \text{CO} & \text{CH}_2 \\
| & & | \\
\text{COOH} & & \text{CH}_2 \\
& & | \\
& & \text{COOH} \\
\textit{Isovaleriansäure} & \textit{Aceton} & \textit{Isocapronsäure}
\end{array}
$$

Über das weitere Schicksal der aus den Fettsäuren mit ungerader C-Atom-Zahl gebildeten Propionsäure ist noch nichts Sicheres bekannt. Für den Abbau der Fette spielt diese Frage auch keine Rolle, da die natürlichen Fette und Lipoide ausnahmslos Fettsäuren mit gerader C-Atom-Zahl enthalten. Dagegen treten beim Abbau einiger Aminosäuren Fettsäuren mit ungerader C-Atom-Zahl auf. Die Propionsäure könnte vielleicht unter Durchbrechung des Prinzips der β-Oxydation in α-Stellung oxydiert werden, also in Milchsäure übergehen (HAHN). Jedoch ist diese Annahme nicht unwidersprochen. Theoretisch besteht die Möglichkeit, daß auch die Propionsäure weiter β-oxydiert wird und über eine Aldehydsäure nach Decarboxylierung in Acetaldehyd übergeht, dessen Schicksal schon bei der Besprechung des Abbaus der Kohlenhydrate abgehandelt worden ist (s. S. 356).

$$
\begin{array}{ccc}
\text{CH}_3 & \text{C}\diagup\!\!\diagup\text{O} & \text{C}\diagup\!\!\diagup\text{O} \\
| & |\ \ \diagdown\text{H} & |\ \ \diagdown\text{H} \\
\text{CH}_2 & \text{CH}_2 & \text{CH}_3 \\
| & | & \\
\text{COOH} & \text{COOH} &
\end{array}
$$

Eine wichtige Bestätigung des Prinzips der β-Oxydation ist die Feststellung, daß auch auf rein chemischem Wege, durch Oxydation mit Wasserstoffsuperoxyd, Fettsäuren in die in β-Stellung oxydierten Oxysäuren übergehen (DAKIN).

Der Abbau der Fettsäuren durch β-Oxydation führt mit der Bildung der Acetessigsäure und der β-Oxybuttersäure zu Substanzen, deren Entstehung auch auf dem Abbauwege der Kohlenhydrate liegen könnte. Dort ist als weiterer Abbau der Zerfall der Acetessigsäure in zwei Moleküle Essigsäure angenommen worden und die über den Abbau der Essigsäure bestehenden, zum Teil auch experimentell erwiesenen Anschauungen sind an dieser Stelle angeführt worden (s. S. 356f.).

Es ist noch auf einen weiteren Weg hingewiesen worden, auf dem eine Verkürzung der Ketten der langen Fettsäuremoleküle erfolgen könnte. VERKADE hat nach Verfütterung künstlich hergestellter Triglyceride, die teils eine gerade, teils eine ungerade Zahl von Kohlenstoffatomen in der Fettsäurekette haben, im Harn das Auftreten von Dicarbonsäuren beobachtet. Die Oxydation des Moleküls findet an der endständigen Methylgruppe statt, deshalb bezeichnet man diese Art der Oxydation als ω-*Oxydation*. Die Versuche von VERKADE sind von

FLASCHENTRÄGER bestätigt und erweitert worden. Aus der Caprinsäure entsteht z. B. die Sebacinsäure:

$$CH_3 \cdot (CH_2)_8 \cdot COOH \longrightarrow HOOC \cdot (CH_2)_8 \cdot COOH$$

Caprinsäure   Sebacinsäure

Allem Anschein nach spielt die ω-Oxydation beim Abbau der Fettsäuren gewöhnlich keine sehr große Rolle, es werden jeweils nur geringe Mengen der Dicarbonsäuren ausgeschieden. Außerdem werden normalerweise nur die Fettsäuren mit 8, 9 und 10 C-Atomen zu Dicarbonsäuren oxydiert. Wahrscheinlich tritt die ω-Oxydation auch dann ein, wenn die β-Oxydation irgendwie behindert ist. Von Bedeutung ist dagegen vielleicht die Beobachtung, und das würde die ω-Oxydation doch als wichtiges Stoffwechselprinzip erscheinen lassen, daß nach Verfütterung von Tricaprin auch in geringen Mengen die Dicarbonsäuren mit 6 und 8 C-Atomen ausgeschieden werden:

$$CH_3 \cdot (CH_2)_8 \cdot COOH \rightarrow HOOC \cdot (CH_2)_6 \cdot COOH \rightarrow HOOC \cdot (CH_2)_4 \cdot COOH$$

Caprinsäure   Korksäure   Adipinsäure

Außer der ω-Oxydation erfolgt also auch eine Kettenverkürzung, die man am besten als eine der ω-Oxydation folgende β-Oxydation ansehen kann.

Dies geht aus Versuchen von FLASCHENTRÄGER hervor, in denen eine Laurinsäure verfüttert wurde, in die in α-Stellung die Benzolsulfomethylaminogruppe eingeführt war und die deshalb durch β-Oxydation nicht abgebaut werden kann. Im Harn trat daraufhin die entsprechende Adipinsäure auf, die Kohlenstoffkette war also von 12 auf 6 Glieder verkürzt worden. Der Befund wird erklärlich durch ω-Oxydation der endständigen Methylgruppe und nachfolgende dreifache β-Oxydation:

$$CH_3 \cdot CH_2 \cdot CH_2 \cdot CH_2 \cdot CH_2 \cdot CH_2 \cdot CH_2 \cdot (CH_2)_3 \cdot CH \cdot COOH$$
$$| $$
$$H_3C \cdot N \cdot SO_2 \cdot C_6H_5$$

α-Benzol-sulfo-methyl-amino-laurinsäure
(ω-Oxydation)

$$\downarrow$$

$$HOOC \cdot CH_2 \cdot CH_2 \cdot CH_2 \cdot CH_2 \cdot CH_2 \cdot CH_2 \cdot (CH_2)_3 \cdot CH \cdot COOH$$
$$| $$
$$H_3C \cdot N \cdot SO_2 \cdot C_6H_5$$

(dreimalige β-Oxydation)

$$\downarrow$$

$$HOOC \cdot (CH_2)_3 \cdot CH \cdot COOH$$
$$| $$
$$H_3C \cdot N \cdot SO_2 \cdot C_6H_5$$

Die ω-Oxydation ist als Sonderfall einer viel allgemeineren Reaktion anzusehen, die in der Oxydation von Methylgruppen besteht, so daß KUHN für sie die Bezeichnung *„Methyloxydation"* vorgeschlagen hat. Sie wurde nicht nur für eine Reihe von körperfremden aliphatischen, sondern auch für cyclische Verbindungen nachgewiesen. Es ist anzunehmen, daß sie auch für Abbau- und Umbauvorgänge an Bausteinen des Körpers eine bedeutungsvolle Rolle spielt.

Die Oxydation der Fettsäuren mit einer geraden Zahl von C-Atomen führt in der künstlich durchströmten Leber bis zu den Acetonkörpern. Das gleiche ist bei der Oxydation bestimmter Aminosäuren der Fall. Neuere Üntersuchungen zeigen, daß es auch im normalen Organismus stets nach der Aufnahme von derartigen Fettsäuren ins Blut zu einer rasch vorübergehenden Vermehrung der Acetonkörper im Blute kommt. Bei der künstlichen Durchblutung der Leber läßt sich nach EMBDEN das Auftreten der Acetonkörper verhindern, wenn die durchblutete Leber

sehr reich an Glykogen ist, oder wenn bei der Durchblutung glykogenarmer Lebern dem Durchströmungsblute Fettsäuren mit ungerader
Anzahl von C-Atomen zugesetzt werden, also Säuren, die zu Propionsäure abgebaut werden. Alle diese Säuren wirken ebenso wie das Glykogen, wie Glucose und eine Reihe von Spaltprodukten der Kohlenhydrate
antiketogen. Über den Mechanismus der *antiketogenen Wirkung* ist mit
Sicherheit nichts bekannt. Daß die Verknüpfung des oxydativen Abbaus
der Fettsäuren mit dem der Kohlenhydrate durch den Citronensäurecyclus geschehen könnte, wurde bereits oben erwähnt (s. S. 301). Bei
normaler Stoffwechsellage werden die Ketonkörper, und zwar die Acetessigsäure und die β-Oxybuttersäure — Aceton entsteht wohl kaum
in größeren Mengen — unter Mitwirkung der Kohlenhydrate oder ihrer
Spaltprodukte in der Muskulatur völlig oxydiert. Fehlen wie im Hunger-
zustande die Kohlenhydrate oder können sie wie beim Diabetiker nicht
im erforderlichen Umfange abgebaut werden, so geht die Vermehrung
der Acetonkörper im Blute weit über normale Werte hinaus, es kommt zu
einer *Acidose* (s. S. 206) und zur Ausscheidung der Acetonkörper im Harn.

Schrifttum.

BLOOR, W. R.: Fat transport in the animal body. Physiologic. Rev. 19, 557 (1939). —
JOST, H.: Intermediärer Fettstoffwechsel und Acidose. Handbuch der normalen und
pathologischen Physiologie, Bd. 5. 1928. — KÜHNAU, J.: Die Fette im Stoffwechsel.
Handbuch der Biochemie, 2. Aufl., Erg.-Werk, Bd. 3. Jena 1936.

E. Der Stoffwechsel der Eiweißkörper.
a) Der Umsatz der Eiweißkörper.

Die Eiweißkörper werden im Darm praktisch ausschließlich bis zu den
Aminosäuren aufgespalten und in dieser Form resorbiert (s. S. 328).
Ob in der Darmwand bereits Peptide oder sogar Eiweißkörper aufgebaut
werden, ist fraglich, zum mindesten aber für den allgemeinen Stoffwechsel
ohne größere Bedeutung. Die Aminosäuren werden durch die Pfortader der
Leber zugeführt. Soweit sie dort nicht schon abgebaut werden, verlassen
sie die Leber anscheinend unverändert, um mit dem Blute den einzelnen
Organen zugeführt zu werden, wo sie zunächst als Aminosäuren festgehalten werden. Erst dann vollzieht sich an Ort und Stelle der Aufbau
der Organeiweiße. Eine Speicherung, wie sie für Kohlenhydrate und Fette
eine so große Rolle spielt, gibt es offenbar für Eiweißkörper nur in ganz
geringem Umfang. Wenn einem hungernden Tier längere Zeit eine eiweiß-
reiche Kost gereicht wird, können vorübergehend die Leberzellen eine
gewisse Eiweißmenge speichern, jedoch ist das nur von kurzer Dauer
und spielt auch quantitativ keine große Rolle.

Beim Abbau der Eiweißkörper wird aus den Aminosäuren, über die
dieser Abbau führt, der Stickstoff als Ammoniak abgespalten und überwiegend als Harnstoff, in geringer und wechselnder Menge auch als freies
Ammoniak im Harn ausgeschieden.

b) Zwischenstoffwechsel.
1. Eiweißumbau.

Neben dem Abbau der Eiweißkörper zu den Endprodukten gibt es
auch noch einen *Eiweißumbau*. Das Eiweiß kann je nach Bedarf von einem
Organ zu einem anderen verschoben werden. Dabei ist aber wegen der
Organspezifität der Eiweißkörper ein Umbau notwendig. Nach neueren

Vorstellungen ist es wahrscheinlich, daß dabei in dem einen Organ nicht das Eiweißmolekül vollständig abgebaut wird, um in einem anderen zu einem Protein neu zusammengefügt zu werden, sondern es werden an der ersten Stelle die notwendigen Aminosäuren aus dem größeren Molekül herausgenommen und an anderer Stelle und in anderer Weise wieder zusammengefügt.

Das bekannteste Beispiel eines Eiweißumbaus ist die Umwandlung der Muskelproteine in die Proteine der Geschlechtszellen, die Protamine, beim Fisch. Der Lachs lebt während der Laichzeit im Süßwasser und nimmt während dieser Zeit keine Nahrung zu sich, trotzdem entwickeln sich gleichzeitig seine Geschlechtsdrüsen zu mächtiger Größe. Die Bildung der Eiweißkörper der Geschlechtsorgane erfolgt anscheinend völlig auf Kosten der Skeletmuskulatur, die an Masse sehr stark reduziert wird (MIESCHER; KOSSEL). Das Protamin der Heringsspermien, das *Clupein*, besteht überwiegend aus Arginin (s. Tabelle 6, S. 81), die Muskulatur enthält aber nur wenige Prozent von dieser Aminosäure. Um den zur Clupeinbildung notwendigen Argininbedarf zu decken, muß also eine große Menge Muskeleiweiß eingeschmolzen werden. In der Tat reicht der Eiweißverlust der Muskulatur während der Laichzeit völlig aus, das notwendige Arginin für die Clupeinsynthese zur Verfügung zu stellen und ähnliches gilt auch für die Synthese des Salmins der Lachsspermien.

Neuere Untersuchungen mit Verfütterung von Aminosäuren, die durch Einführung von isotopem N oder H markiert waren (s. S. 341), haben den steten Umbau der Eiweißkörper in besonders schöner Weise deutlich gezeigt. Verfüttert man z. B. Leucin mit dem Isotop ^{15}N, so enthält nach einigen Tagen das Körpereiweiß nur noch 30% des zugeführten N-Isotops im Verbande des Leucins, die restlichen 70% finden sich verteilt auf die übrigen Aminosäuren. Lediglich das Lysin und das Ornithin nehmen an diesem Austausch nicht teil. Jedenfalls geht aus diesen Versuchen besonders klar hervor, daß an den Eiweißstoffen der Gewebe ständig Umbauvorgänge vor sich gehen (SCHÖNHEIMER und RITTENBERG).

2. Die Synthese von Aminosäuren.

Wie schon früher angedeutet wurde, kann der Organismus eine Reihe von Aminosäuren selber aufbauen, sie sind entbehrlich, andere dagegen müssen in der Nahrung enthalten sein, sie sind lebenswichtig oder unentbehrlich.

Die Möglichkeit des Amionsäurenaufbaus geht aus Fütterungsversuchen hervor, in denen Tieren als N-Quelle nicht Eiweiß, sondern Aminosäuregemische verfüttert wurden. Sind in einem solchen Gemisch alle Aminosäuren enthalten, die der Körper gebraucht, so kann die Eiweißzufuhr durch sie völlig ersetzt werden. Läßt man aber aus dem Gemisch bestimmte Aminosäuren fort, so gibt sich die Lebenswichtigkeit der einen oder anderen an Wachstumsstörungen oder sonstigen Ausfallserscheinungen zu erkennen. Die Abb. 78 zeigt, wie sich z. B. das alleinige Fehlen des Valins auf den Zustand und das Gewicht einer Ratte auswirkt, die als N-Quelle statt mit Eiweiß mit einem Aminosäuregemisch gefüttert wurde. In jüngster Zeit haben über die Frage, welche Amionsäuren lebensnotwendig sind, W. C. ROSE und seine Mitarbeiter grundlegende Untersuchungen ausgeführt. Für das Wachstum von Hund und Ratte erwiesen sich von den mit Sicherheit bekannten 22 Aminosäuren, wie aus Tabelle 71 hervorgeht, nur 10 als lebenswichtig. Beim Arginin ist bemerkenswert, daß es zwar vom Körper synthetisiert werden kann, aber offenbar nicht mit der nötigen Geschwindigkeit, so daß argininfrei ernährte Tiere zwar wachsen, aber wesentlich langsamer als solche, die Arginin erhalten. Bei der Ratte war $^1/_6$ des Methionin durch Cystin ersetzbar.

Wohlverstanden beziehen sich diese Ergebnisse nur auf die Erhaltung eines normalen Wachstums, und zwar der Ratte und des Hundes. Es ist nicht ausgeschlossen, daß die Erhaltung anderer Funktionen, so besonders der Fortpflanzungsfähigkeit oder der Entgiftungsmechanismen, die Zufuhr weiterer Aminosäuren nötig macht. Für die Erhaltung der Fortpflanzungsfähigkeit der Ratte ist z. B. das Tryptophan notwendig.

In Ernährungsversuchen am Menschen sind bisher das Threonin, Leucin, Isoleucin und Phenylalanin, nicht dagegen das Histidin als lebensnotwendig erkannt worden. Für das Wachstum und die Vermehrung von isolierten Zellen in Kulturen erwiesen sich als notwendig Lysin, Arginin, Tryptophan, Methionin, Histidin, Glutaminsäure, Asparaginsäure, Prolin und Cystin (A. FISCHER).

Die Synthese von Aminosäuren im Organismus ist aus direkten Beobachtungen eben-

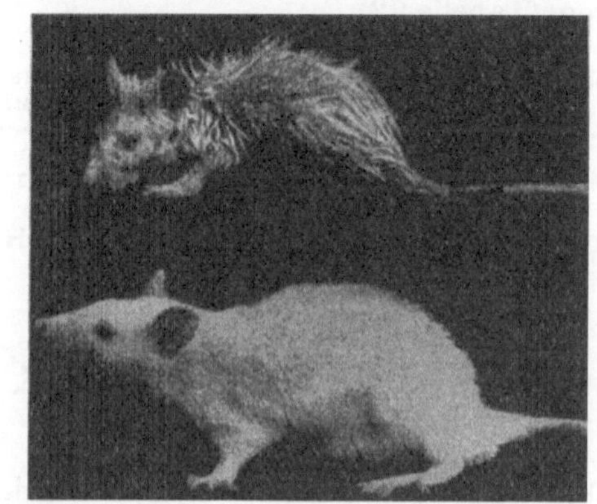

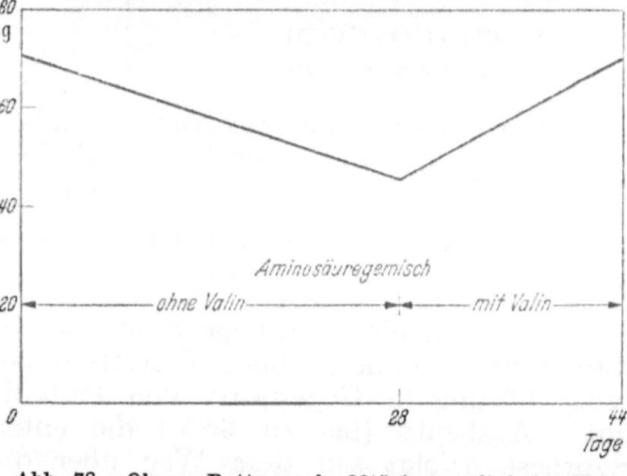

Abb. 78. Oben: Ratte nach 28tägiger valinfreier Kost und gleiches Tier nach 25tägiger Valinzulage. Unten: Zugehörige Gewichtskurve. (Nach ROSE und EPPSTEIN.)

Tabelle 71. Entbehrliche und unentbehrliche Aminosäuren nach ROSE.

Unentbehrlich	Entbehrlich
Valin	Glykokoll
Leucin	Alanin
Isoleucin	Norleucin
Lysin	Citrullin
(Arginin)	Serin
Methionin	Cystin
Threonin	Asparaginsäure
Phenylalanin	Glutaminsäure
Tryptophan	Oxyglutaminsäure
Histidin	Tyrosin
	Prolin
	Oxyprolin

falls bekannt. Die Niere führt Benzoesäure durch Paarung mit Glykokoll in Hippursäure über. Durch Verfütterung von Benzoesäure kann die Hippursäureausscheidung auf so hohe Werte gesteigert werden, daß der Glykokollgehalt der gleichzeitig zersetzten Eiweißkörper für diese Synthese nicht ausreicht. Das Glykokoll ist aber auch nicht aus dem Körpereiweiß als solches abgespalten worden, weil der Glykokollgehalt der gesamten Tiere, bei denen durch die Verfütterung von Benzoesäure die Hippursäuresynthese angeregt wurde, genau so groß ist wie der von Normaltieren. Das Glykokoll muß also im Körper, vielleicht aus anderen Aminosäuren, entstanden sein. In welcher Weise ist unbekannt.

Die synthetische Bildung einer Aminosäure im Tierkörper ist zuerst
von KNOOP gezeigt worden. Verfütterte γ-Phenyl-α-Ketobuttersäure
wurde vom Hund als γ-Phenyl-α-Aminobuttersäure in Form ihrer Acetyl-
verbindung ausgeschieden:

$$C_6H_5 \cdot CH_2 \cdot CH_2 \cdot CO \cdot COOH \longrightarrow C_6H_5 \cdot CH_2 \cdot CH_2CH \cdot COOH$$
$$| $$
$$NH \cdot OC \cdot CH_3$$

γ-Phenyl-α-Ketobuttersäure   Acetyl-α-Amino-γ-Phenylbuttersäure

Dann haben EMBDEN und SCHMITZ die Aminosäurebildung in der
durchströmten Leber gezeigt. Als Vorstufen der Synthese dienten Ketosäuren (Tabelle 72).

Tabelle 72. Bildung von Aminosäuren aus Ketosäuren in der überlebenden
Leber. (Nach EMBDEN, SCHMITZ, KONDO, FELLNER.)

Aus	entsteht
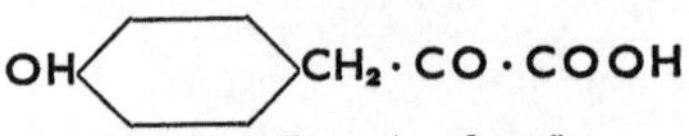 $OH\langle\rangle CH_2 \cdot CO \cdot COOH$ p-Oxyphenylbrenztraubensäure	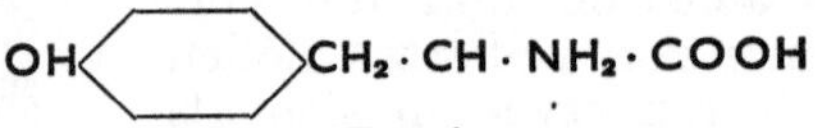 $OH\langle\rangle CH_2 \cdot CH \cdot NH_2 \cdot COOH$ Tyrosin
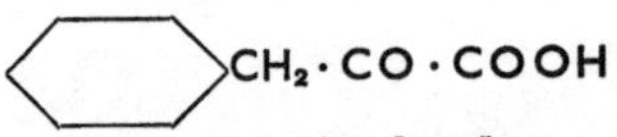 $\langle\rangle CH_2 \cdot CO \cdot COOH$ Phenylbrenztraubensäure	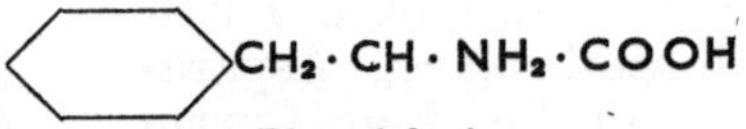 $\langle\rangle CH_2 \cdot CH \cdot NH_2 \cdot COOH$ Phenylalanin
$CH_3 \cdot CH_2 \cdot CH_2 \cdot CH_2 \cdot CO \cdot COOH$ α-Keto-capronsäure	$CH_3 \cdot CH_2 \cdot CH_2 \cdot CH_2 \cdot CH \cdot NH_2 \cdot COOH$ Norleucin
$CH_3 \cdot CO \cdot COOH$ Brenztraubensäure	$CH_3 \cdot CH \cdot NH_2 \cdot COOH$ Alanin

Alanin entsteht auch aus Ammoniumlactat, ja kann sogar ohne weiteren
Zusatz in der durchbluteten Leber auf Kosten von Glykogen, das zu Milchsäure abgebaut wird, gebildet werden.

$$CH_3 \cdot CHOH \cdot COO \cdot NH_4 \longrightarrow CH_3 \cdot CH \cdot NH_2 \cdot COOH$$

Ammoniumlactat   Alanin

KNOOP hat eine derartige Synthese auch mit rein chemischen Mitteln
durchführen können. Beim Schütteln von Ketosäuren in ammoniakali-
scher Lösung in Gegenwart von Palladiumschwarz entstanden in sehr
guter Ausbeute (bis zu 66%) die entsprechenden Aminosäuren. Die
Synthese erfolgt auf dem Weg über die Iminosäuren und deren an-
schließende Reduktion:

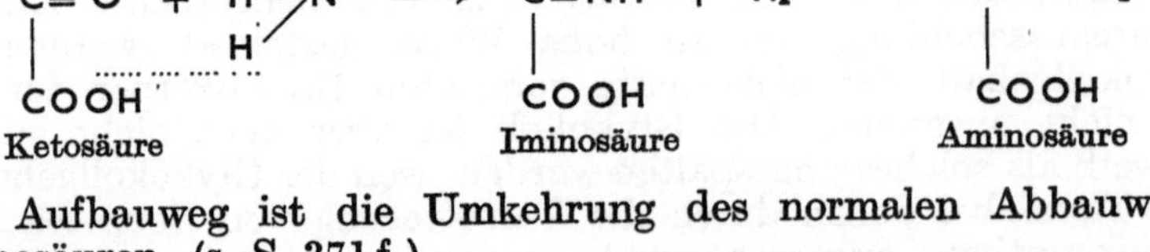

$$\begin{array}{ccccc}
R & & R & & R \\
| & & | & & | \\
C{=}O + H{>}N & \longrightarrow & C{=}NH + H_2 & \longrightarrow & CH \cdot NH_2 \\
| \quad\quad H & & | & & | \\
COOH & & COOH & & COOH \\
\text{Ketosäure} & & \text{Iminosäure} & & \text{Aminosäure}
\end{array}$$

Dieser Aufbauweg ist die Umkehrung des normalen Abbauweges der
d-Aminosäuren (s. S. 371 f.).

Die Möglichkeit der Bildung von Aminosäuren aus Ketosäuren im
Tierkörper erklärt es, daß dem Organismus manche Aminosäuren ent-

behrlich sind. Im Stoffwechsel entstehen dauernd gewisse Ketosäuren: die Brenztraubensäure, die Oxalessigsäure und die α-Ketoglutarsäure. Die ihnen entsprechenden Aminosäuren Alanin, Asparaginsäure und Glutaminsäure gehören deshalb zu den entbehrlichen Aminosäuren. Die unentbehrlichen Aminosäuren Tryptophan und Histidin werden entbehrlich, wenn man statt ihrer dem Versuchstier die entsprechenden Ketosäuren zuführt. Diese Fähigkeit des Körpers zum Aufbau von Aminosäuren macht es verständlich, daß eine Reihe — auch von unentbehrlichen — Aminosäuren vom Körper in der unnatürlichen d-Form verwandt werden können. Offenbar werden sie zunächst zu den entsprechenden optisch inaktiven Iminosäuren dehydriert und dann erneut, und zwar zu der natürlichen l-Form hydriert. Möglich erscheint auch eine Desaminierung zu den Ketosäuren und die Reaminierung zu den l-Aminosäuren.

Der Mechanismus der Aminierung einiger Ketosäuren wurde durch Untersuchungen von BRÄUNSTEIN und KRITZMANN aufgeklärt. In der Muskulatur, in geringerem Grade auch in anderen Organen, wird l-(+)-Glutaminsäure abgebaut, ohne daß dabei Ammoniak bzw. ein Amid entsteht oder der Aminostickstoff abnimmt. Dabei wird unter anaeroben Bedingungen Bernsteinsäure gebildet. Unter aeroben Bedingungen ist der Umsatz der Glutaminsäure erheblich gesteigert, es verschwindet gleichzeitig eine äquivalente Menge von Milchsäure, und dafür tritt die gleiche Menge von Alanin auf. Unter anaeroben Bedingungen wird der Umsatz der Glutaminsäure auf den aeroben Umsatz gesteigert, wenn Brenztraubensäure zugesetzt wird. Auch unter diesen Bedingungen entsteht eine der verschwindenden Glutaminsäure äquivalente Menge von Alanin. Es wird also die Aminogruppe der Aminosäure (Glutaminsäure) nicht als Ammoniak abgespalten, sondern unmittelbar auf die Ketosäure (Brenztraubensäure) übertragen. Aus der Glutaminsäure entsteht α-Ketoglutarsäure, deren oxydative Decarboxylierung zu Bernsteinsäure schon besprochen wurde (s. S. 301). Dieser Vorgang der Ammoniakübertragung wird als *Umaminierung* bezeichnet. Er wird durch ein als *Aminopherase* bezeichnetes Ferment durchgeführt und in der Weise gedeutet, daß aus Keto- und Aminosäure eine Zwischenverbindung entsteht, die dann weitere Umwandlungen erfährt. Der Vorgang läßt sich etwa folgendermaßen formulieren:

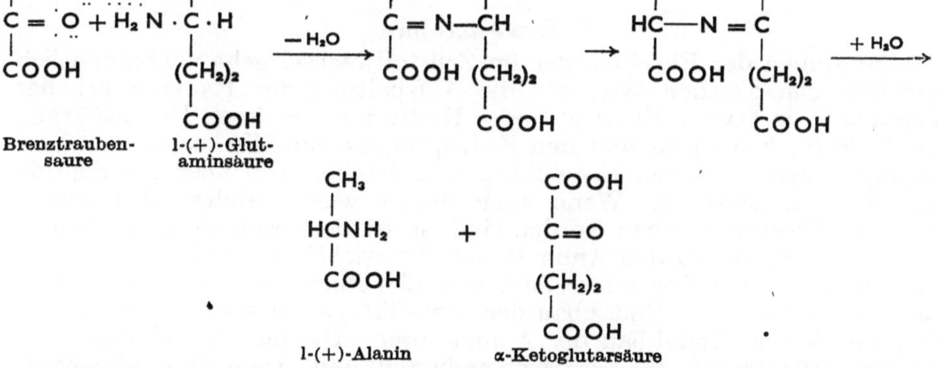

$$
\begin{array}{ccccc}
\mathrm{CH_3} & \mathrm{COOH} & \mathrm{CH_3} \quad \mathrm{COOH} & \mathrm{CH_3} \quad \mathrm{COOH} \\
| & | & | \qquad | & | \qquad | \\
\mathrm{C}=\mathrm{O} + \mathrm{H_2N\cdot C\cdot H} & \xrightarrow{-\,\mathrm{H_2O}} & \mathrm{C}=\mathrm{N{-}CH} & \longrightarrow & \mathrm{HC{-}N}=\mathrm{C} & \xrightarrow{+\,\mathrm{H_2O}} \\
| & | & | \qquad | & | \qquad | \\
\mathrm{COOH} & \mathrm{(CH_2)_2} & \mathrm{COOH}\ \mathrm{(CH_2)_2} & \mathrm{COOH}\ \mathrm{(CH_2)_2} \\
& | & | & | \\
& \mathrm{COOH} & \mathrm{COOH} & \mathrm{COOH}
\end{array}
$$

Brenztrauben-   l-(+)-Glut-
säure   aminsäure

$$
\begin{array}{ccc}
\mathrm{CH_3} & & \mathrm{COOH} \\
| & & | \\
\mathrm{HCNH_2} & + & \mathrm{C}=\mathrm{O} \\
| & & | \\
\mathrm{COOH} & & \mathrm{(CH_2)_2} \\
& & | \\
& & \mathrm{COOH} \\
\text{l-(+)-Alanin} & & \text{α-Ketoglutarsäure}
\end{array}
$$

Das Wesen dieser Umaminierungsreaktion besteht im Springen der Doppelbindung. Dadurch wird eine intramolekulare Oxydoreduktion der Zwischenverbindung möglich, wobei sie gespalten wird, die Aminogruppe auf die Ketosäure übergeht, und die Aminosäure zur Ketosäure wird. Der Vorgang ist umkehrbar, d. h. aus α-Ketoglutarsäure und Alanin wird Glutaminsäure und Brenztraubensäure gebildet. Zwischen den vier Substanzen besteht ein Gleichgewicht.

Die Aminopherase ist vor allem auf die Umsetzung von Glutaminsäure mit Oxalessigsäure und die von Asparaginsäure mit α-Ketoglutarsäure eingestellt. Am raschesten verläuft also die Reaktion

l-(+)-Glutaminsäure + Oxalessigsäure $\rightleftarrows$ α-Ketoglutarsäure + l-(—)-Asparaginsäure

langsamer

l-(+)-Glutaminsäure + Brenztraubensäure $\rightleftarrows$ α-Ketoglutarsäure + l-(+)-Alanin.

In ganz geringem Umfange werden noch einige andere Aminosäuren zur Umaminierung herangezogen (COHEN). Immerhin spielen die Monoaminodicarbonsäuren, Asparaginsäure (Aminobernsteinsäure) und Glutaminsäure im Stoffwechsel der Aminosäuren eine große Rolle. Auch die schon früher besprochene Bedeutung der Citronensäure, aus der ja die α-Ketoglutarsäure entstehen kann, gewinnt noch weiterhin an Gewicht (s. S. 300 f.). Für die besondere Bedeutung der Aminodicarbonsäuren für den Eiweißstoffwechsel spricht auch, daß sie nach Zufuhr von Aminosäuren mit dem Isotop ^{15}N immer einen größeren Gehalt an diesem Isotop haben als die übrigen Aminosäuren (s. auch S. 366).

Eine sehr schöne Bestätigung für den Reaktionsmechanismus der Umaminierung liefert die Synthese des *l-Octopins* (l-Arginin-N-α-propionsäure), einer zuerst aus Tintenfischmuskeln, dann auch aus anderen Meerestieren gewonnenen Substanz. Das Octopin entsteht erst nach dem Tode des Tieres allmählich durch Umwandlung des Arginins. KNOOP und MARTIUS konnten diese Substanz aus Arginin und Brenztraubensäure durch katalytische Hydrierung gewinnen:

$$
\begin{array}{ccc}
\mathrm{CH_2-NH-C{\overset{NH_2}{\diagdown}}{\underset{HN}{}}} & & \mathrm{CH_2-NH-C{\overset{NH_2}{\diagdown}}{\underset{NH}{}}} \\
| & & | \\
\mathrm{CH_2} & & \mathrm{CH_2} \\
| & & | \\
\mathrm{CH_2} \qquad \mathrm{COOH} & & \mathrm{CH_2} \qquad \mathrm{COOH} \\
| \qquad\quad | & & | \qquad\qquad | \\
\mathrm{H-C-N\;H_2\; +\; O\;=C} \;\xrightarrow{-H_2O;\;+\,H_2}\; & & \mathrm{H-C-\!\!-\!\!-NH-\!\!-\!\!-CH} \\
| \qquad\qquad | & & | \qquad\qquad\; | \\
\mathrm{COOH} \qquad \mathrm{CH_3} & & \mathrm{COOH} \qquad \mathrm{CH_3} \\
\text{l-Arginin} \quad \text{Brenztraubensäure} & & \text{l-Octopin}
\end{array}
$$

Diese Octopinsynthese ist nur verständlich, wenn entsprechend dem von BRAUNSTEIN und KRITZMANN angenommenen Reaktionsmechanismus eine ungesättigte Zwischenverbindung entsteht, die anschließend hydriert wird.

3. Eiweißabbau.

Der Abbau der Eiweißkörper im Zellstoffwechsel geht voraussichtlich zunächst den gleichen Weg wie die Aufspaltung der Proteine bei der Verdauung im Darm. Er ist also eine Hydrolyse, für deren Durchführung der Zelle im Kathepsin und den Zellpeptidasen die Werkzeuge zur Verfügung stehen. Aus den Eiweißkörpern entstehen also über die Peptide zunächst Aminosäuren. Wenn auch immer wieder andere Abbauwege der Eiweißkörper erwogen worden sind, so ist doch sicherlich der hydrolytische Abbau bis zu den Aminosäuren der wichtigste; andere *biologische* Abbauwege sind bisher auch nicht mit Sicherheit erwiesen. Die Frage nach dem oxydativen Endabbau der Eiweißkörper ist also eigentlich eine Frage nach dem Endabbau der Aminosäuren. Die meisten Aminosäuren werden oxydativ zu Wasser, Kohlendioxyd und Ammoniak abgebaut. Der R. Q. beträgt dabei etwa 0,8. Neben diesem Hauptweg gibt es aber auch noch Nebenwege, und bestimmte Aminosäuren sind sicherlich die Muttersubstanzen spezifischer Wirkstoffe des Körpers.

α) Der Abbau der unnatürlichen d-Aminosäuren.

Die Frage nach dem weiteren Schicksal der Aminosäuren, also nach ihrem Abbauweg, ist schwierig zu beantworten, weil die natürlich vorkommenden l-Aminosäuren nach einem anderen Prinzip abgebaut werden als die unnatürlichen d-Formen. Alle früheren und zahlreiche spätere Untersuchungen über den oxydativen Abbau der Aminosäuren sind aber mit racemischen Gemischen, also mit d,l-Formen ausgeführt worden. Es kann heute als sicher gelten, daß die aus der Mehrzahl dieser Versuche gezogenen Schlüsse nur für die unnatürlichen d-Formen gültig sind. Jedoch sind die dabei erhaltenen Ergebnisse prinzipiell so wichtig, daß ihre Besprechung notwendig erscheint; das um so mehr, weil möglicherweise einige d-Aminosäuren in tierischen und pflanzlichen Eiweißkörpern vorkommen.

An sich sind drei verschiedene Möglichkeiten der Desaminierung bekannt:

1. die reduktive Desaminierung:

$$R \cdot CH \cdot NH_2 \cdot COOH + H_2 \rightarrow R \cdot CH_2 \cdot COOH + NH_3,$$

2. die hydrolytische Desaminierung:

$$R \cdot CH \cdot NH_2 \cdot COOH + H_2O \rightarrow R \cdot CHOH \cdot COOH + NH_3,$$

3. die oxydative Desaminierung:

$$R \cdot CH \cdot NH_2 \cdot COOH + \tfrac{1}{2} O_2 \rightarrow R \cdot CO \cdot COOH + NH_3.$$

Tabelle 73. Acetonbildung aus Aminosäuren nach EMBDEN.

Aminosäure	Verhält sich wie	Acetonbildung
$CH_3 \cdot CH_2 \cdot CH_2 \cdot CH_2 \cdot CH \cdot NH_2 \cdot COOH$ Norleucin	$CH_3 \cdot CH_2 \cdot CH_2 \cdot CH_2 \cdot COOH$ n-Valeriansäure	—
$\dfrac{CH_3}{CH_3}{>}CH \cdot CH_2 \cdot CH \cdot NH_2 \cdot COOH$ Leucin	$\dfrac{CH_3}{CH_3}{>}CH \cdot CH_2 \cdot COOH$ Isovaleriansäure	+
$\dfrac{CH_3}{CH_3}{>}CH \cdot CH \cdot NH_2 \cdot COOH$ Valin	$\dfrac{CH_3}{CH_3}{>}CH \cdot COOH$ Isobuttersäure	—

Alle drei Wege sind gangbar und werden unter bestimmten Voraussetzungen oder von bestimmten Organismen auch beschritten. Die Aufklärung der Oxydation der d-Aminosäuren wurde eingeleitet durch Versuche KNOOPs. Nach Verfütterung von γ-Phenyl-α-Aminobuttersäure (s. S. 368) wurde vom Tier Hippursäure ausgeschieden; aus der verfütterten Substanz muß also im Stoffwechsel Benzoesäure werden. Wenn der Abbau der Aminobuttersäure so vor sich ginge, daß nach Abspaltung der Aminogruppe Buttersäure gebildet worden wäre, hätte nach dem Prinzip der β-Oxydation Phenylessigsäure und nicht Benzoesäure entstanden sein müssen. *Die Aminosäure liefert demnach bei ihrem biologischen Abbau das gleiche Oxydationsprodukt wie die um 1 C-Atom ärmere N-freie Säure.* Versuche EMBDENs und seiner Mitarbeiter an der durchströmten überlebenden Leber bestätigten dieses Ergebnis. Dabei bilden die Aminosäuren genau so wie die Fettsäuren zum Teil Aceton, zum Teil nicht. Immer aber entspricht das Verhalten einer Aminosäure demjenigen einer Fettsäure mit einem C-Atom weniger (s. Tabelle 73). Diese Versuche lassen nur den Schluß zu, daß *die Aminosäuren unter Desaminierung und Abspaltung der Carboxylgruppe in die um ein C-Atom ärmere Fettsäure umgewandelt werden.*

Tabelle 74. Abbau unnatürlicher phenylsubstituierter Aminosäuren.

Verfüttert	Ausgeschieden
OH $\diagup\diagdown$ $CH_2 \cdot CH \cdot NH_2 \cdot COOH$ o-Tyrosin	OH $\diagup\diagdown$ $CH_2 \cdot COOH$ o-Oxy-phenylessigsäure
OH $\diagup\diagdown$ $CH_2 \cdot CH \cdot NH_2 \cdot COOH$ m-Tyrosin	OH $\diagup\diagdown$ $CH_2 \cdot COOH$ m-Oxy-phenylessigsäure
Cl $\diagup\diagdown$ $CH_2 \cdot CH \cdot NH_2 \cdot COOH$ m-Chlorphenylalanin	Cl $\diagup\diagdown$ $CH_2 \cdot COOH$ m-Chlor-phenylessigsäure

Fütterungsversuche mit verschiedenen unnatürlichen phenylsubstituierten Aminosäuren bestätigen diese Vorstellung vollkommen (s. Tabelle 74). Die Ergebnisse dieser Versuchsreihe sind aber nicht auf die natürlich vorkommenden cyclischen Aminosäuren zu übertragen. Für sie gelten vielmehr besondere Verhältnisse, da sie unter Aufspaltung des Ringes einem weitergehenden Abbau unterliegen (s. S. 378f.).

Der Weg des Abbaus durch oxydative Desaminierung ist von KREBS an Schnitten isolierter Organe in allen Einzelheiten exakt bewiesen worden. Eine Desaminierung von Aminosäuren erfolgt lediglich in der Niere und in geringerem Maße in der Leber. Sie ist an die Anwesenheit von Sauerstoff gebunden und· erfolgt nicht unter anaeroben Verhältnissen. Als Endprodukte der Reaktion konnten sowohl Ammoniak wie die den zugefügten Aminosäuren entsprechenden Ketosäuren nachgewiesen werden. Sauerstoffverbrauch, Ketosäure- und Ammoniakbildung weisen, wenn die weitere Oxydation der Ketosäure verhindert wird, das von der Theorie geforderte molare Verhältnis $1:2:2$ auf.

Die oxydative Desaminierung der d-Aminosäuren erfolgt mit Hilfe eines gelben Fermentes, der *d-Aminosäureoxydase* (s. S. 296), durch Vermittlung ihres Alloxazinanteils; für das Alanin z. B. nach

$$\text{Alloxazin} + \text{Alanin} + H_2O = \text{Dihydroalloxazin} + \text{Brenztraubensäure} + NH_3$$

Das wesentliche ist also eine Übertragung des Wasserstoffs vom Alanin auf das Alloxazin. Es muß demnach eine Desaminierung über die folgenden Zwischenstufen angenommen werden:

$$\underset{\text{Aminosäure}}{\overset{R}{\underset{\text{COOH}}{|}} CH \cdot NH_2} \xrightarrow{-H_2} \underset{\text{Iminosäure}}{\overset{R}{\underset{\text{COOH}}{|}} C = NH} \xrightarrow{+H_2O} \underset{\text{Hydrat der Iminosäure}}{\overset{R}{\underset{\text{COOH}}{|}} C \diagup \overset{OH}{\diagdown NH_2}} \longrightarrow \underset{\text{Ketosäure}}{\overset{R}{\underset{\text{COOH}}{|}} C = O} + \underset{\text{Ammoniak}}{NH_3}$$

Das ist aber die Umkehr der oben für den Aufbau von Aminosäuren aus Ammoniak und Ketosäuren angenommenen Reaktionsreihe.

Für die Richtigkeit dieses Weges spricht nach KNOOP auch die Energiebilanz. Bei der oxydativen Desaminierung des Alanins zur Brenztraubensäure wird pro Molekül eine Wärmemenge von 16,4 cal frei. Bei der hydrolytischen Desaminierung zu Milchsäure würde dagegen pro Molekül eine Energiemenge von 28,6 cal gebunden werden. Der biologische Sinn des Abbaus ist aber die Freisetzung und nicht die Bindung von Energie.

Ein weiterer Weg für die Entstehung von Ketosäuren aus Eiweißkörpern ist schon früher erörtert worden (s. S. 283). Nach BERGMANN spaltet eine in der Niere vorkommende Dehydropeptidase dehydrierte Dipeptide in je ein Molekül Aminosäure, Ketosäure und Ammoniak. Die biologische Bedeutung einer derartigen Reaktion ist aber bisher nicht erwiesen. Ähnliches gilt auch für die Beobachtung von KISCH, daß bei der katalytischen Desaminierung durch chinoide Stoffe bei bestimmten ph-Werten Dipeptide leichter desaminierbar sind als die sie aufbauenden Aminosäuren. Auch noch weitere, rein chemische Abbaumöglichkeiten der Aminosäuren sind beschrieben worden; jedoch soll auf sie, da über ihre biologische Bedeutung nichts ausgesagt werden kann, nicht eingegangen werden.

Die zweite Stufe des Abbaus der d-Aminosäuren ist die Umwandlung der Ketosäure in die nächst niedere Fettsäure. Sie geht voraussichtlich in der Weise vor sich, daß die Ketosäure zum nächst niederen Aldehyd decarboxyliert wird, worauf dieser zur entsprechenden Fettsäure oxydiert wird:

$$
\underset{\text{Ketosäure}}{\underset{\text{COOH}}{\overset{R}{C}}=O}
\ \xrightarrow{-CO_2}\
\underset{\text{Aldehyd}}{\overset{R}{C}\!\!\begin{smallmatrix}O\\H\end{smallmatrix}}
\ \xrightarrow{+H_2O}\
\underset{\text{Aldehydhydrat}}{\overset{R}{C}\!\!\begin{smallmatrix}OH\\H\\OH\end{smallmatrix}}
\ \xrightarrow{-H_2}\
\underset{\text{Fettsäure}}{\overset{R}{C}\!\!\begin{smallmatrix}O\\OH\end{smallmatrix}}
$$

Die intermediäre Bildung des um 1 C-Atom ärmeren Aldehyds konnte bei der Desamidierung einer Reihe von Aminosäuren durch Ascorbinsäure in Gegenwart von Sauerstoff erwiesen werden (ABDERHALDEN).

Nach KREBS geschieht die oxydative Desaminierung der d-Aminosäuren in der Niere mit viel größerer Geschwindigkeit als in der Leber. Für die Regulation des Säure-Basen-Gleichgewichts durch die Niere ist das wahrscheinlich sehr bedeutungsvoll, da dann jederzeit ausreichende Mengen von Ammoniak zur Neutralisation auszuscheidender Säuren bereitgestellt werden können (s. S. 445). Für den Eiweißabbau insgesamt dürfte aber wegen ihrer viel erheblicheren Größe die Leber als Stätte der Desaminierung der Aminosäuren eine ungleich größere Bedeutung haben.

Die aus den d-Aminosäuren durch die oxydative Desaminierung entstehenden Fettsäuren werden, darauf weisen bereits die besprochenen Versuche von EMBDEN hin, nach dem Prinzip der β-Oxydation abgebaut. Es kann daher auf die früheren Ausführungen darüber verwiesen werden (s. S. 361). Weiter unten wird jedoch auf diese Frage noch einmal zurückzukommen sein (s. S. 377f.).

β) Der Abbau der natürlichen l-Aminosäuren.

Von dem Abbau der unnatürlichen d-Aminosäuren ist derjenige der natürlichen l-Aminosäuren grundsätzlich verschieden. Ein sehr wesentlicher Unterschied liegt darin, daß viele der l-Aminosäuren im Stoffwechsel ein besonderes Schicksal haben, daß es also nicht *eine* l-Aminosäureoxydase gibt, sondern zahlreiche Oxydasen für die verschiedenen l-Aminosäuren.

LANG hat gezeigt, daß sich aus der Leber ein Ferment isolieren läßt, durch das l-(+)-Alanin und l-(—)-Leucin oxydiert werden, wobei pro aufgenommenem Atom Sauerstoff 1 Molekül Ammoniak abgespalten wird, ohne daß allerdings bisher die Entstehung der entsprechenden Ketosäuren nachgewiesen werden konnte. Anscheinend werden durch das gleiche

Ferment auch die übrigen aliphatischen l-Aminosäuren abgebaut, mit
Ausnahme des Glykokolls, dessen Abbaumöglichkeiten im Organismus
anscheinend beschränkte sind. Für l (+)-Glutaminsäure und l-(—)-
Asparaginsäure sind besondere Dehydrasen aufgefunden worden, die

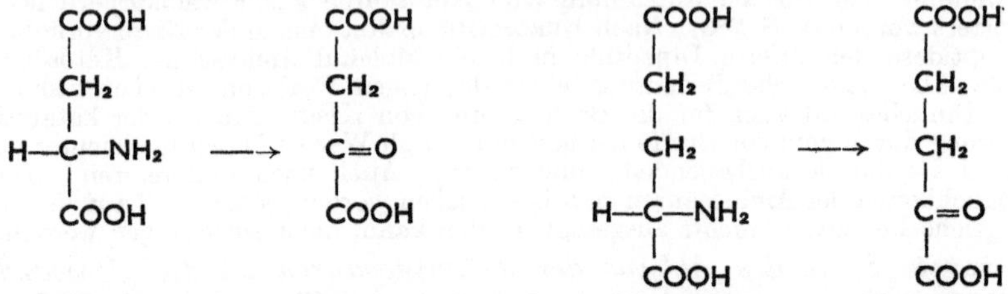

$$\begin{array}{ccc}
\text{COOH} & \text{COOH} \\
| & | \\
\text{CH}_2 & \text{CH}_2 \\
| & | \\
\text{H--C--NH}_2 \longrightarrow & \text{C=O} \\
| & | \\
\text{COOH} & \text{COOH}
\end{array}
\qquad
\begin{array}{ccc}
\text{COOH} & \text{COOH} \\
| & | \\
\text{CH}_2 & \text{CH}_2 \\
| & | \\
\text{CH}_2 \longrightarrow & \text{CH}_2 \\
| & | \\
\text{H--C--NH}_2 & \text{C=O} \\
| & | \\
\text{COOH} & \text{COOH}
\end{array}$$

l(—)Asparaginsäure   Oxalessigsäure   l-(+)-Glutaminsäure   α-Ketoglutarsäure

diese beiden Aminodicarbonsäuren zu α-Ketoglutarsäure bzw. Oxalessigsäure desaminieren. Für weitere l-Aminosäuren, besonders für die cyclischen, sind eigene Abbauwege aufgefunden worden, über die weiter
hinten besonders berichtet wird.

Wahrscheinlich spielt für den Abbau einiger l-Aminosäuren die *Decarboxylierung* unter Bildung der *primären Amine* eine gewisse Rolle:

$$\text{R} \cdot \text{CH} \cdot \text{NH}_2 \cdot \text{COOH} \longrightarrow \text{R} \cdot \text{CH}_2 \cdot \text{NH}_2 + \text{CO}_2.$$

Auf diesem Wege werden ja z. B. durch Bakterienwirkung im Darm aus
Lysin und Ornithin die Diamine Cadaverin und Putrescin gebildet (s. S. 324).
Im Organismus des höheren Tieres ist dieser Weg quantitativ wohl zu
vernachlässigen. Jedoch sind einige der in dieser Weise entstehenden *pro-
teinogenen Amine* physiologisch außerordentlich wirksame Stoffe (Tyramin,

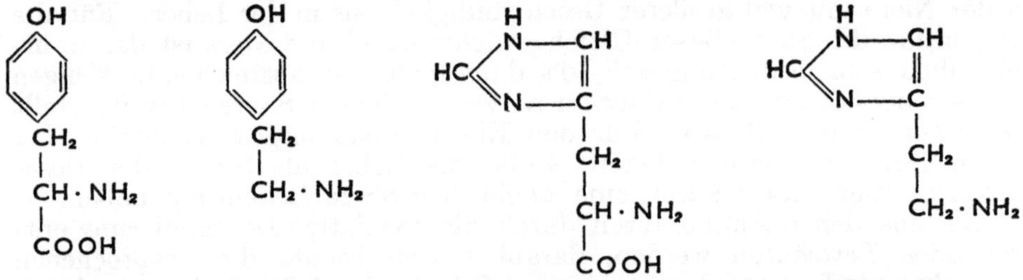

Tyrosin   Tyramin   Histidin   Histamin

Histamin), so daß der Nachweis ihres Vorkommens in Leukocyten, Leber,
Lunge und Pankreas von großer Bedeutung ist. Die Versuche, die Bildung
dieser Amine durch Zusatz von Tyrosin oder Histidin zu zerschnittenen
Organen zu erzielen, haben bisher nur in ganz wenigen Fällen zur chemischen
Identifizierung von Tyramin geführt: HEINSEN erhielt es mit Pankreas,
HOLTZ mit Niere. Die Bildung von Histamin ist bisher nur mit pharma-
kologischen Methoden, also an Hand der biologischen Wirkung, nach-
gewiesen, der *chemische* Beweis steht aber noch aus (WERLE; HOLTZ).
Anscheinend ist auch die Decarboxylierung des Tryptophans zu dem ihm
entsprechenden Amin möglich. Bei der Bildung dieser Amine wird wahr-

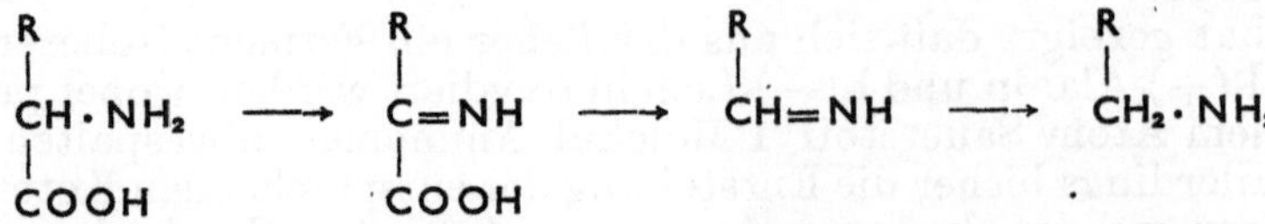

$$\begin{array}{cccc}
\text{R} & \text{R} & \text{R} & \text{R} \\
| & | & | & | \\
\text{CH} \cdot \text{NH}_2 \longrightarrow & \text{C=NH} \longrightarrow & \text{CH=NH} \longrightarrow & \text{CH}_2 \cdot \text{NH}_2 \\
| & | \\
\text{COOH} & \text{COOH}
\end{array}$$

Aminosäure   Iminosäure   Imin   Amin

scheinlich die Aminosäure zunächst dehydriert, dann die entstandene Iminosäure zum Imin decarboxyliert und dieses schließlich zum Amin hydriert.
Histamin und andere Amine werden bei Gegenwart von Sauerstoff leicht
weiter abgebaut. Dieser Abbau ist von HOLTZ am *l-Dioxyphenylalanin*
(s. S. 206, 304) näher untersucht worden. Läßt man Nierengewebe unter
Ausschluß von Sauerstoff auf diese Aminosäure einwirken, so bildet sich
Oxytyramin. Unter aeroben Verhältnissen wird dies zum *Dioxyphenylacetaldehyd* oxydiert. Für den Abbau sind also zwei Fermente notwendig, eine

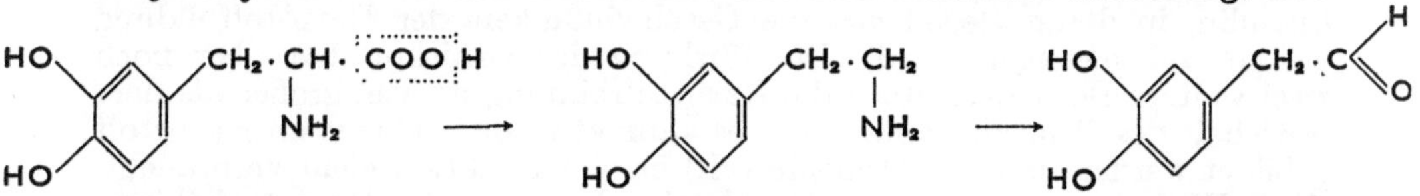

l-Dioxyphenylalanin   Oxy-Tyramin   Dioxyphenylacetaldehyd

Decarboxylase und eine *Aminoxydase.* Von der Aminoxydase ist wahrscheinlich die *Histaminase,* das Ferment des oxydativen Histaminabbaus,
verschieden. Da diese noch andere Diamine oxydiert, wird sie auch als
Diaminoxydase bezeichnet. Die Decarboxylasen für Histidin, Tyrosin
und Dioxyphenylalanin sind spezifisch auf diese Substrate eingestellte
Fermente. Die Aktivität der Histaminoxydase ist anscheinend eng mit
der Tätigkeit des weiblichen Geschlechtsapparates verbunden, da während
der Schwangerschaft ihre Konzentration im Serum erheblich ansteigt.

Ob diese Versuchsergebnisse eine unmittelbare Bedeutung für die
Frage des Abbaus der natürlichen l-Aminosäuren haben, ist noch nicht
zu sagen. HOLTZ nimmt an, daß der von ihm am l-Dioxyphenylalanin aufgefundene Abbauweg auch für andere Aminosäuren Geltung hat, daß also
die l-Aminosäureoxydase ein aus Decarboxylase und Aminoxydase zusammengesetztes Fermentsystem ist. Der angenommene Mechanismus
würde erklären, daß beim Abbau von l-Aminosäuren keine Ketosäuren
entstehen, sondern daß die um ein C-Atom ärmere Fettsäure durch weitere
Oxydation des gebildeten Aldehyds geliefert wird.

Auf die *Verwandtschaft der Betaine und des Cholins mit Aminosäuren* ist schon an
früherer Stelle hingewiesen worden (s. S. 60). Betaine kommen allerdings im Organismus
der Tiere und besonders der Warmblüter kaum vor. Das Ergothionein (s. S. 68) findet
sich dagegen in den roten Blutkörperchen.

Für den Organismus sind schließlich von Bedeutung die *bakteriellen Umwandlungen*
von Aminosäuren, weil die entstehenden Reaktionsprodukte vom Darm resorbiert werden
können und so, ohne ihre Entstehung einer Organtätigkeit zu verdanken, im Organismus
auftreten. Als bakterieller Abbauweg kommt hauptsächlich die oben besprochene Decarboxylierung unter Aminbildung in Frage. Ein weiterer Weg ist die reduktive Desaminierung zur Fettsäure mit der gleichen C-Atomzahl (s. S. 371). Es kann aber auch genau
wie beim Abbau der Aminosäuren im Tierkörper nach oxydativer Desaminierung der nächst
niedere Aldehyd entstehen. Im Tierkörper geht dieser durch Oxydation in die Fettsäure
über; Bakterien und auch Hefen reduzieren ihn dagegen zu Alkohol. So bildet z. B. gärende
Hefe aus Leucin den *Isoamylalkohol,* aus Isoleucin den *Amylalkohol* (die sog. *Fuselöle*)
und auch aus anderen Aminosäuren entstehen die entsprechenden um ein C-Atom ärmeren

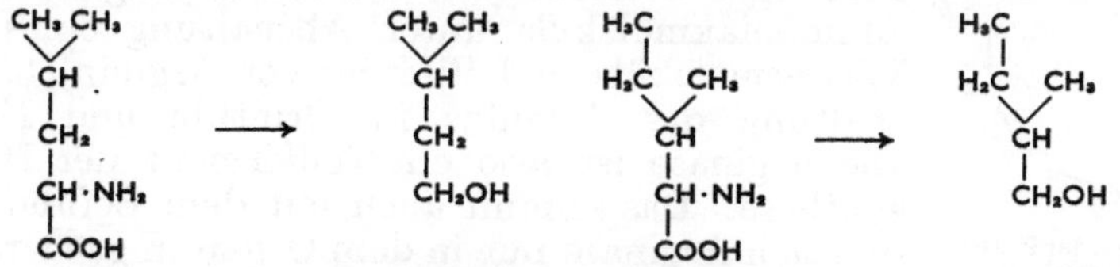

Leucin   Isoamylalkohol   Isoleucin   Amylalkohol

Alkohole. Die bakteriellen Umwandlungen der cyclischen Aminosäuren, wie sie bei der
Darmfäulnis erfolgen, sind schon früher besprochen (s. S. 324).

γ) Die Harnstoffbildung.

Aus dem den Aminosäuren entstammenden Ammoniak und aus Kohlendioxyd bildet die Leber Harnstoff. Diese Reaktion dient der Entgiftung des Ammoniaks. In Leberschnitten, die in sauerstoffhaltiger Atmosphäre mit dünnen Ammoniaklösungen geschüttelt werden, bildet sich Harnstoff. Setzt man gleichzeitig die verschiedensten Aminosäuren zu, so bleibt die Geschwindigkeit der Harnstoffbildung die gleiche. Eine Ausnahme machen jedoch zwei Aminosäuren, das Ornithin und das Citrullin, in deren Gegenwart die Geschwindigkeit der Harnstoffbildung weitgehend gesteigert wird. Die Wirkung des Ornithins hat aber noch zwei weitere Besonderheiten: die Harnstoffbildung ist viel größer als dem N-Gehalt des Ornithins entspricht, es kann etwa das 30fache an Harnstoff gebildet werden, und das Ornithin wird bei der Reaktion nicht verbraucht. Seine Wirkung ist also am besten als eine Katalyse der Harnstoffbildung zu beschreiben. Das Citrullin steigert die Geschwindigkeit der Harnstoffbildung noch mehr als das Ornithin, es wirkt aber nicht in dem Sinne katalytisch, daß es die entstehende Harnstoffmenge vergrößert, es bildet sich vielmehr pro Mol Citrullin nur etwa ein Mol Harnstoff. Diese Versuche von KREBS und HENSELEIT lassen sich nur dann befriedigend erklären, wenn man annimmt, daß zunächst aus Ornithin oder Citrullin und Kohlendioxyd sowie Ammoniak eine Zwischenverbindung entsteht, die unter Abspaltung von Harnstoff immer wieder in Ornithin zurückverwandelt wird. Alle diese Forderungen erfüllt das Arginin, das im übrigen als einzige Aminosäure die katalytische Wirkung des Ornithins ersetzen kann und das als Vorstufe des Harnstoffs schon lange bekannt ist (s. S. 272). Die Harnstoffsynthese, die *nur* in der Leber erfolgt, vollzieht sich also nach dem folgenden Schema:

$$
\begin{array}{l}
CH_2 \cdot NH_2 + CO_2 + NH_3 \\
|\\
CH_2 \\
|\\
CH_2 \\
|\\
CH \cdot NH_2 \\
|\\
COOH \\
\text{Ornithin}
\end{array}
\xrightarrow{-H_2O}
\begin{array}{l}
CH_2 \cdot NH \cdot C\!\!\diagup^{NH_2}_{=O} + NH_3 \\
|\\
CH_2 \\
|\\
CH_2 \\
|\\
CH \cdot NH_2 \\
|\\
COOH \\
\text{Citrullin}
\end{array}
\xrightarrow{-H_2O}
\begin{array}{l}
CH_2 \cdot NH \cdot C\!\!\diagup^{NH_2}_{=NH} \\
|\\
CH_2 \\
|\\
CH_2 \\
|\\
CH \cdot NH_2 \\
|\\
COOH \\
\text{Arginin}
\end{array}
\xrightarrow{+H_2O}
\begin{array}{l}
CH_2 NH_2 \\
|\\
CH_2 \\
|\\
CH_2 \\
|\\
CH \cdot NH_2 \\
|\\
COOH \\
\text{Ornithin}
\end{array}
\begin{array}{l}
+\; C\!\!\diagup^{NH_2}_{\diagdown NH_2}\!\!{=}O \\[2em]
\text{Harnstoff}
\end{array}
$$

Die zentrale Stellung des Ornithins bei der Harnstoffbildung geht ebenso aus der schematischen Abb. 79 hervor. Diese Abbildung deutet auch den Verlauf der Reaktion in drei Stufen an: 1. Die Anlagerung von Ammoniak und Kohlendioxyd an die δ-ständige Aminogruppe des Ornithins unter Austritt von Wasser und unter Bildung von Citrullin, 2. die Anlagerung eines zweiten Ammoniakmoleküls unter Abspaltung eines zweiten Wassermoleküls und Bildung von Arginin, 3. die Aufspaltung des Arginins in Ornithin und Harnstoff. Die Arginase ist also ein Teilferment der Harnstoffsynthese. Das stimmt auch mit dem Befund überein, daß sich Arginase nur in dem Organ in größerer Menge findet, in dem Harnstoff gebildet wird, nämlich in der Leber; in den übrigen Organen und bei Tieren, in deren Stoffwechsel überhaupt kein Harnstoff gebildet wird (Vögel und Reptilien, s. S. 384f.), fehlt sie gänzlich oder kommt nur in ganz geringen Mengen vor.

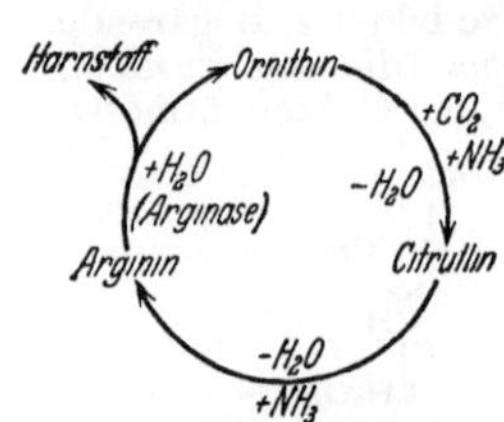

Abb. 79. Schema der Harnstoffbildung. (Nach KREBS.)

Untersuchungen von LEUTHARDT machen es wahrscheinlich, daß durch die KREBSschen Versuche das Problem der Harnstoffbildung noch nicht völlig gelöst ist. In der Leber hungernder Meerschweinchen werden unter bestimmten Bedingungen aus Glutamin viel größere Mengen von Harnstoff gebildet als aus Ammoniak. Diese Harnstoffbildung wird durch Ornithin nicht mehr wesentlich gesteigert. Da Glutaminsäure nur wenig Harnstoff liefert, muß die endständige Aminogruppe des Glutamins das Ammoniak für die Synthese liefern. Da man während der Harnstoffbildung kaum eine Vermehrung des freien Ammoniaks findet, ist es möglich, daß das Glutamin mit dem harnstoffbildenden Fermentsystem direkt ohne vorherige Desaminierung reagiert. Ähnlich wie Glutamin verhält sich auch Asparagin.

Es ist bemerkenswert, daß die Amide der beiden Dicarbonsäuren, die durch den Vorgang der Umaminierung und durch die Einbeziehung ihrer Ketosäuren in die oxydativen Abbauprozesse im intermediären Stoffwechsel eine so bedeutungsvolle Rolle spielen (s. S. 302), auch für den Endabbau des Eiweißmoleküls, die Harnstoffbildung, wesentlich sind. Der biologische Zusammenhang zwischen Glutamin und Glutaminsäure steht fest, da in der Niere aus der Säure das Amid leicht gebildet werden kann.

δ) Besondere Abbauwege einiger Aminosäuren.

Die bisher geschilderten Schicksale der d- und der l-Aminosäuren zeigen, wie sich unter gewissen Bedingungen und für einige von ihnen der Abbau vollziehen kann. Eine allgemeine Lösung, die für alle Aminosäuren gültig wäre, bringen diese Untersuchungen zweifellos aber nicht. Die Diaminosäuren, die Dicarbonsäuren, die Oxyaminosäuren, die schwefelhaltigen und schließlich die cyclischen Aminosäuren stellen besondere Probleme.

Für einige β-Oxy-α-Aminosäuren hat kürzlich KNOOP gezeigt, daß sie durch β-Oxydation, also über die β-Keto-α-Aminosäuren in die um 2 C-Atome ärmeren N-freien Säuren überführt werden. Diese Feststellung ist auch deshalb bedeutungsvoll, weil sie zeigt, daß die Oxyaminosäuren ein anderes Schicksal haben als die Aminosäuren und daß sie deshalb nicht auf dem normalen Abbauweg der Aminosäuren liegen können; sie sind vielmehr primäre Eiweißbausteine.

Für einige Aminosäuren haben *Beobachtungen bei krankhaften Veränderungen des Stoffwechsels*, die zur Entstehung von sonst nicht auftretenden Zwischenprodukten des Abbaus führen, eine gewisse Klarheit über ihren normalen Abbauweg gebracht, bei anderen fehlt dagegen jeder Anhaltspunkt über den Weg, den die Oxydation einschlägt. Man kann daher nur mehr oder weniger wahrscheinliche Theorien aufstellen.

Die ältesten Beobachtungen über das Schicksal der Eiweißkörper bei Stoffwechselstörungen betreffen die *Zuckerbildung aus Eiweiß* im diabetischen Organismus. Auch der völlig kohlenhydratfrei ernährte zuckerkranke Körper scheidet größere Mengen von Zucker aus; die Zuckerausscheidung geht etwa der Höhe der Stickstoffausscheidung, das heißt aber der Größe des Eiweißzerfalls, parallel. Vermehrte Eiweißzufuhr steigert die Kohlenhydratbildung, dagegen führt vermehrter Fettabbau nicht zur Steigerung der Kohlenhydratbildung, sondern zu vermehrter Bildung von Acetonkörpern; das ist verständlich, weil die natürlichen Fette lediglich Fettsäuren mit einer geraden Zahl von C-Atomen enthalten (s. S. 35). Die verschiedenen Aminosäuren wurden auf ihre Fähigkeit zur Zuckerbildung im diabetischen Organismus, besonders am pankreasdiabetischen Hund und im normalen Organismus durch Verfütterung vor allem an hungernde Ratten geprüft. Ferner wurde die Bildung von Acetonkörpern aus den verschiedenen Aminosäuren an Leberschnitten geprüft. Das Ergebnis war, daß sich drei Gruppen herausschälen lassen, von denen die eine Zucker, die zweite Aceton, die dritte dagegen weder Zucker noch Aceton bildet. Die Ergebnisse der einzelnen Versuchsreihen stimmen jedoch nicht überein. Die folgende Verteilung entspricht für die Leber vielleicht am besten den tatsächlichen Verhältnissen.

1. Glucoplastische Aminosäuren: Glykokoll, Alanin, Aminobuttersäure (?), Threonin, Glutaminsäure, Oxyglutaminsäure und Arginin.

2. Ketoplastische Aminosäuren: Leucin, Norvalin, Lysin, Phenylalanin und Tyrosin.

In Versuchen an Nierenschnitten erwiesen sich nur Leucin, Norvalin und Lysin als Acetonbildner.

3. Aglucoplastische und *aketoplastische Aminosäuren:* Isoleucin, Norleucin, Valin, Prolin, Oxyprolin, Tryptophan, Histidin, Asparaginsäure, Cystin, Ornithin und Serin.

Die Wege, auf denen die Aminosäuren in Zucker umgewandelt werden können, sind keineswegs geklärt. Sicherlich sind dazu synthetische Vorgänge erforderlich. Am einfachsten liegen die Verhältnisse beim Alanin, das in der isolierten Leber ohne weiteres in Milchsäure umgewandelt wird. An sich sollte zwar bei der oxydativen Desaminierung des Alanins Brenztraubensäure entstehen, aber möglicherweise wird diese — abweichend von ihrem normalen oxydativen Abbau (s. S. 354f.) — zu Milchsäure reduziert. Die isolierte Leber kann jedenfalls Brenztraubensäure in Milchsäure umwandeln. Allerdings entsteht daneben auch Acetessigsäure.

Für andere glucoplastische Aminosäuren muß aber ein anderer Weg zum Zucker angenommen werden. *Glutaminsäure* wird wahrscheinlich zunächst durch oxydative Desaminierung unmittelbar in Bernsteinsäure umgewandelt. Aus Arginin entsteht na h FELIX bei der Leberdurchströmung Bernsteinsäure. Möglicherweise geschieht dies über Ornithin. Allerdings gehört das Ornithin nach anderen Befunden zu den aglucoplastischen Aminosäuren. Die Bernsteinsäure wird wahrscheinlich auf dem S. 301 und 355 gezeigten Wege abgebaut, womit die Verbindung zu den Kohlenhydraten gegeben ist.

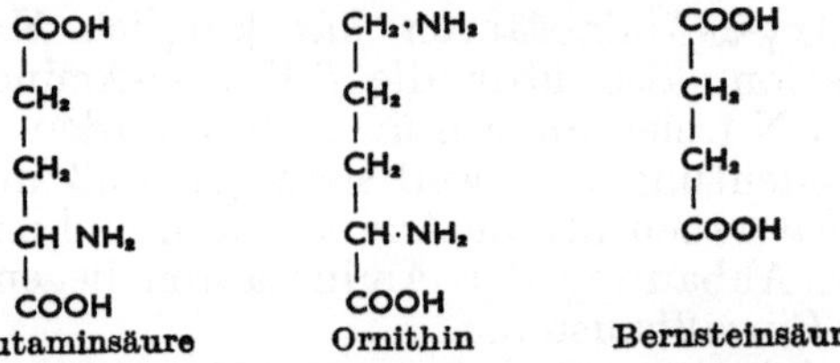

$$\begin{array}{ccc}
\text{COOH} & \text{CH}_2\cdot\text{NH}_2 & \text{COOH} \\
| & | & | \\
\text{CH}_2 & \text{CH}_2 & \text{CH}_2 \\
| & | & | \\
\text{CH}_2 & \text{CH}_2 & \text{CH}_2 \\
| & | & | \\
\text{CH NH}_2 & \text{CH}\cdot\text{NH}_2 & \text{COOH} \\
| & | & \\
\text{COOH} & \text{COOH} & \\
\text{Glutaminsäure} & \text{Ornithin} & \text{Bernsteinsäure}
\end{array}$$

Asparaginsäure wird bei dem üblichen Abbau zu Oxalessigsäure oxydiert. Auch diese Säure ist eine Zwischenstufe des Bernsteinsäureabbaus (s. S. 301, 355). Jedoch erscheint eine Decarboxylierung der Oxalessigsäure zu Malonsäure möglich. Diese ist völlig verbrennlich, es braucht daher im Gegensatz zu älteren Anschauungen die Asparaginsäure nicht als unbedingt glucoplastisch angesehen zu werden. Nach neueren Untersuchungen kann aber die Oxalessigsäure von manchen Organen zu Brenztraubensäure, von anderen zu einem Gemisch von Äpfelsäure, Brenztraubensäure, Milchsäure und Citronensäure abgebaut werden. Ihr Schicksal und damit auch das der Asparaginsäure ist also wohl nicht einheitlich.

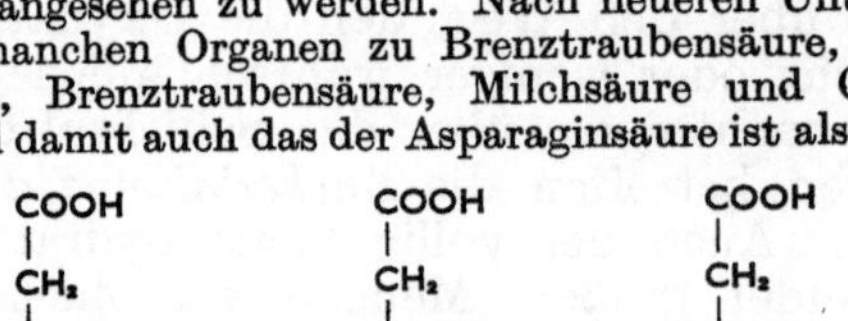

$$\begin{array}{ccccc}
\text{COOH} & & \text{COOH} & & \text{COOH} \\
| & & | & & | \\
\text{CH}_2 & & \text{CH}_2 & & \text{CH}_2 \\
| & & | & & | \\
\text{CH}\cdot\text{NH}_2 & \longrightarrow & \text{C}{=}\text{O} & \longrightarrow & \text{COOH} \\
| & & | & & \\
\text{COOH} & & \text{COOH} & & \\
\text{Asparaginsäure} & & \text{Oxalessigsäure} & & \text{Malonsäure}
\end{array}$$

ε) Der Abbau der cyclischen Aminosäuren.

Die Suche nach einer Erklärung für die Entstehung von Acetonkörpern aus *Tyrosin* und *Phenylalanin* leitet über zu einer Besprechung des Schicksals der cyclischen Aminosäuren überhaupt. Man hat versucht, durch Verfolgung einer als *Alkaptonurie* bezeichneten Stoffwechselstörung Aufschluß über den Abbau des Benzolringes zu gewinnen. Bei dieser Erkrankung hat der frisch gelassene Harn gewöhnlich eine ganz normale Farbe. Beim Stehen an der Luft färbt er sich jedoch dunkelbraun. Das Auftreten dieser dunklen Farbe wird durch Zusatz von Alkali stark beschleunigt. Die Alkaptonharne reduzieren FEHLINGsche Lösung, NYLANDERsche Lösung und ammoniakalische Silberlösung sehr intensiv. Die Ursache für dieses Verhalten ist die 2,5-*Dioxyphenylessigsäure (Hydrochinonessigsäure)*. Sie wird auch als *Homogentisinsäure* bezeichnet. Als Hydrochinonderivat ist sie leicht oxydierbar und geht dabei in das dunkel gefärbte Chinonderivat über. Dies Chinonderivat wandelt sich anscheinend gelegentlich in ein schwarzes Melanin um, da man bei älteren Patienten eine schwarze Verfärbung der Knorpel *(Ochronose)* beobachten kann. Muttersubstanzen der Homogentisinsäure sind Tyrosin und Phenylalanin, nicht dagegen Tryptophan.

Homogentisinsäure

Die Homogentisinsäure wird vom normalen Organismus glatt verbrannt; im diabetischen Organismus und in der überlebenden Leber geht sie in Acetessigsäure bzw. in Aceton über. Man hat aus diesen und anderen Gründen angenommen, daß die Homogentisinsäure ein normales Zwischenprodukt des Tyrosin- bzw. Phenylalaninabbaus ist und etwa auf dem folgenden Wege gebildet wird:

Tyrosin → .p-Oxyphenylbrenztraubensäure → 2,5-Dioxyphenylbrenztraubensäure → Homogentisinsäure

Nach neueren Versuchen von FELIX und ZORN über den Abbau von Tyrosin und von Phenylalanin durch Leber- bzw. durch Nierenbrei oder durch Extrakte aus diesen Organen läßt sich die Oxydation des Tyrosins in drei verschiedene Stufen zerlegen, auf denen pro Mol *l-Tyrosin* ein, zwei und vier Atome Sauerstoff aufgenommen werden. Den verschiedenen Phasen der Sauerstoffaufnahme sollten definierte Zwischenprodukte des Abbaus entsprechen. Wenn das oben gegebene Schema richtig wäre, müßte auf der ersten Stufe die Bildung von p-Oxy-phenyl-brenztraubensäure und von Ammoniak nachweisbar sein. Beide Substanzen wurden aber nicht aufgefunden und ebensowenig ergaben sich Anhaltspunkte für eine Bildung von Harnstoff oder von anderen N-haltigen Spaltprodukten. Auf den späteren Stufen des Abbaus sollte die Homogentisinsäure entstehen. Auch diese ließ sich nicht nachweisen. Das unnatürliche *d-Tyrosin* bildet dagegen p-Oxyphenyl-brenztraubensäure und Ammoniak, wie es die ältere Theorie verlangt. Die p-Oxyphenyl-brenztraubensäure selber und ebenso auch die Homogentisinsäure sind ihrerseits in Acetessigsäure bzw. in Aceton überführbar. *l-Phenylalanin* verbraucht bei der Oxydation nur ein Atom Sauerstoff, spaltet aber kein Ammoniak ab und wird auch nicht in Tyrosin umgewandelt. *d-Phenylalanin* wird dagegen ebenso wie d-Tyrosin desaminiert und liefert Phenyl-brenztraubensäure. Beim Abbau des l-Tyrosins entstehen nach den bisherigen Fesstellungen pro Molekül ein Molekül Acetessigsäure, ein (oder zwei) Moleküle Kohlendioxyd und ein Molekül Alanin. Dagegen ist in Tierversuchen nach Verfütterung von l-Tyrosin oder l-Phenylalanin die Ausscheidung von Homogentisinsäure gefunden worden, während das nach den d-Formen nicht der Fall war (LANYAR). Die Frage nach dem Abbau von l-Tyrosin und l-Phenylalanin kann daher noch nicht als geklärt gelten.

Über die Art der Aufspaltung des Benzolringes lassen sich nur Vermutungen äußern. Die einzige experimentelle Unterlage ist die Beobachtung, daß vom Hund und Kaninchen Benzol zum Teil aufgespalten und als *Muconsäure* ausgeschieden wird (JAFFÉ; BERNHARDT). Da Muconsäure in der durchströmten Leber Aceton liefert, wäre die Acetonkörperbildung aus Homogentisinsäure und auch aus l-Tyrosin verständlich, wenn vor der Sprengung des Ringes die Seitenkette oxydativ abgesprengt würde.

$$\text{Benzol} \longrightarrow \text{Muconsäure} \longrightarrow \text{Acetonkörper}$$

Für den Abbau von Phenylalanin und Tyrosin sind auch noch andere Wege denkbar. So zeigt das *Adrenalin* in seiner Formel so große Ähnlichkeit mit dem Tyrosin, daß an einen genetischen Zusammenhang gedacht werden muß (s. S. 206). Für die Wahrscheinlichkeit eines Zusammenhanges spricht auch, daß in Stellung 3.4 oxydierte Benzolderivate, also Brenzkatechine, vollkommen abgebaut werden können. Adrenalin ist ein Brenzkatechinderivat. Ein weiterer Weg für die Umwandlung des Tyrosins ist die Farbstoffbildung, wie sie etwa durch die *Tyrosinase* bewirkt wird (s. S. 304). Schließlich sei noch daran erinnert, daß auch das Hormon der Schilddrüse, das *Thyroxin*, ein Tyrosinabkömmling ist (s. S. 215). Die Möglichkeit seiner Bildung aus Tyrosin ist experimentell erwiesen. In diesem Zusammenhang wird nochmals auf die Untersuchungen von HOLTZ über den Abbau des Dioxyphenylalanins verwiesen (s. S. 375).

Das *Tryptophan* gehört zu den Aminosäuren, die weder Aceton noch Kohlenhydrate bilden können. Im menschlichen Organismus verbrennt es anscheinend restlos zu Wasser, Kohlendioxyd und Ammoniak. Beim Hund wird ein eigenartiges Abbauprodukt des Tryptophans, die *Kynurensäure* gefunden. Sie entsteht wahrscheinlich über *Kynurenin* (KOTAKE). Dies hat ein allgemeines physiologisches Interesse, weil es bei einigen Insekten die Bildung des Pigmentes der Augen auslösen kann (KÜHN, BUTENANDT), wobei es in dies Pigment eingebaut wird. Über die bakterielle Umwandlung des Tryptophans in Indol und Skatol s. S. 324.

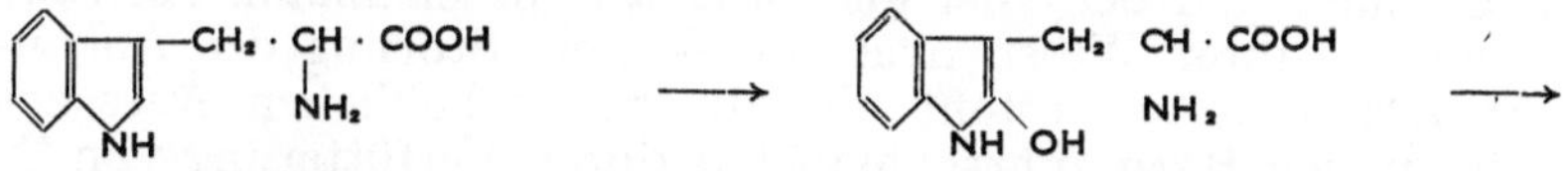

Tryptophan α-Oxy-tryptophan

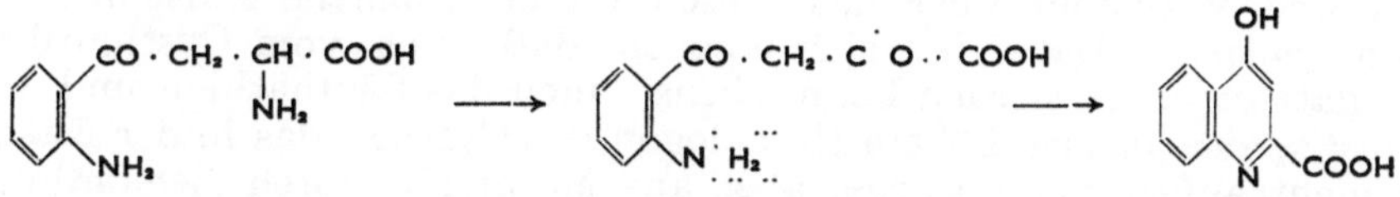

Kynurenin o-Amino-benzoyl-brenztraubensäure Kynurensäure

Für den Abbau des ***Histidins*** gibt es drei Möglichkeiten: 1. Ringsprengung durch Histidase und Bildung von Glutaminsäure (s. S. 273), 2. Decarboxylierung zu Histamin (s. S. 374), 3. Desaminierung zu Urocaninsäure. Letztere Reaktion ist wohl nur ein Nebenweg. Ob das *Ergothionein* (s. S. 68) zum Histidin genetische Beziehungen hat, ist nicht bekannt.

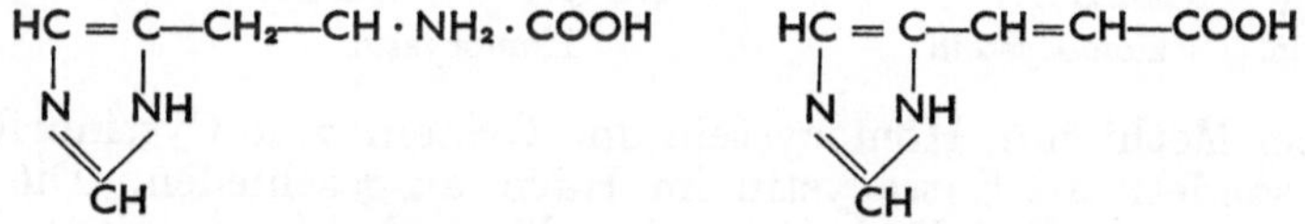

Histidin Urocaninsäure

l(—) Prolin kann durch Leber und Niere zu Glutaminsäure unter Ringsprengung oxydiert werden, die ihrerseits, wie schon erwähnt wurde, zu Ketoglutarsäure oxydiert wird.

l (—) Prolin l (+) Glutaminsäure

Aus ***d(+) Prolin*** wird durch d-Aminosäureoxydase unter Verbrauch von $^1/_2 O_2$ α-Keto-δ-Aminovaleriansäure gebildet; diese Säure wurde auch bei der Oxydation von d,l-Ornithin gefunden.

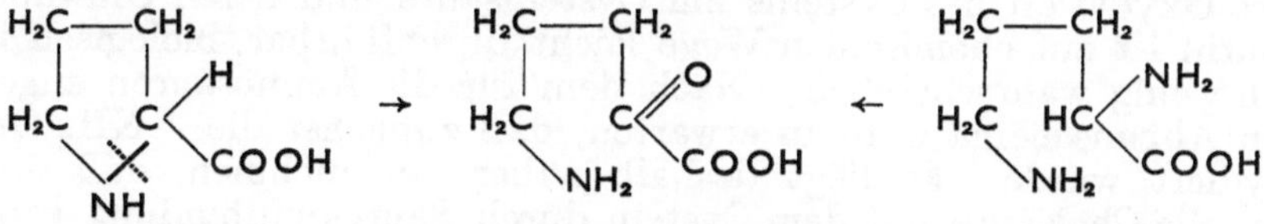

d (+) Prolin α-Keto-δ-Aminovaleriansäure Ornithin

ζ) Der Abbau der schwefelhaltigen Aminosäuren.

Von den schwefelhaltigen Aminosäuren ist für die Ernährung, wie sich erst kürzlich zweifelsfrei ergeben hat, lediglich das Methionin unentbehrlich.

Ihm scheint im Stoffwechsel eine besondere Funktion zuzukommen, da seine endständige Methylgruppe abgespalten und vom Organismus zu Methylierungen verwendet werden kann; so konnte gezeigt werden, daß eine Methylierung durch das Methionin beim Aufbau des Cholins und des Kreatins (s. auch S. 384) eine Rolle spielt.

Die früheren Untersuchungen haben sich aber im wesentlichen mit
dem Schicksal des Cystins bzw. des Cysteins beschäftigt, besonders auch
aus dem Grunde, weil bei einer als *Cystinurie* bezeichneten Stoffwechselanomalie eine in ihren Wesen noch unbekannte Störung des Abbaus der
S-haltigen Aminosäuren besteht, die zu einer erheblichen Ausscheidung
von Cystin in den Harn führt. Man hat durch Verfütterung von Cystin,
Cystein und Methionin über das Wesen dieser Anomalie Aufschluß zu
erhalten versucht. Dabei hat sich ergeben, daß auch vom Cystinuriker
Cystin glatt oxydiert werden kann, ebenso auch das Gluthathion und das
Homocystin, das nächst höhere Homologon des Cystins, das in der Natur
bisher nicht aufgefunden wurde, aber aus Methionin durch Behandlung
mit Schwefelsäure erhalten werden kann und auch bei den Methylierungs-
reaktionen aus Methionin entstehen muß (s. S. 384).   Eigenartigerweise

$$
\begin{array}{ccc}
CH_2 \cdot SH & CH_2 \cdot S\!-\!\!-\!\!-\!S \cdot CH_2 \\
| & | \qquad\qquad | \\
CH_2 & CH_2 \qquad\quad CH_2 \\
| & | \qquad\qquad | \\
CH \cdot NH_2 & CH \cdot NH_2 \quad CH \cdot NH_2 \\
| & | \qquad\qquad | \\
COOH & COOH \qquad COOH \\
\text{Homocystein} & \text{Homocystin}
\end{array}
$$

werden aber Methionin, Homocystein und Cystein vom Cystinuriker nicht
oxydiert, sondern als Extracystin im Harn ausgeschieden. Die Ursache
für dieses merkwürdige Verhalten ist völlig unbekannt. Jedenfalls läßt
sich schließen, daß die Störung nicht den Abbau des Cystins selber,
sondern den des Cysteins betrifft. Es ist aber unverständlich, warum
das Cystin, das aus dem Methionin, dem Homocystein und dem Cystein
entsteht, nicht genau so wie verfüttertes Cystin abgebaut werden kann.

Der normale Abbau der S-haltigen Aminosäuren führt bis zur anorganischen Schwefelsäure, die als Sulfat oder an phenolartige Stoffe
gebunden als „Äther-" oder „Esterschwefelsäure" (s. S. 444) im Harn ausgeschieden wird. Ein kleiner Teil des Schwefels findet sich auch als
„*Neutralschwefel*" im Harn. Über seine Natur und seine Entstehung ist
nichts Näheres bekannt.

Es ist schon früher auf den Zusammenhang des Cystins mit dem
Taurin hingewiesen worden, das in der Galle gebunden in den verschiedenen gepaarten Gallensäuren (s. S. 49 u. 64) ausgeschieden wird.

Die Oxydation des Cysteins zur Cysteinsäure und deren Umwandlung
in Taurin ist auf chemischem Wege leicht durchführbar, biologisch ist sie
jedoch wenig wahrscheinlich. Nach dem für die Aminosäuren angenommenen Abbauschema wäre zu erwarten, daß zunächst die $-NH_2$-Gruppe
aboxydiert würde. Es liegt deshalb näher, anzunehmen, daß sich zunächst die Cholsäure mit dem Cystein durch Säureamidbindung vereinigt

$$
\begin{array}{llll}
CH_2 \cdot SH & & CH_2 \cdot SH \\
| & & | \\
CH \cdot NH_2 & +\ HOOC \cdot C_{23}H_{39}O_3 \ \longrightarrow & CH \cdot NH \cdot C\!=\!O \cdot C_{23}H_{39}O_3 \ \longrightarrow \\
| & & | \\
COOH & & COOH \\
\text{Cystein} & \text{Cholsäure} & \text{hypothetisches Zwischenprodukt}
\end{array}
$$

$$
\begin{array}{l}
CH_2 \cdot SO_3H \\
| \\
CH_2 \cdot NH \cdot C\!=\!O \cdot C_{23}H_{39}O_3 \\
\text{Taurocholsäure}
\end{array}
$$

und auf diese Weise die Aminogruppe vor der Abspaltung schützt; dann erst folgt die Umwandlung des Cysteinrestes zum Taurinrest, nämlich die Decarboxylierung und die Oxydation des Sulfhydrylschwefels zur Sulfosäure.

η) Der Abbau des Arginins und die Kreatinbildung.

Nach den Untersuchungen von EDLBACHER wird im wachsenden Gewebe, und zwar sowohl im normal wachsenden embryonalen als auch beim pathologischen Wachstum gutartiger und bösartiger Geschwülste, eine Spaltung von Arginin in Ornithin und Harnstoff beobachtet, wie sie sonst nur in der Leber einen größeren Umfang erreicht. Der Zerfall des Arginins im wachsenden Gewebe wird als eine Wachstumsreaktion angesehen, die damit in Zusammenhang steht, daß bei den Kernteilungen, die die Grundlage der Zellvermehrung sind, das basische, sehr argininreiche Kerneiweiß abgebaut wird. Das wachsende Gewebe hat aber nur die Fähigkeit zur Abspaltung von Harnstoff aus Arginin, nicht die zur Harnstoffsynthese aus anderen Aminosäuren. Unter anaeroben Bedingungen ist die Arginasewirkung des wachsenden Gewebes erheblich gesteigert. Sie verhält sich also ebenso wie die Glykolyse, die auch bei Abwesenheit von Sauerstoff einen viel größeren Umfang erreicht als bei aerobem Stoffwechsel.

Über die Bedeutung des *Arginins* als Zwischenstufe der Harnstoffbildung ist schon oben berichtet worden, ebenso darüber, daß es im diabetischen Organismus in Zucker umgewandelt werden kann. Daneben gibt es aber auch noch andere Abbauwege. So wurde von KOSSEL im Heringssperma eine Base *Agmatin* gefunden, die durch Decarboxylierung aus Arginin entstanden sein muß:

$$
\begin{array}{ll}
\mathrm{CH_2{-}NH{-}C{=}NH} & \mathrm{CH_2{-}N(CH_3){-}C{=}NH} \\
\quad|\qquad\qquad| & \quad|\qquad\qquad\quad| \\
\mathrm{CH_2}\qquad\ \mathrm{NH_2} & \mathrm{COOH}\qquad\ \ \mathrm{NH_2} \\
\quad| & \\
\mathrm{CH_2} & \\
\quad| & \\
\mathrm{CH_2\cdot NH_2} & \\
\quad\text{Agmatin} & \qquad\qquad\text{Kreatin}
\end{array}
$$

Eine weitere Frage ist die nach dem Zusammenhang des Arginins mit dem *Kreatin*.

$$
\begin{array}{llll}
\mathrm{HN{=}C{<}^{NH_2}_{NH}} & \mathrm{NH{=}C{<}^{NH_2}_{NH}} & \mathrm{NH{=}C{<}^{NH_2}_{NH}} & \mathrm{NH{=}C{<}^{NH_2}_{N\cdot CH_3}} \\
\quad| & \quad| & \quad| & \quad| \\
\mathrm{(CH_2)_3} & \mathrm{(CH_2)_3} & \mathrm{CH_2} & \mathrm{CH_2} \\
\quad| & \quad| & \quad| & \quad| \\
\mathrm{CH\cdot NH_2} & \mathrm{COOH} & \mathrm{COOH} & \mathrm{COOH} \\
\quad| & & & \\
\mathrm{COOH} & & & \\
\ \text{Arginin} & \text{γ-Guanidino-} & \text{Guanidino-} & \text{Kreatin} \\
 & \text{buttersäure} & \text{essigsäure} &
\end{array}
$$

Die Annahme einer Bildung von Kreatin aus Arginin liegt nahe, da in ihm der für das Kreatin charakteristische Guanidinkomplex bereits vorgebildet ist. Tatsächlich hat sich eine Umwandlung von Arginin in Kreatin auch nachweisen lassen. Bereits der isolierte Muskel ist zu ihr fähig. Es ist anzunehmen, daß der Weg der Kreatinbildung aus Arginin

über Guanidinobuttersäure und Guanidinoessigsäure verläuft und es
konnte auch nachgewiesen werden, daß das Anhydrid der Guanidinoessigsäure im Organismus des Kaninchens methyliert und in Kreatin umgewandelt wird. Die Guanidinoessigsäure selber kann im isolierten Muskel
zu Kreatin werden.

Aus Versuchen an Aminosäuren mit isotopem ^{15}N ist auf einen
anderen Weg der Kreatinbildung geschlossen worden. Hiernach soll
sich Glykokoll mit der aus dem Arginin stammenden Guanidinogruppe
zu Guanidinoessigsäure vereinigen und diese dann durch die Methylgruppe
des Methionins zu Kreatin methyliert werden:

Kreatin-Synthese nach SCHOENHEIMER.

Bei einer schweren als *Dystrophia musculorum progressiva* bezeichneten
degenerativen Veränderung der Muskulatur besteht eine ziemlich erhebliche Ausscheidung von Kreatin im Harn. Durch Zufuhr von Glykokoll
läßt sich bei dieser Erkrankung die Kreatinausscheidung noch beträchtlich
steigern. Wenn man aber gleichzeitig mit dem Glykokoll Benzoesäure
zuführt, also die Hippursäurebildung anregt, so sinkt die gesteigerte
Kreatinausscheidung wieder ab, so daß die Möglichkeit eines Überganges
vom Glykokoll in Kreatin als gegeben erscheint. Muskelbrei ist allerdings
zu einer Umwandlung von Glykokoll in Kreatin nicht in der Lage.

Jedoch ist nach anderen Untersuchungen anzunehmen, daß es noch
weitere Wege der Kreatininentstehung im Körper gibt. Unter ähnlichen
Bedingungen wie aus Arginin und Guanidinoessigsäure kann der isolierte
Muskel auch aus Histidin und Cholin Kreatin bilden.

Cholin   Histidin

ϑ) Harnsäurebildung aus Aminosäuren.

Bei den Vögeln und Reptilien ist nicht der Harnstoff, sondern die
Harnsäure das Endprodukt des Eiweißabbaus. Bei diesen Tierarten muß

also — wenigstens in den abschließenden Reaktionen — ein abweichender
Weg des Eiweißzerfalls bestehen. Die Bildung der Harnsäure ist natürlich ein synthetischer Prozeß, da das Harnsäuremolekül im Eiweißmolekül
nicht vorgebildet ist. Für diese Synthese ist die Leber notwendig. Schon
lange zurückliegende Versuche von MINKOWSKI zeigten, daß bei Gänsen
nach Exstirpation der Leber die Harnsäureausscheidung auf niedrige
Werte absinkt und die Ammoniakausscheidung entsprechend ansteigt.
Gleichzeitig werden auch größere Mengen von Milchsäure ausgeschieden.
Diese Befunde führten zu der Vorstellung, daß auch im Vogelorganismus
aus dem bei der Desaminierung der Aminosäuren frei werdenden Ammoniak zunächst ebenfalls Harnstoff aufgebaut wird, von dem sich zwei
Moleküle mit einer 3-Kohlenstoffkette zu Harnsäure vereinigen sollten.

Die nachstehende Formel zeigt, daß man sich tatsächlich ein Harnsäuremolekül in
dieser Weise auf zwei Moleküle Harnstoff und eine 3-C-Kette aufgeteilt denken kann.

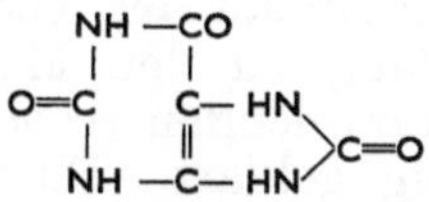

$$\begin{array}{c}
NH\!-\!CO \\
| \qquad | \\
O\!=\!C \qquad C\!-\!HN \\
| \qquad \| \qquad\quad \diagdown C\!=\!O \\
NH\!-\!C\!-\!HN \diagup
\end{array}$$

In der Tat ließ sich durch subcutane Injektion von Harnstoff bei Hühnern durch gleichzeitige Verabreichung bestimmter N-freier Stoffe eine beträchtliche Steigerung der Harnsäureausscheidung erzielen (WIENER). Besonders wirksam waren dabei drei Dicarbonsäuren,
die Malonsäure, die Tartronsäure und die Mesoxalsäure und wesentlich weniger auch die
Milchsäure.

$$\begin{array}{cccc}
COOH & COOH & COOH & COOH \\
| & | & | & | \\
CH_2 & CHOH & C\!=\!O & CHOH \\
| & | & | & | \\
COOH & COOH & COOH & CH_3 \\
\text{Malonsaure} & \text{Tartronsäure} & \text{Mesoxalsäure} & \text{Milchsäure}
\end{array}$$

Nach neueren Versuchen von SCHULER und REINDEL an Organ-
schnitten sind die Verhältnisse viel verwickelter. Auch diese Versuche
sagen noch nichts über den genauen Vorgang der Harnsäuresynthese im
Vogelorganismus, aber sie bringen doch schon eine gewisse Klärung.
Die Harnsäure entsteht durch das Zusammenwirken zweier Organe, der
Leber und der Niere. In der Leber wird, wie für die Aminosäure Alanin
gezeigt wurde, aus dem durch Desaminierung der Aminosäuren anfallenden Ammoniak und einer noch unbekannten als Kohlenstoffquelle dienenden „Vorstufe" Xanthin gebildet. Da die Leber keine Xanthinoxydase
enthält, kann sie das Xanthin nicht zu Harnsäure oxydieren. Diese Oxydation besorgt vielmehr die Niere. In diesem Organ kann übrigens
auch, wenn genügend Vorstufe vorhanden ist, Purin synthetisiert werden.
Die Harnsäuresynthese im Vogelorganismus ist nach SCHULER *und* REINDEL
*eigentlich eine Purinsynthese, und erst die Niere wandelt das Purin oxy-
dativ in Harnsäure um.* Diese Purinsynthese dient im Vogelorganismus
ebenso zur Entgiftung des bei der Desaminierung der Aminosäuren frei
werdenden Ammoniaks wie die Harnstoffsynthese im Organismus der
anderen Tiere.

Auch bei anderen Tieren als den Vögeln und Reptilien und ebenso
beim Menschen erscheint Harnsäure als Stoffwechselprodukt im Harn.
Aber sie stammt höchstens zu einem Teil aus dem Eiweißabbau, zum
größeren Teil ist sie das Endprodukt des Nucleinstoffwechsels. Deshalb
soll dieses Problem erst im folgenden Kapitel behandelt werden.

Schrifttum.

Felix, K.: Der Eiweißstoffwechsel. Handbuch der Biochemie, 2. Aufl., Erg.-Werk, Bd. 3. 1936. — Heinsen, H. A.: Ketonkörperbildung aus Aminosäuren. Erg. inn. Med. 54, 672 (1938). — Lang, K.: Der enzymatische Abbau von l-Aminosäuren. Klin. Wschr. 22, 529 (1943). — Neubauer, O.: Intermediärer Eiweißstoffwechsel. Handbuch der normalen und pathologischen Physiologie, Bd. 5. 1936. — Rose, W. C.: The nutritive significance of the amino acids. Physiologic. Rev. 18 (1938).

F. Der Stoffwechsel der Nucleinsubstanzen.

Aus den in der Nahrung enthaltenen Nucleoproteiden wird zunächst durch die eiweißspaltenden Fermente des Verdauungskanals die Eiweißkomponente abgelöst, und dann zerfallen die Polynucleotide in Mononucleotide. Diese werden wahrscheinlich durch die Fermente des Darms in ihre drei Bausteine zerlegt und in dieser Form resorbiert. Es ist anzunehmen, daß auch beim Abbau der Nucleoproteide der Zellkerne im Körper zuerst eine Aufspaltung zu den Mononucleotiden erfolgt. Was mit den aus der Nahrung stammenden resorbierten Mononucleotiden geschieht, ist noch nicht völlig geklärt. Eine Ablagerung etwa in Form von Reservestoffen scheint es nicht zu geben. Möglicherweise werden sie zum Teil verbraucht, um die andauernd bei der Zell- und Organtätigkeit zerfallenden Nucleoproteide des Körpers zu ersetzen. Außer den Nucleoproteiden enthält der Organismus aber auch einige Mononucleotide von wesentlich anderer funktioneller Bedeutung, die Muskeladenylsäure und ihre höheren Phosphorylierungsstufen, die Adenosindi- und triphosphorphorsäure, und andere adenylsäurehaltige Dinucleotide. Alle diese Stoffe haben eine ganz spezifische Bedeutung für den Zellstoffwechsel, sie werden dauernd verändert und wieder in die ursprüngliche Form zurückverwandelt. Aber trotz der Reversibilität ihrer Veränderungen werden auch sie einen gewissen Zerfall erfahren und deshalb ersetzt werden müssen.

Ein solcher Ersatz erfolgt nicht allein aus den mit der Nahrung aufgenommenen Purin- bzw. Pyrimidinsubstanzen. Es ist vielmehr erwiesen, daß der Organismus selber Purine synthetisieren kann. Im bebrüteten Hühnerei nimmt z. B. mit der Dauer der Bebrütung, also unter Bedingungen, unter denen gar kein Purin von außen aufgenommen werden kann, der Puringehalt zu. Den erwachsenen Menschen kann man längere Zeit praktisch purinfrei ernähren; trotzdem ändert sich die Menge der täglich ausgeschiedenen Harnsäure, die das Endprodukt seines Purinstoffwechsels ist, nicht wesentlich. Auch die am Schluß des vorigen Kapitels besprochenen Versuche von Schuler und Reindel ergeben — sogar für Organschnitte, allerdings einer Tierart, deren Purinstoffwechsel eine andere funktionelle Bedeutung hat — die Möglichkeit der Purinsynthese durch den tierischen Organismus. Außerordentlich klar zeigt sich die Purinsynthese beim Lachs zur Laichzeit. Wie schon S. 366 geschildert, bildet der Lachs während dieser Zeit ohne jede Nahrungsaufnahme mit der Entwicklung seiner Geschlechtsorgane und der Produktion der Samenzellen große Mengen des Protamins Salmin durch Umbau von Muskeleiweiß. Dabei müssen gleichzeitig auch erhebliche Mengen von Nucleinstoffen entstehen, da sich das Salmin in den Spermien in Bindung an Nucleinsäuren befindet. Die Stickstoffquelle für die Purin- und Pyrimidinsynthese sind wahrscheinlich auch die Muskeleiweiße.

Die Frage, aus welchen näheren Vorstufen aber die Purine und Pyrimidine entstehen und nach welchem Mechanismus sich ihre Synthese vollzieht, ist noch nicht beantwortet. Die Frage ist im vorigen Kapitel schon behandelt worden, und es wurde auch auf die Vorstellungen WIENERs hingewiesen. Von anderer Seite sind als Vorstufen des Purinringes das Histidin und daneben auch das Arginin angesehen worden, die in ihren Formelbildern mit einem Teil des Purinringes eine große Ähnlichkeit haben; sichergestellt sind aber diese Vorstellungen keineswegs.

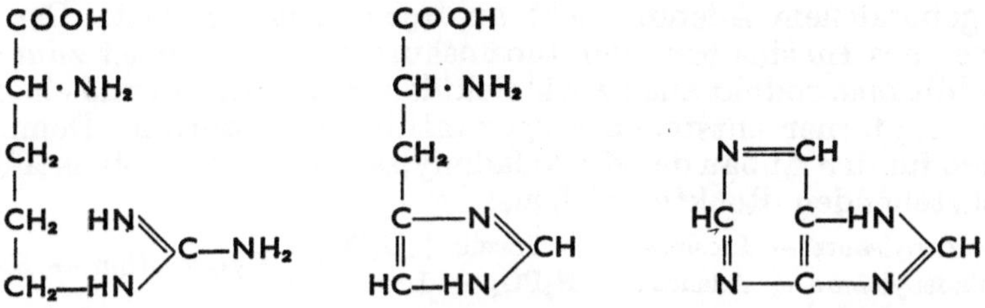

$$
\begin{array}{ccc}
\text{Arginin} & \text{Histidin} & \text{Purin}
\end{array}
$$

In welcher Weise die Pyrimidinnucleotide im Organismus abgebaut werden, entzieht sich noch völlig unserer Kenntnis. Als Endprodukt des Purinstoffwechsels erscheint im Harn des Menschen und der anthropoiden Affen die *Harnsäure,* bei anderen Tieren ein Oxydationsprodukt der Harnsäure, das *Allantoin* (s. S. 389). Die ausgeschiedene Harnsäure stammt aus zwei verschiedenen Quellen, entweder aus der Nahrung oder aus den nucleotidhaltigen Bausteinen des Körpers. Die erste Fraktion wird wegen ihrer Herkunft aus der Nahrung als *exogene Harnsäure,* die zweite wegen ihrer Entstehung aus Körperbausteinen als *endogene Harnsäure* bezeichnet. Die endogene Harnsäuremenge beträgt pro Tag beim Menschen etwa 0,3—0,5 g; sie ist der Ausdruck für die Abnutzung der purinhaltigen Körperbausteine durch die Tätigkeit des Organismus. Da nach Zufuhr von Adenylsäure die Harnsäureausscheidung eine besonders große Steigerung erfährt, ist man vielleicht berechtigt anzunehmen, daß die Adenylsäure auch einen sehr großen Teil der endogenen Harnsäure liefert. Die exogene Harnsäure stammt zum größten Teil aus den Nucleotiden, zum Teil aus dem Eiweiß der Nahrung, da erhöhte Eiweißzufuhr erhöhte Harnsäureausscheidung zur Folge hat.

Der Übergang der Mononucleotide in Harnsäure setzt mannigfache Umwandlungen des Mononucleotidmoleküls voraus, die mit der Bildung der Harnsäure ihren Abschluß finden. Die Harnsäure ist ein Trioxypurin; die in den Mononucleotiden von vornherein enthaltenen Purine sind das Adenin, ein Aminopurin, und das Guanin, ein Aminooxypurin. Die Umwandlung dieser Basen in Harnsäure ist also eine Oxydation. Die zentrale Frage des Mononucleotidabbaus ist die nach der Reihenfolge, in der sich die zur Harnsäure führenden Umwandlungen des Moleküls vollziehen. Man könnte annehmen, daß zunächst eine Aufspaltung in die drei Bausteine Purin, Kohlenhydrat und Phosphorsäure erfolge und daß danach erst das Purin desaminiert und oxydiert wird. Das ist aber wahrscheinlich nicht der Fall, die primäre Reaktion ist anscheinend nicht die völlige Aufspaltung des Nucleotids, sondern sind Veränderungen an seinem Purinanteil. Allerdings verhalten sich Adenylsäure und Guanylsäure nicht ganz übereinstimmend.

Es wird später noch näher zu besprechen sein, daß die *Adenylsäure,* die im Verlaufe der chemischen Umsetzungen bei der Muskelkontraktion aus Adenosintriphosphorsäure unter Abspaltung von Pyrophosphorsäure freigesetzt wird, durch eine Desamidase in Inosinsäure und in Ammoniak aufgespalten wird (s. S. 430). Diese Desamidase wirkt ganz elektiv nur auf die Adenylsäure. Neben ihr enthält der Muskel allerdings noch eine zweite Desamidase, die in entsprechender Weise elektiv aus dem Nucleosid Adenosin Ammoniak frei macht und es in Inosin (Hypoxanthosin) umwandelt (G. Schmidt). Eine Desaminierung findet also nur an gebundenem Adenin, nicht an freiem Adenin statt. Der weitere Abbauweg des Inosins bzw. der Inosinsäure führt zunächst zum *Carnin,* einem Additionsprodukt aus zwei Molekülen Hypoxanthin und einem Molekül Pentose; ferner entstehen Hypoxanthin und Xanthin. Demnach ergeben sich für den Abbau der Muskeladenylsäure durch die Muskelfermente die nachstehenden Reaktionsfolgen:

$$\text{Muskeladenylsäure} \rightarrow \text{Inosinsäure} \rightarrow \text{Inosin} + H_3PO_4 \searrow$$
$$\text{Muskeladenylsäure} \rightarrow \text{Adenosin} + H_3PO_4 \rightarrow \text{Inosin} \nearrow \text{Hypoxanthin} \rightarrow \text{Xanthin,}$$

wobei anscheinend der erste Weg der übliche ist. Die Oxydation des Hypoxanthins zum Xanthin ist also im Muskel noch möglich, die des Xanthins zur Harnsäure erfolgt aber an anderer Stelle im Organismus, da im Muskel Harnsäure nicht aufgefunden werden konnte.

Nach Ostern liegen in der Hefe für den Stoffwechsel der Adenylsäure besondere Verhältnisse vor. Frische Hefe kann aus Adenosin und Phosphat Muskeladenylsäure und Adenosintriphosphorsäure aufbauen. Dialysierte Hefe kann Muskel- und Hefeadenylsäure in Phosphat und Adenosin spalten. Auch die zelleigene Hefenucleinsäure liefert unter diesen Bedingungen Adenosin. Es besteht hier also eine Verbindung zwischen der in Stellung 3 phosphorylierten Hefeadenylsäure und der Muskeladenylsäure, die den Phosphorsäurerest in Stellung 5 trägt (s. S. 92).

$$\text{Hefenucleinsäure} \rightarrow \text{Adenosin-3-Phosphorsäure} \rightarrow$$
$$\text{Adenosin} \rightarrow \text{Adenosin-5-Phosphorsäure} \rightarrow \text{Adenosin-5-Polyphosphorsäuren}$$

Das Schicksal der *Guanylsäure* ist ähnlich. Auch für ihre Desaminierung hat Schmidt in der Leber zwei verschiedene Fermente aufgefunden, von denen das eine — abweichend von den adenindesaminierenden Fermenten — vor allem das freie Guanin und vielleicht auch Guanosin desaminiert, das andere dagegen nur Guanylsäure. Gleichzeitig mit der Desaminierung der Guanylsäure erfolgt auch die Abspaltung der Phosphorsäure. Aus dem Guanin entsteht durch Desaminierung bereits das Xanthin, dessen Oxydation zu Harnsäure den Abbau abschließt. Des besseren Verständnisses wegen sind die Formeln der einzelnen Purine und die Zusammenhänge der Kernveränderungen nachfolgend noch einmal wiedergegeben:

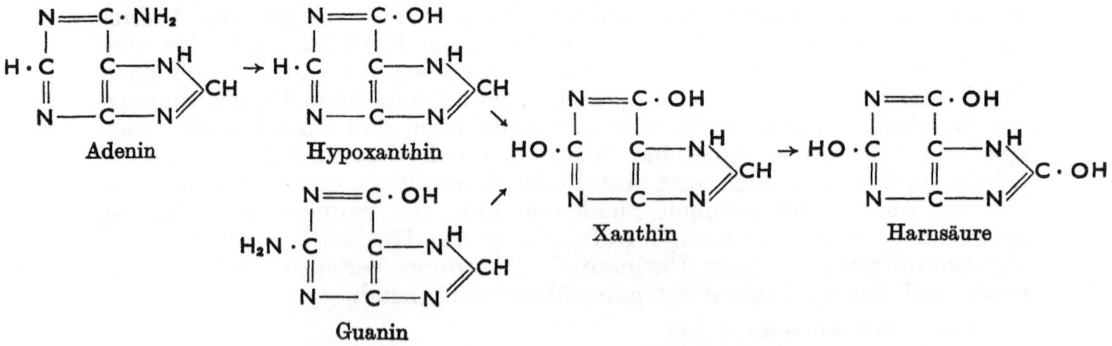

Möglicherweise kann vielleicht aber sogar die Oxydation des Purins zur Harnsäure auch noch im Verbande des Nucleosids erfolgen, da BENEDICT aus dem Blute ein Harnsäureribosid isolieren konnte.

Der Nucleotidabbau vollzieht sich unter Mitwirkung zahlreicher Fermente. Neben den spezifischen Desamidasen sind dazu erforderlich eine Phosphatase zur Abspaltung der Phosphorsäure („Nucleotidase“, s. S. 266), eine Nucleosidase zur Aufspaltung der Bindung zwischen Base und Kohlenhydrat und schließlich die sog. Xanthinoxydase (s. S. 296) zur Oxydation des Purins bis zur Harnsäure.

Die Harnsäure ist lediglich beim Menschen und den anthropoiden Affen das Endprodukt des Nucleinstoffwechsels, bei Vögeln und Reptilien dagegen dasjenige des Eiweißstoffwechsels, bei den anderen Tieren wird sie zum *Allantoin* oxydiert. Man bezeichnet diesen Vorgang als *Uricolyse* und das sie bewirkende Ferment als *Uricase*. Beim Menschen ist ein Abbau der Harnsäure durch Uricolyse bisher nicht erwiesen.

$$\text{Harnsäure} \quad \xrightarrow[\text{O; H}_2\text{O}]{\text{Uricase}} \quad \text{Allantoin} + CO_2$$

Das Ferment Uricase ist wahrscheinlich nicht einheitlich. Wie FELIX, SCHEEL und SCHULER nachweisen konnten, zerfällt die Reaktion in drei Teilreaktionen, eine Oxydation, eine Hydrolyse und eine Decarboxylierung. Die oxydative Phase und die Decarboxylierung lassen sich durch ihr verschiedenes ph-Optimum voneinander trennen. Es ist daher die Bildung eines Zwischenproduktes zwischen Harnsäure und Allantoin anzunehmen, das durch Kohlensäureabspaltung in Allantoin übergeht. Nach SCHULER ist dies Zwischenprodukt die *Oxy-acetylen-diureido-carbonsäure*, die aus Harnsäure unter Aufnahme von einem Atom Sauerstoff und einem Molekül Wasser entsteht.

Oxy-acetylen-diureido-carbonsäure

Schrifttum.
THANNHAUSER, S. J.: Die Nucleine und der Nucleinstoffwechsel. Handbuch der normalen und pathologischen Physiologie, Bd. 5. 1928.

G. Die Leber.

a) Allgemeines.

An zahlreichen Stellen in den vorhergehenden Kapiteln sind viele ganz verschiedenartige aber unbedingt lebensnotwendige Leistungen des Körpers erwähnt oder besprochen worden, die direkt oder indirekt an die Tätigkeit der Leber geknüpft sind, und in der Tat gibt es kaum eine wichtige physiologische Funktion des Körpers, die nicht mit der Tätigkeit dieses Organs zusammenhinge. Die meisten dieser Funktionen sind in vorangehenden Abschnitten so ausführlich behandelt worden, daß darauf verwiesen werden kann. Hier sollen darum zunächst einige kurze

Angaben allgemeinerer Art folgen und dann noch einmal zusammenfassend die verschiedenen Leistungen der Leber betrachtet werden.

Die Leber ist auch im menschlichen Körper das größte Organ, auf sie kommt etwa 3—4% des Körpergewichtes. Ihre hohe funktionelle Bedeutung geht schon daraus hervor, daß auf sie etwa 12% des Gesamtenergieumsatzes des Körpers entfallen. Der Gehalt der Leber - an den verschiedenen chemischen Bausteinen weist zwar gegenüber dem Körperdurchschnitt oder auch gegenüber anderen Organen gewisse Besonderheiten, aber doch keine grundlegenden Unterschiede auf. Bemerkenswert ist ihr hoher *Eisengehalt* (0,06% der Trockensubstanz), sie ist nach der Milz das eisenreichste Organ. Andere Schwermetalle, wie *Kupfer* und *Mangan*, finden sich in der Leber sogar viel reichlicher als in anderen Organen. Sicherlich steht dieser den Körperdurchschnitt weit übersteigende Gehalt an Schwermetallen mit der ebenfalls über dem Körperdurchschnitt liegenden oxydativen Leistung der Leber im Zusammenhang. Beim Neugeborenen ist der Eisengehalt der Leber noch viel höher als beim Erwachsenen. Wahrscheinlich liegt ein Eisendepot für den Aufbau des Hämoglobins vor, da die einzige oder doch die hauptsächliche Nahrung des Säuglings, die Milch, einen unzureichenden Eisengehalt hat. Der Gehalt an *Fetten* und an *Kohlenhydraten* in der Leber ist sehr starken Schwankungen unterworfen, da diese Substanzen ja nicht nur Baustoffe der Leber sind, sondern auch als Reservematerial in ihr vorübergehend abgelagert werden. Der *Glykogengehalt* konnte durch Kohlenhydratmast beim Hund bis auf etwa 20% gesteigert werden. Der *Fettgehalt* ist wesentlich niedriger. In der menschlichen Leber betrug der höchste beobachtete Wert etwa 4,3%. Daneben kommen reichlich Phosphatide (beobachteter Höchstwert 2,3%) aber nur ziemlich wenig Cholesterin vor (0,02—0,06%). Voraussetzung für die erstaunlichen Stoffwechselleistungen der Leber ist der *hohe Fermentgehalt der Leberzellen.* Sie enthalten die verschiedenen *Fermente des Eiweiß-, Fett-, Lipoid- und Kohlenhydratstoffwechsels, die Fermente des Nucleinsäurestoffwechsels sowie die des oxydativen Endabbaus der Körperbausteine.* Außerdem finden sich eine Reihe von Fermenten mit ganz spezifischer Leistung, von denen nur die *Arginase* genannt sein soll.

Zur Untersuchung der mannigfachen Leistungen der Leber besonders im intermediären Stoffwechsel sind verschiedene Methoden ausgebildet worden. Wertvolle Aufschlüsse verdanken wir den Untersuchungen an der *isolierten, künstlich durchströmten Leber*, die besonders von EMBDEN und seinen Mitarbeitern durchgeführt worden sind. Bei der Herstellung des Präparates wird in die Pfortader und in die untere Hohlvene je eine Kanüle eingebunden. Darauf kann die Leber aus dem Körper herausgeschnitten werden. Es wird dann von der Pfortader aus mit einer Pumpe ein Strom gut arterialisierten Blutes durch sie hindurchgeschickt. Das Blut fließt aus der Hohlvenenkanüle wieder heraus, wird erneut arterialisiert und kann so eine Reihe von Stunden immer wieder durch die Leber geleitet werden. Im Durchströmungsblute lassen sich dann eine Reihe von Stoffen nachweisen und bestimmen, die entweder aus der Leber selber stammen, also durch Umsetzung von Lebersubstanzen gebildet wurden, oder die beim Abbau von Stoffen entstanden sind, die dem Durchströmungsblute zugesetzt waren.

Eine zweite Methode ist die *Anlegung der* ECKschen *Fistel.* Hierbei wird eine Anastomose zwischen der Pfortader und der unteren Hohlvene gebildet und dann die Pfortader oberhalb der Anastomose unterbunden. Auf diese Weise wird die Leber weitgehend aus dem Kreislauf ausgeschaltet, insbesondere die im Darm resorbierten Nahrungsstoffe werden an der Leber vorbeigeleitet. Man kann aus den Veränderungen, die nach Anlegung der Fistel auftreten, besonders dann, wenn die Ernährungsbedingungen geändert werden, Anhaltspunkte für die normale Funktion der Leber gewinnen. Diese Methode und ihre Umkehrung, die *umgekehrte* ECKsche *Fistel*, bei der nach der Anastomosierung die Hohlvene unterbunden wird, wodurch der Leber viel mehr Blut zugeführt wird als normal, ist vor allem durch FISCHLER ausgearbeitet worden und hat viel dazu beigetragen die Rolle der Leber im gesamten Stoffwechsel zu klären.

Die dritte Methode ist die völlige *Entfernung der Leber.* Die Tiere überleben einen solchen Eingriff nur einige Stunden, jedoch kann man während dieses Zeitraums eine Reihe von Ausfallserscheinungen beobachten, die auf das Fehlen der Leber zu beziehen sind. Die Überlebensdauer der Tiere läßt sich wesentlich verlängern, wenn man nach MANN und MAGATH die Entleberung in drei Zeiten durchführt. Zunächst wird eine umgekehrte ECKsche Fistel angelegt. Nach einigen Wochen hat sich ein Kollateralkreislauf zwischen der V. azygos und der V. mammaria int. ausgebildet, so daß nunmehr die Pfortader unterbunden werden kann, worauf das Blut aus der unteren Körperhälfte auf dem kollateralen Weg zum Herzen strömt. In der dritten Sitzung werden dann die Lebervene und die Leberarterie unterbunden und die Leber exstirpiert.

Schließlich sind in den letzten Jahren mit der von WARBURG ausgearbeiteten Methode der Untersuchung der *biologischen Leistung von Gewebsschnitten,* die in einer Nährlösung suspendiert werden, auch an Leberschnitten eine Anzahl von außerordentlich bedeutungsvollen Aufschlüssen über die Funktion der Leber erhalten worden (s. z. B. Harnstoffbildung, S. 376 und Harnsäuresynthese S. 385).

Die Leber zeigt einen eigenartigen 24-Stunden-Rhythmus ihrer Funktion (FORSGREN), der nur teilweise von der Nahrungsaufnahme abhängig ist. Die rhythmische Leberfunktion drückt sich z. B. sehr deutlich im Wechsel ihres Glykogengehaltes aus. Dieser ist zwar vorübergehend im Anschluß an eine Kohlenhydratresorption angestiegen, zeigt aber im übrigen während des Tages 2 Maxima (um 2 und um 16 Uhr) und dazwischen 2 Minima (um 10 und um 18 Uhr). Einen dem Glykogengehalt umgekehrten Rhythmus zeigt die Bildung der Galle durch die Leber: in glykogenreichen Lebern ist die Gallenbildung eingestellt, nur die glykogenarme Leber bildet Galle. Auch andere Leberfunktionen unterliegen anscheinend diesem 24-Stunden-Rhythmus, der wahrscheinlich durch neurohormonale Impulse geregelt wird.

Die Bedeutung der Leber im Gesamtstoffwechsel des normalen Tieres besteht einmal darin, daß sie eine Reihe der im Darm in niedermolekularer Form resorbierten Nahrungsstoffe, in erster Linie Kohlenhydrate und Aminosäuren, aufnimmt und wieder zu hochmolekularen Stoffen aufbaut. Zweitens sorgt sie dafür, daß diese Stoffe in ihr nicht für längere Zeit deponiert werden, sondern im Körper je nach dem Bedarf der einzelnen Organe zur Verteilung kommen. Drittens bereitet sie den endgültigen Abbau einiger Körperbausteine vor oder führt ihn zu Ende. Fette werden in der Leber bis zu den Ketonkörpern oxydiert. Der Endabbau der Ketonkörper erfolgt dann aber vorzugsweise im Muskel. Den Endabbau der Aminosäuren, der mit der Bildung von Harnstoff einhergeht, besorgt in erster Linie die Leber. Schließlich spielt sie auch beim Abbau der Kohlenhydrate und der Nucleinsubstanzen eine bedeutungsvolle Rolle.

Sehr häufig sind mit den Abbauvorgängen auch Umbauvorgänge, also Synthesen bestimmter Bausteine aus den Abbauprodukten anderer verbunden. Die meisten dieser Leistungen sind bereits an früheren Stellen ausführlich behandelt worden (s. die Kapitel Stoffwechsel der Kohlenhydrate, Fette und Eiweißkörper). In einigen Fällen führen diese Ab- und Umbauprozesse zu Stoffen, denen noch eine besondere funktionelle Bedeutung zukommt. Es sei erinnert an die Bildung des *Fibrinogens,* des Substrates der Blutgerinnung sowie des Prothrombins, der Vorstufe des Gerinnungsfermentes (s. S. 400); auch das *Heparin,* auf dessen Anwesenheit im Blute HOWELL die Verhinderung der Gerinnung des strömenden Blutes zurückführt, entsteht in der Leber. Nach JORPES ist das *Heparin wahrscheinlich eine Mucoitinpolyschwefelsäure,* also eine Mucoitinschwefelsäure, die noch einige Schwefelsäurereste zusätzlich enthält (s. S. 87). Durch einen besonderen Abbau entsteht in der Leber ferner aus der Glucose die *Glucuronsäure,* die zur Entgiftung vieler Stoffe gebraucht wird (s. S. 451); auch die Entgiftungsreaktionen selber vollziehen sich meist in der Leber. In ganz entsprechender Weise und mit dem gleichen Ziel kann die Leber auch giftige Stoffe statt mit Glucuronsäure mit *Schwefelsäure* paaren. Schließlich seien von besonderen Stoffwechselleistungen der Leber noch erwähnt die Abspaltung und Einführung von *Methylgruppen,* sowie die *Acetylierung,* also die Einführung von Essigsäureresten.

Als letzte biochemische Leistung der Leber muß auf die *Bildung der Galle* durch die Leberzellen hingewiesen werden. Die Zusammensetzung, Entstehung und funktionelle Bedeutung der Galle sind aber bereits an anderer Stelle ausführlich besprochen, so daß auf diese Ausführungen verwiesen werden kann (s. S. 321).

Abgesehen von ihren chemischen Leistungen ist die Leber auch noch in anderer Hinsicht ein außerordentlich wichtiges Organ. Dank der Intensität ihres Stoffwechsels ist ihre Temperatur deutlich höher als die der meisten übrigen Organe, so daß sie für die *Erhaltung der Körpertemperatur* eine bedeutsame Rolle spielt. Ferner kann sie wegen der starken Verzweigung ihres Gefäßnetzes eine relativ große Menge von Blut speichern (nach REIN bis zu 20 % der Gesamtblutmenge), sie gehört also zu den *Blutdepots* des Körpers.

b) Die Leber im Kohlenhydratstoffwechsel.

Die Erkenntnis von der Bedeutung der Leber im Kohlenhydratstoffwechsel gründet sich auf die folgenden Beobachtungen von CLAUDE BERNARD. Im Blute der Lebervene des Hundes findet sich stets Traubenzucker in sehr hoher Konzentration. Aus der Leber läßt sich, wenn man sie einige Zeit nach der Entnahme aus dem Körper mit Wasser durchspült, eine große Menge von Zucker auswaschen, und zwar auch dann, wenn die Tiere keine Kohlenhydrat-, sondern überwiegend Eiweißnahrung erhalten hatten. Die Leber speichert also nicht nur Zucker und gibt ihn wieder ab, sie bildet ihn offenbar auch aus anderen Stoffen. Wäscht man die Leber unmittelbar nach dem Tode des Tieres aus, so erhält man nur sehr geringe Zuckermengen. Es muß in ihr also eine Vorstufe des Zuckers enthalten sein, aus der erst postmortal größere Zuckermengen gebildet werden. CLAUDE BERNARD konnte diesen Stoff aus der Leber extrahieren und nannte ihn *Glykogen.*

Für die Regulation des Zuckergehaltes im Körper, besonders aber für die Konstanthaltung des Blutzuckers, der Transportform der Kohlenhydrate, ist die Leber unentbehrlich. Nach Leberexstirpationen sinkt der Blutzucker sehr rasch ab, und bald treten die bekannten hypoglykämischen Erscheinungen auf (s. S. 211), die genau so wie bei einer Überdosierung von Insulin durch Injektion von Traubenzucker und einigen anderen Stoffen, die ohne Beteiligung der Leber in Traubenzucker übergehen, beseitigt werden können. Die weitgehende Ausschaltung der Leber aus dem Kreislauf, die durch die Anlegung der ECKschen Fistel erreicht wird, führt bei kohlenhydratreicher Ernährung nicht zu einer Erniedrigung des Blutzuckers. Dennoch ist der Glykogengehalt der Leber unter diesen Bedingungen ziemlich niedrig, aber die Muskulatur enthält reichlich Glykogen. Es kann also ganz zweifellos Kohlenhydrat auch ohne Beteiligung der Leber im Körper verwertet werden. Für die große Wichtigkeit der Leber im Kohlenhydratstoffwechsel, die schon aus dem Absinken des Blutzuckers nach Leberentfernung hervorgeht, gibt es aber noch andere Anhaltspunkte. So die eingangs angeführte Beobachtung über eine Zuckerbildung durch die Leber bei Verfütterung kohlenhydratfreier

Kost und weiterhin die Tatsache, daß beim Hunde mit Eckscher Fistel nach längerem Hunger der Blutzucker absinkt, was beim normalen Tier nicht der Fall ist. Aus der Gesamtheit dieser Beobachtungen geht hervor, in welcher Weise die Leber am Kohlenhydratstoffwechsel beteiligt ist: *sie bildet, wenn die Nahrung nicht die notwendigen Kohlenhydratmengen enthält, Zucker aus anderen Stoffen, sie sorgt für die Erhaltung des normalen Blutzuckerspiegels und gewährleistet damit die Zufuhr von Kohlenhydraten zu den Organen der Körperperipherie.*

Für diese letztgenannte Funktion sind Glykogenspeicherung und Kohlenhydratneubildung in der Leber in gleicher Weise wichtig, ja der Kohlenhydratneubildung kommt vielleicht sogar die größere Bedeutung zu. Wenn es auch gelingt, bei ausgesprochener Kohlenhydratmast sehr viel Glykogen in der Leber anzureichern, so ist es doch auffallend, daß der mit dem Pfortaderblut der Leber zuströmende Zucker, wie die hohen Zuckerwerte im Lebervenenblut zeigen, von der Leber nur zu einem — anscheinend geringen — Teil zurückgehalten wird. Schon während der Zuckerresorption wird also der Körperperipherie dauernd Kohlenhydrat zugeleitet. Der normale Glykogengehalt der Leber reicht überdies nicht aus, den Kohlenhydratbedarf des Körpers für irgend längere Zeit zu decken, so daß fortlaufend Kohlenhydrat in der Leber neu gebildet werden muß. In dieser Leistung und in der Verteilung der Kohlenhydrate besteht wahrscheinlich die Hauptbedeutung dieses Organs für den Stoffwechsel der Kohlenhydrate. Als Quelle der neugebildeten Kohlenhydrate kommen mit Sicherheit die Eiweißkörper in Betracht (s. S. 209 u. 377). Auch die Möglichkeit einer Umwandlung von Fetten in Kohlenhydrate wird durch neuere Untersuchungen zunehmend wahrscheinlicher (s. S. 359).

Es liegen außerordentlich zahlreiche Untersuchungen über die Frage nach den Quellen des Leberglykogens vor. Von den 6-Kohlenstoffzuckern werden im Organismus *in Glykogen umgewandelt außer der Glucose die Fructose und die Galaktose.* Die Umwandlung von Fructose in Traubenzucker kann auch in anderen Organen als der Leber erfolgen, diejenige der Galaktose geschieht dagegen ganz überwiegend in der Leber. Bei Schädigungen oder krankhaften Veränderungen der Leberzellen wird deshalb injizierte Galaktose fast vollständig wieder im Harn ausgeschieden. Die Klinik macht von diesem Verhalten zur Funktionsprüfung der Leber Gebrauch.

Besonders durch Versuche an der isolierten, künstlich durchströmten Leber konnten zahlreiche Stoffe als Glykogen- bzw. Zuckerbildner erkannt werden. Die Schildkrötenleber bildet Glykogen aus Traubenzucker, Fructose und Glycerin sowie in geringerem Maße aus Milchsäure, Glycerinsäure, Glycerinaldehyd und Glykolaldehyd. Die Hundeleber bildet anscheinend nur aus Traubenzucker, Milchsäure und Glycerin Glykogen. Jedoch ist ihre Fähigkeit zur Bildung von Traubenzucker aus Glycerinsäure, Glykolaldehyd, Dioxyaceton und aus Phosphatiden erwiesen.

Die Bildung von Traubenzucker oder von Glykogen aus Milchsäure und einer Reihe anderer Vorstufen ist die Umkehr der Bildung von Milchsäure aus Kohlenhydraten oder aus anderen Substanzen, die ebenfalls in der Leber erfolgen kann. Die Durchblutung sehr glykogenreicher Lebern liefert Milchsäure in großen Mengen und auch dem Durchströmungsblute zugesetzter Traubenzucker wird in Milchsäure umgewandelt. Von großem theoretischen Interesse ist ferner die ebenfalls umkehrbare Reaktion der Milchsäurebildung aus Alanin.

Die Tätigkeit der Leber als Organ der Regulation des Kohlenhydratstoffwechsels ist abhängig von hormonalen und nervösen Einflüssen. Über diese Zusammenhänge ist aber schon an anderer Stelle ausführlich berichtet worden (s. S. 207, 211, 342).

c) Die Leber im Fettstoffwechsel.

Es wurde schon eingangs dieses Kapitels erwähnt, daß der Fettgehalt der Leber keineswegs sehr hoch ist, und auch bei der Resorption der Fette steigt er meist gar nicht oder höchstens unbedeutend an, weil der größte Teil der Fette auf dem Lymph- und nicht auf dem Blutwege resorbiert wird und deshalb die Leber umgeht. Das zeigen in eindrucksvoller Weise Versuche, in denen körperfremde Fette verfüttert wurden. Man fand sie nach ihrer Resorption größtenteils im peripheren Fettgewebe, nicht aber in der Leber wieder. Die Funktion der Leber bei der Fettaufnahme ist denn auch eine ganz andere, sie ist gewissermaßen in den Darm verlegt, weil die Resorption der Fettsäuren an die Gegenwart der Gallensäuren, also spezifischer Stoffwechselprodukte der Leber, gebunden ist (s. S. 327).

Wenn auch nach einer sehr fettreichen Nahrung (Fettmast) die Leber sich stark mit Fett anreichert, so ist das doch eine sehr vorübergehende Erscheinung. Nach kurzer Zeit wird das Fett bereits weitergeleitet, die Leber ist also kein Speicherorgan für Fette. Anders verhält es sich bei pathologischen Verfettungen der Leber, wie man sie experimentell durch *Vergiftung mit Phosphor, Arsen* oder mit einem Glucosid aus der Wurzelrinde des Apfelbaumes, dem *Phlorrhizin,* herbeiführen kann. Unter diesen Bedingungen ist die Leber gewöhnlich so stark verfettet, daß sie ganz gelb aussieht. Diese Verfettung kommt aber nicht durch eine Einlagerung von Nahrungsfett zustande, sie beruht vielmehr wohl darauf, daß das ebenso wie unter normalen Bedingungen aus den Depots in die Leber einwandernde Fett von den durch die Vergiftung geschädigten Leberzellen nicht mehr umgesetzt werden kann (die Bezeichnung „fettige Degeneration" ist also irreführend, es handelt sich um eine „Fettinfiltration").

Von der Ausbildung der Phlorrhizin-Fettleber können wir auf die normale Bedeutung der Leber im Fettstoffwechsels schließen. Sie hat offenbar nicht für die Speicherung oder die Verteilung der Fette im Körper zu sorgen, sondern für ihren Abbau und Umbau. Von allen daraufhin untersuchten Organen ist die Leber das einzige, in dem die Bildung der typischen Zwischenprodukte des Fettsäurenabbaus, der Acetonkörper, nachgewiesen werden konnte. Eine vorübergehende Steigerung des Acetonkörperspiegels des Blutes nach Fettaufnahme bzw. nach Injektion von fettsauren Salzen im Blut läßt zusammen mit dem Ausbleiben dieser Steigerung bei Leberschädigungen die Rolle der Leber beim Abbau der Fettsäuren besonders deutlich werden (Brentano; Krainick). Der Mechanismus der Acetonkörperbildung wurde an anderer Stelle beschrieben, so daß auf diese Ausführungen verwiesen werden kann (s. S. 362). Auch die etwaige Bedeutung des reichen Gehaltes der Leber an ungesättigten Fettsäuren für den Fettstoffwechsel ist bereits an anderer Stelle (s. S. 359) erörtert.

Die überragende Bedeutung der Leber im Fettstoffwechsel geht auch aus Versuchen an entleberten Hunden und an Hunden mit Eckscher Fistel oder mit umgekehrter Eckscher Fistel hervor. Die Zufuhr von Fettsäuren und von Zwischenprodukten ihres Abbaus vermag das Leben entleberter Tiere nicht zu verlängern. Sie können also bei Fehlen der Leber nicht umgesetzt werden. Normale Hunde und Hunde mit Eckscher Fistel scheiden gewöhnlich keine Acetonkörper im Harn aus. Nach der Vergiftung mit Phlorrhizin tritt· beim normalen Hund eine erhebliche Acetonkörperausscheidung ein, beim Hund mit Eckscher Fistel, also bei weitgehend ausgeschalteter Leber, werden viel weniger Acetonkörper ausgeschieden. Dagegen hat der Hund mit umgekehrter Eckscher Fistel also mit einer Leber, die viel intensiver in den Stoffumsatz eingeschaltet ist, bei der Phlorrhizinvergiftung eine weitaus höhere Acetonausscheidung als das normale Tier.

Auf die schon vorher eingehend besprochenen mannigfachen Zusammenhänge zwischen dem Stoffwechsel von Eiweiß, Fett und Kohlenhydrat, die großenteils aus Versuchen an der Leber erschlossen wurden, kann ebenfalls kurz verwiesen werden. Es sei nur erinnert an die Acetonkörperbildung aus einigen Aminosäuren und ihre Gesetzmäßigkeiten (s. S. 371), an den Übergang von Oxy- und Ketosäuren in die entsprechenden Aminosäuren (s. S. 368f.) und an die Umwandlung von Kohlenhydrat in Fett (s. S. 359). Alle diese Leistungen des Stoffwechsels werden vorzugsweise oder ausschließlich von der Leber vollzogen.

Möglicherweise spielt die Leber auch im *Stoffwechsel des Cholesterins* eine bedeutsame Rolle. Aber wenn auch ihre Beteiligung sowohl beim Abbau wie beim Aufbau des Cholesterins gefordert worden ist, so stehen eindeutige Beweise hierfür doch noch aus.

d) Die Leber im Eiweißstoffwechsel.

Wie schon früher besprochen, wird das Nahrungseiweiß in der Regel erst nach seiner Zerlegung bis zu den Aminosäuren resorbiert (s. S. 328). Auch die Fragen nach dem Ort des Aufbaus von körpereigenem Eiweiß aus diesen Aminosäuren und nach der Möglichkeit einer Eiweißspeicherung im Körper sind dort erörtert worden. Es darf kurz daran erinnert werden, daß das Bestehen des Stickstoffgleichgewichtes allein schon die Speicherung größerer Eiweißmengen im Körper ausschließt; immerhin kann aber nach einer ausgesprochenen Eiweißmast eine deutliche Vergrößerung der Leber festgestellt werden, die zu einem Teil auf einer Vermehrung des Glykogens, zum Teil aber auch auf einer Vermehrung des Eiweißes beruht. Es tritt also demnach tatsächlich eine gewisse Eiweißspeicherung ein, sie ist aber sehr geringfügig und geht auch sehr rasch wieder zurück, wenn die Bedingungen, die zur Eiweißanreicherung geführt haben, fortfallen. Bei gewöhnlicher Ernährung spielt eine Eiweißspeicherung weder im Gesamtorganismus noch in der Leber eine größere Rolle, es ist vielmehr anzunehmen, daß die Aminosäuren, die zum Ersatz des in den verschiedenen Organen verbrauchten Eiweißes nötig sind, auch diesen Organen als solche wieder zugeführt und an Ort und Stelle zu dem jeweils spezifischen Organeiweiß aufgebaut werden. Eine Ausnahme bildet dagegen die *Synthese des Fibrinogens,* die allein in der Leber geschieht. Der nicht zu lebensnotwendigen Eiweißsynthesen verbrauchte Rest der Aminosäuren wird sicherlich in der Leber sehr bald abgebaut.

Wie schon S. 373 besprochen wurde, spielt die Leber neben der Niere beim Abbau der Aminosäuren eine überragende Rolle. Ob für gewöhnlich die Leber auch die einleitende Stufe des Eiweißabbaus, die Aufspaltung zu Aminosäuren, durchführt, ist außerordentlich schwer zu entscheiden. Das Blut enthält stets eine geringe aber ziemlich konstante Menge von Aminosäuren, von denen aber. natürlich nicht zu sagen ist, ob sie sich auf dem Wege von der Leber zu den Organen oder auf dem umgekehrten Weg von den Organen zur Leber befinden, ob sie also für den Aufbau oder für den Abbau bestimmt sind. An sich haben die Leberzellen einen höchst aktiven Fermentapparat für die Eiweißspaltung. Überläßt man fein zerkleinerte Leber (unter Zusatz von Chloroformwasser zur Vermeidung von Bakterienwachstum und Fäulnis) sich selber, so kommt es rasch zu einem Zerfall des Lebergewebes, den man als *Autolyse* bezeichnet und der besonders durch einen Zerfall des Lebereiweißes gekennzeichnet ist. Natürlich wird daneben auch das Glykogen zu Traubenzucker und zu Milchsäure gespalten, und später werden auch die Aminosäuren teilweise noch weiter umgewandelt. Autolytische Vorgänge werden zwar auch beim Absterben anderer Organe beobachtet, aber in der Leber sind sie besonders intensiv. Sie können dort sogar schon während des Lebens einsetzen. Bei der Vergiftung mit Phosphor und manchen anderen Giften, z. B. auch bei Pilzvergiftungen tritt eine als *akute gelbe Leberatrophie* bezeichnete meist tödliche Erkrankung auf, bei der gesteigerte Ammoniakausscheidung, Verminderung der Harnstoffausscheidung und gelegentlich auch das Auftreten von freien Aminosäuren im Harn in stark vermehrter Menge (Leucin und Tyrosin) auf einen abnorm gesteigerten Eiweißabbau hinweisen.

Die Weiterverarbeitung des durch die Desaminierung freigesetzten Ammoniaks unter Überführung in Harnstoff vollzieht sich anscheinend ausschließlich in der Leber. Über den Mechanismus der Harnstoffsynthese und über das Schicksal der durch die Desaminierung der Aminosäuren entstehenden Ketosäuren ist bereits S. 372ff. berichtet worden. Auch der weitere Abbau der Aminosäuren ist gleichfalls schon in dem Kapitel über den Stoffwechsel der Eiweißkörper beschrieben (s. S. 377f.).

Nach dem bisher Gesagten steht es also nicht fest, daß die eigentliche Eiweißsynthese (mit Ausnahme der des Fibrinogens) eine lebenswichtige Funktion der Leber ist, dagegen ist dies Organ die Stätte des völligen Abbaus der Eiweißkörper bzw. der Aminosäuren. Jedoch kommt ihr ebenso die Fähigkeit zum Aufbau mancher Aminosäuren aus N-freien organischen Vorstufen und aus Ammoniumsalzen zu. Vielleicht hat auch gerade diese Funktion eine besonders lebenswichtige Bedeutung, so daß Aminosäuren, zu deren Synthese die Leber fähig ist und die in dem aufgenommenen Eiweiß nicht in ausreichender Menge enthalten sind, gebildet werden können. Hierfür scheint auch die Beobachtung zu sprechen, daß unter bestimmten Voraussetzungen durch die Zufuhr von Ammoniumsalzen und Kohlenhydraten eine Stickstoffretention, also doch wohl eine Einschränkung des Eiweißstoffwechsels, erreicht werden kann.

e) Die Leber im Nucleinstoffwechsel.

Auch die Grundsätze für den Abbau der Nucleinstoffe sind schon an anderer Stelle dargelegt worden (s. S. 386f.). Die Fähigkeit zum Abbau der Nucleinstoffe, also der Polynucleotide, Mononucleotide und Nucleoside, teilt die Leber mit vielen anderen Organen, wobei allerdings die Abbauleistungen der einzelnen Organe recht verschieden sind. Die Darmschleimhaut scheint nur eine Phophatasewirkung zu haben, sie kann den Abbau also nur bis zu den Nucleosiden führen. Alle Organe haben die Fähigkeit, Polynucleotide zu Mononucleotiden aufzuspalten, und auch der weitere

Abbau der Mononucleotide zu Nucleosiden und zu Purinen bzw. Pyrimidinen kann in zahlreichen Organen vor sich gehen. Die Leber scheint allerdings in dieser Beziehung durch eine besondere Aktivität ausgezeichnet zu sein. So kann z. B. der Muskel nur das für ihn typische Mononucleotid, die Muskeladenylsäure, und das ihr entsprechende Nucleosid, das Adenosin, desaminieren und dann weiter aufspalten. Die Leber desaminiert dagegen von den freien Basen der Nucleinstoffe das Guanin, ferner aber alle Nucleoside und Nucleotide der Thymonucleinsäure und leitet damit ihren völligen Abbau ein. Die Endstufe dieses Abbaus der Purine ist eine Oxydation, indem sie durch die Xanthinoxydase schließlich bis zur Harnsäure oxydiert werden. Aber auch diese Etappe des Nucleinstoffwechsels ist keine spezifische Funktion der Leber, sie kann ebensogut in der Niere erfolgen.

Daß die Entstehung der Harnsäure im Vogelorganismus ein besonderes Stoffwechselproblem ist, wurde bereits ausgeführt; bei dieser Reaktion kommt offenbar der Leber der Hauptanteil zu. Die „Vorstufe" SCHULERs (s. S. 385) und das Zwischenprodukt, das Xanthin, werden im wesentlichen in der Leber gebildet.

Alle diese Befunde über die Bedeutung der Leber für den Purinstoffwechsel werden abgerundet durch die Feststellung, daß der entleberte Hund den größten Teil einer bestimmten Harnsäuremenge, die ihm injiziert wird, im Harn wieder ausscheidet, der normale Hund dagegen, der Harnsäure zu Allantoin oxydiert, nur zu einem ganz geringen Betrage. In Übereinstimmung damit ist die Allantoinausscheidung beim entleberten Hund sehr geringfügig. Also erfolgt auch der für die meisten Tiere charakteristische Abbau der Harnsäure zu Allantoin zum weit überwiegenden Teil in der Leber.

Schrifttum.

FISCHLER, F.: Physiologie und Pathologie der Leber, 2. Aufl., Berlin 1925. — KAPFHAMMER, J.: Die Leber im Stoffwechsel. Handbuch der Biochemie, 2. Aufl., Erg.-Werk, 3. Bd. Jena 1936.

H. Blut und Lymphe.

a) Das Gesamtblut.

Alle Organe, Gewebe und Zellen des Körpers müssen mit den zu ihrer Funktion notwendigen Nährstoffen versehen werden und alle in der Zelle entstehenden, für sie nicht weiter verwertbaren Spalt- und Endprodukte des Stoffwechsels müssen aus ihr entfernt werden, wenn nicht der Ablauf der Lebensvorgänge vorübergehende oder dauernde Störungen erfahren soll. Diese Funktion des An- und Abtransportes erfüllt der Blutkreislauf zusammen mit dem Lymphstrom; da aber auch die Lymphe wieder ins Blut zurückgeleitet wird, ist auch sie als ein Teil des Blutkreislaufes aufzufassen. Blut und Lymphe nehmen die in der Darmwand resorbierten Nahrungsstoffe auf und führen sie teils direkt, teils unter Zwischenschaltung der Leber den Verbrauchs- oder Speicherstätten zu. Aus den tätigen Organen führen Blut und Lymphe die Schlacken des Stoffwechsels fort und bringen sie zu den verschiedenen Ausscheidungsorganen (Niere, Haut, Dickdarm und Lunge). Natürlich werden durch den Blutstrom auch Zwischenprodukte des Stoffwechsels, die noch weiter verwertet werden können, von einem Organ zum anderen transportiert. Dies alles zeigt die Wichtigkeit der *Transportfunktion* des Blutes. Zu dieser Funktion gehört auch die humorale Regulation der Organtätigkeit. Das Blut bringt die in den innersekretorischen Drüsen gebildeten Wirkstoffe zu den Organen, in denen sie angreifen sollen. Eine Ausnahme macht anscheinend die Hypophyse, die ihre Hormone zum Teil in den Liquor abgibt; da aber der Liquor auch vom Blute abgesondert wird, ist diese Ausnahme keine prinzipielle, es ist lediglich die humorale Ausbreitung dieser Wirkstoffe räumlich begrenzt. Das Blut tritt also als Überträger und Vermittler von Reizen gleichberechtigt neben das Nervensystem.

Aufnahme und Abgabe von Stoffen mit saurem, neutralem oder basischem Charakter müßten die Reaktion des Blutes fortlaufend verändern, wenn nicht das Blut durch seinen hohen Eiweißgehalt und einige anorganische Salze eine außerordentlich *große Pufferwirkung* hätte, die seine aktuelle Reaktion nur innerhalb 'sehr geringer Grenzen schwanken läßt. Die weitgehende Konstanz der Blutreaktion ist die Grundlage für die stete Funktionsbereitschaft aller Organe; die geringen Schwankungen der Reaktion, die die Pufferung noch zuläßt, sind aber unbedingt notwendig zur Steuerung zahlreicher lebenswichtiger Funktionen, die in Abhängigkeit von der Reaktion des die Organe durchströmenden Blutes gesteigert oder gedrosselt werden. Die Regulation der Blutreaktion und damit auch der Reaktion der Organe vollzieht sich in engstem Zusammenwirken mit der Atmung.

Das Blut besteht aus Formelementen, den roten und weißen Blutkörperchen und den Blutplättchen, und aus einer Flüssigkeit, dem Blutplasma, in dem die Formelemente suspendiert sind. Der Anteil des Plasmas am Gesamtblut macht etwa 56%, der der Formelemente also etwa 44% aus.

Das arterielle Blut hat eine hellrote, das venöse eine dunkelblaurote Farbe. Die Farbe des Blutes ist nur im auffallenden Lichte sichtbar, durchfallendes Licht wird schon von sehr dünnen Blutschichten nicht mehr durchgelassen, das Blut ist also *deckfarben.* Der rote Farbstoff ist das Hämoglobin, das in den roten Blutkörperchen enthalten ist. Zerstört man die roten Blutkörperchen, so wird das Blut durchsichtig oder *lackfarben,* weil sich der Farbstoff nunmehr im Plasma löst: Hämolyse (s. S. 124 u. 412).

Die *Blutmenge* beträgt etwa $^1/_{13}$—$^1/_{14}$ des Körpergewichtes, bei einem Menschen von 70 kg Gewicht also etwa 5 Liter. Das *spezifische Gewicht* des Blutes liegt zwischen 1,050 und 1,060. Seine *Reaktion* ist schwach alkalisch, der ph-Wert liegt im Mittel bei 7,36; das arterielle Blut ist gewöhnlich um etwa 0,02 ph-Einheiten alkalischer als das venöse. Bei vorwiegend pflanzlicher Nahrung beobachtet man eine geringe Alkalisierung des Blutes (ph etwa 7,42), bei überwiegender Fleischnahrung eine geringe Säuerung (ph etwa 7,33). Der *osmotische Druck* ist ungefähr gleich 7 Atm. entsprechend einer Gefrierpunktserniedrigung von 0,56°. Die Gefrierpunktserniedrigung ist nicht absolut konstant. So werden einige Stunden nach der Nahrungsaufnahme, etwa auf der Höhe der Resorption, deutlich erniedrigte Gefrierpunkte beobachtet. Auch das Blut verschiedener Gefäßbezirke zeigt Unterschiede. Das Blut der Lebervene hat nach Versuchen am Hund stets eine höhere osmotische Konzentration, also einen tieferen Gefrierpunkt als das Blut des übrigen Körpers, ein Hinweis auf die besonders rege Stoffwechseltätigkeit in diesem Organ. Der osmotische Druck beruht fast ausschließlich auf den krystalloid gelösten Stoffen des Blutplasmas (s. Tabelle 75), die osmotische Konzentration der Bluteiweißkörper ist sehr gering; der kolloid-osmotische Druck des Blutes beträgt nur etwa 25—30 mm Hg oder $^1/_{25}$—$^1/_{30}$ Atm.

Tabelle 75.

Zusammensetzung von Gesamtblut, Erythrocyten und Blutflüssigkeit.
Die Angaben sind größtenteils entnommen aus: J. D. ANS u. E. LAX: Taschenbuch für Chemiker und Physiker, Berlin 1943.)

| | In 1000 Gewichtsteilen | | | | | | | | |
| | Gesamtblut | | | Erythrocyten | | | Blutflüssigkeit | | |
	Mensch	Rind	Hund	Mensch	Rind	Hund	Mensch	Rind	Hund
Wasser	800	800	800	639	590	630	910	910	920
Feste Stoffe .	200	200	200	361	410	370	90	90	80
Hämoglobin. .	150	110	160	340	320	330	—	—	—
Eiweiß	50	70	40	40	64	5	75	72	61
Zucker	0,9	0,8	1,0	1,1	—	—	1,0	1,0	1,3
Cholesterin . .	1,5	1,9	1,3	1,7	3,4	1,3	1,6	1,4	1,4
Lecithin . . .	3,0	2,3	2,0	4,0	3,8	2,3	1,9	0,9	1,6
Natrium . . .	2,0	3,6	3,0	1,2	1,7	2,1	3,2	3,3	3,6
Kalium . . .	1,9	0,4	0,2	4,2	0,6	0,2	0.2	0,2	0,2
Calcium . . .	0,06	0,07	0,06	—	—	—	0,1	0,09	0,1
Magnesium . .	0,03	0,05	0,04	0,04	0,01	0,04	0,023	0,04	0,023
Chlor.	2,7	3,1	3,0	1,9	1,8	1,4	3.4	3,7	4,0
Bicarbonat . .				2,1	0,7	1,6	1,6		
Sulfat	0,05	0,06	0,08	0,05			0,03		
Phosphat . . .	0,33	0,18	0,43	0,70	0,23	0,48	0,14	0,11	0,10

Funktionell bilden die Formelemente des Blutes und die Blutflüssigkeit eine untrennbare Einheit, da nur durch ihr Zusammenwirken das Blut alle seine Funktionen erfüllen kann. Jedoch ist es notwendig, zunächst die einzelnen Teile des Blutes gesondert zu besprechen. In der Zusammensetzung der Formelemente und der Blutflüssigkeit bestehen erhebliche Unterschiede. Die Tabelle 75 gibt den Gehalt der Erythrocyten und der Blutflüssigkeit an einigen Stoffen in abgerundeten Zahlen als Durchschnittswerte für einige Tierarten und den Menschen wieder. Besonders bemerkenswerte Unterschiede weist die Verteilung von Kalium- und Natriumionen im menschlichen Blute (auch im Blute einiger Tierarten) auf: die Erythrocyten enthalten wenig Na und viel K, in der Blutflüssigkeit dagegen überwiegt das Na über das K.

b) Die Blutgerinnung.

Läßt man Blut aus einem Gefäß ausströmen, so erstarrt es nach einiger Zeit zu einer gelatinösen Masse. Man bezeichnet diesen Vorgang als Blutgerinnung. Die bis zu ihrem Eintritt verstreichende Zeit, die *Gerinnungszeit*, beträgt beim menschlichen Blut normalerweise etwa 5—7 Minuten. Fängt man aber Blut in einem Gefäß mit völlig glatter Oberfläche, etwa einem paraffinierten Glasgefäß auf, schützt es vor Wasserverlust und vor Erschütterungen, so tritt die Gerinnung erst nach etwa einer halben Stunde auf. Auch erniedrigte Temperatur verzögert die Gerinnung.

Die Gerinnung kann auch unter bestimmten Voraussetzungen (Schädigung der Gefäßwandung, Verlangsamung des Blutstromes) im Blutgefäß selber eintreten. Dann spricht man von einer *Thrombose* und nennt den sich bildenden Blutpfropf einen *Thrombus*. Die Gerinnung ist ein fermentativer Vorgang. Sie beruht darauf, daß einer der Eiweiß-körper des Blutplasmas, das *Fibrinogen*, in das unlösliche *Fibrin* um-gewandelt wird, das sich in Form eines feinen Maschenwerkes ausscheidet (Abb. 80 und 81). In den Maschen des Netzes liegen die roten Blut-

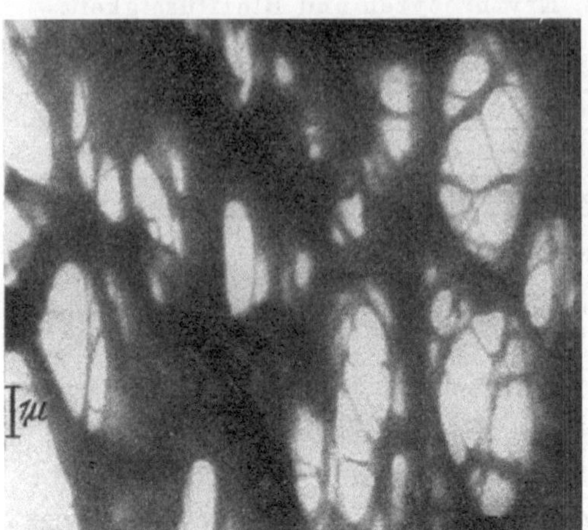

Abb. 80. Grobbalkiges Fibringerüst nach Entfernung der locker eingeschlossenen corpuscularen Elemente. (Nach WOLPERS und RUSKA.)

körperchen. Hat man das aus-strömende Blut in einem Glas-zylinder aufgefangen, so kann man beobachten, daß der ent-standene *Blutkuchen* nach länge-rer Zeit anfängt, sich von der Wand abzulösen und zusammen-zuziehen. Er preßt dabei eine Flüssigkeit, das *Blutserum*, ab. Die Blutgerinnung ist ein lebens-wichtiger Vorgang, da auf ihr der Verschluß von Wunden und da-mit die physiologische Blutstil-lung beruht. Sie ist zugleich die auffälligste und bekannteste Eigenschaft des Blutes; ihre Er-klärung ist bereits seit fast einem Jahrhundert ein viel bearbeite-tes, aber auch heute noch nicht völlig gelöstes Problem.

Nach der klassischen Theorie der Gerinnung, die auf Untersuchungen von ALEXANDER SCHMIDT und O. HAMMARSTEN aufgeba ut ist und durch MORAWITZ; SPIRO; FULD; HOWELL sowie WOEHLISCH ausgebaut und er-

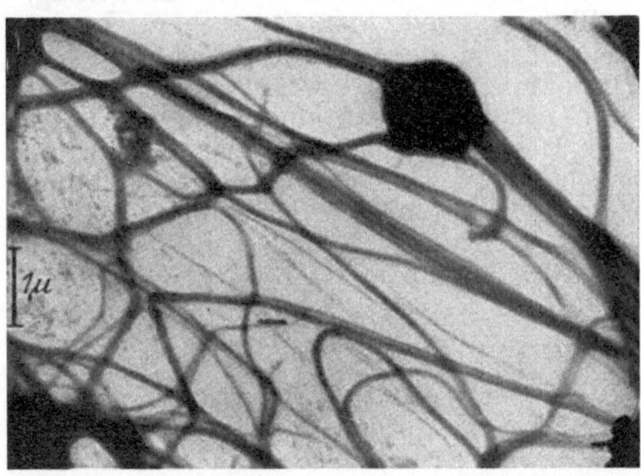

Abb. 81. Feinfaseriges Fibringerüst aus gebündelten Micellen. Einzelne der Micellen lagern sich an ein Blutplättchen an. (Nach WOLPERS und RUSKA.)

gänzt wurde, erfolgt die Gerinnung in zwei Phasen. Während der ersten Phase wird das *Thrombin*, das Ferment der Gerinnung ge-bildet, während der zweiten wandelt das Thrombin das lösliche Fibrinogen ins un-lösliche Fibrin um. Dieses scheidet sich in Krystall-nadeln aus, die sich schließlich zu einem dich-ten Fasernetz vereinigen. Während der ersten Phase der Gerinnung ent-steht das Thrombin aus eine Vorstufe, dem Profer-ment *Prothrombin (Throm-bogen)*. Mit der erforder-

lichen Geschwindigkeit geschieht das nur in Gegenwart einer spezifisch wirkenden Kinase, der *Thrombokinase*, sowie bei Aktivierung dieses Vor-ganges der Fermentbildung durch Calciumionen. Während der zweiten Phase der Gerinnung wird nach APITZ das Fibrinogen in das *Profibrin* umgewandelt. Dieses kann nicht mehr zu Fibrinogen werden, ist aber noch löslich und vom Fibrinogen durch leichtere Aussalzbarkeit mit Koch-salzlösungen unterschieden. Die Umwandlung des löslichen Profibrins

ins unlösliche Fibrin ist ein spontan erfolgender Vorgang, der nicht mehr fermentativ beeinflußt wird.

Die *Thrombokinase* ist offenbar in allen Gewebszellen enthalten und wird bei Zellschädigungen freigesetzt, in besonders großer Menge findet sie sich in den Thrombocyten. Auch die Thrombocyten zerfallen leicht, wenn sie mit einer rauhen Oberfläche in Berührung kommen oder wenn von dem Glas, in dem man das Blut aufgefangen hat, ein wenig Alkali abgegeben wird. Die Reste der zerfallenen Blutplättchen dienen den sich abscheidenden Fibrinfäden als Haftstellen (s. Abb. 81).

Die einleitende Reaktion bei der Blutgerinnung scheint eine Agglutination der Thrombocyten zu sein. Jedoch beruht diese Agglutination auf einer Verklebung der Blutplättchen durch das primär entstehende Profibrin. Zur Ausbildung des fertigen Thrombins ist die Bereitstellung gewisser Mengen von Prothrombin und Thrombokinase notwendig. Diese werden durch den Zerfall von Thrombocyten in Freiheit gesetzt. Als Beweis dafür kann gelten, daß bei allen Eingriffen, die die Blutgerinnung aufheben, der Zerfall der Blutplättchen verhindert wird.

Die Verknüpfung der zur Blutgerinnung führenden Vorgänge miteinander läßt sich schematisch etwa folgendermaßen darstellen:

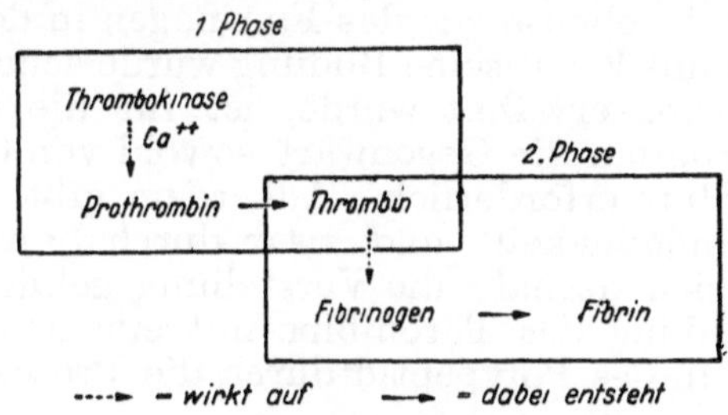

Abb. 82. Schema der Blutgerinnung.

Außer dieser Erklärung der Gerinnung sind noch eine Reihe weiterer im Kern mit ihr übereinstimmender gegeben, es sind aber auch ganz andere Vorgänge angenommen worden. Die experimentellen Grundlagen der anderen Deutungen sind aber wenig überzeugend.

Das oben wiedergegebene Schema stützt sich auf folgende experimentelle Befunde:

1. Die Gerinnung kann durch eine Reihe von Eingriffen aufgehoben werden, so besonders durch Zusatz von Oxalat-, Fluorid- oder Citrationen zum Blute. Man führt die Hemmung der Gerinnung zurück auf die Fällung oder Entionisierung der Ca-Ionen des Plasmas durch die zugesetzten Ionen.

Als *gerinnungshemmender Stoff* ist das Heparin (s. S. 391) schon erwähnt worden. Die Gerinnung wird außerdem noch verzögert durch intravenöse Injektion von Peptonen und durch das in der Speicheldrüse des Blutegels vorkommende *Hirudin*.

2. Aus dem Oxalatplasma läßt sich das Fibrinogen durch Ausfällung mit Kochsalz abscheiden und durch verdünnte Kochsalzlösung bei schwach alkalischer Reaktion wieder auflösen.

3. Versetzt man Fibrinogenlösungen mit Ca-Salzlösungen und mit Gewebsextrakten (als Quelle der Thrombokinase), so tritt keine Gerinnung auf, weil Prothrombin fehlt und kein Thrombin gebildet werden kann.

4. Auch das Prothrombin kann dem Plasma entzogen werden. Versetzt man seine Lösungen mit Fibrinogenlösung und mit Ca-Lösungen, so bleibt

die Gerinnung wiederum aus, weil durch das Fehlen der Thrombokinase
kein Thrombin entstehen kann.

5. Versetzt man dagegen Fibrinogenlösungen mit Serum, so tritt
Gerinnung ein, weil das Serum von der vorhergegangenen Gerinnung her
fertiges Thrombin enthält.

Aus diesen Versuchen wird die Bedeutung der einzelnen Faktoren für
die Blutgerinnung klar, sie zeigen auch ihr Zusammenwirken, über die
Deutung der verschiedenen Phasen und die in ihnen ablaufenden Reaktionen besteht dagegen noch keine Klarheit.

Das *Fibrinogen* wird anscheinend in der Leber gebildet; denn nach
Entfernung der Leber sinkt beim Versuchstier der Fibrinogengehalt des
Blutes in wenigen Stunden stark ab. Normalerweise muß demnach im
Körper dauernd ein Verbrauch von Fibrinogen und sein Ersatz aus der
Leber stattfinden. Das Fibrinogen ist der einzige Eiweißkörper, der durch
Thrombin zur Gerinnung gebracht werden kann. Welche Veränderungen
des Moleküls mit seinem Übergang in Fibrin verbunden sind, ist noch
nicht bekannt. Allem Anschein nach handelt es sich aber nicht, wie man
lange angenommen hat, um eine hydrolytische Spaltung des Fibrinogens.

Das *Prothrombin (Thrombogen)* scheint ein hochmolekulares Polypeptid zu sein. Es entsteht ebenso wie das Fibrinogen in der Leber. Auf die
Bedeutung des Vitamins K für seine Bildung wurde schon oben (s. S. 197)
hingewiesen. Wie schon erwähnt wurde, ist für die Umwandlung des
Prothrombins in Thrombin die Gegenwart sowohl von Ca-Ionen wie von
Thrombokinase im Blute erforderlich. Außerdem gibt es aber noch eine
zweite Aktivierungsmöglichkeit, und zwar durch bestimmte Proteasen
(EAGLE). Man hat sich deshalb die Vorstellung gebildet, daß das Prothrombin die Verbindung des Thrombins mit einem hemmenden Polypeptid ist und daß dieses Polypeptid durch die Proteasen hydrolytisch
abgespalten wird.

Der Wirkungsmechanismus der *Ca-Ionen* und der Thrombokinase bei
der Thrombinbildung ist noch ungeklärt. Eigenartigerweise sind nämlich
die Ca-Ionen in allen gereinigten Gerinnungssystemen entbehrlich, in ungereinigten dagegen, wie sie im Gesamtblut vorliegen, unbedingt erforderlich. Nachdem man früher die Wirkung der Ca-Ionen bei der Gerinnung
als eine katalytische aufgefaßt hat, neigt man heute zu der Ansicht, daß
sie im Blute die Wirkung von Stoffen ausschalten, die die Gerinnung verzögern oder verhindern. Auch hinsichtlich der *Thrombokinase* bestehen
noch wesentliche Unklarheiten. Sie betreffen einmal, wie schon gesagt,
ihre Wirkungsart und zweitens auch ihre chemische Natur. Wahrscheinlich
umfaßt der Begriff Thrombokinase nicht eine einheitliche Substanz. So
hat das Lipoid Kephalin eine Thrombokinasewirkung, ob aber die Wirkung
der Blutthrombokinase auf einer Lipoid- oder einer Lipoid-Eiweiß-Komponente beruht, ist völlig ungeklärt. Sicherlich kommt dagegen im Serum
eine echte Thrombokinase vor, die lipoidfrei ist und wahrscheinlich zu
den Euglobulinen gehört. Sie findet sich in einer inaktiven Vorstufe,
deren Aktivierung durch ein Lipoid möglich erscheint.

MORAWITZ faßt die Thrombokinase als ein Ferment auf, das unter Mitwirkung von
Ca-Ionen Prothrombin in Thrombin umwandelt. Nach A. FISCHER ist dagegen das Thrombin
eine Verbindung aus Prothrombin und aus Thrombokinase. Das Prothrombin ist ein Eiweißkörper, die Thrombokinase die Wirkungsgruppe des Thrombins, die sich mit ihm in ähnlicher
Weise vereinigt wie eine prosthetische Gruppe mit einem Protein zu einem Proteid zusammentritt. Ein derartiger Mechanismus der Thrombinentstehung würde sich auch gut mit
der wahrscheinlichen Annahme vereinbaren lassen, daß das Thrombin ein Ferment ist;
denn nach FISCHER lassen sich aus aktivem Thrombin wieder Prothrombin und Thrombo-

kinase gewinnen, die beide für sich keine Gerinnungswirkung haben, aber wenn man sie vereinigt, erneut aktives Thrombin bilden können.

Bei mancherlei krankhaften Zuständen ist die Gerinnungszeit des Blutes verändert, und zwar sowohl verlängert wie verkürzt. Am auffälligsten ist die außerordentliche Verlängerung, die bis zu völliger Ungerinnbarkeit gehen kann, bei einer eigenartigen Erbkrankheit, der *Bluterkrankheit* oder *Hämophilie*. Die Hämophilie hat einen geschlechtsgebundenen recessiven Erbgang, es erkranken nur Männer, die Übertragung der Anlage erfolgt aber durch die Frauen. Bei der Hämophilie ist die Thrombinbildung verzögert, und zwar betrifft die Störung anscheinend die Thrombocyten, die an sich in ganz normaler Menge im hämophilen Blute vorhanden sind, aber anscheinend die in ihnen enthaltene Thrombokinase nur sehr schwer abgeben können. Setzt man eine Thrombocytenemulsion aus hämophilem Blute zu hämophilem Blut hinzu, so wird seine Gerinnung viel weniger beschleunigt als durch den Zusatz normaler Thrombocyten, zerstört man dagegen die Thrombocyten, so daß sie ihre Thrombokinase abgeben, so gerinnt das mit den zerstörten hämophilen Thrombocyten versetzte hämophile Blut in ganz normaler Zeit.

c) Blutplasma und Blutserum.

Bei der Gerinnung entsteht aus dem Blutplasma das Blutserum. Beide Flüssigkeiten unterscheiden sich dadurch, daß das Plasma kein Thrombin aber Fibrinogen enthält, das Serum dagegen thrombinhaltig und fibrinogenfrei ist. Sonst scheint die Zusammensetzung des Serums nicht wesentlich von der des Plasmas verschieden zu sein, so daß alle weiteren Angaben dieses Abschnittes für Plasma und Serum in gleicher Weise gelten.

1. Allgemeine Eigenschaften und anorganische Bestandteile.

Plasma und Serum sind leicht gelb gefärbte, viscöse Flüssigkeiten. Ihr Hauptbestandteil ist mit rd. 90 % das *Wasser*. Das *spezifische Gewicht* liegt zwischen 1,027 und 1,032, ist also deutlich niedriger als das des Gesamtblutes. Der *osmotische Druck* der Blutflüssigkeit entspricht aber demjenigen des Blutes ($\Delta = 0{,}56°$). Über die Zusammensetzung des Serums unterrichtet die Tabelle 75 (s. S. 399). Der *Bicarbonatgehalt* unterliegt ziemlich großen Schwankungen, die von der Menge der jeweils vorhandenen Kohlensäure abhängen. Das Phosphat ist zu etwa $^2/_3$ als Lipoid-P vorhanden, der Gehalt an anorganischem *Phosphat* beträgt nur etwa 3,7 mg-% P. Daneben enthält das Serum noch etwa 0,6 % P in Esterbindung also als Hexosephosphorsäureester bzw. Adenylsäure. *Natrium*- und *Chlorionen* liegen fast ausschließlich als Kochsalz vor. Der überschüssige Rest des Natriums ist vorwiegend als Bicarbonat gebunden. Ein Teil des Natriums und auch des *Kaliums* findet sich aber auch in Bindung an Eiweißkörper. Er bildet die eigentliche *Alkalireserve* des Blutes (s. S. 418). Von dem *Calcium*-Gehalt des Serums ist etwa ein Drittel ionisiert, ein weiteres Drittel als nichtionisiertes Calciumbicarbonat [$Ca(HCO_3)_2$] vorhanden, und das letzte Drittel scheint ebenso wie ein Teil des *Magnesiums* an Eiweißkörper gebunden zu sein. Außer den in der Tabelle aufgeführten Ionen kommen noch eine ganze Reihe anderer wie z. B. Br, J, Cu, Fe, Zn, Al und Mg im Serum und im Plasma in sehr geringen Mengen vor. Ferner finden sich Spuren von Ammoniak; beim Stehen des Blutes nimmt das Ammoniak um ein Vielfaches zu (PARNAS), wahrscheinlich durch Abspaltung aus Adenosin, Muskel- und Hefe-Adenylsäure und aus Adenosintriphosphorsäure (CONWAY).

2. Organische Bestandteile.

α) Eiweißkörper.

Der Eiweißgehalt von Plasma und Serum des Menschen und der meisten
Tiere liegt zwischen 6,5 und 8,5%. Als Hauptgruppen finden sich *Globuline* und *Albumine*, daneben in ziemlich geringer Menge ein *Nucleoproteid*.
Das Plasma enthält außerdem das in die Gruppe der Globuline gehörende
Fibrinogen. Durch fraktionierte Neutralsalzfällung lassen sich die Albumin-
und Globulinfraktion noch weiter unterteilen, doch ist keineswegs sicher,
daß man dabei von vornherein im Plasma oder im Serum vorgebildete
Proteine erhält, wahrscheinlicher ist, daß die einzelnen Gruppen ineinander übergehen oder daß sie überhaupt erst während der Aussalzung entstehen. (Vgl. z. B. die S. 76 besprochene SØRENSENsche Vorstellung von den
Eiweißkörpern als „reversibel dissoziabelen Komponentensystemen“.)

Das *Fibrinogen* (s. auch S. 400) ist der bei der geringsten Salzkonzentration ausfallende Eiweißkörper des Plasmas. Er koaguliert bereits bei
ziemlich niederer Temperatur. Seine Menge beträgt für das menschliche
Blut etwa 0,1—0,4%, unterliegt aber bei pathologischen Zuständen
größeren Schwankungen.

Die *Globuline* lassen sich durch Ammonsulfatfällung im wesentlichen
in zwei Fraktionen aufteilen, von denen sich die eine, das *Euglobulin*,
durch etwa 28—36%ige Sättigung mit Ammonsulfat, die andere, das
Pseudoglobulin, durch 33—46%ige Sättigung ausfällen läßt. Durch feinere
Fraktionierung lassen sich ein Pseudoglobulin I und II voneinander
abtrennen. Die Sättigungsgrenzen für die Fällung der einzelnen Fraktionen
überschneiden sich aber. Die Globuline sind in reinem Wasser unlöslich,
lösen sich aber in verdünnten Salzlösungen. Sie haben einen ziemlich
niedrigen Schwefelgehalt (s. Tabelle 6, S. 81). An die Globulinfraktion
sind die verschiedenen Abwehrreaktionen des Blutes (s. S. 407 f.) gebunden.
Durch die Bildung der Antikörper wird sie gewöhnlich stark vermehrt, die
Vermehrung betrifft in erster Linie die Euglobuline. Der Globulingehalt
beträgt normalerweise etwa 2,8%.

Die *Albumine* überwiegen im menschlichen Blute gewöhnlich über
die Globuline, das Serum enthält etwa 4% Albumin: das normale Albumin-
Globulinverhältnis ist etwa 2,9 : 2,0. Die Albumine sind in Wasser löslich,
sie haben einen höheren Schwefelgehalt als die Globuline und werden
erst durch Sättigung mit Ammonsulfat ausgefällt. Die Albuminfraktion
des Blutes ist nicht einheitlich. Durch Fraktionierung mit Ammonsulfat
unter Veränderung der ph-Werte lassen sich vier Albuminarten voneinander trennen. Von diesen ist die eine leicht in krystallisierter Form zu
gewinnen, sie ist frei von Kohlenhydraten und Lipoiden. Die zweite Fraktion ist reich an Kohlenhydrat; die dritte Fraktion enthält an das Eiweiß
gebunden größere Mengen von Lipoiden, und zwar sowohl Phosphatide wie
Cholesterin. In der vierten Fraktion konnten nebeneinander Kohlenhydrate
und Lipoide nachgewiesen werden (MACHEBOEUF; HEWITT; KLECZKOWSKI).

β) Der Reststickstoff.

Wenn man das Eiweiß völlig aus dem Serum ausfällt, so enthält das
eiweißfreie Filtrat immer noch eine gewisse Menge von Stickstoff in
organischer Bindung, die man als die Fraktion des Reststickstoffs bezeichnet. Die wichtigsten Bestandteile der Reststickstofffraktion und ihre
Konzentration zeigt die Tabelle 76. Der Gesamt-Rest-N sowie seine

einzelnen Fraktionen können unter krankhaften Veränderungen erhebliche Steigerungen erfahren. Das gilt in erster Linie für Erkrankungen der Niere, bei denen besonders der Harnstoffgehalt des Serums auf sehr hohe Werte steigen kann. Auch Harnsäure, Kreatin und Kreatinin sind gewöhnlich vermehrt. Man bezeichnet diesen Zustand als *Urämie*.

Analog der Fraktion des Reststickstoffs ist auch eine solche des *Restkohlenstoffs* beschrieben. Sie gibt den Kohlenstoffgehalt an, der sich im Serum nach Enteiweißung noch findet. Er beträgt etwa 0,180% und enthält z. B. die Kohlenhydrate, aber auch den Kohlenstoff der verschiedenen Rest-N-Fraktionen. Er ist daher bei Hyperglykämien und bei Steigerungen des Rest-N ebenfalls sehr stark vermehrt.

Tabelle 76. Rest-N-Fraktionen des menschlichen Serums.

Substanz	Konzentration in mg pro 100 ccm
Gesamt-Rest-N	20—35
Harnstoff-N	10—15
Aminosäure-N	5—10
Kreatin + Kreatinin-N	1,2—1,5
Harnsäure-N	0,6—1,2

γ) Fette, Lipoide und Farbstoffe.

Der Gehalt des Blutes an Fetten und Lipoiden (von denen nur Cholesterin und Lecithin berücksichtigt werden sollen), wechselt bereits unter normalen Verhältnissen sehr stark. Nach fettreicher Nahrung steigt er gelegentlich so stark an, daß das Serum eine milchige Trübung annimmt: *alimentäre Lipämie*. Die Trübung besteht aus feinsten Fetttröpfchen. Die Hauptmenge der Fettsäuren sind ungesättigte Säuren. Das Cholesterin ist zu 60% in Esterform im Blute enthalten. Durch Verfütterung von Cholesterin steigt seine Konzentration erheblich an, aber auch die anderen Lipoidfraktionen sind dabei erhöht. Es bestehen also sehr deutliche Wechselbeziehungen und Abhängigkeiten zwischen ihnen, die sich auch darin zeigen, daß bei Verfütterung lipoidarmer Fette mit den übrigen Fraktionen auch das Cholesterin ansteigt (s. auch S. 327).

Tabelle 77. Fette und Lipoide des menschlichen Serums.

Substanz	Konzentration in g pro 100 ccm	
	Schwankungen	Durchschnitt
Gesamt-Lipoide .	0,60—0,70	0,65
Gesamt-Fettsäuren	0,25—0,47	0,38
Neutralfett . . .	0,08—0,5	0,11
Lecithin	0,17—0,33	0,25
Cholesterin. . . .	0,16—0,22	0,19

Vielleicht wirken sich die in dem Schema auf S. 358 angedeuteten Zusammenhänge und Übergänge auch biologisch so aus, daß es zu Verschiebungen zwischen den verschiedenen Lipoidfraktionen kommt.

An *Farbstoffen* enthält das Blut ziemlich regelmäßig eine Reihe von Carotinen und Xanthophyllen, die alle aus der aufgenommenen Nahrung stammen und deren Konzentration deshalb auch von dem Carotingehalt der Nahrung abhängt. Ein Produkt des Organismus ist dagegen das *Bilirubin*, das im menschlichen Serum zu etwa 0,5 mg-% gefunden wird. Diese geringen Mengen lassen sich nur durch Kupplung mit Diazobenzolsulfosäure nach HIJMANS VAN DEN BERGH nachweisen (s. S. 103).

δ) Der Blutzucker.

Im Blute aller Tiere findet sich in wechselnder, aber für jede Tierart ziemlich charakteristischer und konstanter Konzentration Kohlenhydrat. Für die Bestimmung der Kohlenhydrate gibt es, wie schon früher erwähnt, keine ganz spezifischen chemischen Methoden, sondern gewöhnlich wird die

Reduktion eines Oxydationsmittels gemessen und aus ihr auf den Zuckergehalt geschlossen. Da alle Oxydationsmittel außer den Kohlenhydraten auch in bestimmtem Umfange andere im Blut enthaltene reduzierende Substanzen (Harnsäure, Kreatinin, vor allem aber Glutathion, Glucuronsäure und Adenylsäure bzw. Adenylpyrophosphorsäure) oxydieren, enthalten alle mit einer Reduktionsmethode gefundenen Blutzuckerwerte einen gewissen Fehler, den man als die *Restreduktion* bezeichnet. Da man durch Vergärung mit Hefe aber in exakter Weise den wirklich vorhandenen Zucker bestimmen kann, ist auch die Restreduktion als Differenz von Reduktions- und Gärwert zu ermitteln. Bei der gewöhnlich angewandten Reduktionsmethode nach HAGEDORN und JENSEN entspricht die normale Gesamtreduktion des Blutes (gewöhnlich als „Blutzucker" bezeichnet) im nüchternen Zustand einem Glucosewert von 0,07—0,110%, meist beträgt sie etwa 0,09%. Die Restreduktion macht etwa 0,01—0,02% aus, so daß also 0,06—0,09% wahres Kohlenhydrat vorhanden ist. Der eigentliche „Blutzucker" ist der gewöhnliche Traubenzucker. Neben ihm enthält das Serum auch eine geringe Menge von *Glykogen* (0,02%), sehr kleine Mengen von Hexosediphosphorsäure und vielleicht auch noch andere reduzierende Zwischenprodukte des Kohlenhydratstoffwechsels. Außer freiem Kohlenhydrat kommt im Blute auch *gebundener Zucker* vor, der aber aus den Eiweißkörpern stammt (s. S. 77) und daher mit dem Kohlenhydratstoffwechsel unmittelbar nichts zu tun hat.

Die Höhe des Blutzuckers unterliegt gewissen Schwankungen, Nahrungsaufnahme steigert ihn (alimentäre Hyperglykämie), blutzuckersteigernd wirkt die Injektion von Adrenalin (s. S. 207), ebenso auch die von Hypophysenvorderlappenpräparaten (s. S. 239f.) und die Zufuhr von Thyroxin. Blutzuckersteigernd wirkt ferner körperliche Arbeit, und zwar beim Trainierten wesentlich weniger als beim Untrainierten. Bei sehr schwerer Arbeit folgt der anfänglichen Steigerung ein Absinken der Blutzuckerwerte. Blutzuckersenkungen (Hypoglykämien) sind im allgemeinen wesentlich seltener als Hyperglykämien. Selbst im Hunger sinkt der Blutzucker gewöhnlich nicht unter den normalen Wert. Ausgesprochene Blutzuckersenkungen treten eigentlich nur ein nach Injektion von Insulin und von Parathormon (s. S. 211; 217). Über die hormonale Regulation des Blutzuckerspiegels siehe S. 240 u. 342.

Als Zwischenprodukt des Kohlenhydratstoffwechsels enthält das Blut stets gewisse Mengen von *Milchsäure*. Ihr normaler Gehalt im menschlichen Blut liegt zwischen 8 und 15 mg pro 100 ccm. Zu Steigerungen des Milchsäurespiegels kommt es besonders durch schwere körperliche Arbeit, weil unter diesen Bedingungen in der Muskulatur ein erhöhter anaerober Zerfall von Kohlenhydraten stattfindet und die Atmung nicht den zur Verbrennung der Spaltstücke nötigen Sauerstoff bereitstellen kann. Beim gut Trainierten ist der Anstieg aber wesentlich geringer als beim Untrainierten, bei dem beträchtliche Steigerungen auftreten können. Über die Vermehrung der Blutmilchsäure nach Injektion von Adrenalin, die ebenfalls auf einem Kohlenhydratabbau in der Muskulatur beruht, ist schon früher berichtet worden (s. S. 207). Auch bei krankhaften Veränderungen besonders der Leber, die als das Hauptorgan der Rückverwandlung von Milchsäure in Kohlenhydrat zu gelten hat, ist der Milchsäuregehalt des Blutes entweder vermehrt, oder es kehrt eine durch Arbeit bedingte Steigerung viel langsamer zur Norm zurück als beim Gesunden.

3. Fermente und Abwehrreaktionen.

Obwohl. normales Serum keine *proteolytische Wirkung* zeigt, enthält es doch eiweißspaltende Fermente, da nach mannigfachen Eingriffen, so schon nach Verdünnen mit destilliertem Wasser ein Abbau von Proteinen eintritt. Man nimmt an, daß die Proteasen normalerweise an die Serumkolloide adsorbiert sind und deshalb nicht wirken. Serum enthält auch *Peptidasen*; ihre Wirkung wechselt von Tierart zu Tierart. Außer den eiweißspaltenden Fermenten finden sich im Serum *Amylase*, (wahrscheinlich) *Maltase* sowie *Lipase*. Alle diese Fermente stammen wohl zum Teil aus den zelligen Elementen des Blutes, so besonders den Leukocyten, zum Teil werden sie aber auch von den verschiedenen Organen, die Serumamylase, z. B. vom Pankreas ins Blut abgegeben. Bei Erkrankungen des Pankreas, bei denen die Sekretabgabe vermindert oder ganz behindert ist, steigt der Amylasegehalt des Serums ziemlich rasch auf hohe Werte an. Der Lipasegehalt scheint in Abhängigkeit vom Fettgehalt des Serums zu schwanken.

Außer diesen immer im Serum vorkommenden Fermenten findet man gelegentlich auch noch andere, und zwar dann, wenn körperfremde Stoffe unter Umgehung des Verdauungskanals, parenteral, in den Organismus hineingelangen. So gewinnt das Serum eine ziemlich unspezifisch gegen alle möglichen Eiweiße und ihre Spaltprodukte gerichtete proteolytische bzw. peptidatische Wirkung, wenn man irgendeinen körperfremden Eiweißstoff in die Blutbahn oder auch in die Bauchhöhle injiziert. Auch das Auftreten von rohrzucker- und milchzuckerspaltenden Fermenten ist nach der parenteralen Zufuhr dieser Kohlenhydrate gelegentlich beobachtet worden.

Diese Erscheinungen gehören zu den *Abwehrreaktionen* (s. S. 79) des Organismus bzw. des Blutes. Viele Stoffe von spezifischer Konstitution oder Wirkung, die unverändert in das Blut kommen, lösen die Bildung von spezifisch gegen sie gerichteten Abwehrreaktionen aus. Gegen pflanzliche und tierische Gifte (Toxine) bilden sich *Antitoxine*, die diese Gifte binden und damit unschädlich machen. Gegen Bakterien bilden sich *Agglutinine* oder *Lysine*, die die Bakterien zusammenballen oder auflösen.

Von großer praktischer Bedeutung sind die Erscheinungen und Veränderungen, die sich ausbilden, wenn man das Blut eines Tieres dem Angehörigen einer anderen Tierart injiziert: die artfremden Blutkörperchen werden allmählich durch sog. *Hämolysine* aufgelöst, und die Eiweißkörper des fremden Serums durch gegen sie gerichtete spezifische Abwehrfermente abgebaut. Das Blut eines mit dem Blute einer fremden Tierart „sensibilisierten" Tieres kann die spezifischen Hämolysine und Abwehrfermente noch sehr lange enthalten, so daß der Abbau der Serumeiweißkörper bzw. die Hämolyse bei einer späteren Injektion des gleichen artfremden Blutes sofort wieder erfolgt. Ja, die Wirkung zeigt sich nicht nur im Organismus, sondern auch im Reagensglas. Serum eines sensibilisierten Tieres löst auch dort die fremden Blutkörperchen auf und baut das fremde Serumeiweiß ab. Diese Reaktionen sind streng spezifisch, sie richten sich also nur gegen das Blut derjenigen Tierart, mit dem die Sensibilisierung durchgeführt wurde. Die Abwehrstoffe sind also biologische Reagenzien von höchster Spezifität, welche die Aufdeckung von Strukturunterschieden gestatten, die der chemischen Analyse verborgen bleiben müssen. Injiziert man einem mit dem Blut oder dem Serum eines fremden Tieres sensibilisierten Tier nach einiger Zeit erneut das artfremde Serum, so bilden sich in kurzer Zeit aus dem injizierten Eiweiß größere Mengen von Peptonen, die die unter Umständen lebensbedrohenden Erscheinungen des *anaphylaktischen*

Schocks auslösen, der sich besonders in erheblicher Temperatursenkung und schweren Kreislaufstörungen äußert.

Die Spezifität von Abwehrreaktionen ist aber noch wesentlich ausgeprägter, als es nach dem bisher Gesagten erscheinen muß. Führt man einem Menschen Blut eines anderen Menschen parenteral zu, so kann eine Hämolyse eintreten. Noch wichtiger ist aber die Beobachtung, daß die injizierten Blutkörperchen im Blute des „Empfängers" zusammengeballt oder agglutiniert werden. Das Blut jedes Menschen enthält sog. *Isoagglutinine*, die gegen die Blutkörperchen eines anderen Menschen gerichtet sind. Eine Agglutination tritt aber nicht immer ein, es kann auch Blut von einem Menschen auf den anderen übertragen werden, ohne daß sie erfolgt. Die Untersuchung sehr vieler verschiedener menschlicher Blutproben hat zu der Erkenntnis geführt, daß das Serum bis zu zwei spezifischen Agglutininen enthalten kann und die Blutkörperchen bis zu zwei verschiedenen agglutinablen Substanzen. Die Agglutination tritt nur ein, wenn bestimmte Agglutinine und bestimmte agglutinable Substanzen zusammentreffen. Die agglutinablen Substanzen in den Blutkörperchen bezeichnet man als A und B, die Agglutinine des Serums als *Anti-A* oder α und als *Anti-B* oder β.

Tabelle 78. Blutgruppen.

Serum der Blutgruppe („Empfänger")	Enthält die Agglutinine	Blutkörperchen der Gruppe („Spender")			
		0	A	B	AB
0	α, β	−	+	+	+
A	β	−	−	+	+
B	α	−	+	−	+
AB	0	−	−	−	−

Wenn die Blutkörperchen die Substanz A enthalten, enthält das Serum das Agglutinin β und umgekehrt. Enthalten die Blutkörperchen A und B, so ist das Serum frei von Agglutininen und sind die Körperchen frei von A und B, so findet sich im Serum α und β. Da bei einer Blutübertragung immer das Serum des Empfängers in großem Überschuß vorhanden ist, hängt das Eintreten oder Ausbleiben der Agglutination davon ab, ob die Spenderblutkörperchen die den Agglutininen des Empfängerserums entsprechenden agglutinablen Substanzen enthalten oder nicht. Die Agglutinationsprobe läßt sich auch außerhalb des Körpers ausführen, indem man einen Tropfen Blut mit einer größeren Menge eines anderen Serums versetzt. Je nach dem Ausfall der Probe läßt sich jedes Blut in eine der vier Blutgruppen 0, A, B und AB einordnen. Die Tabelle 78 zeigt, wann Agglutination auftritt (+) und wann nicht (−). Danach kann also einem Empfänger der Gruppe AB Blut jeder anderen Blutgruppe zugeführt werden (*Universalempfänger*), während Blut eines Spenders der Gruppe 0 auf einen Empfänger jeder anderen Blutgruppe übertragen werden kann (*Universalspender*).

Nach Untersuchungen von FREUDENBERG ist die Blutgruppensubstanz A eine hochmolekulare Verbindung von Galaktose mit Acetyl-Glucosamin und Aminosäuren, von denen bisher Alanin und Threonin isoliert werden konnten. Wahrscheinlich gehört sie zu den Glykoproteiden. Über die chemische Natur der übrigen Blutgruppensubstanzen ist noch nichts Näheres bekannt.

d) Die Lymphe.

Da die Lymphe letzten Endes aus dem Blutplasma stammt, ist es berechtigt, sie an dieser Stelle zu besprechen. Nach KAUNITZ sind die Blut- und die Lymphcapillaren zwei völlig voneinander getrennte Hohlraumsysteme (s. Abb. 83). Zwischen beiden finden sich die Gewebsspalten, die von den Parenchymzellen und den Bindegewebsfibrillen gebildet werden. Aus dem arteriellen Schenkel der Blutcapillaren wird durch den hydrostatischen Druck Flüssigkeit unter Mitnahme der für die Ernährung der Zellen wichtigen Stoffe (z. B. Zucker, Aminosäuren) in die Gewebsspalten ausgepreßt. Da diese Gewebsflüssigkeit alle Zellen umgibt, ist sie sicherlich für den gesamten Stoffaustausch im Gewebe von größter Bedeutung. Unter physiologischen Bedingungen ist sie so gut wie eiweißfrei. Da im venösen Teil des Capillarnetzes der hydrostatische Druck stark abgesunken ist, kann hier keine Flüssigkeit mehr abgepreßt werden, im Gegenteil durch den kolloidosmotischen Druck der Plasmaeiweißkörper wird Flüssigkeit aus den Gewebsräumen ins Blut zurückgebracht. In die Lymphcapillaren werden neben Wasser und den anderen aus dem Blut oder den Gewebszellen in die Gewebsräume abgegebenen Stoffe vor allen Dingen die geringen Eiweißmengen übernommen, die aus dem Blutplasma in die Gewebsräume übergetreten waren. Neben den Lymphgefäßen in den Geweben sind auch die größeren Hohlräume des Körpers mit Lymphe benetzt oder angefüllt: Herzbeutel, Brust- und Bauchhöhle, Subdural- und Subarachnoidalraum, Hirnventrikel, Zentralkanal des Rückenmarks, inneres Ohr und Gelenkhöhlen. Auch diese Tatsache spricht für die Bedeutung der Lymphe.

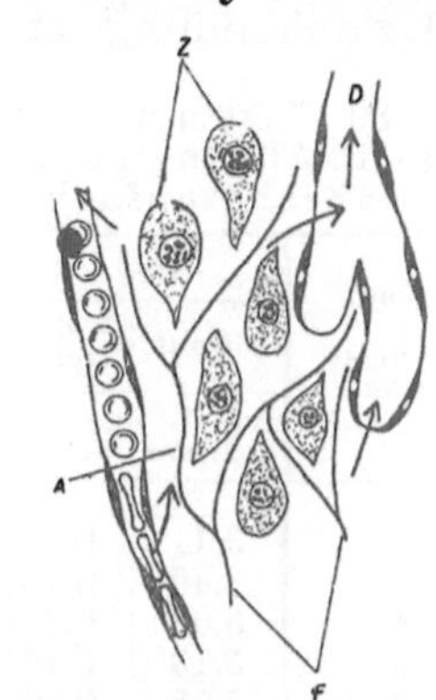

Abb. 83. Schematische Darstellung der Beziehungen zwischen Blut, Gewebsräumen, Parenchymzellen, Bindegewebe und Lymphcapillaren. *A* theoretische Grenze zwischen arterieller und venöser Capillare. *C* Blutcapillare, *D* Lymphcapillare, *Z* Parenchymzellen, *F* Bindegewebsfibrillen. (Nach KAUNITZ.)

Die Lymphe hat in ihrer qualitativen Zusammensetzung große Ähnlichkeit mit dem Plasma. Sie enthält z. B. dieselben Eiweißkörper, also auch das Fibrinogen und da sie auch die anderen zur Blutgerinnung notwendigen Faktoren aufweist, gerinnt sie genau so wie Blut oder Plasma. Ihre quantitative Zusammensetzung ist dagegen sowohl in den verschiedenen Teilen des Körpers als auch im gleichen Körpergebiet bei verschiedenen funktionellen Zuständen erheblichen Schwankungen unterworfen. Tabelle 79 gibt einen Vergleich für einige Bestandteile des Serums und der Lymphe des Hundes. Der wesentlichste Unterschied ist also der

Tabelle 79. Zusammensetzung von Lymphe und Serum beim Hund nach ARNOLD.

	Feste Bestandteile in %	Cl	Ca	Zucker	Rest-N	Eiweiß-N
			in mg-%			
Serum .	8,3	392	10,4	123	27,2	900
Lymphe	5,2	413	9,2	124	27,0	570

viel größere Eiweißreichtum des Serums. Aus diesem Grunde beträgt auch der Wassergehalt der Lymphe etwa 95 % und ihr spezifisches Gewicht liegt mit 1,016—1,023 wesentlich niedriger als das des Plasmas.

Wie sehr die Zusammensetzung der Lymphe in Abhängigkeit von der Funktion des zugehörigen Körpergebietes schwanken kann, ergibt sich aus den Änderungen der Darmlymphe, d. h. des *Chylus,* nach Aufnahme von Fett, Kohlenhydrat oder Eiweiß. Die Zahlen der Tabelle 80 zeigen deutlich die große Bedeutung, die das Lymphgefäßsystem für die Resorption der Fette hat (s. auch S. 326), aber auch geringe Mengen von Kohlenhydrat werden durch die Lymphe aufgenommen. In ganz ähnlicher, wenn auch keineswegs so ausgesprochener Weise ändert sich abhängig von den Erfordernissen und der Funktion jedes Organs die Zusammensetzung der in ihm gebildeten Lymphe.

Über die bei der Abgabe der Lymphe aus dem Plasma waltenden Kräfte besteht noch keine völlige Klarheit, trotzdem diese Frage nicht nur für die Bildung der normalen Gewebsflüssigkeit, sondern auch für die Ansammlung von Flüssigkeit im Gewebe bei pathologischen Veränderungen, bei der *Ödembildung*, von größter Bedeutung ist. Die Erklärung der Lymphbildung ist deshalb besonders schwierig, weil die osmotische Konzentration der Lymphe meist höher ist als die des Serums. Die Lymphe kann daher nicht durch einfache Filtration, Diffusion und Osmose aus dem Blutplasma entstehen. Die Ionenverteilungen zwischen Plasma und Lymphe lassen sich teilweise durch das Bestehen eines DONNAN-Gleichgewichtes erklären (s. S. 161, Tabelle 24), aber das beseitigt nur einen Teil der Schwierigkeiten. Vieles spricht dafür, daß die elektrostatischen Kräfte zwischen dem Blut und den Parenchymzellen hierbei eine große Rolle spielen.

Tabelle 80. Zusammensetzung des Chylus in Abhängigkeit von der Nahrungsaufnahme.

Zeit nach der Nahrungsaufnahme in Stunden	Gehalt des Chylus an		
	Eiweiß	Kohlenhydrat	Fett
	in % nach Aufnahme dieser Nahrungsstoffe		
0	3,11	0,095	0,22
2	3,49	0,126	0,24
4	3,07	0,161	2,52
6	3,13	0,164	3,86
8	2,76	0,205	2,18

Die Lymphbildung läßt sich durch Injektion bestimmter Stoffe, sog. *Lymphagoga* erheblich steigern. Die Lymphagoga 1. Ordnung: Organextrakte der verschiedensten Art, Peptone und ähnliche Stoffe wirken auf die Leber und regen eine vermehrte Flüssigkeitsabgabe durch sie an. Da die vermehrt fließende Lymphe auch einen erhöhten Eiweißgehalt hat, scheint ihre Bildung durch eine gesteigerte Tätigkeit der Leberzellen bedingt zu sein. Als Lymphagoga 2. Ordnung bezeichnet man Salze oder Zucker, die bei Injektion in hypertonischer Lösung ebenfalls eine starke Lymphbildung anregen. Hier handelt es sich wahrscheinlich um einen osmotisch zu erklärenden Wasserentzug aus dem Gewebe. Von Bedeutung für die Lymphbildung sind aber auch rein physikalische Faktoren wie der hydrostatische Druck in den Capillaren. Dieser muß, wie schon früher ausgeführt, den kolloidosmotischen Druck der Bluteiweißkörper übertreffen (s. S. 160). Steigert man den Capillardruck, indem man den venösen Abfluß behindert, so wird tatsächlich mehr Wasser ins Gewebe abgegeben.

e) Die Blutzellen.

1. Leukocyten und Thrombocyten.

In jedem Kubikmillimeter Blut sind etwa 6000—8000 weiße Blutzellen und etwa 200000—300000 Blutplättchen enthalten. Die weißen Blutzellen verteilen sich nach Tabelle 81 auf verschiedene Gruppen:

Tabelle 81. Verteilung der weißen Blutkörperchen.

Neutrophile Leukocyten	65—75%
Eosinophile Leukocyten	2—4%
Basophile Leukocyten	0,5%
Monocyten	6—8%
Lymphocyten	20—25%

Die Leukocyten haben anscheinend die wichtige Aufgabe dabei mitzuwirken, daß in den Körper hineingelangte Fremdkörper, insbesondere solche zelliger Natur (Protozoen und Bakterien), beseitigt und zerstört werden. Durch ihre amöboide Beweglichkeit können sie die Wandungen der Gefäße durchdringen und als Wanderzellen dorthin ins Gewebe gelangen, wo ihre Tätigkeit notwendig ist. So finden sie sich in jedem Entzündungsherd, der sich um eingedrungene Krankheitskeime bildet. Die Leukocyten enthalten einen außerordentlich wirksamen Fermentapparat, der aus Fermenten für den Abbau aller wichtigen Körperbausteine besteht; sie können deshalb sowohl fremde Zellen, die sie durch Phagocytose in sich aufgenommen haben, als auch das Körpergewebe um den Entzündungsherd herum einschmelzen und „verdauen". Die Leukocytenfermente sind zum Teil durch Glycerin extrahierbar, zum Teil nicht, es sind also Lyo-enzyme und Desmo-enzyme zu unterscheiden (s. S. 249). Sehr charakteristisch für die Leukocyten ist ihr hoher Oxydasegehalt, der sich durch die Indophenolblaureaktion (s. S. 304) nachweisen läßt.

Die Funktion der *Blutplättchen* ist bereits oben S. 401f. besprochen worden. Sie sind wahrscheinlich keine echten Zellen, sondern entstehen anscheinend im Knochenmark aus den Megalocariocyten. Sie bestehen aus zwei morphologisch verschiedenen Bestandteilen, einem feinstrukturierten gerüstartigen Cytoplasma *(Hyalomer)*, in das kugelige bis stäbchenförmige Körner *(Granulomer)* ungeordnet eingelagert sind.

2. Die Erythrocyten.

Das Blut enthält beim Menschen im Kubikmillimeter 4,5 (Frau) bis 5 Millionen (Mann) rote Blutkörperchen. Diese sind kernlos und gehen nach einer Reihe von Wochen zugrunde. Ihre Inhaltsstoffe werden frei und können zum Teil vielleicht wieder beim Aufbau neuer Erythrocyten verwandt werden, zum Teil werden sie aber auch weiter abgebaut und ausgeschieden. Wegen des hohen Gehaltes an Trockensubstanz ist ihr spezifisches Gewicht mit 1,090—1,105 viel höher als das des Plasmas, so daß beim Stehen des defibrinierten oder ungerinnbar gemachten Blutes die Blutkörperchen allmählich zu Boden sinken. Die Trennung von Körperchen und Flüssigkeit kann durch Zentrifugieren sehr beschleunigt werden. Wie schon S. 148 ausgeführt, beruht die große Suspensionsstabilität der Erythrocyten wahrscheinlich auf ihrer (negativen) elektrischen Ladung. Wird durch irgendwelche Vorgänge im Blute oder durch veränderte Zusammensetzung des Blutes der Ladungszustand der Erythrocyten verändert, so ändert sich auch ihre *Senkungsgeschwindigkeit*.

Diese bestimmt man als Geschwindigkeit des Absinkens der Blutkörperchen (in mm/h) in einer 200 mm langen capillaren Glasröhre von 2,5 mm Durchmesser, die mit Citratblut gefüllt wird. Bei der Schwangerschaft und bei manchen Infektionskrankheiten ist die Senkungsgeschwindigkeit erhöht. Ob dabei der immer beobachteten Vermehrung der Globuline gegenüber den Albuminen des Plasmas eine ursächliche Bedeutung zukommt, ist noch nicht ganz geklärt.

Über die Zusammensetzung der Erythrocyten des Menschen und einiger Tiere siehe die Tabelle 75 (S. 399), aus der sich die deutlichen Unterschiede zwischen den roten Blutkörperchen und dem Plasma ergeben. Eigenartigerweise enthalten die roten Blutkörperchen des Menschen und einiger Tierarten *Traubenzucker*, dagegen sind die Erythrocyten der meisten Tierarten frei von Zucker. Die menschlichen Erythrocyten sind so vollständig permeabel für Traubenzucker, daß sie den gleichen Zuckergehalt wie das Plasma haben. Ein charakteristischer Bestandteil der roten Zellen ist das *Harnsäureribosid* (s. S. 91). Die Blutkörperchen enthalten auch freie Harnsäure und die übrigen Rest-N-Fraktionen des Plasmas, ja ihr *Reststickstoff* ist sogar höher als der des Plasmas.

Blutkörperchen glykolysieren, d. h. sie spalten Kohlenhydrate zu Milchsäure. Nach WILLSTÄTTER und ROHDEWALD ist diese *Glykolyse* wahrscheinlich überwiegend auf die Tätigkeit der Leukocyten zurückzuführen; das dabei umgesetzte Kohlenhydrat ist das Glykogen und nicht die Glucose.

Man sollte daher besser von *Glykogenolyse* sprechen. Die Erythrocyten der Säugetiere haben nur eine sehr geringe *Atmung*. Die Atmung der kernhaltigen Vogelerythrocyten ist wesentlich größer. Der verbrauchte Sauerstoff dient wohl zur Oxydation von Kohlenhydrat.

Unter den *Phosphorfraktionen* der Blutkörperchen findet sich neben den auch im Serum vorkommenden Substanzen eine *Glycerinsäurediphosphorsäure (Diphospho-Glycerinsäure)* (GREENWALD), deren Menge nach JOST während des Zuckerumsatzes im Blute zunimmt und daher sicherlich für den Kohlenhydratstoffwechsel des Blutes von großer Bedeutung ist. Sie entsteht wahrscheinlich aus Phosphoglycerinsäure. Der Reaktionsmechanismus des Kohlenhydratabbaus im Blut hat mit dem des Muskels (s. S. 344ff. u. 433ff.) die größte Ähnlichkeit (DISCHE).

$$CH_2\!-\!O\!-\!PO_3H_2$$
$$|$$
$$CH\!-\!O\!-\!PO_3H_2$$
$$|$$
$$COOH$$

Glycerinsäurediphosphorsäure

Der Hauptinhaltsstoff der Erythrocyten ist das **Hämoglobin,** das etwa 34% des Zellvolumens ausmacht. Seine Chemie ist bereits früher besprochen worden (s. S. 95f.). Die Blutkörperchen sind wahrscheinlich von einer Membran umhüllt, die aus Eiweiß und aus Lipoiden besteht. Eine ähnliche Zusammensetzung haben auch die feinen Plasmafäden, die das Zellinnere durchziehen. Man bezeichnet diese Zellstrukturen als *Stroma.* Sein Eiweißkörper ist bisher noch nicht in eine der bekannten Proteingruppen einzuordnen. Er gehört nicht zu den Globulinen, ist fast frei von Phosphor und enthält nur wenig Schwefel. Durch Trypsin und Pepsin wird er nicht angegriffen. Die Stromalipoide bestehen zu etwa je einem Drittel aus Fetten und Fettsäuren, aus Cholesterin und aus Phosphatiden. Unter den Phosphatiden überwiegt das Kephalin; das Lecithin ist wahrscheinlich immer mit Cerebrosiden vergesellschaftet.

Man kann die Membran der Erythrocyten durch eine Reihe von Eingriffen zerstören und damit eine *Hämolyse* bewirken. Die wichtigsten hämolytisch wirkenden Faktoren sind hypotonische Salzlösungen (siehe S. 124), Äther, Chloroform, gallensaure Salze, Saponine und Säuren. Bei der *osmotischen Hämolyse* muß die Hypotonie der Salzlösungen ziemlich erheblich sein, weil die Blutkörperchen eine ausgesprochene *osmotische Resistenz* haben. Menschliches Blut ist mit einer 0,9—1,0%igen Kochsalzlösung isotonisch, eine Hämolyse tritt aber erst ein in Kochsalzlösungen von etwa 0,45%; in Lösungen von geringerer Hypotonie nehmen die Zellen zwar Wasser auf, platzen aber noch nicht. Die osmotische Hämolyse ist nicht allein durch osmotische Vorgänge zu erklären. Verdünnt man die Salzlösungen, in der die Blutkörperchen suspendiert sind, sehr vorsichtig, so tritt aus ihnen bereits Hämoglobin aus, ehe das Stroma platzt. Innerhalb gewisser Grenzen ist die Hämolyse sogar reversibel, d. h. bei Herstellung höherer Salzkonzentration nehmen die Zellen einen Teil des ausgetretenen Hämoglobins wieder auf. Erst bei stärkerer Verdünnung reißt dann auch das Stroma, es geht aber der *Stromatolyse* die *Chromolyse* voraus. Die Hämolyse durch die Lipoidlösungsmittel beruht auf der Herauslösung der lipoiden Membranteile, auch die gallensauren Salze wirken wahrscheinlich dadurch, daß sie das Cholesterin aus der Membran herauslösen, Saponine fällen wahrscheinlich das Cholesterin,

Säuren die Eiweißkörper im isoelektrischen Punkt. In jedem Fall werden also bestimmte Bezirke der Membran zerstört und damit die Membran für das Hämoglobin durchlässig.

Das Hämoglobin (Hb) hat drei wichtige Aufgaben im Körper zu erfüllen, die zum Teil aber auch an die Anwesenheit des Plasmas gebunden sind. Es sind dies

1. der Transport des Sauerstoffs von der Lunge zu den Geweben,
2. die Mitwirkung beim Transport der Kohlensäure im Blute,
3. die Regulation der Blutreaktion.

Hier soll zunächst über den *Sauerstofftransport* gesprochen werden. Das Hämoglobin hat die Fähigkeit, molekularen Sauerstoff in leicht dissoziabler Form zu binden und ihn ebenso leicht wieder abzuspalten. Bindung und Abspaltung des Sauerstoffs erfolgen in Abhängigkeit von dem Sauerstoffpartiardruck des umgebenden Mediums. Durch diese Eigenschaft wird das Hämoglobin zum Überträger des Sauerstoffs im Körper. Da die Gesetze der Sauerstoffbindung in den Lehrbüchern der Physiologie ausführlich behandelt werden (s. REIN, Physiologie) können hier kurze Andeutungen genügen.

Die Bindung des Sauerstoffs ist eine reversible Reaktion:

$$Hb + O_2 \rightleftarrows Hb—O_2.$$

Aus Hb und Sauerstoff entsteht *Oxyhämoglobin (Hb—O₂)*. In beiden Formen des Hb ist das Eisen zweiwertig (s. S. 98). Der Sauerstofftransport geht also ohne Änderung des Oxydationszustandes des Hb vor sich. Wird das zweiwertige zum dreiwertigen Eisen oxydiert, so entsteht das *Methämoglobin (Met-Hb)*. In ihm ist aber der Sauerstoff fest gebunden, so daß das Hb seiner eigentlichen Aufgabe, dem Sauerstofftransport, entzogen wird. Das ist auch praktisch wichtig, weil bei manchen Vergiftungen Met-Hb entsteht.

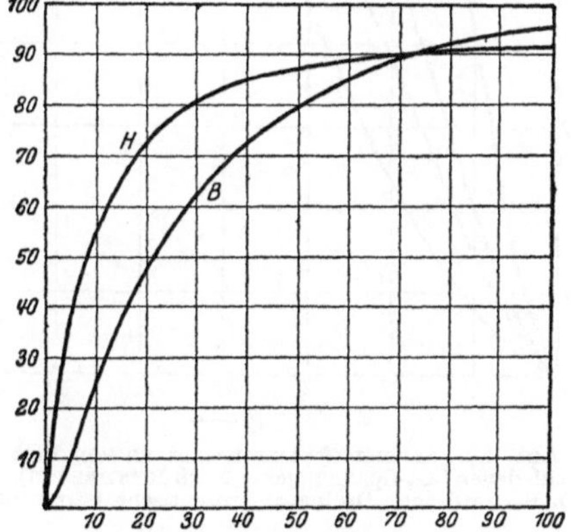

Abb. 84. Sauerstoffbindungskurve von reiner Hämoglobinlösung (H) und von Blut (B). (Nach BARCROFT.) Abszisse: O₂-Partiardruck. Ordinate: prozentische Sättigung des Hb.

Ferner beruht auf der Met-Hb-Bildung eine einfache Methode zur Bestimmung des Hb—O₂-Gehaltes im Blute. Als Oxydationsmittel des zweiwertigen Hb-Eisens kann z. B. das Kaliumferricyanid dienen, das zu Ferrocyanid reduziert wird und dabei das Eisen oxydiert; gleichzeitig wird der Sauerstoff des Hb—O₂ vollständig abgespalten. Er kann aus dem Blute ausgepumpt und sein Volumen gemessen werden:

$$Hb—O_2 + H_2O + K_3[Fe(CN)_6] \longrightarrow Hb—OH + O_2 + K_3H[Fe(CN)_6]$$
$$\text{Ferricyanid} \qquad\qquad \text{Met-Hb} \qquad\qquad \text{Ferrocyanid}$$

Die *Sauerstoffbindung im Blute* ist natürlich begrenzt durch die Hämoglobinmenge. Nach Tabelle 75 (S. 399) enthalten 100 ccm menschlichen Blutes etwa 15 g Hämoglobin. Da jedes Hb-Molekül 4 Atome Eisen enthält und jedes Eisenatom maximal 1 Molekül O₂ binden kann, läßt sich eine maximale Sauerstoffbindung von 1,34 ccm O₂ pro Gramm Hb errechnen. Dem entspricht die Feststellung, daß das menschliche Blut eine maximale Sauerstoffbindungsfähigkeit von 20—21 Vol.-% hat. Den Zusammenhang zwischen Sauerstoffdruck und Sauerstoffsättigung des Blutes zeigt die Abb. 84, aus der sich ferner ergibt, daß die Sättigungskurven von reinen Hb-Lösungen und Blut nicht übereinstimmen. Der Unterschied ist bedingt durch den Elektrolytgehalt des Blutes. Der Unterschied der beiden Bindungskurven wirkt sich günstig für den Organismus aus. Bei höheren Sauerstoffspannungen, wie sie etwa in der Außen- und in der Alveolarluft

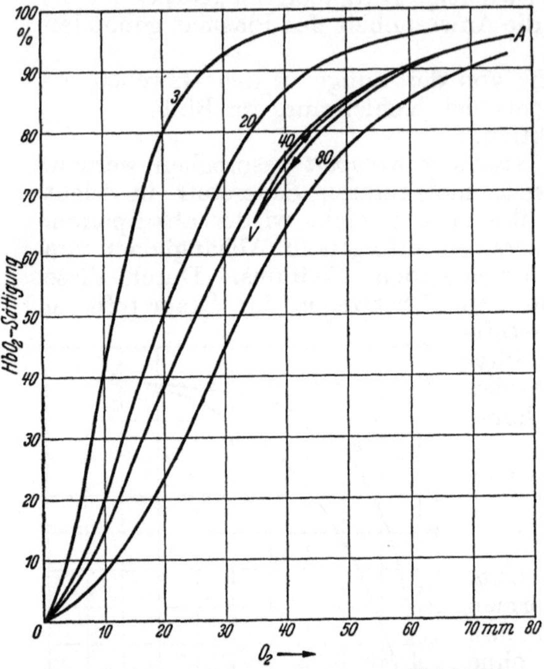

Abb. 85. Sauerstoffspannungskurven von Blut bei verschiedenen CO₂-Spannungen. (Nach HENDERSON). Abszisse: O₂-Partiardruck. Ordinate: prozentische Sättigung des Hb.

vorliegen, wird das Blut besser mit O_2 gesättigt als in einer reinen Hb-Lösung. Dagegen gibt bei niederen Sauerstoffdrucken, wie sie im Gewebe herrschen, das Blut rascher Sauerstoff ab als die Hb-Lösung.

Bei gegebener Sauerstoffspannung und Hb-Menge hängt die Sauerstoffbindung noch von der Temperatur und vom CO_2-Gehalt des Blutes ab. Temperaturerhöhung flacht die Sauerstoffbindungskurve ab, so daß die Sättigung des Hb erst bei höherem Sauerstoffdruck erreicht wird, und ganz in der gleichen Weise wirkt auch eine Erhöhung der Kohlensäurespannung (Abb. 85). Die Abhängigkeit der Sauerstoffbindung von der Kohlensäurespannung ist biologisch wichtig. Wenn das venöse Blut in der Lunge die Kohlensäure, die es im Gewebe aufgenommen hat,

wieder abgibt, so werden dadurch gleichzeitig die Bedingungen für die Sauerstoffbindung wesentlich verbessert. Gerade umgekehrt muß im Gewebe durch die Aufnahme der Kohlensäure die Abgabe des Sauerstoffs begünstigt werden. Da die Kohlensäurespannung des Blutes beim Übergang vom arteriellen in den venösen Zustand etwa zwischen 40 und 60 mm CO_2 schwankt und da fernerhin unter normalen Bedingungen auch das venöse Blut immer noch einen erheblichen Sauerstoffgehalt hat, kann sich die Veränderung der Sauerstoffspannung des Blutes bei seinem Kreislauf durch den Körper nicht durch eine der üblichen Bindungskurven wiedergeben lassen, vielmehr vollzieht sie sich nach HENDERSON auf einem geschlossenen Kurvenzug, der ebenfalls in Abb. 85 wiedergegeben ist. V bedeutet dabei den Zustand des venösen, A den des arteriellen Blutes.

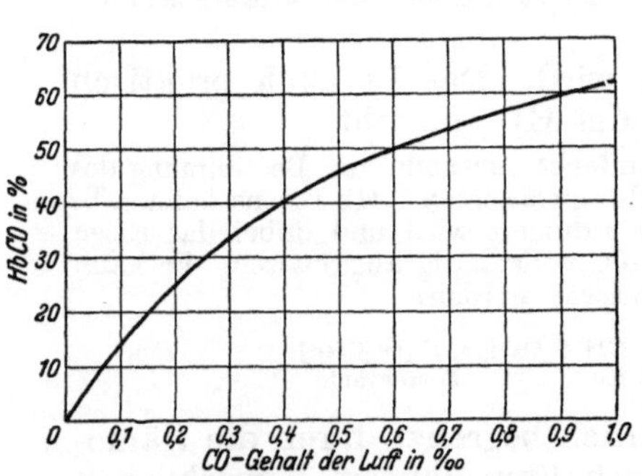

Abb. 86. Abhängigkeit des Hb—CO-Gehaltes im Blute von dem CO-Gehalt der Luft (in Prozenten der erreichten Sättigung). (Nach SLEESWIK und PILAAR.)

Außer Sauerstoff kann Hb auch andere Gase reversibel binden. Der Umfang der Gasbindung ist immer vom Partiardruck der Gase abhängig. Am wichtigsten ist die Bindung des Kohlenoxyds als *Kohlenoxyd-*

hämoglobin (Hb—CO), weil die Affinität des CO zum Hb etwa 210mal größer ist als die des O_2, so daß schon durch sehr geringe CO-Partiardrucke ein großer Teil des Hb in Hb—CO umgewandelt und der Atmungsfunktion

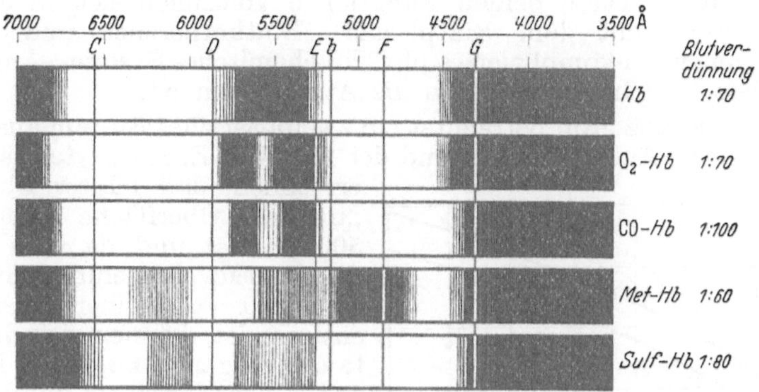

Abb. 87. Absorptionsspektren des Hämoglobins und einiger seiner Verbindungen.

entzogen wird. Die Abb. 86 zeigt deutlich, wie schon durch sehr niedrige CO-Konzentrationen in der Atemluft das Hb zu einem großen oder überwiegenden Teil in Hb—CO umgewandelt wird.

Das Hb selber und seine verschiedenen Gasverbindungen haben sehr charakteristische Absorptionsspektren, so daß man die einzelnen Verbindungen durch die Lage ihrer Absorptionsbanden unterscheidenkann. Die Abb. 87 zeigt die Spektren des Hb und einiger seiner Verbindungen. Hb—O_2 und Hb—CO haben also ganz ähnliche Spektren (zwei Streifen im Gelbgrün), jedoch sind die Banden des Hb—CO etwas nach dem kurzwelligen Teil des Spektrums verschoben. Das Hb hat an Stelle der beiden Streifen ein etwas breiteres zusammenhängendes

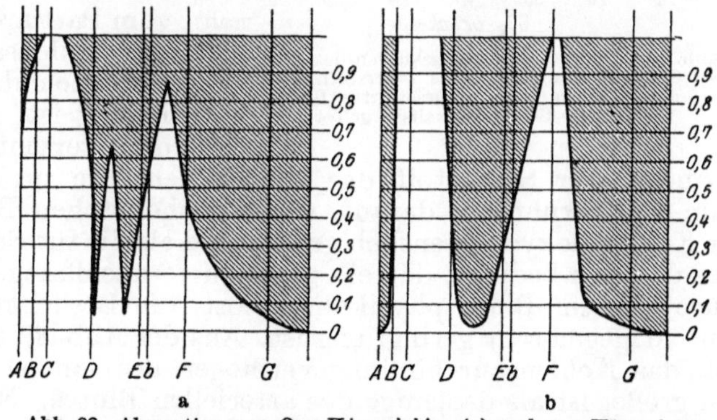

Abb. 88. Absorption von Oxy-Hämoglobin- (a) und von Hämoglobinlösungen (b) in Abhängigkeit von der Konzentration. Ordinate: Farbstoffkonzentration. Abszisse: Wellenlänge des Lichtes. (Nach ROLLET.) Die schraffierten Flächen bedeuten Lichtabsorption. Die beiden Absorptionsstreifen des Hb-O_2 sind also nur in einem bestimmten Konzentrationsbereich (etwa von 0,1—0,6) sichtbar.

Absorptionsband. Beim Met-Hb tritt eine charakteristische Absorption im Rot auf. Die für Hb kennzeichnende Absorption zwischen D und E ist stark nach rechts verbreitert. Eine Absorption im Rot hat auch das sog. Sulf-Hb. Dies entsteht bei Einwirkung von Schwefelwasserstoff und Sauerstoff auf Hämoglobin.

Die charakteristischen Absorptionen werden nur in verdünnten Lösungen der Farbstoffe oder in dünner Schicht erhalten. Abb. 88 zeigt, wie sich in Abhängigkeit von der Konzentration die Absorptionen für Hb und für Hb—O_2 ändern.

f) Das Blut als physiko-chemisches System.

Als Hauptfunktionen des Hb wurden oben neben dem Sauerstofftransport die Bindung der Kohlensäure und die Regulation der Blutreaktion erwähnt. Diese beiden Funktionen vollziehen sich in engstem Zusammenwirken mit dem Blutplasma. Blutkörperchen und Plasma bilden zusammen ein kompliziertes physiko-chemisches System. Außerdem greift in diese Vorgänge auch noch die Atmung mit ein.

Das Blut ist ganz grob betrachtet ein zweiphasisches System aus Zellen und aus Plasma. Aus der Größe und der Zahl der Erythrocyten läßt sich errechnen, daß 1 Liter Blut eine „innere" Oberfläche von etwa 500 qm hat und da kein Punkt des Blutkörpercheninneren mehr als 1 mμ von seiner Oberfläche entfernt ist, können sich die Austauschvorgänge zwischen Plasma und Zellen, soweit sie durch deren Membraneigenschaften überhaupt zugelassen werden, außerordentlich rasch vollziehen.

Kohlensäurebindung und Pufferungsvermögen des Blutes stehen in enger Wechselbeziehung zueinander. Die Abb. 89 zeigt, daß ebenso wie die Sauerstoffbindung vom Partiardruck des Sauerstoffs, die Kohlensäurebindung vom Partiardruck des Kohlendioxyds abhängig ist. Sie zeigt aber auch, daß verschieden vom Bindungs-

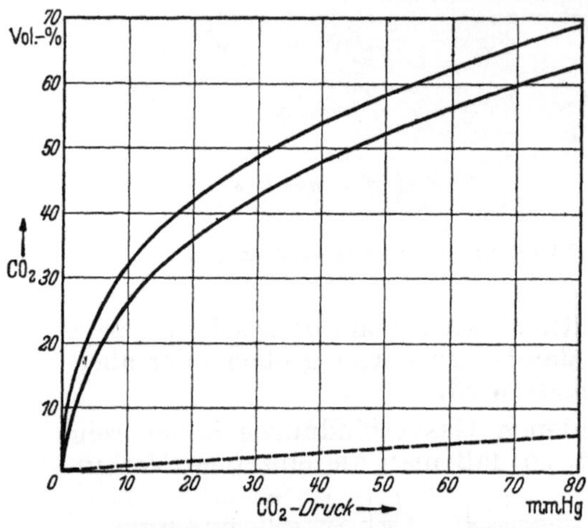

Abb. 89. Kohlensäurebindungskurven des Blutes.
——— Gesamt-CO$_2$ (obere Kurve sauerstofffreies Blut; untere Kurve sauerstoffgesättigtes Blut).
— — — freie CO$_2$ (physikalisch gelöst).

vermögen für Sauerstoff das für Kohlensäure praktisch unbegrenzt ist. Zum Teil beruht das darauf, daß die chemischen Bindungsmöglichkeiten für Kohlendioxyd wesentlich größer sind als die für Sauerstoff. Zum Teil ist dies dadurch bedingt, daß ein nicht zu vernachlässigender Teil der Kohlensäure sich im Blute physikalisch löst, die Löslichkeit von Sauerstoff im Blute dagegen sehr geringfügig ist. Aus der Abb. 89 geht weiterhin hervor, daß das Kohlensäurebindungsvermögen des sauerstofffreien Blutes deutlich größer ist als dasjenige des arteriellen Blutes. Nun ist im allgemeinen das venöse Blut nicht sauerstofffrei, sondern hat noch eine mehr oder weniger große Sauerstoffsättigung (s. z. B. Tabelle 83, S. 421), so daß seine Kohlensäurebindungskurve zwischen den beiden in der Abbildung wiedergegebenen liegt, aber mit steigender Ausnützung des Sauerstoffs immer näher an die obere Kurve heranrückt. Auf die Gründe für dieses Verhalten wird erst weiter unten eingegangen werden (s. S. 419).

Der Kohlensäuregehalt des arteriellen Blutes beträgt bei einem Kohlensäure-Partiardruck von 30—40 mm, wie er etwa in den Lungenalveolen herrscht, rund 45-Vol.-%, der des venösen zeigt größere Schwankungen, da in den verschiedenen Gefäßgebieten die Kohlensäurebildung wegen des unterschiedlichen Tätigkeitszustandes der Gewebe große Differenzen aufweisen kann. Einen Durchschnitt für den ganzen Körper muß man natürlich im Blut des rechten Herzens finden. Indirekte Methoden ergeben, daß beim Menschen hier eine Kohlensäurespannung von 45—50 mm Hg herrscht, so daß *je nach der Sauerstoffsättigung des venösen Blutes sein CO_2-Gehalt zwischen 50 und 60 Vol.-% schwanken muß.* Von der gesamten Kohlensäuremenge ist wegen der physikalischen Lösung der Kohlensäure immer ein Teil im Serum als *freie Kohlensäure, d. h. als H_2CO_3 gelöst, der Rest ist in gebundener Form vorhanden.* Da gewöhnlich die alveolare Kohlensäurespannung der arteriellen fast gleich ist und da sich weiterhin die Löslichkeit der Kohlensäure im Serum bestimmen läßt, kann die Menge der freien Kohlensäure leicht berechnet werden. Sie ergibt sich aus dem *Absorptionskoeffizienten* α, d. h. aus der CO_2 Menge, die bei 0° und einem CO_2-Druck von 760 mm Hg von 1 ccm Serum gelöst wird ($\alpha_{CO_2\text{-Serum}} = 0{,}510$). Bei einer CO_2-Spannung von 30 mm enthält also 1 ccm Blut $\dfrac{0{,}510 \cdot 30}{760}$ ccm $= 0{,}020$ ccm CO_2 als freie Kohlensäure, die Gesamt-CO_2 beträgt dagegen 0,42 ccm. Das Verhältnis von freier zu gebundener Kohlensäure (etwa 1 : 20) bestimmt die Reaktion des Blutes.

Nach Gl. (21) und Gl. (19) S. 129 ist

$$\frac{[H^+] \cdot [HCO_3^-]}{[H_2CO_3]} = k \tag{49}$$

oder

$$[H^+] = \frac{k \cdot [H_2CO_3]}{[HCO_3^-]} \tag{50}$$

[H_2CO_3] läßt sich nach dem oben Gesagten aus dem Partiardruck und dem Absorptionskoeffizienten der Kohlensäure errechnen, die Gesamt-CO_2 experimentell bestimmen. [HCO_3^-], die Menge der Bicarbonationen, ist gleich der Differenz dieser beiden Werte. Dabei ist aber zu berücksichtigen, daß das Bicarbonat nicht vollständig dissoziiert ist. Um die wahre Konzentration der Bicarbonationen zu erhalten, muß man also die errechnete Konzentration noch mit dem Aktivitätskoeffizienten c multiplizieren (s. S. 127). Es ergibt sich dann

$$[H^+] = \frac{k \cdot [H_2CO_3]}{c \cdot [\text{Bicarbonat}]} . \tag{51}$$

Für k/c läßt sich eine neue Konstante K einführen; wenn man gleichzeitig logarithmiert, geht (51) über in

$$\text{ph} = \text{p}K + \log [\text{Bicarbonat}] - \log [H_2CO_3], \tag{52}$$

die HASSELBALCH-HENDERSONsche Gleichung. Dabei ist $\text{p}K = - \log K$ analog ph $= - \log H^+$ gebildet. Man kann also allein durch Bestimmung der Gesamt-CO_2 die Reaktion des Blutes errechnen. Dazu ist allerdings die Kenntnis des genauen Wertes von K erforderlich. Hierin liegt die Schwierigkeit, da K anscheinend für jedes Blut einen etwas anderen Wert hat. Die nach Gl. (52) errechneten Werte stimmen deshalb auch nicht genau mit den auf anderem Wege bestimmten überein.

Das System Bicarbonat—CO_2 ist ein Puffersystem, kann also Reaktionsänderungen in sich auffangen. Die Reaktionsänderungen des Puffersystems werden dadurch noch weitgehend verkleinert, daß dies System ein Teil des Organismus ist und mit anderen Funktionen des Organismus zusammenwirkt. Dem normalen Verhältnis von freier CO_2 : Bicarbonat im Plasma von 1 : 20 entspricht ein ph-Wert von 7,42. Fügt man zum Plasma eine der Hälfte des Bicarbonats entsprechende Menge von Salzsäure hinzu und verhindert das Entweichen der dadurch aus dem Bicarbonat freigesetzten Kohlensäure, so ergibt sich aus CO_2/Bicarbonat gleich 11/10 ein ph-Wert von 6,92, läßt man dagegen die freigesetzte Kohlensäure, wie das im Körper durch die Atmung geschieht, entweichen, so geht CO_2/Bicarbonat auf 1/10 zurück und ph sinkt nur auf 7,12. Diese Art der Reaktion kann sich auch außerhalb des Körpers abspielen. Im Organismus kann aber durch vermehrte Kohlensäureabgabe bei der Atmung das ursprüngliche Verhältnis zwischen CO_2 und Bicarbonat wiederhergestellt werden, es ist dann aber gleich 0,5/10, d. h. daß die

Reaktion zwar gleich bleibt, daß sich dafür aber die Pufferkapazität des
Plasmas vermindert hat. In ähnlicher Weise wie in dem hier gewählten
Beispiel wirken im Körper aber noch andere Puffersysteme, und zwar
die Phosphate und die Eiweißkörper bei der Erhaltung der normalen
Reaktion des Blutes oder anders ausgedrückt, bei der Erhaltung des
Säure-Basen-Gleichgewichtes mit. Die weiteren Ausführungen werden zeigen,
daß eines dieser Puffersysteme für die Erhaltung der Blutreaktion von
größerer Bedeutung ist als das Bicarbonatsystem.

Für die Beurteilung der Kohlensäurebindung im Blut sind zwei Beobachtungen von Wichtigkeit. Die erste ist die, daß zwei Drittel der Kohlensäure im Plasma und nur ein Drittel in den Blutkörperchen gefunden wird
und die zweite, die der ersten Feststellung anscheinend widersprechende,
daß sich etwa dreimal soviel Bicarbonat bildet, wenn man das Gesamtblut
einem Kohlensäuredruck von 1 Atm. aussetzt, als wenn man diesen Versuch mit dem Serum anstellt. Wenn also auch im Plasma schließlich die
größere Kohlensäuremenge gefunden wird, so muß doch für die Bindung
der Kohlensäure den Blutkörperchen eine größere Bedeutung zukommen
als dem Plasma. Es erhebt sich also die Frage, in welcher Weise das Blut
überhaupt Kohlensäure binden kann.

Die Bindung der Kohlensäure ist ein wesentlich komplexerer Vorgang
als die des Sauerstoffs. Neben der schon oben angeführten Anwesenheit
von Kohlendioxyd in physikalisch gelöster Form und der Bildung von
Bicarbonaten ist auch anscheinend noch mit einer carbonatartigen Bindung von CO_2 direkt ans Hämoglobin zu rechnen. Im arteriellen Blut
soll etwa 2%, im reduzierten 10% der gesamten gebundenen Kohlensäure in diesem Zustand im Blut enthalten sein. In ihrem weitüber-
wiegenden Betrage liegt demnach aber die gebundene Kohlensäure als
Bicarbonat, und zwar als Na- oder K-Bicarbonat vor, weil sich bei
der Reaktion des Blutes entsprechend dem pk-Wert der Kohlensäure
kaum Carbonationen bilden können (s. Tabelle 13, S. 130 sowie Abb. 12,
S. 142). Zur Bindung der Kohlensäure muß der Organismus also basische
Äquivalente zur Verfügung stellen; diese werden von den Eiweißkörpern
des Blutes geliefert, an die entsprechend ihrer Ampholytnatur stets eine
gewisse Menge von Alkaliionen gebunden ist. Zwischen den Alkaliproteinen
und der Kohlensäure spielt sich also die folgende Reaktion ab:

$$\text{B-Prot} + H_2CO_3 \rightleftharpoons \text{H-Prot} + BHCO_3 \tag{53}$$

In dem Alkaligehalt der Eiweißkörper des Blutes haben wir danach seine
wahre *Alkalireserve* zu erblicken, die die Bindungsfähigkeit des Blutes für
Kohlensäure begrenzt. Im klinischen Sprachgebrauch hat der Begriff der
Alkalireserve eine etwas andere Bedeutung, er bezeichnet nach VAN SLYKE
die Kohlensäuremenge, die vom Serum gebunden wird, wenn man es mit
Luft von einem Kohlensäurepartiardruck von 40 mm Hg sättigt. Wenn
man aber daran denkt, daß die Kohlensäure an Alkali gebunden wird und
daß dieses Alkali letztzen Endes von den Bluteiweißkörpern abgegeben
worden sein muß, so bezeichnet der klinische Begriff die Alkalireserve
unter bestimmten Versuchsbedingungen.

Die Menge des zur Bindung der Kohlensäure verfügbaren Alkali schwankt
von Mensch zu Mensch — besonders unter von der Norm abweichenden
Bedingungen — erheblich. Gelangen nichtflüchtige Säuren in vermehrter
Menge ins Blut, etwa die Milchsäure bei angestrengter Muskelarbeit oder
die Acetessigsäure und die β-Oxybuttersäure beim Diabetes, so treiben

sie Kohlensäure aus, verbinden sich mit den frei werdenden Alkaliionen und die Alkalireserve sinkt. Man spricht von einer „*Acidose*". Als „*Alkalose*" bezeichnet man eine Vermehrung der Alkalireserve. Jedoch sind Acidose und Alkalose zunächst „kompensiert", d. h. nicht mit Veränderungen der Blutreaktion verbunden. Eine solche tritt erst ein, wenn die Alkalireserve stark abgesunken oder erhöht ist. Nunmehr besteht eine „nichtkompensierte" Acidose oder Alkalose. Die Abb. 90 gibt für das normale arterielle Blut die Kohlensäurebindungskurven wieder, die den äußersten Grenzen entsprechen, die bei gesunden Menschen beobachtet wurden. Die Alkali-

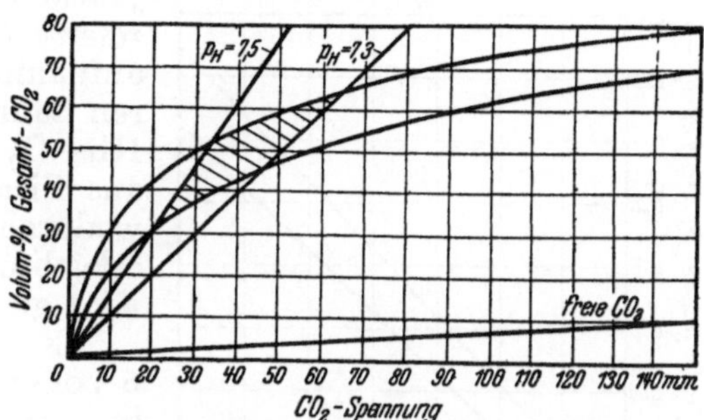

Abb. 90. Kohlensäurebindungskurven des normalen menschlichen Blutes. (Erklärung s. Text.) (Nach VAN SLYKE und STRAUB.)

reserve im klinischen Sinne entspricht also in den Kurven den für 40 mm CO_2-Spannung gefundenen Werten. Die normale Blutreaktion schwankt etwa zwischen ph 7,3 und 7,5. Da der ph-Wert eine Funktion des Verhältnisses CO_2/Bicarbonat ist (s. oben), so kann sich bei verschiedenen Kohlensäuredrucken und bei verschiedener Alkalireserve doch der gleiche ph-Wert ergeben, ein Zusammenhang, der durch die beiden geraden Linien „ph 7,5" und „ph 7,3" ausgedrückt wird. Aus der Abb. 90 läßt sich ablesen, daß das Blut, dem die obere Bindungskurve zugehört, ein ph von 7,3 bei einer CO_2-Spannung von 65 mm, das Blut dem die untere Kurve entspricht, diesen ph-Wert aber schon bei 45 mm CO_2 erreicht. Es hat demnach eine geringere Alkalireserve als das erste. Das in der Abb. 90 schraffierte, von den beiden Bindungskurven und den beiden ph-Kurven umschlossene Gebiet entspricht den Säuren-Basen-Gleichgewichten, die im Blut gesunder Menschen gefunden wurden.

Von den verschiedenen Eiweißkörpern des Blutes haben das Hb und das Hb—O_2 die größte Pufferwirkung, d. h. sie stellen mehr Alkali für die Kohlensäurebindung zur Verfügung als die Serumeiweißkörper. Das ist deshalb möglich, weil das Hb—O_2 eine etwas stärkere Säure ist als das Hb. Die Dissoziationskonstanten (ausgedrückt in pk-Werten) und die isoelektrischen Punkte der beiden Hämoglobine gibt die Tabelle 82 wieder und die Abb. 91 zeigt, wie sich die Differenzen der Werte von pk und I.P. auf die Alkalifreisetzung auswirken. Diese Unterschiede sind also

Tabelle 82. Dissoziationskonstanten und Isoelektrische Punkte von Hb und Hb—O_2 vom Pferd.

	pk	I.P.
Hb—O_2	6,57	6,60
Hb	8,03	6,81

der Grund für die höhere Kohlensäurebindung des sauerstofffreien Blutes, die sich in Abb. 89 zu erkennen gibt. Bei der normalen Blutreaktion von etwa ph 7,4 kann danach 1 g Hb—O_2 etwa 0,04 Milliäquivalente Base mehr binden oder abgeben als 1 g Hb. Bei einem mittleren Hb-Gehalt des Blutes von 15 % werden also in 100 ccm Blut durch Übergang von Hb—O_2 in Hb 0,6 Milliäquivalente Alkali freigesetzt, d. h. eine Menge, die zur Bindung von etwa 13 ccm CO_2 ausreicht. *Die geringere Alkalibindung durch das Hb gewinnt erhöhte Bedeutung angesichts der Tatsache, daß zum gleichen Zeitpunkt, zu dem aus dem Gewebe CO_2 ins Blut aufgenommen wird, Hb—O_2 unter Abspaltung des Sauerstoffs in Hb übergeht. Es wird also in dem*

Augenblick, in dem Kohlensäure gebunden werden muß, ohne Änderung der Blutreaktion („isohydrisch") eine bedeutende Menge von Alkali frei. Damit ist das Hb bzw. das Hb—O_2 die wichtigste Puffersubstanz und gleichzeitig die wichtigste Quelle der Alkalireserve des Blutes. Da bei der Sauerstoffaufnahme in der Lunge aus der schwächeren Säure Hb wieder die stärkere Säure Hb—O_2 entsteht, wird automatisch aus Bicarbonat Kohlensäure freigesetzt, wodurch ihre Ausscheidung wesentlich erleichtert wird; das freiwerdende Alkali wird gleichzeitig von Hb—O_2 gebunden.

Es läßt sich berechnen, daß von 5 Vol.-% CO_2 die vom menschlichen Blut in vitro gebunden werden, 3,4 Vol.-% = 68% der Gesamtmenge sich mit dem beim Übergang von Hb—O_2 in Hb frei werdenden Alkali vereinigen und nur 1,6 Vol.-% = 32% durch eigentliche Pufferung beseitigt werden. Von diesen wird wieder 1 Vol.-% = 20% durch Hb, 0,4 Vol.-% durch Phosphat, 0,2 Vol.-%

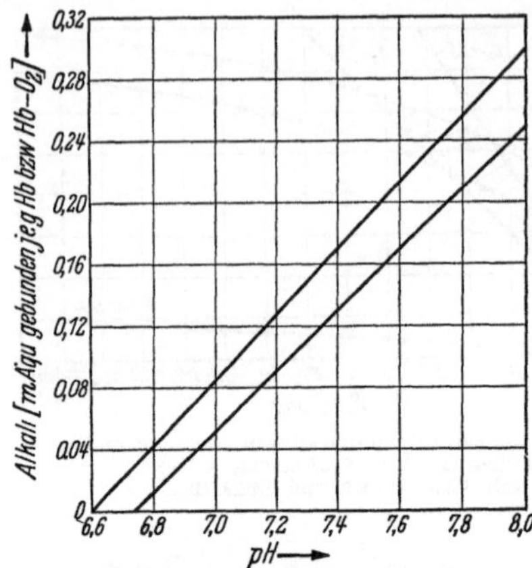

Abb. 91. Schematische Darstellung der Alkalibindungskurven des *Hb* und des *Hb—O_2* nach VAN SLYKE und Mitarbeitern.

durch die Plasmaeiweißkörper und nur 0,08 Vol.-% = 1,6% durch den Bicarbonatpuffer gebunden. *Von der Gesamtpufferung entfallen also 88% auf das Hämoglobin.*

Das Kohlendioxyd wird als Bicarbonation gebunden, also muß der Aufnahme von CO_2 ins Blut ihre Hydratisierung zu H_2CO_3 folgen. Diese Reaktion beansprucht an sich viel mehr Zeit als für die CO_2-Bindung beim Durchgang des Blutes durch die Capillaren zur Verfügung steht. Diese Schwierigkeit wird durch die Funktion eines besonderen Fermentes, der *Carboanhydrase* (s. S. 253), aus dem Wege geräumt. Sie beschleunigt nach BRINKMAN, MARGARIA und ROUGHTON die Hydratisierung und Dehydratisierung der Kohlensäure, so daß die Geschwindigkeit dieser Vorgänge mit den biologischen Erfordernissen Schritt halten kann.

Es kann also nach allem Vorhergesagten gar kein Zweifel darüber bestehen, daß für die Pufferung des Blutes und die Bindung der Kohlensäure das Hb die Hauptrolle spielt. Damit stimmt überein, daß die Pufferung des Gesamtblutes 'höher ist als die des Serums, es steht dazu in Widerspruch, daß das Plasma größere Mengen von Kohlensäure enthält als die Blutkörperchen (s. oben). Die Aufklärung dieses Widerspruches bringt die Feststellung, daß *zwischen den Blutkörperchen und dem Plasma Ionenverschiebungen stattfinden.* Wenn vom Blute Kohlensäure gebunden wird, so treten aus den Blutkörperchen Bicarbonationen in das Plasma über und dafür nehmen die Blutkörperchen eine äquivalente Menge von Chlorionen aus dem Plasma auf: es handelt sich also um einen Anionenaustausch. Gleichzeitig mit dem Ionenaustausch erfolgt aber auch ein *Wasseraustausch* zwischen Plasma und Blutkörperchen; denn gleichzeitig mit der Ionenverschiebung nimmt das Volumen der roten Blutkörperchen zu und das Volumen des Plasmas ab. Das kommt dadurch zustande, daß bei der Bindung der Kohlensäure nach Gl. (53) S. 418 statt des osmotisch wenig wirksamen Hb-Anions das osmotisch viel wirksamere Bicarbonation auftritt, das mit dem osmotisch gleich wirksamen Cl-Ion aus dem Plasma ausgetauscht wird, so daß der osmotische Druck in den Blutkörperchen ansteigt. Zum Ausgleich der osmotischen Druckdifferenz muß darum Wasser aus dem Plasma in die Zellen übergehen. Ein Teil der mit dem Kohlensäuretransport im Blute verbundenen Änderungen sind in Tabelle 83 auch zahlenmäßig zusammengestellt.

Tabelle 83. Zusammensetzung des arteriellen und venösen Blutes nach HENDERSON (Werte für 1 l Blut).

	Arterielles Blut		Venöses Blut		Differenz		
CO_2-Spannung ⎱ in mm . .	40		47		$+ 7$		
O_2-Spannung ⎰ Hg . . .	78		34		$- 44$		
	Serum	Blut-körperchen	Serum	Blut-korperchen	Serum	Blut-körperchen	Insgesamt
H_2O in ccm	549	260	544	265	$- 5$	$+ 5$	0
Basen gebunden an Eiweiß in Milli-Mol	9,20	22,70	9,09	20,70	$- 0,11$	$- 1,97$	$- 2,08$
$BHCO_3$ = gebundene CO_2 in Milli-Mol	15,23	5,21	16,46	6,06	$+ 1,23$	$+ 0,85$	$+ 2,08$
H_2CO_3 = freies CO_2 in Milli-Mol	0,71	0,34	0,82	0,40	$+ 0,11$	$+ 0,06$	$+ 0,17$
Chlorionen in Milli-Mol. .	59,59	20,41	58,45	21,55	$- 1,13$	$+ 1,13$	0

Die Erklärung für die Ionenverschiebung kann man in dem Bestehen eines DONNAN-Gleichgewichtes sehen. Dann muß nach Gl. (48) (S. 160) für die Verteilung der Anionen und der Kationen zwischen Serum (S) und Zellen (C) die folgende Beziehung gelten:

$$\frac{[H^+]\,S}{[H^+]\,C} = \frac{[Cl^-]\,C}{[Cl^-]\,S} = \frac{[HCO_3^-]\,C}{[HCO_3^-]\,S} = r.$$

Durch den Übertritt von CO_2 in die Zellen und seine Umwandlung in Bicarbonationen wird der Wert der Konstanten r für die Bicarbonatverteilung geändert. Es muß ein Ausgleich erfolgen, indem HCO_3-Ionen aus den Zellen ins Plasma wandern. Dadurch würde aber die Elektroneutralität, d. h. das Gleichgewicht zwischen Anionen und Kationen sowohl in den Zellen als auch im Plasma gestört werden; es wird dadurch wieder hergestellt, daß für die auswandernden HCO_3-Ionen in die Zellen Cl-Ionen hineinwandern. Ferner muß, ebenfalls entsprechend dem DONNAN-Gleichgewicht, auch die H-Ionenkonzentration in Zellen und Plasma sich ändern, damit das Verhältnis der drei Ionenarten das gleiche wird. Diese theoretischen Forderungen werden auch tatsächlich in gewissem Umfange erfüllt.

Eine Erscheinung muß noch kurz besprochen werden, nämlich die *Anionenpermeabilität der Membran* der roten Blutkörperchen. Wie schon mehrfach erwähnt wurde, zeigt die Kataphorese (s. S. 148), daß die Erythrocyten eine negative Ladung haben. Es ist darum zunächst nicht verständlich, weshalb ihre negativ geladene Membran negativ geladene Ionen hindurchläßt. Die Kataphorese sagt jedoch nur über die Gesamtladung der Erythrocyten etwas aus. Diese wird überwiegend auf den wegen ihres Phosphorsäuregehaltes stark negativen Lipoiden beruhen. Um die Anionenpermeabilität zu erklären, müßten die Eiweißbezirke der Blutkörperchenmembran eine positive Ladung haben. Das ist nur dann möglich, wenn der I.P. der Membranproteine alkalischer ist als die Blutreaktion. Wahrscheinlich ist das auch der Fall: der I.P. des Globins liegt bei 8,1. MOND hat gezeigt, daß es durch Alkalizusatz zu roten Blutkörperchen gelingt, ihre Anionenpermeabilität in eine Kationenpermeabilität umzuwandeln. Die Reaktion, bei der die Umkehr auftritt, liegt etwa zwischen 8,0 und 8,3. Bei dieser Reaktion müssen also die ionenpermeablen Bezirke der Blutkörperchenhülle, nach der Voraussetzung die Eiweißkörper, das Vorzeichen ihrer Ladung umkehren. Die normale Anionenpermeabilität wird also verständlich, weil die *ionendurchlässigen* Bezirke trotz der insgesamt negativen Membranladung eine positive Ladung haben.

Schrifttum.

HENDERSON, L. J.: Blut. Deutsche Übersetzung. Dresden 1932. — HOWELL, W. H.: Theories of blood coagulation. Physiol. Rev. 15 (1935). — KAUNITZ, H.: Ergebnisse der Untersuchungen über „seröse Entzündung". Zbl. inn. Med. 58, 657 u. 673 (1937). — LILJESTRAND, J.: Physiologie der Blutgase. Handbuch der normalen und pathologischen Physiologie, Bd. 6/2. Berlin 1926. — ROUGHTON, F. J. W.: Recent work on carbon dioxide transport by the blood. Physiologic. Rev. 15 (1935). — WÖHLISCH, E.: Fortschritte in der Physiologie der Blutgerinnung. Erg. Physiol. 43 (1940).

J. Die Muskulatur.

Bei keinem anderen Organ des Körpers tritt der biologische Sinn der Energieumsetzung im Körper, die Umwandlung der chemischen Spannkraft der Körperbausteine in eine andere, für den Körper charakteristische Energieform sichtbarer in die Erscheinung als in der Muskulatur. Die biologische Leistung des Muskels, die Verrichtung von Arbeit, ist außerdem leicht meßbar und kann zu der mit ihr verbundenen ebenfalls meßbaren Steigerung des gesamten Energieumsatzes in Beziehung gesetzt werden. Es ist darum nicht verwunderlich, daß schon frühzeitig versucht wurde, die Arbeitsleistung des Muskels auch mit einem im gleichen Organ zur gleichen Zeit stattfindenden Stoffumsatz in Verbindung zu bringen. Die Folgezeit hat gezeigt, daß im Muskel während seiner Tätigkeit eine große Zahl von Substanzen umgesetzt wird, deren Abbau zum Teil von ihrem Wiederaufbau gefolgt ist. Es ist erkannt worden, daß dies nur möglich ist, weil die Umsetzungen aller Stoffe in ganz bestimmter Weise chemisch und damit energetisch miteinander gekoppelt sind. Die Frage nach der Herkunft der Energie für die Bestreitung der Muskelarbeit ist heute im wesentlichen beantwortet.

Zwei weitere Fragen sind dagegen noch weit von einer Lösung entfernt, trotzdem sie für die volle Aufklärung des Rätsels der Muskelkontraktion ebenso bedeutsam sind. Es ist noch unbekannt, in welcher Weise die Kontraktion ausgelöst wird, d. h. durch welchen Vorgang die kontraktilen Elemente des Muskels so verändert werden, daß überhaupt eine Verkürzung (isotonische) oder eine Anspannung (isometrische Kontraktion) des Muskels erfolgt. Allerdings ist es zunehmend wahrscheinlicher geworden, daß für die Auslösung der Kontraktion das Acetylcholin von wesentlicher Bedeutung ist (s. S. 244). Weiterhin ist noch nicht aufgeklärt, welcher Art die Veränderungen an den kontraktilen Elementen sind, die sich als Verkürzung oder als Spannungszunahme äußern. Wenn sich ein Muskel verkürzt, so verschwindet dabei die regelmäßige Lagerung seiner Moleküle, denn es verschwindet gleichzeitig das Faserdiagramm und die Doppelbrechung der anisotropen Schichten. Zweifellos findet also eine Änderung der Anordnung bestimmter chemischer Bausteine im Muskel statt. Diese Bausteine sind mit aller Wahrscheinlichkeit unter den Eiweißkörpern zu suchen. Mit der Anordnung der Eiweißmoleküle ändert sich aber gleichzeitig auch, wie aus einer veränderten Löslichkeit dieser Proteine hervorgeht, ihr kolloidaler Zustand. Die Muskelkontraktion ist also nicht nur ein physikalisches und ein chemisches, sondern darüber hinaus in hervorragendem Maße auch ein kolloidchemisches Problem.

Die zweite ungelöste Frage ist die nach der primären Energiequelle für die Muskeltätigkeit. Wir wissen heute mit ziemlicher Sicherheit, daß alle chemischen Umsetzungen im Muskel, die wir mit seiner Tätigkeit in Zusammenhang bringen können, nicht gleichzeitig mit der Tätigkeit ablaufen, sondern erst dann, wenn — bei kurz dauernder Tätigkeit —

die Arbeitsleistung bereits abgeschlossen ist oder wenn sie — bei länger
dauernder Arbeit — schon eine gewisse Zeit angedauert hat. Der physikalische Vorgang der Verkürzung eines Muskels verläuft so rasch, daß
wahrscheinlich die chemischen Umsetzungen nicht mit ihm Schritt zu halten
vermögen. Man hat sich daher die Vorstellung gebildet, daß im Muskel
ein Energiespeicher besonderer Art vorhanden sein muß (BETHE; EMBDEN;
HILL), der seinen Energieinhalt abgibt, wenn die Verkürzung einsetzt.
Die nachfolgenden chemischen Vorgänge haben die Aufgabe, diesen Energiespeicher wieder aufzuladen. Bei länger dauernder Arbeit wird die Arbeitsleistung auch unmittelbar aus den ungefähr gleichzeitig ablaufenden
chemischen Umsetzungen bestritten.

a) Die chemischen Baustoffe des Muskels.

Bevor wir eine mehr ins einzelne gehende Besprechung der chemischen
Vorgänge im Muskel beginnen können, müssen wir eine kurze Übersicht
über die verschiedenen chemischen Bausteine des Muskels vorausschicken,
da Ausführungen über den Chemismus seiner Tätigkeit nur dann verständlich sein können. Die Besprechung der Baustoffe soll sich im wesentlichen auf die Substanzen beschränken, deren funktionelle Bedeutung für
die Kontraktion erkannt oder doch wenigstens wahrscheinlich ist.

1. Anorganische Bestandteile des Muskels.

Der Gehalt menschlicher und einiger tierischer Muskeln an den wichtigsten anorganischen Bestandteilen geht aus Tabelle 84 hervor.

Die besondere funktionelle Bedeutung der verschiedenen Salze für
den Muskel ist weitgehend ungeklärt. Jede Zelltätigkeit ist abhängig von
einem bestimmten Mischungsverhältnis der anorganischen Ionen. Davon
macht der Muskel keine Ausnahme. Verbringt man einen Muskel längere
Zeit in isotonische Rohrzucker- oder Traubenzuckerlösung, so wird ein
Teil der Salze aus ihm extrahiert und seine Erregbarkeit erlischt (OVERTON).
Die Arbeitsfähigkeit kann wieder hergestellt werden durch Zusatz gewisser
Mengen von Na-Salzen: *Erregbarkeit und Kontraktilität sind also an die
Gegenwart von Na-Ionen gebunden.* Die Restitution ist weiterhin abhängig
von der Natur des mit dem Na-Ion verbundenen Anions, sie ist durch
Rhodanid am vollständigsten, durch Sulfat, Citrat oder Tartrat überhaupt
nicht erreichbar (R. SCHWARZ). Die Anionen lassen sich nach ihrer
Wirkungsstärke in einer Folge ordnen, die der HOFMEISTERschen Reihe

Tabelle 84. Mineralgehalt der Skeletmuskulatur. (Nach KATZ.)

Muskelart	K	Na	Fe	Ca	Mg	P	Cl
Mensch . .	0,32	0,08	0,01	0,007	0,02	0,20	0,07
Rind	0,37	0,07	0,02	0,002	0,02	0,17	0,06
Kaninchen .	0,40	0,05	0,006	0,02	0,03	0,25	0,05
Hund . . .	0,33	0,09	0,005	0,007	0,02	0,22	0,08
Frosch . . .	0,31	0,06	0,006	0,016	0,02	0,19	0,04

entspricht (s. S. 147). Nicht nur die Tätigkeit, sondern auch der Chemismus des Muskels wird durch Ionen beeinflußt. Die Ionen, die die Restitution am stärksten begünstigen, führen zu einer Abspaltung von
anorganischem Phosphat aus organischen P-Verbindungen, die nicht
restitutierenden, besonders das Fluoridion, bringen anorganisches Phosphat unter Aufbau von organischen P-Verbindungen zum Verschwinden
(EMBDEN und LEHNARTZ).

Wenn Na-Salze die Erregbarkeit des Muskels wiederherstellen, so wird umgekehrt seine Tätigkeit völlig gelähmt, wenn man ihn in Lösungen mit vermehrtem *Kalium*gehalt hineinbringt. Diese Wirkung der Kaliumionen ist eigenartig, weil man auf der anderen Seite gute Gründe für die Annahme hat, daß an der Reizübertragung von cholinergischen Nerven (und die motorischen Nerven gehören zu diesen) auf ihr Erfolgsorgan, die unter Vermittlung des Acetylcholins erfolgt, Kaliumionen beteiligt sind. Außerdem haben neuere Untersuchungen ergeben, daß mit dem Aufbau von Glykogen im Muskel eine Bindung von Kalium, mit dem Abbau von Glykogen eine Freisetzung von Kalium einhergeht. Der sich kontrahierende Muskel, in dem Glykogen abgebaut wird, gibt dementsprechend Kalium ans Blut oder die ihn umgebende Lösung ab.

Das *Magnesiumion* ist nach Lohmann notwendig für die Phosphatabspaltung aus dem Co-Ferment der Milchsäurebildung, der Adenosintriphosphorsäure, und damit wohl auch für die Übertragung des Phosphats auf Hexose, die die Milchsäurebildung einleitet (s. S. 344f.).

Das *Calciumion* steht allem Anschein nach mit der Erregbarkeit der motorischen Nervenendigungen im Muskel in Zusammenhang.

Der *Phosphor* liegt zum weit überwiegenden Teil als Phosphat in organischer Bindung vor. Die verschiedenen organischen P-Verbindungen gehören zu den wichtigsten funktionellen Bestandteilen des Muskels (s. S. 428f.).

Das *Chlorion* dient im wesentlichen zur Bindung der Kationen, soweit sie nicht, wie das überwiegend der Fall ist, durch Eiweiß oder die organischen P-Verbindungen gebunden werden.

2. Die Eiweißkörper des Muskels.

Das Muskelgewebe besteht zu etwa 80 % aus Wasser, von der Trockensubstanz entfällt mit 16—18 % der frischen Muskulatur der weit überwiegende Teil auf Eiweiß. Der größte Teil dieser Eiweißstoffe ist löslich und läßt sich dem Muskel durch verdünnte Salzlösungen von geeigneter Konzentration entziehen. Die löslichen Proteine kann man in die vier Fraktionen *Myosin*, *Myogen*, *Myoalbumin* und *Globulin x* aufteilen (H. H. Weber; E. C. B. Smith). Nach erschöpfender Extraktion hinterbleibt ein unlöslicher Eiweißanteil, den man als *Muskelstroma* bezeichnet. Von den Eiweißkörpern entfallen auf Myosin 39 %, auf Myogen 22 %, auf Globulin 22 % und auf das Stromeiweiß 17 %. Das nur in geringen Mengen vorkommende Myoalbumin ist dabei nicht berücksichtigt. Die Extraktion der löslichen Fraktion gelingt am besten durch 7 %ige LiCl-Lösung, die Trennung ihrer vier Anteile voneinander beruht auf deren Löslichkeit oder Unlöslichkeit in Salzlösungen bestimmter Konzentration.

Das *Myosin* fällt beim Verdünnen der Lösung ohne weiteres aus (v. Muralt und Edsall). Es gehört zu den Globulinen, unterscheidet sich aber in seinen Eigenschaften sehr wesentlich von allen anderen Globulinen. (Eine Bausteinanalyse des Myosins s. Tabelle 6, S. 81.) Es enthält noch etwa 10 % Lipoide, anscheinend als integrierenden Bestandteil des Moleküls; da es P-frei ist, kann es sich aber nicht um Phosphatide handeln. Wahrscheinlich bildet das Myosin langgestreckte, fadenförmige Moleküle, die beim Einspritzen ihrer Lösungen in destilliertes Wasser zu Fäden erstarren. Die Fäden haben eine hohe Viscosität, sie zeigen Doppelbrechung und haben das gleiche Röntgendiagramm wie der Muskel, weisen also Krystallstruktur auf; alle diese Eigenschaften sprechen dafür, daß das Myosin der Eiweißkörper der Muskelfibrillen ist. Es ist ziemlich sicher, daß sich die Änderungen des Kolloidzustandes, die uns als Kontraktion erscheinen, am Myosin abspielen. Neuerlich ist noch eine weitere bedeutungsvolle funktionelle Aufgabe für das Myosin aufgefunden worden, es ist das Apoferment der für die Phosphatumsetzungen beim Kohlenhydratabbau unentbehrlichen Adenosintriphosphatase.

Das *Myogen* (v. Fürth) ist auch in destilliertem Wasser löslich. Es zeigt keine Doppelbrechung und hat nur eine ganz geringe Viscosität. Beim Stehen seiner Lösungen denaturiert das Myogen und wandelt sich zu dem unlöslichen *Myogenfibrin* um. Das Myogen ist wahrscheinlich der Eiweißkörper des Sarkoplasmas und deshalb an dem eigentlichen Kontraktionsvorgang nicht beteiligt.

Das *Globulin x*, das dritte der löslichen Muskelproteine, fällt bei Dialyse der salzhaltigen, myosinfreien Lösungen der Muskeleiweißkörper zuerst aus, läßt sich aber durch Zusatz von Salzen bei ph 7—8 mehr oder weniger vollständig wieder in Lösung bringen. Auch das Globulin x zeigt keine Doppelbrechung, es hat eine geringe Viscosität und bildet keine spinnbaren Fäden.

Das *Myoalbumin* ist erst kürzlich entdeckt worden. Zum Unterschied von den übrigen Muskelproteinen ist es vor wie nach Säurebehandlung sowohl in Wasser als auch in Salzlösungen löslich.

Myogen und Myosin machen etwa 60% der löslichen Muskeleiweißkörper aus. In ihrer chemischen Zusammensetzung sind die Proteinfraktionen nicht charakteristisch verschieden. Wichtig ist, daß ihre I.P. im sauren Gebiet liegen, daß sie also im Muskel als Alkaliproteinate vorkommen. Der I.P. des Myogens liegt bei ph 6,3, der des Globulins x bei ph 5,0, der des Myosins bei ph 5,3—5,4 und der des Myoalbumins bei ph 3,0—3,5. Die exakte Bestimmung der Lage des I.P. für das Myosin ist methodisch schwierig, weil sie nicht allein vom ph, sondern auch von der Anwesenheit anderer Ionen abhängt. Die Proteine können nämlich außer den H- und den OH-Ionen auch noch andere An- und Kationen binden und dann bei Reaktionen ausflocken, die dem I.P. der eigentlichen Proteine nicht entsprechen. Bei Eiweißkörpern, die sich nur in salzhaltigen Lösungen auflösen lassen, kann demnach die Bestimmung des I.P. zu erheblichen Fehlern führen. Trotz dieser Fehlermöglichkeit sind aber bei normaler, schwach alkalischer Reaktion des Muskels die Muskelproteine überwiegend als Säuren dissoziiert. Die Eiweißkörper bilden nicht nur das Strukturgerüst des Muskels und das Substrat der Kontraktion, sondern haben noch eine weitere wesentliche Aufgabe, nämlich die von Puffersubstanzen, durch deren Mithilfe Reaktionsverschiebungen während der Tätigkeit weitgehend ausgeglichen werden.

Das nach Herauslösung der löslichen Proteine übrigbleibende unlösliche Eiweiß, das Muskelstroma, ist wahrscheinlich ein Gemisch verschiedener Proteine, über deren chemische Natur noch nichts bekannt ist.

Zu den Eiweißkörpern des Muskels gehören eine Reihe von *Chromoproteiden*. Von diesen sind das Atmungsferment, die Peroxydase, die Katalase und die verschiedenen Cytochrome schon früher besprochen (s. S. 106 f.). Außerdem enthält der Muskel in wesentlich größerer Konzentration noch ein weiteres häminhaltiges Pigment, das *Myoglobin* oder *Myochrom*, das ebenso wie das Hämoglobin reversibel Sauerstoff binden kann und auch in seinem spektralen Verhalten mit dem Hämoglobin große Ähnlichkeit hat. Durch das Myoglobin kann im Muskel stets eine bestimmte Menge von Sauerstoff in leicht verfügbarer Form gespeichert und bei eintretendem Bedarf abgegeben werden (Millikan).

3. Stickstoffhaltige Extraktivstoffe.

Der Muskelextrakt enthält eine große Zahl von niedermolekularen N-haltigen Substanzen. Nach der Menge des Vorkommens steht unter ihnen weitaus an erster Stelle das *Kreatin*, das aber im frischen Muskel nicht in freier Form, sondern gebunden an Phosphorsäure, als *Phosphokreatin,* vorkommt und deshalb erst weiter unten besprochen werden soll. An Stelle des Kreatins, das sich im wesentlichen in der Skeletmuskulatur der Wirbeltiere findet, enthält die Muskulatur der Wirbellosen das *Arginin* (ACKERMANN und KUTSCHER), und zwar ebenfalls in Bindung an Phosphorsäure.

Als charakteristische Muskelextraktivstoffe sind anzusehen das *Karnosin* (GULEWITSCH) und sein Methylderivat, das *Anserin* (ACKERMANN, s. S. 73), sowie das *Karnitin* (KRIMBERG). Das Karnitin ist das Betain einer γ-Amino-β-oxybuttersäure (γ-Butyrobetain). Auch das gewöhnliche *Glykokollbetain* kommt im Muskel der Wirbellosen und der

$$
\begin{array}{ccc}
\begin{array}{c}
(CH_3)_3 \\
\text{|||} \\
N^+ \\
| \\
CH_2 \\
| \\
CHOH \\
| \\
CH_2\!-\!COO^-
\end{array}
&
HN\!=\!C\!\!\left\langle\begin{array}{l} NH_2 \\ N\cdot CH_3 \\ | \\ CH_2\cdot COOH \end{array}\right.
&
HN\!=\!C\!\!\left\langle\begin{array}{l} NH_2 \\ NH\cdot CH_3 \end{array}\right.
\\
\textbf{Karnitin} & \textbf{Kreatin} & \textbf{Methylguanidin}
\end{array}
$$

Fische regelmäßig vor, ist aber bisher in der Muskulatur der höheren Wirbeltiere nicht aufgefunden worden. Außer diesen vollständig methylierten Produkten sind — in erster Linie aus den Muskeln der Wirbellosen — durch KUTSCHER, ACKERMANN und HOPPE-SEYLER noch zahlreiche andere methylierte N-haltige Stoffe isoliert worden, deren physiologische Bedeutung aber noch nicht bekannt ist. Von stoffwechselchemischem Interesse ist das Vorkommen von *Methylguanidin,* das möglicherweise als Vorstufe oder als Abbauprodukt des Kreatins (Methylguanidinessigsäure) anzusehen ist (s. S. 383).

Als weiterer, funktionell äußerst wichtiger Bestandteil der Muskulatur muß das *Acetylcholin* angeführt werden, das bei Reizung cholinergischer Fasern, also auch im Muskel, frei gesetzt wird und durch dessen Vermittlung die Übertragung des Reizes vom Nerven auf das Erfolgsorgan zustande kommt (Näheres s. S. 244).

Zu den funktionell wichtigen N-haltigen Bestandteilen des Muskels gehört ferner die *Muskeladenylsäure.* Auch sie soll als P-haltiger Baustein und wegen der besonderen Rolle, die sie bei der Kontraktion spielt, erst später besprochen werden. Neben der Adenylsäure finden sich im frischen Muskel andere Purinderivate höchstens in Spuren. Ermüdete und abgestorbene Muskulatur enthält dagegen als Abbauprodukte der Adenylsäure noch *Inosinsäure, Hypoxanthosin, Hypoxanthin* und *Xanthin* (s. S. 388).

Schließlich seien von anderen, in ihrer funktionellen Bedeutung meist noch nicht erkannten N-haltigen Substanzen erwähnt geringe Mengen von *Harnstoff, Aminosäuren* und höheren und niederen *Polypeptiden.* Unter den Polypeptiden nimmt wegen seiner Bedeutung für die Zellatmung und vielleicht auch für andere fermentative Vorgänge das *Glutathion* (s. S. 72) eine besondere Stellung ein.

4. Fette und Lipoide.

Die Frage nach dem Gehalt der Muskulatur an Fetten ist besonders deshalb von Bedeutung, weil immer wieder das Fett als eine der Energiequellen der Muskelarbeit angesehen worden ist. Die heutige Theorie der

Muskeltätigkeit beruht zwar auf der Vorstellung, daß die Muskelkontraktion energetisch letzten Endes durch den Umsatz von Kohlenhydraten möglich gemacht wird, aber es sprechen doch eine Reihe von Befunden dafür, daß vielleicht auch die Fette in den Prozeß der Energielieferung einbezogen werden können. Wahrscheinlich gilt das besonders dann, wenn der Kohlenhydratbestand des Muskels weitgehend erschöpft oder seine Verwertung aus irgendwelchen Gründen nicht möglich ist. Im Verbande des ganzen Organismus scheinen dazu allerdings weniger die Lipoide des Muskels als die Blutlipoide herangezogen zu werden. Es ist weiterhin wichtig, daß der Muskel die beim Abbau der Fette in der Leber intermediär entstehenden Ketokörper als einziges Organ in erheblichem Umfange oxydieren kann, eine Tatsache, deren Bedeutung für den Energiewechsel des Muskels noch nicht hinreichend untersucht ist.

Der *Fettgehalt* des Muskels unterliegt großen Schwankungen, die vor allem vom Ernährungszustand abhängen, so daß diese Fette wohl als Depotfett angesehen werden müssen. Von größerer funktioneller Bedeutung ist der Gehalt des Muskels an Cholesterin und an Phosphatiden (Lecithin und Kephalin), in denen wir nach früheren Ausführungen (s. S. 163) unentbehrliche Bausteine der Muskelgrenzflächen zu erblicken haben. Besonders reich an den beiden Lipoidfraktionen ist die Herzmuskulatur.

5. Kohlenhydrate, ihre Abbauprodukte und andere N-freie Substanzen.

Unter den verschiedenen Kohlenhydraten des Muskels steht mengenmäßig weitaus an der Spitze das *Glykogen*. Seine Menge unterliegt aber großen Schwankungen. Die Konzentrationen sind für die Muskeln der Warmblüter und des Frosches etwa 0,5—2%. Beim Frosch sind die Schwankungen vor allem jahreszeitlich bedingt. Im Herbst und Winter findet man im allgemeinen wesentlich höhere Werte als im Frühjahr und im Sommer. Beim Warmblüter ist die Höhe des Glykogengehaltes besonders von seinem funktionellen Zustand abhängig. Der gut trainierte, arbeitsgewohnte Muskel hat wesentlich höhere Glykogenwerte als der untrainierte Muskel (s. auch S. 438f.). Wenn, wie weiter unten gezeigt wird, der Muskel die Energie für seine Arbeit durch den Abbau von Glykogen deckt, so ist in einer Erhöhung des Glykogengehaltes die Voraussetzung für eine wesentliche Steigerung seiner Leistungsfähigkeit zu erblicken.

Das Glykogen liegt im Muskel zum größten Teil als Symplex (s. S. 77) in Verbindung mit Eiweiß vor. Man bezeichnet diesen Teil des Glykogens als Desmoglykogen. Ein kleinerer Teil, der nicht in dieser Weise verankert ist und leicht aus dem Muskel extrahiert werden kann, wird als Lyoglykogen bezeichnet.

Außer dem Glykogen sind im Muskel als Zwischenprodukte des Kohlenhydratstoffwechsels *Dextrine, Maltose* und *Traubenzucker* in ziemlich geringer Konzentration nachgewiesen worden. Ein wichtiges Zwischenprodukt ist weiterhin die Hexosemonophosphorsäure *Lactacidogen,* über die, da sie zu den P-haltigen Muskelbausteinen gehört, erst im folgenden Abschnitt gesprochen werden soll.

Ein Spaltprodukt des Glykogens, und zwar die Stabilisierungsstufe seines anaeroben Abbaus, ist die *Milchsäure,* die stets im Muskel gefunden wird. Auch der ganz frische Muskel enthält geringe Mengen, die etwa zwischen 0,01 und 0,02% gelegen sind. Untersucht man den Muskel erst einige Zeit nach der Entnahme aus dem Körper, so sind die Werte wesentlich höher. Sie erfahren eine weitere Erhöhung, wenn man den Muskel durch Erwärmen auf höhere Temperaturen, durch Vergiftung mit Chloroform oder anderen Stoffe in *Starre* versetzt. Auch bei der im Verlaufe des Absterbens des Muskels auftretenden *Totenstarre* hat der Muskel gewöhnlich einen hohen Milchsäuregehalt. Alle Starreformen beruhen wohl auf irreversiblen Zustandsänderungen von Muskeleiweißkörpern, vielleicht im Sinne einer Gerinnung. Man hat früher den Eintritt der Totenstarre und die Ausbildung der anderen Starren als durch den Anstieg des Milchsäuregehaltes im Muskel bedingt angesehen. Das ist aber wahrscheinlich nicht richtig, da es Starreformen gibt, bei denen der Milchsäuregehalt gar nicht erhöht ist und weiterhin auch deshalb nicht richtig, weil ein Muskel, der sehr wenig Glykogen enthält und daher nur geringe Mengen Milchsäure bilden kann, besonders leicht und rasch in Starre geht. Sehr wahrscheinlich hängt die Ausbildung der Totenstarre mit der Ammoniakbildung (s. S. 430) im Muskel zusammen.

Die höchsten Milchsäurewerte erhält man, wenn man einen Muskel zerschneidet und, in schwach alkalischen Pufferlösungen (Natriumbicarbonat oder Phosphat) suspendiert, einige Stunden bei einer Temperatur von etwa 40° aufbewahrt. Unter diesen Bedingungen kann der gesamte Glykogenbestand des Muskels zu Milchsäure aufgespalten werden. In Abwesenheit der Puffer kommt die Milchsäurebildung wegen der sich allmählich ausbildenden sauren Reaktion durch Selbsthemmung zum Stillstand. Verhindert man während der Milchsäurebildung den Zutritt von Sauerstoff, schließt also Oxydationen aus, so entspricht die gebildete Milchsäuremenge ziemlich genau dem Glykogenverlust.

Es bedeutete einen Markstein in der Erforschung des Muskelchemismus, als FLETCHER und HOPKINS zeigten, daß auch die Tätigkeit des Muskels zu einer Vermehrung der Milchsäure führt und daß zwischen der Höhe des Milchsäuregehaltes und dem Ausmaß der Tätigkeit eine gewisse Proportionalität besteht. Schließlich führt auch jede Anaerobiose — auch die des ruhenden Muskels — zu einer Vermehrung der Milchsäure. Die Menge der gebildeten Milchsäure hängt von der Dauer der Anaerobiose ab. Auch unter diesen Bedingungen entspricht die gebildete Milchsäuremenge der Menge des verschwundenen Kohlenhydrats. Ohne jeden Zweifel ist also das Glykogen die Muttersubstanz der Milchsäure, jedoch nicht die unmittelbare Muttersubstanz. Die Erforschung der Rolle der Phosphorsäure beim Kohlenhydratabbau führte zu der Erkenntnis, daß der Glykogenabbau über phosphorylierte Zwischenstufen, und zwar über das Lactacidogen verlaufen muß (s. S. 344f.). Über die Rolle, die die Milchsäurebildung bei der Tätigkeit und bei anderen Veränderungen des funktionellen Zustandes des Muskels für die Entwicklung unserer Vorstellungen von den energetischen und chemischen Umsetzungen im Muskel gehabt hat, wird weiter unten gesprochen werden.

An weiteren N-freien Substanzen ist zu erwähnen der *Inosit* (s. S. 21). Über seine funktionelle Bedeutung für den Muskel ist noch nichts bekannt. Schließlich finden sich in der Muskulatur einige Säuren, die wahrscheinlich mit dem Endabbau der Kohlenhydrate in Zusammenhang stehen. Es sind die *Bernsteinsäure,* die *Fumarsäure* und die *Äpfelsäure* (s. S. 355).

6. Die phosphorhaltigen Bausteine der Muskulatur.

Der Muskel enthält eine große Zahl von verschiedenen P-haltigen Substanzen, von denen die meisten für seinen Energieumsatz von entscheidender Bedeutung sind. Der Gesamt-P-Gehalt des Froschmuskels, für den die Verhältnisse am besten untersucht sind, beträgt etwa 0,5—0,7 % H_3PO_4. Davon ist der größte Teil durch verdünnte Säuren aus der Muskulatur extrahierbar; ein Rest von etwa 0,1 % ist nicht zu extrahieren, er entspricht dem Phosphatidgehalt. Die ungefähre Aufteilung der „säurelöslichen Phosphorsäure" auf die einzelnen Fraktionen ergibt sich aus der Tabelle 85. Dabei muß aber betont werden, daß diese Verteilung sehr erheblichen Schwankungen unterworfen ist, die vor allem davon abhängen, in welchem funktionellen Zustand der Muskel untersucht wird.

Das *Phosphokreatin (Kreatinphosphorsäure)*, zuerst von FISKE und SUBBAROW sowie von EGGLETON und EGGLETON isoliert, ist also mengenmäßig die Haupt-P-Fraktion des Wirbeltiermuskels. An seiner Stelle enthält der Muskel der Wirbellosen die *Argininphosphorsäure* (MEYERHOF und LOHMANN; NEEDHAM). Die beiden Substanzen sind völlig analog gebaut und können zu der Gruppe der *Guanidinophosphorsäuren* zusammengefaßt werden. Sie werden auch, da sie leicht unter Abspaltung von Phosphorsäure zerfallen, als *Phosphagene* bezeichnet. Dieser Zerfall erfolgt bei jeder Kontraktion des Muskels; der Umfang des Zerfalls entspricht dem Ausmaß der Tätigkeit. Während der einer Tätigkeitsperiode folgenden Erholungsperiode kommt es unter aeroben Bedingungen zu einer vollständigen, unter anaeroben Bedingungen zu einer teilweisen Resynthese der Guanidinophosphorsäuren aus Phosphorsäure und dem substitutierten Guanidinrest. Die Spaltung der Guanidinophosphorsäuren ist also eine reversible Reaktion. Die beim Zerfall des Phosphokreatins frei werdende o-Phosphorsäure ist nur zum Teil als solche nachweisbar, zu einem Teil wird sie in organische Bindung, und zwar in Lactacidogen übergeführt.

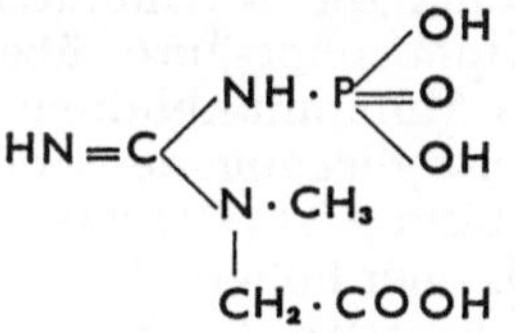

Tabelle 85. Fraktionen der säurelöslichen Phosphorsäure im Froschmuskel.

Gehalt des Froschmuskels an säurelöslicher Phosphorsäure = 0,5—0,7 % H_3PO_4. Diese verteilen sich anteilig auf die folgenden Fraktionen

o-Phosphorsäure	15%
Phosphokreatin	50%
Pyrophosphorsäure	22%
Adenylsäure	11%
Hexosemonophosphorsäure	5%

Kreatinphosphorsäure 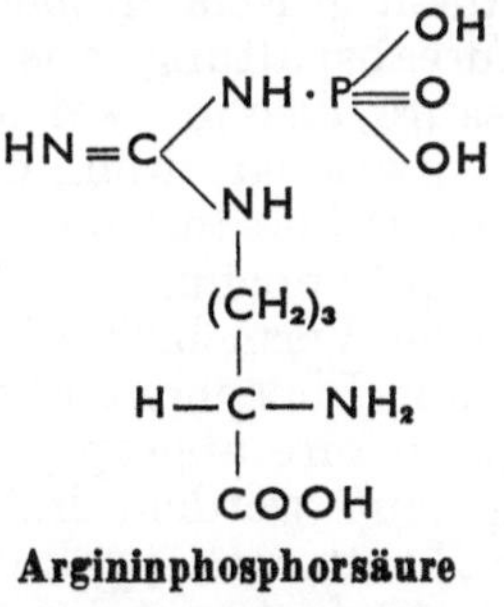   Argininphosphorsäure

Zwischen dem Gehalt eines Muskels an Glykogen und an Phosphokreatin besteht nach BRENTANO und RIESSER ein in seinem Wesen noch nicht erkannter Parallelismus, so daß gewöhnlich das Verhältnis von Glykogen zu Phosphokreatin im Muskel konstant ist.

Das *Lactacidogen* (Formel s. S. 21) wurde als Baustein der Muskulatur von EMBDEN und LAQUER aufgefunden. Nachdem es zuerst als Hexosediphosphorsäure angesehen wurde, ist es später von EMBDEN und ZIMMERMANN als Hexosemonophosphorsäure erkannt worden. Eine Hexosediphosphorsäure als Bestandteil des frischen Muskels konnte bisher nicht isoliert werden, trotzdem unsere heutigen Vorstellungen vom Abbau der

Kohlenhydrate eine solche Verbindung als unmittelbare Vorstufe für den Zerfall des Hexosemoleküls annehmen (s. S. 344f.). Bei einer Unterbrechung des normalen Abbauweges der Kohlenhydrate, wie sie etwa durch Vergiftung eines Muskels mit Natriumfluorid oder den Salzen der Halogenessigsäuren (Monobrom- und Monojodessigsäure) bewirkt wird, häuft sich auch tatsächlich Hexosediphosphorsäure in großen Mengen im Muskel an.

Die *Adenylsäure* (EMBDEN und ZIMMERMANN) und die *Pyrophosphorsäure* (LOHMANN) kommen im frischen Muskel immer zu *Adenosintriphosphorsäure* oder *Adenylpyrophosphorsäure* (Formeln s. S. 92f.) vereinigt vor (FISKE und SUBBAROW; LOHMANN), der frische Muskel enthält also weder freie Adenylsäure noch freie Pyrophosphorsäure. Nach neuen Untersuchungen ist es wahrscheinlich, daß anorganische Pyrophosphorsäure im Muskel überhaupt nicht vorkommen kann. Bei der Kontraktion wird zwar aus Adenylpyrophosphorsäure Phosphorsäure abgespalten, aber nicht als Pyrophosphorsäure, sondern als o-Phosphorsäure. Die Adenylsäure, die dabei entsteht, nicht die Adenylpyrophosphorsäure selber, wird im Muskel des Warmblüters und des Frosches durch eine spezifische Desamidase (s. S. 274) unter Abspaltung von Ammoniak in Inosinsäure umgewandelt. EMBDEN sah in der Ammoniakbildung einen wesentlichen, mit der Auslösung der Kontraktion verbundenen Vorgang. Nach LOHMANN muß das zweifelhaft sein, weil in der Krebsmuskulatur aus Adenylpyrophosphorsäure unter Abspaltung nur eines Phosphorsäuremoleküls Adenosindiphosphorsäure entsteht, die fermentativ nicht desaminierbar ist. Überdies fehlt dem Krebsmuskel auch das Ferment für die Desaminierung der Adenylsäure, er bildet bei seiner Kontraktion also überhaupt kein Ammoniak. Da nicht anzunehmen ist, daß in der quergestreiften Muskulatur verschiedener Tierarten die wirklich wesentlichen, mit der Kontraktion verbundenen, chemischen Vorgänge prinzipiell verschieden sind, erscheint damit auch die ursächliche oder notwendige Bedeutung der Ammoniakbildung für die Kontraktion als fraglich. Allem Anschein nach erfolgt auch im Warmblütermuskel die Phosphorsäureabspaltung aus Adenosintriphosphorsäure über Adenosindiphosphorsäure, also in zwei Stufen. Eine Ammoniakbildung wird immer nur dann nachweisbar, wenn die Rephosphorylierung der Adenylsäure zu Adenosintriphosphorsäure nicht mehr vollständig ist (PARNAS). Sie erreicht deshalb auch mit zunehmender Ermüdung immer höhere Werte; eine weitere ganz erhebliche Vermehrung ist mit dem Eintritt der Starre verbunden. Ebenso wie aus Phosphokreatin, Lactacidogen und Adenosintriphosphorsäure Phosphorsäure abgespalten wird, können diese Verbindungen auch wieder aufgebaut werden, indem durch im nächsten Abschnitt zu beschreibende Reaktionskoppelungen Phosphorsäure wieder angelagert wird. Erst nach länger fortgesetzter Arbeit wird der Wiederaufbau der Adenylpyrophosphorsäure ebenso wie der des Phosphokreatins unvollständig.

b) Die Verknüpfung der chemischen Vorgänge bei der Muskelkontraktion.

In dem ersten Abschnitt dieses Kapitels sind eine Reihe von Substanzen aufgeführt worden, die bei der Tätigkeit des Muskels zerfallen und unter günstigen Bedingungen noch während ihrer Fortdauer oder im unmittelbaren Anschluß an sie wieder aufgebaut werden. Einige dieser Aufbauvorgänge verlaufen — wenigstens teilweise — sogar unter anaeroben

Bedingungen. Das gilt für den Aufbau des Phosphokreatins, des Lactacidogens und der Adenylpyrophosphorsäure. Eine Ausnahme macht die Milchsäure. Sie verschwindet unter anaeroben Bedingungen nicht, unter aeroben Bedingungen wird sie zum kleineren Teil verbrannt, zum größeren, aber nicht vollständig, zu Glykogen wieder aufgebaut. Im intakten Organismus vollzieht sich die Verbrennung und die Resynthese der Milchsäure auch nur zu einem sehr kleinen Betrage in der Muskulatur, zum weitaus größeren, vielleicht sogar ausschließlich, in anderen Organen, vor allem in der Leber (s. S. 393). Jedenfalls ergibt sich in der Bilanz, daß nach einer bestimmten Arbeitsleistung von allen Substanzen, die im Verlaufe der Muskeltätigkeit zerfallen, die meisten mehr oder weniger vollständig noch während der Tätigkeit oder im unmittelbaren Anschluß an sie wieder aufgebaut worden sind und daß allein das Glykogen eine Verminderung erfahren hat, deren Ausmaß dem Grade der Tätigkeit proportional ist. *Danach ist im isolierten Muskel die Arbeitsleistung letzten Endes auf Kosten der bei der Aufspaltung des Glykogens gewonnenen Energie erfolgt.*

Bei jeder Tätigkeit des Muskels wird ein Teil der freigesetzten chemischen Energie in äußere Arbeit umgewandelt, ein Teil geht als Wärme verloren. A. V. HILL und seine Mitarbeiter (vor allem W. HARTREE) haben Methoden ausgearbeitet, um die Wärmebildung bei der Kontraktion exakt zu messen und darüber hinaus auch ihren zeitlichen Verlauf zu verfolgen. Dabei hat sich herausgestellt, daß die Wärmebildung in zwei voneinander getrennte Phasen zerfällt; eine *initiale und eine verzögerte Wärmebildung.* Die initiale Wärme deckt sich zeitlich etwa mit der Dauer der Kontraktion, sie ist unter aeroben und unter anaeroben Versuchsbedingungen gleich groß, kann also nicht oxydativen Ursprungs sein. Die verzögerte Wärmebildung erfolgt dagegen erst in der auf die Tätigkeit folgenden Erholungsphase. Sie ist unter anaeroben Bedingungen nur ziemlich geringfügig, unter aeroben Bedingungen ist sie jedoch von gleicher Größenordnung wie die initiale Wärme oder übertrifft sie sogar. Es liegt nahe, die initiale Wärmebildung auf diejenigen energieliefernden Prozesse zu beziehen, die sich während der Tätigkeit abspielen, die aerobe Erholungswärme dagegen auf oxydative Erholungsprozesse, wahrscheinlich also auf die unter Sauerstoffverbrauch erfolgende oxydative Beseitigung der Milchsäure. Auch die initiale Wärme ist zunächst auf die Exothermie der Milchsäurebildung aus Kohlenhydraten und die Wärmebildung aus der Neutralisation der Milchsäure durch die Alkaliionen des Muskels bezogen worden (HILL und MEYERHOF). Gleichzeitig sah man in der Milchsäurebildung den die Kontraktion auslösenden chemischen Vorgang.

Diese Theorie hat sich als unhaltbar erwiesen; denn es wurde gezeigt, daß ein Muskel Arbeit leisten kann, ohne daß er dabei Milchsäure bildet. Das ist z. B. der Fall, wenn man ihn mit Monojod- oder Monobromessigsäure vergiftet (LUNDSGAARD). Diese Vergiftung führt nach einiger Zeit zur Ausbildung einer Starre. Bevor sich die Starre ausbildet, kann der Muskel aber noch eine beschränkte Zahl von Kontraktionen ausführen, die sich in keiner Weise von den Kontraktionen eines normalen Muskels unterscheiden. Trotz dieser Arbeitsleistung findet man keine Vermehrung der Milchsäure im Muskel. Der zweite Befund, der mit der Erklärung der Wärmebildung und ihres Verlaufes allein aus der Milchsäurebildung nicht vereinbar ist, betrifft ihren zeitlichen Ablauf. Wenn die Wärmebildung allein auf die Entstehung und die Neutralisation der Milchsäure zurückginge, müßte ihr zeitlicher Verlauf dem der Milchsäurebildung parallel

gehen. Die Abb. 92 zeigt nach einem Versuch von HARTREE den zeitlichen
Verlauf der Wärmeentwicklung bei einer Einzelzuckung des Froschmuskels.
Danach spielt sich die Hauptwärmebildung in einem Zeitraum ab, in
dem die Kontraktionskurve noch nicht ihr Maximum erreicht hat; dann
folgt, wenn die Höhe der Kontraktion erreicht ist, eine Periode
stark herabgesetzter oder sogar gänzlich fehlender Wärmebildung, und erst die Erschlaffung ist wieder von der Entstehung
neuer Wärmemengen begleitet. In ganz entsprechender Weise
verläuft auch die Wärmebildung bei tetanischer Reizung (s.
Abb. 93) mit dem alleinigen Unterschied, daß hier auch die
Unterhaltung der Kontraktion (Plateau der Zuckungskurve) mit
einer Wärmebildung verbunden ist, die allerdings geringer ist
als die mit der Entwicklung und dem Verschwinden der Span-
nung verbundenen Wärmelieferungen. Wohlgemerkt zeigen diese
Kurven nur das Verhalten der initialen
Wärme, und es ergibt sich, daß die initiale
Wärmebildung mit dem Aufhören der
Kontraktion ebenfalls ihr Ende erreicht;
sie ist also wirklich als Ausdruck der wärme-
liefernden Vorgänge anzusehen, die sich
während der Dauer der Verkürzung oder
der Anspannung im Muskel abspielen.

Wie verhält es sich nun mit der Milchsäurebildung? Es ließ sich zeigen, daß sie
nicht mit dem Ende der Kontraktion ihr

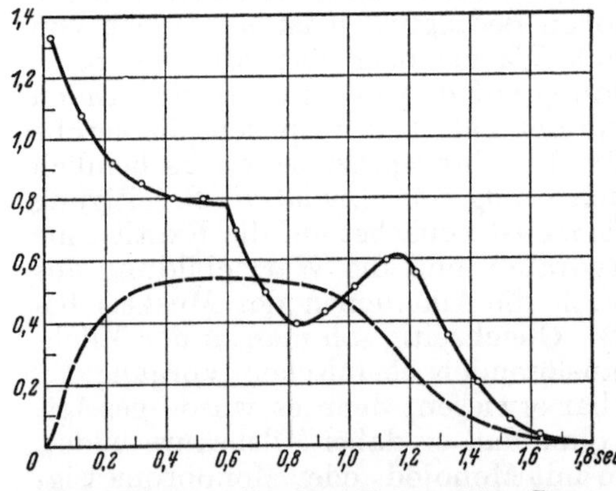

Abb. 92. Einzelzuckung des Froschsartorius
bei 0°. *Ordinate:* Initiale Wärmebildung pro
sec. *Abszisse:* Zeit in sec. *Ausgezogene Kurve:*
Zeitlicher Verlauf der Wärmebildung. *Gestrichelte Linie:* Isometrische Spannungskurve.
(Nach HARTREE.)

Ende findet, sondern die Zuckung noch um eine geraume Zeit überdauert
(EMBDEN und LEHNARTZ), so daß ein sehr erheblicher Teil der Milchsäure,
die als Begleiterscheinung einer Kontraktion gebildet wird, nicht während
der Zuckung, sondern nach ihrem
Abschluß entstanden sein muß: es
gibt eine *„verzögerte Milchsäurebildung“*. Die Befunde der ver-
zögerten Milchsäurebildung und
der Kontraktion ohne jede Milchsäurebildung bei der Halogenessigsäurevergiftung schließen aus, daß
die Milchsäurebildung der Anstoß
für die Verkürzung des Muskels
und die primäre Energiequelle für
die von ihm geleistete Arbeit ist.
Diese Folgerungen stehen nicht im
Gegensatz zu den Ergebnissen der
Wärmemessungen; denn diese geben nur Aufschluß darüber, daß
sich im Muskel Vorgänge abspielen, die in der Bilanz Wärme frei
machen, sie geben auch Aufschluß

Abb. 93. Tetanus des Froschsartorius von 0,6 sec Dauer
bei 0°. *Ordinate:* Initiale Wärmebildung pro sec. *Abszisse:* Zeit in sec. *Ausgezogene Linie:* Zeitlicher Verlauf
der Wärmebildung. *Gestrichelte Linie:* Isometrische
Spannungskurve. (Nach HARTREE.)

darüber, in welcher Weise diese Wärmebildung zeitlich verteilt ist, sie
lassen aber völlig im Dunkeln, aus welchen Quellen sie stammt.

Wenn also die Milchsäurebildung nicht die unmittelbare Quelle der
Muskelenergie ist, so müssen für sie andere exotherm verlaufende chemische Prozesse oder gar energieliefernde Prozesse ganz anderer Art herangezogen werden. Nun kennen wir in der Tat mit der Spaltung des Phospho-

kreatins in Phosphorsäure und in Kreatin und mit dem Zerfall der Adenosintriphosphorsäure in Adenylsäure und in Phosphorsäure zwei weitere, mit der Muskelkontraktion verbundene, exotherm verlaufende chemische Spaltungen (MEYERHOF und LOHMANN). Wenn aber diese Spaltungen, wie oben ausgeführt wurde, reversible Reaktionen sind und ihre Reversion, wie das unter günstigen Bedingungen ziemlich lange der Fall ist, vollständig verläuft, so muß für den Wiederaufbau der zerfallenen Substanzen mindestens die gleiche Energiemenge zur Verfügung gestellt werden, wie bei ihrem Zerfall frei geworden ist. Wenn die Spaltung eine exotherme Reaktion ist, so muß die Synthese ein endothermer Vorgang sein, und es liegt sehr nahe anzunehmen, daß die verschiedenen energieliefernden Prozesse, deren Zusammenhang mit der Muskelkontraktion erwiesen werden konnte, in einer bestimmten zeitlichen Folge und in einer bestimmten inneren Abhängigkeit voneinander sich vollziehen. Das geht z. B. auch daraus hervor, daß in dem gleichen Zeitraum, in dem die verzögerte Milchsäurebildung und die verzögerte Wärmebildung bei der anaeroben Kontraktion stattfinden, ein Wiederaufbau des zerfallenen Phosphokreatins erfolgt. Man darf schließen, daß die Milchsäurebildung durch ihre Exothermie die Energie für die Endothermie des Phosphokreatinwiederaufbaus bereit, stellt, und man darf daraus weiter schließen, daß bei der Kontraktion die Phosphokreatinspaltung zeitlich der Milchsäurebildung vorangeht. Die verzögerte Wärmebildung ist wohl der Ausdruck dafür, daß die Resynthese des Phosphokreatins mit einem gewissen Energieverlust verbunden ist.

Weniger durch Versuche am intakten Muskel als durch Untersuchungen an Muskelpreßsäften oder -extrakten, also an Lösungen der Muskelfermente, haben sich die inneren Beziehungen zwischen dem Stoffwechsel der verschiedenen Substanzen, die bei der Muskeltätigkeit umgesetzt werden, d. h. seiner „Tätigkeitssubstanzen", aufklären lassen. Dabei ist die wichtige Erkenntnis gewonnen worden, daß das verbindende Glied aller der verschiedenen Prozesse Phosphorsäureübertragungen, d. h. Abspaltung oder Anlagerung von Phosphorsäure sind. Aus der gegenseitigen Abhängigkeit der Phosphorylierungen und Dephosphorylierungen läßt sich heute ein fast vollständiges Bild von der zeitlichen Folge entwerfen, in der die chemischen Vorgänge im arbeitenden Muskel ablaufen.

Bei alkalischer Reaktion vollzieht sich im Preßsaft und im Muskelextrakt eine überaus rasch verlaufende Synthese von Phosphokreatin aus Kreatin und o-Phosphorsäure. Eine Phosphokreatinsynthese tritt auch ein bei Zusatz von Muskeladenylsäure — nicht aber von Hefeadenylsäure — sie ist dann jedoch viel geringfügiger, weil ein Teil der Phosphorsäure sich mit Adenylsäure zu Adenosintriphosphorsäure vereinigt. Eine weitere Aufklärung dieser Reaktionen und ihres inneren Zusammenhanges haben Versuche von LOHMANN erbracht, aus denen hervorgeht, daß im Muskelextrakt eine Spaltung von Phosphokreatin nur dann erfolgen kann, wenn der Extrakt Adenylsäure oder Adenosintriphosphorsäure enthält. Die enzymatische Aufspaltung der Kreatinphosphorsäure verläuft als gekoppelte Reaktion mit der gleichzeitigen Synthese von Adenosintriphosphorsäure aus Adenylsäure und der beim Zerfall des Phosphokreatins freigewordenen Phosphorsäure. Danach muß der Phosphokreatinspaltung die Spaltung der Adenosintriphosphorsäure zeitlich vorausgehen. Der Zusammenhang ergibt sich aus den beiden Gleichungen:

a) Adenosintriphosphorsäure = Adenylsäure + 2 Phosphorsäure,

b) Adenylsäure + 2 Kreatinphosphorsäure = Adenosintriphosphorsäure + 2 Kreatin.

Dabei vollzieht sich, wie schon früher angedeutet (s. S. 353), der Zerfall der Adenosintriphosphorsäure in zwei Stufen, indem die beiden Phosphorsäuremoleküle nacheinander abgespalten werden. Der Sinn der LOHMANNschen *Reaktion* wird dadurch nicht berührt. Die Wirkung der Adenosintriphosphorsäure ist eine katalytische, d. h. geringe Mengen von Adenosintriphosphorsäure können große Mengen von Phosphokreatin umsetzen.

Für die Aufklärung des inneren Zusammenhanges der Phosphatübertragungen ist noch eine zweite Reaktion von größter Wichtigkeit, die von PARNAS entdeckt wurde. Die PARNASsche *Reaktion* bringt den Wiederaufbau des Phosphokreatins dem Verständnis näher. Ihr Mechanismus geht aus den beiden folgenden Gleichungen hervor:

a) Adenylsäure + 2 Phosphobrenztraubensäure = Adenosintriphosphorsäure + 2 Brenztraubensäure,

b) Adenosintriphosphorsäure + 2 Kreatin = 2 Kreatinphosphorsäure + Adenylsäure.

Die LOHMANNsche Reaktion erklärt die Spaltung, die PARNASsche die Synthese des Phosphokreatins. Beide Reaktionen werden durch die katalytische Wirkung von Adenosintriphosphorsäure bzw. von Adenylsäure ermöglicht. Fügen wir noch hinzu, daß Adenosintriphosphorsäure die bei ihrem Zerfall nach der LOHMANNschen Reaktion frei werdende Phosphorsäure auf Kohlenhydrate übertragen kann und damit durch die Bildung von Hexosephosphorsäure den Kohlenhydratabbau einleitet (s. S. 345 f.), so finden wir eine umfassende Erklärung für ihre Co-Fermentwirkung, die eben in der Phosphatübertragung bei diesen drei Reaktionen besteht. Es wird weiterhin klar, wie im normalen Muskel durch die Spaltung der Adenosintriphosphorsäure, der nach unseren bisherigen Kenntnissen zeitlich frühsten chemischen Reaktion bei der Kontraktion, alle übrigen chemischen Prozesse: die Spaltung des Phosphokreatins, seine Resynthese sowie die der Adenosintriphosphorsäure und der Zerfall des Glykogens zu Milchsäure

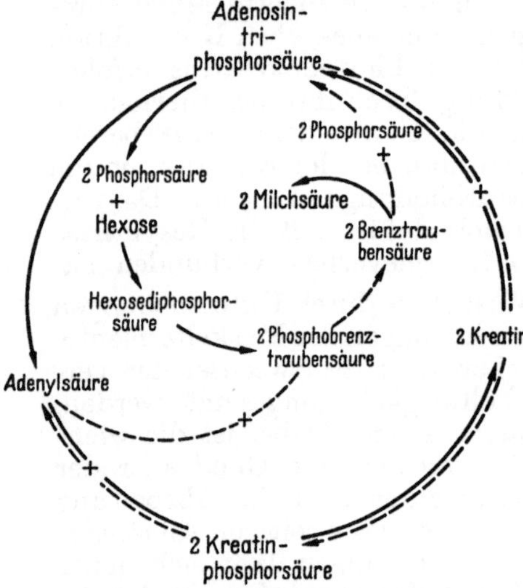

Abb. 94. Zusammenhang der chemischen Prozesse bei der Muskelkontraktion. Fett gedruckt sind die Ausgangs- bzw. Endprodukte. *Der große äußere Kreis* stellt die LOHMANNsche Reaktion vor, der *gestrichelte Kurvenverlauf* die PARNASsche Reaktion. *Der ausgezogene innere Kurvenzug* den Kohlenhydratstoffwechsel.

unter intermediärer Phosphorylierung zwangsläufig in Gang gesetzt werden. Der Zusammenhang der einzelnen Reaktionen ist in der Abb. 94 nochmals schematisch dargestellt. Aus dieser Darstellung ist auch ersichtlich, daß der Kohlenhydratabbau eigentlich auf einem Nebenweg liegt, und es wird verständlich, daß bei der Halogenessigsäurevergiftung, bei der dieser Nebenweg unterbrochen ist, der Muskel doch noch in beschränktem Umfange Arbeit leisten kann. Allerdings ist die Resynthese der Kreatinphosphorsäure, wie ebenfalls aus dem Schema klar wird, von dem ungestörten Ablauf des Kohlenhydratabbaus abhängig. Wenn durch die Vergiftung mit Halogenessigsäure die Entstehung von Phosphobrenztraubensäure verhindert wird, fehlt die Phosphatquelle für den Wiederaufbau des Phosphokreatins und die Fähigkeit zur Kontraktion muß mit der Erschöpfung des Bestandes an Phosphokreatin bald aufhören.

Neben den chemischen Zusammenhängen dieser Reaktionen müssen noch kurz die energetischen erörtert werden. Die primäre chemische Reaktion, die Spaltung der Adenosintriphosphorsäure, verläuft exotherm; ebenso sind exotherm die Spaltung der Kreatinphosphorsäure und die Bildung der Milchsäure aus Kohlenhydrat. Die Resynthese der Adenosintriphosphorsäure wird durch die Spaltung des Phosphokreatins energetisch ermöglicht, die Resynthese des Phosphokreatins durch die Milchsäurebildung. Die Resynthese der Adenosintriphosphorsäure ist auch unter anaeroben Bedingungen für die Dauer einer ziemlich erheblichen Arbeitsleistung vollständig möglich, die Resynthese des Phosphokreatins gelingt dagegen unter anaeroben Bedingungen nur unvollständig, bei Gegenwart von Sauerstoff, also beim Ablauf oxydativer Vorgänge, ist auch sie quantitativ. Eigenartigerweise führt die PARNAssche Reaktion zunächst zum Auftreten einer Wärmeschuld, d. h. bei der Spaltung der Phosphobrenztraubensäure wird weniger Wärme frei als zum Aufbau der Kreatinphosphorsäure nötig ist, die Wärmebilanz ist also negativ. Die Wärmeschuld tritt nur intermediär auf und wird durch überschüssige Milchsäurebildung bzw. durch Oxydation der Milchsäure abgedeckt; immerhin läßt sie sich bei der thermoelektrischen Wärmemessung erkennen.

Die zeitliche Folge und der innere Zusammenhang der einzelnen Reaktionen sowie den Energievorrat der verschiedenen Tätigkeitssubstanzen, die 1 g Froschmuskel enthält, lassen sich nach LOHMANN etwa folgendermaßen schematisch wiedergeben:

1. Adenosintriphosphorsäure $\xrightleftharpoons[\text{anaerob}]{\text{anaerob}}$ Adenylsäure + 2 Phosphorsäure: 0,09 cal,

2. Kreatinphosphorsäure $\xrightleftharpoons[\text{anaerob}]{\text{anaerob}}$ Kreatin + Phosphorsäure: 0,23 cal,

3. Glykogen $\xrightleftharpoons[\text{aerob}]{\substack{\text{anaerob} \\ \text{u. aerob} \\ \text{anaerob}}}$: 2 Milchsäure: 1,2 cal,

4. Milchsäure $\xrightarrow{+\ 3\ O_2}$ ...3 CO_2 + 3 H_2O: 30—60 cal.

In 1 g Froschmuskel ist danach soviel Adenosintriphosphorsäure enthalten daß bei ihrem Zerfall 0,09 cal gebildet werden können. Der vollständige Zerfall der in 1 g Muskel enthaltenen Kreatinphosphorsäure würde 0,23 cal liefern. Wenn der Muskel anaerob arbeitet, kann nur die Energie der Spaltung Glykogen → Milchsäure ausgenutzt werden, dem entspricht eine Wärmebildung von 1,2 cal pro Gramm Muskel. Bei einem Milchsäuregehalt von 0,4 % (Tätigkeitsmaximum) hört die Erregbarkeit und damit die Kontraktionsfähigkeit des Muskels auf. Unter aeroben Bedingungen wird das Glykogen dagegen verbrannt, und es kann bei erschöpfender Tätigkeit der ganze Energieinhalt des Glykogens für die Muskeltätigkeit nutzbar gemacht werden, wobei bei einem Glykogengehalt von 0,5—1,0 % 30—60 cal gewonnen werden können. Diese Zahlen zeigen deutlich die Funktion des Glykogens als Energiespeicher. Bei der Halogenessigsäurevergiftung wird nur die Energie aus den Reaktionen 1 und 2, bei anaerober Tätigkeit dazu noch die aus 3 ausgenutzt.

In diesem Zusammenhang ist die Frage zu erörtern, ob die Adenosintriphosphorsäurespaltung als die zeitlich früheste der bisher bekannten, unter Energiefreisetzung verlaufenden chemischen Reaktionen bei der Kontraktion wirklich die Energie liefert, die während der zugehörigen Kontraktion als Arbeit und als Wärme in die Erscheinung tritt. Es bestehen gute Gründe für die Vorstellung, daß *alle* energiegetönten chemischen Vorgänge, die die Kontraktion begleiten, nur Restitutionsvorgänge sind und daß die Energielieferung primär gar nicht aus chemischen Quellen sondern aus exothermen Reaktionen ganz anderer Art erfolgt. Als solche sind von EMBDEN mit Energieabgabe verbundene, in ihrem Wesen noch unbekannte Zustandsänderungen an den Muskelkolloiden, wahrscheinlich also an den Eiweißkörpern, angesehen worden. BETHE hat schon frühzeitig die Kontraktion des Muskels mit der Entspannung einer Feder verglichen und den chemischen Vorgängen die Wiederanspannung dieser Feder zugeschrieben; im Prinzip ähnliche Vergleiche sind auch von anderen Forschern geprägt worden. Es ist heute noch nicht zu entscheiden, ob der ursprüngliche, der primäre Energiespeicher, chemischer oder physiko-chemischer Natur ist. Angesichts der außerordentlichen Geschwindigkeit, mit der die Zuckung mancher Muskeln, besonders der Insektenmuskeln abläuft, haben Vorstellungen, die in allen chemischen Prozessen lediglich Erholungsreaktionen sehen, von vornherein vielleicht die größere Wahrscheinlichkeit. Damit ist aber auch klar, daß man heute nicht mehr eine der bekannten energieliefernden chemischen Reaktionen, es sei denn die Spaltung der Adenosintriphosphorsäure in Phosphorsäure und Adenylsäure, für die Auslösung der Kontraktion verantwortlich machen kann. Wie schon mehrfach erwähnt (s. S. 245, 422), könnte die Auslösung der Kontraktion vielleicht aber durch Freisetzung von Acetylcholin erfolgen; das ist aber kein energieliefernder Vorgang.

Die vorstehenden Ausführungen über den Stoffwechsel des Muskels, insbesondere über die Reaktionskoppelungen, beziehen sich fast ausschließlich auf Versuche an isolierten Muskeln, an Muskelpreßsäften oder Muskelextrakten, sie vermitteln uns demzufolge auch nur eine Vorstellung davon, wie der Stoffwechsel des isolierten Muskels unter mehr oder weniger anaeroben Bedingungen verlaufen *kann*, sie besagen aber nichts darüber, ob er sich auch in einem Muskel, der im Verbande des Organismus tätig ist, so vollziehen *muß*. Wir wissen, daß isolierte Muskeln, ganz besonders aber Muskeln im Körper, arbeiten können, ohne daß dabei eine Milchsäurebildung nachweisbar wird. Dies ist vielmehr erst der Fall, wenn die Arbeitsleistung so intensiv wird, daß die Sauerstoffversorgung für einen oxydativen Abbau der Kohlenhydrate oder anderer Brennstoffe des Muskelstoffwechsels unzureichend wird. Eine Erklärung für einen Abbau der Kohlenhydrate ohne Milchsäurebildung liefern vielleicht die S. 354 ff. geschilderten Reaktionen. Daß außer den Kohlenhydraten auch andere Brennstoffe umgesetzt werden müssen, geht klar daraus hervor, daß selbst der isolierte Muskel immer einen R. Q. hat, der deutlich kleiner als 1,0 ist. Es ist also anzunehmen, daß der Muskel außer Kohlenhydraten auch in gewissem Umfange Fette umsetzen kann. Der exakte Beweis dafür fehlt aber noch. Dagegen weiß man, daß die Ketonkörper, die beim Abbau der Fette in der Leber entstehen und dort nur schlecht weiter oxydiert werden, vom Muskel mit Leichtigkeit verbrannt werden.

Wir wissen, daß der im Organismus angestrengt tätige Muskel an das Blut große Mengen von Milchsäure abgibt, daß er also offenbar gar nicht oder nur in sehr bescheidenem Umfange in der Lage ist, durch die auf S. 354 besprochene Koppelung zwischen Verbrennung von Milchsäure (oder von Kohlenhydrat) mit Aufbauvorgängen seinen Glykogenbestand zu ergänzen. Dieser muß also mit fortschreitender Arbeitsleistung kleiner und kleiner werden und da der normale Muskel Milchsäure nur langsam verbrennen kann, müßte er bald wegen Erschöpfung seiner Energiereserven arbeitsunfähig werden, wenn nicht auf anderem Wege eine Nachlieferung von Energie von außen erfolgte. Dies ist aber der Fall. Das Energiereservoir, das dem Organismus zu diesem Zwecke zur Verfügung steht, ist der Glykogenvorrat der Leber. Es ist im intakten Organismus der Kohlenhydratstoffwechsel des Muskels nicht von dem der Leber zu trennen. Durch Abbau ihres Glykogens regelt die Leber den Zuckergehalt des Blutes; der Muskel entnimmt schon im ruhenden

Zustande dem Blute gewisse Mengen von Zucker, weil die Erhaltung seines Funktionszustandes nur durch einen steten Energieaufwand möglich ist. Bei der Tätigkeit wird die Beanspruchung des Blutzuckers wegen des erheblich gesteigerten Energieumsatzes natürlich viel größer. Ob der vom Muskel aufgenommene Blutzucker direkt oder auf dem Wege über das Muskelglykogen umgesetzt wird, ist eine unentschiedene Frage. Die Milchsäure, die der Muskel bei vorwiegend anaerober Tätigkeit an das Blut abgibt, kann er nur unter Mitwirkung der Leber wieder verwerten. Die Leber baut sie (wahrscheinlich indem ein Teil verbrennt und die Energie für den Wiederaufbau des Restes liefert, s. S. 354) zu Glykogen auf und dieses kann dem Muskel auf dem Wege über den Blutzucker wieder zur Verfügung gestellt werden. Es vollzieht sich somit der schon früher besprochene „Kreislauf der Kohlenhydrate" zwischen Muskel und zwischen Leber. Die Verhältnisse bei der Muskeltätigkeit haben eine außerordentliche Ähnlichkeit mit den Veränderungen des Kohlenhydratstoffwechsels, die durch das Adrenalin bewirkt werden (s. S. 207f.). Der Schluß liegt nahe, daß an den chemischen Vorgängen, die sich bei der Muskeltätigkeit abspielen, das Adrenalin mitbeteiligt ist.

In jüngster Zeit ist eine Reihe von Befunden bekannt geworden, die es erlauben für wichtige chemische Bausteine des Muskels ihre Lokalisation in der Muskelfaser anzugeben. Die Abb. 95 gibt eine schematische Darstellung des mikroskopischen Aufbaus der Faser. Man kann in ihr danach zwei breite Zonen unterscheiden, von denen jede wieder durch einen schmaleren Streifen geteilt wird. Es sind die isotrope Scheibe J mit dem Mittelstreifen Z und die anisotrope, doppeltbrechende Scheibe Q mit dem Mittelstreifen M. Wie bereits früher ausgeführt wurde, hat von den Bausteinen des Muskels allein das Myosin Doppelbrechung, es ist also in den anisotropen Scheiben Q lokalisiert. In der M-Linie scheinen jeweils zwei in der Längsachse der Faser gerichtete, stäbchenförmige Myosinmoleküle aneinanderzustoßen. Außer dem Myosin enthalten die Q-Scheiben auch das Glykogen und das Kalium des Muskels. Diese drei Bauelemente sind zu einem Symplex miteinander vereinigt. In den isotropen Scheiben J ist von den wichtigen Bausteinen des Muskels die Adenosintriphosphorsäure lokalisiert. Möglicherweise finden sich hier auch das Globulin x und das Myogen.

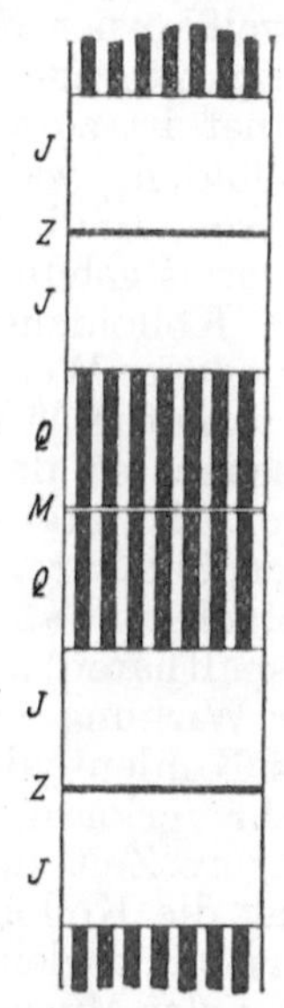

Abb. 95. Contractiles Element der quergestreiften Muskelfaser. J isotrope Scheibe, Q anisotrope Scheibe.

Auf Grund dieser chemischen Topographie und der bekannten chemischen Umsetzungen bei der Kontraktion hat Verzár den Versuch einer Theorie der Muskelkontraktion unternommen. Bei der Kontraktion nimmt die Doppelbrechung der Q-Scheiben ab, gleichzeitig wird das Glykogen und das Kalium freigesetzt. Die Freisetzung von Kalium führt zur Bindung von Wasser und damit zu einer Volumkonstriktion. Die dabei entstehenden Kräfte wirken sich nach außen als mechanische Arbeit aus. Im Augenblick der Freisetzung des Kaliums geht das gebundene Desmoglykogen in das freie Lyoglykogen über. Damit ist aber auch das Myosin freigeworden und dabei verlieren, wie aus dem Verschwinden der Doppelbrechung hervorgeht, die Myosinmoleküle ihre strenge Anordnung. Gleichzeitig wandern adeninhaltige Stoffe aus der isotropen in die anisotropen Scheiben, so daß das Myosin, das Ferment der Adenosintriphosphatspaltung, mit seinem Substrat, der Adenosintriphosphorsäure, in unmittelbaren Kontakt gebracht und ihre unter Energiefreisetzung erfolgende Spaltung ermöglicht wird. Die dabei freiwerdende Phosphorsäure geht auf das Lyoglykogen über, das unter Phosphorolyse zerfällt, womit der Abbau der Kohlenhydrate in Gang gebracht ist.

c) Kolloidchemische Vorgänge bei der Muskelkontraktion.

Der Kontraktionsvorgang vollzieht sich an einem Substrat von kolloidaler Natur, wahrscheinlich, wie schon oben gesagt (s. S. 425), an dem Eiweißkörper Myosin, so daß wahrscheinlich bei einer länger dauernden Tätigkeit Änderungen im Kolloidzustand des Myosins sich ausbilden müssen. Ferner ist zu erwarten, daß sich Zustandsänderungen auch an denjenigen Kolloiden, wahrscheinlich also wiederum an Eiweißkörpern, abspielen müssen, an die die fundamentalen fermentativen Prozesse des Muskelstoffwechsels gebunden sind, die die Kontraktion begleiten. Tatsächlich lassen sich Kolloidzustandsänderungen im Gefolge der Muskeltätigkeit in verschiedener Weise dartun. Nach Zusatz von Natriumfluorid zu zerschnittener Muskulatur läßt sich der intermediäre Kohlenhydratstoffwechsel unterbrechen, so daß es zu einer Anhäufung von Hexosediphosphorsäure bzw. ihrer Dismutationsprodukte, der Phosphoglycerinsäure und der Glycerinphosphorsäure, kommt (s. S. 345). Die Wirkung des Fluorids läßt sich am einfachsten an der Abnahme der (freien und der aus Phosphokreatin abspaltbaren) o-Phosphorsäure im Muskel erkennen. Diese Fähigkeit, unter der Wirkung von Natriumfluorid phosphorsäurehaltige Zwischenprodukte des Kohlenhydratstoffwechsels anzuhäufen, geht dem Muskel mehr und mehr verloren, wenn man ihn vor dem Zusatz des Fluorids kürzere oder längere Zeit liegen läßt, und zwar deshalb, weil während dieser Lagerung die Kolloide, an die die Fermentwirkung gebunden ist oder die das Ferment begleiten, durch „Alterung" verändert werden. Eine solche Alterung der Muskeleiweißkörper beobachtet man außer beim allmählichen Absterben auch als Folge einer größeren Arbeitsleistung des Muskels. In einem Muskel, der sich im Verbande des ganzen Organismus befindet, ist die Alterung reversibel, so daß nach einer gewissen Erholungsperiode die Anhäufung von phosphorsäurehaltigen Zwischenprodukten in Gegenwart von Fluorid wieder das gleiche Ausmaß hat wie im frischen Muskel (EMBDEN und JOST).

DEUTICKE hat den Nachweis für die Kolloidzustandsänderungen der Muskeleiweißkörper bei der Alterung durch Absterben oder durch Ermüdung noch in direkterer Weise geführt. Durch Phosphatpuffer von ph 7,2 läßt sich aus dem frischen Muskel eine bestimmte Eiweißmenge extrahieren. Alle Umstände, die zu einer Herabminderung der Synthesefähigkeit führen, bewirken gleichzeitig auch eine Abnahme der Proteinlöslichkeit, und zwar gehen die Herabminderung der Synthesefähigkeit und die Abnahme der Proteinlöslichkeit einander völlig parallel. Noch wichtiger ist die Feststellung, daß auch schon bei ganz kurz dauernder, unter aeroben Bedingungen zu einer vollständigen Restitution des Muskels führender Tätigkeit eine Abnahme der Proteinlöslichkeit nachweisbar wird, deren Umfang dem Grade der Arbeitsleistung direkt proportional ist. Die Änderungen der Proteinlöslichkeit sind damit eindeutig als Ausdruck eines physiologischen Geschehens, als physiko-chemische Zustandsänderungen an den bei der Kontraktion beteiligten Kolloiden, und nicht als Folge von Ab-

sterbeerscheinungen erkannt. Trotzdem die Löslichkeitsabnahme nur einen
ziemlich kleinen Teil der Muskelproteine betrifft, liegt es nahe anzunehmen,
daß Änderungen des Zustandes gerade dieser Proteinfraktion eine der
wesentlichsten Ursachen der Muskelermüdung sind. Physiko-chemische
Tatsachen machen es außerordentlich wahrscheinlich, daß es sich um das
Myosin selber handelt.

Von der allgemeinsten biologischen Bedeutung ist es, daß das Auftreten der verschiedenen physiko-chemischen Änderungen, die für die
Ermüdung charakteristisch sind, durch ein *„Training" der Muskulatur*
wesentlich verzögert wird. Reizt man für eine Reihe von Tagen oder
Wochen bei einem Kaninchen täglich während einiger Minuten den Ischiadi-
cus des einen Beines mit mehreren hundert kurzen Tetani, so zeigt sich,
wie schon erwähnt wurde (s. S. 427), in der „trainierten" Muskulatur
eine sehr erhebliche Zunahme des Glykogens. Gleichzeitig ergibt sich aber,
daß die alterungsartigen Veränderungen der Eiweißkörper viel später
nachweisbar werden als beim untrainierten Muskel. Ebenso ist auch die
Herabminderung der Eiweißlöslichkeit beim trainierten Muskel viel geringer. Ganz entsprechende Ergebnisse erhält man, wenn man ein „natür-
liches" Training durchführt, indem man Hunde in einem Tretrade laufen
läßt. Das Training schafft also im Muskel einen Zustand, der ihn durch
die Erhöhung des Glykogenbestandes *chemisch*, durch die Verbesserung
seines physiko-chemischen Zustandes *funktionell* zu größerer Arbeitsleistung befähigt. Es ist höchst bemerkenswert, daß die bekannte mit
einem „Übertraining" verbundene Herabsetzung der Leistungsfähigkeit
des Gesamtorganismus auch am Muskel in einem Wiederabsinken des
zunächst angestiegenen Glykogengehaltes, in einer rascheren Alterung
sowie in einer Abnahme der Proteinlöslichkeit gegenüber dem ganz untrainierten Muskel ihren Ausdruck findet.

Schrifttum.

EMBDEN, G.: Chemismus der Muskelkontraktion und Chemie der Muskulatur. Handbuch der normalen und pathologischen Physiologie, Bd. 8/1. 1925. — LEHNARTZ, E.: Die
chemischen Vorgänge bei der Muskelkontraktion. Erg. Physiol. **35** (1933). — LOHMANN, K.:
Der Stoffwechsel des Muskels. Handbuch der Biochemie, Erg.-Werk Bd. 3. 1936. —
MEYERHOF, O.: Die chemischen Vorgänge im Muskel. Berlin 1930. — MURALT, A. v.:
Zusammenhänge zwischen physikalischen und chemischen Vorgängen bei der Muskel-
kontraktion. Erg. Physiol. **37** (1935). — RIESSER, O.: Der Kohlehydratstoffwechsel des
Muskels in neuerer Betrachtung. Klin. Wschr. 1937 II, 1257, 1449. — VERZÁR, F.: Theorie
der Muskelkontraktion. Basel 1943. — WEBER, H. H.: Die Muskeleiweißkörper und der
Feinbau des Muskels. Erg. Physiol. **36** (1934). — Derselbe: Muskeleiweißkörper und
Eigenschaften des Muskels. Naturwissensch. **1939**.

K. Der Harn.

a) Vorbemerkungen.

Von den verschiedenen Ausscheidungsorganen des Körpers haben die
Nieren sowohl wegen der Zahl der in ihnen ausgeschiedenen Substanzen
als auch nach deren Gesamtkonzentration weitaus die größte Bedeutung.
Die Vielseitigkeit ihrer Funktion leuchtet ohne weiteres ein, wenn man
daran denkt, daß in der Nahrung zahlreiche Stoffe enthalten sind, die für
den Organismus wertlos oder schädlich sind und die deshalb aus ihm
entfernt werden müssen; sie alle erscheinen im Harn. Weiterhin entstehen
beim Abbau der meisten Körperbausteine bestimmte Endprodukte, die

der Körper nicht mehr verwerten kann, auch sie müssen daher ausgeschieden werden. Eine Ausscheidung aller dieser Substanzen ist auch noch aus anderen Gründen notwendig und wichtig. Manche der harnfähigen Substanzen sind ausgesprochen giftig und müssen schon deshalb wieder aus dem Körper herausbefördert werden. Meist geschieht das, nachdem sie schon vorher durch Paarung mit anderen Stoffen entgiftet worden sind. Wieder andere Substanzen bedeuten wegen ihrer sauren oder basischen Eigenschaften eine Belastung für das Säure-Basen-Gleichgewicht und werden beseitigt, weil sonst die normale Reaktion des Blutes und der Organe nicht aufrechterhalten werden kann. Schließlich ist noch zu berücksichtigen, daß die meisten Endprodukte des Stoffwechsels niedermolekulare Stoffe sind, deren Auftreten im Blute und den Geweben zu einer Veränderung der osmotischen Konzentration führen muß; auch hier greift die Ausscheidungsfunktion der Niere ein. Zu der osmotischen Regulation gehört auch die Konstanterhaltung des Wassergehaltes im Körper, so daß durch Vermehrung oder Verminderung der Harnmenge zusammen mit der Ausscheidung fester Substanzen die Niere in engem Zusammenwirken mit den übrigen Ausscheidungsorganen, vor allem Haut und Lungen, tatsächlich unter im übrigen normalen Ernährungs- und Funktionsbedingungen den Wasser- und Mineralhaushalt sowie das Säure-Basen-Gleichgewicht ausgezeichnet reguliert. Daraus geht auch hervor, daß die Niere ein absolut lebenswichtiges Organ ist. Erkrankungen der Niere sind stets ernst zu nehmen und können zum Tode führen. Die Entfernung beider Nieren im Tierversuch ist mit dem Fortbestand des Lebens nicht zu vereinigen, die Tiere gehen nach kurzer Zeit wegen der ·Anhäufung harnfähiger Substanzen im Körper, die man als *Urämie* bezeichnet und die auch bei Erkrankungen der Niere eintreten kann, an schweren Vergiftungserscheinungen zugrunde. Dagegen kann der Verlust nur einer Niere durch erhöhte Tätigkeit der anderen ausgeglichen werden.

Die Ausscheidungsfunktion der Nieren, besonders die Wasserausscheidung, unterliegt, wie schon oben angeführt wurde (s. S. 231 u. 242), der regelnden Tätigkeit der Hypophyse. So hat der Hypophysenvorderlappen eine diuresefördernde Wirkung, die möglicherweise dem corticotropen Hormon zukommt, also eigentlich der Nebennierenrinde. zugeschrieben werden muß, dem Hypophysenhinterlappen obliegt dagegen die Hemmung der Diurese.

Eine Darstellung, die die Nieren einzig und allein als Ausscheidungsorgane erscheinen ließe, wäre zu eng und unvollständig, weil sie der großen Bedeutung dieser Organe für den Stoffwechsel nicht Rechnung trüge. Viele der in den Kapiteln über den intermediären Stoffwechsel näher besprochenen Abbau- und Umbauvorgänge sind an Schnitten aus Nierengewebe entdeckt worden oder vollziehen sich in ihnen mit besonderer Leichtigkeit. Es seien hier dafür nur als Beispiele aufgeführt die letzte Stufe der Harnsäurebildung bei den Vögeln (s. S. 385) und der Abbau der Aminosäuren (s. S. 373). Für die hohe Bedeutung der Niere als Organ des intermediären Stoffwechsels spricht auch die Tatsache, daß viele Vitamine in ihr in hoher Konzentration vorkommen. Im weiteren wird noch an verschiedenen Stellen der Stoffwechselleistungen der Nieren zu gedenken sein.

Die Funktion der Nieren ist mit einem außerordentlich hohen Energiebedarf verbunden, sie beansprucht etwa $^1/_{12}$ des Gesamtumsatzes des Organismus, dagegen macht ihr Anteil am Körpergewicht nur etwa $^1/_{220}$ aus; damit ist ihr Energiebedarf pro Gewichtseinheit am höchsten von allen Organen und Geweben. Die besondere Stellung der Nieren im Körper geht auch daraus hervor, daß im Mittel in der Minute etwa das dreieinhalbfache ihres Gewichtes an Blut durch sie hindurchströmt, so daß sich die Blutmenge, die sie in 24 Stunden passiert, auf etwa 1500 Liter berechnen läßt. Aus dieser außerordentlich großen Blutmenge wird aber nur eine Harnmenge von durchschnittlich 1500 ccm gebildet.

Über den Mechanismus der Nierentätigkeit, also über die Vorgänge, die zur Wasserausscheidung und zur Ausscheidung der festen, harnfähigen Substanzen führen, sind viele Theorien gebildet worden. Schon der hohe Energiebedarf der Niere schließt aus, daß die Harnbereitung allein durch Vorgänge der Filtration, Diffusion oder Osmose zustande kommt, es muß vielmehr die aktive Tätigkeit des Nierengewebes von entscheidender Bedeutung sein. Nach unseren heutigen Vorstellungen und Erkenntnissen ist es wahrscheinlich, daß in den beiden auch histologisch voneinander verschiedenen Bezirken der Niere verschiedene Teilprozesse der Harnbildung lokalisiert sind. In den Glomeruli wird danach ein außerordentlich verdünnter „Primärharn" gebildet, der eiweißfrei ist, sich sonst aber in seiner Zusammensetzung kaum wesentlich von Blutplasma unterscheidet. Man kann ihn daher als ein Ultrafiltrat des Blutplasmas ansehen. In dem Tubulusapparat wird dann die größte Menge des Wassers und ein Teil der im Glomerulus abgeschiedenen Stoffe, so besonders der Traubenzucker, ins Blut zurückresorbiert. Gleichzeitig wird aber auch eine Reihe von harnfähigen Stoffen, in erster Linie soll es sich dabei um den Harnstoff handeln, aus dem Blutplasma in den Harn abgeschieden. Die Ausscheidungsfunktion der Niere ist aber nicht allein durch eine reine Ausscheidung von Stoffen erklärbar, die bereits im Blute vorkommen. Einige der harnfähigen Substanzen werden erst in der Niere durch besondere Stoffwechselleistungen gebildet. Das gilt in erster Linie für das Ammoniak, dann für die Bildung der Hippursäure und vielleicht auch für die Ausscheidung der Phosphate.

Diese Andeutungen über die Physiologie der Nierentätigkeit müssen hier genügen, da ihre Gesetzmäßigkeiten in den Lehrbüchern der Physiologie ausführlich geschildert werden (s. REIN, Physiologie); an dieser Stelle soll lediglich auf die Zusammensetzung und die Eigenschaften des Harns näher eingegangen werden.

b) Allgemeine Eigenschaften und Zusammensetzung des Harns.

Der Harn ist eine klare Flüssigkeit von gelber bis brauner *Farbe*, deren Intensität außer von der Art der Farbstoffe von seiner Konzentration abhängt. Bei Absonderung geringer Mengen eines konzentrierten „hochgestellten" Harns ist die Farbe sehr intensiv, der in großen Mengen ausgeschiedene stark verdünnte Harn ist oft nur ganz schwach gelblich gefärbt. Eine Ausnahme macht der Harn des Zuckerkranken, der wegen seiner großen Menge auch nur schwach gefärbt ist, aber wegen seines hohen Zuckergehaltes ein ziemlich hohes spezifisches Gewicht hat. Die *Harnmenge*, die normalerweise beim Mann etwa 1500 ccm, bei der Frau 1200 ccm in 24 Stunden beträgt, unterliegt sehr großen Schwankungen. Bei geringer Wasseraufnahme, vor allen Dingen aber bei starker Wasserabgabe durch den Schweiß, kann sie bis auf etwa 400 ccm herabsinken, umgekehrt ist sie durch erhöhte Wasserzufuhr auf mehrere Liter pro Tag zu steigern.

Entsprechend dem starken Wechsel in der Harnkonzentration unterliegt auch der *osmotische Druck* sehr erheblichen Schwankungen, so daß Gefrierpunktserniedrigungen zwischen 0,3 und 2,2° noch als normal anzusehen sind; bei Zufuhr großer Flüssigkeitsmengen kann Δ des Harns sogar weniger als 0,1° betragen. Ebenso schwankend wie der osmotische Druck ist natürlich auch das *spezifische Gewicht*, das zwischen 1,002 und 1,040 liegen kann, meist aber 1,017—1,020 beträgt.

Bei der großen Bedeutung, die die Harnausscheidung für die Regulation des *Säure-Basen-Gleichgewichtes* hat, ist es verständlich, daß sowohl die Gesamtmenge der basischen und der sauren Valenzen, die in den Harn abgegeben werden als auch seine *aktuelle Reaktion,* die außer von dem Mengenverhältnis der sauren und der basischen Valenzen zueinander vor allem auch von der Stärke, d. h. dem Dissoziationsgrad der auszuscheidenden Säuren abhängt, innerhalb weiter Grenzen variiert. Die aktuelle Reaktion liegt gewöhnlich zwischen ph-Werten von 5—7, gelegentlich werden aber auch stärker saure oder alkalische Werte beobachtet. Für die Höhe des ph-Wertes ist in erster Linie das Verhältnis von primärem zu sekundärem Phosphat maßgebend; an sich müssen natürlich aber alle sauren und basischen Valenzen, die im Harn ausgeschieden werden, an seiner Einstellung beteiligt sein. Dabei ist zu berücksichtigen, daß die Anionen der starken Säuren (Salzsäure und Schwefelsäure) stets vollständig durch Alkaliionen neutralisiert werden. Von den schwächeren Säuren überwiegt die Phosphorsäure weitaus über die übrigen Säuren, von denen im normalen Harn in nennenswerten Mengen nur noch die Harnsäure und die Hippursäure vorkommen. Bei stärkerer Muskelarbeit kann dazu noch die Milchsäure in größeren Mengen hinzutreten und bei der Zuckerkrankheit, aber auch im Hungerzustand, erscheinen Acetessigsäure und β-Oxybuttersäure im Harn. Alle diese Säuren werden der Niere mit dem Blute zugeführt, und sie beanspruchen für ihre Angleichung an die Reaktion des Blutes eine sehr erhebliche Alkalimenge. Da der Harn gewöhnlich eine viel stärker saure Reaktion hat als das Blut, kann ein Teil der Säuren in den Harn ausgeschieden werden, ohne daß die Ausscheidung einer äquivalenten Alkalimenge nötig wäre. Diese Alkalimenge ist um so kleiner, je kleiner die Dissoziationskonstanten der betreffenden Säuren sind. Die nachfolgende Tabelle 86 stellt die Dissoziationskonstanten einiger der wichtigsten im Harn ausgeschiedenen Säuren zusammen. Unter Zuhilfenahme der Abb. 12 (S. 142) kann man sich ein Bild davon machen, in welchem Umfange bei verschiedenen ph-Werten diese Säuren neutralisiert und in welchem Umfange sie als freie Säuren ausgeschieden werden. Wenn man sich z. B. für das primäre Phosphat die der Dissoziationskonstante $2 \cdot 10^{-7}$ (Dissoziationsstufe $H_2PO_4^- \rightarrow H + HPO_4^{--}$) entsprechende Kurve eingezeichnet denkt, so läßt sich ablesen, daß bei einem ph von 5,0 die Phosphorsäure fast ausschließlich als primäres Phosphat vorhanden ist, bei ph 6

Tabelle 86. **Dissoziationskonstanten der schwachen Säuren des Harns.**

Säure	Dissoziationskonstante
Phosphorsäure, 1. Stufe . .	$7,5 \cdot 10^{-3}$
Milchsäure	$8,4 \cdot 10^{-4}$
Acetessigsäure	$2,6 \cdot 10^{-4}$
Hippursäure	$1,6 \cdot 10^{-4}$
Harnsäure, ...	$1,3 \cdot 10^{-4}$
β-Oxybuttersäure	$2,0 \cdot 10^{-5}$
Kohlensäure, 1. Stufe . . .	$4,4 \cdot 10^{-7}$
Phosphorsäure, 2. Stufe . .	$6,2 \cdot 10^{-8}$

nur noch zu etwa 80% und bei ph 7 lediglich zu 30%, der Rest findet sich als sekundäres Phosphat (s. auch Abb. 11, S. 137). Es läßt sich aus Abb. 12 weiter entnehmen, daß die Säuren mit Dissoziationskonstanten um 10^{-4} schon bei einem ph-Wert des Harnes von 5 fast völlig neutralisiert werden müssen. Die Bildung und Ausscheidung derartiger Säuren stellt also eine ziemlich erhebliche Inanspruchnahme der Alkalivorräte des Körpers dar, dagegen wird durch die Ausscheidung von Phosphat oder Carbonat das Blutalkali in viel geringerem Grade beansprucht, also eine nicht geringe Alkalimenge erspart.

Zur Ermittlung der Gesamtmenge ausgeschiedener basischer und saurer Äquivalente bedient man sich der Bestimmung der *Titrationsacidität und -alkalinität*, indem man feststellt, wieviel Säure bzw. Alkali von einer bestimmten Harnmenge bei Titration gegen im alkalischen bzw. sauren Gebiet umschlagende Indicatoren noch gebunden wird.

Die Reaktion des Harns zeigt in Abhängigkeit von der aufgenommenen Nahrung sowie von den Verdauungsvorgängen bestimmte Schwankungen. So wird im allgemeinen bei überwiegend pflanzlicher Kost ein stärker alkalischer Harn ausgeschieden als beim Vorwiegen der Fleischnahrung, weil der Gehalt pflanzlicher Nahrungsmittel an Alkali ziemlich groß ist und dieses Alkali in der Pflanze zum Teil an organische Säuren gebunden ist, die im Stoffwechsel verbrannt werden und ihr Alkali freisetzen. Die von der Nahrungsaufnahme als solcher abhängigen Schwankungen der Harnreaktion zeigen sich in einer deutlichen Alkalisierung des Harns einige Stunden nach einer größeren Mahlzeit. Diese „Alkaliflut" hängt mit der Entziehung der sauren Valenzen bei der Bildung der Salzsäure des Magensaftes zusammen.

Die hauptsächlichsten im Harn ausgeschiedenen anorganischen und organischen Substanzen sind in der Tabelle 87 zusammengestellt, die auch einige der physikalischen Konstanten des Harnes enthält.

Tabelle 87. **Eigenschaften und Zusammensetzung des Harns.**
(Die Angaben beziehen sich auf die Tagesmenge.)

Harnmenge			1200—1500 ccm
Gefrierpunktserniedrigung Δ			0,075—2,6° (meist 1,0—2,5°)
Spezifisches Gewicht			1,002—1,040 (meist 1,017—1,020)
ph			5—7
Gesamtmenge an festen Substanzen			55—70 g
Anorganische Bestandteile	Kationen	Na	5,9 g
		K	2,7 g
		Ca	0,5 g
		Mg	0,4 g
		NH_3	0,7 g
	Anionen	Cl	8,9 g
		SO_4	2,4 g
		PO_4	4,1 g
Organische Bestandteile		Harnstoff	25—35 g
		Kreatinin	0,5—2,5 g
		Harnsäure	0,5—1,0 g
		Hippursäure	0,1—2 g

c) Anorganische Bestandteile.

In der Ausscheidung der *Kationen* überwiegt das *Natrium* gewöhnlich weitaus über das *Kalium*, so daß ein Na : K-Verhältnis von 5 : 2 als normal anzusehen ist. Bei pflanzlicher Nahrung steigt die K-Ausscheidung allerdings erheblich an, auch bei Aufnahme größerer Wassermengen wird meist eine Erhöhung der K-Ausscheidung gefunden. Im Hunger sinkt die Abgabe von Na und von K ab, aber die des Na viel stärker, so daß nunmehr die K-Ausscheidung über die des Na überwiegt. Diese Tatsachen zeigen deutlich die beiden Quellen, aus denen die Alkaliionen stammen. Das Na, das ausgeschieden wird, ist dem Organismus weit überwiegend mit der Nahrung zugeführt worden, der Na-Gehalt des Körpers, der ja vor allem in den Gewebsflüssigkeiten und im Plasma zu suchen ist, wird bei Sperrung der Zufuhr nur wenig verkleinert. Das K stammt ebenfalls zum Teil aus der Nahrung, aber wie die viel geringere Abnahme in der Ausscheidung während des Hungers zeigt, kommt es zu einem erheblichen Teil auch aus dem Körper, und zwar aus den Zellen.

Die *Erdalkaliionen Calcium* und *Magnesium* werden nur zu einem ganz geringen Betrage im Harn, zum viel größeren aber mit dem Kot ausgeschieden, so daß sich nur schwer Aussagen über den Zusammenhang der Aufnahme mit der Ausscheidung dieser Ionen machen lassen.

Die Ausscheidung des *Ammoniaks* soll erst weiter unten in Zusammenhang mit der Abgabe der organischen N-haltigen Stoffe besprochen werden.

Unter den **Anionen** stehen in der Ausscheidung die *Chloride* weitaus an der Spitze. Der größte Teil wird als NaCl ausgeschieden, daneben aber auch als KCl. Im allgemeinen berechnet man — irrig — die Cl-Ausscheidung auf Kochsalz und kommt dann zu etwa 10—15 g pro Tag. Die Aufrechterhaltung der normalen Höhe des osmotischen Druckes im Körper erfolgt in erster Linie durch Veränderung der Kochsalzausscheidung, so daß gerade sie ziemlich großen Schwankungen unterliegt. Unter sonst gleichen Bedingungen ist die Chloridausscheidung allein abhängig von dem Angebot in der Nahrung, so daß sie während des Hungers auf sehr niedrige Werte absinkt, ja sogar ganz fehlen kann. Wegen der Bildung der Salzsäure im Magensaft ist kurz nach der Nahrungsaufnahme, also zur Zeit der „Alkaliflut", die Chloridausscheidung stark herabgesetzt, steigt dann aber, offenbar im Zusammenhang mit der Rückresorption von Kochsalz aus dem Darm, wieder an.

Im Gegensatz zu den Chloriden stammen die *Sulfate* des Harns nur zum allergeringsten Teil aus anorganischen Sulfaten der Nahrung, sie entstehen vielmehr beim Abbau der Eiweißkörper durch Oxydation aus den schwefelhaltigen Aminosäuren, in erster Linie also aus Cystein und Methionin. Es ist deshalb verständlich, daß die Höhe der Schwefelausscheidung im Harn der Höhe des Eiweißumsatzes direkt proportional ist und daß eine ziemlich konstante Beziehung zwischen der Stickstoffausscheidung und der Schwefelausscheidung besteht. Der Sulfatschwefel liegt zum allergrößten Teil als *anorganisches Sulfat* vor, ein kleiner Teil, dessen Höhe allerdings ziemlich schwankt, in den *Ester-* oder *Ätherschwefelsäuren* (s. S. 451). Nicht der gesamte Schwefel der S-haltigen Aminosäuren wird bis zu seiner höchsten Oxydationsstufe, der Schwefelsäure, oxydiert. Ein geringer Teil tritt nicht als Sulfat auf, sondern in niederen Oxydationsstufen als sog. *Neutralschwefel* in noch unbekannter Bindungsform. Daneben finden sich gelegentlich auch geringe Mengen von *Schwefelwasserstoff*, wahrscheinlich als Ausdruck einer Eiweißfäulnis im Dünndarm.

Auch die *Phosphate* stammen zu einem großen Teil aus der Nahrung, mit der sie im wesentlichen als anorganische Phosphate zugeführt werden. Als weitere Phosphatquellen der Nahrung kommen aber auch die organischen P-Verbindungen, vor allem wohl die Nucleinstoffe in Betracht, dazu treten als endogene Phosphatquellen die zahlreichen P-haltigen organischen Bausteine der lebendigen Substanz, die Nucleotide, die Phosphatide und die Kohlenhydratphosphorsäuren, die wegen ihrer zentralen Bedeutung für den Stoffwechsel sicherlich auch eine hohe Abnutzung aufweisen müssen. Ferner ist daran zu denken, daß durch Abbau und Umbau der Knochenphosphate gewisse Mengen von Phosphorsäure frei gemacht werden können. Ebensowenig wie sich eine exakte Ca- und Mg-Bilanz für den Harn aufstellen läßt, ist das für das Phosphat möglich, da Ca und Mg als Phosphate auch durch den Darm ausgeschieden werden können. Bei der Phosphatabgabe durch den Harn ist aber vor allem daran zu denken, daß die Höhe der Ausscheidung sicherlich weitgehend durch ihre Bedeutung für die Reaktionsregulierung mitbestimmt ist. Man hat angenommen, daß das Harnphosphat nicht aus den anorganischen Phosphaten des Blutes stammt, sondern aus organischen P-Verbindungen durch Phosphatasen in der Niere freigesetzt wird.

Der Harn enthält weiter etwa 4—6 Vol.-% *Kohlendioxyd*, sowie wechselnde Mengen von *Natriumbicarbonat*. Da nach Gl. (51) S. 417 das Verhältnis von Kohlendioxyd zu Natriumbicarbonat den ph-Wert bestimmt bzw. vom ph-Wert abhängig ist, muß auch die jeweilige Reaktion des Harns durch dieses Mischungsverhältnis mit bedingt sein. Insgesamt werden pro Tag etwa 0,6 g CO_2 ausgeschieden. Die Carbonatausscheidung ist wesentlich erhöht nach pflanzlicher Nahrung, reine Pflanzenfresser bilden einen Harn, der durch seinen hohen Gehalt an Carbonaten der Erdalkalien getrübt ist.

d) Organische Bestandteile.

1. Stickstoffhaltige Harnbestandteile.

Der größte Teil der festen Stoffe, die im Harn ausgeschieden werden, besteht aus stickstoffhaltigen Substanzen, unter denen der *Harnstoff* weitaus an der Spitze steht. Nach den bei der Besprechung des Eiweißstoffwechsels gemachten Ausführungen ist der Harnstoff das Endprodukt des Eiweißabbaus, so daß seine Menge von dessen Höhe abhängt. Bei eiweißreicher Kost wird der Stickstoff des Harns zu etwa 80—90% als Harnstoff ausgeschieden, bei eiweißarmer Nahrung sinkt der Harnstoff-N auf 60% des Gesamt-Harn-N, anderseits kann bei reiner Eiweißkost bis zu 99% des Harn-N als Harnstoff erscheinen. Die Harnstoffausscheidung steigt bei gesteigertem Eiweißzerfall im Körper, so z. B. im Fieber.

In naher Beziehung zu der Harnstoffausscheidung steht die *Ammoniakausscheidung*. Normalerweise beträgt ihr Anteil an der N-Ausscheidung nur etwa 3—6%. Bei vermindertem Eiweißzerfall sinkt auch die Ammoniakabgabe, ihr relativer Anteil am Harnstickstoff steigt aber an. Von entscheidendem Einfluß auf ihre Höhe ist die Bilanz der Säure- und Basenausscheidung. Wenn im Körper eine Vermehrung der Säuren eintritt, gleichgültig ob diese im Stoffwechsel entstehen oder von außen zugeführt werden, so müssen sie durch den Harn wieder beseitigt werden. Diese Ausscheidung ist (s. S. 440) mit der Ausscheidung einer bestimmten Alkalimenge verbunden. Die sog. „fixen" Alkalien gebraucht der Organismus aber für andere Zwecke, so daß mit einem Ansteigen der Säureausscheidung immer ein Anstieg in der Abgabe von Ammoniak verbunden ist. So sind beim Diabetiker bei ausgesprochener Acidose Ammoniakmengen bis zu 12 g täglich (statt normal 0,7 g) im Harn gefunden worden. Aber auch bei eiweißreicher Kost wird Ammoniak in Mengen von einigen Gramm ausgeschieden, weil im Eiweiß enthaltener Schwefel und Phosphor als Schwefelsäure bzw. als Phosphorsäure im Harn erscheinen und diese Säuren zu ihrer Neutralisation Ammoniak erfordern. Jeder Anstieg der Ammoniakausscheidung ist begleitet von einem entsprechenden Absinken der Harnstoffausscheidung. Dieser Befund gibt uns auch einen Fingerzeig dafür, aus welchen Muttersubstanzen das Harnammoniak wahrscheinlich stammt. Das strömende Blut enthält so wenig Ammoniak, daß die Ammoniakwerte im Harn durch Abgabe aus dem Blute nicht gedeckt werden können, das Harnammoniak muß vielmehr in der Niere selber gebildet werden. Als Quellen dieser Bildung sind erkannt die Muskeladenylsäure, die auch zu den Bausteinen der Niere gehört und die Aminosäuren. Auf die große Intensität der Desaminierungsprozesse in der Niere ist bei der Besprechung des Aminosäurenabbaus hingewiesen worden und da die Ammoniakbildung, die auf Adenylsäure zu beziehen ist, nicht sehr groß sein kann, sind als die Hauptquelle des Harnammoniaks die Aminosäuren anzusehen. Damit wird auch verständlich, daß sich Ammoniak- und Harnstoffausscheidung gegensätzlich verhalten.

Mit der normalen Ammoniakausscheidung ist nicht zu verwechseln die erhebliche Vermehrung des Ammoniaks, die bei längerem Stehen des Harns durch die *ammoniakalische Harngärung* eintritt. Hier erreicht die Ammoniakbildung einen solchen Umfang, daß die Harnreaktion alkalisch werden kann. Dies beruht auf der Wirkung der Urease (s. S. 272) von Bakterien, die entweder von außen oder — bei entzündlichen Veränderungen — aus den Harnwegen in den Harn gelangt sind.

Die Ausscheidung von **Aminosäuren** erreicht gewöhnlich nur sehr geringe Werte. Im normalen Harn ist bisher überhaupt lediglich *Glykokoll* regelmäßig nachgewiesen worden. Unter krankhaften Bedingungen findet man aber auch andere Aminosäuren. Bei der schon erwähnten akuten gelben Leberatrophie (s. S. 396) lassen sich Tyrosin und Leucin besonders leicht nachweisen und bei der als *Cystinurie* bezeichneten Stoffwechselstörung (s. S. 382) finden sich im Harn größere Mengen von Cystin, das aber auch im normalen Harn nicht selten gefunden wird.

Die hochmolekularen Spaltprodukte der Eiweißkörper, die *Peptone*, kommen nur unter krankhaften Bedingungen im Harn vor. Anders verhält es sich mit den *Eiweißkörpern* selber. Im normalen, klar gelassenen Harn tritt nach einigem Stehen eine Trübung auf, die als *Nubecula* bezeichnet wird und sich später absetzt. Sie besteht aus Mucin, das wahrscheinlich von der Schleimhaut der Harnwege abgegeben wird, daneben kommen vielleicht auch noch sehr geringe Mengen eines albuminartigen Eiweißkörpers im Harn vor, der wahrscheinlich durch die Nieren aus dem Blut abgeschieden wird. Immerhin sind die gesamten Eiweißmengen, die pro Tag etwa 0,02—0,08 g betragen, so gering, daß sie mit den üblichen Eiweißproben nicht erkannt werden können. Eine vermehrte Eiweißausscheidung, die man fast als physiologisch bezeichnen könnte, kommt nach angestrengter Muskelarbeit zustande, findet sich aber auch nach psychischen Aufregungen und nach angestrengter geistiger Arbeit. Demgegenüber stehen die pathologischen Eiweißausscheidungen, die meist auf Erkrankungen der Niere zurückgehen. Die dann im Harn auftretenden Eiweißkörper sind mit den Eiweißkörpern des Blutes identisch, stammen also wohl auch aus dem Blut. Bei besonderen Erkrankungen, anscheinend immer des Knochenmarks, wird ein eigenartiger Eiweißkörper ausgeschieden, der nach seinem Entdecker als BENCE-JONESscher *Eiweißkörper* bezeichnet wird. Seine Eigenschaften sind schon früher beschrieben worden (s. S. 83).

Als Eiweißabbauprodukt erscheint, wie schon früher besprochen (s. S. 379), bei einer Störung im Abbau des Tyrosins und des Phenylalanins die *Homogentisinsäure.* Die Alkaptonurie ist aber eine ziemlich seltene Stoffwechselanomalie.

Dagegen finden sich regelmäßig im Harn ganz geringe Mengen (1 bis 30 mg täglich) von *Indican,* die aus dem unvollständigen Abbau des Tryptophans stammen. Das Harnindican konnte als Kaliumsalz der Indoxylschwefelsäure isoliert werden. Ob Indoxyl auch gepaart mit Glucuronsäure ausgeschieden werden kann, ist nicht gesichert. Die Indicanmengen steigen bei Steigerung der Fäulnisvorgänge im Dünndarm sehr stark an. Diese Vermehrung ist daher ein bequemes diagnostisches Hilfsmittel zur Erkennung solcher Darmstörungen. Die Bildung des Harn-

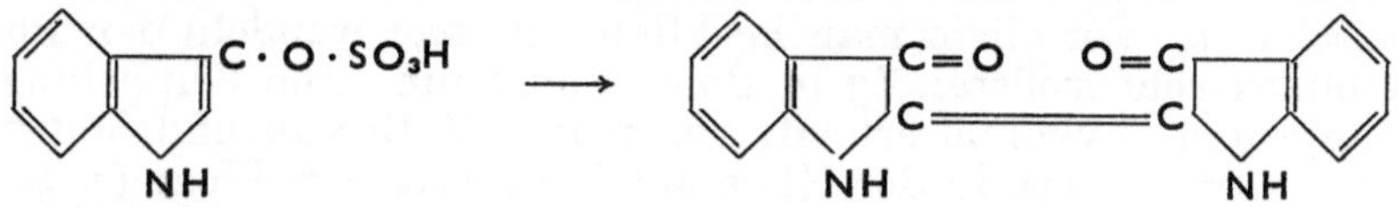

C·O·SO$_3$H   ⟶   C=O   O=C

NH   NH   NH

Indoxylschwefelsäure = Indican   Indigo

indicans ist als eine der schon oft erwähnten Entgiftungen phenolischer Stoffe durch Paarung mit Säuren aufzufassen. Es kann spontan zu einer Spaltung des Indicans mit nachfolgender Oxydation des Indoxyls zu Indigo kommen, das dem Harn eine blaue Farbe verleiht. Auf dieser Reaktion beruht auch der Nachweis des Indicans im Harn (Reaktion nach OBERMEYER).

Bei den als *Oxyproteinsäuren* bezeichneten Harnbestandteilen scheint es sich um Gemische aus Harnstoff und aus Aminosäuren zu handeln (EDLBACHER).

Nach dem Harnstoff folgt in der Größe der Ausscheidung unter den N-haltigen Stoffen die *Harnsäure.* Über ihre Entstehung als Endprodukt des Nucleinstoffwechsels beim Menschen und den höheren Affen bzw. als Endprodukt des Eiweißstoffwechsels bei Vögeln und Reptilien, sowie über ihre Umwandlung in *Allantoin* bei den meisten übrigen Tieren, ist schon früher ausführlich berichtet (s. S. 386ff.). Dort sind auch die Begriffe der *endogenen* und der *exogenen Harnsäure* erörtert worden. Neben der Harnsäure finden sich im Harn, allerdings in weitaus geringerer Menge, auch *Purinbasen.*

Harnsäure und Purine des Harnes stammen zum Teil aus den Nucleoproteiden der Nahrung (exogene Harnsäure) zum Teil (endogene Harnsäure) aus dem Zellstoffwechsel. Es ist schwierig den exogenen Anteil der Ausscheidung exakt anzugeben, da nicht feststeht, ob nicht Harnsäure im Darm bakteriell zerstört wird. Eigenartigerweise läßt sich nämlich verfütterte Harnsäure nur etwa zur Hälfte aus dem Harn wieder gewinnen. Die Höhe der endogenen Harnsäureausscheidung scheint im Zusammenhang mit der Muskelarbeit zu stehen, da nach angestrengter Muskeltätigkeit zunächst die Fraktion der Purine, dann die Harnsäure selbst deutlich ansteigt. Das ist verständlich, weil das Mononucleotid Adenylsäure in entscheidender Weise in die Vorgänge bei der Muskelkontraktion eingreift. In der Fraktion der Purine erscheinen auch die Methylxanthine, die im Kaffee, Tee und Kakao aufgenommen werden. Sie werden im Organismus teilweise entmethyliert, aber nicht zu Harnsäure oxydiert. Eine Störung der Harnsäureausscheidung, die in ihrem Wesen noch nicht erkannt ist, besteht bei der Stoffwechselkrankheit *Gicht.* Bei ihr findet sich im allgemeinen eine Erniedrigung der Harnsäure des Harns, und zwar ist sowohl die Menge der endogenen Harnsäure herabgesetzt als auch die Ausscheidung der exogenen Harnsäure stark verzögert. Da ihre Löslichkeit nur ziemlich gering ist, scheidet sich die retinierte Harnsäure an manchen Stellen im Körper, besonders in den Gelenkknorpeln des Daumens und der großen Zehe ab und bildet Gichtknoten. Gelegentlich kommt es unter entzündlichen Veränderungen an den Gelenken zu einem Gichtanfall. Im Anfall selber ist dann die Harnsäureausscheidung stark gesteigert.

In der Höhe der Ausscheidung kann die Harnsäureausfuhr erreicht oder sogar übertroffen werden durch die Ausscheidung der *Hippursäure.* Ihre Größe wird allein bestimmt durch die Menge der Benzoesäure, die aus dem Körper entfernt werden muß. Nach Aufnahme pflanzlicher Nahrung, die reich an Benzoesäure oder an solchen Derivaten des Benzolringes ist, die in Benzoesäure übergeführt werden, ist deshalb immer eine viel größere Hippursäureausscheidung festzustellen als nach gemischter oder Fleischkost. Vor allem manche Pflanzenfresser wandeln den Phenylalaninkomplex sehr vollständig in Benzoesäure um. Die Kuppelung von Benzoesäure und Glykokoll erfolgt, wie man seit BUNGE und SCHMIEDEBERG weiß, vorzugsweise in der Niere auf fermentativem Wege (s. S. 274). Doch sind anscheinend in geringerem Umfange auch andere Organen zu dieser Synthese fähig. Neben der Hippursäure findet sich im Harn des Pflanzenfressers in größerer Menge auch ihr nächst höheres Homologon, die *Phenacetursäure* (s. S. 274). Die in ihr enthaltene Phenylessigsäure wird anscheinend auch beim Menschen gelegentlich durch bakterielle Eiweißfäulnis im Dünndarm gebildet, so daß auch der menschliche Harn Phenacetursäure enthalten kann.

Die vierte größere Stickstofffraktion des Harns stellt das *Kreatinin* bzw. das *Kreatin,* aus dem man sich das Kreatinin als Anhydrid entstanden denken kann. Wahrscheinlich besteht zwischen dem Kreatinin und dem Kreatin ein genetischer Zusammenhang, jedenfalls wird außerhalb des Organismus bei saurer Reaktion Kreatin sehr leicht in Kreatinin umgewandelt und bei alkalischer Reaktion geht Kreatinin in Kreatin über. Im Organismus gibt es aber anscheinend nur den Übergang von Kreatin in Kreatinin, nicht die umgekehrte Reaktion. Im Harn findet sich beim Erwachsenen normalerweise nur Kreatinin, bei Kindern entfällt jedoch ein größerer Prozentsatz des „Gesamtkreatinins" auf Kreatin. Mit Eintritt der Pubertät geht die Kreatinausscheidung auf sehr niedere Werte zurück, so daß fast

$$
\begin{array}{ccc}
& NH_2 & \\
HN=C & & \\
& N \cdot CH_3 & \\
& | & \\
& CH_2 & \\
& | & \\
& COOH &
\end{array}
\qquad
\begin{array}{ccc}
& NH & \\
HN=C & & \\
& N \cdot CH_3 & \\
& | & \\
& CH_2 & \\
& | & \\
& C=O &
\end{array}
$$

Kreatin   **Kreatinin**

nur Kreatinin ausgeschieden wird. Es ist daher die Umwandlung von Kreatin in Kreatinin mit der Produktion der Geschlechtshormone in Zusammenhang gebracht worden. Die Herkunft des Harnkreatinins, die noch vor wenigen Jahren ein viel diskutiertes Problem gewesen ist, darf heute als aufgeklärt gelten. Es stammt aus der Muskulatur und wird sicherlich aus dem Kreatin gebildet, das bei der Muskeltätigkeit durch den Zerfall der Kreatinphosphorsäure entsteht und nicht mit Phosphorsäure zu

Phosphokreatin wieder zusammengefügt wird. Bemerkenswerterweise hat die tägliche Kreatininausscheidung für ein und denselben Menschen eine charakteristische Höhe und schwankt auch innerhalb längerer Zeiträume nur ziemlich wenig um einen bestimmten Mittelwert. Ob, wie früher angenommen wurde, eine Beziehung zwischen der Höhe der Kreatininausscheidung und der Entwicklung der Muskulatur besteht, muß nach neueren Untersuchungen (HERTZBERG) als zweifelhaft erscheinen.

Man hat dieses Beziehungen durch den „*Kreatininkoeffizienten*" ausgedrückt. Dieser gibt an, wieviel Milligramm Kreatinin pro Kilogramm Körpergewicht in 24 Stunden ausgeschieden wird. Der Koeffizient liegt für Frauen (9—26) im allgemeinen viel niedriger als für Männer (18—32). Daß dies wohl auf der im allgemeinen geringeren Muskelentwicklung der Frau beruht, zeigt sich darin, daß Frauen, die an größere sportliche Leistungen gewöhnt sind, einen hohen Kreatininkoeffizienten haben.

Wenn nach dem Vorhergesagten auch kaum ein Zweifel daran möglich ist, daß das Harnkreatinin hauptsächlich aus dem Phosphokreatin des Muskels stammt, so herrscht keine Klarheit darüber, ob die Kreatininausscheidung auch von Faktoren der Ernährung insbesondere von der Höhe des Eiweißstoffwechsels abhängig ist. Es ist schwer zu einem Urteil zu kommen, weil der Organismus offenbar über Kreatinspeicher verfügt, in die z. B. zu Versuchszwecken eingeführtes Kreatin zu einem erheblichen Teil eingelagert wird, ehe es nach einiger Zeit als Kreatinin im Harn erscheint. Ein Teil des zugeführten Kreatins und verfüttertes Kreatinin werden unmittelbar als Kreatinin im Harn wieder ausgeschieden. Die Frage nach der Möglichkeit einer exogenen Kreatininbildung ist auch von Bedeutung, weil sie zu der wichtigeren Frage überleitet, aus welchen Quellen das Kreatin des Körpers stammt. Diese ist aber schon an früherer Stelle behandelt worden (s. S. 383f.).

Zu den stickstoffhaltigen Harnbestandteilen sind auch, trotzdem ihre Konstitution unbekannt ist, die *Fermente* zu rechnen. Man findet im Harn regelmäßig eine Ausscheidung von *Pepsin, Trypsin, Amylase, Lipase* und auch von *Maltase*. Man nimmt an, daß diese Fermente durch Resorption aus dem Magen-Darm-Kanal ins Blut gelangen und dann durch den Harn ausgeschieden werden. Es ist schon besprochen worden, daß aber auch bei Pankreaserkrankungen größere Mengen von Amylase im Harn erscheinen. Zu den im Harn ausgeschiedenen Fermenten gehören auch die Abwehrfermente (s. S. 80), so daß man ihre Bildung im Körper in sehr einfacher Weise durch Untersuchungen am Harn nachweisen kann.

2. Stickstofffreie Harnbestandteile.

Zu den N-freien Bestandteilen des normalen Harns gehören eine Reihe von organischen Säuren, die allerdings meist keine sehr hohe Konzentration erreichen. Ihre Gesamtmenge beträgt pro Tag etwa 0,5 g. An einzelnen Säuren sind nachgewiesen *Ameisensäure, Essigsäure, Buttersäure* und *Valeriansäure*, sowie eine Reihe von *höheren Fettsäuren*. Es ist aber nicht ausgeschlossen, daß die niederen Fettsäuren aus Aminosäuren stammen, aus denen sie beim Stehen des Harnes durch Fäulnis entstanden sein könnten. Regelmäßig enthält der Harn in ganz geringen Mengen, etwa 20—30 mg pro Tag, *Oxalsäure*, die besonders leicht nachweisbar ist, da sie als Calciumsalz in charakteristischer Form auskrystallisiert (s. S. 453). Sie stammt zum Teil aus pflanzlichen Bestandteilen der Nahrung, entsteht aber zum Teil auch wohl im Stoffwechsel, vielleicht beim Abbau der Kohlenhydrate, vielleicht auch durch oxydative Desaminierung des Glykokolls.

Der *Milchsäuregehalt* des normalen Harns ist nur ziemlich geringfügig. Er steigt deutlich an nach angestrengter Muskelarbeit, aber auch bei krankhaften Störungen der Leberfunktion, die zu einer Beeinträchtigung der Resynthese von Glykogen aus Milchsäure führen, ist die Milchsäureausscheidung gesteigert.

In ganz geringen Mengen, täglich etwa 50 mg, enthält der normale menschliche Harn auch die *Acetonkörper* (Aceton, Acetessigsäure und β-Oxybuttersäure, s. S. 210). Bei der Störung der Endoxydation der Fettsäuren und der Aminosäuren, die bei der diabetischen Stoffwechselstörung besteht, werden sie dagegen in stark erhöhter Konzentration ausgeschieden, so daß eine Tagesmenge an Gesamtaceton von 20 g und darüber keineswegs zu den Seltenheiten gehört. Als Zwischenprodukt des Fettsäureabbaus tritt im Diabetikerharn gewöhnlich auch *Acetaldehyd* in geringen Mengen auf.

Der Traubenzucker.

Eine Frage, die ebenso wie die nach den Acetonkörpern zur Pathologie des Stoffwechsels überleitet, ist die nach dem Vorkommen von *Kohlenhydraten* im Harn. Auf die Schwierigkeiten, die sich einer exakten Bestimmung des wahren Zuckerwertes im Blute entgegenstellen, ist an anderer Stelle eingegangen worden (s. S. 407). Alles dort Gesagte gilt auch für die Feststellung des Zuckergehaltes im Harn und für die Ermittlung seiner Höhe. So geben bei den üblichen Proben, wie sie zum Nachweis der reduzierenden Kohlenhydrate angewandt werden (s. S. 6), viele Harne eine schwache Andeutung von Reduktion der angewandten Metalloxydlösungen. Bei sehr hochgestellten Harnen kann gelegentlich ein Zweifel bestehen, ob eine schwach positive Probe, bei der es allerdings meist nur zu einer Verfärbung der Lösung aber nicht zum Ausfallen des Kupferoxyduls bei der FEHLINGschen Probe kommt, die Gegenwart von Zucker anzeigt oder nicht. Diese Reduktionen beruhen jedoch größtenteils auf der Anwesenheit von Harnsäure und von Kreatinin. Aber auch nach Ausschaltung dieser Störung bleibt eine gewisse Reduktion übrig, die auf Traubenzucker berechnet einer täglichen Zuckerausscheidung von etwa 0,5 g entspricht. Diese Reduktion beruht anscheinend auf einem Gemisch verschiedener Kohlenhydrate, an dem der normale Zucker des Organismus, der Traubenzucker, nur in ganz geringem Betrage beteiligt ist. Wahrscheinlich handelt es sich um dextrinartige Stoffe und um körperfremde Kohlenhydrate, die in der Nahrung enthalten waren; denn die Höhe der Ausscheidung dieser Zuckerfraktion erfährt gewöhnlich durch die Nahrungszufuhr eine Steigerung.

Zu einer Ausscheidung von Traubenzucker kommt es dagegen, wenn dem Organismus auf einmal größere Mengen von Traubenzucker zugeführt werden, so daß die Geschwindigkeit, mit der der Zucker verarbeitet wird, nicht mit seiner Aufnahme Schritt halten kann. Es entsteht eine *alimentäre Glykosurie*. Ebenso gibt es auch eine alimentäre Fructosurie und Galaktosurie. Wie bereits bei der Besprechung der Blutzuckerregulation gesagt wurde, tritt Glykosurie auf, wenn der Blutzucker einen Wert von 0,16 % übersteigt. Man sagt, daß dann die Zuckerschwelle der Niere überschritten ist. Wenn wir uns daran erinnern, daß bei der Bereitung des Primärharns im Glomerulus auf jeden Fall Zucker aus dem Blute abgeschieden wird, so kann die alimentäre Glykosurie nur darauf beruhen, daß die Rückresorption des Zuckers in dem Tubulusapparat wegen der hohen Zuckerkonzentration des Blutes gestört ist. Aus dem gleichen Grunde wird dann auch bei der *Zuckerkrankheit*, beim experimentellen *Pankreasdiabetes* und bei der *Adrenalinhyperglykämie* Zucker in den Harn abgegeben. Ganz die gleiche Ursache hat wahrscheinlich auch die Glucosurie, die bei normalem Blutzuckerspiegel nach Vergiftung mit Phlorrhizin auftritt. Der „Phlorrhizindiabetes" beruht also nicht auf einer primären Störung des Kohlenhydratstoffwechsels, sondern ist renalen Ursprungs und durch die Beeinträchtigung der Rückresorption des Zuckers in den Tubuli zu erklären.

Der unter pathologischen Bedingungen, vor allem also bei der Zuckerkrankheit, in den Harn ausgeschiedene Zucker ist der Traubenzucker. Bei schweren Formen des Diabetes können Zuckerkonzentrationen im Harn von 5—10 % und tägliche Zuckerausscheidungen von 500 g und mehr vorkommen.

Außer der Ausscheidung von Traubenzucker gibt es gelegentlich auch gesteigerte Abgaben anderer Zucker. Wie oben schon angedeutet, kann das alimentär bedingt sein, es können aber auch Stoffwechselanomalien vorliegen. So wird gelegentlich beim Diabetes neben Glucose auch Fructose in größeren Mengen ausgeschieden; eine *Pentosurie* braucht nicht immer durch vermehrte Zufuhr von Pentosen in der Nahrung bedingt zu sein, wenn sie es auch meist ist (gewöhnlich handelt es sich dann um die Ausscheidung von Arabinose). Als physiologisch muß man die Ausscheidung von *Milchzucker* bei Schwangeren und Wöchnerinnen ansehen, die oft beobachtet wird, solange mit dem Stillen noch nicht begonnen wurde (sog. Milchstauung).

Ein besonderes Umwandlungsprodukt der Glucose ist die *Glucuronsäure,* die zwar nicht in freier Form, aber gepaart mit Phenolen also als glycosidische Verbindung, im Harn in wechselnden Mengen ausgeschieden wird. Gelegentlich wird auch eine Paarung mit Benzoesäurederivaten beobachtet, so daß Esterglucuronsäuren ausgeschieden werden (s. S. 17). Die Menge der im Harn gefundenen gepaarten Glucuronsäuren richtet sich also nach der Menge von phenolischen Derivaten, die ausgeschieden werden müssen. Die Paarung der Phenole *(Phenol, Kresole* und *Indoxyl)* ist, wie schon wiederholt betont, eine Entgiftungsreaktion, die sich in der Leber abspielt. Phenole gelangen bei gesteigerten Fäulnisvorgängen besonders im Dünndarm in stark vermehrter Menge in den Organismus und in den Harn; deshalb ist der Harn der Pflanzenfresser besonders reich an Phenolen und damit an Glucuronsäuren. Unter den gleichen Bedingungen weist auch die schon früher erwähnte Fraktion der *gepaarten Schwefelsäuren* eine bedeutende Vermehrung auf. Die Paarung mit Glucuronsäuren wird auch zur Entgiftung und zur Ausscheidung einer ganzen Anzahl von körperfremden Substanzen herangezogen, die nach ihrer chemischen Konstitution zu einer solchen Paarung geeignet sind, so treten Campher, Chloral, Terpentinöl und Morphin und viele andere Stoffe nach Paarung mit Glucuronsäure in den Harn über.

Im Zusammenhang mit den Kohlenhydraten ist noch zu erwähnen, daß ein Kohlenhydratabkömmling besonderer Art, das *Vitamin C,* ebenfalls im Harn ausgeschieden wird, sobald die Zufuhr den Bedarf des Organismus übersteigt.

3. Harnfarbstoffe.

Die Harnfarbstoffe gehören zwar zu den N-haltigen Harnbestandteilen, sollen aber gesondert besprochen werden. Der normale Harnfarbstoff wird als *Urochrom* bezeichnet. Nach RANGIER soll das Urochrom, dessen Herkunft aus dem Eiweißstoffwechsel bereits seit langem vermutet worden ist, nach dem folgenden Schema aufgebaut sein:

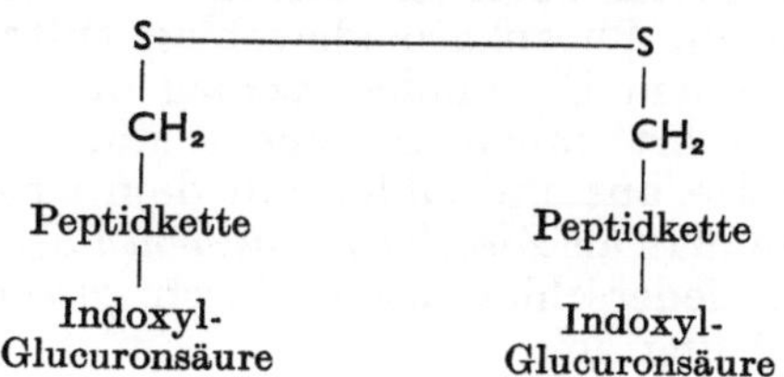

29*

Aus dem Indoxylrest des Urochroms leitet sich wahrscheinlich das *Uroerythrin* ab. Dieser Farbstoff, der wohl mit dem Skatolrot, Urorosein, Uromelanin, Purpurin und Urohämatin identisch ist, ist nach RANGIER Indorubin:

Man erkennt es besonders leicht in sauren, an Uraten reichen Harnen, weil es mit dem Uratniederschlag ausfällt, dem es die charakteristische Farbe des *Ziegelmehlsedimentes* verleiht (s. unten).

Von Farbstoffen, die auch an anderen Stellen des Körpers gefunden werden, enthält der normale Harn in ganz geringen Mengen das *Bilirubin*, offenbar gelegentlich auch sein Oxydationsprodukt, das *Biliverdin*. In ganz geringen Mengen findet man stets das *Urobilinogen* und · das aus ihm durch oxydative Umwandlung, besonders rasch im Sonnenlicht, entstehende *Urobilin*. Alle diese Farbstoffe treten bei Störungen der Leberfunktion in stark vermehrter Menge auf. Das Bilirubin findet man besonders bei einer Behinderung des Gallenabflusses in den Darm, Urobilinogen und Urobilin, wenn die Leber nicht in der Lage ist, das ihr vom Darm zugeführte Urobilinogen weiterzuverarbeiten oder wieder mit der Galle in den Darm auszuscheiden. Aber nicht nur bei Erkrankungen der Leber, sondern auch bei einer ganzen Anzahl von Erkrankungen anderer Art tritt Urobilinogen und damit Urobilin im Harn auf.

Hämoglobin ist im normalen Harn nicht vorhanden, tritt aber in ihn über, wenn es zu einem Zerfall der roten Blutkörperchen im Körper, zur Hämolyse, und damit zu einer Hämoglobinämie kommt. Bei Erkrankungen und Verletzungen der Niere oder der abführenden Harnwege gelangen intakte rote Blutkörperchen und damit auch Blutfarbstoff in den Harn. Im normalen Harn findet man dagegen als Umwandlungsprodukte des Hämoglobins in sehr geringen Mengen Porphyrine, und zwar anscheinend stets nur das *Koproporphyrin* und das *Uroporphyrin*. Bei als *Porphyrie* bezeichneten Stoffwechselstörungen, aber auch bei bestimmten Vergiftungen (z. B. mit Blei und den Schlafmitteln der Sulfonalgruppe) kann der Porphyringehalt des Harns außerordentliche Steigerungen erfahren (s. S. 100).

4. Harnsedimente und -konkremente.

Verschiedentlich ist schon im Voranstehenden die Rede gewesen von Niederschlägen, die beim Stehen des Harns auftreten können. So setzt der normale Harn die aus Mucinen bestehende *Nubecula* ab. Harn, der von vornherein alkalisch ist oder durch die mit der bakteriellen Zersetzung des Harnstoffs verbundene Ammoniakbildung *(ammoniakalische Harngärung)* alkalisch wird, läßt einen Niederschlag von *Erdalkaliphosphaten* auftreten. Auch beim Erwärmen von schwach saurem oder neutralem Harn kann ein Phosphatniederschlag auftreten, der sich aber zum Unterschied von einem Eiweißniederschlag in verdünnter Essigsäure wieder auflöst. Umgekehrt fallen in einem stärker sauren Harn die Harnsäure und ihre Salze aus und bilden mit dem Uroerythrin zusammen einen Niederschlag, den man als *Ziegelmehlsediment (Sedimentum lateritium)* bezeichnet. Der Uratniederschlag ist dadurch gekennzeichnet, daß er beim Erwärmen in Lösung geht.

Eine Reihe von krystalloiden Bestandteilen des Harnes können im Harn auskrystallisieren und sind in dem Sediment, das sich durch Zentrifugieren des Harnes gewinnen läßt, durch ihre charakteristische Krystallform mikroskopisch nachzuweisen. So das *Calciumoxalat,* das in tetragonalen Doppelpyramiden ausfällt und die sog. „Briefkuvertkrystalle" bildet. Im alkalischen Harn findet man die „Sargdeckelkrystalle" des *Magnesium-ammonium-phosphats (Tripelphosphat).* Im Harn des Pflanzenfressers kommen regelmäßig auch Niederschläge von Calciumcarbonat vor, die im menschlichen Harn selten zu finden sind. Auch die *Harnsäure* krystallisiert in besonderer Krystallform, den „Wetzsteinkrystallen", die meist durch Adsorption von Urochrom dunkelbraun gefärbt sind.

Gelegentlich kommt es bei Störungen des Stoffwechsels oder aus Ursachen, die noch nicht genau bekannt sind, zum Auftreten von makroskopisch sichtbaren Krystallbildungen, die man als *Harnsteine* oder Harnkonkremente bezeichnet. Sie entstehen in der Blase, oft auch im Nierenbecken und können, wenn sie nicht zu groß sind, mit dem Harn nach außen entleert werden. Die Steine bestehen aus den gleichen Stoffen, die auch als mikroskopische Sedimente im Harn gefunden werden. Es gibt also Oxalat-, Phosphat- und Carbonatsteine. Alle diese Konkremente enthalten die Kalksalze der betreffenden Säuren. Am häufigsten sind die Calciumoxalatsteine. An Harnsteinen aus organischen Stoffen kommen häufiger vor die Harnsäuresteine und sehr selten findet man Steine, die aus Xanthin oder aus Cystin bestehen (s. Cystinurie S. 382).

Außer den Sedimenten und Konkrementen aus chemisch definierten Stoffen enthält der Bodensatz des Harns auch stets zellige Elemente. Auch im normalen Harn finden sich immer Epithelien aus den Harnwegen, also dem Nierenbecken, dem Ureter, der Blase und der Urethra. Bei krankhaften Prozessen in der Niere und den Harnwegen sind die Epithelzellen sehr stark vermehrt, und es finden sich außerdem Erythrocyten oder Leukocyten oder beide Arten von Blutzellen.

Schrifttum.

HUNTER, A.: The Physiology of Creatine and Creatinine. Physiologic. Rev. **2** (1922). — PINCUSSEN, L.: Physikalische Chemie des Harnes und Allgemeine Chemie des Harnes. Handbuch der Biochemie, 2. Aufl., Bd. 5, 1925 sowie Erg.-Werk Bd. 2, 1934. — SCHMITZ, E.: Der Harn. Handbuch der normalen und pathologischen Physiologie, Bd. 4, 1929.

L. Die Ausscheidungsfunktion der Haut und die Milch.
a) Die physiologischen Aufgaben der Haut.

Die Haut hat gleichzeitig und nebeneinander eine Reihe von recht verschiedenen Aufgaben. Sie schließt den Körper gegen die Außenwelt ab und schützt ihn gleichzeitig damit gegen äußere Schädigungen mechanischer und chemischer Art sowie gegen Austrocknung. Sie besorgt weiterhin einen großen Teil der physikalischen Wärmeregulation, indem durch eine Veränderung der Durchblutung des besonders reich verzweigten Gefäßnetzes der Subcutis die Wärmeabgabe gesteigert oder herabgesetzt werden kann. Durch besondere Sinnesapparate, die auf Schmerz-, Berührungs- und Temperaturreize reagieren, gibt sie dem Organismus Aufschluß über Vorgänge in seiner unmittelbaren Umgebung. Neben diesen Funktionen, von denen hier nicht die Rede sein soll, weil sie in den Lehrbüchern der Physiologie ausführlich behandelt werden, hat die Haut aber auch noch eine *Ausscheidungsfunktion*. Man kann in ihr zwei Arten von Drüsen von verschiedenem Bau und verschiedener Funktion feststellen, die *Talgdrüsen* und die *Schweißdrüsen*. Die Talgdrüsen sind oberflächlich gelegene, nur bis in die Cutis reichende alveoläre Drüsen. Sie sondern den Hauttalg ab, dessen Funktion im wesentlichen in der Einfettung der Haut besteht, so daß sie weich und geschmeidig wird und gleichzeitig gegen Benetzungen geschützt ist. Die Schweißdrüsen sind lange unverzweigte tubuläre Drüsenschläuche, die bis in die Subcutis herabreichen und sich dort zu einem Knäuel aufrollen. Durch sie wird in der Hauptsache Wasser abgegeben, aber daneben auch noch eine Anzahl von festen Substanzen. Ihr Sekret bezeichnet man als *Schweiß*. Die Bildung des Schweißes erfolgt in erster Linie im Dienste der Wärmeregulation. Zu diesem Zwecke ist es aber notwendig, daß der Schweiß auf der Hautoberfläche verdampfen kann, so daß dem Körper eine entsprechende Wärmemenge entzogen wird. Das ist aber nur der Fall, wenn der Feuchtigkeitsgehalt der Luft nicht zu hoch ist. Bei sehr hoher relativer Luftfeuchtigkeit ist die Verdunstung nicht mehr möglich, und die Schweißabsonderung verliert ihre Bedeutung für die Wärmeregulation.

Durch einige Besonderheiten in der chemischen Struktur gibt sich die funktionelle Bedeutung der Haut zu erkennen. Sie hat einen relativ niedrigen Wassergehalt und ist nach dem Skelet das wasserärmste Organ des Körpers (s. Tabelle 7, S. 113), so daß die Schweißbildung ganz auf Kosten des Blutplasmas erfolgen muß. Allerdings kommt der Haut auch eine gewisse Speicherungsfähigkeit für Wasser zu. Große Wassermengen, die durch Resorption aus dem Darm ins Blut gelangt sind, werden sehr rasch aus dem Blute wieder entfernt. Da die Ausscheidung durch die Nieren nur langsam erfolgt, ist eine vorübergehende Abgabe in Wasserdepots nötig. Dabei spielt die Haut eine besonders große Rolle.

Auffallend ist der ziemlich erhebliche Chlorgehalt der Haut, der sie zu dem größten Chlorspeicher des Organismus macht. Die große Festigkeit, die ihre mechanische Schutzfunktion begründet, erhält sie durch den Gehalt an den Gerüsteiweißen *Kollagen*, *Keratin* und *Elastin* (s. S. 83). Der hohe Gehalt an diesen Eiweißstoffen macht die Haut auch zum stickstoffreichsten Organ des Körpers. In der Epidermis findet sich das Keratin, und auch die verschiedenen Anhangsgebilde der Haut die Haare, Nägel und Federn bestehen aus Keratin. Die Zusammensetzung der Keratine verschiedener Herkunft weicht stark voneinander ab, alle sind sie aber durch einen besonders hohen Gehalt an Cystin ausgezeichnet. Elastin und Kollagen finden sich in der Cutis und Subcutis, sie sind verantwortlich für die Zerreißfestigkeit und die Elastizität der Haut.

Der Oberflächenschutz des Körpers, der bei den meisten Tieren durch das Keratin erfolgt, geschieht bei den Insekten durch das *Chitin* (s. S. 32), bei den Tunicaten durch das *Tunicin* (s. S. 32). Beide Stoffe gehören zu den Polysacchariden.

Eine besondere Bedeutung hat die Haut für den Körper auch dadurch, daß sie ihm gegen Lichteinwirkungen durch die bei intensiverer Bestrahlung einsetzende Bildung dunkler Farbstoffe, der *Melanine*, einen wirksamen Strahlenschutz gewährt. Die chemische Natur der Melanine ist noch nicht mit Sicherheit bekannt. Es ist schon früher ausführlich besprochen worden, daß man sie mit dem Tyrosin in Zusammenhang bringt (s. S. 304).

b) Der Hauttalg.

Über die genaue Zusammensetzung des Sekretes der Talgdrüsen der menschlichen Haut ist nicht sehr viel bekannt, weil die täglich von der ganzen Körperoberfläche abgegebene Talgmenge nur wenige Gramm zu betragen scheint, und weil es außerdem nur schwer möglich ist, Talg zu gewinnen, der nicht mit Schweiß oder mit abgeschilferten verhornten Epithelien vermischt wäre. Es finden sich in ihm größere Mengen von Neutralfetten, daneben ist neuerlich in dem menschlichen Talg ein einwertiger Alkohol mit 20 C-Atomen, der *Eikosylalkohol* ($C_{20}H_{41}OH$), aufgefunden worden. Da das Vorkommen von höheren Fettsäuren wahrscheinlich ist, enthält der Talg also wohl auch den pflanzlichen Wachsen entsprechende Stoffe. Der Gehalt an freiem und verestertem Cholesterin beruht anscheinend auf der Beimengung der verhornten Epithelien. Die Talgabscheidung sinkt bei Herabsetzung der Außentemperatur, sie ist aber weder bei vermehrter Schweißabsonderung noch bei verstärkter körperlicher Arbeit gesteigert. Die Verteilung der Talgdrüsen auf der Körperoberfläche ist nicht gleichmäßig; besonders reich an Talgdrüsen sind die Kopf- und die Gesichtshaut, doch gibt es auch dabei starke individuelle Verschiedenheiten.

c) Der Schweiß.

Der Schweiß ist eine getrübte, farblose Flüssigkeit von salzigem Geschmack. Durch seinen Gehalt an niederen Fettsäuren hat er einen eigenartigen aromatischen Geruch. Es ist zu unterscheiden zwischen der eigentlichen Schweißabgabe, also der sichtbaren Ausscheidung von Wasser durch die Haut *(Perspiratio sensibilis)* und einer Wasserabscheidung in Dampfform, die nicht als Schweißabgabe erkennbar ist *(Perspiratio insensibilis)* und die man nur durch sehr genaue Wägungen des unbekleideten Körpers feststellen kann. Eine Perspiratio insensibilis erfolgt auch durch die Ausatmungsluft. Ein erheblicher Teil der auf die Haut zu beziehenden unmerklichen Wasserabgabe kommt nicht durch die Schweiß drüsen, sondern durch das Oberflächenepithel der Haut zustande. Die Epithelzellen können aber lediglich Wasser ausscheiden und auch die durch die Schweißdrüsen erfolgende Wasserabgabe bei der Perspiratio insensibilis ist höchstens mit der Ausscheidung sehr geringer Menge von festen Stoffen verbunden. Die Schweißabsonderung wird nervös vom Zentralnervensystem gesteuert. Sie kann auf psychischem Wege ausgelöst werden (Angstschweiß). Der eigentliche adäquate Reiz ist aber eine Temperaturerhöhung des Blutes, so daß auch lokale Erwärmungen der Haut, die zu einer Schweißabgabe führen, erst durch Vermittlung des Zentralnervensystems wirksam werden.

Die Menge des täglich durch die Haut abgegebenen Wassers beträgt etwa 800—1000 ccm, von denen ungefähr ein Drittel auf die unmerkliche Wassers abgabe entfällt. Da die Verteilung der Schweißdrüsen in den verschiedenen Hautbezirken stark schwankt — am reichlichsten finden sie sich im allgemeinen an den Handflächen und Fußsohlen — ist die Schweißbildung verschiedener Hautbezirke nicht gleich. Bei starker Erwärmung oder im Gefolge angestrengter Körpertätigkeit steigt die Schweißabsonderung erheblich an und kann dann bis zu 4 oder mehr Liter betragen, ja in den Tropen sind bei körperlicher Arbeit und gleichzeitigem Ersatz des ausgeschiedenen Wassers Schweißmengen von 10—15 Litern beobachtet worden. Das *spezifische Gewicht* des Schweißes ist niedriger als das des Blutplasmas, aus dem er entsteht, es beträgt nur 1,005—1,013 die Gefrierpunktserniedrigung ist auch geringer und liegt zwischen 0,24 bis 0,42°. Die ziemlich erheblichen Schwankungen deuten darauf hin, daß die Zusammensetzung des Schweißes offenbar sehr verschieden sein kann. Die Unterschiede betreffen in erster Linie den *Kochsalzgehalt*. Der Schweiß enthält normalerweise zwischen 0,3 und 0,4% NaCl, bei gesteigerter Schweißabgabe kann der Gehalt sogar bis auf 0,5% ansteigen, bei sehr geringer Schweißproduktion dagegen weit unter den Normalwerten liegen; es wird also offenbar durch eine Steigerung der Wasserabgabe eine deutliche Verminderung im Chlorbestand des Körpers verursacht. Diese Chlorverarmung geht zuweilen soweit, daß nach einer stärkeren Schweißabsonderung sogar noch ein weiterer Wasserverlust verzeichnet werden kann. Es ist eigentümlich, daß der Chloridgehalt des Blutplasmas auch nach sehr erheblicher Schweißproduktion kaum verändert ist, die Chloride müssen demnach entweder aus der Haut selber stammen oder wenn sie vom Blut abgegeben werden, rasch wieder aus anderen Quellen ersetzt werden. Gegenüber dem Kochsalzgehalt treten alle übrigen Bestandteile des Schweißes weit zurück. Von Bedeutung ist aber vielleicht die Tatsache, daß der an sich geringe *Kaliumgehalt* immer den Kaliumgehalt des Blutplasmas übersteigt und daß gerade die Kaliumausscheidung bei verstärkter Schweißproduktion relativ besonders hoch ist. Man hat die Ermüdungserscheinungen des Muskels mit diesem Kaliumverlust in Zusammenhang gebracht. An sonstigen anorganischen Bestandteilen finden sich in sehr geringer Menge *Calcium*- und *Magnesiumphosphate* sowie *Sulfate*.

Der Gehalt an *organischen* Stoffen ist ziemlich niedrig. Man findet kleine Mengen von *Eiweiß*, daneben niedermolekulare stickstoffhaltige Bestandteile; der Gesamt-N-Gehalt beträgt etwa 0,05%. Der größte Teil davon ist *Harnstoff*, dessen Menge auch großen Schwankungen unterliegt. Bei verstärkter Schweißabgabe soll der Harnstoffgehalt etwa auf das 2- bis 3fache des normalen ansteigen. Außer Harnstoff kommt in minimaler Menge auch *Harnsäure* vor. Auch *Kreatinin* wird mit dem Schweiß ausgeschieden. Die Ausscheidung steigt bei stärkerer Muskelarbeit an. Von Aminosäuren ist regelmäßig *Serin* gefunden worden. Außerdem kommen vor *Aceton* und *Milchsäure*. Nach angestrengter körperlicher Arbeit steigt der gewöhnlich sehr niedrige Milchsäuregehalt auf hohe Werte an. Nach einem Fußballspiel wurden z. B. im Schweiß der Spieler mehrere Gramm Milchsäure gefunden. Das ist viel mehr als gleichzeitig im Harn ausgeschieden wird. Die Milchsäureausscheidung in den Schweiß ist für den Körper sehr zweckmäßig. Die Reaktion des Schweißes entspricht gewöhnlich einem ph-Wert von etwa 5, sie kann aber auch Werte von ph 3 erreichen. Bei einer solchen Reaktion ist die Ausscheidung der Milchsäure nur mit einem ganz geringfügigen Alkaliverlust verbunden, wogegen bei der um mehrere ph-Einheiten alkalischeren Reaktion des Harns mit der Milchsäure eine viel größere Alkalimenge ausgeschieden werden müßte (s. S. 442). Es ist also unter bestimmten funktionellen Bedingungen sehr mit der Bedeutung der Abgabe von Säuren in den Schweiß für das Säure-Basen-Gleichgewicht zu rechnen.

Eine sehr viel untersuchte Frage ist die, ob die weitgehende Ähnlichkeit, die in der qualitativen Zusammensetzung von Harn und Schweiß besteht, auch darin ihren Ausdruck findet, daß bei einem Versagen der Nierentätigkeit eine vermehrte Ausscheidung von harnfähigen Stoffen durch die Haut eintreten kann. Es kann anscheinend bei Nierenerkrankungen Kochsalz vermehrt durch die Haut ausgeschieden werden und auch geringfügige Steigerungen der Harnstoffausscheidung sind beschrieben worden, doch fällt dies für die Entlastung der Niere oder für den Ersatz ihrer Funktion nicht ins Gewicht.

Es sei noch erwähnt, daß der *Gaswechsel* durch die Haut gegenüber dem Gesamtgaswechsel vernachlässigt werden kann. Nur etwa 1% der Kohlensäureabgabe und der Sauerstoffaufnahme des Körpers vollziehen sich durch die Haut.

d) Die Milch.

Es erscheint berechtigt, die Milch in Zusammenhang mit der Haut zu behandeln, weil die *Milchdrüsen,* in denen sie gebildet wird, sich aus der Epidermis herleiten und phylogenetisch den Talgdrüsen entsprechen. Die ruhende Milchdrüse besteht nur aus einem spärlichen, epithelialen Parenchym, das von straffem Bindegewebe zusammengehalten wird und in reich entwickeltes Fettgewebe eingelagert ist. Nach der Befruchtung eines Eies beginnt im mütterlichen Organismus eine mächtige Entwicklung des drüsigen Gewebes unter Einschmelzung des Bindegewebes. Die Entwicklung wird ausgelöst durch hormonale Einflüsse, die vom Ovarium, vielleicht auch von der Placenta ausgehen und gegen Ende der Schwangerschaft, wenn die Milchbildung einsetzt, tritt noch die Wirkung eines besonderen Hormons des Hypophysenvorderlappens hinzu. Das in den ersten Tagen ihrer Tätigkeit gebildete Sekret, das *Colostrum,* ist in seinen Eigenschaften und in seiner Zusammensetzung deutlich von der Milch verschieden (s. unten).

Die Milch enthält alle für die Aufzucht der Jungen erforderlichen Nährstoffe und die meisten davon auch in ausreichender Konzentration. Der Begriff Nährstoffe ist dabei soweit wie möglich zu fassen, er soll alle für die Ernährung nötigen Stoffe, nicht nur die Calorienträger der Nahrung bezeichnen. Als solche enthält die Milch Eiweiß, Fett und Kohlenhydrate; als Nährstoffe im allgemeineren Sinn das Wasser, die verschiedenen Salze, die Vitamine und wohl auch noch eine Reihe anderer Stoffe, die aber nur zu einem kleinen Teil bekannt sind.

1. Eigenschaften und Zusammensetzung der Milch.

Die Milch ist eine weiße bis gelbliche Flüssigkeit von süßlichem Geschmack. Die weiße Farbe beruht auf den kleinen Fettkügelchen, die in der wässerigen Lösung der anderen Milchbestandteile emulsionsartig verteilt sind. Man führt die Emulgierung des Fettes in der Milch auf die Umhüllung der einzelnen Fetttröpfchen mit einer Eiweißmembran *(Haptogenmembran)* zurück. Ob es sich dabei um einen Eiweißkörper besonderer Art handelt, etwa ein Mucin, ist noch nicht geklärt. An sich könnte man auch an eine Anreicherung der gewöhnlichen Eiweißkörper des Milchplasmas an den Phasengrenzflächen Fett—Wasser denken. Der Gehalt an fettlöslichen Farbstoffen *(Lipochromen),* die zu den Carotinoiden gehören (Carotine, Xanthophyll, Lycopin, Lutein), unter denen sich also auch das Vitamin A und seine Vorstufen befinden, verleihen der Milch ihre schwach gelbliche Farbe. Es ist einleuchtend, daß alle diese Farbstoffe ursprünglich mit der Nahrung in den tierischen Organismus gelangt sind und durch die Milchdrüse wieder ausgeschieden werden. Nach Ausfällung der Fette und der Eiweißkörper erhält man als Filtrat die *Molke,* und zwar die „saure Molke" nach Ausfällung mit schwachen Säuren (Essigsäure, Milchsäure), bei der Labgerinnung die „süße Molke".

Auch die Molke enthält geringe Mengen von (wasserlöslichen) Farbstoffen *(Lyochrome)*, von denen bisher das *Lactoflavin* (Vitamin B_2), isoliert wurde.

Der Wassergehalt der Milch und ihr Gehalt an krystalloid gelösten Stoffen ist ziemlich konstant, wogegen Fett- und Eiweißmengen recht großen Schwankungen unterworfen sind. Man hat daher angenommen, daß an der Bildung der Milch zwei Vorgänge beteiligt sind, von denen der erste als eine einfache Ultrafiltration aus dem Blutplasma das Wasser und die Salze abscheidet. Die zweite Phase betrifft die Bildung der charakteristischen Milchbestandteile, des Eiweißkörpers Casein, des Milchfettes und des Milchzuckers. Da diese Stoffe an anderen Stellen des Körpers nicht gefunden werden, müssen sie durch eine *aktive Tätigkeit der Drüsenzellen* gebildet werden.

Die quantitative Zusammensetzung der Milch der verschiedenen Tierarten weicht voneinander ziemlich erheblich ab und auch bei verschiedenen Angehörigen der gleichen Art findet man deutliche Unterschiede, vor allem in Abhängigkeit von der Dauer der Lactationsperiode. Die in Tabelle 88 angeführten Zahlen sind Durchschnittswerte, die $5^1/_2$ Monate nach Beginn der Lactation gefunden wurden. Unterschiede ergeben sich ferner durch die Art der Fütterung. Für die Ernährung des Säuglings sind besonders wichtig die Differenzen zwischen der Kuhmilch und der Frauenmilch, da bei einer künstlichen Ernährung des Säuglings wegen ungenügender Milchproduktion der Mutter für einen zweckmäßigen Ersatz gesorgt werden muß. Die Tabelle 88 stellt die wichtigsten Unterschiede in der Zusammensetzung der Kuhmilch und der Frauenmilch zusammen.

Tabelle 88. Prozentische Zusammensetzung der Frauenmilch und der Kuhmilch.

	Eiweiß	Fett	Zucker	Salze
Frauenmilch	1,7	3,6	6,5	0,2
Kuhmilch. .	2,5—3,0	2,8—3,5	4—5	0,75

Die Kuhmilch ist also reicher an Eiweiß und Salzen, ärmer an Zucker. Da zu hohe Eiweißzufuhr beim Säugling zu schweren Gesundheitsstörungen führt, muß die zur künstlichen Ernährung verwandte Kuhmilch verdünnt werden, damit sinkt ihr Kohlenhydrat- und ihr Fettgehalt. Man gleicht das calorische Defizit durch Zulage von Kohlenhydrat und zweckmäßig auch von Butter aus.

α) Anorganische Bestandteile.

Unter den Salzen der Milch überwiegen die *anorganischen Phosphate,* die vorwiegend als Calciumphosphat, daneben als Kaliumphosphat vorkommen. Relativ hoch ist auch der Gehalt an *Kochsalz* und *Citraten.* In wesentlich geringerer Menge kommen vor *Bicarbonat, Sulfate, Magnesium-* und *Eisensalze.* Hinsichtlich der Mengen der einzelnen Salze bestehen zwischen den verschiedenen Milcharten bemerkenswerte Unterschiede. Nach BUNGE ist die Zusammensetzung der Milchasche bei schnell wachsenden Tieren der Zusammensetzung der Asche der Jungen dieser Tiere ganz außerordentlich ähnlich. Für langsam wachsende Tiere, auch für den Menschen, trifft das nicht zu, weil während des größten Zeitraums des Wachstums die Zufuhr anderer Nahrungsmittel eine wesentlich größere Rolle spielt. Bei den schnell wachsenden Tieren reicht nach Tabelle 89 allein der Eisengehalt der Milch nicht an den Eisengehalt des Tieres heran; für den Menschen ist das Mißverhältnis noch größer. Dieses Defizit wird anscheinend dadurch ausgeglichen, daß das Neugeborene einen größeren Eisenvorrat mitbringt.

Tabelle 89. Prozentische Zusammensetzung der Asche der Milch und der Säuglinge verschiedener Tiere (berechnet als Oxyde). (Nach ABDERHALDEN.)

	Hund		Kaninchen		Meerschweinchen		Mensch	
	Säugling	Milch	Säugling	Milch	Säugling	Milch	Säugling	Milch
K_2O ..	8,49	11,86	10,84	10,06	8,09	9,69	7,06	32,04
Na_2O ..	8,21	5,75	5,96	7,92	6,79	9,00	7,67	13,1
CaO ..	35,84	33,74	35,02	35,65	32,36	31,07	38,08	13,9
MgO ..	1,61	1,57	2,19	2,20	3,44	3,10	1,43	1,9
Fe_2O_3 ..	0,34	0,12	0,23	0,08	0,28	0,17	0,94[1]	0,07
P_2O_5 ..	39,82	36,79	41,94	39,86	41,79	37,02	37,66	11,4
Cl ...	7,34	13,14	4,94	5,42	9,46.	12,84	6,61	21,7

β) Kohlenhydrate.

Das Kohlenhydrat der Milch ist der *Milchzucker*. Über seine Struktur s. S. 24. Da im übrigen Organismus der Milchzucker nicht vorkommt, muß man seine Bildung auf eine aktive Tätigkeit der Milchdrüse zurückführen. Man nimmt an, daß die Quelle des Milchzuckers der Traubenzucker des Blutes ist. Einen Anhaltspunkt für diese Anschauung bietet die Tatsache, daß das Blut, das die Milchdrüse durchströmt hat, einen niedrigeren Blutzuckergehalt aufweist als das Blut im übrigen Gefäßsystem. Außerdem ist nachgewiesen worden, daß zerkleinerte Milchdrüse aus zugesetztem Rohrzucker Milchzucker bilden kann und daß Schnitte der Milchdrüse aus Traubenzucker Milchzucker bilden. Es muß demnach also in der Drüse ein Teil des Traubenzuckers durch sterische Umwandlung in Galaktose übergehen. Daß die Drüse eine Vorstufe enthält, aus der Milchzucker entstehen kann, beweist die Milchzuckerbildung in Macerationssäften der Drüse. Man könnte sich vorstellen, daß als Quelle der Galaktose vielleicht die Eiweißkörper dienen könnten, deren teilweise recht hoher Galaktosegehalt in den letzten Jahren in zunehmendem Maße erkannt wurde. Jedoch liegen experimentelle Unterlagen für eine solche Bildung nicht vor.

Neben dem Milchzucker enthält die Milch noch in sehr geringen Mengen ein *Dextrin* und eine *Pentose,* sowie zwei Isomere der Lactose, die *Gynolactose* und die *Allolactose* (s. S. 24).

γ) Das Milchfett.

Das Milchfett ist der Hauptbestandteil der *Butter*. Über die in ihm enthaltenen Fettsäuren ist schon früher berichtet worden (s. S. 35). Es sei daran erinnert, daß es fast nur aus Glyceriden mit verschiedenen Fettsäuren, also aus gemischten Glyceriden, besteht. Unter den Fettsäuren überwiegt weitaus die Ölsäure, in größerer Menge kommen noch vor Buttersäure, Myristinsäure und Palmitinsäure; die anderen Säuren treten dagegen weit zurück, vor allem der Stearinsäuregehalt ist außerordentlich niedrig. Zum Unterschiede von der Kuhmilch enthält die Frauenmilch nur sehr wenig niedere Fettsäuren. Zahlreiche Fütterungsversuche zeigen, daß körperfremde Fette der Nahrung in die Milch übergehen können, weiterhin scheinen auch Depotfette in der Milch zur Ausscheidung gelangen zu können. Bedeutungsvoller ist aber wahrscheinlich die Feststellung, daß das die Milchdrüse verlassende Blut arm an Phosphatiden und dafür reich an anorganischem Phosphat ist, daß also anscheinend die Fettbildung wenigstens zu einem Teil aus den Phosphatiden des Blutes erfolgt.

Neben Neutralfetten enthält die Milch auch in ganz geringen Mengen *Phosphatide* und freies sowie verestertes *Cholesterin,* sowie in kleinen Mengen *Ergosterin.*

---

[1] $Fe_2O_3 + Al_2O_3$.

δ) Die Eiweißkörper.

Der wichtigste und zugleich für sie charakteristische Eiweißkörper der Kuhmilch ist das *Casein*. Wenn man durch Zusatz von verdünnter Essigsäure das Casein vorsichtig und vollständig ausfällt, so gibt das Filtrat, die saure Molke, noch eine positive Eiweißreaktion. Sie enthält noch zwei weitere Eiweißkörper, das *Lactalbumin* und das *Lactoglobulin,* die allerdings mengenmäßig weit hinter dem Casein zurücktreten. So beträgt der Gehalt der Kuhmilchmolke an Lactalbumin nur etwa 0,5%, und der Gehalt an Lactoglobulin ist noch sehr viel niedriger; er soll nur 0,1% des Gesamtmilcheiweißes ausmachen. In der Frauenmilch ist die Verteilung der Eiweißkörper anders. Sie enthält nur etwa 0,3% Casein gegenüber 0,7% Lactalbumin. Die Tabelle 90 zeigt, wie sich Frauenmilch und Kuhmilch in bezug auf ihre Eiweißkörper und wie sich diese Eiweißkörper durch ihre Zusammensetzung unterscheiden.

Tabelle 90. Analyse von Casein und Lactalbumin aus Frauen- und Kuhmilch. (Nach PLIMMER und LOWNDES.)

	Kuhmilch		Frauenmilch	
	100 g Milch enthalten			
	Casein	Lact-albumin	Casein	Lact-albumin
	2,28	0,71	0,32	0,68
	100 g Eiweiß enthalten			
Arginin	3,7	3,9	3,7	5,0
Histidin	1,7	1,8	1,5	1,6
Lysin	6,1	6,2	5,3	6,6
Tryptophan . .	1,4	1,8	0,9	2,5
Tyrosin	5,8	3,6	5,2	4,4
Cystin	0,4	3,4	0,6	4,4
Methionin . . .	2,9	2,2	2,8	1,3

Das *Casein* wird wahrscheinlich in der Drüse auf Kosten der Aminosäuren des Blutes gebildet, da der Aminosäuregehalt des Blutes, das durch die tätige Milchdrüse geströmt ist, stark erniedrigt ist. Das Casein gehört zu den Phosphoproteiden (s. S. 84), die Phosphorsäure liegt wenigstens teilweise in Bindung an Serin, als Serinphosphorsäure vor (s. S. 84). Da sein I.P. weit im sauren Gebiet liegt, ist es bei der neutralen Reaktion der Milch als Säure dissoziiert und bindet daher eine ziemlich große Menge von Kationen, und zwar von Calciumionen. Calciumcaseinat-Lösungen überziehen sich beim Erwärmen mit einem Häutchen. Ob sich das Frauenmilchcasein vom Kuhmilchcasein prinzipiell unterscheidet, ist nicht sicher. Chemische Unterschiede, die über die üblichen Differenzen zwischen gleichartigen Eiweißkörpern hinausgingen, haben sich nicht auffinden lassen (vgl. Tabelle 90). Dagegen bestehen Unterschiede in der Ausfällbarkeit durch Säuren. Das Kuhmilchcasein fällt in groben und schweren Flocken aus, das Frauenmilchcasein in viel feineren Flocken und nach ultramikroskopischen Untersuchungen ist anzunehmen, daß sich auch in der Kuhmilch von vornherein das Casein in viel gröber dispersem Zustand befindet als in der Frauenmilch. Vielleicht bedingen lediglich diese physiko-chemischen Unterschiede den Unterschied in der Fällbarkeit. Eine der charakteristischen Eigenschaften des Caseins ist seine Ausflockung bei der *Labgerinnung,* über die schon früher ausführlich berichtet wurde (s. S. 316).

Das *Lactalbumin* gerinnt beim Kochen der Milch zu einem Teil und überzieht sich anscheinend zudem noch mit einer Schicht von unlöslichem Calciumcarbonat, so daß sich das Milchhäutchen ausbildet. Das genuine Albumin der Milch soll ein Molekulargewicht von weniger als 1000 haben; wenn man es mit Ammonsulfat aussalzt, steigt das Molekulargewicht an, und es finden sich zwei Fraktionen mit Gewichten von 12 000 bzw. 25 000. Gerade diese Tatsache zeigt besonders deutlich, daß die Aussalzung sehr häufig die Molekülgröße der Eiweißkörper ändern kann. Das *Lacto-*

globulin ist in seinen Eigenschaften noch wenig charakterisiert. Man nimmt allerdings an, daß die Globulin- und Albuminfraktion der Milch mit den entsprechenden Serumeiweißfraktionen nahe verwandt sind und aus ihnen entstehen.

ε) Vitamine und Fermente.

Wie schon bei der Besprechung der einzelnen Vitamine früher angegeben wurde, enthält die Milch die meisten Vitamine. Von besonderer Wichtigkeit erscheint das Vorkommen von A, B_2 und vor allem von dem so wichtigen D. An sich sind die Vitaminmengen nicht besonders groß und unterliegen zudem großen Schwankungen, die besonders durch die Art des Futters bedingt sind. Jedoch ist zu berücksichtigen, daß Vitamine im Organismus gespeichert werden können und daß vorübergehend die Milch mehr von dem einen oder anderen Vitamin enthalten kann als dem Vitamingehalt der Nahrung entspricht. Für den Gehalt an Vitamin D ist besonders bedeutungsvoll, daß die Tiere auf der Weide gehalten und damit der ultravioletten Strahlung ausgesetzt werden.

Die Milch enthält ferner eine ganze Reihe von *Fermenten*. Sie stammen zum Teil aus den Zellen der Milchdrüse und werden anscheinend bei der Milchbereitung mit abgegeben. Der Gehalt an einer Lipase ist vielleicht für die Verdauung des Milchfettes bedeutungsvoll. Daneben enthält die Milch aber auch immer Bakterien und damit deren Fermente. Es ist praktisch unmöglich, völlig keimfreie Milch zu erhalten, da die Bakterien sich bereits in den Milchgängen der Drüse befinden. Da diese Bakterien besonders milchsäurebildende Fermente enthalten, ist die bei länger aufbewahrter Milch besonders bei höherer Außentemperatur spontan oder beim Aufkochen eintretende Milchgerinnung verständlich. (Diese Säuregerinnung darf nicht mit der Labgerinnung verwechselt werden. Die Säuregerinnung ist eine isoelektrische Ausfällung des Caseins, die Labgerinnung beruht auf seiner fermentativen Umwandlung.) Unter den körpereigenen Fermenten finden sich proteolytische, diastatische und fettspaltende Fermente, sowie Oxydationsfermente. Das Vorkommen der Oxydationsfermente ist von praktischer Bedeutung. Das SCHARDINGER-*Enzym* (s. S. 296) wird beim Erhitzen der Milch zerstört, erhitzte Milch hat also die Eigenschaft verloren, Methylenblau durch Aldehyde zu Leukomethylenblau zu reduzieren.

2. Das Colostrum.

Das Colostrum, das kurz vor dem Eintritt der Geburt und in den ersten Tagen des Wochenbettes abgesondert wird, unterscheidet sich von der Milch durch seine deutlich gelbe Farbe, durch sein wesentlich höheres spezifisches Gewicht, das auf einem viel größeren Eiweißgehalt beruht, sowie dadurch, daß in ihm massenhaft Leukocyten, sog. *Colostrumkörperchen,* enthalten sind. Beim Frauenmilchcolostrum kann der Eiweißgehalt so hoch sein, daß es beim Erwärmen gerinnt. Die Vermehrung des Eiweißes betrifft weniger das Casein als die beiden anderen Eiweißkörper, besonders die Globulinfraktion, womit die Koagulierbarkeit erklärt wird, Im Laufe einiger Tage wandelt sich das Colostrum allmählich in die Milch um.

Schrifttum.

GRIMMER, W.: Milchdrüse und Milch. Handbuch der Biochemie, 2. Aufl. Erg.-Werk Bd. 2. Jena 1934. — SCHLOSSMANN, A. u. A. SINDLER: Milchdrüse und Milch. Handbuch der Biochemie, 2. Aufl. Bd. 4. Jena 1925.

Sachverzeichnis.

Eiweißkörper, Wasserbindung 57, 74.
—, Zusammensetzung 56, 81.
—, Zwischenstoffwechsel 365f.
Eiweißminimum, absolutes 57, 337.
—, physiologisches 337.
—, praktisches 338.
Eiweißspaltung, fermentative 275f.
Elaidinsäure 35, 40.
Elastin 81, 84, 454.
Elektrische Doppelschicht 148, 160.
Elektrokinetische Erscheinungen 148.
Elektronen 126.
Elektroosmose 148.
Elektrotitrationskurven 132.
Elution 146, 261, 280.
EMBDEN-ROBISON-Ester 21, 344f., 429.
Emulgierung der Fette 321.
Emulsin 24, 252, 271.
Emulsionskolloide 152.
Endosmose 120.
Energiebedarf 329ff.
Enolase 353.
Enolform der Zucker 8.
Enterohepatischer Kreislauf 322f.
Enterokinase 277, 281, 319.
Enzyme s. auch Fermente 246f.
Epiandrosteron 221.
Epicholestanol 47.
Epikoprosterin 47.
Epimerie der Zucker 8.
Epithelkörperchen 216.
Equilenin 226.
Equilin 226.
Erepsin 252, 282, 318.
Ergänzungsstoffe s. Vitamine.
Ergosterin 48, 192f.
Ergotamin 208, 241.
Ergothionein 68.
Ergotoxin 207, 241.
Eriodictyolglykosid 185.
Erucasäure 35.
Erythrocyten 411f.
—, Ionenpermeabilität 421f.
Erythrodextrine 31.
Erythrose 14.
Eserin 245, 265.
Essigsäure 355ff., 361, 449.
— beim Kohlenhydratabbau 357f.
Essigsäure-Acetat-Puffergemische 136f.
Esterasen 252, 263f.
Esterglucuronsäuren 17, 451.
Esterphosphatide 39.
Esterschwefelsäuren 444, 451.
Euglobulin 83, 404.
Exophthalmus 214.
Exosmose 120.
Extrinsic factor 183.

Fäulnisvorgänge im Darm 323f.
Faktor V 293.
Farbwachse 52.
FEHLINGsche Probe 6.
Fermente, wasserstoffübertragende 292f.
Fermentbildung, adaptive 319.
Fermente 246f.

Fermente, Aktivierung 257f.
—, asymmetrische Wirkung 255, 263.
—, im Blute 407.
—, Chemie 249.
—, Darmsaft 318.
—, Eindringen in Pflanzenzellen 317.
—, Einteilung 251.
—, esterspaltende 263.
—, Harn 449.
—, ionale Beeinflussung 257.
—, Kohlenhydratabbau 352f.
—, kohlenhydratspaltende 268.
—, Leber 390.
—, Magensaft 312.
—, Mechanismus der Wirkung 258.
—, Milch 461.
—, Pankreassaft 319.
—, ph-Optimum 257.
—, Reinigung 249, 260, 280.
—, Spezifität 251, 268 276, 281.
—, Speichel 309f.
—, Synthesen durch 254.
—, Temperaturabhängigkeit 256.
—, Umsatz und Menge 256.
—, Vorkommen und Bildung 248.
Ferment-Substratbindung 259.
Fette 33f.
—, Bildung aus Eiweiß und Kohlenhydrat
    359.
—, élément constant et variable 358.
—, Emulgierung 321.
—, Resorption 327.
—, Stoffwechsel 358f.
—, Zwischenstoffwechsel 360f.
Fettsäuredehydrase 293, 362.
Fettsäuren 35f.
—, Abbau in der Leber 361.
—, — durch β-Oxydation 361f.
—, — — ω-Oxydation 363.
Fettstoffwechselhormon, Hypophyse 240.
Fibrin 81, 83, 400f.
Fibrinogen 83, 391, 395, 400f.
Filtratfaktor 183.
Flavine 180.
Flavinenzym 295.
Fluorgehalt der Organe 117.
Fluorid, Wirkung auf Kohlenhydratabbau
    345, 353, 430.
Follikelhormone 225f.
Follikelhormonhydrat 226.
Follikulotropes Hormon 236.
Formoltitration 59.
Fruchtzucker s. Fructose.
Fructopyranose und -furanose 19.
Fructose 9, 19.
Fructose-diphosphorsäure 21, 345f., 348f.
Fructose-phosphorsäure 21, 347f.
β(h)-Fructosidase 268, 271.
Fumarase 299.
Fumarsäure 287, 299, 355, 428.
Furanose 13.
Furfurol 8.
Fuselöle 375.

Gärung 16, 302, 323, 343, 350f.
—, alkoholische 343, 350f.

Galacturonsäure 32.
d-Galaktose 18.
Galaktose-Phosphorsäure 21.
α-Galaktosidase 268.
β-Galaktosidase 268, 271.
Galle 321f., 392.
Gallenfarbstoffe 102f., 322.
Gallensäuren 49f., 322f.
Gallerte 153, 159.
Ganglioside 44.
Gasgesetze 121.
Gaskonstante 122.
Gastrin 314.
GAUCHERsche Krankheit 44.
GAY-LUSSACsches Gesetz 121.
Gefrierpunktserniedrigung des Blutes 124.
—, molare 123.
Gel 153.
Gelatine 84.
Gelbe Oxydationsfermente 178, 294f.
Gentiobiose 53, 271.
Gerüsteiweiße 83.
Gesamtumsatz 332f.
Gesetz des Minimums 167.
Getreideeiweiß 82.
Gewebshormone 198, 243.
Gewebsproteasen 280.
Gicht 447.
Gitterenergie 125.
Gleichgewichtsglucose 12.
Gleichgewichtskonstante 128.
Gliadin 81, 82.
Globin 81, 83.
Globulin x 424.
Globuline 82, 404.
Gluconsäure 16.
Glucopyranose und -furanose 13f.
Glucosamin 19.
Glucosamino-digalaktose 77.
Glucosamino-dimannose 77.
α-Glucose 12f.
β-Glucose 12f.
d-Glucose 9, 12f., 341, 427, 450.
Glucose-1-Phosphorsäure 21, 344, 346.
Glucose-6-Phosphorsäure 21, 344, 347f., 431.
α-Glucosidase 266, 270.
β-Glucosidase 268, 271.
Glucosurie 208, 209, 342, 450.
Glucuronsäure 16f., 357, 391.
—, gepaarte 322, 451.
Glutamin 67.
Glutaminsäure 67, 82, 273, 369, 378.
Glutathion 72, 277f., 299, 382.
—, Fermentaktivierung 277f., 344.
Gluteline 82.
Gluten 82.
Glycerin 2, 34.
—, Abbau 361.
Glycerinaldehyd 2, 4, 14.
Glycerinaldehydphosphorsäure 20, 345ff.
Glycerinphosphorsäure 39, 345ff.
Glycerinsäure-diphosphorsäure 353, 412.
Glycerinsäure-phosphorsäure s. Phospho-glycerinsäure.
Glycerose 14.

Glycylalanin 71.
Glykocholsäure 50f., 322.
Glykogen 29, 31, 269, 392, 406, 427f.
—, Synthese in der Leber 341, 393.
Glykokoll 63, 274.
Glykokollbetain 60, 426.
Glykol 2.
Glykolaldehyd 2, 14.
Glykolose 2, 14.
Glykolyse 343, 344f., 411.
Glykoproteide 85.
Glykoside 11.
Glykosurie s. Glucosurie.
Glyoxalase 303.
GMELINsche Probe 103.
Gonadotropes Hormon, Hypophyse 235.
Grenzdextrine 270.
Grenzflächenerscheinungen 144f.
Grundumsatz 204, 214, 237, 328f.
Guajacprobe 305.
Guanase 274.
Guanidin 66.
Guanidinobuttersäure 384.
Guanidinoessigsäure 384.
Guanidinophosphorsäuren 429.
Guanin 90.
—, Abbau 388.
Guanosin 91.
Guanylsäure 92.
—, Abbau 388.
Guanylsäuredesamidase 274, 389.
l-Gulose 187.
Gynolactose 24.

Häm 97.
Hämamin 183.
Hämatinsäure 96.
Hämatoidin 103.
Hämatokrit 124.
Hämatoporphyrin 100.
Hämin 95, 97, 105, 289.
Hämochromogene 98.
Hämocyanin 74, 95.
Hämogen 183.
Hämogenase 183.
Hämoglobin 83, 95, 98f., 412f.
—, Ausscheidung im Harn 452.
—, Bedeutung als Puffer 420f.
—, peroxydatische Wirkung 305.
—, Sauerstofftransport 413f.
—, spektrales Verhalten 415.
Hämolyse 40, 124, 398, 412.
Hämolysine 407.
Hämophilie s. Bluterkrankheit.
Hämopoetin 183.
Hämopyrrol 95.
Hämopyrrolbasen 95.
Hämopyrrolcarbonsäure 96.
Hämopyrrolsäuren 95.
Hahnenkammtest 219.
Halbacetal 12.
Hallachrom 304.
Halogenessigsäuren, Wirkung auf Kohlen-hydratstoffwechsel 345, 430.
Haptogenmembran 37, 159, 457.